肾上腺肿瘤学

SHENSHANGXIAN ZHONGLIUXUE

主　编　曾　进　陈　忠

副主编　董　锐　袁敬东　潘　炜　魏　敏

编写秘书　徐　浩

华中科技大学出版社
http://press.hust.edu.cn
中国·武汉

内容简介

本书分为三篇，共五十一章。第一篇为基础篇，主要介绍了肾上腺解剖和组织学，肾上腺激素的生物化学、生理学和分泌调控网络，肾上腺肿瘤组织学分类等内容；第二篇为肾上腺肿瘤篇，详细介绍了肾上腺皮质癌等约 40 种肿瘤的流行病学、分子生物学、临床特点、TNM 分期、诊断与鉴别诊断、治疗、预后、随访等内容；第三篇为肾上腺肿瘤微创活检和消融治疗篇，内容包括肾上腺穿刺活检，射频、微波、冷冻及化学消融治疗。

本书可供临床泌尿外科、内分泌和肿瘤专业的医生及硕士、博士研究生参考学习。

图书在版编目(CIP)数据

肾上腺肿瘤学 / 曾进，陈忠主编. —武汉：华中科技大学出版社，2024.4
ISBN 978-7-5772-0443-7

Ⅰ.①肾…　Ⅱ.①曾…　②陈…　Ⅲ.①肾上腺肿瘤-诊疗　Ⅳ.①R736.6

中国国家版本馆 CIP 数据核字(2024)第 082229 号

肾上腺肿瘤学　　曾　进　陈　忠　主编
Shenshangxian Zhongliuxue

策划编辑：余　雯
责任编辑：余　琼　郭逸贤
封面设计：原色设计
责任校对：李　琴
责任监印：周治超
出版发行：华中科技大学出版社(中国・武汉)　　电话：(027)81321913
武汉市东湖新技术开发区华工科技园　　邮编：430223
录　　排：华中科技大学惠友文印中心
印　　刷：湖北恒泰印务有限公司
开　　本：880mm×1230mm　1/16
印　　张：39.75
字　　数：1118 千字
版　　次：2024 年 4 月第 1 版第 1 次印刷
定　　价：398.00 元

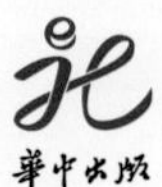

前　　言

癌症是当前威胁人类健康的最大敌人，全球每年约有700万人被癌症夺去生命，并呈逐年上升的趋势。癌症已成为仅次于心血管疾病的第二大死亡原因。预计到21世纪末，癌症将成为全球头号“杀手”。分子生物学的研究发展进一步深化了人们对生命本质的理解，将人们对癌症的认识推进到了前所未有的高度。癌基因突变、抑癌基因缺失或失活、遗传性基因突变、DNA修复调节基因、凋亡调节基因、转移相关基因和耐药相关基因理论，肿瘤免疫逃逸、信号转导通路、肿瘤失巢凋亡抵抗、肿瘤异质性、肿瘤干细胞和组织微结构理论，恶性肿瘤超循环理论，表观遗传学等研究乃至人类基因组计划和癌症基因组图谱研究的蓬勃开展，对肿瘤的产生提出了合乎逻辑的解释和全新的理论依据。基因编辑的研究飞速发展，在一系列基因靶点检测辅助临床诊断和个体化精准医疗的应用领域都展现出极广阔的应用前景。基因科学＋人工智能基因测序已有很高的准确率，可供临床使用，将来的趋势是对细胞内的RNA进行修饰乃至将多重基因组编辑技术应用于肿瘤的治疗。

医学创新，潜力无穷。目前已经进入精准医学的时代，随着基因组学、表观遗传学、分子病理和药物研发等相关领域的发展和创新，免疫检查点抑制剂和作用机制的发现，为肿瘤免疫治疗提供了全新的思路，其中干扰素基因刺激因子（STING）激活剂靶向免疫治疗、CRISPR-Cas9基因编辑技术联合第三代CAR-T细胞免疫疗法以及可分离、通用、编程的SUPRA-CAR系统基础研究和临床试验有重大进展。TCR工程T细胞（T-cell receptor-engineered T cells，TCR-T）疗法用于实体瘤，在治疗难治复发性黑色素瘤、滑膜肉瘤和多发性骨髓瘤等临床试验中，展示出了良好的安全性和有效性，是目前最有可能在实体瘤取得突破的T细胞免疫疗法。随着CAR-T和TCR-T细胞免疫疗法技术的不断升级完善，在特异、安全、有效、科学、合理的前提下，有望完善个体化精准医疗，必定可为恶性实体瘤患者谋取最大获益和希望。

肾上腺良性肿瘤是可以完全治愈的，而肾上腺恶性肿瘤治愈的概率相对较低。我们确信，未来10年大多数肾上腺恶性肿瘤患者有望得到临床治愈，5年生存率将获得明显的提高。

然而，目前人们对癌症的本质以及如何控制恶性肿瘤的认识仍未产生质的飞跃，还没有达到应有的水平，且肿瘤起源理论往往忽略了大脑生物节律。近年来研究发现，生物节律基因在多种肿瘤中普遍存在异常表达。一旦人体昼夜节律紊乱，确实会导致肿瘤发生率升高，且全身各种肿瘤均有发生率增加的趋势。基于科学家对大脑生物节律以及肿瘤是机体中枢系统与局部系统性调控失衡结果的革命性发现，多维动态的大脑调控系统研究为生物科学的发展提供了一种新途径，为人们开拓了一个新的思路。肿瘤作为人体独立的“新器官”，调控、修复、靶向、移植大脑生物节律，强化生物节律基因功能将有可能成为治疗癌症的新方法，从而进一步改变肿瘤治疗的策略。

近十年来，肾上腺肿瘤领域的临床诊断治疗以及发病机制的分子生物学、基因组学、蛋白质组学、表观遗传学、生物信息学等基础研究均获得了突飞猛进的发展，新的理论和新的技术层出不穷。而且，国内外肾上腺肿瘤规范性指南陆续出台，这使得原有的理论和方法已经不能满足国内现有的临床需求。为此，我们按照“删繁就简，吐故纳新”的原则，进一步补充和完善了肾上腺肿瘤基础研究及临床诊断治疗的新方法和新进展，力求能准确、系统地反映当今国内外肾上腺肿瘤基础研究和临床诊疗的现状。

目前国内相关教科书和参考书涉及的肾上腺肿瘤不超过16种。本书分为三篇，共五十一章，涉及约40种肾上腺肿瘤。

本书全面介绍了各种肾上腺肿瘤的发生和进展、肾上腺肿瘤TNM分期和临床分期、免疫组织化学、分子生物学以及带有共性的治疗方法，如腹腔镜手术、放射治疗(放疗)、化学治疗(化疗)、药物靶向治疗、免疫靶向治疗和精准医疗基因检测-个体化医疗新方案的进展以及肾上腺肿瘤微创活检和消融治疗等。本书的独到之处在于作者查阅了大量的国内外近期文献，重点参考了2019年WHO肾上腺肿瘤病理组织学最新资料并结合临床进行了详细的分类，其中包括常见、少见、罕见、非常罕见和极其罕见的各种肾上腺良、恶性肿瘤，如肾上腺节细胞神经母细胞瘤、复合型嗜铬细胞瘤、混合型肾上腺皮髓质肿瘤、肾上腺钙化性纤维性肿瘤和炎性肌纤维母细胞瘤等。

本书对详细分类的各种肾上腺良、恶性肿瘤(包括国内相关教科书尚未出现的恶性嗜铬细胞瘤、肾上腺肉瘤等)的分子生物学、TNM分期、临床特点、诊断、鉴别诊断、治疗方案的选择、预后和随访方案均进行了一定篇幅的介绍，图文并茂，附有大量各种肾上腺恶性肿瘤的分子生物学相关图片、肾上腺肿瘤实物图片和影像学图片，特别注重内容的实用性。全书力求每个章节表达的内容条理清晰、完整、重点突出，理论联系实际，充分反映近期国内外各种肾上腺肿瘤基础研究和临床诊疗的成就。

本书可作为临床泌尿外科、内分泌和肿瘤专业的医生及硕士、博士研究生的一本内容完善的参考书。“君子之学必好问。问与学，相辅而行者也。”“理无专在，而学无止境也，然则问可少耶?”鉴于作者水平有限，本书可能没有囊括肾上腺肿瘤及其基础研究、诊断与治疗方面的所有信息。在编写中尽管作者竭尽全力，但由于水平与时间有限，难免存在不足之处，恳请各位读者发现问题时不吝赐教。

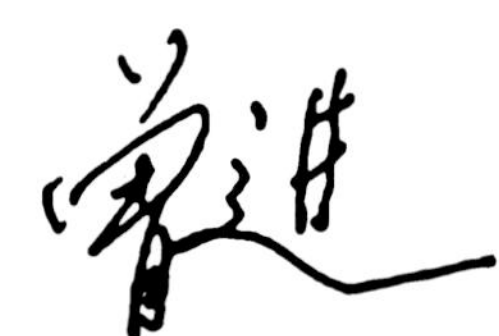

目录

第一篇　基　础　篇

第二篇　肾上腺肿瘤篇

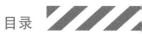

第三篇　肾上腺肿瘤微创活检和消融治疗篇

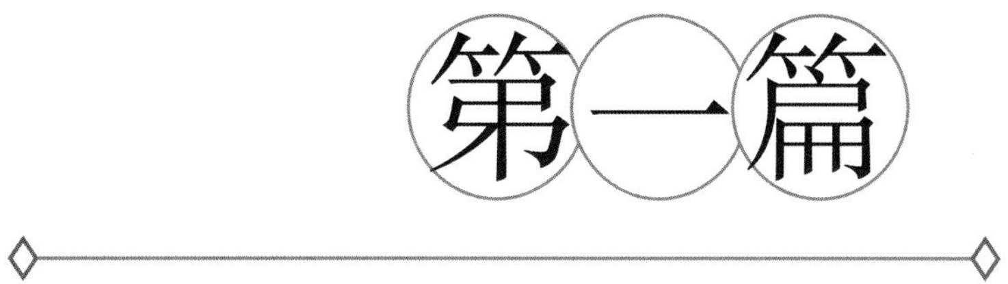

第一篇 基础篇

第一章 肾上腺解剖和组织学

肾上腺外科是外科学的重要领域，它经历了100多年的艰辛发展。1563年意大利外科医生Eustachius发现人的肾脏上方有一类似三角形帽状的特殊结构，并将其绘制成图谱，但对其功能一无所知。1800—1806年，Nichol和Cuvior在组织学层面明确了此结构由皮质和髓质两种不同的组织构成，并称其为肾上腺。人们对肾上腺生理和肾上腺疾病的初步认识发生在1855年，Addison首次报道了两侧肾上腺结核破坏性变化所造成的肾上腺皮质功能不全(adrenocortical insufficiency)，会引起患者全身无力、虚弱、体重减轻、头晕、体位性低血压和皮肤变黑等临床表现。1856年，Brown-Sequard创造性地进行实验切除犬的两侧肾上腺，结果导致了犬的死亡，由此证实肾上腺为生命所必需。从此，医学家们开始对肾上腺的解剖和生理功能产生浓厚的兴趣。

肾上腺是体内重要的内分泌器官，由于其位置与肾脏关系密切，故传统上肾上腺疾病属泌尿外科领域。

一、大体与毗邻

肾上腺又称为肾外腺，是人体的重要内分泌腺之一。其位于腹膜后，肾的内上方，与肾共同包在肾筋膜内。肾上腺左、右各一，正常腺体呈橘黄色或浅黄色，质脆，较周围组织色深。成人肾上腺长5 cm、宽3 cm、厚1 cm，单侧重4～6 g。

左侧肾上腺近似新月形，右侧肾上腺呈三角形。两侧肾上腺形态不一，侧缘较平直或略凹，偶见侧缘有小锯齿。一般情况下，肾上腺分为三个面：肾面、腹面和背面。肾面即肾上腺底部或底面，呈凹陷状与肾上极贴附；肾上腺的前面(即腹面)有不明显的门，称为肾上腺门，是血管、淋巴管、神经出入之处；背面与膈肌贴附(图1-1)。两侧肾上腺高低略有差异，右侧肾上腺高于左侧者占67.50%，等高者占24.25%，低于左侧者占8.25%。男性的肾上腺大于女性，左侧大于右侧。CT图像显示两侧肾上腺在肾上极呈“人”字形或三角形(图1-2)。

两侧肾上腺部位各异，与周围脏器的毗邻亦不同。左侧肾上腺底面与左肾上极内侧相邻，其上方和前方上1/3与小网膜腹腔的腹膜相靠，下1/3与胰腺尾和脾血管相毗邻，后方靠近横膈，内面毗邻主动脉。右侧肾上腺的毗邻关系为上方毗邻肋膈角，肾面与肾上极相接，前外侧为肝右叶，内侧为下腔静脉中部后方、十二指肠及其中段。

肾上腺外包绕结缔组织被膜，少量结缔组织伴随血管和神经延伸入腺体实质内。肾上腺实质分为周边的皮质和中央的髓质两部分(图1-3)。两者在发生、结构和功能上均不相同：皮质在外，呈橘黄色或浅黄色，由中胚层演化而成；髓质在内，呈棕色，与交感神经节细胞一样，由外胚层演化而成，分化成交感神经细胞和嗜铬细胞。

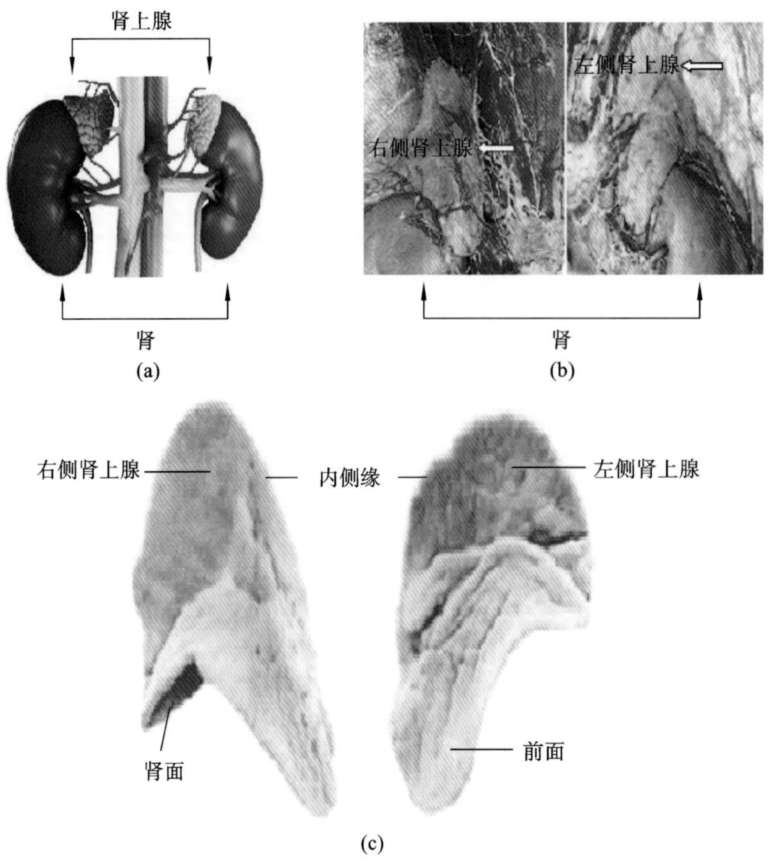

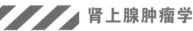

图 1-1　两侧肾上腺局部解剖示意图

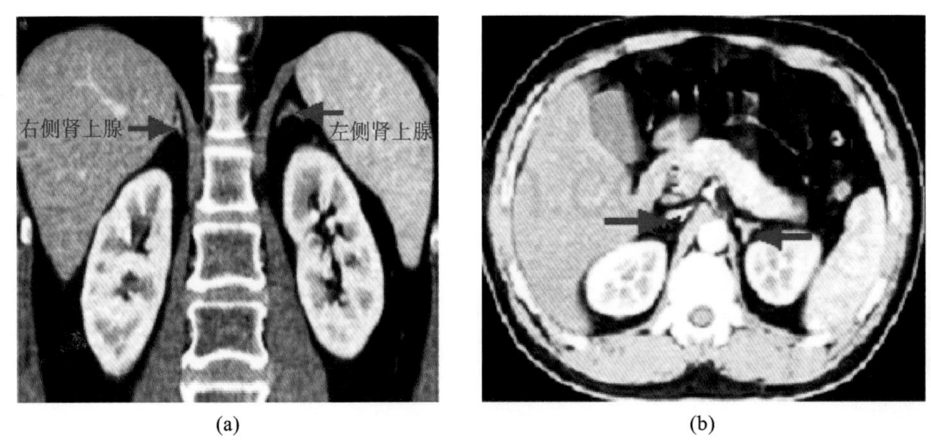

图 1-2　正常肾上腺 CT 图像

二、肾上腺血管及其分布

肾上腺血供极丰富，每侧由上、中、下三支动脉供应（图 1-4）：①肾上腺上动脉大多数来自膈下动脉，少数直接来源于主动脉，有时主动脉的一些分支也能直接供应肾上腺；②肾上腺中动脉来自腹主动脉；③肾上腺下动脉来自肾动脉。动脉进入腺体之前，其分支末梢互相吻合，再分成数十细支呈“梳齿状”入肾上腺被膜。肾上腺动脉进入被膜后，分支形成动脉性血管丛，其中大部分分支进入皮质内各带形成窦状毛细血管网，并与髓质毛细血管连通。还有一部分为髓质小动脉，在皮质内不分支直接穿过皮质进入髓质，与髓质窦状毛细血管相连，形成窦状毛细血管。

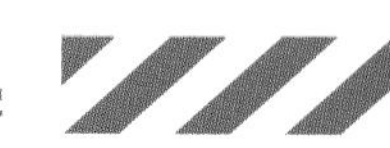

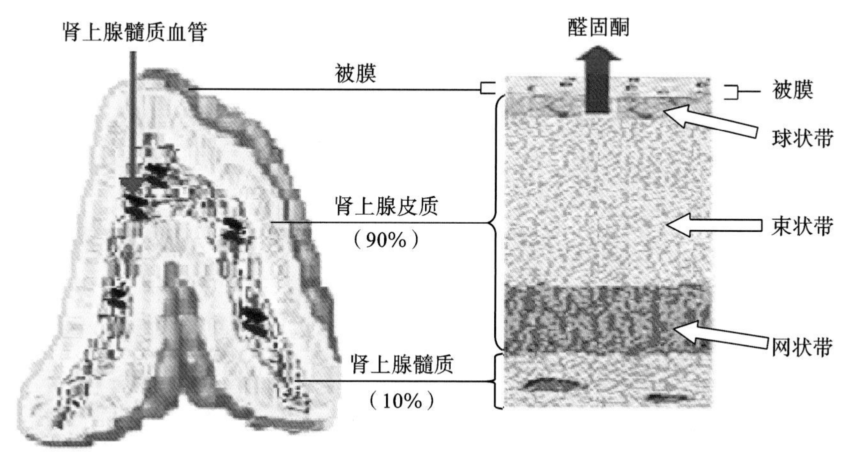

图 1-3 肾上腺皮质、髓质解剖示意图

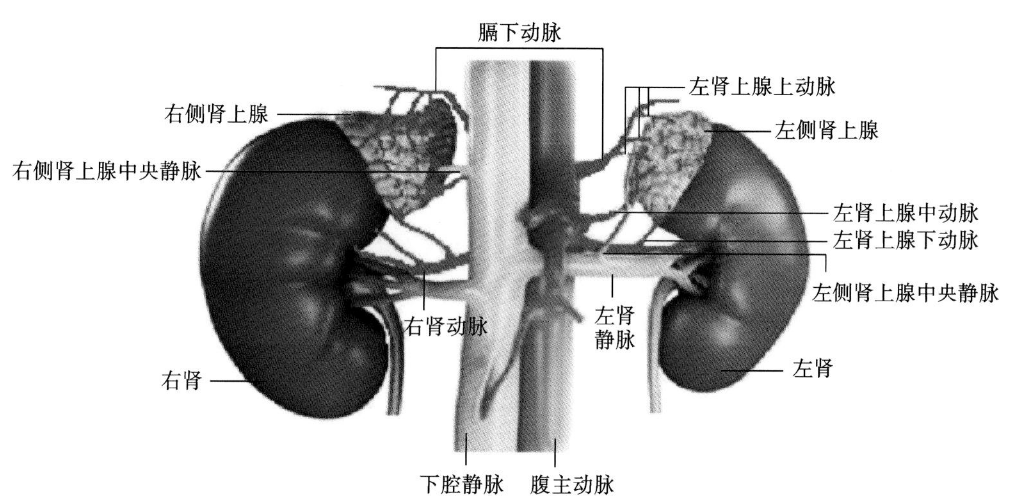

图 1-4 肾上腺血供解剖示意图

肾上腺皮质无引流静脉，髓质毛细血管汇合成小静脉，最后汇入肾上腺中央静脉（图 1-5）。左侧肾上腺中央静脉较长，长 3～4 cm，外径 3～4 mm，与膈下静脉汇合后汇入左肾静脉。右侧肾上腺中央静脉较短，长 4～8 mm，外径 3～4 mm，直接汇入下腔静脉后外侧（图 1-6）。值得注意的是，左侧肾上腺中央静脉起源于肾上腺前面下 1/3 处，紧靠腺体的内缘下走行，呈垂直下行，末端注入左肾静脉的中段。此静脉与肾上腺动脉、肾动脉上极分支以及膈下动脉关系紧密。

两侧肾上腺中央静脉回流常存在解剖上的变异：①约 1/3 的右侧肾上腺中央静脉汇入右肾静脉，4%～10%的人出现肾上腺副静脉汇入右侧肝短静脉；②极少数右侧肾上腺中央静脉为两支，汇入下腔静脉；③约 5%的左侧肾上腺中央静脉汇入变异的双支左肾静脉的前侧支，约 1%直接汇入下腔静脉（图 1-7）。

中央静脉管腔大而不规则，管壁厚薄不一、环形肌少，但有很厚的纵行平滑肌束。此结构特点可能具有防止高浓度的肾上腺激素缩窄血管的作用，以利于激素的运送。从上述血管的走行可以看出，肾上腺大部分血液经皮质再到髓质，由此进入髓质的血液中含有丰富的皮质激素，其中糖皮质激素有激活肾上腺细胞内 N-甲基转移酶的作用，使去甲肾上腺素甲基化成为肾上腺素。由此可见，肾上腺皮质与髓质在功能上密切相关。

一般情况下，肾上腺淋巴回流沿静脉走行，入主动脉周围淋巴结，即左、右腰淋巴结和中间腰淋巴结，上部可注入膈上淋巴结。

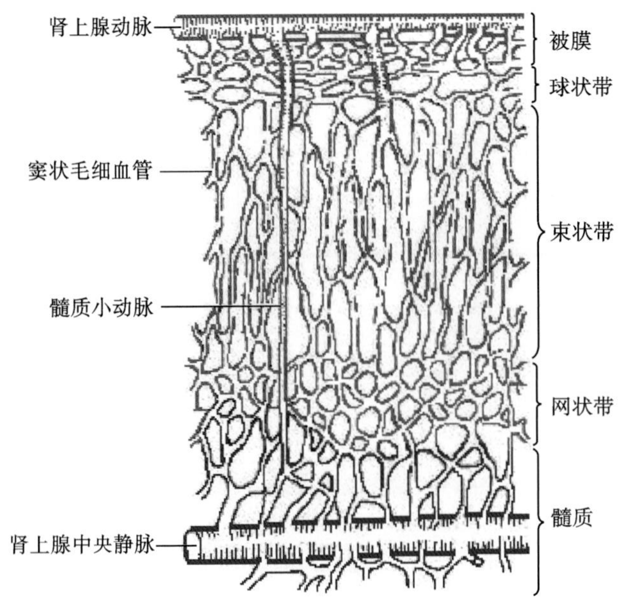

图 1-5　肾上腺皮质、髓质血管分布

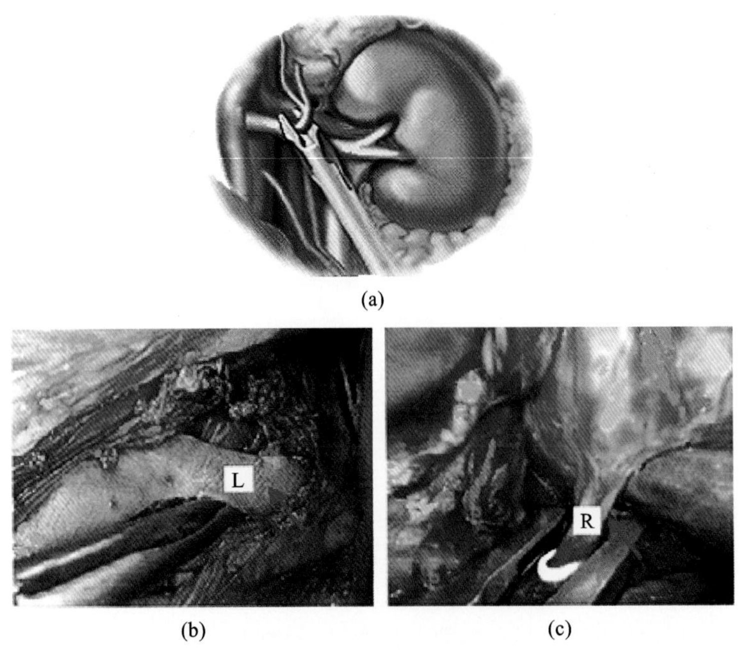

图 1-6　肾上腺中央静脉

(a)左侧肾上腺中央静脉腹腔镜示意图;(b)左侧肾上腺中央静脉腹腔镜图像;(c)右侧肾上腺中央静脉腹腔镜图像

三、肾上腺组织学

肾上腺被膜含有间叶细胞。肾上腺分为内、外两层,由皮质、髓质两部分组成,皮质在外,髓质在内,二者起源不同(图 1-8)。外层的皮质较厚,位于表层,起源于中胚层,占腺体的 90%;内层为髓质,起源于外胚层,占腺体的 10%,位于肾上腺的中央部,周围有皮质包绕(图 1-9)。

(一) 肾上腺皮质组织学

成人正常皮质厚约 2 cm,根据肾上腺皮质的形态结构和功能,肾上腺皮质细胞的排列分三层:自外向内分别是球状带(zona glomerulosa)、束状带(zona fasciculata)和网状带(zona

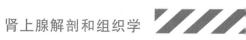

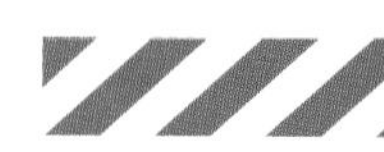

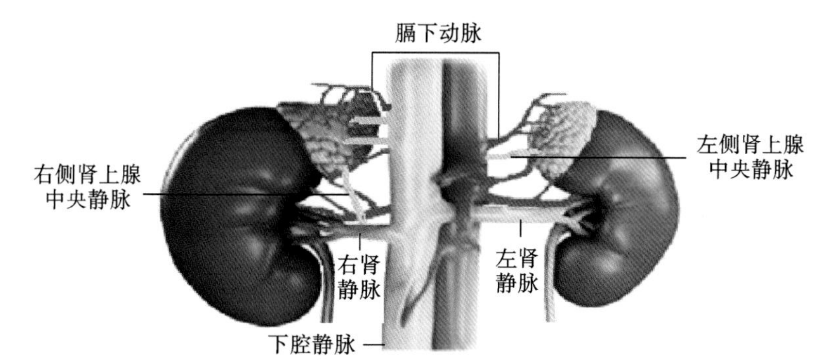

图 1-7　肾上腺中央静脉解剖变异示意图

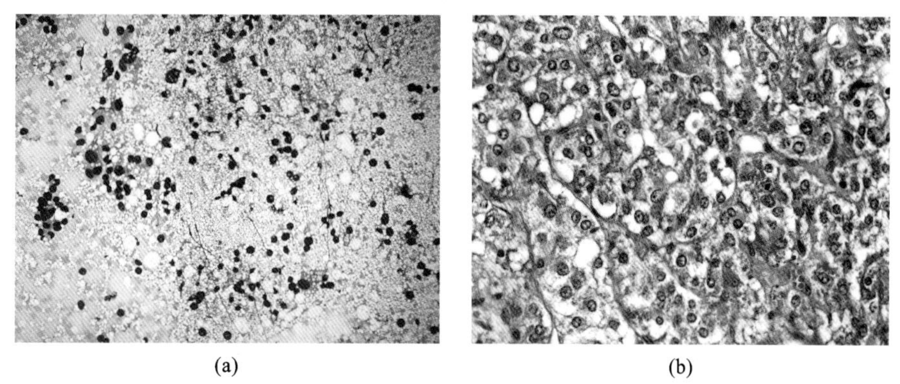

图 1-8　肾上腺组织学(Nodar S R,2020)

(a)正常肾上腺皮质;(b)正常肾上腺髓质

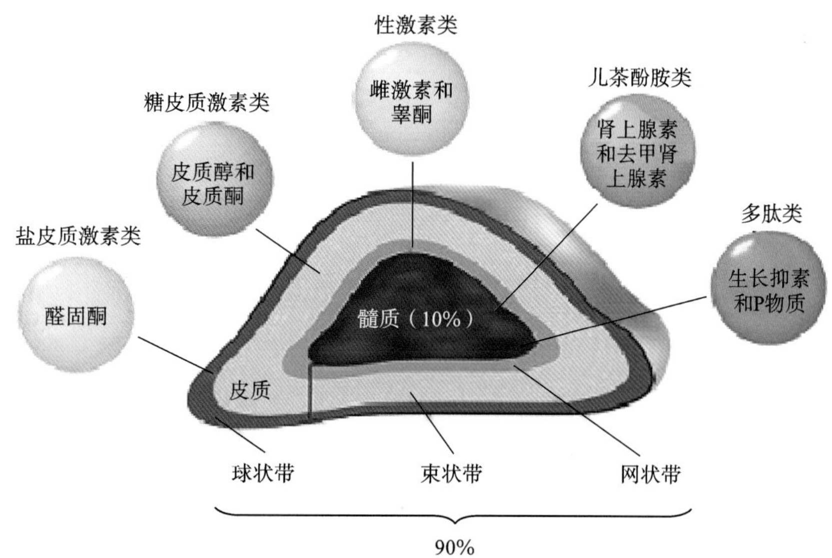

图 1-9　肾上腺皮质、髓质解剖和激素分泌示意图

reticularis)。少数肾上腺组织可异位或迷走于腹腔干、阔韧带、睾丸/附件、精索和肾脏等部位,新生儿该种情况的发生率约为 50%,成人该种情况的发生率<1%。

1. 球状带　位于被膜的下方,较薄,约占皮质厚度的 15%,是由圆形或椭圆形上皮细胞成团球状。细胞呈团球状分布,细胞较小,呈矮柱状或锥形,胞核小、染色深,胞质较少,内含少量脂滴。细胞团之间为窦状毛细血管和少量结缔组织。毛细血管丰富,壁薄,呈血窦状。电镜下,最明显的特征是含有大量滑面内质网、粗面内质网、游离核糖体和高尔基复合体(图 1-10(a))。

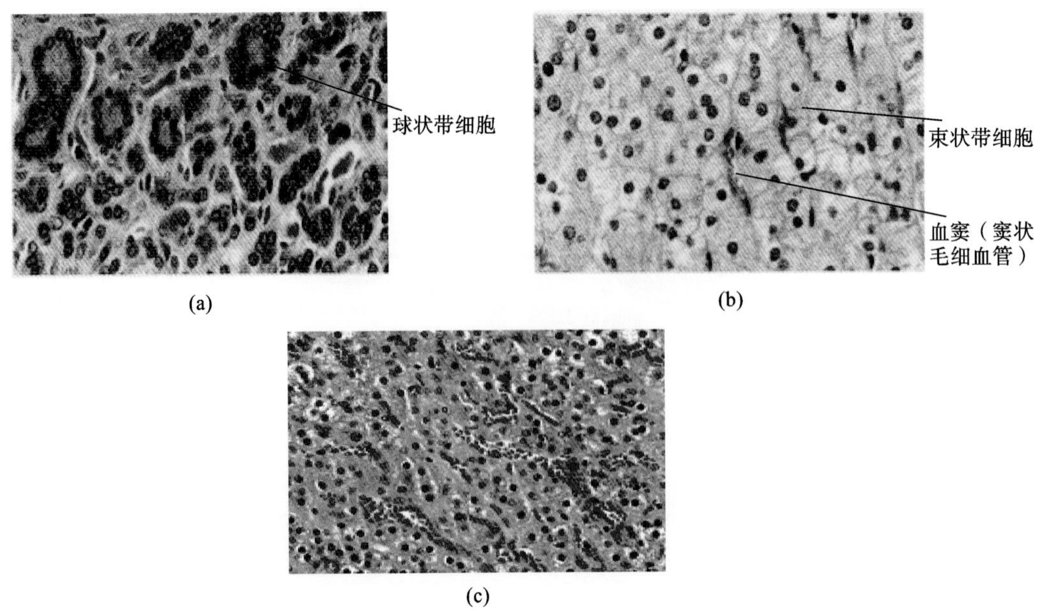

图 1-10 肾上腺皮质球状带细胞、束状带细胞 HE 染色图

(a)球状带细胞；(b)束状带细胞；(c)网状带细胞

2. 束状带 皮质中最厚的部分，约占皮质厚度的 75%。细胞较大，细胞呈多边形，排列成单行或双行细胞索，索间为窦状毛细血管和少量结缔组织。胞核呈圆形，较大，染色浅，胞质内含有大量脂滴。电镜下，滑面内质网数目远较球状带为多，常环绕脂滴和线粒体排列，粗面内质网也较发达(图 1-10(b))。

3. 网状带 位于皮质的最内层，约占皮质厚度的 10%。细胞索相互吻合成网状，网间是丰富的血窦和少量结缔组织。网状带细胞较束状带细胞小，胞核也小，着色较深，胞质内含较多脂褐素和少量脂滴，因而染色较束状带深。电镜下，此带细胞内含有大量滑面内质网(图 1-10(c))。

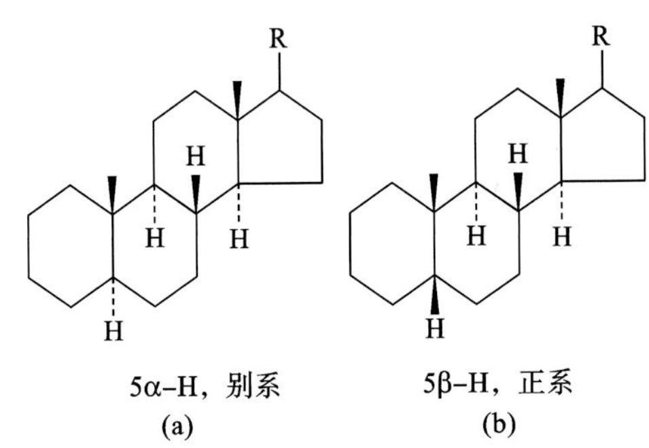

图 1-11 环戊烷多氢菲结构图

肾上腺皮质分泌类固醇激素，主要有球状带分泌的盐皮质激素醛固酮、脱氧皮质酮；束状带分泌的糖皮质激素皮质醇、皮质酮；网状带分泌的雄激素及少量雌激素、孕激素。所有类固醇激素的基本结构都由环戊烷多氢菲（cyclopentanoperhydrophenanthrene)衍生而来(图 1-11)，均以胆固醇为原料，通过一系列的酶促过程，使其具有不同的生物作用和功能。

4. 免疫组织化学-皮质细胞阳性标志物 如细胞角蛋白（cytokeratin)、抑制素（inhibin)、melan-A/A103、Bcl-2、SF-1 和钙网膜蛋白(calretinin)阳性，突触生长蛋白(synaptophysin，syn)弱阳性，波形蛋白(vimentin)可能阳性。

（二）肾上腺髓质组织学

从胚胎发生来看，髓质与交感神经为同一来源，相当于一个交感神经节，受内脏大神经节前纤维支配(属交感神经)，形成交感神经-肾上腺系统。在交感神经的支配下，肾上腺能分泌儿茶酚胺类激素，即肾上腺素(epinephrine)和去甲肾上腺素(norepinephrine，NE)。在此意义上，肾上腺髓质是将神经信息转换为激素信息的一种神经内分泌转换器(neuroendocrine transducer)。

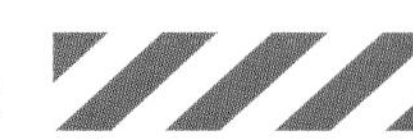

肾上腺髓质(adrenal medulla)是形成肾上腺中心部的组织,主要由髓质内分泌细胞(亦称髓质细胞)组成。髓质细胞排列成索状,迂回于髓质内。细胞索之间有丰富的束状毛细血管、成束的无髓神经纤维和少量单个或成簇的交感神经节细胞(图 1-12、图 1-13(a)),这些细胞体积大,胞核圆,核仁明显。髓质细胞较大、呈多边形,围绕血窦排列成团或不规则的索网状;胞质嗜碱性,细胞内含有细小颗粒,经铬盐处理后一些颗粒与铬盐呈棕色反应,即呈嗜铬反应。胞质内可见棕黄色颗粒,称嗜铬颗粒,含有这种颗粒的髓质细胞又称嗜铬细胞(chromaffin cell)。这些颗粒内的物质可能就是肾上腺髓质激素的前体。肾上腺髓质嗜铬细胞分泌肾上腺素,肾上腺素与去甲肾上腺素一起储存在髓质细胞的囊泡内,以待释放。髓质中肾上腺素与去甲肾上腺素的比例大约为 4∶1,以肾上腺素为主。在血液中,去甲肾上腺素除由髓质分泌外,主要来自肾上腺素能纤维末梢,而血中肾上腺素主要来自肾上腺髓质。

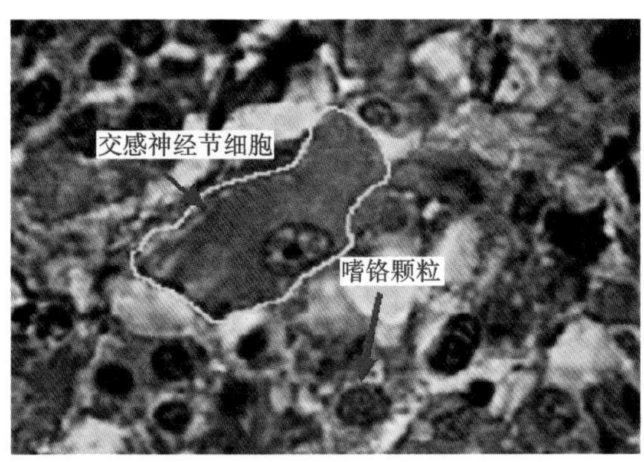

图 1-12　肾上腺髓质交感神经节细胞

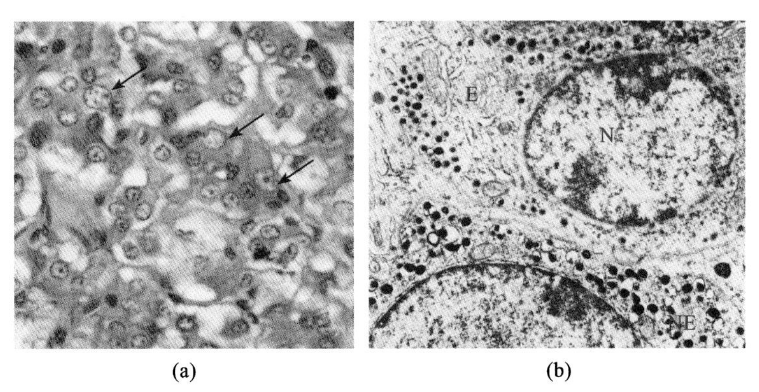

(a)　　(b)

图 1-13　肾上腺髓质细胞

(a)光镜图像,HE 染色,箭头示交感神经节细胞;(b)电镜图像(E. 肾上腺素细胞;NE. 去甲肾上腺素细胞;N. 细胞核)

电镜下髓质细胞最显著的特征是,胞质内可见粗面内质网、高尔基复合体和分泌颗粒。根据分泌颗粒内所含激素的不同,髓质细胞又分为肾上腺素细胞和去甲肾上腺素细胞。肾上腺素细胞占多数,占人肾上腺髓质细胞的 80%以上(图 1-13(b))。胞质内分泌颗粒电子密度较低,内含肾上腺素。去甲肾上腺素细胞数量较少,胞质内分泌颗粒电子密度较高,内含去甲肾上腺素。两种细胞的分泌颗粒内含有 ATP 和嗜铬颗粒蛋白等,与肾上腺素或去甲肾上腺素组成复合物储存在颗粒内。髓质细胞之间有紧密连接、缝隙连接和桥粒等,髓质细胞常与交感神经末梢形成突触,交感神经兴奋可通过突触传导到髓质细胞,引起髓质细胞分泌颗粒释放肾上腺素或去甲肾上腺素入血。体外肾上腺髓质嗜铬细胞培养 4 天后有 4 种不同形态的细胞:①Ⅰ型细胞(约占 49%),胞质电子密度高,分泌颗粒致密;②Ⅱ型细胞(约占 21%),胞质电子密度亦高,但分泌颗粒较大;③Ⅲ型细胞(约占 25%),胞质电子密度低,分泌颗粒有空泡,但高尔基复合体发育良好；④Ⅳ型细胞（占极少数），胞质电子密度中等，粗面内质网丰富。进一步研究发现，Ⅰ型、Ⅲ型细胞为肾上腺素细胞，而Ⅱ型细胞（可能包括Ⅳ型细胞）为去甲肾上腺素细胞。

免疫组织化学-髓质细胞阳性标志物：嗜铬粒蛋白（chromogranin）、突触生长蛋白、GATA3、神经丝（neurofilament）、酪氨酸羟化酶（TH）、肾上腺素和 S-100 等。

四、副神经节

副神经节（paraganglia）是指在肾上腺外的神经上皮细胞的集聚，由胚胎期神经嵴细胞迁徙而来。副神经节分布于身体中轴。自头颈、纵隔、腹膜后、盆腔至精索和睾丸的副神经节细胞群体，主要沿大血管分布，且多靠近交感神经、副交感神经，也可见于自主神经的末梢部分（图 1-14）。

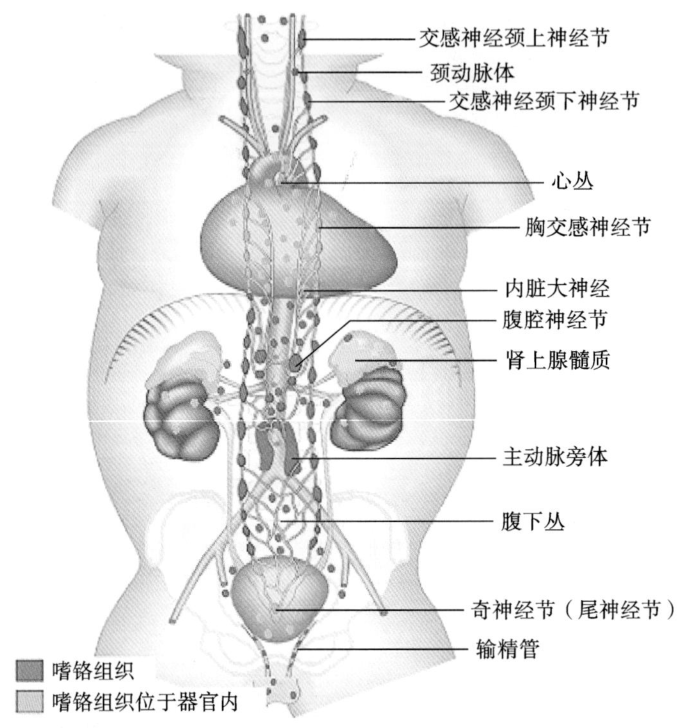

图 1-14　副神经节分布示意图

副神经节是肾上腺外的神经内分泌组织，具有类似肾上腺内嗜铬细胞的形态学、胚胎学和组织化学特征，能合成和储存儿茶酚胺（catecholamine）。按解剖部位，副神经节组织可分为肾上腺内和肾上腺外两部分，前者即肾上腺髓质，后者包括大血管壁的化学感受器，主要是颈动脉体、主动脉旁体。

副神经节绝大多数受交感神经支配，由神经上皮主细胞形成且高度血管化，主细胞通常与一支或多支有微孔的毛细血管紧密接触。肾上腺外副神经节系统按照解剖部位分为 3 个链：①腮副神经节链；②迷走神经副神经节链；③主动脉交感神经节链。3 个链的起源与交感神经系统关系密切，且与交感神经（肾上腺素）和副交感神经（乙酰胆碱）系统有关。副神经节主要涉及主动脉旁体、内脏副神经节、颈动脉体和尾骨血管球等（图 1-15）：①主动脉旁体是一种化学感受器，是由上皮细胞构成的扁椭圆形小球，埋藏于主动脉弓区域血管壁的结缔组织中，直径为 1～2 mm，位于肾动脉与腹主动脉分叉处，是主动脉交感链的一部分；②内脏副神经节在膀胱内或其他器官内；③颈动脉体是双侧颈动脉分叉内侧的小球状结构，平均总重量为 12 mg，属于化学感受器，能感受动脉血 O_2、CO_2 和 pH 的变化；④尾骨血管球，又称为 Luschka's 腺，位于脊髓尾端尾椎附近，是由上皮细胞构成的卵圆形血管结构，直径＜2.5 mm，其功能目前尚不清楚。

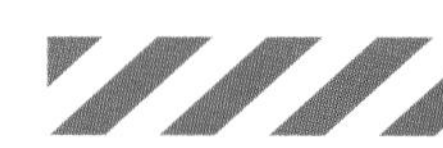

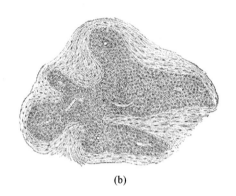

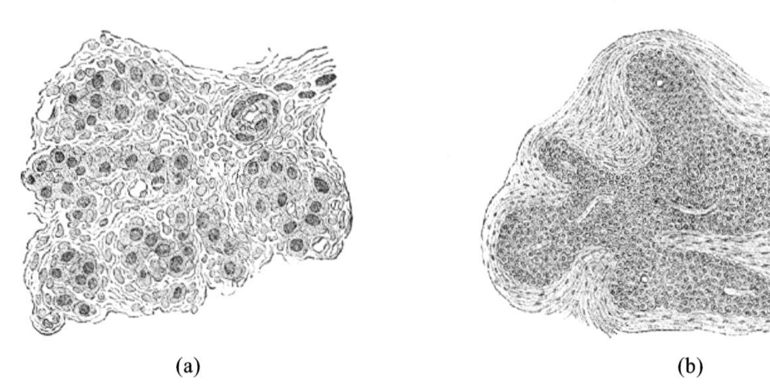

图 1-15 颈动脉体和尾骨血管球(Pernick N,2019)

(a)颈动脉体;(b)尾骨血管球

所有的副神经节均具有相似的组织形态学特征,均由主细胞(chief cell)和支持细胞(sustentacular cell)两种细胞以及毛细血管构成(图 1-16)。主细胞是一种神经内分泌细胞,呈圆形、卵圆形或多边形(类似星状),排列成境界清楚的圆形细胞球或细胞巢;周围被一薄层扁平的支持细胞(占 35%～45%)部分或完全包绕(图 1-17)。细胞质内存在含有儿茶酚胺的中等数量的球状电子致密神经内分泌泡(一种特殊电子密度的神经内分泌颗粒),直径为 100～150 nm,可能对附近的细胞产生调节作用(旁分泌作用,paracrine action)。

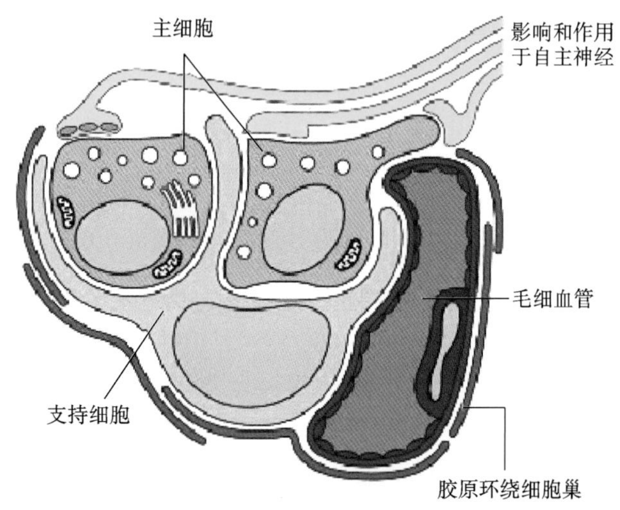

图 1-16 副神经节示意图(BmedSci J S L 等,2015)

副神经节沿着交感神经和副交感神经广泛分布,按主细胞对铬盐的反应,主要分为 2 种类型:①非嗜铬性(nonchromaffin)副神经节:包括主动脉体和颈动脉体(化学感受器),无生物活性,与副交感神经系统有关。②嗜铬性(chromaffin)副神经节:有生物活性。交感神经节位于脊柱两旁。嗜铬性副神经节与交感神经系统有关,多位于交感神经干的侧旁,如位于腹主动脉、髂总动脉、肠系膜动脉起始处或脊柱两侧腹膜后,亦可位于所支配器官的附近或器官内。因此,副神经节除存在于肾上腺髓质外,一些微小的副神经节尚存在于腹膜后如肾、肾盂、输尿管以及膀胱、前列腺、精索和睾丸等部位,功能随其分布各异。

免疫组织化学-副神经节阳性标志物:主细胞突触生长蛋白、嗜铬粒蛋白、支持细胞 S-100。

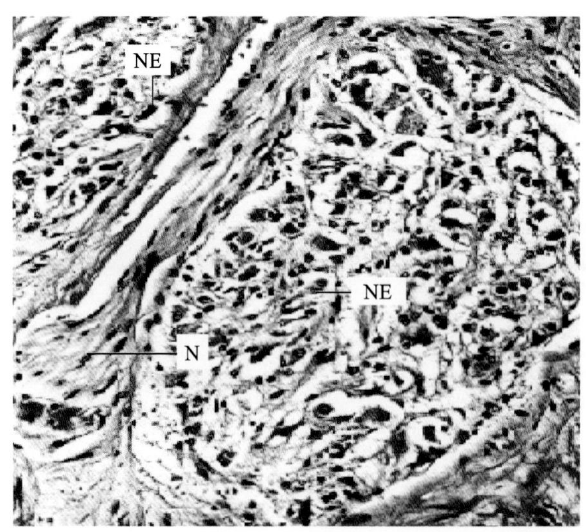

图 1-17　副神经节组织学图像(BmedSci J S L 等,2015)

低倍镜显示小动脉交感神经副神经节,传入神经纤维(N)和神经内分泌细胞巢(NE)

(曾　进)

参考文献

[1]　李和,李继承.组织学与胚胎学[M].3 版.北京:人民卫生出版社,2015.

[2]　Avisse C,Marcus C,Patey M,et al. Surgical anatomy and embryology of the adrenal glands[J]. Surg Clin North Am,2000,80(1):403-415.

[3]　Cesmebasi A,Du Plessis M,Iannatuono M,et al. A review of the anatomy and clinical significance of adrenal veins[J]. Clin Anat,2014,27(8):1253-1263.

[4]　Santram K,Sharma A,Sharma M,et al. Comparative microanatomy of suprarenal gland of anencephalic and normal fetuses of different gestational age groups[J]. J Anat Soc India,2016,65(2):75-82.

[5]　Özgüner G,Sulak O,Koyuncu E. A morphometric study of suprarenal gland development in the fetal period[J]. Surg Radiol Anat,2012,34(7):581-587.

[6]　曾进,陈忠.现代泌尿肿瘤学[M].北京:人民卫生出版社,2023.

[7]　Lee K Y,Oh Y W,Noh H J,et al. Extraadrenal paragangliomas of the body:imaging features[J]. AJR,2006,187(2):492-504.

[8]　Hervonen A,Partanen S,Vaalasti A,et al. The distribution and endocrine nature of the abdominal paraganglia of adult man[J]. Am J Anat,1978,153(4):563-572.

[9]　Kastriti M E,Kameneva P,Kamenev D,et al. Schwann cell precursors generate the majority of chromaffin cells in Zuckerkandl organ and some sympathetic neurons in paraganglia[J]. Front Mol Neurosci,2019,12:6.

第二章 肾上腺激素的生物化学、生理学和分泌调控网络

肾上腺激素包括肾上腺皮质激素和肾上腺髓质激素两大类，前者由肾上腺皮质分泌，后者由肾上腺髓质分泌。肾上腺的皮质和髓质在发生、结构与功能上均不相同，可以说肾上腺是两种完全不同组织的嵌合体。

成熟的肾上腺皮质占腺体的90%，从外向内分为三个带：球状带、束状带、网状带。球状带紧靠被膜，约占皮质厚度的15%，分泌主要的盐皮质激素是醛固酮，它参与维持机体水盐平衡；束状带约占皮质厚度的75%，分泌糖皮质激素，它对机体的生长发育、营养物质代谢以及免疫功能等起重要调节作用；网状带紧靠髓质，约占皮质厚度的10%，分泌雄激素，但量较少，在生理状态时意义不大(图2-1)。

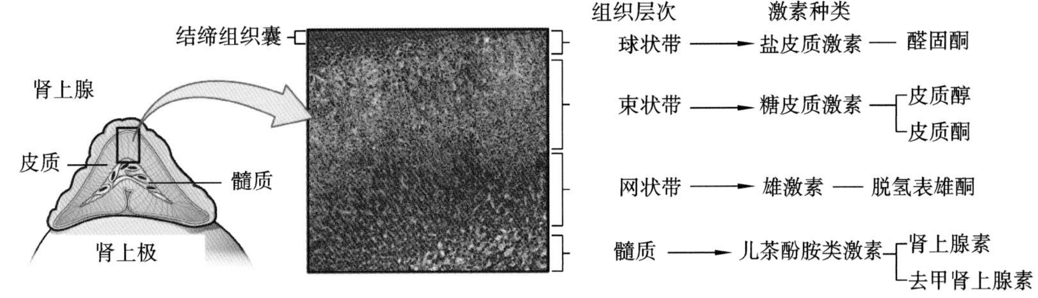

图2-1 肾上腺结构层次与主要分泌激素类型

肾上腺髓质位于肾上腺中心。从胚胎发生来看，髓质与交感神经节后神经元同源，既属于自主性神经系统又属于内分泌系统。因此，肾上腺髓质嗜铬细胞在功能上相当于无轴突的交感神经节后神经元，分泌的激素主要为肾上腺素和去甲肾上腺素，还有少量的多巴胺。髓质分泌的儿茶酚胺类激素通过激活体内广泛存在的肾上腺素能受体发挥一系列的生理功能。根据Cannon的应激学说，在机体受到伤害性刺激时，髓质激素水平的提高有助于提高机体对环境突变的应对能力。

第一节 肾上腺皮质激素

肾上腺皮质激素合成的原料是胆固醇。肾上腺皮质细胞中储存有大量胆固醇酯，含量可达2%～5%，约90%来自血液中的低密度脂蛋白(LDL)，另外约10%由皮质细胞内的乙酸合成。

胆固醇与皮质细胞膜上的 LDL 受体结合后进入细胞，以胆固醇酯的形式储存。在胆固醇酯酶的作用下，胆固醇酯被分解为胆固醇，后者被转运蛋白移入线粒体，在侧链裂解酶的催化下转变为孕烯醇酮，再进一步转变为各种皮质激素(图 2-2)。

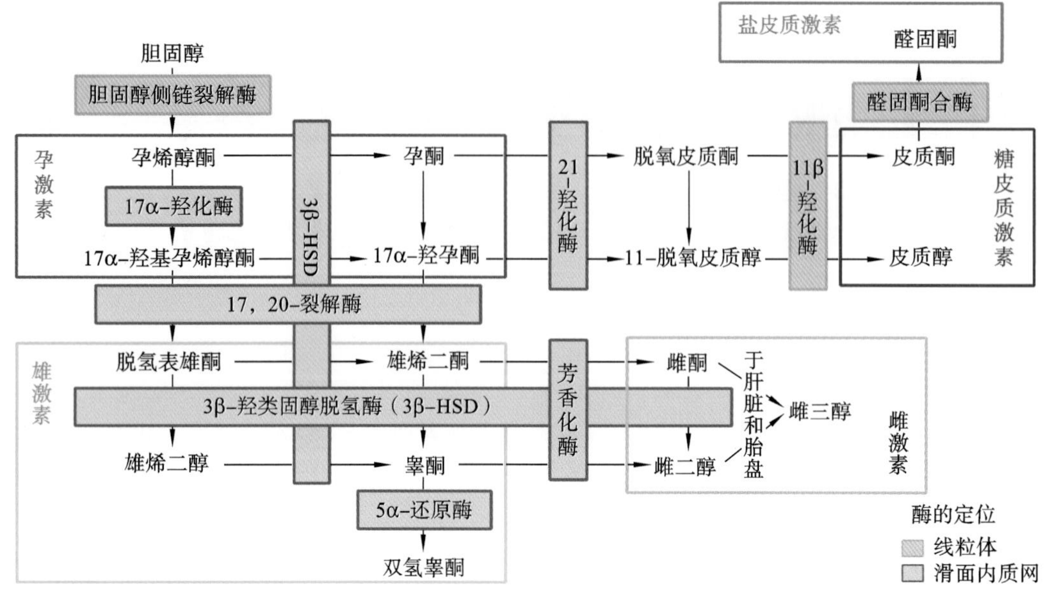

图 2-2　肾上腺皮质激素合成过程图解

血液中 75%～80%的皮质醇与皮质类固醇结合球蛋白(corticosteroid-binding globulin，CBG)结合，约 15%的皮质醇与白蛋白结合。CBG 在血中含量少，虽亲和力大，但其结合容量仍低于血浆中含量高的白蛋白。另外仅 5%～10%的皮质醇呈游离状态，皮质醇的游离型与结合型之间可以相互转化，保持着动态平衡。只有游离的皮质醇才能进入靶细胞发挥生物作用。正常成人肾上腺每天约合成 20 mg 皮质醇，其血浓度为 135 μg/L，半衰期为 60～90 min，主要在肝内降解失活。降解产物中主要是可从尿中排泄的 17-羟类固醇化合物，故测定其尿中含量能反映皮质醇的分泌水平。此外，还有约 15%的类固醇以原形从胆汁中排泄，少量从尿中排泄。因为影响尿 17-羟类固醇化合物的因素较多，所以测定 24 h 尿游离皮质醇的特异性与敏感性更高。

醛固酮与 CBG 的结合能力较弱，它主要与白蛋白结合。结合型醛固酮在血液中约占 60%，其余约 40%处于游离状态。醛固酮的每日分泌量仅约 100 μg，血浆浓度在 0.06 μg/L 以下，血浆游离型醛固酮的半衰期为 15～20 min，醛固酮代谢过程与皮质醇相似。

肾上腺皮质激素都是脂溶性的类固醇激素，经细胞膜进入细胞内，与胞质受体结合后进入细胞核，与特异的 DNA 位点结合，主要通过调节靶基因的转录而发挥生物效应。肾上腺皮质激素也可以与靶细胞膜中的受体结合，通过第二信使产生快速效应，这是一种非基因组效应。

一、盐皮质激素

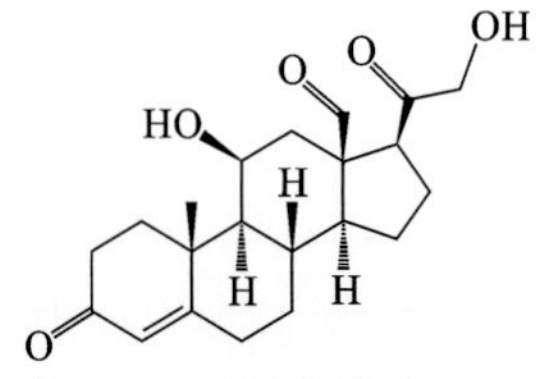

图 2-3　醛固酮的化学结构

盐皮质激素由球状带分泌，主要为醛固酮(aldosterone)，它承担了最主要的肾上腺盐皮质激素功能，此外一些内源性激素(如孕酮和 11-脱氧皮质酮等)也具备一定的盐皮质激素功能。醛固酮于 1953 年由 Simpson 和 Tait 首次分离出来，其化学结构如图 2-3 所示。

1. 生物作用　醛固酮主要作用于肾小管和集合管的上皮细胞，增加 Na^+ 的重吸收和 K^+ 的排泄(图 2-4)，在重吸收 Na^+

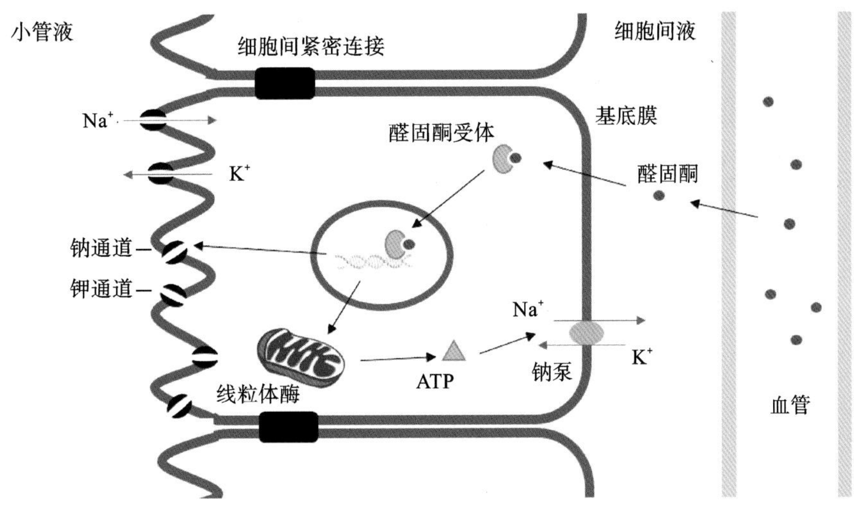

图 2-4　醛固酮的保钠排钾作用

的同时也等渗性地重吸收水，对维持细胞外液量及循环血量的相对稳定具有重要意义。醛固酮通过远曲小管和集合管上皮细胞膜后与胞质内的受体结合，形成激素-受体复合物穿过核膜进入核内，调节基因表达，生成多种醛固酮诱导蛋白。这些诱导蛋白可能如下：

(1) 上皮钠通道(epithelial sodium channel，ENaC)蛋白：钠通道数目增加，有利于小管液中的 Na^+ 向上皮细胞内扩散。

(2) 线粒体中 ATP 合成相关的酶：可增加 ATP 的产生，为基底侧膜的钠泵功能提供支持。

(3) 基底侧膜上的钠泵蛋白：加速上皮细胞内 Na^+ 的泵出，并将 K^+ 泵入细胞内，增大上皮细胞内与小管液之间的 K^+ 浓度差，有利于 K^+ 分泌到小管液中。

此外，醛固酮还能增强小管平滑肌对缩血管物质的敏感性，且该作用强于糖皮质激素。

醛固酮也可作用于汗腺、唾液腺及胃肠道，通过保钠排钾作用，使汗液、唾液及粪便中的 Na^+ 排出减少，而 K^+ 排出增多。

醛固酮分泌过多可导致机体水钠潴留，引起高血钠、低血钾、碱中毒，甚至发生顽固性高血压；醛固酮分泌过少则使 Na^+、水排出过多，出现低血钠、高血钾和低血压。

2. 调控　对醛固酮的生理调节的理解需要建立在对肾素-血管紧张素-醛固酮系统(RAAS)的理解上。RAAS 是调节和维持人体血压及水盐平衡至关重要的系统(图 2-5)。当细胞外液容量和/或动脉血压明显下降时，肾内的感受器兴奋和/或交感神经兴奋，促进肾素的分泌，进而激活循环中的血管紧张素原产生血管紧张素，使血管收缩，并刺激球状带合成和分泌醛固酮，产生上文所述的生理效应。当血压及循环血量恢复后，肾素的分泌减少，这一调节属于负反馈调节。

醛固酮的调节因素有以下几个方面。

(1) 血管紧张素是调节醛固酮最重要的物质。醛固酮直接受血管紧张素Ⅱ和Ⅲ的调节。虽然血管紧张素Ⅲ刺激醛固酮合成和分泌的能力强于血管紧张素Ⅱ，但血管紧张素Ⅲ的血液浓度只有血管紧张素Ⅱ的 1/4，故实际上还是以血管紧张素Ⅱ的调节为主。血管紧张素通过 Gq 蛋白耦联受体通路促进球状带细胞的生长，提高醛固酮合酶的活性，从而促进醛固酮的合成和分泌。此外，血管紧张素Ⅱ还能引起毛细血管收缩而导致肝血流量减少，由此醛固酮在肝中的降解也会减少。

(2) 血 K^+ 和血 Na^+ 水平也会影响醛固酮。血 K^+ 水平升高和血 Na^+ 水平降低均能刺激醛固酮的分泌，但球状带细胞对血 K^+ 水平的改变更为敏感，血 K^+ 水平仅升高 0.1 mol/L，就可引起醛固酮的分泌。血 K^+ 水平升高可引起球状带细胞膜去极化，电压门控钙通道开放，进而引

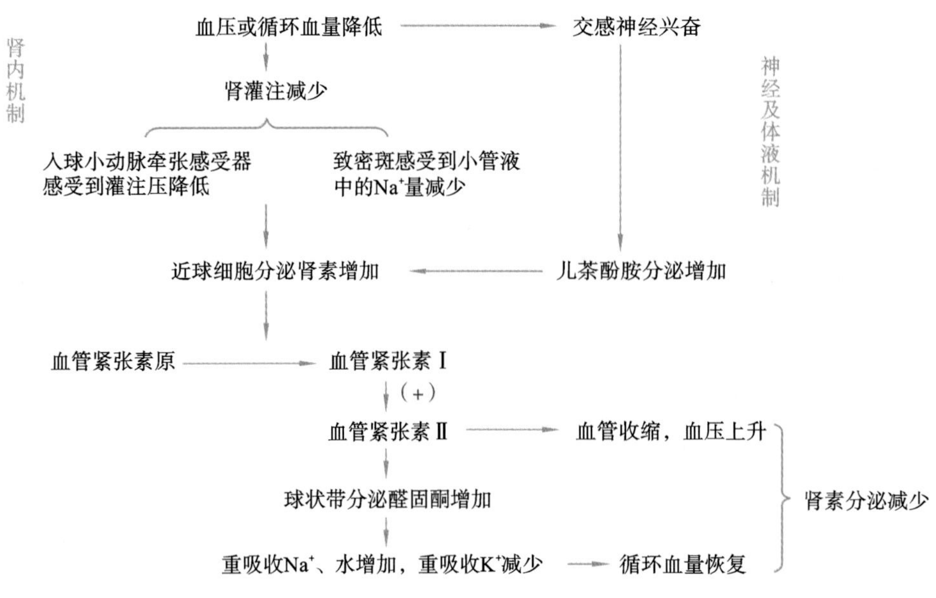

图 2-5　肾素-血管紧张素-醛固酮系统

起醛固酮合成增加。K^+ 对醛固酮的调节需要血管紧张素Ⅱ协同，当不存在血管紧张素Ⅱ时，K^+ 浓度的变化对醛固酮几乎没有影响。血 Na^+ 水平需降低 10% 以上才能有效刺激醛固酮分泌。

(3) 应激反应可以促进醛固酮分泌。在生理情况下，促肾上腺皮质激素（ACTH）对醛固酮的分泌无明显影响；但在发生应激反应时，ACTH 可以促进醛固酮分泌。

此外，醛固酮的分泌有昼夜节律，血中醛固酮浓度在早上 6 时至 8 时最高，此后逐渐下降，到晚上 8 时至 12 时降至最低，然后逐渐回升。其节律受 ACTH 和血浆肾素活性的影响。

二、糖皮质激素

糖皮质激素（glucocorticoid）主要由肾上腺皮质束状带合成和分泌，主要为皮质酮（corticosterone）和皮质醇（cortisol）等。皮质醇是人体最重要的糖皮质激素（图 2-6）。

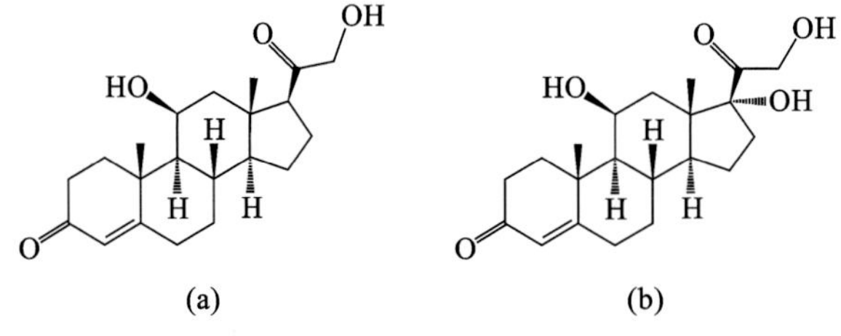

图 2-6　糖皮质激素的化学结构

(a)皮质酮；(b)皮质醇

1. 生物作用　糖皮质激素穿过细胞膜后在胞质中与受体结合，然后进入核内，调节相关基因的表达。这些基因编码的蛋白质有广泛的作用，如脂皮质素Ⅰ、分泌性白细胞蛋白酶抑制剂（SLPI）1 和促分裂原活化的蛋白激酶（MAPK）磷酸酶等与抗炎作用有关，葡萄糖-6-磷酸酶、酪氨酸氨基转移酶与糖代谢有关。

1) 对物质代谢的影响　糖皮质激素因能显著升高血糖而得名。它对三大营养物质的代谢均有明显的影响，可抑制肝外组织对糖的利用，促进非糖营养物质在肝内异生为糖。

糖皮质激素缺乏时将引起低血糖。糖皮质激素过多时，一方面，肝外蛋白降解增加，导致肌肉消瘦、骨质疏松、皮肤变薄等体征；另一方面，因机体不同部位对糖皮质激素的敏感性不同，会

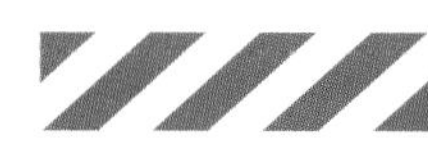

造成脂肪重新分配，脂肪会主要集中在面、颈、躯干和腹部，而四肢脂肪分布减少，表现为满月脸、水牛背、四肢消瘦的“向心性肥胖”（图 2-7）。

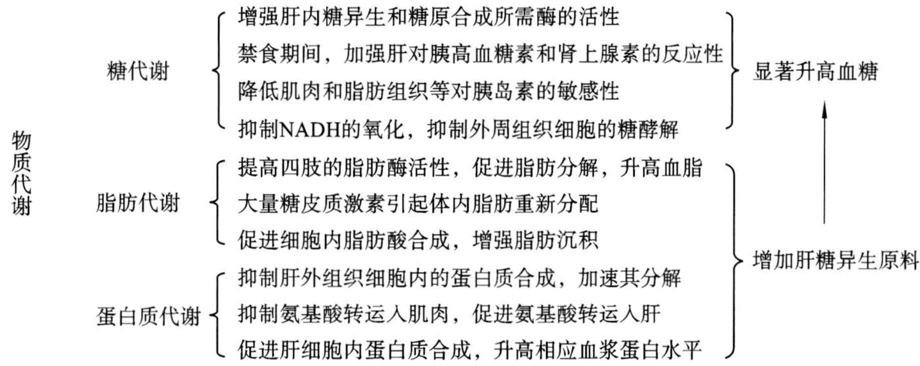

图 2-7　糖皮质激素升高血糖的机制

2）对组织器官活动的影响

（1）血细胞：增强骨髓造血能力，使红细胞、血小板数量增加；使附着在血管壁及骨髓中的中性粒细胞进入血液循环，增加中性粒细胞数量；抑制淋巴细胞有丝分裂、促进其凋亡，使淋巴结和胸腺萎缩，并增加淋巴细胞与嗜酸性粒细胞在脾和肺的破坏，减少淋巴细胞和嗜酸性粒细胞的数量。

（2）心血管系统：一方面，通过对儿茶酚胺类激素的允许作用，上调心肌、血管平滑肌细胞肾上腺素能受体的数量，并增强受体与儿茶酚胺的亲和力，加强心肌收缩力，增加血管紧张度，参与正常血压的维持；另一方面，其抗炎作用能抑制前列腺素合成，从而降低毛细血管的通透性，减少血浆滤过，有利于循环血量的维持。

（3）胃肠道：可促进胃酸和胃蛋白酶原的分泌，也可加强胃腺细胞对迷走神经与促胃液素的反应性，故长期大量应用糖皮质激素会加重消化性溃疡。另外，大剂量的糖皮质激素会减少小肠黏膜的钙吸收。

（4）肾脏：糖皮质激素有一定的盐皮质激素功能，也有促进肾远曲小管和集合管保钠排钾的作用，但这种作用仅约为醛固酮的 1/500。糖皮质激素能降低入球小动脉的血流阻力，增加肾灌注和增高肾小球滤过率，因而有利于水排出。当肾上腺皮质功能减退时，可发生肾排水功能障碍，甚至引起水中毒，若此时补充糖皮质激素，则可缓解症状。另外，大剂量的糖皮质激素可抑制肾近端小管对钙、磷的重吸收。

（5）对胎儿的影响：糖皮质激素可促进胎儿肺泡发育及肺表面活性物质的生成，若要预防新生儿呼吸窘迫综合征的发生，则可在产前应用糖皮质激素；糖皮质激素还可维持中枢神经系统的正常兴奋性，改变行为和认知能力，影响胎儿和新生儿的脑发育，但过量使用糖皮质激素会导致失眠、情绪激动或压抑、记忆力减退等。

3）参与应激　当机体遭受各种有害刺激，如创伤、手术、感染、中毒、疼痛、缺氧、寒冷、恐惧等时，腺垂体立即释放大量 ACTH，并使糖皮质激素快速、大量分泌，引起机体发生非特异性的防御反应。在整体功能全面动员的基础上，提高机体对有害刺激的耐受能力，减轻各种不良反应，对维持生命活动具有极其重要的意义。

4）对免疫功能的影响（药理剂量时）

（1）抗炎作用：增高血管的紧张性并降低毛细血管的通透性，由此减轻炎症充血、渗出和组织水肿。促进脂皮质素Ⅰ合成，抑制磷脂酶 A2，从而减少炎症介质（如前列腺素、白三烯等）的合成与释放。抑制巨噬细胞及白细胞的各种炎症事件（如上皮黏附、迁移、趋化性、吞噬作用、呼吸爆发等）的发生，同时还抑制补体参与炎症反应。

(2) 免疫抑制作用:如前所述,糖皮质激素对淋巴细胞有抑制作用,不仅减少 T 细胞的增殖,还诱导 T 细胞的凋亡,对胸腺内未成熟的 T 细胞效果更明显。糖皮质激素还能使 B 细胞表达 IL-2 和 IL-2 受体减少,从而使 B 细胞克隆扩增和抗体合成减少,IL-2 的减少也导致了更少的 T 细胞被激活。

(3) 抗毒作用:糖皮质激素可提高机体对有害刺激的应激能力,减轻细菌内毒素对机体的损害,缓解毒血症症状,对毒血症导致的高热有退热作用。退热机制可能与其抑制体温中枢对致热原的反应、稳定溶酶体膜、减少内源性致热原的释放有关。

(4) 抗过敏作用:通过其抗炎和免疫抑制作用,糖皮质激素可解除许多过敏性疾病的症状,抑制因过敏反应而产生的病理变化。

(5) 抗休克作用:糖皮质激素对多种休克都有作用。其机制:扩张痉挛收缩的血管和兴奋心脏,加强心肌收缩力;抑制某些炎症因子的产生,减轻全身炎症反应综合征及组织损伤,使微循环血流动力学恢复正常,改善休克状态;稳定溶酶体膜,减少心肌抑制因子的形成;提高机体对细菌内毒素的耐受力。

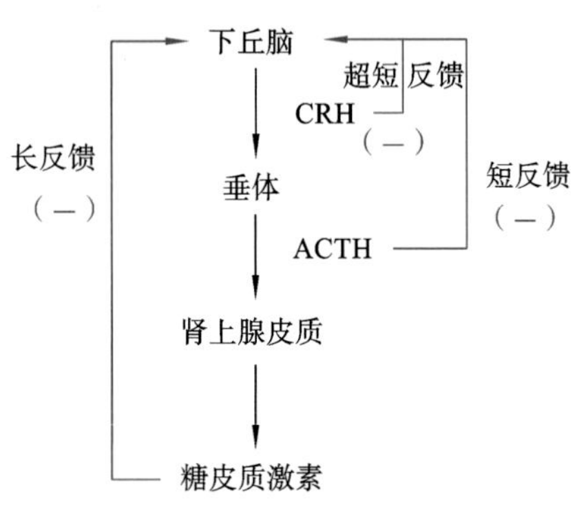

图 2-8　糖皮质激素的调节轴

2. 调控　糖皮质激素的分泌可表现为基础分泌和应激分泌两种情况。基础分泌是指在正常生理状态下的分泌,应激分泌是指在机体发生应激反应时的分泌,两者都受下丘脑-垂体-肾上腺轴(hypothalamic-pituitary-adrenal axis,HPA)的调节(图 2-8)。

(1) 下丘脑-垂体-肾上腺轴的调节:下丘脑室旁核分泌促肾上腺皮质激素释放激素(corticotropin releasing hormone, CRH)与血管升压素(vasopressin,VP),通过垂体门脉系统到达腺垂体,分别与促肾上腺皮质激素释放激素受体-1(CRH-R1)和血管加压素受体 3(V3R)结合,促进腺垂体分泌促肾上腺皮质激素(adrenocorticotropic hormone,ACTH),继而促进糖皮质激素分泌。

下丘脑-垂体-肾上腺轴(图 2-9)存在着多处反馈调节,对维持血液中糖皮质激素的稳态具有重要意义。血液中糖皮质激素浓度增大时,可反馈抑制腺垂体 ACTH 细胞和下丘脑 CRH 神经元的活动,使 ACTH、CRH 的合成和释放减少,且 ACTH 细胞对 CRH 的敏感性下降,使血液中糖皮质激素水平降低。腺垂体 ACTH 分泌过多时可反馈抑制下丘脑 CRH 神经元(短反馈),而下丘脑 CRH 神经元还可以通过分泌 CRH 反馈影响自身的活动(超短反馈)。

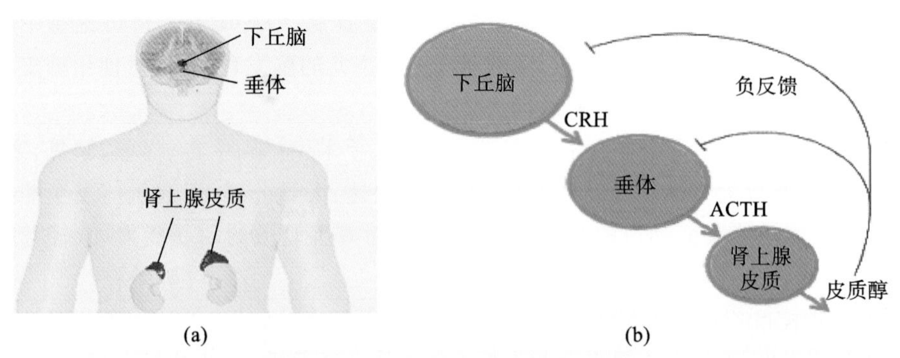

图 2-9　下丘脑-垂体-肾上腺轴示意图

(a)下丘脑-垂体-肾上腺皮质;(b)下丘脑-垂体-肾上腺轴

ACTH 可促进肾上腺皮质细胞内核酸和蛋白质的合成,刺激肾上腺皮质细胞的分裂和增

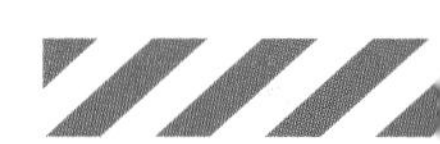

殖，对维持肾上腺皮质正常的结构有重要意义。ACTH 还可以通过腺苷酸环化酶（AC）-环腺苷酸（cAMP）-蛋白激酶 A（PKA）或磷脂酶 C（PLC）-肌醇三磷酸（IP3）/甘油二酯（DG）-蛋白激酶 C（PKC）通路促进胆固醇转化为孕烯醇酮，继而增加皮质醇的合成。ACTH 对肾上腺皮质束状带和网状带细胞作用的强度是对球状带细胞作用的 20 倍，所以 ACTH 对盐皮质激素的调节作用较弱。临床上若长期大剂量应用糖皮质激素，会反馈抑制 ACTH 的合成和分泌，导致患者肾上腺皮质束状带和网状带的萎缩，分泌功能减退或停止。

CRH 在下丘脑的分泌受视交叉上核生物钟的影响，具有昼夜节律。CRH 的分泌量于清晨觉醒前为最高，白天维持在低水平，入睡后逐渐降低，午夜降至最低水平，然后逐渐升高。由于 CRH 的节律性释放，ACTH 和糖皮质激素的分泌量也发生相应的日周期波动。

（2）应激性调节：当机体受到应激原刺激时，下丘脑 CRH 神经元分泌增强，刺激腺垂体 ACTH 分泌，最后引起肾上腺皮质激素的大量分泌，以提高机体对伤害性刺激的耐受能力。在应激情况下，大量分泌的糖皮质激素不受负反馈的影响。

来自杏仁核有关情绪应激的神经冲动可引起 ACTH 分泌增加；外周伤害性感觉通路和网状结构上行冲动也能触发 ACTH 的分泌。此外，血管升压素、缩宫素、5-羟色胺、血管紧张素Ⅱ和儿茶酚胺等多种激素与神经肽也参与应激时 ACTH 分泌的调节。

三、肾上腺雄激素

不论男女，肾上腺皮质束状带和网状带都可以分泌极少量的雄激素，并且维持终身，其种类主要有脱氢表雄酮（dehydroepiandrosterone，DHEA）、雄烯二酮（androstenedione，睾酮前体）和硫酸脱氢表雄酮（DHEA-S）等（图 2-10）。相比于睾丸分泌的睾酮，肾上腺分泌的雄激素生物活性较弱，但它们可以在周围组织转化为活性较强的形式（如睾酮、双氢睾酮），进而发挥生物效应。

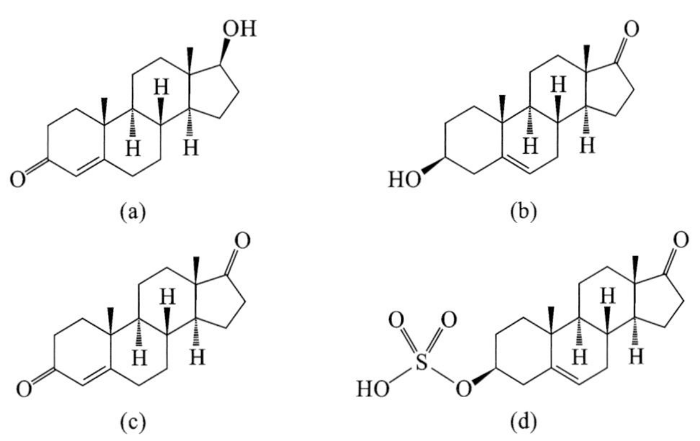

图 2-10 几种雄激素的化学结构

（a）睾酮；（b）DHEA；（c）雄烯二酮；（d）DHEA-S

男性和女性在青春期前 1～2 年，肾上腺雄激素分泌增多，称为肾上腺（皮质）功能初现（adrenarche），能使生长加速，促进外生殖器发育和第二性征初现。在成年男性，肾上腺雄激素分泌过多并不会造成明显影响，但若男童肾上腺雄激素分泌过多，则可引起性早熟。对于女性，肾上腺雄激素是体内雄激素的主要来源，能刺激女性腋毛和阴毛生长，对维持性欲和性行为有重要作用。如果女性肾上腺雄激素分泌过多，则会出现痤疮、多毛和男性化等表现。肾上腺分泌雄激素增多持续到 30 岁左右，然后下降，到 80 岁时其浓度约为 25 岁时的 20%。

血液循环中大约 90%的 DHEA 来自肾上腺皮质网状带，故其血清浓度能反映肾上腺分泌雄激素的水平，但血清 DHEA 水平有昼夜节律变化，也可因月经周期发生变化。DHEA-S 由 DHEA 通过 DHEA 磺基转移酶转化而来，DHEA-S 相比于 DHEA 具有更长的半衰期，且节律变化不明显，在临床中检测 DHEA-S 可以更好地反映肾上腺雄激素分泌水平。另外，DHEA-S 可在类固醇硫酸酯酶的作用下转化为 DHEA，故可以推测 DHEA-S 的生物意义可能是作为 DHEA 在循环中的储存库。

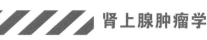

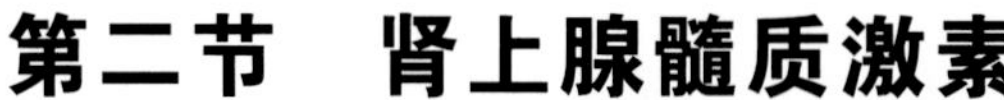

第二节　肾上腺髓质激素

一、合成

酪氨酸经过酶促反应转化为一系列中间体，并最终转化为肾上腺素。酪氨酸首先被氧化成左旋多巴，随后脱羧成为多巴胺，后者进一步被多巴胺 β-羟化酶催化为去甲肾上腺素。在去甲肾上腺素的伯胺甲基化后就完成了肾上腺素生物合成的最后一步。该步骤由苯基乙醇胺-N-甲基转移酶（PNMT）催化，该酶利用 S-腺苷甲硫氨酸（SAM）作为甲基供体。PNMT 主要存在于肾上腺嗜铬细胞的胞质中，心脏和大脑中也存在低水平的 PNMT。

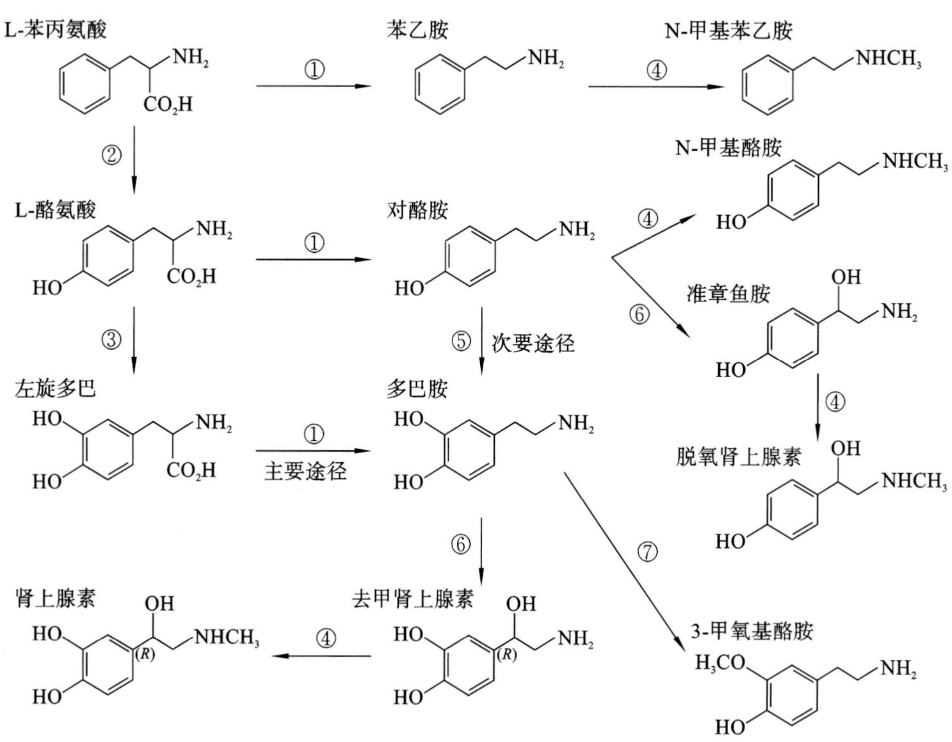

图 2-11　儿茶酚胺类激素的合成路径

①芳香族氨基酸脱羧酶；②苯丙氨酸-4-羟化酶；③酪氨酸-3-羟化酶；④苯基乙醇胺-N-甲基转移酶；⑤细胞色素 P4502D6；⑥多巴胺 β-羟化酶；⑦儿茶酚-O-甲基转移酶

二、生理作用

肾上腺髓质与交感神经节后神经元在胚胎发生上同源，既属于自主性神经系统，又属于内分泌系统。肾上腺素和去甲肾上腺素是髓质分泌的主要激素，此外还有少量的多巴胺。肾上腺素和去甲肾上腺素作用于靶细胞 α 受体和 β 受体后，分别促进 PLC-IP3/DG-PKC 和 AC-cAMP-PKA 信号转导通路而发挥作用。肾上腺素在各器官或代谢中的受体亚型及生理作用如表 2-1 所示。

表 2-1　肾上腺素在各器官或代谢中的受体亚型及生理作用

效应器或代谢		受　体	效　　应
眼	虹膜辐射状肌	α_1	收缩（扩瞳）
	睫状体肌	β_2	舒张（视远物）
心	窦房结	β_1	心率加快
	房室传导系统	β_1	传导加快
	心肌	β_1	收缩力增强
血管	冠状血管	α_1	收缩
		β_2	舒张（为主）
	皮肤黏膜血管	α_1	收缩
	骨骼肌血管	α_1	收缩
		β_2	舒张（为主）
	脑血管	α_1	收缩
	腹腔内脏血管	α_1	收缩（为主）
		β_2	舒张
	唾液腺血管	α_1	收缩
支气管	平滑肌	β_2	舒张
	腺体	α_1	抑制分泌
		β_2	促进分泌
胃肠	胃平滑肌	β_2	舒张
	小肠平滑肌	α_2	舒张
		β_2	舒张
	括约肌	α_1	收缩
	腺体	α_2	抑制分泌
胆	胆囊和胆道	β_2	舒张
膀胱	逼尿肌	β_2	舒张
	三角肌和括约肌	α_1	收缩
输尿管	输尿管平滑肌	α_1	收缩
子宫	子宫平滑肌	α_1	收缩（有孕）
		β_2	舒张（无孕）
皮肤	汗腺	α_1	促进精神性发汗
	竖毛肌	α_1	收缩
唾液腺	唾液腺体	α_1	分泌少量黏稠唾液
代谢	糖酵解	β_2	加强
	脂肪分解	β_3	加强

从整体上来看，肾上腺髓质激素的生理作用主要在于提高机体对突然变化的环境的应对能力。一般生理状态下，血中儿茶酚胺浓度很低，对机体几乎不产生什么影响。但当遇到紧急情况时，肾上腺髓质激素分泌水平急剧升高（可达基础水平的 1000 倍）。在其作用下，中枢神经系统兴奋性增强，机体反应敏感，心率加快，心输出量增加，血压升高，全身血量重新分布，以确保心、脑与肌肉等器官的血流量增加。在物质代谢方面，肾上腺素通过激活肝细胞的 α_1 受体来促

进糖异生以升高血糖浓度；肾上腺素还可以通过激活 β_2 受体，促进肌糖原的分解，为肌肉收缩提供即时的能量，必要时也能通过激活 β_3 受体促进脂肪组织分解，为肌肉较为持久的活动提供游离脂肪酸作为能源物质。

三、调控

1. 交感神经的作用 肾上腺髓质嗜铬细胞直接受交感神经节前纤维的支配。交感神经兴奋时节前纤维末梢释放乙酰胆碱，作用于嗜铬细胞膜中的 N1 受体，促使肾上腺髓质激素的分泌，同时也通过加强靶细胞中儿茶酚胺合成酶系的活性，促进儿茶酚胺的合成。

2. ACTH 和糖皮质激素的作用 ACTH 可通过加强儿茶酚胺合成酶系的活性来促进儿茶酚胺的合成及分泌。此外，ACTH 使糖皮质激素升高，也能加强儿茶酚胺合成酶系的活性。

3. 自身反馈性调节 去甲肾上腺素或多巴胺含量升高到一定程度时，可负反馈抑制酪氨酸羟化酶的活性；而当肾上腺素增多到一定程度时，则可负反馈抑制 PNMT 的活性。但在多种病症（如嗜铬细胞瘤和其他交感神经节肿瘤）中这种负反馈失去作用，儿茶酚胺类激素不受控制地合成和分泌。

（陈　忠）

参考文献

[1] Ehrhart-Bornstein M, Bornstein S R. Cross-talk between adrenal medulla and adrenal cortex in stress[J]. Ann N Y Acad Sci, 2008, 1148: 112-117.

[2] Caldwell J D, Jirikowski G F. Sex hormone binding globulin and corticosteroid binding globulin as major effectors of steroid action[J]. Steroids, 2014, 81: 13-16.

[3] Bae Y J, Kratzsch J. Corticosteroid-binding globulin: modulating mechanisms of bioavailability of cortisol and its clinical implications[J]. Best Pract Res Clin Endocrinol Metab, 2015, 29(5): 761-772.

[4] Ehrhart-Bornstein M, Hilbers U. Neuroendocrine properties of adrenocortical cells[J]. Horm Metab Res, 1998, 30(6-7): 436-439.

[5] Hu C, Rusin C G, Tan Z, et al. Zona glomerulosa cells of the mouse adrenal cortex are intrinsic electrical oscillators[J]. J Clin Invest, 2012, 122(6): 2046-2053.

[6] Bollag W B. Regulation of aldosterone synthesis and secretion[J]. Compr Physiol, 2014, 4(3): 1017-1055.

[7] Briet M, Schiffrin E L. Vascular actions of aldosterone[J]. J Vasc Res, 2013, 50(2): 89-99.

[8] Ohishi M, Yamamoto K, Rakugi H. Angiotensin(1-7) and other angiotensin peptides[J]. Curr Pharm Des, 2013, 19(17): 3060-3064.

[9] Pazirandeh A, Xue Y, Prestegaard T, et al. Effects of altered glucocorticoid sensitivity in the T cell lineage on thymocyte and T cell homeostasis[J]. FASEB J, 2002, 16(7): 727-729.

[10] Morris M C, Hellman N, Abelson J L, et al. Cortisol, heart rate, and blood pressure as early markers of PTSD risk: a systematic review and meta-analysis[J]. Clin Psychol Rev, 2016, 49: 79-91.

[11] Liu D, Ahmet A, Ward L, et al. A practical guide to the monitoring and management of the complications of systemic corticosteroid therapy[J]. Allergy Asthma Clin Immunol,

2013,9(1):30.

[12] Bonfiglio J J,Inda C,Refojo D,et al. The corticotropin-releasing hormone network and the hypothalamic-pituitary-adrenal axis: molecular and cellular mechanisms involved [J]. Neuroendocrinology,2011,94(1):12-20.

[13] Baudrand R, Vaidya A. Cortisol dysregulation in obesity-related metabolic disorders [J]. Curr Opin Endocrinol Diabetes Obes,2015,22(3):143-149.

[14] Contoreggi C. Corticotropin releasing hormone and imaging,rethinking the stress axis [J]. Nucl Med Biol,2015,42(4):323-339.

[15] Mesiano S,Jaffe R B. Developmental and functional biology of the primate fetal adrenal cortex[J]. Endocr Rev,1997,18(3):378-403.

[16] Burn J H,Hutcheon D E,Parker R H. Adrenaline and noradrenaline in the suprarenal medulla after insulin[J]. Br J Pharmacol Chemother,1950,5(3):417-423.

[17] Verberne A J,Korim W S,Sabetghadam A,et al. Adrenaline:insights into its metabolic roles in hypoglycaemia and diabetes[J]. Br J Pharmacol,2016,173(9):1425-1437.

第三章 肾上腺肿瘤组织学分类

一、概述

肾上腺肿瘤可单侧发生，亦可双侧发生（图 3-1、图 3-2）。大多数肾上腺肿瘤是单克隆来源，少数为多克隆来源。根据有无家族性发病倾向可分为家族性肾上腺肿瘤与散发性肾上腺肿瘤，临床上以散发性肾上腺肿瘤居多。按照性质可分为肾上腺良性肿瘤和肾上腺恶性肿瘤，肾上腺恶性肿瘤根据肿瘤细胞分化程度的高低，可分为高分化、低分化和未分化性肾上腺恶性肿瘤，分化程度越低，则肿瘤越具恶性。

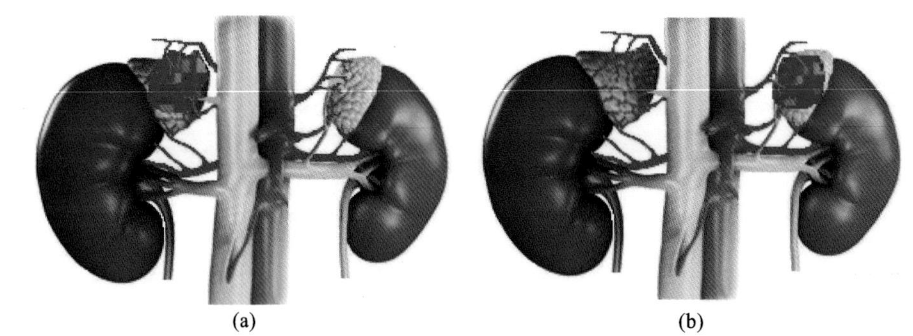

(a) (b)

图 3-1 单侧肾上腺肿瘤

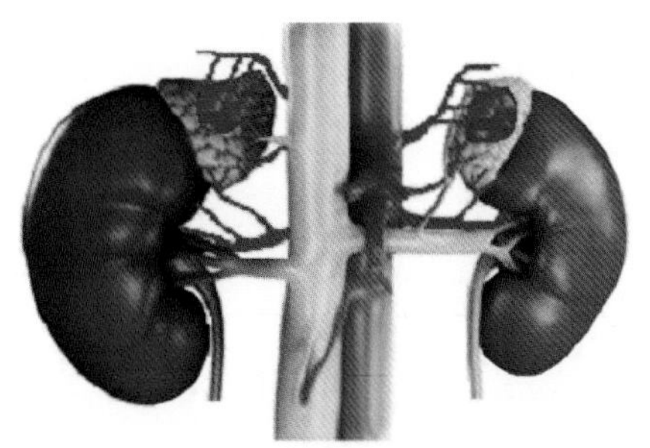

图 3-2 双侧肾上腺肿瘤

肾上腺的组织解剖学独特，多种激素的分泌对于机体生长发育和生理代谢的维系不可或缺，但其功能性并非孤立的，而是处于复杂的神经内分泌调控网络之中。根据肿瘤细胞的内分泌功能状态，肾上腺肿瘤可分为 3 种类型，即功能性肾上腺肿瘤（functional adrenal tumor）、无功能性肾上腺肿瘤（nonfunctional adrenal tumor）和亚临床肾上腺肿瘤（subclinical adrenal tumor）。

（1）功能性肾上腺肿瘤：发生在肾上腺皮质或髓质的肿瘤可各自分泌不同的激素，引起相应的内分泌功能的紊乱和相关临床症状及体征。

（2）无功能性肾上腺肿瘤：临床无内分泌生化检查异常且无相应的内分泌功能紊乱和相关临床症状及体征的肾上腺肿瘤，但有某些与肿瘤增大、出血或坏死有关的非特异性临床症状或体征，如腰腹部疼痛、食欲不振、消瘦、发热或腹部肿块等。

（3）亚临床肾上腺肿瘤：肿瘤可产生内分泌活性物质，只是其分泌量不足以产生明显的临床症状及体征，如亚临床库欣综合征、亚临床原发性醛固酮增多症和静止性嗜铬细胞瘤等（图

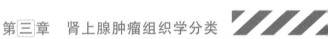

3-3)。Perrino C 和 Zyger D(2019)总结英文文献得出，90%肾上腺皮质腺瘤为无功能性肿瘤，10%为功能性肿瘤，肾上腺皮质腺瘤中 80%为良性肿瘤。

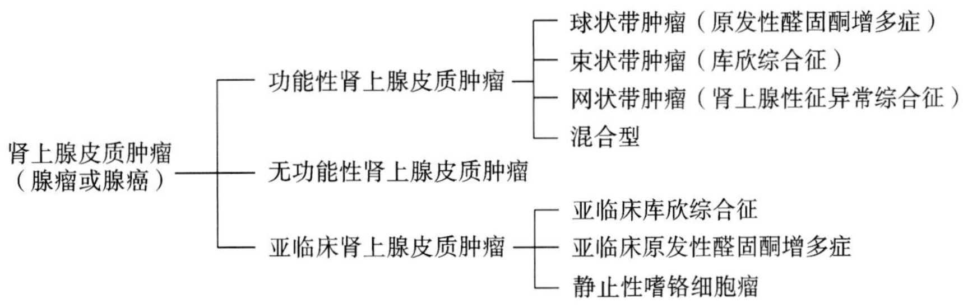

图 3-3　肾上腺皮质肿瘤的分类

二、肾上腺皮质和髓质肿瘤起源

（一）肾上腺皮质肿瘤

肾上腺皮质腺瘤(adrenocortical adenoma，ACA，图 3-4)是肾上腺最常见的原发性肿瘤和偶发瘤。尸检发现率为 3%～8.7%，可来自一种或多种肾上腺皮质细胞，因而产生一种或多种过量的皮质类固醇，在临床上出现单纯的库欣综合征、原发性醛固酮增多症、肾上腺性征异常综合征或它们的综合表现。肾上腺皮质癌(adrenocortical carcinoma，ACC，图 3-5)更多地表现为非单一激素引起的临床征象。

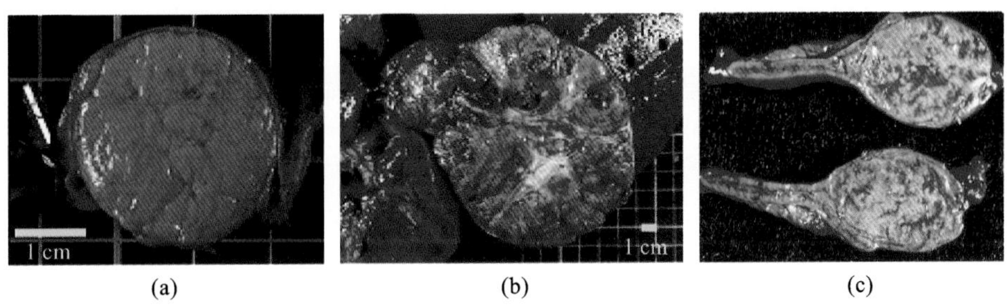

(a)　(b)　(c)

图 3-4　肾上腺皮质腺瘤大体标本切面，边缘清楚(Perrino C 等，2020)

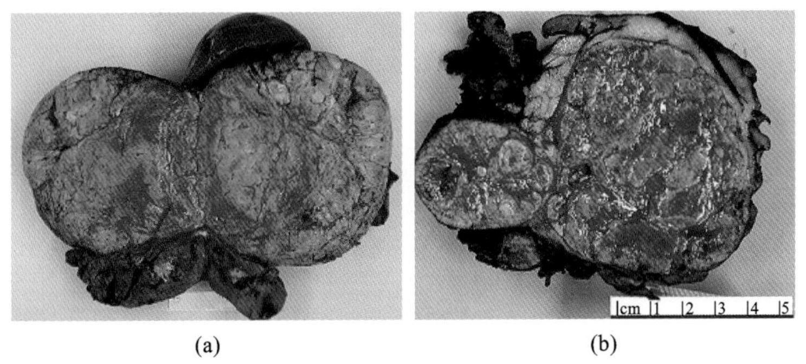

(a)　(b)

图 3-5　肾上腺皮质癌大体标本(Gupta P，2020)

（二）肾上腺髓质肿瘤

肾上腺髓质起源于外胚层的神经嵴，与交感神经同源，由交感神经系统的原始细胞演化而来。这些细胞以对铬盐亲和为特征，称为交感神经元细胞。它们向两方面分化，形成交感神经母细胞(由它们发展成成熟的交感神经节细胞)和嗜铬母细胞(由它们发展成嗜铬细胞)。肾上腺髓质的主细胞即为嗜铬细胞。其经铬盐处理后，显棕黄色，故称为嗜铬细胞。肾上腺髓质肿瘤包括由上述这些细胞产生的肿瘤(图 3-6)。

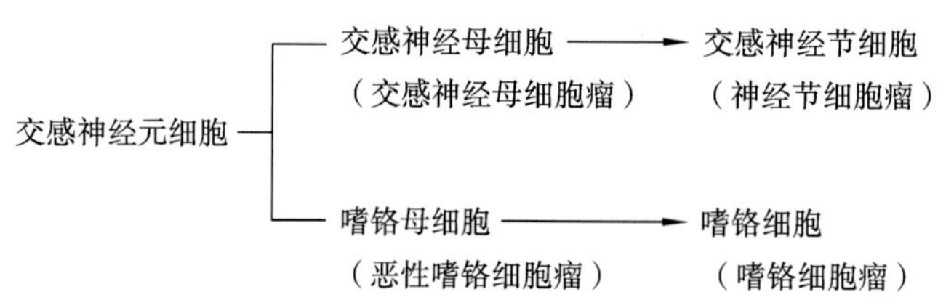

图 3-6 肾上腺髓质肿瘤的发生

三、组织学分类

肾上腺本身体积虽然很小，但它生长的肿瘤体积差别很大，最小的肿瘤直径<0.5 cm，大者可达 10～30 cm，通常将直径≤1 cm 的肿瘤称为肾上腺小肿瘤。迄今为止，WHO 肾上腺肿瘤组织学分类没有涵盖肾上腺所有组织来源的肿瘤，且有的组织学分类及其肿瘤的描述不够全面和详细。目前，随着越来越多的肾上腺肿瘤相继被报道，有可能需要重新进行其组织学分类或不断完善其组织学分类。鉴于肾上腺肿瘤及其特有的组织学改变与其生物学行为密切相关，临床分类与组织形态学分类相结合为肾上腺肿瘤的诊断及鉴别诊断提供了更为可靠的依据，笔者参照 2019 年 WHO 肾上腺肿瘤组织学分类等并结合临床进行了详细的分类，其中包括常见、少见、罕见和极其罕见的各种肾上腺肿瘤。

肾上腺肿瘤和肾上腺外副神经节瘤分类如下所示。

（1）肾上腺皮质肿瘤：包括皮质癌、皮质腺瘤。

①性索-间质瘤：粒层细胞瘤、Leydig 细胞瘤（又称为睾丸间质细胞瘤）。

②腺瘤样瘤。

③间叶细胞和间质瘤：间叶细胞瘤、施万细胞瘤（又称为神经鞘瘤）。

④血液系统肿瘤。

⑤继发性肿瘤。

（2）肾上腺髓质肿瘤和肾上腺外副神经节瘤/嗜铬细胞瘤。

①头和颈部副神经节瘤。

②交感神经副神经节瘤。

③肾上腺神经母细胞瘤：a. 神经母细胞瘤；b. 节细胞神经母细胞瘤，结节性；c. 节细胞神经母细胞瘤，混合性；d. 神经节细胞瘤。

④嗜铬细胞瘤/副神经节瘤。

⑤复合型嗜铬细胞瘤。

⑥混合性副神经节瘤。

（3）混合型肾上腺皮髓质肿瘤。

肾上腺肿瘤的临床和组织学分类如下所示。

1. 根据解剖部位

（1）肾上腺皮质：肾上腺皮质良性肿瘤、肾上腺皮质癌。

（2）肾上腺髓质：良性、恶性肾上腺嗜铬细胞瘤/副神经节瘤，混合性髓质肿瘤，肾上腺外副神经节瘤（交感神经性、副交感神经性）。

（3）混合型肾上腺皮髓质肿瘤。

2. 根据组织来源

（1）脂肪组织来源：髓样脂肪瘤、血管平滑肌脂肪瘤、上皮样血管平滑肌脂肪瘤、脂肪肉瘤。

（2）淋巴组织来源：淋巴管瘤、非霍奇金淋巴瘤。

（3）平滑肌组织来源：平滑肌瘤、平滑肌肉瘤。

（4）血管组织来源：血管瘤、上皮样血管肉瘤。

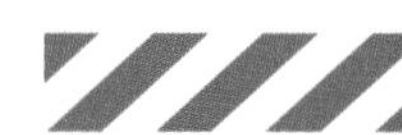

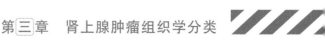

(5) 神经组织来源：神经母细胞瘤、节细胞神经母细胞瘤、神经节细胞瘤、神经鞘瘤、神经纤维瘤、副神经节瘤、原始神经外胚叶瘤、尤因肉瘤(Ewing 肉瘤)、黑色素瘤。

(6) 纤维组织来源：孤立性纤维瘤、恶性纤维组织细胞瘤(多形性未分化肉瘤)。

(7) 间叶组织来源：腺瘤样瘤、囊肿、钙化性纤维性肿瘤、炎性肌纤维母细胞瘤。

(8) 生殖细胞来源：性索-间质瘤、生殖细胞肿瘤。

3. 根据肿瘤的性质

(1) 良性肿瘤：嗜铬细胞瘤、髓样脂肪瘤、畸胎瘤、血管平滑肌脂肪瘤、脂肪瘤、血管瘤、淋巴管瘤、平滑肌瘤、神经节细胞瘤、副神经节瘤、神经鞘瘤、神经纤维瘤、孤立性纤维瘤、囊肿、腺瘤样瘤、良性碰撞瘤、嗜酸粒细胞腺瘤、黑色腺瘤、黏液样肾上腺皮质腺瘤。

(2) 恶性潜能肿瘤：嗜酸粒细胞腺瘤、神经鞘瘤、神经纤维瘤、孤立性纤维瘤、钙化性纤维性肿瘤、炎性肌纤维母细胞瘤、平滑肌瘤、上皮样血管平滑肌脂肪瘤、神经节细胞瘤。

(3) 恶性肿瘤：肾上腺皮质癌、肾上腺肉瘤样癌、恶性嗜铬细胞瘤、神经母细胞瘤、节细胞神经母细胞瘤、非霍奇金淋巴瘤、恶性碰撞瘤、恶性畸胎瘤(胚胎癌)、血管周细胞瘤、髓外浆细胞瘤、神经内分泌癌、原始神经外胚叶瘤、恶性黑色素瘤、转移瘤。

(4) 各种肾上腺肉瘤：平滑肌肉瘤、脂肪肉瘤、血管肉瘤/上皮样血管肉瘤、横纹肌样瘤、恶性纤维组织细胞瘤(多形性未分化肉瘤)、尤因肉瘤、卡波西(Kaposi)肉瘤、肾上腺神经纤维肉瘤和滑膜肉瘤等。

4. 其他　性索-间质瘤(粒层细胞瘤、Leydig 细胞瘤)、生殖细胞肿瘤。

5. 继发性肿瘤　转移瘤。

(曾　进)

参考文献

[1] Lam A K. Update on adrenal tumours in 2017 World Health Organization(WHO) of endocrine tumours[J]. Endocr Pathol,2017,28(3):213-227.

[2] Kakkar A,Kaur K,Kumar T,et al. Pigmented pheochromocytoma:an unusual variant of a common tumor[J]. Endocr Pathol,2016,27(1):42-45.

[3] Fung M M,Viveros O H,O'Connor D T. Diseases of the adrenal medulla[J]. Acta Physiol(Oxf),2008,192(2):325-335.

[4] Young W F Jr. Clinical practice. The incidentally discovered adrenal mass[J]. N Engl J Med,2007,356(6):601-610.

[5] McNicol A M. Update on tumours of the adrenal cortex,phaeochromocytoma and extra-adrenal paraganglioma[J]. Histopathology,2011,58(2):155-168.

[6] 那彦群,叶章群,孙光. 中国泌尿外科疾病诊断治疗指南:2011 版[M]. 北京:人民卫生出版社,2011.

[7] 苏鹏,刘志艳,Giordano T J. 2017 版 WHO 肾上腺肿瘤分类解读[J]. 中华病理学杂志,2018,47(10):804-807.

[8] 曾进,陈忠. 现代泌尿肿瘤学[M]. 北京:人民卫生出版社,2023.

第四章

肾上腺恶性肿瘤分期、组织学分级和基本原则

一、肿瘤的 TNM 分期

2018 年美国癌症联合会(AJCC)的肿瘤分期手册与 2009 年国际抗癌联盟(UICC)第 7 版《恶性肿瘤 TNM 分期》中的分类分期原则一致,并获得了所有国家 TNM 分期委员会的许可。UICC 认为有必要保持 TNM 分期系统的稳定,这样在合理的时期内资料可按标准化的规范积累比较。因此,除非某个特定部位的诊断或治疗取得重大的进展,否则目前的 TNM 分期系统一般不再做变动。当然这并不排除该系统需要不断完善。为了发展和确认这一分类系统,并为大家所接受,UICC 要求所有国家和国际委员会保持紧密联系。只有这样,肿瘤研究工作者才能使用“共同语言”来比较各自的临床资料和评价治疗效果。目前 TNM 分期系统的依据是已发表的临床证据,而有争议的地方则基于国际共识。“共同语言”实际上指的是分期的标准化问题。在疾病解剖学范围的分期上达成共识是 UICC 不断努力的目标。

(一) TNM 分期原则

(1) 早期病例与晚期病例存在生存率的差异,随着时间的进展,肿瘤将进一步进展。因此,局限期肿瘤患者的生存率明显高于出现扩散和转移的肿瘤患者的生存率,癌症诊断时的分期不仅反映了肿瘤的增殖和扩散,还反映了肿瘤的类型和肿瘤与宿主之间的关系。记录每一部位肿瘤的解剖范围的准确信息非常重要,因为恶性肿瘤的确切临床描述与病理组织学分类密切相关,其临床意义和目的在于:①帮助临床医生制订治疗方案;②提供预后指标;③有助于评估治疗效果;④方便治疗中心之间信息的交换;⑤有助于对人类癌症的持续研究;⑥对癌症控制项目提供支持和帮助。

(2) 全球采用一致的肿瘤分期原则,关键在规范化、系统化。肿瘤有很多分期点或分期轴,如解剖部位,疾病的临床和组织病理范围、报道的症状或体征持续时间、患者的性别和年龄以及组织学类型和分级等。所有这些分期点或分期轴代表了影响疾病结果的变量。临床和组织病理确认的肿瘤的解剖学范围是 TNM 分期系统描述的主要内容。临床医生的首要任务是做出预后判断和决定最有效的治疗过程。判断和决策的做出基于已客观评估了疾病的解剖范围。无论采用什么治疗,分期的基本原则适用于所有肿瘤部位。而病理组织学和/或术中、术后获得的有效信息则有助于对术前的肿瘤分期进行有效的补充和修正。

(3) 临床上,肿瘤术前必须对病变做出正确的分期,以便选择恰当的手术治疗方案。要充分估计手术切除的可能性,是选择采用根治性切除还是采用姑息性切除,以及与其他治疗的配合方法等。分期是选择治疗方案的重要依据,也是比较各种治疗方法的效果以及正确估计预后

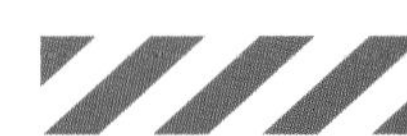

的主要依据。若肿瘤已侵犯邻近器官或已发生区域淋巴结转移，手术常达不到有效的治疗目的。

(4) 分为 T、N 和 M 和/或 pT、pN 及 pM 之后，肿瘤可以进一步划分分期。TNM 分类和分期体系一旦确定，就必须在医疗记录上保持不变。当只能获得部分病理学分期或临床分期时，就需要将病理和临床数据结合起来。如果不太确定能否对特殊病例进行准确 T、N、M 分期，那么就选择较低的分期，这在分期分组阶段同样适用。至于同一器官的多个原发性肿瘤，应该采用最高的 T 分期，并将肿瘤的多发性及数目在括号中注明，如 T2(m)或 T2(5)。对于成对器官两侧同时存在的原发性肿瘤，应对每个肿瘤进行单独分期。

(5) 有分期群和预后群。分期群指疾病的解剖学内容，由 T、N、M 组成，而预后群由 T、N、M 分期和其他预后因素共同组成。对于大多数肿瘤，仅给出分期群。

(6) 代表临床预后分期。为了保持一致，在 TNM 分期系统中将原位癌划分为 0 期。TNM 分期确定后，将局限于原器官上的肿瘤划分为Ⅰ期、Ⅱ期、Ⅲ期和Ⅳ期，代表患者病变的早期、中期与晚期，主要应用于临床。一般，将局部广泛转移，特别是区域淋巴结的转移划分为Ⅲ期，将远处转移划分为Ⅳ期。通常，分期较低代表肿瘤处于较早期或早期阶段，预后较好；分期较高则表明肿瘤已处于较晚期或晚期阶段，治疗方案更为复杂，预后也会较差。

(二) TNM 分期方法

每一部位肿瘤有两种分期方法：①临床分期：将治疗前临床分期称为 TNM(或 cTNM)分期，其对选择和评价疗法是很有必要的。②病理分期：术后病理组织学分期称为 pTNM 分期，用来指导辅助疗法，并为评估预后和计算最终结果提供额外的数据。

1. TNM 分期　TNM 分期基于治疗前的证据，这些证据源于体格检查、影像学检查、内镜检查、活检、手术探查及其他相关检查。

TNM 分期由 T、N、M 三个组成部分，其中 T 代表原发性肿瘤，根据肿瘤的大小、浸润深度、扩散的范围和程度分为 Tx、T0、Tis、T1、T2、T3、T4；N 代表区域淋巴结转移情况，根据有无区域淋巴结转移分为 Nx、N0、N1(部分肿瘤又根据转移淋巴结的大小及数目进一步分为 N2 和 N3)；M 代表远处转移情况，根据有无远处转移分为 Mx、M0、M1。在国际分期中尚有治疗前的临床 TNM 分期，用 cTNM 表示；手术后的病理分期是根据术后病理组织学检查原发病灶的侵犯程度、区域淋巴结的转移部位和大小以及数目等，用 pTNM 表示。复发病例一般不再做出分期，但有时可根据各项临床指标和病理检查重新做出分期。

T——原发性肿瘤(T 分期)：

Tx，无法对原发性肿瘤做出评估。

T0，无原发性肿瘤的证据。

Tis，原位癌。

T1、T2、T3、T4，根据原发性肿瘤的大小或局部范围，按序递增。

N——区域淋巴结转移情况(N 分期)：

Nx，无法对区域淋巴结转移做出评估。

N0，无区域淋巴结转移。

N1，区域淋巴结转移*。

*某些肿瘤如膀胱癌和睾丸癌又根据淋巴结转移的数目、大小或部位进一步分为 N2、N3。

M——远处转移情况(M 分期)：

Mx，无法对远处转移做出评估。

M0，无远处转移。

M1，有远处转移。

2. pTNM 分期(手术后病理组织学分期)　pTNM 分期与 TNM 分期相符，基于治疗前获得的诊断证据，并用手术和病理检查新增的其他依据进行补充或修正。对原发性肿瘤(pT)的病理诊断，要求切除原发性肿瘤或进行活检(以估计原发性肿瘤的最大范围)；对区域淋巴结的病理诊断(pN)，需清除足够数量的淋巴结，才能确定区域淋巴结无转移(pN0)或 pN 的最严重级；缺乏病理学评估的淋巴结切除活检不足以充分评估 pN 分期，其仅是一种临床分期。对远处转移(pM)的病理诊断，需做组织学检查。

对于病理学分期，如果能切除足够多的组织做病理检查，以评价最高级的 T 和 N 分期，那么 M1 既可以是临床意义上(cM1)的也可以是病理学意义上(pM1)的。只有远处转移得到组织学验证，即病理学意义上(pM1)被确认，分期才属于病理学分期。

M1 和 pM1 分类的进一步说明：

肺	PUL	骨髓	MAR
骨	OSS	胸膜	PLE
肝	HEP	腹膜	PER
脑	BRA	皮肤	SKI
淋巴结	LYM	其他	OTH
肾上腺	ADR		

3. TNM 分期系统的细分 对于某些需要更具体分期的肿瘤，其主要分期还可以进一步细分(如 T1a、T1b 或 N2a、N2b)。

2009 年 UICC 第 7 版 TNM 分期和 2018 年 AJCC 第 8 版 TNM 分期去除了 Mx 分期。cM 分期包括：cM0，临床无远处转移；cM1，临床有远处转移，例如 CT 显示肾细胞癌肝转移；pM1，显微镜下证实有远处转移，例如细针穿刺活检。如果 cM1 病例的活检结果是阴性的，则为 cM0，而不是 pM0。

二、肿瘤的病理分级

对于部分恶性肿瘤，还可以根据肿瘤的病理形态对肿瘤进行病理组织学分级以表示肿瘤的恶性程度，为临床治疗及估计预后提供依据。通常是根据肿瘤的组织结构和细胞分化程度、异形程度，核分裂象多寡，肿瘤的类型等来判断。一般，肿瘤的分级仅用于恶性肿瘤，目前国际上普遍采用的是 3 级分类法或 4 级分类法。3 级分类法既可用“Ⅰ”“Ⅱ”“Ⅲ”表示，也可用“高度分化”“中度分化”“低度分化”表示。4 级分类法则表示如下。

Gx，不能对细胞分化程度做出评估。

G1，细胞高度分化。

G2，细胞中度分化。

G3，细胞低分化。

G4，细胞未分化。

G3 和 G4 在某些情况下可以合并为“G3-4，低分化或未分化”。

肾上腺皮质癌组织学分级：①低级(low grade)：有丝分裂≤20/HP。②高级(high grade)：有丝分裂＞20/HP，p53 或 CTNNB 基因突变。

三、残余肿瘤(R)的确定

Rx，无法评估有无残余肿瘤。

R0，完整切除，无残余肿瘤。

R1，镜下残余肿瘤，镜下见切缘有癌细胞。

R2，肉眼可见残余肿瘤。

有些学者认为，R 分类仅仅适用于原发性肿瘤及其局部或区域范围，其他学者则将它更广泛地应用到远处转移上。使用 R 分类时，应注明具体用法。

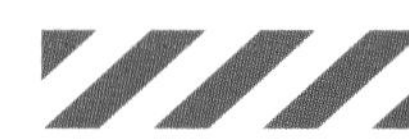

四、肾上腺皮质癌TNM分期和恶性嗜铬细胞瘤/副神经节瘤pTNM分期

（一）分期原则

2009年UICC制定的《恶性肿瘤TNM分期》（第7版）适用于肾上腺皮质癌（表4-1、表4-2），不适用于肾上腺髓质癌或肉瘤。

表4-1　肾上腺皮质癌TNM分期

TNM分期	具体描述
Tx	无法对原发性肿瘤做出评估
T0	未发现原发性肿瘤
T1	肿瘤直径≤5 cm，局限于肾上腺内
T2	肿瘤直径>5 cm，局限于肾上腺内
T3	无论肿瘤大小，伴有肾上腺外局部浸润，但未侵犯邻近器官*
T4	无论肿瘤大小，肿瘤侵犯邻近器官*
Nx	无法对区域淋巴结转移做出评估
N0	无区域淋巴结转移
N1	有区域淋巴结转移
Mx	无法对远处转移做出评估
M0	无远处转移
M1	有远处转移

注：*邻近器官包括肾、横膈膜、下腔静脉和肝。

表4-2　肾上腺皮质癌预后分期

预后分期	T	N	M
Ⅰ	T1	N0	M0
Ⅱ	T2	N0	M0
Ⅲ	T1～2	N1	M0
	T3	N0	M0
Ⅳ	T3	N1	M0
	T4	N0～1，Nx	M0
	T1～4	N0～1，Nx	M1

（二）区域淋巴结

UICC所指区域淋巴结为肾门、腹主动脉旁和下腔静脉旁淋巴结，单、双侧不影响N分期。

（三）TNM分期

研究提示，UICC制定的TNM分期系统存在缺陷，需要进一步进行修订和完善。目前，AJCC于2018年发布了修订的第8版肾上腺皮质癌和恶性嗜铬细胞瘤/副神经节瘤病理TNM分期（pTNM）系统，该系统以解剖学的原发性肿瘤（T）、区域淋巴结（N）、远处转移（M）为基础，建立并逐渐完善了AJCC肿瘤分期系统，每6～8年更新一次，成为预测肿瘤患者预后的指标，为全球从事肿瘤临床诊治及研究的人员提供了指导性的参考意见。与肾上腺皮质癌TNM分期（UICC）进行比较，pTNM系统（AJCC，2018）做出了不同程度的细化和修订，对于原发性肿瘤(pT4)和 pN1 的定义更为明确,如肾上腺皮质癌 pT4:肾、横膈膜、胰腺、脾、肝转移,肾静脉和下腔静脉癌栓形成;pN1:区域淋巴结转移(主动脉旁、主动脉前和腹膜后)。恶性嗜铬细胞瘤/副神经节瘤 pN1:区域淋巴结转移至主动脉和腹膜后(腹部和盆腔)。

2018 年 AJCC 第 8 版 TNM 分期系统中指出原发性肿瘤(T)的分期与患者的预后紧密相关,新增加了肾上腺皮质癌 TNM 分期,确定了恶性嗜铬细胞瘤/副神经节瘤 pTNM 分期及其 AJCC 临床预后分期(表 4-3),较 UICC 制定的 TNM 分期更为细化。目前,对恶性嗜铬细胞瘤/副神经节瘤尚无明确的组织学分级。

表 4-3　恶性嗜铬细胞瘤/副神经节瘤 AJCC 临床预后分期(AJCC,2018;Zynger D,2020)

分　期	T	N	M
Ⅰ期	T1	N0	M0
Ⅱ期	T2	N0	M0
Ⅲ期	T1～2	N1	M0
	T3～4	N0～1,Nx	M0
Ⅳ期	T1～4	N0～1,Nx	M1

恶性嗜铬细胞瘤/副神经节瘤 pTNM 分期(AJCC,2018;Zynger D,2020)如下所示。

1. 原发性肿瘤(pT)

pTx,无法对原发性肿瘤做出评估。

pT1,肿瘤直径<5 cm。

pT2,肿瘤直径≥5 cm,或交感神经副神经节瘤。

pT3,侵犯肾上腺周围组织,包括肾上腺外脂肪。

注意:无功能性交感神经副神经节瘤常出现在头部和颈部,通常是良性的,不需要分期。

2. 淋巴结转移(pN)

pNx,无法对区域淋巴结转移做出评估。

pN0,无区域淋巴结转移。

pN1,区域淋巴结转移。

注意:包括腹部和盆腔肿瘤的主动脉和腹膜后淋巴结。

3. 远处转移(pM)

pM1a,仅有骨转移。

pM1b,有远处淋巴结转移、肝转移或肺转移。

pM1c,有骨转移和全身多发性转移。

五、SEER 分期

美国国立癌症研究所流行病学和远期结果监测计划(SEER)制定的"简易分期"系统,以 UICC 分期为指南,适用于所有类型的肾上腺恶性肿瘤(图 4-1、图 4-2)。邻近器官包括肾、横膈膜、下腔静脉、胰腺和肝;区域淋巴结为肾门、腹主动脉和下腔静脉旁淋巴结,单、双侧不影响 N 分期。淋巴系统遍布全身,无处不有,并且全身的淋巴随时处在不断循环之中。从某种意义上讲,似乎全身各处都可以发生肿瘤的转移,但临床上恶性肿瘤淋巴结转移均存在区域性。此外,恶性肿瘤转移有共同的好发部位,即纵隔、肺门主动脉淋巴结。肾上腺恶性肿瘤最常见的转移为区域淋巴结扩散,即肺、肝、骨和腹膜后淋巴结转移,并可经肾静脉和下腔静脉形成瘤栓。

SEER 分期(2016)如下所示。

原位:异常细胞仅存在于原发的细胞层。

局部:癌症局限于其原发的器官,没有播散的证据。

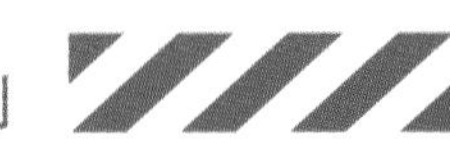

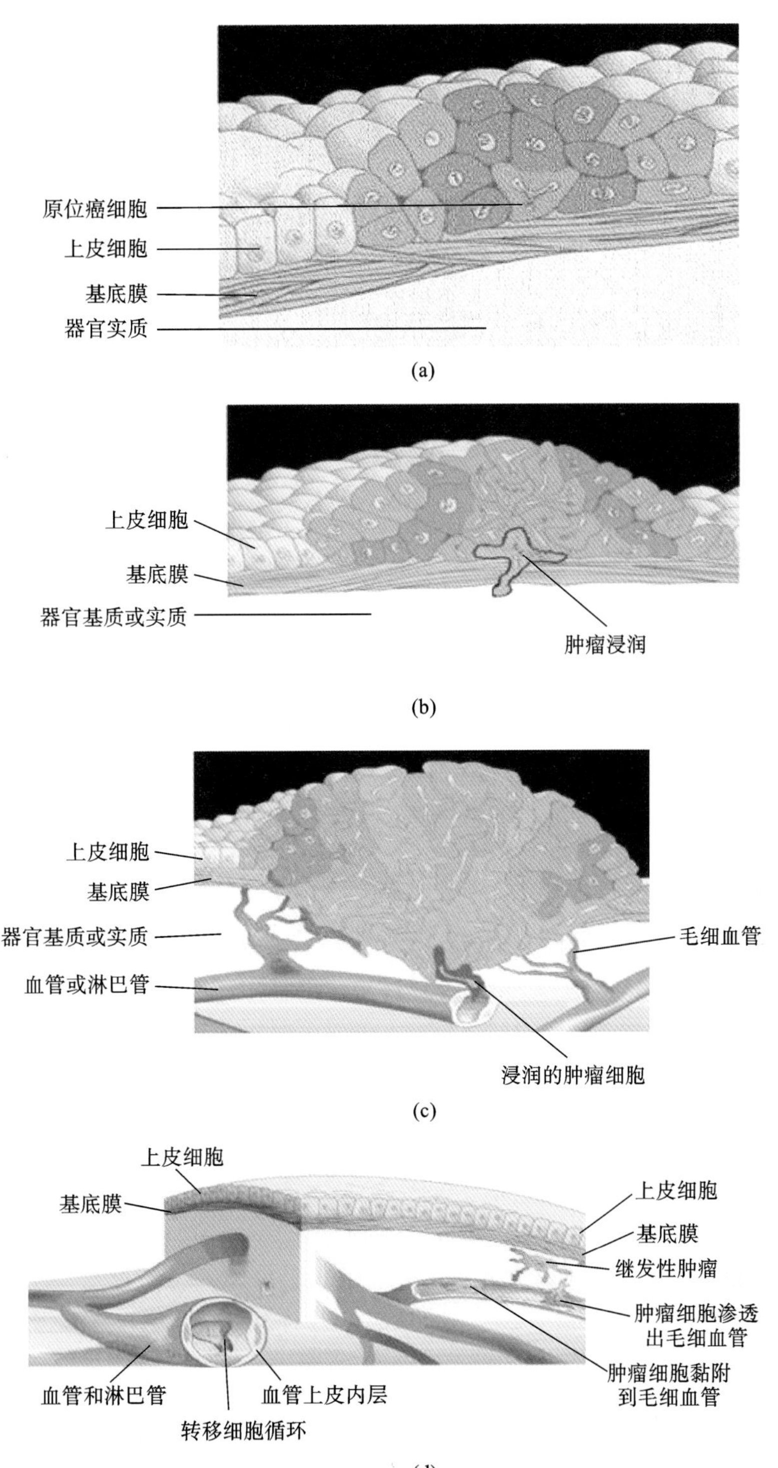

图 4-1 SEER 分期示意图

(a)原位癌;(b)肿瘤浸润基底膜和扩散至基质;(c)肿瘤进一步浸润至血管或淋巴管;(d)肿瘤黏附和渗透出毛细血管

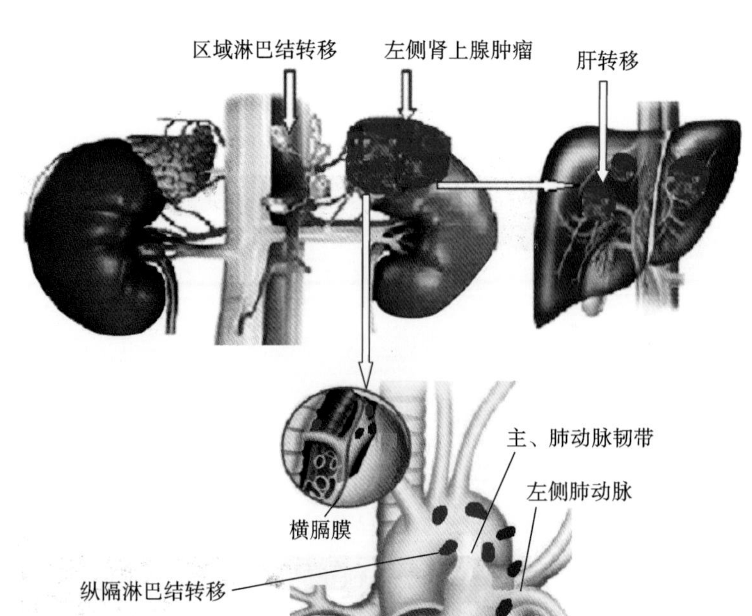

图 4-2 左侧肾上腺恶性肿瘤区域淋巴结转移、左侧肾浸润、肝转移和纵隔淋巴结转移示意图

区域:癌症已经扩散至原发器官区域淋巴结或邻近器官。

远处:癌症已经从原发器官蔓延到远处组织、器官或淋巴结。

未知:没有足够的信息来确定癌症所处的阶段。

(曾 进)

参考文献

[1] 莱斯利·索宾,玛丽·高斯伯德罗维兹,克里斯坦·维特金德. 恶性肿瘤 TNM 分期(第 7 版)[M]. 周清华,孙燕,译. 天津:天津科技翻译出版公司,2012.

[2] 曾进,陈忠. 现代泌尿肿瘤学[M]. 北京:人民卫生出版社,2023.

第五章 肾上腺肿瘤的发生、浸润、复发和转移

20世纪后半叶，分子生物学的飞速发展进一步深化了人们对生命本质的理解，人们对肿瘤的认识推进到了前所未有的高度。癌基因、抗癌基因、周期相关基因及蛋白质、凋亡相关基因及分子、信号转导系统、转移相关基因、耐药相关基因等研究乃至人类基因组计划和癌症基因组图谱（The Cancer Genome Atlas，TCGA）研究的蓬勃开展，使人们从分子水平的不同侧面深入观察和理解肿瘤成为可能。尽管如此，人们对癌症的本质以及如何控制恶性肿瘤的认识却仍未产生质的飞跃，若干推论仍属假想。对此，被普遍接受的解释是，技术的发展及人们对肿瘤细胞分子突变的理解，还没有达到应有的水平。由于肿瘤细胞基因组结构的高度不稳定性，这些基因突变又总是处于时间依赖性、空间依赖性和个体依赖性的变化之中，如何从成千上万的基因突变中找出真正有意义的、肿瘤共性而又是肿瘤特异性的改变并非易事。通常，肿瘤的产生实际上是在组织和细胞水平发生了异常，肿瘤的本质是组织结构异常性疾病，基因的变化可能只是一种伴随状况。因此，组织微结构的异常和/或致癌物的存在干扰组织内细胞与其微环境的正常交流，是肿瘤产生的前提之一。近年来研究发现，肿瘤中存在肿瘤干细胞，这种细胞是肿瘤中的一群特殊细胞，相当于癌症的种子。它们能通过自我更新和分化，启动并维持癌症的发展，能抵抗放疗、化疗或靶向基因治疗并在多年后导致癌症复发或转移。肿瘤干细胞的重要机制的发现为进一步深入了解肿瘤的发生、浸润和转移机制提供了全新的线索。

一、肾上腺肿瘤的发生

肾上腺由皮质和髓质组成，两者均可发生肿瘤，组织学分良性和恶性两类，临床上以良性多见。研究证实，肾上腺皮质癌细胞为单克隆增殖；肾上腺皮质腺瘤可为多克隆增殖，也可为单克隆增殖。肿瘤是机体在各种因素作用下，局部组织和细胞在基因水平上失去了对其自身生长的正常调控，导致细胞的异常增殖而形成的新生物，它的发生、发展是一个多步骤过程。正常细胞变为恶性肿瘤有三大表型的改变：①恶性转化：包括癌基因激活、抗癌基因及癌转移抑制基因失活，各种生长因子的调控等，与肿瘤进展有关。②侵袭：癌细胞通过细胞表面受体与细胞外基质（extracellular matrix，ECM）的黏附蛋白结合，脱离原细胞群后分泌蛋白溶解酶水解基质，最后移入增殖。③转移：癌细胞渗透血管内皮基底膜进入血流，异位增殖。上述改变均与癌细胞表面受体、ECM及细胞迁移等因素有关。

（一）肿瘤发生的分子生物学基础

肿瘤在本质上是基因病，几乎所有恶性肿瘤都是由基因的变化引起的。而且，肿瘤的形成往往涉及多个基因的突变或基因表达失常。人体内有两万多个基因，目前已经发现500多个基

因与恶性肿瘤的发生有关，与癌症直接相关的有100多个，且这个数字正在不断增加。通常，与肿瘤发生有关的基因有两大类，即原癌基因和抑癌基因（又称肿瘤抑制基因），此两种基因均由遗传而来。正常情况下，两种基因相互作用，调节细胞的分化、增殖和凋亡；若发生基因突变或两种基因之间相互平衡作用被打破，则可引发肿瘤。基因突变是指由于DNA碱基对的置换、增添或缺失而引起的基因结构的变化，亦称点突变，是由于DNA分子碱基顺序的改变而导致基因型和表型变异的现象。上述两种与肿瘤发生相关的基因导致肿瘤发生的机制是不同的，前者为激活（activation），后者为失活（inactivation）。不管是原癌基因的激活，抑或是抑癌基因的失活，都可引起细胞增殖和生长失控而导致肿瘤形成。

1. 原癌基因

（1）原癌基因的突变：原癌基因如果发生亚显微镜下的显性突变，即转变为致癌基因，这些突变包括点突变、插入、缺失、重排、错位和扩增等。原癌基因的产物主要包括：①生长因子（growth factor），如sis；②生长因子受体（growth factor receptor），如fms、erbB；③蛋白激酶（protein kinase）及其他信号转导组分，如src、ras、raf；④细胞周期蛋白（cyclin），如Bcl-1；⑤细胞凋亡调控蛋白，如Bcl-2；⑥转录因子（transcription factor），如myc、fos、jun；⑦蛋白激酶激活蛋白等。近年来发现，myc是细胞内一种原癌基因编码产物，参与大量基因的转录表达。在大多数癌症中，myc基因是一种关键的驱动子，其过表达与肿瘤的生长、增殖、浸润密切相关。myc基因作为转录调节基因，在阻止免疫细胞高效地攻击肿瘤细胞中发挥直接的作用，能够促进肿瘤细胞中的免疫逃逸分子的表达。myc增高两种免疫关卡蛋白CD47和PD-L1（programmed death-ligand 1，程序性死亡受体配体1）的水平，有助于阻止宿主发生免疫反应，从而部分地维持肿瘤生长（图5-1）。PD-L1是一种表达于T细胞、B细胞等免疫细胞及肿瘤细胞膜上的跨膜蛋白，即CD274。CD47也是一种细胞表面蛋白，这种表面蛋白抑制巨噬细胞和其他免疫细胞吞噬表面上携带它的细胞。研究证实，myc对CD47和PD-L1表达的调控在肿瘤血管再生中起着重要作用。myc基因过表达可能会导致肿瘤上调免疫检查点蛋白表达，肿瘤借此逃避免疫系统的监视。

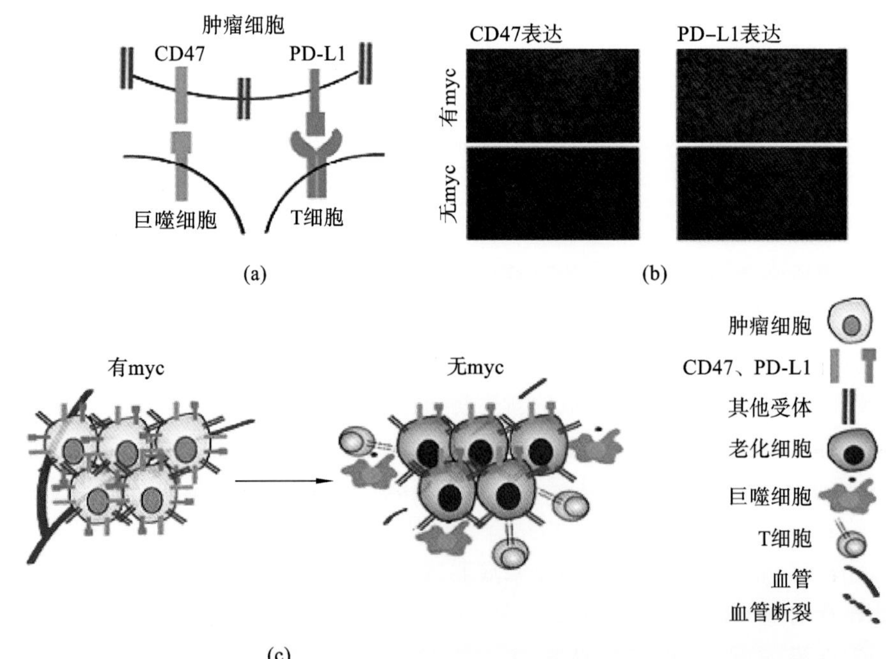

图5-1 myc通过CD47和PD-L1调节抗肿瘤免疫反应示意图

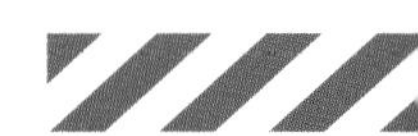

(2) 原癌基因的激活:①发生结构改变(突变),产生具有异常功能的癌蛋白;②基因表达的改变(过度表达),产生过量结构正常的生长促进蛋白。基因水平的改变导致细胞生长刺激信号的过度或持续出现,使细胞发生转化。原癌基因激活的机制主要有基因突变(点突变、移码突变)、DNA 重排、基因扩增、基因插入和甲基化改变等。癌症是原癌基因激活和抑癌基因失活双重因素导致的,并涉及多个基因的改变,使细胞过度增殖,形成肿瘤。Lin 等报道 15 例有功能性肾上腺皮质肿瘤中 7 例有 K-ras 基因突变,突变的热点在密码子 15、16、18 和 31,但 K-ras 基因突变与有功能性肾上腺皮质肿瘤之间的关系尚待进一步证明。

2. 抑癌基因 抑癌基因与原癌基因不同,抑癌基因是隐性基因。如果亲代传递给后代的某一抑癌基因中有一个等位基因无功能,那么这个后代个体就容易患癌症。文献报道,与多种抑癌基因杂合性丢失(loss of heterozygosity,LOH)有关的染色体有 1p、1q、3p、5q、9q、10q、11p、p15、p16、p21、11q、13q、17q、17p、18q、22q 等,上述抑癌基因发生丢失,则其监督作用丧失,从而使细胞增殖失控而导致肿瘤形成。

一般,抑癌基因的产物主要包括:①转录调节因子,如 Rb、p53 等。Rb 基因失活,可见于肾上腺皮质癌、前列腺癌等泌尿系统肿瘤。Rb 基因是隐性抑癌基因,定位于染色体 13q14,Rb 基因的两个等位基因必须都发生突变或缺失才能产生肿瘤。p53 基因定位于 17p13.1,其异常缺失包括纯合性缺失和点突变,超过 50%的成年肾上腺皮质癌患者的肿瘤组织中存在 p53 基因失活,或者发生 p53 基因位点杂合性丢失;发生 p53 基因失活的肾上腺肿瘤与侵袭性表型相关。②负调控转录因子,如肾母细胞瘤基因-1(WT-1 基因)等。③周期蛋白依赖性激酶抑制因子(CKI),如 p15、p16、p21 等。④信号通路的抑制因子,如 Ras GTP 酶激活蛋白(GAP)、人第 10 号染色体缺失的磷酸酶及张力蛋白同源的基因(PTEN 基因)等。⑤DNA 修复因子,如 BRCA1、BRCA2 等。文献报道,磷脂酰肌醇-5-磷酸盐-4-激酶 α 和 β(PI5P4Kα 和 β)对正常细胞的生长并不重要,但却是 p53 基因失活或缺失的细胞生长中必不可少的成分。如果 p53 基因失活或缺失,肿瘤细胞就能非常高速地进行增殖。然后,PI5P4Kα 和/或 PI5P4Kβ 产生的活性氧(reactive oxygen species,ROS)开始损伤基因,使得癌症更加具有侵袭性(图 5-2)。

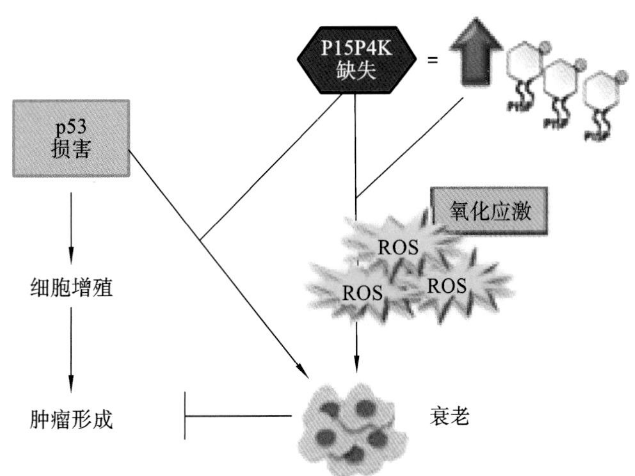

图 5-2 PI5P4K 缺失与 p53 基因损害相关

研究发现,PI5P4Kα 和/或 PI5P4Kβ 在具有正常 p53 基因的细胞中是“沉默”的,p53 基因的关键作用之一就是“拯救”产生过量 ROS 的细胞(ROS 是细胞增长过快的副产物)。ROS 引起的氧化应激会破坏细胞结构。因此,p53 基因会努力减少受影响细胞内的 ROS。但如果 ROS 水平超过了 p53 基因的处理能力,那么 p53 基因就会启动第二种功能——杀死细胞。

3. 凋亡调节基因和 DNA 修复调节基因 在肿瘤发生上,除了原癌基因的激活及抑癌基因的失活外，调节细胞凋亡的基因及其产物在某些肿瘤的发生上也起着重要的作用。如 Bcl-2 蛋白可抑制细胞凋亡，Bax 蛋白可促进细胞凋亡。如果致癌物引起的 DNA 损害较轻微，正常细胞内的 DNA 修复机制可及时修复，这样就可维持基因稳定。如果 DNA 错配修复基因的缺失使 DNA 损害不能及时被修复，累积起来造成原癌基因和抑癌基因的突变，则形成肿瘤。最近的一项研究表明，3.2%的肾上腺皮质癌患者的病因与 DNA 错配修复基因发生种系突变有关。

4. 端粒、端粒酶与肿瘤(图 5-3) 端粒与两种端粒结合蛋白组成的染色体功能区域——端粒小体，具有防止染色体末端缺失及解决末端复制难题的功能。一种由蛋白质和 RNA 组成的逆转录酶——端粒酶的激活，能防止端粒进一步缩短。正常细胞的端粒酶没有活性，肿瘤细胞的端粒酶则具有活性。端粒短缩和端粒酶活性被称为端粒危机，它是肿瘤细胞克隆繁殖的强大驱动力，可促进肿瘤的发展。肿瘤细胞的端粒存在某种不会缩短的机制，几乎能够无限制地复制。研究证实，绝大多数的恶性肿瘤细胞含有一定程度的端粒酶活性。端粒酶激活和端粒稳定对肿瘤干细胞演进是必需的，端粒酶激活是肿瘤干细胞自我更新和不定向分化的必要条件，端粒的动力学状态代表肿瘤干细胞的恶性来源和有丝分裂历史，分析肿瘤干细胞端粒长度，端粒酶活性和细胞遗传学特性有助于揭示肿瘤干细胞起源和肿瘤形成的历史，从而深化对肿瘤病理的认识，为恶性肿瘤的治疗提供理论依据。

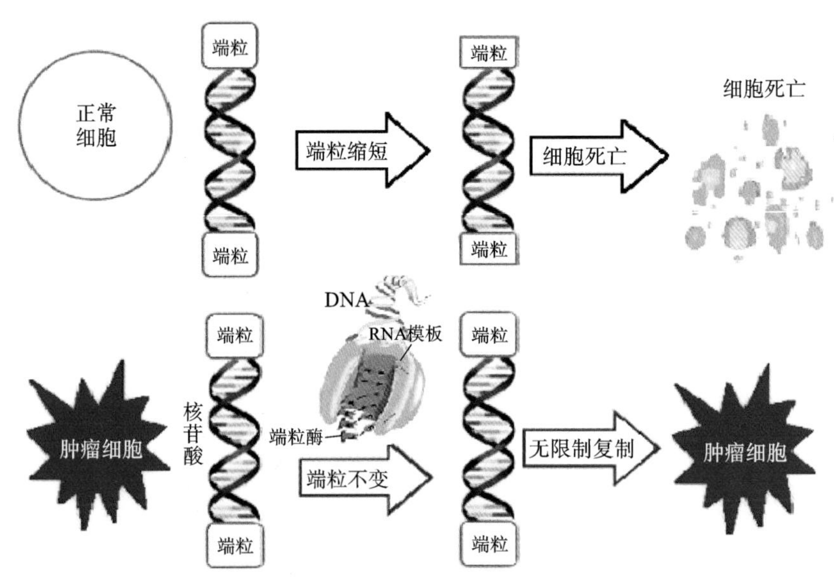

图 5-3 端粒、端粒酶与肿瘤示意图

5. 表观遗传与肿瘤 肿瘤的发生与原癌基因激活、抑癌基因沉默、DNA 损伤修复缺陷等机制密切相关。DNA 甲基化是表观遗传学(epigenetics)的重要组成部分，在维持正常细胞功能、遗传印记、胚胎发育以及人类肿瘤发生中起着重要作用。近年来研究发现，多种肿瘤的细胞存在异常的 DNA 甲基化行为，包括整个基因组的低甲基化和某些抑癌基因及修复基因等的高甲基化，它们共同调控癌症的发生和发展。研究证实，癌相关基因启动子区及其附近 CpG 岛的异常高甲基化是肿瘤发生、发展的重要因素。肾上腺皮质癌患者若存在 CpG 岛甲基化，则提示 CpG 岛甲基化可能会引起抑癌基因表达受抑制，并且与肾上腺皮质癌患者的预后呈负相关。目前，已发现许多在肿瘤中因高甲基化导致表观沉默的基因：①DNA 修复基因，如 MGMT、hML H1、hML H2、BRCA1 等；②细胞周期调控相关基因，如 cyclinD1、cyclinD2、Rb、p16、p53、p73 等；③信号转导相关基因，如 RASSF1、LKB1/STK11 等；④凋亡相关基因，如 DAPK、CASP8 等。而且，人类每种肿瘤至少有 1 个基因的启动子区发生高甲基化，这些基因启动子甲基化均具有肿瘤类型特异性，如 p16 基因启动子区甲基化与嗜铬细胞瘤和副神经节瘤有关。

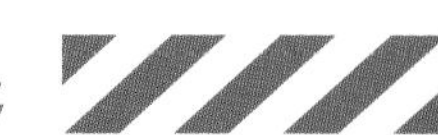

6. IGF-2 基因　迄今为止，肾上腺皮质癌患者中最常见的分子修饰是 IGF-2 基因(11p15.5)过表达，Wnt/β-catenin 通路持续激活。在散发性肾上腺皮质癌患者中，IGF-2 过表达的主要原因是来源于父亲的等位基因复制，与 11p15.5 上的表观遗传印迹发生修饰有关。体外研究中，通过阻断 IGF-1 受体从而抑制 IGF-2 的信号通路，可以抑制肾上腺皮质癌细胞增殖。通常，正常肾上腺细胞合成一大批生长因子及其受体，包括碱性成纤维细胞生长因子(bFGF)、转化生长因子 β(TGF-β)、表皮生长因子(EGF)、胰岛素样生长因子(IGF)等，这些生长因子促进肾上腺皮质细胞生长和/或分化，其中以 bFGF/EGF 和 IGF-2 更为重要。文献报道，IGF-2 过表达与肾上腺肿瘤发病机制有关，特别是与肾上腺皮质癌的发生关系更为密切。Giquel 等报道，肾上腺皮质腺瘤和肾上腺皮质癌 IGF-2 过表达率分别为 8.7%(2/23)和 80%(12/15)。尽管 IGF 信号通路已经被激活，Wnt/β-catenin 在肾上腺皮质被激活还是可导致肾上腺肿瘤的发生，但仅有一部分患者出现恶性征象。同样，如果 IGF-2 过表达和 Wnt 被激活联合作用，则仅产生轻度恶性病变的基因模型。

7. ACTH 受体基因(18p11.21)缺失　ACTH 受体-cAMP-蛋白激酶 C 信息串联对肾上腺皮质细胞分化及表型起重要作用，其信息串联的失活将导致分化功能的丧失和增强肾上腺肿瘤的克隆扩展能力。Reincke 等鉴定出在 ACTH 受体基因编码区的上游约 3 kb 处存在 Pst Ⅰ 多态性。利用 Pst Ⅰ 的多态性检查 ACTH 受体基因杂合子缺失情况，4 例肾上腺皮质癌患者中有 2 例进展期(T4N1M1、T4N0M0)和 1 例无功能性肾上腺偶发瘤 ACTH 受体基因杂合性丢失，同时有 ACTH 受体 miRNA 低表达，可认为 ACTH 受体基因杂合性丢失与肾上腺良性腺瘤和肾上腺皮质癌细胞失分化有关。

8. VHL 基因(3p25-26)突变　家族性嗜铬细胞瘤常作为希佩尔-林道病(von Hipple-Lindau disease，VHL 病)这种家族性肿瘤的组成之一出现。文献报道，许多家族性嗜铬细胞瘤患者有 VHL 基因突变。如 Martin 等报道一个家族 VHL 中存在 Ser68Trp 基因突变。Murgia 等鉴定 1 例无症状肾上腺嗜铬细胞瘤 VHL 基因突变患者，其母亲体内有细胞嵌合体，但无症状；而 VHL 基因突变的儿子诊断为肾上腺嗜铬细胞瘤。由此可见，VHL 基因突变在临床上可以出现肾上腺嗜铬细胞瘤表现。但由于 VHL 基因有不同的突变，其组成成分的肾上腺嗜铬细胞瘤有不同的外显率。

9. 多步癌变的分子基础　恶性肿瘤的发生是一个长期、多因素形成的分阶段的过程。近年来的分子遗传学研究从原癌基因和抑癌基因的角度为此提供了更加有力的佐证，单个基因的改变不能造成细胞的完全恶性转化，而是需要多个基因的转变，包括几个原癌基因的突变和两个或更多个抑癌基因的失活以及凋亡调节和 DNA 修复基因的改变，关键性的步骤是原癌基因的激活、突变以及抑癌基因的失活或缺失。文献报道，肾上腺皮质癌存在抑癌基因的失活(p53、MEN-1、p57、H10)、原癌基因(Gas、Ras、ACTH 受体基因)缺失、SF-1 基因和 IGF-2 的过度表达以及 β-catenin 基因异常激活，3.2%的肾上腺皮质癌患者的病因与 DNA 修复基因发生种系突变有关。尽管肿瘤中突变基因的平均数量随癌症类型各异，但大多数的肿瘤只有 2～6 个驱动癌症的基因突变，这或许就是癌症如此常见的一个原因。尽管体内的细胞多年来不断地累积新突变，但将一个健康细胞转变为肿瘤细胞只需要驱动癌症基因的少数几个关键基因突变。

10. miRNA　miRNA(microRNA)是一类非编码小分子 RNA，主要通过与靶基因 mRNA 3′-UTR、mRNA 5′-UTR 上的互补区域结合，在转录后水平促进目标 mRNA 降解或抑制调节基因的表达。其在生物发育过程中有着不亚于蛋白质的重要作用，其生物起源和功能是复杂的(图 5-4)。文献报道，miRNA 通过转录后抑制基因的表达，在肿瘤中可能起类似原癌基因和抑癌基因的作用，其表达水平的异常与肿瘤的发生、进展关系密切。miRNA 不仅具有组织特异性，而且具有肿瘤发生的阶段特异性，同一种肿瘤在发生和发展的不同分期阶段具有不同 miRNA 表达谱。近年来，大量与肾上腺肿瘤发生相关的 miRNA 相继被发现，并参与肾上腺肿瘤形成的多条信号通路。miRNA 几乎参与了肾上腺肿瘤发生和发展的每一步过程，在肾上腺肿瘤组织中的表达往往是失调的。许多研究表明，异常表达的 miRNA 影响肾上腺皮质细胞的增殖、凋亡及功能，可作为良、恶性肾上腺皮质肿瘤的生物标志物。miRNA 的发现，为我们理解复杂的基因调节网络开辟了新的空间，同时也为研究肾上腺肿瘤的发生机制提供了新的思路。

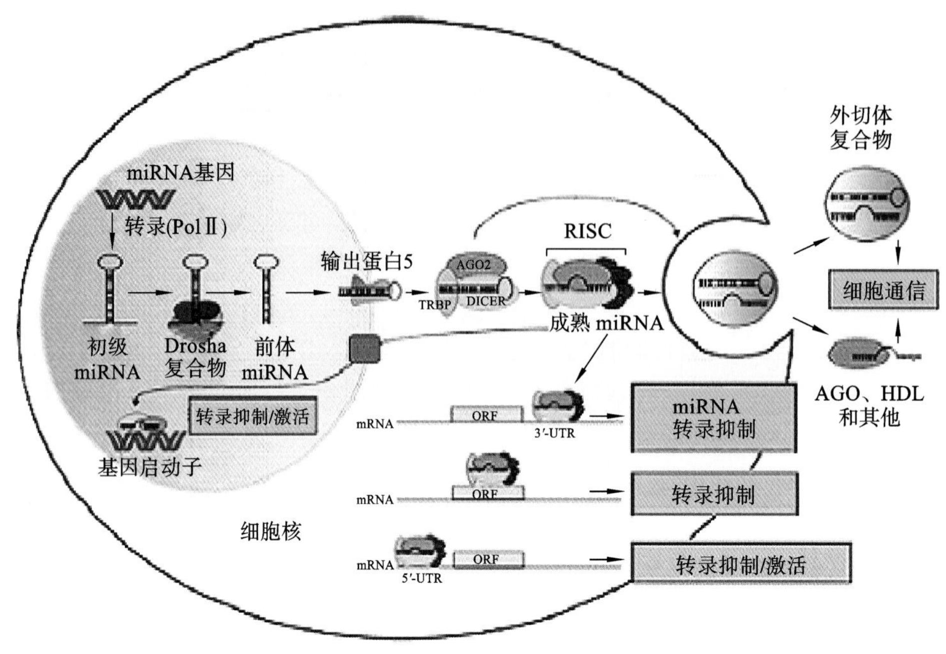

图 5-4　miRNA 的生物起源和功能示意图

RISC，RNA 诱导沉默复合物

（二）外在致癌因素——环境污染

致癌因素是指能使人群或实验动物群体中恶性肿瘤发生率显著增高的物质或因素，可分为物理性、化学性和生物性致癌因素三类。2019 年癌症统计数据显示，中国的癌症发生率有逐渐上升的趋势，新增癌症病例和死于癌症的患者分别占全世界的 23.7％和 30.2％，癌症发生率接近世界水平，死亡率明显高于世界水平。文献报道，环境污染往往具有使人或哺乳动物致癌、致基因突变和致畸的作用，统称“三致作用”。“三致作用”的危害，一般需要经过比较长的时间才显露出来，有些危害甚至影响到后代。恶性肿瘤高发的主要原因是环境污染日益严重，如雾霾、大气污染、水污染和土壤污染等。随着环境污染的日益加重和食品添加剂的增多，近年来泌尿系统肿瘤的发生率居高不下，呈现直线上升趋势，且发病越来越年轻化（图 5-5）。

1. 物理性致癌因素　物理性致癌因素主要是放射线，放射性致癌因素占人类肿瘤病因的 5％～10％。离子辐射可引起各种癌症，长期的热辐射也有一定的致癌作用。放射线可引起泌尿系统肿瘤，如宫颈癌患者放疗后发生膀胱癌的概率比正常女性高 2～4 倍。

2. 化学性致癌因素　化学性致癌物引起人体肿瘤的作用机制很复杂。80％的肿瘤是由化学性致癌物引起的。少数致癌物进入人体后可以直接诱发肿瘤，这种物质称为直接致癌物；而大多数化学性致癌物进入人体后，需要经过体内代谢活化或生物转化，成为具有致癌活性的最终致癌物，方可引起肿瘤发生，这种物质称为间接致癌物。

1）直接作用的化学性致癌物　这些致癌物不经体内活化就可致癌，如：①烷化剂与酰化剂，例如抗癌药中的环磷酰胺、氮芥、苯丁酸氮芥、亚硝基脲等。这类具有致癌性的药物可在应用相当长时间以后诱发第二种肿瘤。②某些元素如镍、铬、镉、铍、砷等对人体有致癌作用，它们主要来自大气污染、水污染、土壤污染、食品加工过程污染等。

2）间接作用的化学性致癌物　这类致癌物包括亚硝胺类、多环芳烃类、芳香胺类、真菌、毒

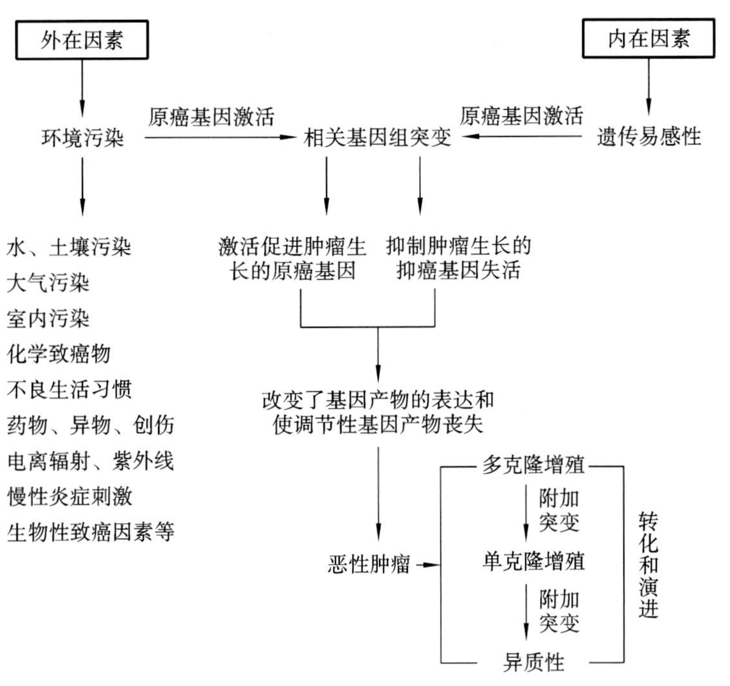

图 5-5　外在因素和内在因素致癌示意图

素等。①亚硝胺类，这是一类致癌性较强、能引起动物多种癌症的化学性致癌物。在变质的蔬菜及食品中含量较高，能引起消化系统器官、肾等多种器官的肿瘤。②多环芳烃类，此类化合物的生成主要与有机物的不完全燃烧有关，目前已发现的多环芳烃类化合物共有 400 余种，其中约 20 种对实验动物有致癌作用。这类致癌物以苯并芘为代表，将它涂抹在动物皮肤上，可引起皮肤癌，皮下注射则可诱发肉瘤。食品中苯并芘主要来源于烧烤类食物、食品加工过程及包装污染等。

3）环境雌激素、类雌激素与相关肿瘤

（1）具有雌激素活性的环境化学物质：广泛存在于环境中的类雌激素是常见的污染物，主要包括：①杀虫剂，如 DDT、氯丹等；②多氯联苯（PCB）和多环芳烃（PAH）；③非离子表面活性剂中烷基苯酚类化合物；④塑料添加剂，如塑化剂；⑤食品添加剂，如抗氧化剂等。

（2）天然雌激素和合成雌激素：天然雌激素是指从动物和人尿中分离出来的一些性激素，如孕酮等。人工合成化合物“异雌激素（xenoestrogen）”具有类雌激素功能，广泛存在于周围环境中，如双酚 A（BPA）。合成雌激素包括与雌二醇结构相似的类固醇衍生物，这些物质主要来自口服避孕药和促家畜生长的同化激素。大气、水和土壤中无处不在的多氯联苯和二噁英是常见的环境污染物，主要集中于动物的脂肪组织（富集作用）。研究证实，二噁英的类雌激素作用复杂多样，有明确的致癌活性，可诱发多部位的肿瘤，国际癌症研究中心已将其列为人类一级致癌物。

（3）植物雌激素：某些植物产生的具有弱激素活性的化合物，以非甾体结构为主。这些化合物主要有异黄酮类、木质素和拟雌内酯，产生这些化合物的植物有豆科植物、茶叶等。

4）大气污染致癌　环境污染是导致癌症发生的一个极其重要的原因，大气污染已到了严重危害人类健康的程度，已和香烟烟雾一起被正式列为“致癌物”，是人类致癌的主要环境致癌因素。最新研究结果显示，因工农业生产、交通、发电等人类行为导致的污染，已使户外空气成为致癌物的混合物，增加了人们罹患癌症的危险。

5）水污染致癌　文献报道，一组对11398名死于消化系统和泌尿系统癌症的死者的调查发现，致癌原因最终追究到死者居住地的饮用水，也就是说，直肠癌、结肠癌和膀胱癌的发病率与当地运用氯来处理自来水中的细菌，致使氯和水中的有机物结合产生的有机氯化物（如三氯甲烷等）浓度有关。研究发现，在内陆河湖地区存在着普遍的饮水污染物质，为藻类植物中含有的致癌的节球藻毒素和促癌的微囊藻毒素。这些毒素能够激活人体内的原癌基因，同时抑制抑癌基因，使抑癌基因失活，导致癌症发生的可能性提高近10倍。饮水中有机物暴露与下列部位肿瘤相关（有统计学意义）：胃、直肠、膀胱、食管、肺、肝和胆、结肠、胰、乳房、小肠肿瘤等。由此可见，癌症高发与水污染直接相关。

6）土壤污染致癌　研究证实，土壤中的重金属污染给人们生活带来重大隐患，即生命安全受到严重的挑战。大部分重金属如汞（Hg）、铅（Pb）等对生物体的生命活动有毒害作用。生态环境中的Hg、Pb等重金属，同样可以通过生物富集作用在生物体内大量浓缩，从而产生严重的危害。从污染的土壤中生长出来的农产品若摄入体内，则可严重地威胁人体健康，特别是致癌、致畸、致突变及对后代的影响。土壤中的有机污染物可促进肿瘤生长和增殖。

文献报道，环境污染导致的一些物理、化学损害是肾上腺淋巴瘤的发病因素。职业因素及环境因素与肾上腺血管肉瘤的发展有密切的关系，如直接暴露于砷化合物可能是肾上腺血管肉瘤发生的致病因素。环境致癌因素与其他肾上腺肿瘤的关系，目前尚无充分的直接证据。

3. 生物性致癌因素　生物性致癌因素占肿瘤病因的5%左右。生物性致癌因素主要包括霉菌、毒素、寄生虫和致瘤病毒等。可以导致动物发生肿瘤的病毒称为致瘤病毒（tumor virus），人类某些肿瘤可能与致瘤病毒有关。文献报道，肾上腺平滑肌瘤的发生与EB病毒感染关系密切。肾上腺寄生虫性囊肿由包虫、猪囊虫和舌形虫毛蚴等感染所致。现在普遍认为，在机体免疫功能损害的情况下发生病毒感染或激活潜在的致瘤病毒，可导致肾上腺卡波西肉瘤的发生。

（三）影响肿瘤发生、发展的内在因素——遗传易感性

文献报道，遗传因素引起的肿瘤不超过5%。虽然一些癌症遗传倾向明显，但仅有少部分癌症是由基因遗传因素引起的，即癌症没有遗传的必然性，有些人天生就携带一些基因突变，但并不意味着都有可能遗传癌症，因为这些基因突变并不能直接导致癌症，但是会让细胞每次分裂产生的突变数目大大增加。目前，对遗传易感性和环境因素的作用仍需要进一步的研究，因为两种因素同时存在，不能简单地归因于完全的先天或后天影响。通常，癌症的发生取决于外在因素或内在因素或两者叠加，环境因素和生活方式的选择可能比遗传因素的影响更大。如果机体内部的某些条件或状况适合外界环境中致癌物进行作用，则可导致原癌基因被激活，则具备了癌症发病的内因，此乃人体细胞发生癌变的根本原因。

1. 常染色体显性遗传的肿瘤　VHL病是一种常染色体显性遗传性疾病，如嗜铬细胞瘤、肾细胞癌、肾囊肿等。VHL基因的体细胞系突变与所发生的肿瘤的恶性倾向有关，在多发性神经纤维瘤病（Ⅰ型和Ⅱ型）中，嗜铬细胞瘤只与Ⅰ型有关，其基本的基因损害为17号染色体的NF1基因突变。

绝大多数肾上腺皮质癌为散发性，极少数与家族性常染色体显性遗传性疾病相关：①利-弗劳梅尼综合征（Li-Fraumeni syndrome）：家族成员患肾上腺皮质癌的概率是普通人群的100倍，而70%的家族性利-弗劳梅尼综合征患者有染色体17p13的p53基因突变。②贝-维综合征（Beckwith-Wiedemann syndrome）：染色体11p15的IGF-2、H19、P57kip2基因突变。③多发性内分泌肿瘤Ⅰ型（又称沃纳综合征，Werner syndrome）：定位于染色体11q13的MEN-1基因突变。④家族性腺瘤性息肉病：Wnt/β-catenin信号通路异常激活。⑤神经纤维瘤病Ⅰ型：常染色体17q11.2位点缺失。

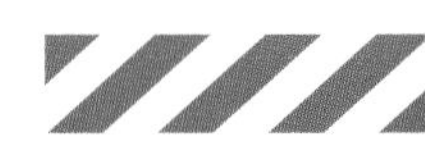

2. 遗传易感性　癌症不直接遗传。生活在相同环境中的人的癌症发生概率有很大差异，这一事实表明每个人的遗传背景不同，对肿瘤的遗传易感性或倾向性也不同，而易感性本质上与 DNA 有密切关系。个体的肿瘤遗传易感性是由特定的基因-染色体组合决定的。虽然对这些“易感基因”(predisposing genes)及其如何发挥作用了解得还不是很清楚，但研究表明，它们可能通过生化、免疫和细胞分裂机制促进肿瘤的发生。此外，遗传易感性与环境污染在肿瘤发生中起协同作用，其中环境致癌因素占主导地位，肿瘤的遗传易感性由多种基因共同参与完成。

（四）肿瘤生长的生物学基础

1. 肿瘤生长的动力学

(1) 肿瘤的生长方式：肿瘤是由一个转化细胞不断增生繁殖形成的，一个典型的恶性肿瘤的自然生长史可以分为几个阶段：一个细胞的恶性转化→转化细胞的克隆性增殖→局部浸润→远处转移。在此过程中，恶性转化细胞的内在特点（如肿瘤的生长分数）和宿主对肿瘤细胞及其产物的反应（如肿瘤血管形成）共同影响肿瘤的生长和演进。

肿瘤的生长方式：肿瘤可以呈膨胀性生长、外生性生长和浸润性生长。①膨胀性生长：大多数良性肿瘤所表现的生长方式，肿瘤生长缓慢，不侵袭周围组织，往往呈结节状，有完整的包膜，与周围组织分界明显，对周围的器官、组织主要有挤压或阻塞的作用。一般不明显破坏器官的结构和功能。因为其与周围组织分界清楚，手术容易摘除，摘除后不易复发。②外生性生长：发生在体表、体腔表面或管道器官如泌尿生殖道表面的肿瘤，常向表面生长，形成突起的乳头状、息肉状、菜花状的肿物，良性、恶性肿瘤都可呈外生性生长。但恶性肿瘤在外生性生长的同时，其基底部也呈浸润性生长，且外生性生长的恶性肿瘤由于生长迅速、血供不足，容易发生坏死脱落而形成底部高低不平、边缘隆起的恶性溃疡。

(2) 肿瘤的生长速度：各种肿瘤的生长速度有较大差别，主要取决于肿瘤细胞的分化程度。一般来讲，分化程度高的良性肿瘤生长缓慢，生长期可长达几年甚至十几年。但短期内生长突然加快，应考虑恶变的可能。分化程度低的恶性肿瘤生长较快，短期内即可形成明显肿块，并且由于肿瘤血管形成及营养供应相对不足，易发生坏死、出血等继发改变。通常，肿瘤的生长速度与以下三个因素有关：①肿瘤细胞倍增时间：肿瘤群体的细胞周期也分为 G0、G1、S、G2 和 M 期。多数恶性肿瘤细胞的倍增时间并不比正常细胞更快，而是与正常细胞相似或比正常细胞更慢。②增殖指数：肿瘤群体中处于增殖阶段（S 期＋G2 期）的细胞的比例。恶性转化初期，增殖指数较高，但随着肿瘤的持续增长，多数肿瘤细胞处于 G0 期，即使是生长迅速的肿瘤，增殖指数也只有 20%左右。在肿瘤生长的早期，大多数肿瘤呈现出指数增长的特征，但是之后其增长速度会逐渐变慢。③肿瘤细胞的生成与丢失：肿瘤细胞增多量＝生成量－丢失量；肿瘤细胞的丢失包括凋亡和坏死等。营养供应不足、坏死脱落、机体抗肿瘤反应等因素会使肿瘤细胞丢失，肿瘤细胞的生成与丢失共同影响着肿瘤能否进行性生长及其生长速度。肿瘤的生长速度取决于增殖指数和肿瘤细胞的生成与丢失之比，而与倍增时间关系不大。目前化疗药物几乎均针对处于增殖期的肿瘤细胞。因此增殖指数高的肿瘤（如高度恶性淋巴瘤）对化疗特别敏感。

2. 肿瘤血管生成　通过现有的血管形成新血管的细胞机制被称为血管生成。血管生成是决定肿瘤生长、浸润、转移的关键因素之一。肿瘤血管生成是一个极其复杂的过程，一般包括血管内皮基质降解、内皮细胞移行、内皮细胞增殖、内皮细胞管道化分支形成血管环和形成新的基底膜等步骤。肿瘤细胞释放血管生成因子激活血管内皮细胞，促进内皮细胞的增殖和迁移；肿瘤细胞本身和浸润到肿瘤组织内及其周围的巨噬细胞等能产生一类血管生成因子，如血管内皮生长因子(vascular endothelial growth factor，VEGF)和碱性成纤维细胞生长因子(bFGF)，它们具有促进血管内皮细胞增殖、诱导毛细血管芽生，增加毛细血管通透性，促进细胞移行和抑制细胞凋亡等多种功能。通常，肿瘤新生毛细血管是在原有血管基础上延伸扩展而形成的，这些新生血管为不断浸润生长的原发性肿瘤提供营养；相反，肿瘤细胞在生长过程中又分泌多种物质以加速肿瘤新生毛细血管的形成。

VEGF通过重塑肿瘤微脉管系统导致肿瘤新血管形成，新血管形成既为肿瘤生长提供营养，又为肿瘤的生存、生长、进展、侵袭和转移提供有利条件(图5-6)。一般，整合素簇引发了细胞间信号分子的激活，如黏着斑激酶(FAK)等。研究发现，在生长因子介导的血管生成中，半乳糖凝集素-3(galectin-3)、整合素αVβ3可能共同参与了由galectin-3介导的血管生成。galectin-3与整合素αVβ3的复杂N聚糖相互作用，激活了影响VEGF和bFGF介导血管生成的信号通路。激活的整合素αVβ3随后影响VEGF和bFGF诱导的血管生成。由此可见，血管生成活性依赖整合素与生长因子受体的协同作用。在配体结合时，整合素αVβ3与VEGFR2和FGF-R1形成复合物。galectin-3参与了VEGF和bFGF诱导的血管生成。而且，galectin-3通过JAG1-Notch信号介导肿瘤血管生成(图5-7、图5-8)。肿瘤通过血液供应获取营养，肿瘤中的毛细血管芽生对其生长至关重要。此外，Serpine2和Slpi可以使肿瘤细胞形成血管样的网状结构，从而促进肿瘤细胞的渗透和转移。

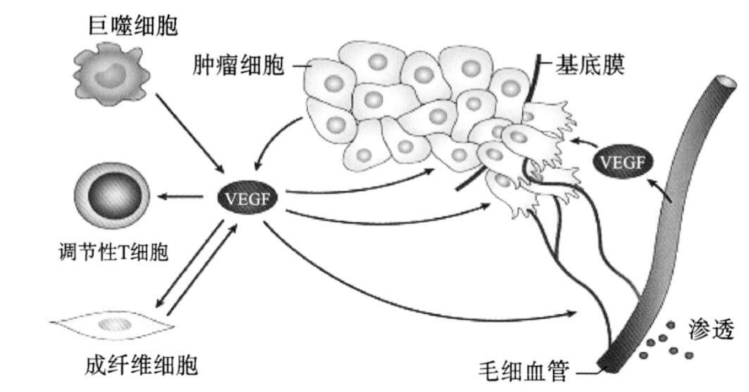

图5-6　VEGF诱导肿瘤血管生成(Goel H L等,2013)

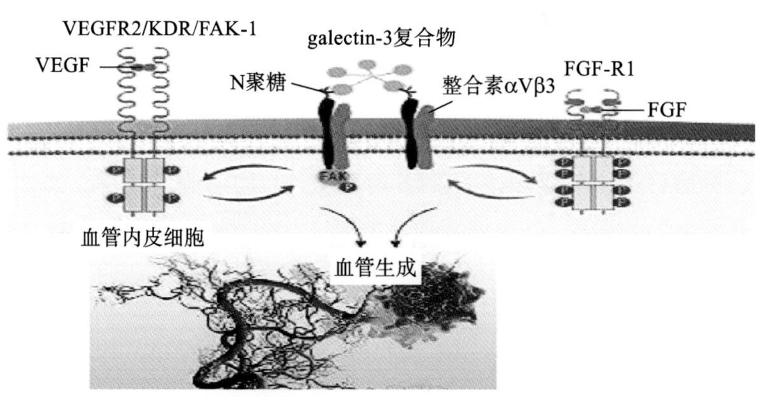

图5-7　galectin-3介导肿瘤血管生成的机制

恶性肿瘤周围正常组织对肿瘤的发生、发展具有协助作用，没有来自周围组织细胞微环境的支持，肿瘤不能单独生存。肿瘤微环境由肿瘤细胞和多种基质细胞、ECM、细胞因子、趋化因子、转录因子等组成。肿瘤转移过程复杂，在转移过程中，肿瘤细胞的游离、迁移、侵袭、适应和重新黏附涉及基质降解酶和各种细胞因子的活动，每一步的进行都有微环境的参与。不同部位肿瘤微环境的相互作用，与癌症的发生、生长、进展和转移有着密切的关系。文献报道，肾上腺碰撞瘤的发病机制与肿瘤干细胞和肿瘤微环境有关，即多能肿瘤干细胞可以向不同的方向分化，从而表现出不同的组织学类型；先前已存在的肿瘤微环境改变，为第二种原发性肿瘤的发生或转移瘤的进展创造了理想的条件。

3. 肿瘤微环境　肿瘤的形成常伴随着瘤床的形成及周围结缔组织和基质的深度改变，最终形成适合肿瘤细胞生存的微环境。文献报道，原发性肿瘤在转移前必须在特定的器官或组织

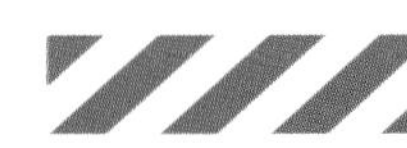

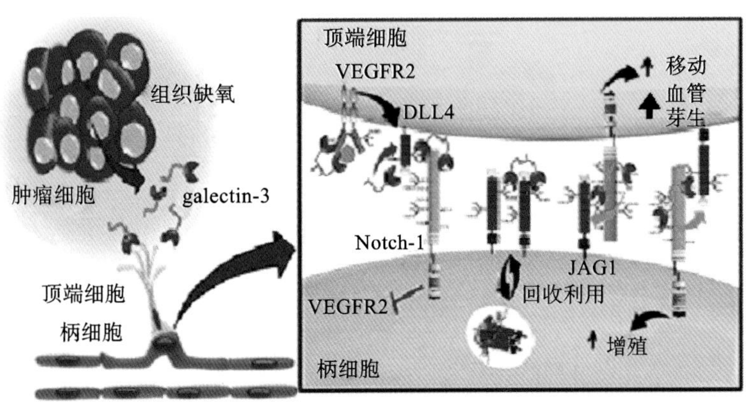

图 5-8　galectin-3 通过 JAG1-Notch 信号介导肿瘤血管生成模式图(Santos S 等,2017)

部位形成一个有利于肿瘤细胞转移的微环境,而转移前微环境的形成需要肿瘤分泌因子、免疫抑制、炎症反应、新血管生成和通透性增强、淋巴细胞归巢、器官亲和性和 DNA 重新编程等因素的共同参与。转移前微环境在连续的、不同的阶段广泛参与了转移的过程(图 5-9、图 5-10)。肿瘤微环境中基质的关键成分有利于肿瘤细胞的生长与转移,近来发现肿瘤基质同时也影响抗肿瘤的免疫效应和免疫调节作用。

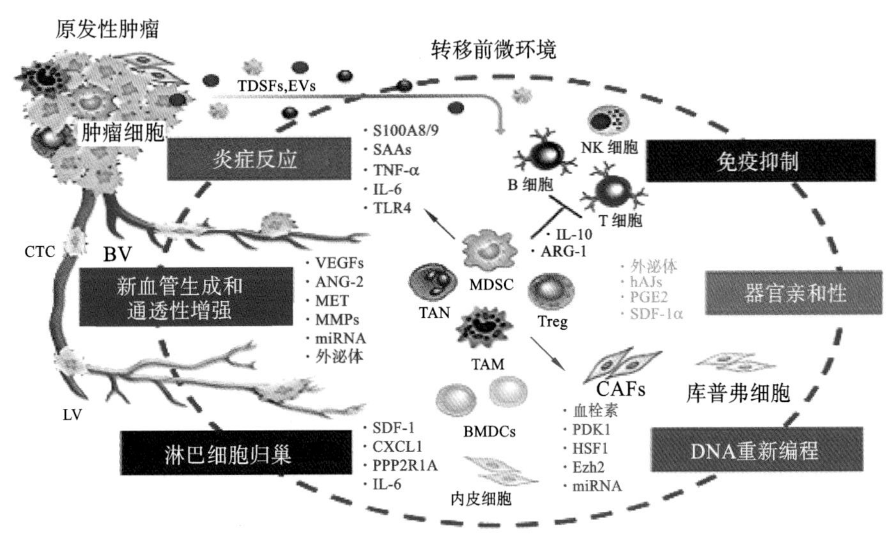

图 5-9　肿瘤转移前微环境(Liu Y 等,2016)

Treg,调节性 T 细胞;CTC,循环肿瘤细胞;LV,慢病毒;TAN,肿瘤相关中性粒细胞;TAM,肿瘤相关巨噬细胞;MDSC,髓源性抑制细胞

此外,肿瘤微环境维持细胞存活中外泌体(exosomes)发挥了重要作用,通过外泌体为肿瘤细胞提供营养物质帮助肿瘤细胞度过营养匮乏期。外泌体广泛存在并分布于各种体液中,携带和传递重要的信号分子,形成了一种全新的细胞间信息传递系统,影响细胞的生理状态并与多种肿瘤的发生进程密切相关。

1) 肿瘤微环境基质细胞类型(图 5-11)

(1) 内皮细胞:血液及淋巴中的内皮细胞是对肿瘤宿主免疫反应的关键调节因素。

(2) 间质干细胞:成纤维细胞和周细胞的来源,也是免疫调节细胞,能够抑制有效的抗肿瘤免疫反应。

(3) 癌相关成纤维细胞:一类通过多种途径促进肿瘤细胞生长和转移的细胞,同时具有抑

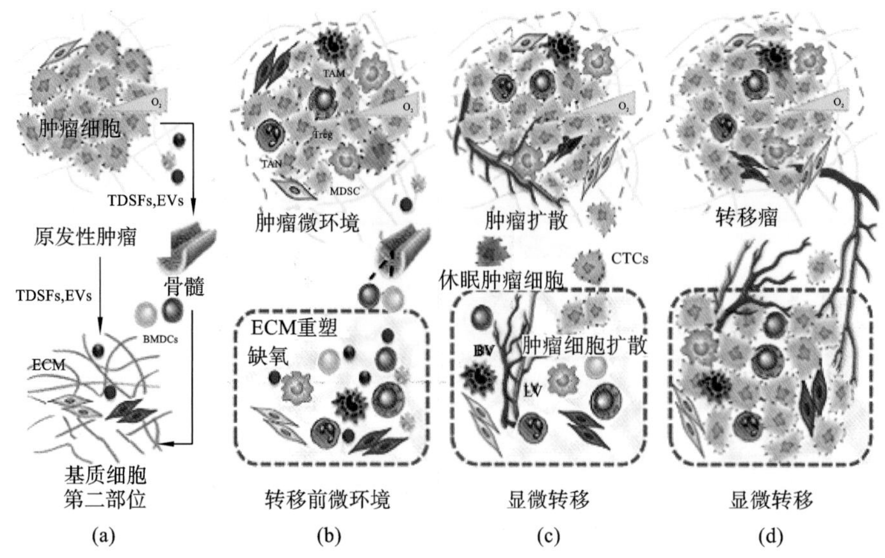

图 5-10 转移前微环境参与肿瘤转移过程(Liu Y 等,2016)

(a)转移前;(b)转移启动;(c)转移开始;(d)转移进展

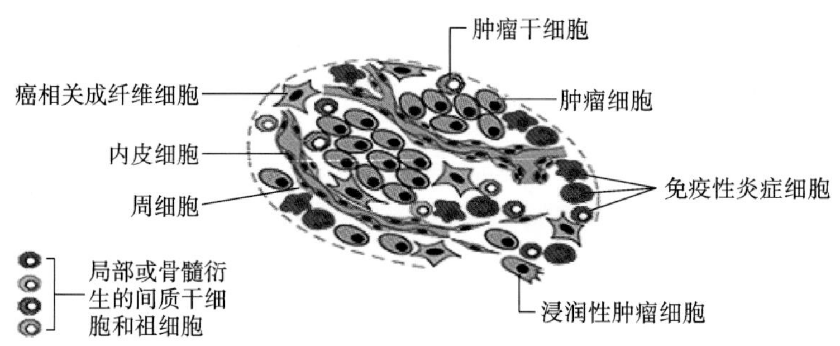

图 5-11 肿瘤微环境基质细胞类型示意图

制抗肿瘤免疫反应的功能。成纤维细胞分泌的特定细胞因子、炎症趋化因子及其他可溶性因子能够诱导减缓细胞循环的过程,从而影响肿瘤细胞的增殖。

(4) 周细胞:能够防止恶性损伤处的淋巴细胞外溢和激活。

(5) 免疫性炎症细胞:Th22 细胞是新近发现的一类独立于 Th1、Th2 和 Th17 细胞的 $CD4^{+}$ T 细胞亚群,参与炎症反应和肿瘤等的发生、发展,在机体免疫调节、宿主防御及组织修复中发挥重要的作用。

2) 肿瘤微环境免疫细胞浸润的调节

(1) 肿瘤微环境的基质成分与肿瘤细胞相互作用,影响肿瘤的生长、转移和耐药性。肿瘤基质中的癌相关成纤维细胞(CAF)、间充质干细胞(MSC)等相关细胞分泌肝细胞生长因子(HGF)、成纤维细胞生长因子(FGF)等细胞因子促进血管的形成。此外,源于基质的相关因子诸如胰岛素敏感因子(ISF)-1、胰岛素样生长因子(IGF)-2 等促进肿瘤细胞的浸润,实体瘤大量的 ECM 通过 PI3K 等细胞信号转导途径调节肿瘤的生长。

(2) 肿瘤基质也有利于肿瘤的转移扩散,如肿瘤周围的基质细胞分泌的转化生长因子(TGF)-β 诱导内皮细胞向瘤性间质细胞方向转化,从而有利于肿瘤细胞浸润,特别是实体瘤扩大的淋巴管的形成与潜在的肿瘤转移密切相关。与此同时,血管内皮生长因子 C(VEGF-C)和血管内皮生长因子 D(VEGF-D)的表达是淋巴管形成的关键因素。

(3) 基质细胞的存在有利于肿瘤细胞生存的另一条途径是给传统的化疗制造障碍,使化疗

药物无法到达肿瘤细胞，从而提高肿瘤细胞的耐药性。组织间隙液压的基质调节影响化疗药物跨越毛细血管的能力，可降低化疗的效果。另外，基质细胞能够直接降低肿瘤细胞对化疗药物、酪氨酸激酶抑制剂的敏感性，癌症患者体内某些免疫细胞含量过高或者过低都与患者对免疫治疗的反应程度相关。

正常组织中，基质细胞存在于不同器官实质的细胞间隙，分泌细胞生长因子等维持组织的完整。血管内皮细胞(BEC)和周细胞等维持血管完整的同时提供组织生长需要的氧和其他营养成分，淋巴管运输细胞间液的同时，成纤维细胞不断地与结缔组织相互作用重构细胞外基质，从而维持组织的正常功能。通常，肿瘤的发生常伴随着瘤床的形成及周围结缔组织和基质的深度改变，促血管和抗血管因子的不平衡导致异常血管的生成。大量的细胞外溢，不断升高的组织间隙液压及淋巴液的排放也时有发现，从而导致循环 MSC 的归巢、CAF 的激活和 ECM 的聚集。最后，在肿瘤微环境中，各类趋化因子和细胞因子吸引激活的 T 细胞和髓系细胞到达肿瘤损伤处，肿瘤微环境处细胞结构的变化影响着肿瘤的生长、转移和耐药性。

3) 肿瘤微环境与细胞因子　肿瘤脉管系统的结构和分子表达的异常是免疫细胞浸润微环境的主要障碍，周细胞成熟度降低及异常的分布导致脉管系统不严密，不利于淋巴细胞归巢和肿瘤相关成纤维细胞分泌的细胞因子调节基质的结构。

肿瘤的发生是多因素、多机制参与的结果，涉及一系列信号分子的改变。肿瘤-宿主界面微环境中的 TGF-β/丝裂原激活蛋白激酶(MAPK)信号转导通路与肿瘤的发生密切相关。TGF-β-MAPK-SMAD 信号转导通路是复杂的网络系统，是干细胞更新、分化的重要通路，在细胞增殖、生长、凋亡、侵袭、转移以及血管形成的过程中发挥着重要的作用。而且，TGF-β 在肿瘤微环境中具有双重作用，既在正常和癌变前细胞中充当肿瘤抑制因子，也在晚期癌症中发挥转移促进因子的作用。研究显示，在肿瘤微环境中，基质金属蛋白酶(MMP)-13 会下调巨噬细胞移动抑制因子(MIF)水平，可介导表皮生长因子受体(EGFR)激活，促进肿瘤细胞扩增。近来研究发现，肿瘤干细胞(tumor stem cell/cancer stem cell，TSC/CSC)在肿瘤的发生以及肿瘤转移、耐药、复发等过程中均起关键作用，而肿瘤微环境则在 TSC 维持、分化以及肿瘤发生、发展中发挥着极为关键的调控作用。

4) 抗肿瘤免疫反应的调节　血管内皮细胞抑制 T 细胞的功能：BEC 可以发挥抗原呈递功能展示多肽——主要组织相容性复合体(MHC)，表达免疫调节共受体。同样的过程可发生在肿瘤中，肿瘤 BEC 表达 PD-1 配体 PD-L1 和 PD-L2 及其他 CD28-CTLA4 家族的受体，引起 $CD8^+$ T 细胞耐受，导致肿瘤患者预后差；同时从淋巴瘤患者淋巴结中分离出的 BEC 表达共抑制分子和 T 细胞免疫球蛋白黏蛋白 3(TIM3)，通过抑制 Th1 细胞的极化从而促进淋巴瘤的生长和扩散。此外，淋巴系内皮细胞的免疫调节，周细胞激活的免疫细胞调节剂、肿瘤微环境基质内间充质干细胞发挥的抗肿瘤免疫及肿瘤相关成纤维细胞在免疫调节过程中发挥的多向性功能等均影响肿瘤微环境的变化。

此外，肿瘤微环境的器官特异性差异也可能影响免疫反应。通常，淋巴结转移与肝或骨转移的免疫微环境有很大不同。

4. 失巢凋亡抗性和细胞凋亡　细胞的趋化性与趋触性迁移皆依赖于 ECM，ECM 可以控制细胞迁移的速度与方向。真核细胞，除成熟血细胞外，大多须黏附于特定 ECM 上才能抑制凋亡而存活，称为锚着依赖性。上皮细胞及内皮细胞一旦脱离了 ECM 则会发生程序性死亡，这种因细胞与 ECM 之间失去交互作用而诱导的凋亡形式称为失巢凋亡。正常的贴壁细胞的长时间失巢凋亡对维持机体组织的稳定状态是不可缺少的，它的主要作用是防止细胞异常生长或黏附到异常的 ECM 上。因此，转移细胞必须对失巢凋亡以及凋亡本身产生抗性，以使自身在播散和异位定植的过程中得以存活。研究显示，肿瘤细胞中多种有效的抗凋亡基因(如 Bcl-2、Bcl-XL)出现异位过表达，这使它们对细胞死亡刺激信号产生高度抗性，且往往伴随凝集素途径的激活、MMP 的上调、局部黏着斑激酶(FAK)的过表达以及 p53 的失活，从而增高了转移效率。研究发现，凋亡的细胞能促进肿瘤细胞的生长、肿瘤相关巨噬细胞(tumor-associated macrophage，TAM)的聚集和血管发生，细胞凋亡微环境影响促肿瘤通路。TAM 在趋化因子作用下移向肿瘤内部乏氧区，为肿瘤进展、转移提供营养。TAM 表达造血因子招募造血细胞(肥大细胞与中性粒细胞)以促进血管生成，产生朊酶类分解细胞基底膜以促进肿瘤浸润；还可趋化到炎症部位或坏死组织周围，通过合成雌激素和产生诱变剂导致肿瘤发生。研究表明，细胞死亡有两种形式，一种是病理性死亡，即细胞坏死；另一种是生理性死亡，又称为程序性死亡，即细胞凋亡。凋亡的细胞会被吞噬细胞吞噬，随后被溶酶体降解。巨噬细胞是吞噬细胞的一种，参与组织重建、炎症和免疫反应。研究证实，TAM 在肿瘤发生、生长，血管和淋巴管形成过程中发挥作用。肿瘤细胞也发生凋亡，肿瘤内部的细胞凋亡似乎与 TAM 以及肿瘤生长之间存在一定的密切关系。TAM 对细胞凋亡的响应，是正常组织发育和修复过程中，保持一定稳态所必需的一种机制。TAM 作为先天性免疫系统的一部分，可以真正地对抗癌症，会摧毁死亡的和即将死亡的细胞；而且，巨噬细胞可以完全吞噬和消灭肿瘤细胞的病原体；在某些情况下，还会破坏内部生长信号已发生差错的肿瘤细胞。但在某些癌症中，出于各种原因，MHC-1 表达并未下降，这有助于肿瘤细胞从 TAM 中逃逸出来。因此，TAM 正常的机体反应可能被肿瘤细胞"劫持"，从而促进肿瘤的生长。

5. 肿瘤休眠 肿瘤细胞离开原发病灶到达转移靶器官定居后可继续生长，短期内形成新的肿瘤病灶，但并不是所有具有转移能力的肿瘤细胞到达转移靶器官后就立即进入增殖的细胞周期，部分肿瘤细胞是作为静息期的细胞定居下来，在相当长的时间内处于稳定状态而不会形成新的转移病灶，即肿瘤细胞休眠，休眠的肿瘤干细胞是导致癌症复发的重要因素。临床统计发现，患者原发性肿瘤根治性切除后，可在数年乃至数十年后再次增殖形成转移病灶。目前研究发现，免疫逃逸是肿瘤休眠发生或激活的关键机制之一。NR2F1 作为肿瘤细胞生长的主要调节基因，其影响着细胞基因的表达。当 NR2F1 基因表达开启后会重新编程肿瘤细胞使其处于休眠状态，而当该基因的表达关闭后肿瘤细胞就会开始分裂并且异常生长，从而潜在地使休眠中的肿瘤干细胞迅速生长成为肿瘤，并且发生全身性的转移。

6. 肿瘤的演进和异质化 恶性肿瘤在生长过程中变得越来越具有侵袭性的现象称为肿瘤的演进，包括生长加快、浸润周围组织和远处转移等。这些生物学现象的出现与肿瘤的异质化有关。肿瘤的异质化是指一个克隆来源的肿瘤细胞在生长过程中形成在侵袭能力、生长速度、对激素的反应、对抗癌药的敏感性等方面有所不同的亚克隆的过程。由于这些不同，肿瘤在生长过程中得以保留那些适应存活、生长、浸润与转移的亚克隆。

7. 肿瘤遗传异质性 同样的肿瘤患者，分期相同，为什么有的患者几年内发生复发或转移，而有的患者可以达到临床治愈？此与肿瘤分化程度有关，分化程度越低的肿瘤，侵袭性越强，越容易发生转移，更重要的是与肿瘤的异质性有关。Fidler 等提出的肿瘤细胞异质性学说认为，在遗传表型各异的原发性肿瘤内，大多数的原发性肿瘤细胞转移能力很低，只有极少数细胞(少于千万分之一)由于突变而获得转移必需的表型，而这些细胞具备形成转移的必要条件，如细胞迁移能力、侵袭能力、蛋白溶解酶活性、促凝血、促肿瘤血管生成等。DNA 突变、DNA 重排和表观遗传学改变构成了肿瘤细胞基因组的内在不稳定性，由于细胞内在的基因组不稳定和外部微环境适者生存的进化选择等共同作用，肿瘤细胞对正常内环境的生长调控、免疫监视和环境抑制产生抗性。在此基础上，肿瘤细胞发生连续突变和异常分化，形成肿瘤的异质性，并通过有丝分裂在细胞间世代传递，且转移瘤往往比原发性肿瘤中的细胞显示出更强的生长特性，细胞分裂指数增高。肿瘤的遗传异质性是肿瘤细胞逃避免疫监视、影响药物治疗效果以及耐药性问题，形成转移复发的根源，是抗转移治疗中不可忽视的重要环节。研究发现，肾上腺碰撞瘤具有同质或异质性的癌基因改变，表现为两种完全不同的组织学分化潜能，发展为两种组织并

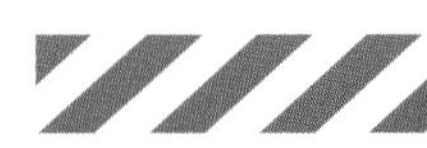

列的肿瘤类型。

8. 肿瘤干细胞(TSC 或 CSC) 在细胞分化的过程中,细胞往往由于高度分化而完全失去了再分裂的能力,最终衰老死亡。机体在发展过程中为了弥补这一不足,保留了一部分未分化的原始细胞,这部分细胞称为干细胞。TSC 定义为肿瘤中具有自我更新能力并能产生异质性肿瘤细胞的细胞。TSC 也被称为肿瘤起始细胞(tumor initiating cell),一方面可以自我复制保持"干性",另一方面也可以分化成肿瘤细胞而促进肿瘤的生长。TSC 的主要特性如下:①无限的自我更新能力;②可塑性分化潜能;③异质性;④自我保护能力;⑤高致瘤性。文献报道,肾上腺皮质癌实体瘤中存在 TSC。研究发现,TSC 在肿瘤形成和生长过程中对于肿瘤细胞的存活、增殖、生长、复发和转移起着决定性的作用(图 5-12)。

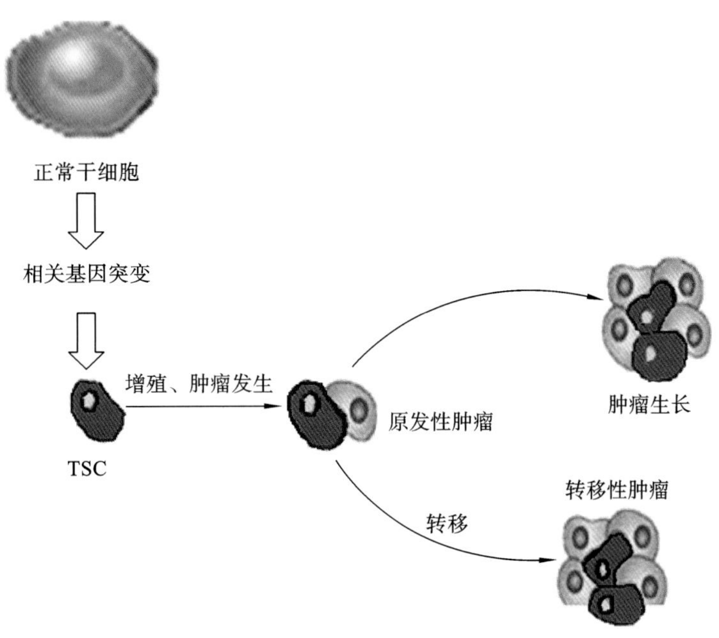

图 5-12 TSC 增殖,肿瘤发生、生长和转移示意图

从本质上讲,TSC 通过自我更新和无限增殖维持着肿瘤细胞群的生命力,其移动和迁徙能力又使肿瘤细胞的转移成为可能;TSC 可以长时间处于休眠状态并具有多种耐药分子而对杀伤肿瘤细胞的外界理化因素不敏感。因此,肿瘤往往在采用肿瘤标准治疗方法消灭大部分普通肿瘤细胞一段时间后复发,且复发的部位随着时间会有所改变。

目前,关于 TSC 的起源尚有争议,推测 TSC 与正常干细胞有相同起源,来源于正常干细胞突变(图 5-13、图 5-14)。近来研究认为,正常干细胞转化为 TSC 需要经历漫长的基因突变积累过程。诱导重新编程形成多能干细胞是体细胞产生 TSC 的可能途径,肿瘤细胞去分化是 TSC 来源之一,上皮-间充质转换是细胞可塑性的机制,细胞融合诱导上皮间质转化(EMT)可能是肿瘤干细胞形成的另一重要机制,上述因素在肿瘤细胞转移和 TSC 形成中起重要作用。然而,人体中的肿瘤细胞是从哪里来的? TSC 是如何演变形成的? 目前依然是个谜。文献报道,当转录因子 Oct4 和蛋白激酶 Akt 两种关键蛋白质"失控"发生越位碰撞后,就会引发一系列变化,将一个正常的干细胞变成 TSC。

近年来,科学家们发现在许多肿瘤组织中存在少数细胞小群体,它们有着与干细胞十分相似的特性,能自我更新,也能分化;同时,它们还有一项特殊的本领,就是"逃逸"。正常的干细胞在遇到损伤刺激或不良条件时,会很快分化或"自杀",而肿瘤细胞中的这些干细胞不但不会"自杀",反而会先"潜伏"起来,然后"变本加厉"地进行增殖。研究发现,转录因子 Oct4 和蛋白激酶 Akt 之间可能有直接的联系。Oct4 就像一个开关,调控着干细胞中几百个重要蛋白质的合成;

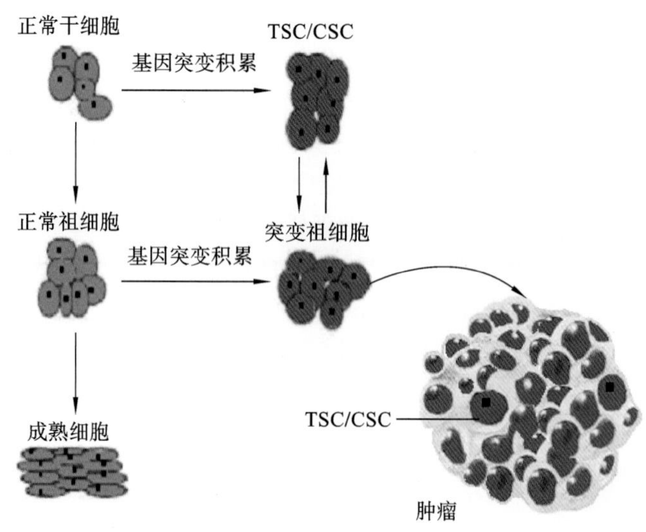

图 5-13　TSC/CSC 起源示意图

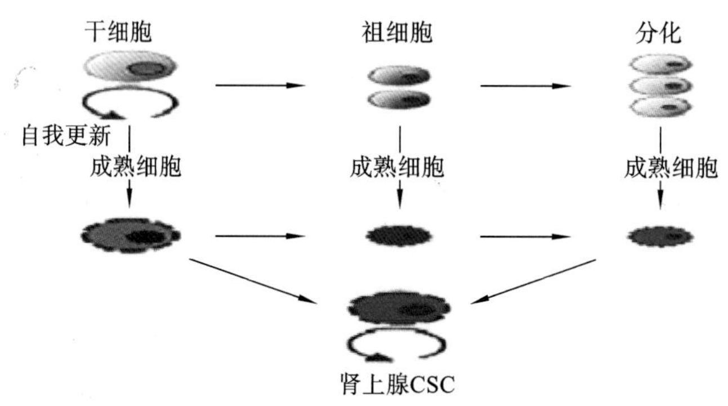

图 5-14　肾上腺 CSC 起源示意图(Heaton J H 等,2010)

而 Akt 作为一种蛋白激酶,是维持肿瘤细胞生存和增殖的重要蛋白质之一。在胚胎癌细胞中,两者的相互作用明显增强,Akt 能将 Oct4"变异",使其变成自己的帮凶,更容易地定位在细胞核内,并促进它与另一干细胞转录因子 Sox2 形成复合物,增强胚胎肿瘤细胞的自我更新能力。在胚胎肿瘤细胞中,Oct4 和 Akt"结盟",形成了一个相互促进的调控机制,即 Oct4-Akt 正反馈回路系统,这可能是 TSC 比正常干细胞具有更强的自我更新能力和抗凋亡能力,导致肿瘤生长的重要原因(图 5-15),Oct4-Akt 正反馈回路系统的治疗手段将会为清除 TSC 和癌症治疗带来重大突破。

二、肿瘤浸润、转移机制

局部浸润和远处转移是恶性肿瘤重要的特点,并且是恶性肿瘤致人死亡的主要原因。文献报道,90%以上的恶性肿瘤患者最终死于肿瘤转移或复发。恶性肿瘤对宿主组织具有侵袭特性,浸润和转移是恶性肿瘤两个突出的生物学特征,有转移必须先有浸润,转移又是浸润的严重后果,两者密切相关。浸润正常组织的肿瘤细胞很可能已经具备了转移的能力,但在浸润的开始阶段似乎不会立即发生转移,因为肿瘤细胞转移是个十分低效的过程。浸润阶段肿瘤细胞越多,肿瘤细胞成功地转移到另一个器官并且生长为临床上肿瘤病灶的概率就越大。浸润是指肿瘤细胞具有侵入其周围正常组织的能力,肿瘤细胞在生长过程中沿组织间隙移动,侵袭邻近组织或毗邻器官并继续生长。伸展出去的肿瘤组织与原发瘤相连时称为直接蔓延。肿瘤细胞通过血液和淋巴系统入侵机体的其他部位,从原发的部位到其他器官形成新的肿瘤的过程称为转移。转移是肿瘤具有在原发瘤以外的身体其他部位或器官继发肿瘤的能力。肿瘤细胞从原发

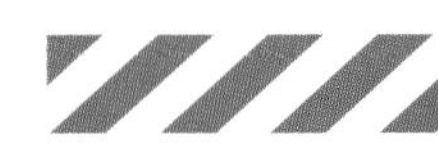

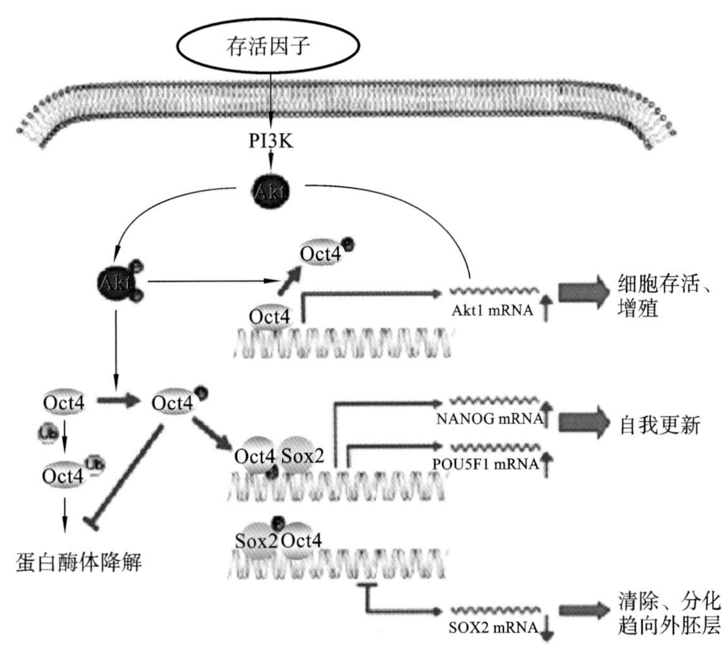

图 5-15　Oct4-Akt 正反馈回路系统

瘤脱落后，通过各种途径抵达毗邻器官或不相连续的部位及亲和性器官，对新环境的适应使得肿瘤细胞归巢、种植、增殖、浸润并继续生长形成新的具有同样性质的转移瘤。此外，肿瘤细胞除了恶性增殖、局部浸润、蔓延和转移外，另一个重要的特点是其低分化状态。无论肿瘤的组织来源如何，肿瘤总表现出低于其对应组织的分化程度，从未分化状态到高分化状态不等。简言之，肿瘤是处于部分分化状态的细胞所形成的组织，肿瘤的分化状态与浸润和转移有着密切的关系。

目前，恶性肿瘤浸润、转移的分子调控机制已经取得突破性进展，但其具体机制尚未完全阐明，尚未发现哪种基因变异是恶性原发瘤发展为转移瘤所必需的。

（一）肿瘤发生、浸润、转移相关学说

恶性肿瘤浸润、转移的分子机制比较复杂，涉及细胞、分子、酶和基因等多方面的因素，况且不同的肿瘤各个阶段有不同的分子机制。关于肿瘤发生、转移的机制的学说，目前主要有如下几种。

1. “种子和土壤”学说　肿瘤转移的形成，需要具有旺盛分裂功能的细胞作为“种子”，只能在为其提供舒适微环境的相对特异的器官、组织（“土壤”）中，才会发生肿瘤的转移。正是由于扩散的肿瘤细胞与特定部位微环境之间的相互作用，恶性肿瘤才在第二器官发展为转移瘤，这种“土壤”能进一步调节“种子”细胞的生长和分化。由此可见，肿瘤的生长、复发和转移完全取决于“土壤”，如何改善这个土壤呢？有待进一步深入研究。

2. “解剖动力学机制”学说　某些原位瘤的肿瘤细胞随着血流或淋巴流在其最先到达脏器的毛细血管或毛细淋巴管发生机械性滞留，并穿过血管在局部增殖，从而形成转移病灶。肿瘤细胞所遇到的第一个器官，就是肿瘤转移发生的部位。一些肿瘤的转移没有组织、器官的特异性，肿瘤细胞所遇到的第一个位点就是将要转移的位点，发生就近转移；但也有一部分肿瘤细胞的转移具有明显的组织、器官的特异性，可绕过就近的器官，发生远处转移。但该学说不能解释某些肿瘤对转移部位具有的亲和性，也不能解释肿瘤休眠、肿瘤遗传异质性、失巢凋亡抗性等现象。

3. 基因突变理论　基于基因改变导致肿瘤形成的理论称为基因突变理论。特定的基因突变引起了增殖和凋亡这一对矛盾的不平衡，信号转导和周期相关基因、凋亡相关基因的突变是问题的关键；肿瘤细胞几乎所有的特点，包括低分化状态、自主性增殖、侵袭转移及多药耐药等，都可归因于特定基因的异常。

4. 组织结构场理论 细胞外间质成分是各种致癌因素首先作用的靶点，组织微结构和细胞微环境的改变所引发的细胞与细胞、细胞与间质信号交流的异常，便成了细胞失控性增殖、浸润和转移的原因。

5. 肿瘤干细胞(TSC/CSC)学说 通常，大部分肿瘤细胞并不致命，癌症的致命元凶是肿瘤再生细胞。它们生命力顽强，一旦在人体潜伏下来，就会增生形成恶性肿瘤，导致死亡。肿瘤再生细胞的定义为“存在于肿瘤组织中的具有无限自我更新能力并能发生不同程度分化的肿瘤细胞”，这些细胞表达一种自我更新的基因，具有和胚胎干细胞相似的独特的生物学性能和很强的抗化疗药物诱导凋亡的能力。

目前，TSC/CSC 自我更新的调控机制尚未阐明。TSC/CSC 学说是“种子和土壤”学说的深化，TSC/CSC 是肿瘤发生的种子细胞，而 TSC/CSC 的原发部位及转移部位的微环境就是其生长的“土壤”，目前被普遍认可。一般，肿瘤起源于正常干细胞的非正常分化。TSC/CSC 所具备的吞噬能力可使肿瘤细胞获得额外的染色体，核型的异常或染色体结构的突变可能使其产生两种结局：①引发自身凋亡；②进一步获得自主性克隆优势。此时在不依赖生长因子的作用下，TSC/CSC 也可表现出较强的增殖能力和侵袭、转移能力。能在远处转移生长的 TSC/CSC 仍维持其部分分化状态，具有与来源组织相似的结构和生化标志，其生长则有赖于微环境信号分子的特异性选择。TSC/CSC 虽然数目极少，但有高度的成瘤性，有可能是肿瘤发生、发展及转移的根源。

TSC/CSC 具有 4 个重要特征：①自我更新的能力：TSC/CSC 保持分化为前体细胞的能力。②多分化潜能：TSC/CSC 能够产生不同分化程度的子代肿瘤细胞，在体内形成新的肿瘤。同一肿瘤组织中，分化成熟的肿瘤细胞恶性程度较低，而分化差的肿瘤细胞恶性程度高。③高增殖能力：大量实验表明，TSC/CSC 比普通肿瘤细胞具有更高的增殖能力。④耐药性：多药耐药(multiple drug resistance，MDR)是导致肿瘤治疗失败的主要原因之一。TSC/CSC 细胞膜上的大多数 ABC 转运蛋白，能够运输并排出代谢产物、药物等物质，使得许多对肿瘤细胞(非 TSC/CSC)具有抑制或杀伤作用的化疗药物对 TSC/CSC 发挥不了杀伤作用，或作用明显减弱。TSC 的存活依赖其微环境，微环境对于 TSC/CSC 的自我更新和分化都有调节功能，并能抵抗过多的干细胞产生，从而避免癌症的发生。

TSC/CSC 学说以其独有的特性成功解释了肿瘤转移的休眠现象、失巢凋亡抗性、遗传异质性等现象，为恶性肿瘤转移的治疗提供了更多新的靶点与诊疗思路。随着 TSC/CSC 研究进程的推进，转移瘤干细胞、癌前干细胞、静止肿瘤干细胞、迁移的肿瘤干细胞等概念被提出，TSC 的分类更细致，功能定位更明确，可认为迁移的 TSC/CSC 是诱导复发、导致转移的主要因素。耐药机制使 TSC/CSC 能在标准的肿瘤治疗(包括手术治疗、放疗、化疗和靶向药物治疗)后适者生存，现有的治疗措施尚无法对 TSC/CSC 发挥作用。虽然肿瘤细胞被清除，但残留的 TSC/CSC 具有自我更新及多向分化潜能以及极强的耐药性和转移特征，在适宜的条件下又可以再度增殖导致肿瘤的复发和转移，这也就是很多肿瘤患者数年或 10 年之后仍会转移的主要原因。一般认为，TSC/CSC 微环境在肿瘤的发生和转移中起到了十分重要的作用，故针对 TSC/CSC 微环境的靶向治疗有可能是解决肿瘤复发和转移问题的新策略，TSC/CSC 微环境有可能成为肿瘤治疗的新靶标(图 5-16)。

6. 生物钟和生物钟基因 生物钟是身体内部的时钟，人类核心生物钟位于大脑的下丘脑基底部视交叉上核(suprachiasmatic nucleus)，即中枢生物钟，但是在全身的各个组织中均存在“外周性”生物钟。生物钟又被称为生物节律或者昼夜节律。生物钟基因(bioclock gene)普遍

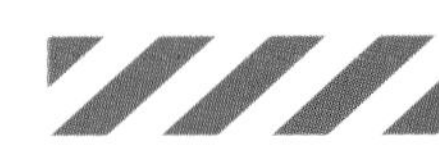

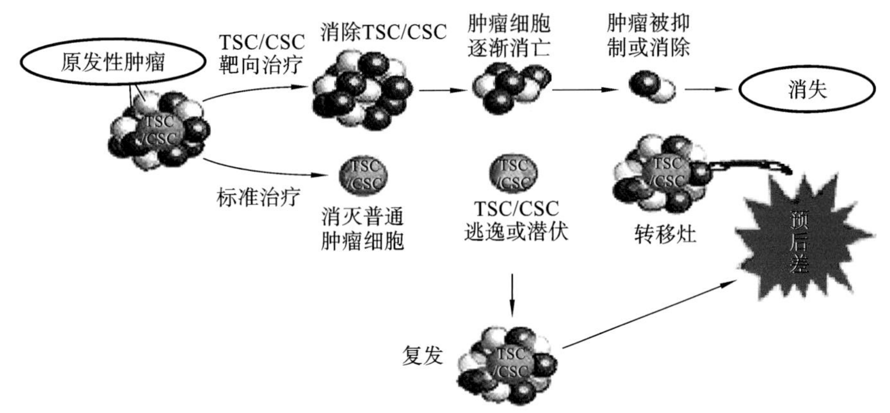

图 5-16 标准治疗后残留 TSC/CSC 引起肿瘤复发或转移

存在于生物界，其作用在于产生和控制昼夜生物节律的运转，并参与人类机体功能的调节，通过控制能量、警惕性、生长、情绪和衰老的影响来调节器官和活动、休息周期。生物钟系统是机体继神经、体液和免疫系统之后的又一个不可缺少的重要调控系统，可能同时也是参与调节新陈代谢以及内分泌通路的主要控制因素。科学家们推测生物钟与肿瘤存在着非常密切的关系，一旦生物钟基因缺陷，便会加速肿瘤的生长。实际上，生物钟就是一系列生物钟基因及其蛋白质产物组成的自主调节的反馈环，即"转录—翻译—抑制转录"构成的反馈调节是生物钟运转的分子机制。

目前，科学家们成功克隆和定位了控制生物节律的 Clock、Per1、Per2、Rd、Cry1、Cry2、Bmal1、NPAS2、REV-ERBa、Dec1、Dec2 和 Tau 共 12 种生物钟基因，生物钟基因的表达异常与体内多种癌症的发生、进展、转移、治疗效果及预后等关系密切。其中 Per1 作为重要的核心生物钟基因，在中枢神经系统和周围组织中均有表达，其表达异常与恶性肿瘤的发生有密不可分的关系。Bmal1 基因是调控身体生物钟的关键基因，负责将控制昼夜活动的其他基因打开，其中包括 Per2 基因。正常情况下，myc 能结合到关键基因的启动子区域，改变细胞的代谢和昼夜节律。在 Bmal1、Per2 基因缺失或突变的情况下，c-myc 基因的表达受到影响。c-myc 通过改变节律调控因子的表达影响肿瘤细胞增殖和代谢，其蛋白质不断积聚使得细胞的新陈代谢和细胞增殖活动愈发活跃，与肿瘤的发生、进展有关(图 5-17)。

此外，生物钟基因 Per2 mRNA 表达被抑制后，可导致 p53 基因的低调节，c-myc 和 p53 基因的过表达都可促进肿瘤发生。研究发现，一旦 Bmal1 不再活跃，生物钟就会停止工作。生物钟基因可通过调控原癌基因、抑癌基因和 VEGF 的表达，在肿瘤发生中起到直接或间接的作用。生物钟还控制着细胞的生长周期，一旦外压或者基因突变导致细胞周期紊乱，引起生物钟系统的失调，可导致生物节律紊乱，使得人体免疫功能下降，细胞便容易失去控制而发生癌变，恶性肿瘤的发生机会随之增加。在快速生长的组织中，一方面，细胞的生长与死亡都与生物节律是同步的。另一方面，肿瘤细胞的生长速度则与人体的主生物节律不一致。同时也有证据表明，生物节律不规律，如熬夜工作等昼夜节律紊乱会增加肿瘤的发生风险。文献报道，生物钟功能障碍影响生物钟基因，进而影响细胞增殖和凋亡、肿瘤免疫和肿瘤转移有关基因的表达，从而促使肿瘤的发生、进展以及转移，增强生物钟功能则可抑制肿瘤细胞的生物活性(图 5-18)。目前，生物钟及生物钟基因与肾上腺肿瘤之间的确切关系尚不清楚，有待进一步研究。

7. 肿瘤超循环理论 超循环理论是关于非平衡态系统的自组织现象的理论，由德国科学家 M. 艾肯在 20 世纪 70 年代直接根据生物领域的研究提出，是研究细胞的生化系统、分子系统与信息进化的理论。生物大分子的形成和进化的逐步发展过程需要超循环的组织形式。恶性肿瘤是各种致瘤因素在超循环方式的相互作用下，在一次巧合的基因突变的进化失败中形成

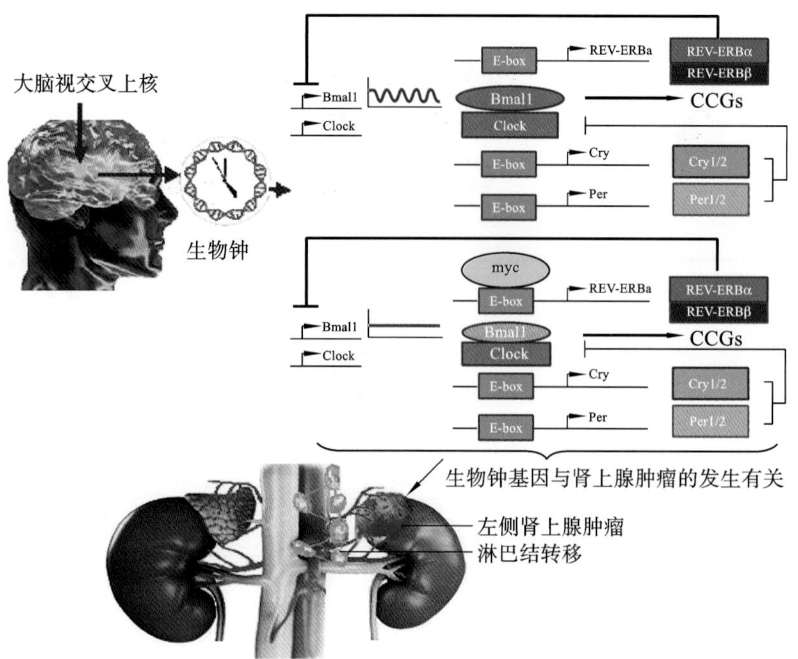

图 5-17　生物钟及生物钟基因与肾上腺肿瘤发生示意图

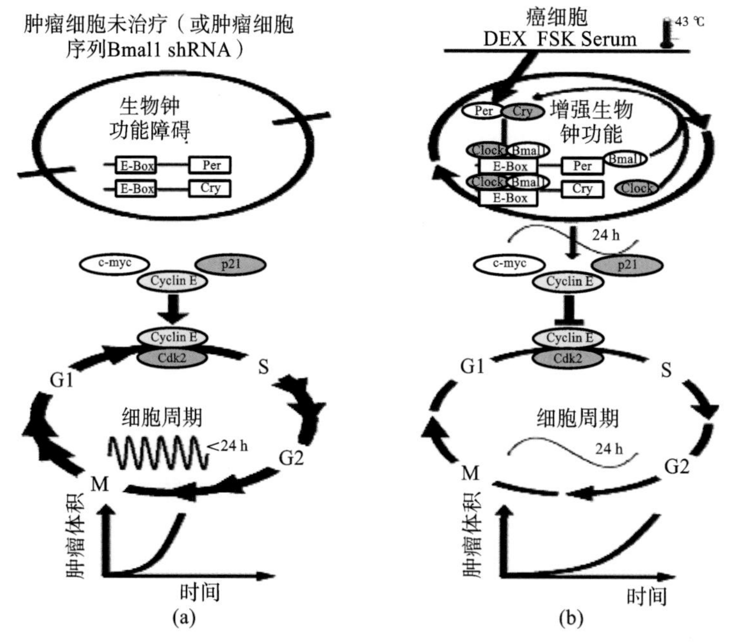

图 5-18　生物钟对肿瘤生长的影响示意图(Kiessling S 等,2017)

的,“退化、简单、稳定”是其主要特征。通常,RNA 既能作为基因调节因子,又有酶的作用,但 RNA 需要依赖于 DNA 执行其功能。文献报道,在特殊情况下,癌基因超循环程序可作为 RNA 的一种进展形式,以确保自主增殖。DNA 寡核苷酸发生突变导致 DNA 重新编程和肿瘤细胞的转化。Malzev 认为癌基因超循环往往发生在 RNA 自主复制过程的起始阶段,并有 DNA 复制的共同参与。而且,癌基因的转化过程包括 RNA-“酶突变”-DNA(图 5-19),其可能与肿瘤的发生、发展和转移有关。

(二) 肿瘤浸润、转移的过程

通常,恶性肿瘤浸润、转移的过程主要有以下几个步骤:浸润(肿瘤细胞的黏附、蛋白质降

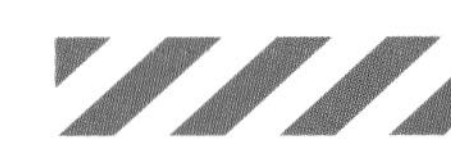

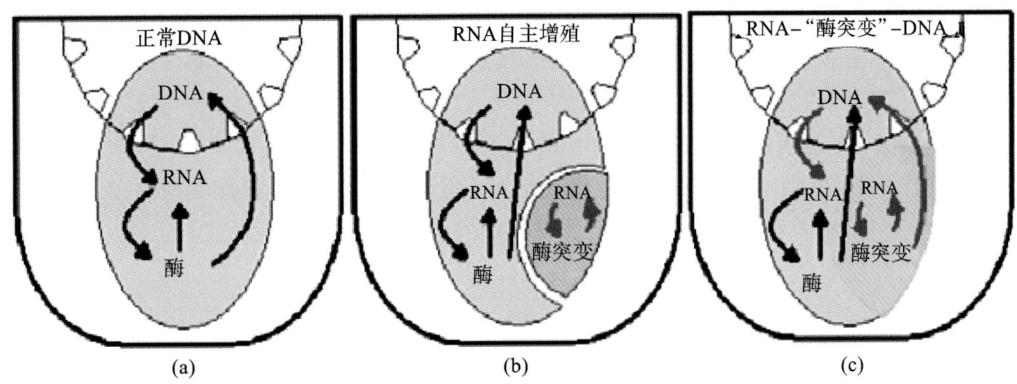

图 5-19 DNA-RNA-酶共同激活和 RNA-"酶突变"在癌基因不同层次转化的超循环示意图

解、肿瘤细胞移动),新血管生成,内向侵袭、循环、附着,外向侵袭、生长。肿瘤转移是一个多因素、多基因参与的过程,其机制十分复杂。肿瘤的扩散、转移是恶性肿瘤的主要特征。浸润性生长的恶性肿瘤,不仅可以在原发部位生长、蔓延(直接蔓延),而且可以通过各种途径扩散、转移到身体其他部位。肿瘤转移的过程非常复杂,转移的肿瘤细胞最终能否在转移器官归巢、种植和增殖并成功生长成转移瘤,不仅取决于肿瘤细胞的自身特点,还取决于肿瘤微环境的炎症特征以及肿瘤细胞与微环境之间的相互作用。

1. 局部浸润 浸润能力强的肿瘤细胞亚克隆的出现和肿瘤内血管生成对肿瘤的局部浸润起重要作用。肿瘤细胞的 ECM 的主要成分向基底膜的侵袭是一主动过程。局部浸润可分为 4 个步骤:①由细胞黏附分子介导的肿瘤细胞之间的黏附力减小,而肿瘤细胞与基质的附着力增加。②肿瘤细胞与基底膜紧密附着。③ECM 降解。在肿瘤细胞和基底膜紧密接触 4~8 h 后,ECM 的主要成分如层粘连蛋白(LN)、纤连蛋白(FN)、蛋白多糖和胶原纤维可被肿瘤细胞分泌的蛋白溶解酶溶解,使基底膜产生局部缺损。④肿瘤细胞的移出:肿瘤细胞以阿米巴运动通过溶解的基底膜缺损处。肿瘤细胞穿过基底膜后重复上述步骤溶解间质结缔组织,在间质中移动。到达血管壁时,再以同样的方式穿过血管的基底膜进入血管(图 5-20)。

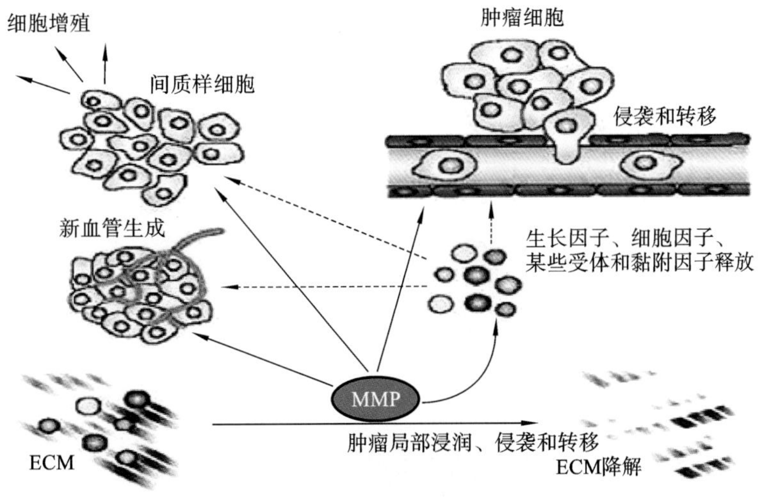

图 5-20 肿瘤微环境、肿瘤侵袭和转移(陈斐等,2014)

肿瘤浸润后还伴随肿瘤新血管生成、肿瘤细胞的内向侵袭、循环等。①肿瘤新血管生成:肿瘤新血管的生成发生在毛细血管后的静脉水平上,通过肿瘤细胞和基质细胞释放的血管生长因子而促进肿瘤新血管的生成。②肿瘤细胞的内向侵袭:肿瘤细胞的内向侵袭是指肿瘤细胞进入血流中。肿瘤细胞可通过进入肿瘤新血管或者浸润宿主组织中已存在的血管而进入血流中。③循环:肿瘤细胞进入血流,可以以单个细胞的形式,也可以是多个肿瘤细胞簇集一团,随着血流而循环。血液循环成为转移肿瘤细胞的一个暂时的栖息场所。④附着:处于血液循环的肿瘤细胞可以通过各种不同的途径附着在靶器官的血管壁上,不同的肿瘤细胞具有不同的黏附方式。⑤外向侵袭:肿瘤细胞与毛细血管或小静脉的血管内皮细胞发生黏附以后,利用肿瘤细胞的蛋白水解作用,对基底膜和 ECM 进行消化分解,实现肿瘤细胞从血管内向血管外的外向移动和侵袭。⑥生长的微环境:外向移动侵袭成功的肿瘤细胞可呈集落性生长,多种宿主和肿瘤因子可以改变肿瘤存活和生长所必需的微环境(图 5-21)。

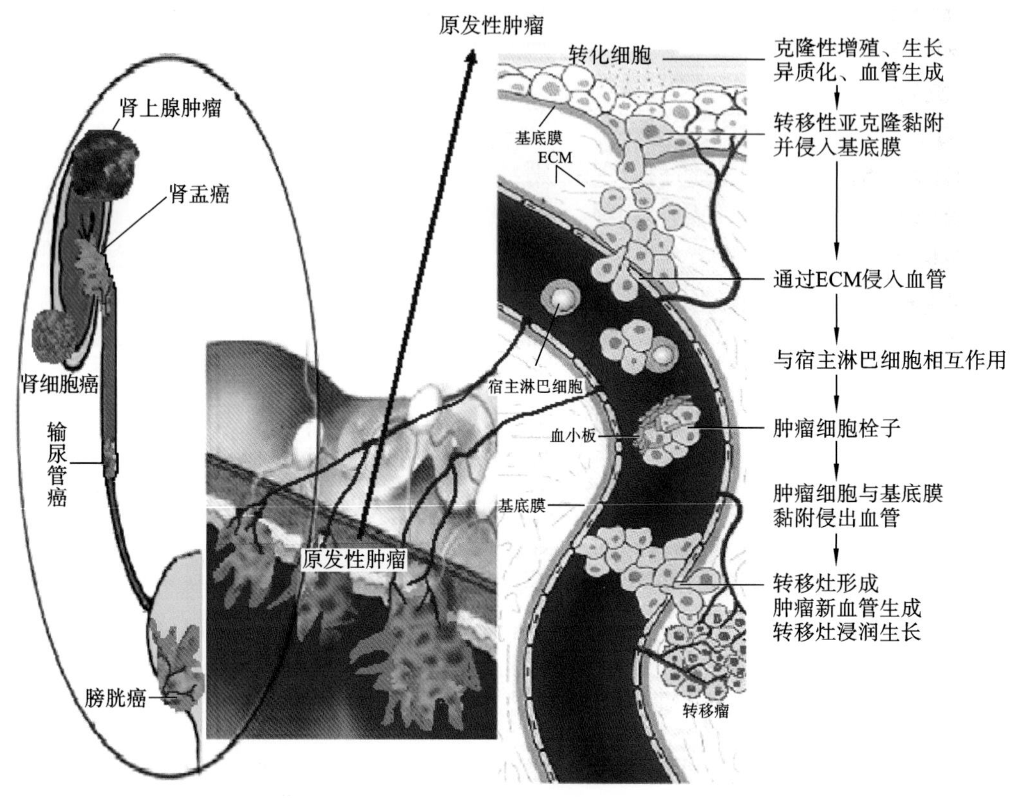

图 5-21　泌尿系统恶性肿瘤局部浸润示意图

2. 直接蔓延　恶性肿瘤细胞由原发部位连续不断地沿着组织间隙、淋巴管、血管、神经束衣浸润生长,破坏邻近正常器官或组织,称为直接蔓延,即肿瘤浸润(图 5-22)。

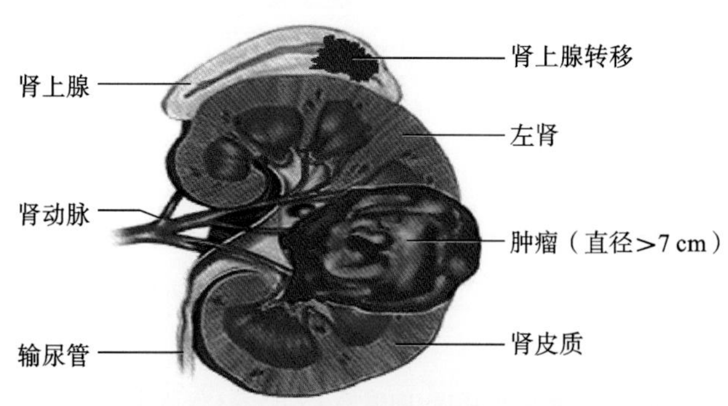

图 5-22　肾细胞癌肾上腺转移示意图

3. 血行播散　肿瘤原发部位的单个肿瘤细胞进入血管后随血流到达其他部位形成继发性转移瘤。循环肿瘤细胞(circulating tumor cell,CTC)在早期就会自发地或因诊疗操作脱落进

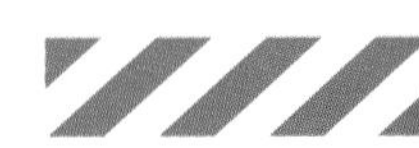

入循环系统，CTC 是存在于外周血中的各类肿瘤细胞的统称。1976 年 Nowell 将 CTC 的定义修正为来源于原发性肿瘤或转移瘤，获得脱离基底膜的能力并通过组织基质进入血管的肿瘤细胞。通常，绝大多数 CTC 被机体的免疫细胞消灭，只有极少数具有高度活力、转移潜能的肿瘤细胞在循环系统中存活下来，相互聚集形成微小癌栓，并在一定条件下发展成为转移病灶。通常，上皮间质转化（EMT）促进 CTC 产生和生存，CTC 又通过 EMT 促进 CTC 形成肿瘤转移病灶。当肿瘤直径＜0.5 cm 的时候，CT、MRI 或 PET 检查很难发现。而 CTC 检测可以在肿瘤直径＜0.5 cm 时，监测到血液中的 CTC，能够提早 2～6 个月观察到肿瘤的变化，有利于及时制订有效、有针对性的患者用药方案，从而有效地控制肿瘤的复发或转移。因此，早期发现血液中的 CTC，对于患者预后判断、疗效评价和个体化治疗都有着重要的指导作用。

各种恶性肿瘤均可发生血行播散。然而，转移的发生并不是随机的，而是具有明显的器官倾向性。血行播散的位置和器官与某些肿瘤有特殊的亲和性，如肺癌易转移到肾上腺（图 5-23），肾细胞癌除会局部浸润外，还易转移到肺、淋巴结、肝、骨和肾上腺等部位。产生这种现象的原因还不清楚，可能是因为这些器官的血管内皮上具有能与进入血液循环的肿瘤细胞表面的黏附分子特异性结合的配体，或由于这些器官能够释放吸引肿瘤细胞的化学物质。此外，侵入胸、腰、骨盆静脉的肿瘤细胞，也可以通过吻合支进入脊椎静脉丛（Batson 脊椎静脉系统），很可能与原发性肿瘤或转移瘤组织中的肿瘤细胞有着不一样的生物学行为。肾上腺血管肉瘤恶性程度高、侵袭性强，常血行播散至骨、肾、肝、肺、脑等器官（图 5-24）。

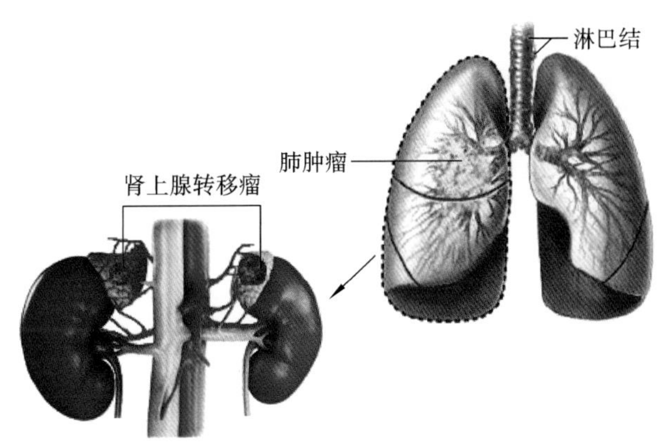

图 5-23　肺癌肾上腺转移瘤示意图

一般认为，肿瘤发生、进展是原发性肿瘤发生侵袭、转移所致。近来文献报道，在血液中循环的肿瘤细胞具有自我种植（self-seeding）的能力，即血液循环中的 CTC 可以返回到原发性肿瘤病灶生长，这一过程称为“肿瘤自我种植”或“肿瘤自我播种”，此现象可以解释为什么肿瘤被彻底切除后会再次复发。

通常，癌症的进程包括第一阶段的肿瘤细胞生长以及第二阶段的肿瘤细胞转移。为了获得空间和生长因子，肿瘤细胞在原发部位进入体循环，并扩散到远处器官。即使手术切除了原发性肿瘤，肿瘤也可能再次复发。为了解释肿瘤大小、局部复发和预后之间的关系，“肿瘤自我种植”的现象表明 CTC 可以重新回到它们原来生长的部位。研究发现，原来的肿瘤细胞所衍生出来的高转移性肿瘤细胞，更容易渗透到原来就存在肿瘤的部位。研究显示，“肿瘤自我种植”通过释放一些信号，促使血管生成，从而使肿瘤生长、侵袭和转移。其还借由增加趋化因子 CXCL1 吸引基质细胞浸润肿瘤，并分泌某些相关因子以及相关蛋白帮助肿瘤生长、增殖，如过度生成 CCL5 和过度生成 IL-11 等，能够突破限制驱动肿瘤生长。最后，进入循环系统的肿瘤细胞可以重新回到肿瘤原来生长的部位，更加促进原来的肿瘤生长（图 5-25）。由此可见，“肿瘤自我种植”可能在肿瘤进展中起重要的作用，可以帮助解释肿瘤被切除后复发或转移的现象，并有助于研发新的药物以阻止肿瘤转移或蔓延这一过程。

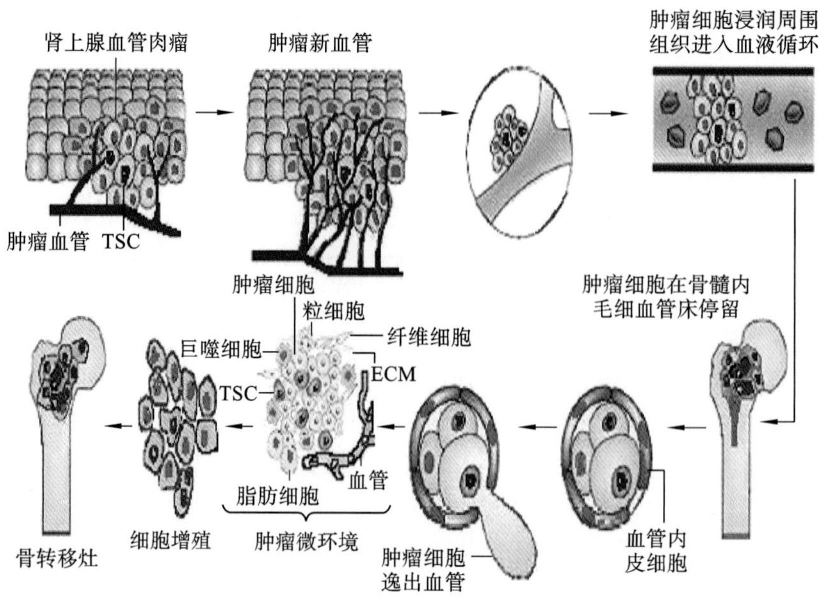

图 5-24　肾上腺血管肉瘤骨转移过程示意图

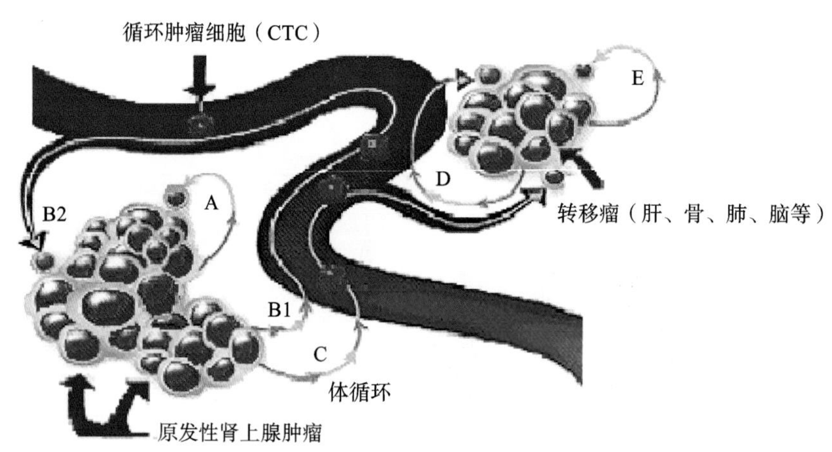

图 5-25　肿瘤细胞"自我种植"，促使肿瘤进展的途径示意图

A. 肿瘤细胞增殖，肿瘤细胞在原发部位移动和再附着；B. 肿瘤细胞移动，进入血管，然后逸出重新回到原来生长的部位；C. 肿瘤细胞移动，进入血管，经体循环到达转移部位；D 或 E. 肿瘤细胞在转移部位归巢、增殖、自我种植形成转移瘤

4. 淋巴结转移　淋巴结转移是肿瘤最常见的转移方式，是指浸润的肿瘤细胞穿过淋巴管壁，脱落后随淋巴液被带到汇流区淋巴结，并且以此为中心生长出同样肿瘤的现象。一般，淋巴结转移首先到达距肿瘤最近的一组淋巴结（第一站），然后依次到达距离较远处（第二站、第三站），肿瘤细胞在每一站浸润生长的同时也向同组内邻近的淋巴结扩展。但是也有例外的情况，部分肿瘤也可循短路绕过途经的淋巴结直接向较远一组淋巴结（第二站或第三站）转移。临床上称这种转移方式为跳跃式转移，这种方式增加了肿瘤转移的复杂性。通常，恶性肿瘤多经淋巴结转移，如肾上腺恶性肿瘤常发生区域淋巴结转移。左侧肾上腺恶性肿瘤常转移到肾门、主动脉前和左外侧淋巴结；右侧累及肾门附近、下腔静脉前淋巴结、主动脉和下腔静脉间淋巴结。通常，肿瘤细胞首先侵入淋巴管→局部淋巴结（输入淋巴管→被膜下淋巴窦→淋巴结内转移→输出淋巴管）→下站淋巴结→胸导管→锁骨下静脉，入血液循环，完成远处转移（图 5-26）。由于淋巴管最终是与血管相通的，肿瘤细胞可以随淋巴液进入静脉，淋巴结转移最终会导致血行播散。值得注意的是，大多数情况下，肿瘤细胞是顺血流方向转移的。与淋巴结转移一样，血行播散也可有"逆行"或"交叉"方式。

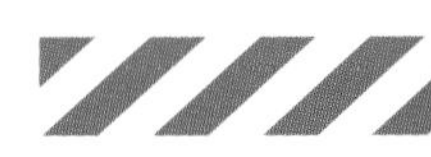

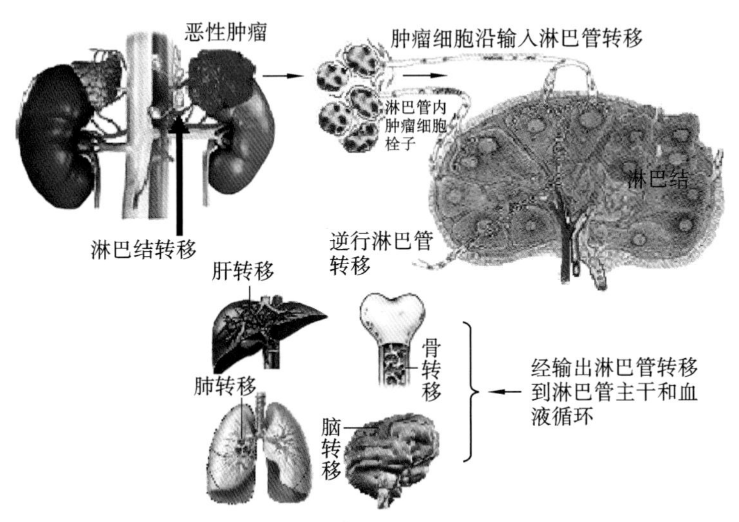

图 5-26　肾上腺恶性肿瘤淋巴结转移示意图

肿瘤转移这一复杂的过程包括原发性肿瘤进展为侵袭性肿瘤，肿瘤细胞侵袭基底膜，肿瘤细胞进入淋巴系统和血液循环系统并随之在体内转移，在循环系统中形成瘤栓并转运到远处靶器官，滞留于靶器官微血管中，逸出血管并形成微小转移病灶，肿瘤新血管生成并在转移组织或器官上继续生长这几个阶段。肿瘤细胞进入血液、淋巴系统后就离不开血管与淋巴管，血管与淋巴管关系到肿瘤细胞能否归巢于转移器官，因为没有血管与淋巴管提供充足的养分，肿瘤细胞无法增殖，转移病灶自然无法继续长大。肿瘤生物学证据表明，肿瘤生长、侵袭与转移高度依赖新血管的生成，当瘤体增长至 2～3 mm^3 时，如果没有新血管生成，肿瘤组织将保持休眠或退化状态。

5. 种植性转移　体腔内器官的恶性肿瘤侵及器官表面，肿瘤细胞脱落并像播种一样种植在体腔内其他器官表面，形成多个转移瘤，这种转移方式称为种植性转移。临床上 B 超、CT 引导下的肾上腺肿瘤细针穿刺组织学检查，尤其是超声内镜引导细针穿刺术(EUS-FNA)，不但可用于肿瘤原发病灶的病理诊断，还可用于诊断肿瘤是否存在淋巴结转移或者腹腔、腹膜后、纵隔等其他部位的转移。该检查并发症少，穿刺成功率、准确性及敏感性高，不良反应少，但有导致种植性转移的风险。手术创口的肿瘤细胞种植是比较少见的临床现象，但也是导致肿瘤局部复发的原因之一。

三、肿瘤浸润、转移的分子生物学基础

浸润和转移是恶性肿瘤的基本特征，侵袭是转移的前提和关键步骤。浸润、转移不仅与肿瘤细胞有关，更是肿瘤细胞和肿瘤微环境相互作用的结果，其过程涉及多个分子作用机制和信号转导通路。肿瘤转移由多种转移相关基因调控，不仅有转移促进基因的激活，还伴有转移抑制基因的失活。

（一）肿瘤抑制基因 nm23

目前发现，肿瘤抑制基因 nm23 的表达水平与肿瘤的侵袭和转移能力之间存在明显的关系。人基因组中有两个 nm23 基因亚型，即 nm23-H1 和 nm23-H2。nm23-H1 基因定位于 17 号染色体着丝点附近的 p11～q11。研究表明，nm23-H1 和 nm23-H2 不仅为两个完全不同的基因，而且分别受两个独立的调控系统的调节，其中 nm23-H1 的 mRNA 水平似乎与肿瘤细胞转移关系更为密切。nm23 蛋白可能是正常组织发育所必需的，如果 nm23 蛋白失活或减少，将导致一种有利于细胞畸形分化和肿瘤转移的紊乱状态出现，在侵袭性强的肿瘤中常出现 nm23 基因丢失。

（二）RKTG、EGFR、TGF-β

研究发现，RKTG(Raf kinase trapping to Golgi)蛋白是一种对Ras-ERK信号转导通路进行空间调控的蛋白质。RKTG能通过空间调控Raf的分布，抑制Ras-Raf-MEK-ERK丝裂原信号转导通路。该通路能将细胞外信号传递入细胞核内，引起细胞内特异蛋白的表达谱发生变化，从而影响细胞命运(图5-27)。该通路还可抑制细胞在分裂原刺激时的增殖和恶性转化，具有协调和维持机体细胞正常增殖的生理功能。RKTG和p53在肿瘤形成过程中有协同功能，它们还参与了肿瘤细胞的上皮间质转化(EMT)过程，EMT是介导肿瘤细胞浸润和转移的最重要环节。研究发现，p53是一个调控EMT的"关卡"，只有在这一"关卡"功能丧失的情况下，肿瘤细胞才能有效地进行EMT，进而实现肿瘤的浸润和转移。

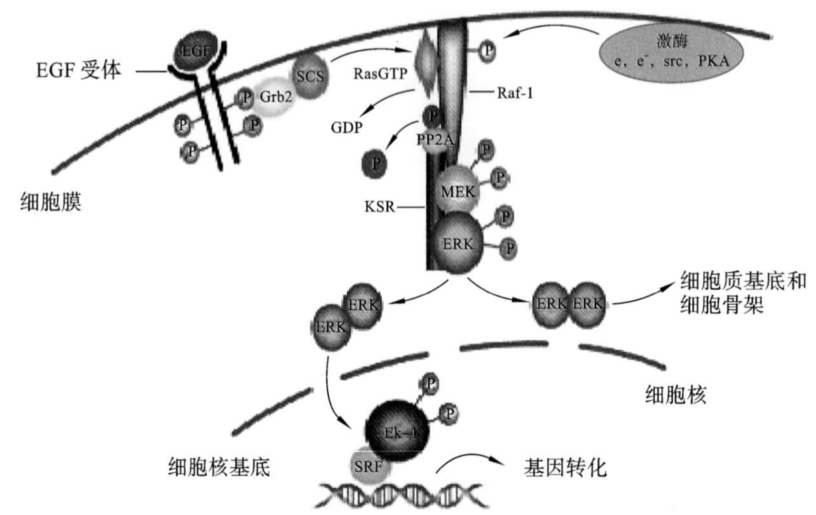

图5-27 Ras-Raf-MEK-ERK通路的结构和功能(Kolch W等，2002)

EGF，表皮生长因子

研究证实，EMT是指上皮细胞在特定的生理和病理环境下向间充质细胞转变分化的现象，是细胞失去上皮细胞表型并逐渐获得间质细胞表型的过程，是一个复杂、有序、多基因参与、可调控的生物学过程。EMT不但在胚胎发育过程中对组织、器官的形成至关重要，还参与创伤愈合、组织重建、肿瘤的侵袭转移。EMT除了对肿瘤起着重要的调控作用外，还提高了肿瘤干细胞对抗化疗的能力，并使肿瘤在营养缺乏等外界环境发生改变的情况下还能够存活下来。目前认为，EMT是参与肿瘤进展的重要机制。

表皮生长因子受体(epidermal growth factor receptor，EGFR)激活分为3个步骤：①EGFR与配体结合后可导致受体形成同源二聚体，也可与EGFR家族其他成员形成异源二聚体；②二聚体的形成促使EGFR胞内区6个特异的受体酪氨酸残基磷酸化，分别依次将外界各种信号转导至胞内，主要通过两条途径将信号传递至细胞核，即Ras-Raf-MEK-MAPK通路和PI3K-Akt通路；③信号转导至细胞核后，引起核内基因转录水平的增高，使细胞增殖、转化，EGFR表达增加。研究表明，在许多实体瘤中存在EGFR的高表达或异常表达。EGFR与肿瘤细胞的增殖、血管生成、肿瘤侵袭、肿瘤转移及细胞凋亡的抑制有关，其可能机制：①EGFR的高表达引起下游信号转导的增强；②突变型EGFR受体或配体表达的增加导致EGFR的持续活化；③自分泌环的作用增强，受体下调机制的破坏；④异常信号转导通路的激活等。EGFR的过表达在恶性肿瘤的演进中起重要作用，泌尿系统肿瘤组织中都有EGFR的过表达，并与肿瘤侵袭有关。

现已发现多种EGFR突变型。突变型EGFR的作用可能包括：①具有配体非依赖型受体的细胞持续活化；②EGFR的某些结构域缺失而导致受体下调机制的破坏；③异常信号转导通路的激活；④细胞凋亡的抑制等。突变体的产生是由于EGFR基因的缺失、突变和重排。

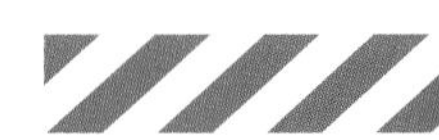

EGFR 的配体对细胞内信号转导有很大影响，通过自分泌形式激活 EGFR 并促进细胞增殖。此外，对 EGFR 与肿瘤的血管生成、高侵袭性及转移关系的研究发现，EGFR 可以通过对 Ang-1 及 VEGF 等因子水平的调节而影响肿瘤新血管生成。

最近研究发现，EGFR 发生细胞核定位能够抑制肿瘤抑制因子 miR-1 的表达，从而促进肿瘤的骨转移。EGFR 信号轴发生紊乱会增强许多实体瘤发生骨转移的能力已得到研究证实，但目前关于 EGFR 信号轴下游效应信号的研究仍然较少。研究显示，EGFR 转定位对 miR-1 的转录具有调控作用，而 miR-1 能够直接靶向调控 TWIST1 的表达，TWIST1 在诱导 EMT 发生以及细胞迁移方面具有重要作用。研究观察到，miR-1 表达水平的下降与激活型 EGFR 和 TWIST1 表达增强具有明显的相关性。研究结果表明，EGFR 转定位到核内发挥了转录抑制因子的作用，抑制了 miR-1 的肿瘤抑制功能，进而维持了癌基因 TWIST1 的激活。

转化生长因子-β(transforming growth factor-β，TGF-β)是机体正常细胞及上皮性肿瘤细胞生长的负调控因子，能够调节促进癌症骨转移的相关基因的表达，但 TGF-β 与恶性肿瘤骨转移之间关系的研究较少。大量研究表明，TGF-β 是重要的肿瘤抑制物，但也参与了肿瘤的发生、进展和转移等各个方面，其受体尤其是 TGF-βⅡ型受体的表达缺失是肿瘤发生的一个重要原因。TGF-β 在正常的血管发生和保持血管完整性方面有重要作用。对肿瘤的生长和浸润起作用的是肿瘤血管，血管向肿瘤细胞提供营养和氧。肿瘤细胞渗透到血液系统，导致肿瘤转移。TGF-β 在肿瘤细胞中可诱导表达血管内皮生长因子、基质金属蛋白酶(MMP)-2 和 MMP-9，负向调控基质金属蛋白酶抑制因子，从而为蛋白酶提供丰富的微环境，有利于肿瘤细胞的转移和浸润血管上皮细胞，直接或间接促进肿瘤细胞的浸润和转移。

在很多肿瘤环境中，处于过度激活状态的 IL-6、EGF 等信号分子能够通过其下游的转录因子 STAT3 抑制 TGF-β 信号通路。STAT3 通过特异性地结合 TGF-β 信号通路中的 Smad3 蛋白，削弱 Smad3 与 Smad4 以及 DNA 的结合能力，从而最终抑制 TGF-β 信号的转导及其介导的细胞生长抑制、细胞凋亡以及 EMT 等重要的生物学过程。通常，Smad 是 TGF-β、BMP-Smads 信号通路中的关键蛋白，帮助控制干细胞多能性及其分化，并参与细胞生物的维持和正常发育。Smads 基因突变或功能失活与人类肿瘤的发生密切相关，TGF、BMP-Smads 信号通路的异常是肿瘤发生、发展以及肿瘤浸润和转移的重要因素。

（三）肿瘤抑制基因 Maspin

Maspin 定位于 18 号染色体(18q21.3)，属于丝氨酸蛋白酶抑制剂超家族的成员，是一种肿瘤抑制基因。Maspin 具有抑制肿瘤细胞运动、侵袭、转移和肿瘤新血管生成等作用，在肿瘤浸润转移、新血管生成及与其他肿瘤抑制基因的联合作用过程中发挥着重要的作用。

（四）调控因子 mTOR、PI3K-Akt-mTOR 通路

哺乳动物雷帕霉素靶蛋白(mammalian target of rapamycin，mTOR)是人类蛋白质合成的主要调控因子，它能够帮助正常细胞感受营养状态、调控细胞的生长与代谢。但是在多种类型的癌症中，此过程出现异常，mTOR 重新编程正常细胞，使其发生异常分裂、侵袭和转移。在人体内，mTOR 是一种可帮助细胞对有利或不利环境做出应答的分子传感器，有助于细胞对有利或有害的环境做出反应。在正常条件下，mTOR 调控诱导细胞生长和分裂。当机体处于饥饿状态时，mTOR 会关闭合成蛋白质的大部分分子机器，以确保生物体能够保存能量。在癌症中，这一精细平衡被打破，mTOR 出现异常。mTOR 发生差错而变得高度活跃，给肿瘤细胞发送信号促使肿瘤细胞增长、分裂、转移及侵袭新的健康组织。研究发现，在肿瘤形成期间，mTOR 通过改变特异性蛋白的合成而导致肿瘤转移，此特异性蛋白使得肿瘤细胞易侵入正常器官。

文献报道，PI3K-Akt-mTOR 通路的功能有下列几个方面：①诱导缺氧诱导因子的表达和

激活；②作为细胞内非常重要的信号转导途径；③参与调控细胞分化。此通路在细胞的代谢、生长、存活、增殖、凋亡及血管生成和自吞噬的过程中发挥着极其重要的生物学功能。

（五）其他

1. FOXO3a 和 FOXO4 基因 FOXO 转录因子家族通过对其靶基因的调节作用，在细胞代谢、凋亡、增殖及应激反应、DNA 修复、免疫应答等生命活动中发挥着重要作用。该家族成员 FOXO3a 可调控靶基因启动子发生组蛋白磷酸化、乙酰化、甲基化等修饰，从而影响其表达。FOXO3a 在泌尿系统肿瘤中存在异常的低表达，其蛋白质修饰状态和活性受到以 PI3K-Akt 为主的多条信号通路的复杂调控。

FOXO4 基因可以关闭那些控制恶性肿瘤细胞发生特殊转移行为基因的表达，如入侵其他组织随后在组织中生长并且繁殖。FOXO4 可以通过结合 Runx2 蛋白并抑制其表达来抑制恶性肿瘤的扩散，表明 Runx2 蛋白在促进癌症转移中起重要作用。

2. KAI1 基因 肿瘤转移抑制基因 KAI1 位于人染色体 11p11.2 上，KAI1 基因通过封闭肿瘤细胞表面的黏附受体，使肿瘤细胞不易脱离原发病灶而抑制其转移，对某些肿瘤转移起抑制作用。肿瘤细胞中 KAI1 基因表达减少或缺失，可能与基因的突变失活有关。

3. 整合素 整合素（integrin）是一种位于细胞表面的蛋白质，介导细胞之间及细胞与细胞外基质（ECM）之间的黏附和相互作用，将 ECM 的化学成分与力学状态等有关信息传入细胞（图 5-28）。整合素介导的跨膜信号传递维系着肿瘤中的肿瘤细胞与其周围微环境的联系，对肿瘤细胞的存活至关重要。当肿瘤细胞脱离了肿瘤后，整合素的角色就会发生很大的改变。整合素在多种肿瘤表面和新生血管内皮细胞中有高表达，对肿瘤血管生成起着重要作用，其中 $\alpha v\beta_3$ 的作用尤为重要。文献报道，β_1 整合素在多种肿瘤发生、发展中表达异常，介导肿瘤的浸润、转移及扩散。在肿瘤侵袭、扩散和转移的过程中，β_1 整合素会与另一个细胞膜上的 c-Met 蛋白（RTK 的一种）结合，而后一起进入细胞质内部，并结合到 LC3B 阳性的自噬相关内膜。然而，β_1 整合素和 c-Met 蛋白在该内膜上并没有启动自噬作用，而是共同导致了 ERK1/2 激酶的持续磷酸化，从而激活其下游信号通路。这一信号通路的激活会对肿瘤细胞产生影响，使其在没有与外界基质黏附的情况下得以继续存活、生长和进展（图 5-29）。而且，整合素分子决定了肿瘤转移的器官倾向性。

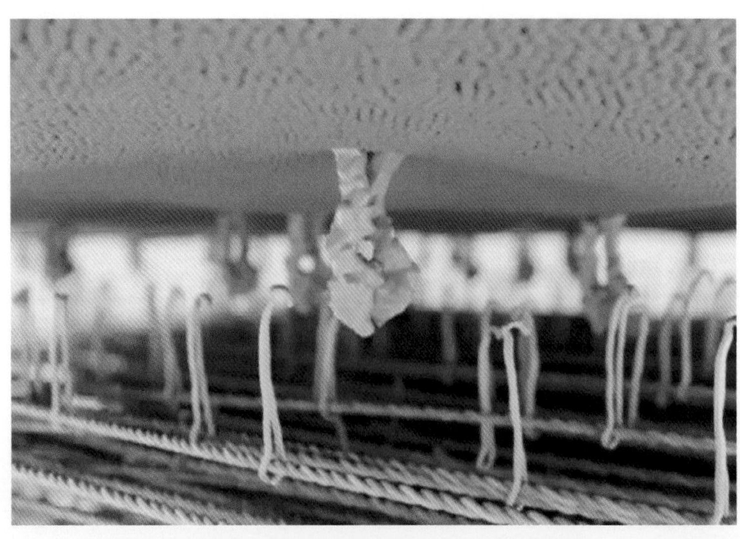

图 5-28 位于肿瘤细胞表面的整合素和基质

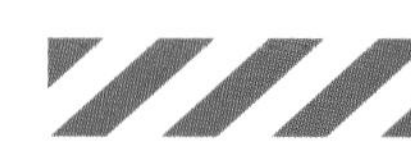

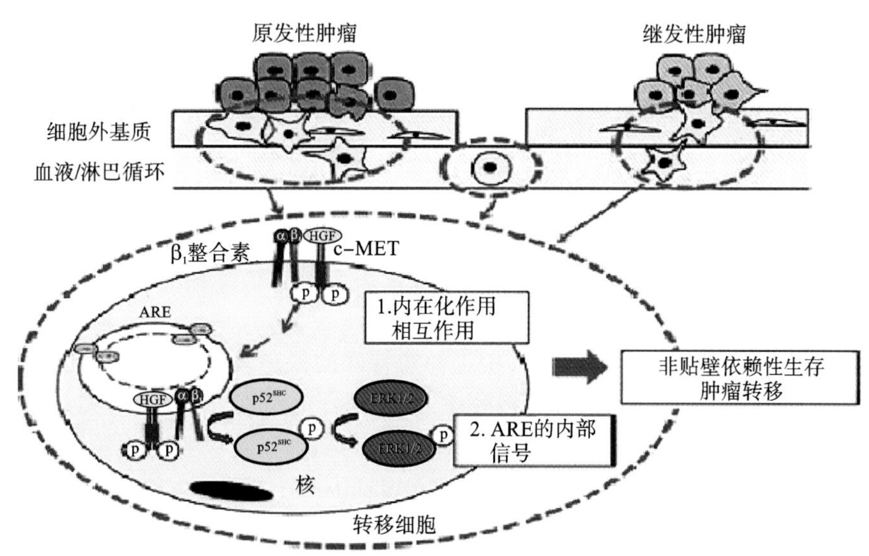

图 5-29　β_1 整合素和 c-Met 蛋白在肿瘤转移中的作用(Barrow-McGee R 等,2016)

四、肿瘤复发、转移的原因

肿瘤局部复发、转移是治疗失败的主要原因。目前,泌尿系统肿瘤的标准治疗包括手术治疗、放疗、化疗、分子靶向治疗和免疫治疗(图 5-30)。然而,有些患者在治疗一段时间后,又会于原发部位或器官再次长出与原发性肿瘤相同的肿瘤,甚至患者被确定治愈数年或 10 年后还依然会发生远处转移。肿瘤为什么会复发、转移?残存的肿瘤细胞怎么最终导致肿瘤复发或转移?肿瘤复发、转移的原因主要有下列几个方面。

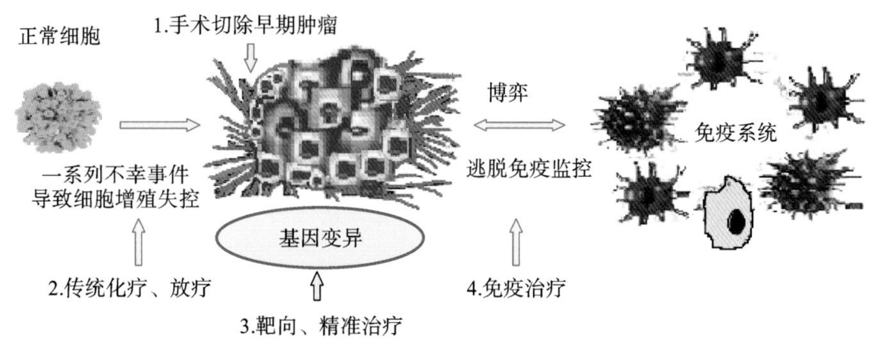

图 5-30　肾上腺恶性肿瘤的标准治疗示意图

(一) 手术因素

泌尿系统肿瘤复发与肿瘤原发部位、组织学类型、分级、TNM 分期、治疗方式以及患者的体质等均有一定的关系。影响手术效果的常见因素有下列几种:①局部复发,局部显微转移病灶肉眼难以发现;②未行淋巴结清扫术或清扫不完全;③未发现毗邻器官微小转移病灶或未同时行毗邻转移器官切除术;④因局部呈浸润性生长,手术难度较大,不易彻底完整切除肿瘤,镜检或肉眼观有残余肿瘤,如巨大肾上腺肉瘤病灶残留;⑤保留器官的手术有一定的复发率,与肿瘤局部浸润、微小癌灶的存在或多中心病灶有关,如肾上腺恶性肿瘤仅行肿瘤切除术;⑥未发现远处器官微小转移病灶,或未切除单个远处转移病灶以及远处多发性转移病灶难以切除。

(二) 放疗抵抗性、化疗耐药性

1. 化疗间歇期　文献报道,超过 90%的化疗患者会产生自发或获得性耐药,而肿瘤多药耐药(MDR)则是肿瘤化疗失败的主要原因。化疗有个致命的弱点,就是有化疗间歇期,即必须间歇治疗。两次化疗之间，会出现一大段治疗空白，让患者休息以恢复体力。在化疗间歇期，没有药物持续治疗，从而导致肿瘤血管出现对抗性加速生成，肿瘤细胞快速增殖。研究发现，化疗药物的肿瘤细胞杀伤作用能够促使 M2 型巨噬细胞聚集在被药物杀伤的肿瘤血管周围。M2 型巨噬细胞本身能够修复组织损伤，建立新的血管，而这一过程恰恰可以帮助受到化疗药物杀伤的肿瘤细胞再增殖、肿瘤重新生长，导致癌症复发。

2. 放疗 在放疗将原发性肿瘤细胞杀死的同时，潜伏在其他器官的微小转移病灶大量释放血管内皮细胞生成因子，快速形成与人体正常血管相连的肿瘤血管网，从中获取大量营养和氧气，引起肿瘤疯狂生长。

文献报道，部分肿瘤对放、化疗敏感。由于肿瘤特殊的微环境如乏氧和酸化等影响细胞的周期状态以及 DNA 双链断裂的修复能力，肿瘤细胞对放、化疗等治疗的耐受性增加，是导致肿瘤复发或转移的主要原因。通常，肿瘤放、化疗时导致的细胞死亡以肿瘤细胞凋亡为主。研究发现，作为细胞凋亡相关蛋白级联反应“终结者”的 Caspase3，不仅直接影响细胞凋亡，而且切割与其结合的蛋白质并使其活化，从而刺激肿瘤细胞再增殖。

（三）免疫力低下

肿瘤术后 1 年复发率达 60%，死于肿瘤复发和转移的患者超过 90%。造成复发、转移的因素很多，免疫力低下是其中很关键的因素，免疫系统可能在癌症复发方面发挥着一定的作用。手术有可能摧毁患者的免疫系统，使免疫功能进一步下降。

（四）靶向药物耐药

靶向药物治疗在泌尿系统肿瘤中取得了突破性进展。尽管靶向药物治疗可能改变肾上腺恶性肿瘤的治疗模式，但仅有小部分患者获益。与化疗药物一样，靶向药物治疗过程中不可避免地会出现耐药。靶向药物通过抑制肿瘤细胞的生长，最后使其死亡来达到治疗目的。然而，各种特定的靶向药物仅针对某种肿瘤细胞的某一个蛋白质、某一个分子起作用，只能抑制肿瘤生长的一条通路。当一条通路受到抑制时，肿瘤细胞会不断自寻“生路”，选择其他通路合成自身生长所需要的物质，久而久之可使靶向药物失去作用，即产生耐药性。当靶向药物耐药时，其表现可分为下列几种情况：①缓慢耐药，即肿瘤体积未见减小，肿瘤标志物水平略有增高，此时只要定期观察，继续服药即可；②局部耐药，即原发性肿瘤病灶控制较好，还有缩小迹象，但是远处发生转移，如有骨转移、肺转移、脑转移等，这时靶向药物还是有效的，只需要针对局部症状进行治疗；③爆发性耐药，即肿瘤体积明显增大，肿瘤标志物水平上升较快，并伴随局部转移、患者症状加剧等情况，说明靶向药物没有效果或者药效难以控制肿瘤。

文献报道，肿瘤可以通过多种方式对靶向治疗耐药，耐药根据其发生原因可分为获得性耐药和天然性耐药两大类：天然性耐药是指患者本身虽然存在 EGFR 靶点突变，但由于天然存在 KRAS 基因突变，导致如易瑞沙（吉非替尼片）和特罗凯（盐酸厄洛替尼片）等靶向药物治疗效果不好，有的患者使用 4～5 个月即产生耐药性；而获得性耐药是指治疗初期患者对靶向治疗反应良好，后期反应性降低。在靶向药物治疗过程中，由于该靶点信号通路持续受到药物抑制，肿瘤为了逃避药物作用而产生其他基因突变，抑制靶向药物对 EGFR 靶点的治疗作用，进而导致耐药。一般耐药时，靶向药物控制不住肿瘤生长，会导致肿瘤继续增大或发生远处转移。

根据肿瘤对靶向治疗的耐药机制将肿瘤耐药的原因分为三类：①通路冗余：HER2 信号通路冗余造成耐药。靶向治疗时，信号通路仍可以保持激活状态。②规避通路：ER 信号通路是 HER2 耐药的一条规避通路。信号通路被靶向药物阻断后，细胞可以开启另一条替代性信号通路。③通路再激活：PI3K 分子、HER2 突变与再激活通路。信号通路被抑制性治疗阻断后，细胞可以通过下游受体突变，将信号通路再次激活。耐药实例的存在在一定程度上也表明了针对单个基因靶向治疗策略的局限性。值得注意的是，几乎所有的靶向药物都会出现耐药。通常，

信号转导是多靶点、多环节的调控过程，单靶点抑制剂只能阻断一种信号通路，肿瘤细胞可通过其他通路进行补救或逃逸，甚至激活其他肿瘤基因的快速扩增，最终导致肿瘤复发、转移，治疗失败。

（五）TSC 耐药性

TSC 是肿瘤发生的种子细胞，是化疗、放疗、免疫治疗和靶向药物治疗耐受的根源。肿瘤组织中可能存在一小部分 TSC，占肿瘤细胞的 0.01%～1%。TSC 本身与肿瘤细胞一样具有高度的异质性，与正常干细胞一样具有自我更新和无限增殖的能力，其增殖形成与亲代肿瘤完全相同。而且，TSC 具有天然特殊的耐药性特点，其耐药性包括：①对常规放、化疗的耐受：TSC 同正常干细胞一样，常处于相对静止状态（G0 期），很少进行分裂增殖，对很多抗肿瘤药物或放疗具有很强的不敏感性，可逃避杀伤。②对免疫治疗药物的耐药。免疫治疗的靶细胞表面必须表达肿瘤特异性蛋白，而这些蛋白只能选择性地表达于分化的肿瘤细胞，TSC 并不表达这些抗原，所以可以在免疫治疗中幸存。③对分子靶向药物治疗耐药。临床应用中发现，靶向药物治疗时可出现部分肿瘤耐药，对药物产生抗性。肿瘤细胞获得对特异靶向药物的抗性，在治疗结束后数月或几年内肿瘤复发或转移使得治疗更为困难。耐药性的存在使 TSC 能在标准治疗后残存。虽然肿瘤细胞被清除，但具有自我更新和多向分化功能的残留 TSC 耐药性形成，常导致对某些药物治疗的敏感性降低。传统的 TSC 抑制药物往往仅针对单个靶点，只能部分削弱而不能有效杀伤 TSC，且明显增加对正常干细胞的毒性。如果治疗上未能彻底清除 TSC，以后将会存在肿瘤生长并失去控制的风险，在适宜的条件下再度增殖引起肿瘤的复发甚至转移。

（六）肿瘤耐药相关基因和相关蛋白

肿瘤耐药基因涉及多药耐药（MDR）和多药耐药基因（MDR1），与药物摄取减少、排出增多，活化减少、失活增加，DNA 损伤修复增加，DNA 甲基化，DNA 聚合酶、DNA 连接酶的参与以及基因信号转导通路异常等多种机制相关。多药耐药相关蛋白（MRP）、DNA 拓扑异构酶Ⅱ、谷胱甘肽 S-转移酶（GST）、蛋白激酶 C（PKC）等与肿瘤耐药性密切相关。此外，肿瘤微环境的配体过表达也是耐药原因之一，如双调蛋白（amphiregulin）、上皮调节蛋白（epiregulin）、调蛋白（heregulin，HRG）等。

文献报道，肿瘤抑制因子 FBW7 在泛素-蛋白酶体介导的 MCL1 蛋白降解中发挥了关键性的作用，对抗微管药物易产生耐受。在 FBW7 缺失的情况下，细胞无法降解 MCL1，从而使得肿瘤细胞逃避了凋亡。研究发现，损伤 DNA 的抗癌治疗诱导成纤维细胞在肿瘤微环境中快速产生 WNT16B 蛋白，高水平的 WNT16B 蛋白能刺激肿瘤细胞生长、侵袭周围组织和抵抗化疗药物。近来研究发现，丝裂原激活蛋白激酶（mitogen activation protein kinase，MAPK）诱发极光激酶 A（Aurora-A）的活性可促进上皮间质转化（EMT）、干细胞和肿瘤进展：在肿瘤生长期间，MAPK 的持续激活导致 Aurora-A 的稳定和积累。异常的 Aurora-A 活性诱导 EMT 重新编程替代 Smad5 蛋白和 SOX2 转录因子。Aurora-A 在肿瘤中的异常细胞定位，增加了靶蛋白激酶的生物特性，产生非激酶活性依赖的促癌功能，即可作为核转录因子促进肿瘤干细胞重新编程、自我更新，使其对靶向药物产生抵抗导致肿瘤进展。通过纠正靶标激酶 Aurora-A 的异常细胞定位，抑制其核转录功能，可有效阻断靶标的非激酶依赖性。Aurora-A 是一种有希望的癌症治疗靶点（图 5-31）。

（七）遗传性基因突变与抗 EGFR 耐药

多基因突变是 EGFR 治疗耐药的驱动因素，同样是先天性耐药和获得性耐药机制重叠的关键部分。常见的单基因突变包括 KRAS（30%）、NRAS（7%）和 BRAF（7%）。10%～15%的患者出现 KRAS＋PIK3CA 或 BRAF＋PIK3CA 双突变，10%的患者出现 PIK3CA 或 PTEN 突变；尚有 T790M、c-Met、p53、ALK 融合基因、MET 耐药基因等。此外，RAS 通路和 PIK3 通路

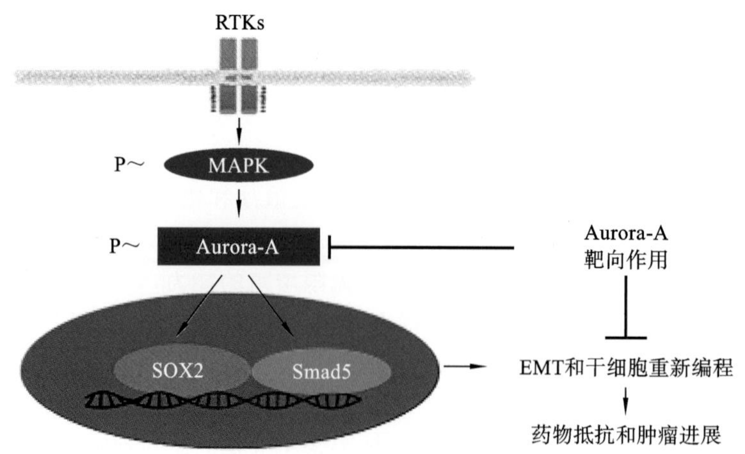

图 5-31　受体酪氨酸激酶(RTKs)-MAPK-Aurora-A 通路

双突变也是获得性耐药的原因(12%)。MET 基因扩增能激活 ERBB3-PI3K-Akt 信号通路,引发对 EGFR 激酶抑制因子的耐药性,而且 MET 配基 HGF 也能诱导产生耐药性,这个过程通过 GAB1 信号通路实现。

p53、Bcl-2 和 c-myc 发生缺失、突变等导致表达异常(突变型)时,凋亡过程会出现调控异常,可抑制化疗药物诱导的凋亡导致耐药,同时也可特异性激活 MRP-1/P-gp,产生 MDR。c-myc基因很可能参与了 mdr1 基因的调控。在许多肿瘤细胞中,p53 基因丢失后细胞经历了一个自我更新的过程。在该过程中,MK2 通路可取代 p53 的部分功能。MK2 通路可修复 DNA 损伤,并刺激肿瘤细胞继续分裂;但如果 DNA 损伤太重,它不会强迫细胞进行修复,这使得肿瘤细胞在化疗后继续不受控制地增长。hnRNPA0 的 RNA 结合蛋白是 MK2 通路的关键参与因子,可使肿瘤细胞对化疗产生耐药性。

五、肿瘤复发和转移的机制

癌症相关死亡的发生,其中的一个主要原因在于肿瘤的复发和/或转移。在成功迁移过程中,肿瘤细胞会侵入原发性肿瘤细胞的周围组织中,进入血液和淋巴系统,转运到远处组织,再渗出,适应新的微环境,最终播种、繁殖、定植,形成转移病灶。然而,肿瘤转移的相关机制目前尚缺乏足够的临床证据支持,可能与下列原因有关。

1. 免疫逃逸　机体内具有一系列的免疫监视机制,免疫系统在靶向破坏肿瘤细胞中起着极其重要的作用。肿瘤免疫逃逸是指肿瘤细胞通过多种机制逃避机体免疫系统的识别和攻击,从而在体内继续生长和增殖。在肿瘤形成早期,免疫系统能够识别肿瘤细胞表达的特异性抗原决定簇,从而清除肿瘤细胞;但一些弱免疫原性的肿瘤细胞未被免疫系统完全破坏而潜伏在体内,最终这些肿瘤细胞能克服免疫系统的抑制作用,形成免疫耐受的微环境。肿瘤细胞进化出一些途径来逃避免疫监视,从而能够逃脱 T 细胞、自然杀伤(NK)细胞的监视或通过一种或多种机制逃避免疫系统的攻击或不能激发特异性抗肿瘤免疫,使得肿瘤仍可发生和进展。一些接受标准治疗后无任何临床症状的癌症患者,往往在数年后肿瘤复发和扩散到不同的器官中,这一过程称为潜伏性转移(latent metastasis)。在确诊和进行标准治疗前,原发性肿瘤有可能释放了大量的肿瘤细胞进入血液循环中。早期进入血液或健康组织中的肿瘤细胞大多数会死亡,但仍有少数细胞可能作为潜伏种子在宿主组织中存活下来。碎裂和死亡的肿瘤细胞将免疫细胞变成它们的搭档,从而为肿瘤细胞下次到来形成新的转移病灶铺平道路。因此,在癌症标准治疗后临床上认定为无瘤生存的患者有可能在骨髓和/或其他器官中携带了成千上万的散播肿瘤细胞(disseminated tumor cell)。由于细胞下调了 NK 细胞识别的一些分子的表达水平,潜伏

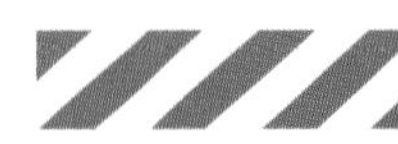

肿瘤细胞能够躲避免疫监视，直至条件允许时它们则形成转移病灶。由于处于休眠期的肿瘤细胞或潜伏肿瘤细胞不发生活跃增殖，故临床标准治疗不能将其有效清除，从而对肿瘤的彻底治愈造成了极大的困难。

NK细胞是天然免疫系统的主要效应细胞，具有广泛的生物学功能，位于机体抵抗肿瘤的第一道防线，与机体的抗肿瘤作用和免疫调节功能密切相关，能广泛识别、迅速溶解、杀伤、攻击摧毁肿瘤细胞以及介导集群增殖细胞的清除(图5-32、图5-33)。近来研究发现，KLRK1基因(12p13.2)编码一个重要的NK细胞活化受体NKG2D，与NK细胞识别和杀伤肿瘤细胞的能力密切相关(图5-34)。此外，巨噬细胞几乎存在于所有的机体组织中，作为先天性免疫系统的重要组成部分，负责吞噬和杀死细菌或病毒等外来侵略者。除此之外，在某些情况下，巨噬细胞还会破坏分裂调控系统失衡的肿瘤细胞，是一类能够吞噬并且破坏肿瘤细胞的白细胞，可有效消除肿瘤细胞(图5-35)。

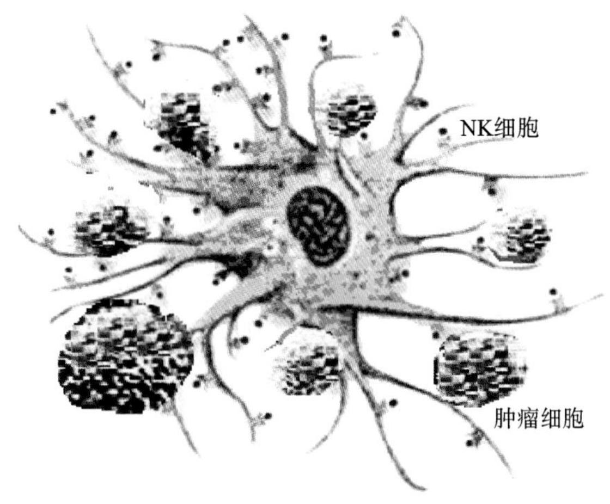

图5-32　NK细胞非特异性直接杀伤肿瘤细胞

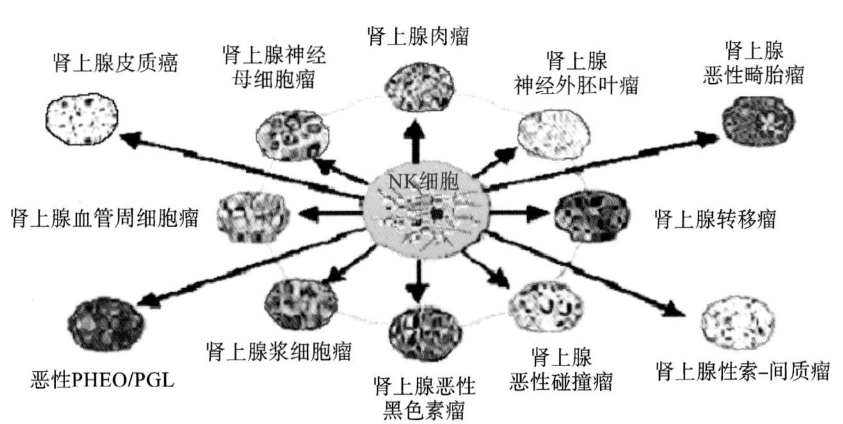

图5-33　NK细胞消灭肾上腺恶性肿瘤的肿瘤细胞示意图

肿瘤逃脱免疫监控的机制有很多，包括基因组不稳定性和免疫逃逸。微卫星灶(microsatellite)和数目可变的重复序列属于高度重复序列，不同个体重复序列的重复次数不同，具有长度多态性。研究表明，长度多态性即微卫星灶不稳定是造成基因组不稳定性的主要原因。肿瘤细胞基因的特定结构域若出现异常，免疫系统的攻击力就会降低。肿瘤血管与肿瘤免疫逃逸有密切的关系。在肿瘤免疫逃逸的过程中，肿瘤血管发挥着重要的作用；它不仅是肿瘤细胞和免疫细胞间的第一道物理屏障，而且组成肿瘤血管的内皮细胞表型和功能特性改变与免疫逃逸有着密切关系。内皮细胞也是免疫反应中最早被T细胞识别的靶细胞，同时对肿瘤免疫反应有着重要的调控作用。血管瘤中的微细血管外膜细胞能够操纵肿瘤微环境，促使肿瘤

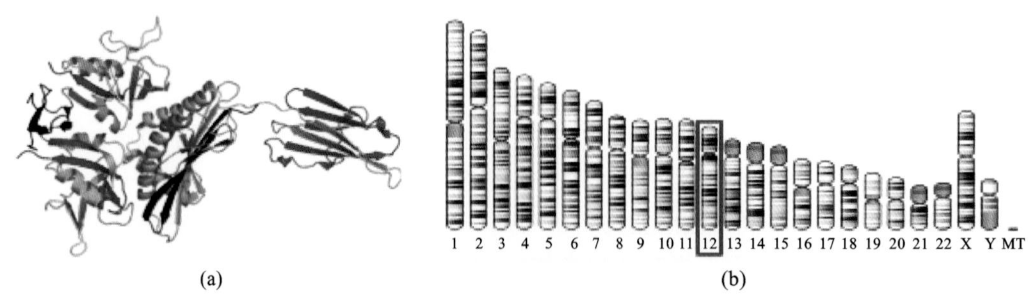

图 5-34 KLRK1 基因结构及染色体定位

(a)KLRK1 基因结构;(b)染色体定位于 12p13.2

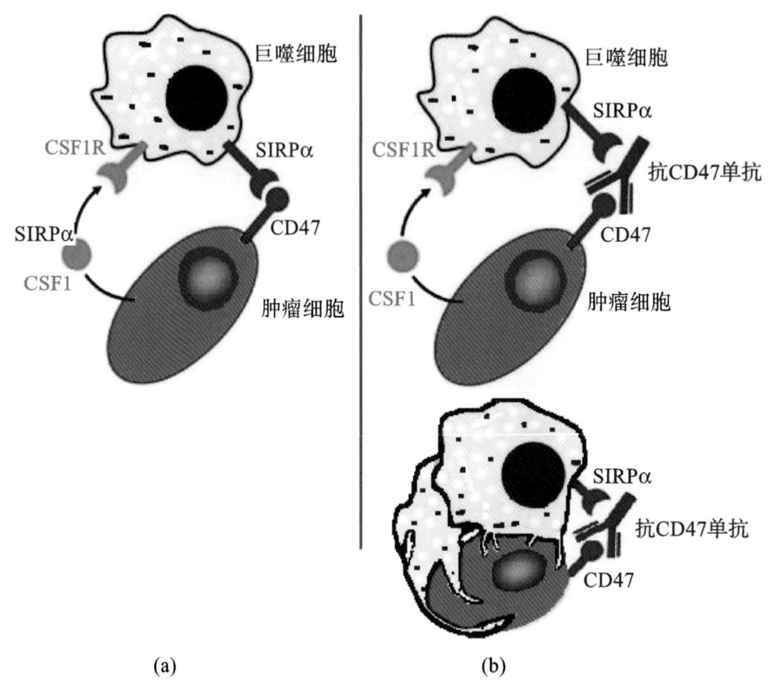

图 5-35 巨噬细胞吞噬、破坏肿瘤细胞示意图

(a)未发生吞噬作用的肿瘤细胞得以生存;(b)发生吞噬作用的肿瘤细胞被消灭

新血管生成的肿瘤内皮细胞具有控制肿瘤微环境的功能,而肿瘤微环境可帮助肿瘤细胞逃避免疫系统的监控(图 5-36、图 5-37)。近来研究发现,基因编辑技术可以有效地阻止肿瘤免疫逃逸。

2. 髓源性抑制细胞(myeloid-derived suppressor cell,MDSC) MDSC 是一类具有显著免疫抑制活性的异质细胞群,其通过抑制效应 T 细胞的功能从而介导肿瘤免疫逃逸,促进肿瘤生长。研究表明,当血管的微细血管外膜细胞减少或者失活的时候,会促进更多的肿瘤分泌信号分子 IL-6 的分泌,IL-6 有助于 MDSC 汇集到肿瘤部位,进而增加微环境中的 MDSC 数量,从而保护肿瘤微环境免于免疫系统的清除。因此,MDSC 存在越多,患者的治疗效果和预后就越差。目前,肿瘤分泌 IL-6 的机制尚不清楚。

3. 休眠肿瘤干细胞(TSC) 肿瘤休眠是肿瘤发生、发展中的一个阶段,处于肿瘤休眠阶段的患者无明显临床症状,肿瘤休眠期细胞可能出现在肿瘤早期、微转移期和肿瘤微残留中。肿瘤休眠期细胞能在静止阶段和增殖阶段之间转换,这可能是肿瘤转移和复发的原因。目前对该转换的机制尚不明确,可能涉及血管生成、免疫应答、微环境中的各类细胞因子和信号通路等。抗性细胞是肿瘤复发的根源,TSC 的出现表明活跃的 Wnt 信号持续存在。研究证实,恶性肿瘤患者中存在带有 Wnt 信号的肿瘤细胞群,而 Wnt/β-catenin 信号通路在肿瘤干细胞的自我更新和分化过程中发挥重要作用,与化疗抵抗、肿瘤转移和复发密切相关。此外,肿瘤微环境也是导

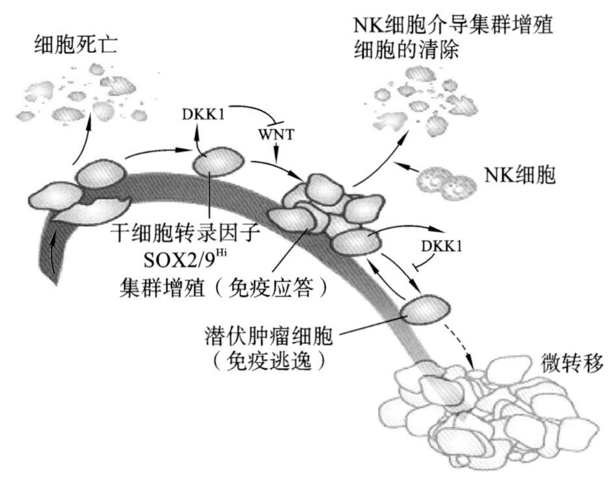

图 5-36　肿瘤免疫逃逸和潜伏性转移机制

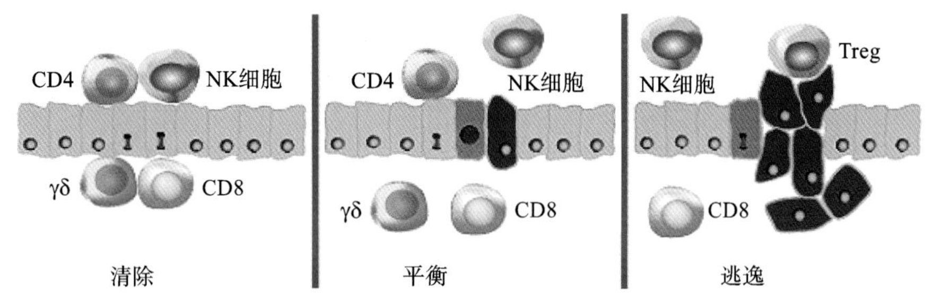

图 5-37　肿瘤免疫编辑

肿瘤免疫编辑是适应性和先天性免疫系统控制肿瘤生长和塑造肿瘤免疫原性的过程，此过程包括三个阶段：清除、平衡和逃逸

致肿瘤休眠的另一重要因素。

肿瘤休眠分为肿瘤组织休眠和肿瘤细胞休眠，肿瘤细胞休眠就是休眠 TSC。前者可能是转移肿瘤细胞所处的主要状态，该种状态下的细胞增殖与凋亡达到动态平衡，因此肿瘤体积不发生改变。其可能是由血液供应有限或受免疫监控所致。后者是真正意义上的休眠状态，是指肿瘤细胞处于静止期，但其仍具有增殖的潜能。放疗、化疗、分子靶向治疗杀死肿瘤细胞的时候，数量很少的 TSC 远遁而去或就地潜伏逃避打击，随后就是快速地无限扩增，形成更严重的复发。休眠 TSC 是导致癌症复发的重要因素。通常而言，对癌症患者的化疗和放疗并不如计划那样有效。治疗初期肿瘤会缩小，但一段时间以后，那些幸存的肿瘤细胞会重新长出新的、更具侵袭性的肿瘤。当 TSC 处于静止状态时，治疗只能起部分效果。

在肿瘤治疗中，原发性肿瘤病灶被成功切除的数年甚至数十年后，仍可能发生肿瘤复发或转移。然而，在肿瘤转移和复发发生之前，无法在患者体内发现肿瘤细胞的存在。TSC 被认为在体内处于几乎不增殖的“休眠状态”。标准治疗虽能遏制肿瘤细胞增殖，但对 TSC 却难以发挥作用。即使临床医学检查发现肿瘤已经消失，但只要残留少量 TSC，就会导致肿瘤复发和转移。在肿瘤形成的初期，TSC 就已经转移到身体其他部位。因脱离瘤体保护使得受人体免疫机制监视或处于核分裂静止状态成为休眠的 TSC 或只能在局部形成微小癌而无法进展。一旦临床发现人体某器官存在恶性肿瘤，那么在原发病灶的周围器官、组织中甚至血液、淋巴系统里都可能已经存在休眠 TSC 和微小癌。由于休眠 TSC 和微小癌分布广泛而且极其微小，现有医学检查手段无法确定其部位，所以标准治疗对其无能为力，即使手术把原发性肿瘤病灶切除，但分散在各处的休眠 TSC 和微小癌无法在临床上被发现和采取有效的手段进行干涉。休眠 TSC 和微小癌是肿瘤复发和转移的潜伏“种子”，放疗、化疗在杀灭肿瘤细胞的同时改变了肿瘤微环境,使患者免疫力下降,引起TSC激活,反而会促使肿瘤的复发或转移,故潜伏转移是临床上的一个主要问题。

目前的抗肿瘤治疗方法之所以不能对肿瘤细胞"斩草除根",还有一个原因是这些疗法主要针对的是位于肿瘤外周的大多数增殖活跃细胞,而不能影响到肿瘤内部增殖相对静止的细胞。如有些药物的有效性主要以瘤体缩小来衡量,瘤体的缩小主要靠清除增殖活跃的细胞来实现,而TSC因为与成体干细胞有惊人的相似性,即它们具有更高的对药物耐受的特性。因此,TSC在药物治疗后转变为休眠状态,即停止于细胞周期中的G0/G1期,以躲避药物的攻击从而得以存活。并且,在药物治疗后TSC增殖潜能有可能被激活,继续产生新的肿瘤细胞,从而引起肿瘤的复发。研究表明,经过标准治疗后,患者体内仍可残存一些"久经考验"的TSC,其一旦被激活,生长能力是一般肿瘤细胞的200倍,并更容易引起复发或转移。例如,具有异质性的肾上腺皮质癌干细胞(stem cells of adrenocortical carcinoma)在一定的条件下被激活,可引起肿瘤细胞多发性克隆增殖形成新的肿瘤(图5-38)。而且,大多数克隆的肿瘤细胞各自增殖,发生DNA重排形成新的肿瘤病灶,从而导致癌症复发或转移。

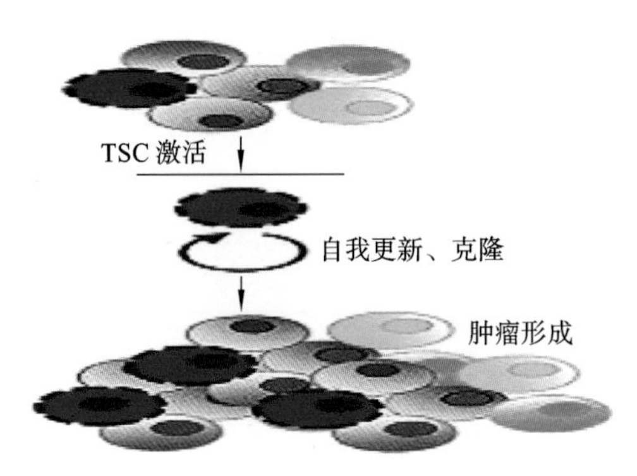

图5-38 肾上腺皮质癌TSC激活、克隆形成新的肿瘤(Heaton J H等,2010)

4. 肿瘤异质性 恶性肿瘤在生长过程中变得越来越具有侵袭性的现象称为肿瘤的演进,包括生长加快、浸润周围组织和远处转移等,这些生物学现象的出现与肿瘤的异质性有关。肿瘤的异质性是指一个克隆来源增殖的肿瘤细胞在生长过程中形成在侵袭能力、生长速度、对激素的反应、对抗肿瘤药物的敏感性等方面有所不同的亚克隆的过程。由于这些不同,肿瘤在生长过程中会"免疫选择"那些适合生存、生长、浸润和转移的亚克隆。恶性肿瘤具有高度的异质性,包括肿瘤间异质性(不同肿瘤细胞之间的基因与表型不同)和肿瘤内异质性(相同肿瘤细胞内的基因与表型也不同),其中肿瘤内异质性又有空间异质性(相同肿瘤不同区域不同)与时间异质性(原初肿瘤与次生肿瘤不同)之分。

实际上,肿瘤异质性的基因结构与形态表现取决于遗传与环境的相互作用,肿瘤异质性的本质在于"外因"(环境)对"内因"(遗传易感性)的定型与重塑双重作用。大多数的原发性肿瘤细胞转移能力很低,只有极少数细胞(千万分之一以下)由于基因突变而获得转移必需的表型,而这些细胞具备形成转移的必要条件,如细胞迁移能力、侵袭能力、蛋白溶解酶活性、促凝血以及促肿瘤血管生成等。DNA突变、重排和表观遗传学改变构成了肿瘤细胞基因组的内在不稳定性。细胞内在的基因组不稳定性和微环境适者生存的进化选择共同作用,导致肿瘤细胞对微环境的生长调控、免疫监视和微环境抑制产生抗性,从而形成肿瘤的异质性。转移瘤往往比原发性肿瘤中的细胞显示出更强的生长特性,细胞分裂指数更高。进入血液循环的肿瘤细胞与肿瘤本身一样,具有高度异质性,能在其他组织器官定居形成新瘤体,并在新环境生存下来,其适应能力主要依靠基因表达和相关细胞因子调节,而不是基因突变。对肿瘤间的遗传异质性而言,由于各自微环境的差异,自然选择可能起到更重要的作用。对于肿瘤而言,在患者首次被确认患上肿瘤的时候,其体内已经存在上千万个肿瘤细胞,这些细胞之间存在异质性,这种差异涉及细胞分化程度、细胞增殖率、细胞侵袭和转移能力以及治疗反应等众多方面。研究表明,不同亚型的肾上腺癌患者在DNA水平、表观遗传学等分子水平上均存在差异。而肿瘤是在演进的过程中失去了基因组稳定性,发生随机变化而生成不同生物特性的细胞亚型。对肾上腺癌的研究发现,大多数促癌变异并不存在于肿瘤的所有区域中,表明肿瘤异质性在不同癌症类型之间

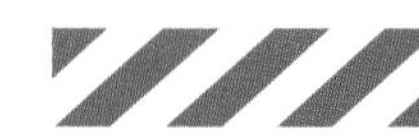

各不相同。肿瘤的异质性以及其所导致的蛋白功能的多样性可导致肿瘤的进化、发展，使其适应能力更强，预后的差异与肿瘤异质性有关。

5. 失巢凋亡抵抗 失巢凋亡（anoikis）是细胞程序性死亡的一种形式，由细胞外基质（ECM）和其他细胞脱离接触而诱发。这种细胞死亡形式在1994年被首次命名为失巢凋亡。失巢凋亡对维持机体组织的稳定状态是不可缺少的，主要作用是防止细胞异常生长或细胞黏附到异常的ECM上。失巢凋亡抵抗是肿瘤转移的一个特点，能使肿瘤细胞通过循环系统扩散到远处的其他器官。肿瘤细胞在脱离ECM的黏附和细胞间的接触后，通过自分泌和旁分泌机制抵抗凋亡得以存活，并重新获得附着能力得以扩散、侵袭和转移。文献报道，人表皮生长因子受体2（HER2）、EGFR、类肝素酶（HPSE）和Notch1等与肿瘤细胞迁移相关，而失巢凋亡抵抗是具有迁移潜能的实体瘤细胞必须具备的重要生物学特性之一。研究发现，Aiolos是生理状态下仅表达于淋巴细胞的转录因子，能够下调一系列细胞黏附相关蛋白的表达，破坏肿瘤细胞-细胞间连接、肿瘤细胞-ECM黏附，促进肿瘤细胞从表皮细胞片层结构中游离，并通过破坏失巢凋亡关键蛋白 $p66^{Shc}$ 基因染色质高级结构来抑制 $p66^{Shc}$ 基因转录，使得游离的肿瘤细胞产生失巢凋亡抵抗，最终促使肿瘤细胞发生远处转移（图5-39）。

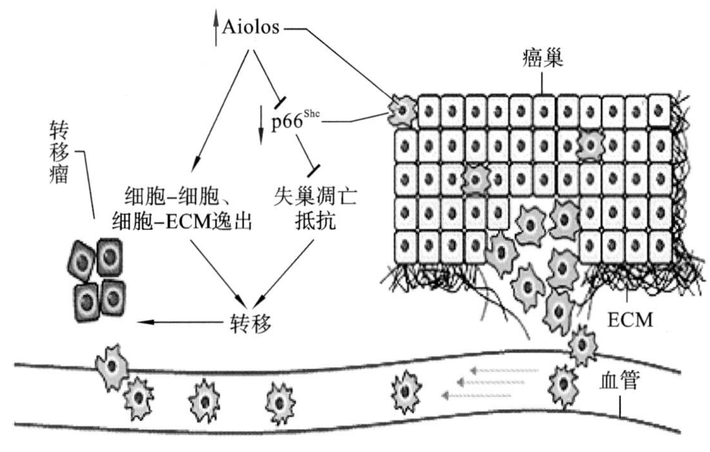

图5-39 失巢凋亡抵抗机制

6. 上皮间质转化（epithelial-mesenchymal transition，EMT） EMT的特点就是重塑细胞间连接和黏附蛋白，包括缝隙连接。EMT在癌症转移过程中被激活，由于缝隙连接的缺失，从而促使癌症转移。

六、大脑对肿瘤发生、发展的调控

肿瘤的发生和发展是一个非常复杂的过程，它与众多因素有关，人类对它的了解还远远不够。肿瘤从哪里来？这个问题长期困扰着肿瘤理论学家。大脑是机体的神经调控中枢，主宰机体的一切功能活动，肿瘤细胞同机体的其他细胞一样，都源自同一祖细胞，其发生、发展离不开大脑的调控。文献报道，大脑通过神经系统、免疫系统、能量代谢、内分泌系统和生物钟系统等方面调控肿瘤的发生和发展。传统的肿瘤起源理论往往忽略了大脑的作用，而通过大脑调控心理和精神因素可以影响肿瘤的进展（图5-40）。传统观念认为肿瘤是局部组织的自主性异常生长，目前认为肿瘤是一种以局部组织异常增殖为特征的全身性系统调控失常的疾病。但无论是体细胞基因突变理论、肿瘤干细胞学说，还是表观遗传记忆、核内周期和线粒体功能异常理论等，都认为肿瘤是躯体形成的独立“新器官”，往往忽略了大脑在肿瘤发生、发展和转移中的调控作用。人体有两大系统性调控系统，即中枢性调控系统和外周性调控系统，器官水平也可能存在一套甚至多套神经递质-激素-免疫调控系统，是对中枢性调控系统的补充、补偿和常态调节系统，其异常可能与肿瘤发生相关，即肿瘤的形成是中枢性调控系统和外周性调控系统失调，引起器官或组织的神经递质-激素-免疫调控系统功能失调所致(图 5-41)。肿瘤破坏免疫系统,在体内组建了一个“新器官”,这是肿瘤难治的根源所在。良性精神刺激可以改变肿瘤细胞的代谢、影响免疫系统,提示心理活动和精神因素可能对肿瘤的进展产生影响。

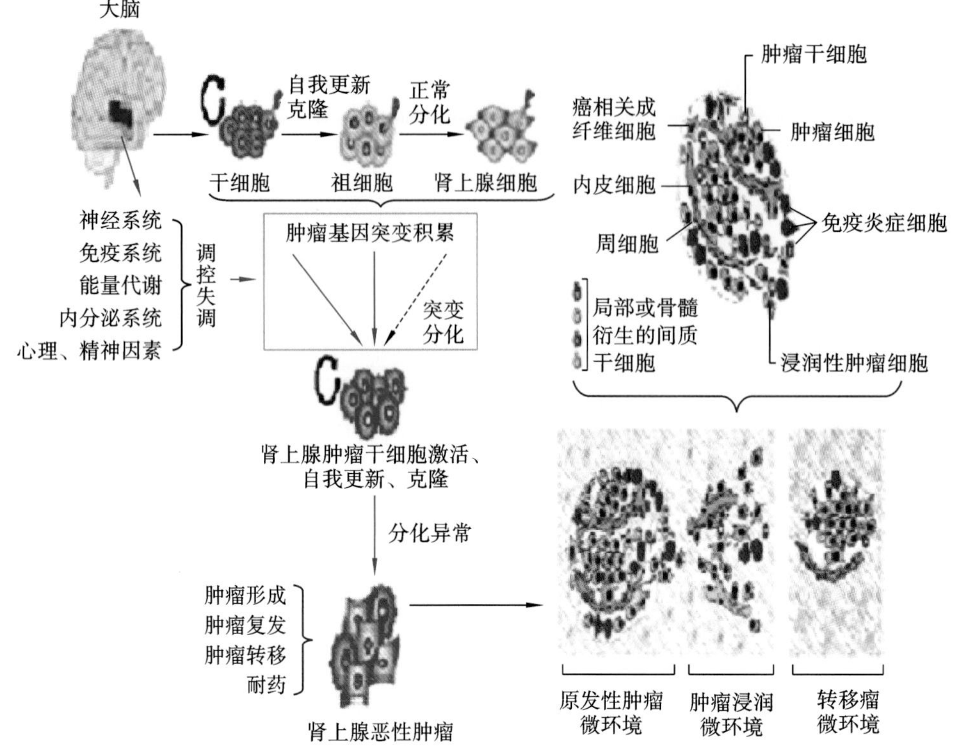

图 5-40　大脑对肾上腺恶性肿瘤发生、发展和转移的调控示意图

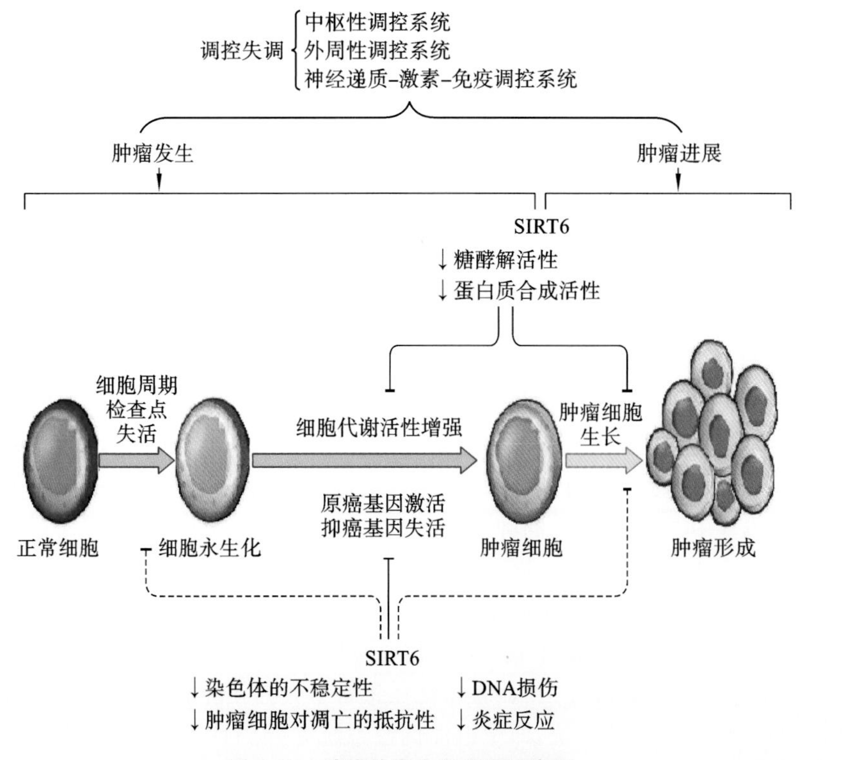

图 5-41　肿瘤的发生和进展示意图

肿瘤发生、发展的外因包括化学物质、病毒、细菌等环境因素,同时不良的生活方式、饮食习惯等与肿瘤的发生也密切相关。内因除遗传因素外,还包括神经递质-激素-免疫调控系统功能失调。研究发现,任何单独的心理因素和精神因素的作用都是不确定的,心理损害和精神因素影响肿瘤发生与发展可能与以下几个因素有关:①诱发肿瘤的社会环境;②内分泌功能失调;③神经系统功能失调;④免疫系统功能失调;⑤免疫系统监督功能失调。上述几个因素之间的相互作用与最终肿瘤的发生存在微妙关联。如应激失调与DNA修复关系的最新研究显示,情绪失调者修复被损坏细胞DNA的能力比健康人低,而抑郁程度重的患者比抑郁程度轻者该能力更低。应激通过改变DNA的修复,对肿瘤基因有直接的作用,同时由于不能及时清除结构较差或发生变异的细胞,对肿瘤基因又起间接的作用。持续的心理紧张是肿瘤产生的温床。由于机体抵抗力降到最低程度,变异细胞得以迅速发展,而细胞的DNA修复能力下降,不能及时修复变异的DNA基因,从而导致肿瘤发生并进展。

文献报道,脑源性神经营养因子(brain-derived neurotrophic factor,BDNF)是一种具有神经营养作用的蛋白质(图5-42),分布在中枢神经系统、周围神经系统、内分泌系统、骨和软骨组织等区域内。BDNF通过与Trkb结合而发挥作用,涵盖信号转导、细胞凋亡、细胞生物学等,包括肿瘤抑制基因、细胞周期蛋白、转录调节因子、类固醇受体、蛋白激酶、生长因子和激素、膜受体、淋巴细胞信号、细胞黏附蛋白、结构蛋白、磷酸酪氨酸抗体及融合蛋白等,与多种肿瘤的发生、发展、侵袭、转移,肿瘤新血管生成和化疗耐药等密切相关。Lin等报道,BDNF在软骨肉瘤组织中和相应正常组织中的表达存在差异,而这种差异可能赋予肿瘤细胞特定的细胞生物学功能。

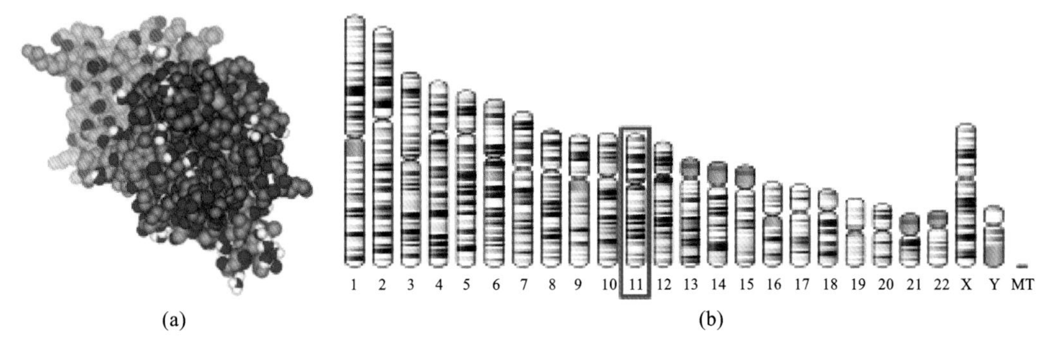

图5-42　BDNF基因结构和染色体定位

(a)BDNF基因结构;(b)染色体定位于11p14.1

基于科学家对肿瘤发生、发展和转移的新认识,大脑可影响肿瘤的发生,肿瘤是机体中枢系统与局部系统调控失衡的结果,良好的心理和精神因素对疾病治疗以及机体平衡状态的重新建立和环境再平衡的建立具有重要作用。多维的动态大脑调控系统研究为生物科学的发展提供了新途径。肿瘤作为人体独立的"新器官",通过大脑调控实现对肿瘤的治疗或许是未来肿瘤研究的方向,有可能进一步改变肿瘤治疗的策略。

七、术后肿瘤的复发或转移的预防

预防癌症的发生乃至术后肿瘤的复发或转移是上策,筛查或复查是中策,治疗是下策。大多数学者认为,预防术后肿瘤的复发或转移不能单纯依靠放疗、化疗或分子靶向药物治疗。因为肿瘤发病的根源在于内、外因素导致相关基因突变,肿瘤只是疾病的一种表现,使用具有"高选择性"多靶点的分子靶向药物、"有效阻断靶标通路"、使用肿瘤疫苗以及增强免疫功能治疗肿瘤将成为新主流。

（一）新型纳米材料定向精准爆破术后残余的肿瘤细胞

应用新型纳米材料定向精准爆破术后残余的肿瘤细胞（图5-43），能够预防肿瘤复发或转移，临床试验已经开展。近年来研究发现，基因测序技术可以确定每一位肿瘤患者的驱动基因突变，是肿瘤个体化精准治疗的关键。随着肿瘤细胞的遗传进化和基因演变图谱的绘制，针对肿瘤早期发生的遗传变异，可帮助确定肿瘤患者最佳的个体化精准治疗方案，使得肿瘤相应的靶向药物可能更为有效，并有利于监控对治疗的反应以及预防肿瘤复发或转移。

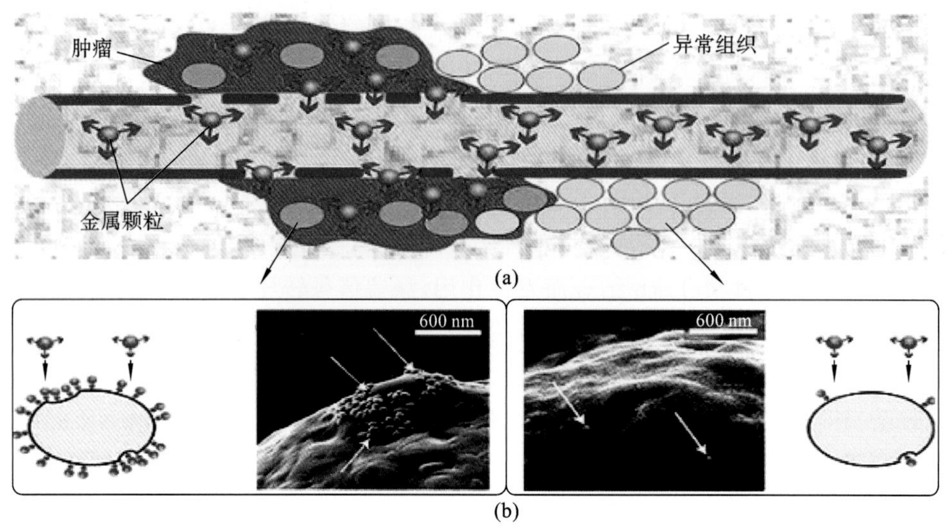

图5-43 新型纳米材料定向精准爆破术后残余的肿瘤细胞

(a)橙黄色的纳米金属颗粒带着绿色的抗体蛋白穿梭于血管和肿瘤组织中；(b)大量长了“眼睛”的纳米金属颗粒聚集在左边的肿瘤细胞表面，仅少量的纳米金属颗粒聚集在右边的健康细胞表面

（二）干扰素基因刺激因子

近年来大量的研究表明，干扰素基因刺激因子（stimulator of interferon genes，STING）通路能有效地启动机体的天然免疫系统，同时在激活下游适应性免疫应答过程中也发挥着关键作用（图5-44）。简而言之，STING是人体整个免疫系统的放大激活剂，其表达上调会增强整个免疫系统的免疫活性。近来研究发现，STING激活剂是一种适用于多种癌症的新型免疫疗法药物，能够激活机体的适应性免疫应答，产生持续的抗肿瘤作用，同时兼有激活免疫记忆细胞的作用，肿瘤组织在其作用下最终可完全消退。而且，基于STING有激活免疫记忆细胞的作用，如果癌症复发，免疫细胞就已经做好攻击准备，而无需更多的辅助治疗，临床上可以将其用于预防肿瘤的复发和转移。

（三）人参皂苷的抗肿瘤作用

实验和临床研究证实，20(S)-原人参二醇和人参皂苷Rh2、Rg3、Rg5和Rpl等是人参抗肿瘤的主要活性成分，都有较好的抗肿瘤活性，可以直接抑制肿瘤新血管生成和肿瘤细胞增殖，诱导肿瘤细胞凋亡；形成和重建淋巴管，使得肿瘤细胞进入血液、淋巴的机会减少，降低肿瘤细胞转移率；通过抑制肿瘤细胞脱氧核糖核酸和蛋白质的合成，使肿瘤细胞对血管壁基底膜及周围组织的浸润受到抑制。此外，其还能增强和调节机体免疫功能，间接地起到抗肿瘤作用（图5-45）。作为术后的辅助治疗，使用人参皂苷有利于预防术后肿瘤复发和转移。

中外很多科学数据表明，人体大脑生物钟和生物节律基因将内外环境和细胞基本功能有机地连接起来，将器官水平的神经递质-内分泌-免疫系统与细胞增殖和凋亡联系成一个协调、有序的整体。一旦人体昼夜节律紊乱，会导致肿瘤发生率升高，而且全身各种肿瘤的发生率均有

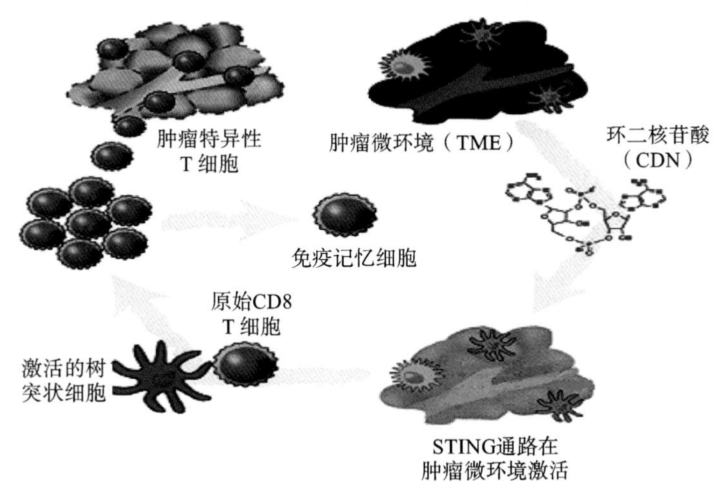

图 5-44　STING 通路启动、增强机体免疫系统示意图

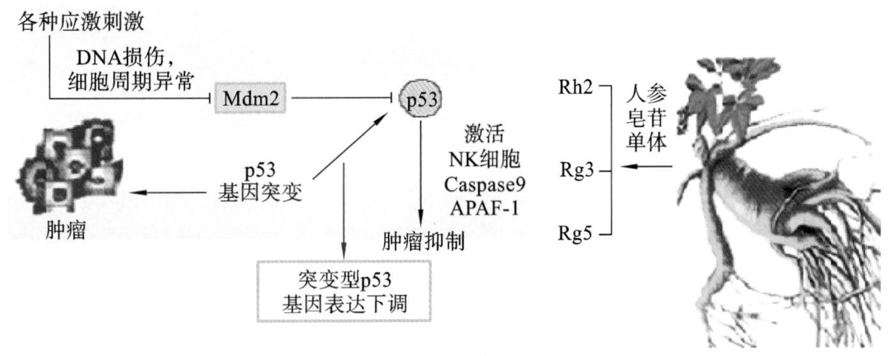

图 5-45　人参皂苷抗肿瘤作用示意图

增高的趋势。随着大脑生物钟、生物节律基因机制研究的不断深入，重新协调肿瘤中的生物节律或许是抗癌疗法的一个新策略，生物节律基因有可能成为抗癌疗法的新靶点。目前，修复肿瘤细胞内在的生物钟，使其恢复正常，增强生物节律基因功能或靶向生物钟乃至生物钟移植的抗癌新策略已经取得了突破性进展。此抗癌新策略有望逆转癌变，延缓肿瘤恶化、复发或转移，为手术治疗、放疗、化疗等传统综合疗法争取到更多的时间，使临床能达到更加理想的治疗效果，通过提高自身控癌能力来控制少量的残癌。随着肿瘤检测、诊断、治疗技术的发展，越来越多的恶性肿瘤患者可以获得更长的生存时间。整合健康大数据可以让我们更好地理解恶性肿瘤生物特性，从而改善预后。由于癌症是慢性疾病，一定要妥善制定持久的抗癌策略。

（曾　进　陈　忠）

参考文献

[1] Markowska A I，Liu F T，Panjwani N. Galectin-3 is an important mediator of VEGF and bFGF-mediated angiogenic response[J]. J EXP Med，2010，207(9)：1981-1993.

[2] Dos Santos S N，Sheldon H，Pereira J X，et al. Galectin-3 acts as an angiogenic switch to induce tumor angiogenesis via Jagged-1/Notch activation[J]. Oncotarge，2017，8(30)：49484-49501.

[3] Giquel C，Bertagne X，Boue Y L. Recent advances in the pathogenesis of adrenocortical tumours[J]. Eur J Endocrinol，1995，133(2)：133-144.

[4] Reinke M, Mora P, Bauschlein E. Deletion of the adrenocorticotropin receptor gene in human adrenocortical tumors: implications for tumorigenesis [J]. J Clin Endocrinol Metab, 1997, 82(9): 3054-3058.

[5] Paz M F, Avila S, Fraga M F, et al. Germ-line variants in methyl-group metabolism genes and susceptibility to DNA methylation in normal tissues and human primary tumours [J]. Cancer Res, 2002, 62(15): 4519-4524.

[6] Casey S C, Tong L, Li Y L, et al. MYC regulates the antitumor immune response through CD47 and PD-L1[J]. Science, 2016, 352(6282): 227-231.

[7] Emerling B E, Hurov J B, Poulogiannis G, et al. Depletion of a putatively druggable class of phosphatidylinositol kinases inhibits growth of p53-null tumors[J]. Cell, 2013, 155(4): 844-857.

[8] Turley S J, Cremasco V, Astarita J L. Immunological hallmarks of stromal cells in the tumour microenvironment[J]. Nat Rev Immunol, 2015, 15(11): 669-682.

[9] Bao W, Qiu H F, Yang T T, et al. Upregulation of TrkB promotes epithelial-mesenchymal transition and anoikis resistance in endometrial carcinoma[J]. PLoS One, 2013, 8(7): e70616.

[10] Townson J L, Naumov G N, Chambers A F. The role of apoptosis in tumor progression and metastasis[J]. Curr Mol Med, 2003, 3(7): 631-642.

[11] Soledad S M, Falguni P, Gaspar M A, et al. NR2F1 controls tumour cell dormancy via SOX9 and RARβ driven quiescence programmes[J]. Nat Commun, 2015, 6: 6170.

[12] Ford C A, Petrova S, Pound J D, et al. Oncogenic properties of apoptotic tumor cells in aggressive B cell lymphoma[J]. Curr Biol, 2015, 25(5): 577-588.

[13] Lin Y J, Yang Y, Li W, et al. Reciprocal regulation of Akt and Oct4 promotes the self-renewal and survival of embryonal carcinoma cells[J]. Mol Cell, 2012, 48(4): 627-640.

[14] Oskarsson T, Batlle E, Massagué J. Metastatic stem cells: sources, niches, and vital pathways[J]. Cell Stem Cell, 2014, 14(3): 306-321.

[15] Luo Y, Lan L, Jiang Y G, et al. Epithelial-mesenchymal transition and migration of prostate cancer stem cells is driven by cancer-associated fibroblasts in an HIF-1α/β-catenin-dependent pathway[J]. Mol Cells, 2013, 36(2): 138-144.

[16] Luzzi K J, MacDonald I C, Schmidt E E, et al. Multistep nature of metastatic inefficiency: dormancy of solitary cells after successful extravasation and limited survival of early micrometastases[J]. Am J Pathol, 1998, 153(3): 865-873.

[17] Chang Y S, Chen W Y, Yin J J, et al. EGF receptor promotes prostate cancer bone metastasis by downregulating miR-1 and activating TWIST1[J]. Cancer Res, 2015, 75(15): 3077-3086.

[18] Li W Y, Kang Y B. Probing the fifty shades of EMT in metastasis[J]. Trends Cancer, 2016, 2(2): 65-67.

[19] Kim M Y, Oskarsson T, Acharyya S, et al. Tumor self-seeding by circulating cancer cells[J]. Cell, 2009, 139(7): 1315-1326.

[20] Hahnfeldt P. Significance of tumor self-seeding as an augmentation to the classic metastasis paradigm[J]. Future Oncol, 2010, 6(5): 681-685.

[21] Jiang Y H, Xie X D, Li Z G, et al. Functional cooperation of RKTG with p53 in tumorigenesis and epithelial-mesenchymal transition [J]. Cancer Res, 2011, 71 (8):

2959-2968.

[22] Wang G, Yu Y, Sun C, et al. STAT3 selectively interacts with Smad3 to antagonize TGF-β signalling[J]. Oncogene, 2015, 35(33): 4388-4398.

[23] Hsieh A C, Liu Y, Edlind M P, et al. The translational landscape of mTOR signaling steers cancer initiation and metastasis[J]. Nature, 2012, 485(7396): 55-61.

[24] Yang W S, Dolloff N G, El-Deiry W S. ERK and MDM2 prey on FOXO3a[J]. Nat Cell Biol, 2008, 10(2): 125-126.

[25] 曾进，陈忠. 泌尿系肿瘤复发原因和转移机制研究进展[J]. 现代泌尿生殖肿瘤杂志，2017, 9(6): 321-324.

[26] 郑佩. Wnt/β-catenin 信号通路与肿瘤干细胞[J]. 国际肿瘤学杂志，2017, 44(11): 853-855.

[27] Berndt J D, Moon R T. Cell biology. Making a point with Wnt signals[J]. Science, 2013, 339(6126): 1388-1389.

[28] Hughes R, Qian B Z, Rowan C, et al. Perivascular M2 macrophages stimulate tumor relapse after chemotherapy[J]. Cancer Res, 2015, 75(17): 3479-3491.

[29] Huang Q, Li F, Liu X J, et al. Caspase 3-mediated stimulation of tumor cell repopulation during cancer radiotherapy[J]. Nat Med, 2011, 17(7): 860-866.

[30] Kyprianou N. The fringe benefits of cloning cancer[J]. Sci Transl Med, 2014, 6(254): 254fs36.

[31] 崔畅畅，柯学，吕慧侠. 肿瘤干细胞靶向治疗研究进展[J]. 药学进展，2016, 40(1): 20-29.

[32] Wei W, Shin Y S, Xue M, et al. Single-cell phosphoproteomics resolves adaptive signaling dynamics and informs targeted combination therapy in glioblastoma[J]. Cancer Cell, 2016, 29(4): 563-573.

[33] Inuzuka H, Shaik S, Onoyama I, et al. SCF^{FBW7} regulates cellular apoptosis by targeting Mcl-1 for ubiquitylation and destruction[J]. Nature, 2011, 471(7336): 104-109.

[34] D'Assoro A B, Haddad T, Galanis E. Aurora-A kinase as a promising therapeutic target in cancer[J]. Front Oncol, 2015, 5: 295.

[35] Morandell S, Reinhardt H C, Cannell I G, et al. A reversible gene-targeting strategy identifies synthetic lethal interactions between MK2 and p53 in the DNA damage response in vivo[J]. Cell Rep, 2013, 5(4): 868-877.

[36] Malladi S, Macalinao D G, Jin X, et al. Metastatic latency and immune evasion through autocrine inhibition of WNT[J]. Cell, 2016, 165(1): 45-60.

[37] Takeishi S, Matsumoto A, Onoyama I, et al. Ablation Fbxw7 eliminates leukemia-initiating cells by preventing quiescence[J]. Cancer Cell, 2013, 23(3): 347-361.

[38] Walczak E M, Hammer G D. Regulation of the adrenocortical stem cell niche: implications for disease[J]. Nat Rev Endocrinol, 2015, 11(1): 14-28.

[39] Hong J, Tobin N P, Rundqvist H, et al. Role of tumor pericytes in the recruitment of myeloid-derived suppressor cells[J]. J Natl Cancer Inst, 2015, 107(10): djv209.

[40] Liu Y, Cao X T. Characteristics and significance of the pre-metastatic niche[J]. Cancer Cell, 2016, 30(5): 668-681.

[41] Li X C, Xu Z, Du W, et al. Aiolos promotes anchorage independence by silencing $p66^{shc}$ transcription in cancer cells[J]. Cancer Cell, 2014, 25(5): 575-589.

[42] Lukianova-Hleb E Y, Kim Y S, Belatsarkouski I, et al. Intraoperative diagnostics and

elimination of residual microtumours with plasmonic nanobubbles[J]. Nat Nano,2016,11(6):525-532.

[43] Barkal A A, Weiskopf K, Kao K S. Engagement of MHC class Ⅰ by the inhibitory receptor LILRB1 suppresses macrophages and is a target of cancer immunotherapy[J]. Nat Immunol,2017,19(1):76-84.

[44] Hanahan D,Weinberg R A. Hallmarks of cancer:the next generation[J]. Cell,2011,144(5):646-674.

[45] Yin J, Leavenworth J W, Li Y, et al. Ezh2 regulates differentiation and function of natural killer cells through histone methyltransferase activity[J]. Proc Natl Acad Sci U S A,2015,112(52):15988-15993.

[46] Karr J R,Sanghvi J C,MacKlin D N,et al. A whole-cell computational model predicts phenotype from genotype[J]. Cell,2012,150(2):389-401.

[47] Casey S C, Tong L, Li Y L, et al. MYC regulates the antitumor immune response through CD47 and PD-L1[J]. Science,2016,352(6282):227-231.

[48] 张百红,岳红云. 大脑对肿瘤发生和发展的影响[J]. 肿瘤,2016,36(10):1183-1186.

[49] Balani S,Nguyen L V,Eaves C J. Modeling the process of human tumorigenesis[J]. Nat Commun,2017,8:15422.

[50] Brock A,Krause S,Ingber D E. Control of cancer formation by intrinsic genetic noise and microenvironmental cues[J]. Nat Rev Cancer,2015,15(8):499-509.

[51] Rosenbloom D I S,Camara P G,Chu T,et al. Evolutionary scalpels for dissecting tumor ecosystems[J]. Biochim Biophys Acta Rev Cancer,2017,1867(2):69-83.

[52] Kiessling S,Beaulieu-Laroche L,Blum I D,et al. Enhancing circadian clock function in cancer cells inhibits tumor growth[J]. BMC Biol,2017,15(1):13.

[53] Zhou T T,Zhu H,Fan Z X,et al. History of winning remodels thalamo-PFC circuit to reinforce social dominance[J]. Science,2017,357(6347):162-168.

[54] Lin C Y, Chen H J, Li T M, et al. β5 integrin up-regulation in brain-derived neurotrophic factor promotes cell motility in human chondrosarcoma[J]. PLoS One,2013,8(7):67990.

[55] Huang S M, Lin C J, Lin H Y, et al. Brain-derived neurotrophic factor regulates cell motility in human colon cancer[J]. Endocr Relat Cancer,2015,22(3):455-464.

[56] Quan X,Luo H,Fan H,et al. Brain-derived neurotrophic factor contributes to colonic hypermotility in a chronic stress rat model[J]. Dig Dis Sci,2015,60(8):2316-2326.

[57] Imam J S,Plyler J R,Bansal H,et al. Genomic loss of tumor suppressor miRNA-204 promotes cancer cell migration and invasion by activating AKT/mTOR/Rac1 signaling and actin reorganization[J]. PLoS One,2012,7(12):e52397.

[58] Corrales L,Glickman L H,McWhirter S M,et al. Direct activation of STING in the tumor microenvironment leads to potent and systemic tumor regression and immunity[J]. Cell Rep,2015,11(7):1018-1030.

[59] Ramanjulu J M, Pesiridis G S, Yang J, et al. Design of amidobenzimidazole STING receptor agonists with systemic activity[J]. Nature,2018,564(7736):439-443.

[60] Malzev V N. Cancer as a carcinogenic hyper-cycle and a RNA world progress[J]. Med Hypotheses,2013,81(2):288-292.

[61] Geng P L, Ou J J, Li J J, et al. Genetic association between PER3 genetic

polymorphisms and cancer susceptibility: a meta-analysis [J]. Medicine, 2015, 94 (13):e568.

[62] Cherradi N. MicroRNAs as potential biomarkers in adrenocortical cancer:progress and challenges[J]. Front Endocrinol(Lausanne),2016,6:195.

[63] 黄月云,夏婷,赵成国,等. 人参皂苷 Rh2 和 Rg3 抗肿瘤作用研究进展[J]. 实用中医药杂志,2016,32(8):846-847.

[64] 曾进,陈忠. 现代泌尿肿瘤学[M]. 北京:人民卫生出版社,2023.

第六章 肾上腺恶性肿瘤的分子靶向治疗

一、分子靶向治疗的概念

近200多年来，医学得到极为快速的发展，许多对人类健康有重大威胁的传染性疾病、感染性疾病和一些慢性疾病都得到有效的控制，恶性肿瘤的治疗也经历了两次大的飞跃。第一次是1890年Halsted提出肿瘤根治性手术的概念，第二次是20世纪70年代Fish将化学治疗（简称化疗）与根治术相结合（辅助化疗或新辅助化疗），这两次革新极大地提高了肿瘤，特别是恶性肿瘤的治疗效果。

化疗使用小分子化合物直接损伤细胞DNA或阻碍细胞有丝分裂，诱导细胞死亡，在治疗肿瘤方面虽然能达到一定的效果，但主要不足在于化疗药物缺乏对正常细胞和肿瘤细胞的选择性。除了可以抑制肿瘤细胞生长外，许多化疗药物还会损害心、肝、肺、肾、骨髓等重要器官的功能，并破坏免疫系统，导致机体对肿瘤的自我保护屏障丧失，从而限制了化疗强度和频率。此外，化疗还可能加剧肿瘤细胞基因组的不稳定性，使肿瘤细胞对化疗药物迅速产生耐受性。近50年来药物研制中的发展都集中在细胞毒性攻击性的药物，虽然继蒽环类（阿霉素、表阿霉素）、铂类（顺铂、卡铂）之后又有很多强有力的化疗药物如泰素（紫杉醇注射液）、泰索帝（多西他赛注射液）、开普拓（盐酸伊立替康注射液）、乐沙定（注射用奥沙利铂）、健择（注射用盐酸吉西他滨）等问世，并在各个不同的肿瘤领域发挥重要的作用，但其性质仍然属于不能分辨肿瘤细胞和正常细胞的药物，临床应用受到诸多因素的限制。化疗的毒副反应和肿瘤的耐药性使大多数肿瘤患者的治疗难以为继。此后虽然有很多新的手术方式及新的药物出现，但恶性肿瘤的治疗进展仍徘徊不前，直至分子靶向药物的出现。

靶向治疗是指使用针对已经明确的致癌突变位点的治疗药物，通过药物精确地针对肿瘤细胞进行杀灭的治疗方法。药物进入体内会特异性地选择致癌突变位点并与之结合而发挥作用，使肿瘤细胞特异性死亡，而不会波及肿瘤周围的正常组织细胞。分子靶向治疗（molecular targeted therapy）在本质上有别于传统的化疗，指使用小分子化合物、大分子单克隆抗体、多肽等物质特异性干预调节肿瘤细胞生物学行为的信号通路，从而抑制肿瘤发展。分子靶向治疗针对肿瘤异常的信号通路，具有高选择性、低毒性和高治疗指数，可以长期用药，从而有可能使恶性肿瘤转化为一种类似于高血压、糖尿病的慢性病。从1997年单克隆抗体曲妥珠单抗（赫赛汀）和利妥昔单抗（美罗华）被批准用于治疗转移性乳腺癌和弥漫性大B细胞淋巴瘤开始，分子靶向治疗的历史不过20余年时间，新型分子靶向药物在临床实践中取得了显著的疗效，实践已证实了分子靶向治疗理论的正确性与可行性，把癌症的治疗推向了一个前所未有的新阶段。至今，已有10余种分子靶向药物被批准用于实体瘤治疗，另有数种分子靶向药物用于血液肿瘤。

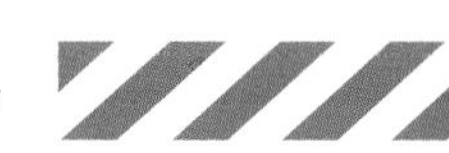

分子靶向治疗具有高度特异性的特点，可以在细胞分子水平上，针对已经明确的致癌突变位点（该位点可以是肿瘤细胞内部的一个蛋白分子，也可以是一个基因片段）设计相应的治疗药物。分子靶向治疗的靶点是肿瘤细胞的恶性表型分子，作用于促进肿瘤生长、存活的特异性细胞受体、信号转导通路，对新生血管形成和细胞周期进行适当调控，实现抑制肿瘤细胞生长或促进凋亡的抗肿瘤作用。与传统的具有细胞毒性的化疗不同，肿瘤分子靶向治疗具有特异性抗肿瘤作用，并且毒性明显减少，开创了肿瘤差异化治疗的新领域。

靶向药物针对正常细胞和肿瘤细胞共同的信号转导通路，但是作用于异常肿瘤信号转导通路中不同于正常细胞信号转导通路的分子靶点。个体化治疗的前提条件是通过个体分子靶点的检测，寻找合适的精准的靶向药物。根据靶向部位的不同，将肿瘤靶向治疗分为两大类，即肿瘤细胞靶向治疗和肿瘤血管靶向治疗。肿瘤细胞靶向治疗是利用肿瘤细胞表面的特异性抗原或受体作为靶点，而肿瘤血管靶向治疗则是利用肿瘤区域新生毛细血管内皮细胞表面的特异性抗原或受体起作用。虽然那些针对肿瘤细胞的单克隆抗体（单抗）的靶向特性在某种程度上提高了局部肿瘤组织内的浓度，但由于这些大分子物质要到达肿瘤细胞靶区，仍然需要通过血管内皮细胞屏障，这一过程是相对缓慢的；而血管靶向药物则有很大的优势，在给药后可以迅速、高浓度地积聚在靶标部位。

分子靶向药物主要针对恶性肿瘤病理生理发生、发展的关键靶点进行治疗干预，一些分子靶向药物在相应的肿瘤治疗中已经表现出较佳疗效。尽管分子靶向药物对其所针对的肿瘤有较为突出的疗效，并且耐受性好、毒性反应较轻，但一般认为其在相当长的时间内还不能完全取代传统的细胞毒类抗肿瘤药物，临床上更常见的情况是两者联合应用。肿瘤细胞携带的药靶分子在治疗前、后的表达和突变状况往往决定分子靶向药物的疗效和疾病预后，这对该类药物的个体化治疗提出了更高的要求。

二、分子靶向治疗药物的分类

近年来，随着分子生物学技术的发展和人们从细胞、分子水平进一步认识肿瘤发病机制，肿瘤靶向治疗已经进入了一个全新的时代。虽然靶向治疗在一些恶性肿瘤，如肾癌、肺癌等中取得了较好的疗效，但用于肾上腺恶性肿瘤的靶向治疗仍处于基础研究及临床探索阶段，尚无大规模临床应用经验，也没有一种特别有效的靶向药物应用于临床。

根据药物的作用靶点和性质，靶向药物主要分为两大类：小分子靶向药物和大分子单克隆抗体类靶向药物（图 6-1、图 6-2）。由于一种靶向药物尤其是单靶点靶向药物只针对一种常见的突变基因，因此在这类药物使用前，需要进行基因检测，只有符合此类基因突变的患者才可从中获益。分子靶向治疗药物主要可分为以下几类。

（1）mTOR 激酶抑制剂，如依维莫司、CCI-779 等。mTOR 是 PI3K-Akt-mTOR 通路的一种重要的丝氨酸-苏氨酸蛋白激酶。作为此通路的核心环节，mTOR 可通过磷酸化激活与 mRNA 翻译相关的蛋白质从而提高翻译效率，增加在细胞的生长增殖中起到关键作用的相关蛋白质的表达。mTOR 可调节下游蛋白 PS6K 和 4E-BP1，对蛋白质合成进行调节，激活蛋白质的翻译。在许多肿瘤中，PI3K-Akt-mTOR 是普遍失去调控的通路，当 mTOR 过度激活时，细胞出现增殖失控、抵抗凋亡、生长代谢及分化异常等现象。因此相对于正常细胞，肿瘤细胞存在 PI3K-Akt-mTOR 通路失调，肿瘤细胞对 mTOR 激酶抑制剂敏感性增加，因此 PI3K-Akt-mTOR 可作为肿瘤靶向治疗的靶点。

（2）具有靶向性的表皮生长因子受体（EGFR）阻断剂，如吉非替尼（gefitinib）、厄洛替尼（erlotinib）等。吉非替尼可以增加顺铂（PDD）、卡铂（CBP）、紫杉醇（taxol）、多西他赛（docetaxel）及阿霉素（ADM）等化疗药物的抑瘤效果，但不提高吉西他滨（gemzar）的抑瘤作用；厄洛替尼也是一种表皮生长因子受体-酪氨酸激酶抑制剂，属小分子化合物。伊马替尼

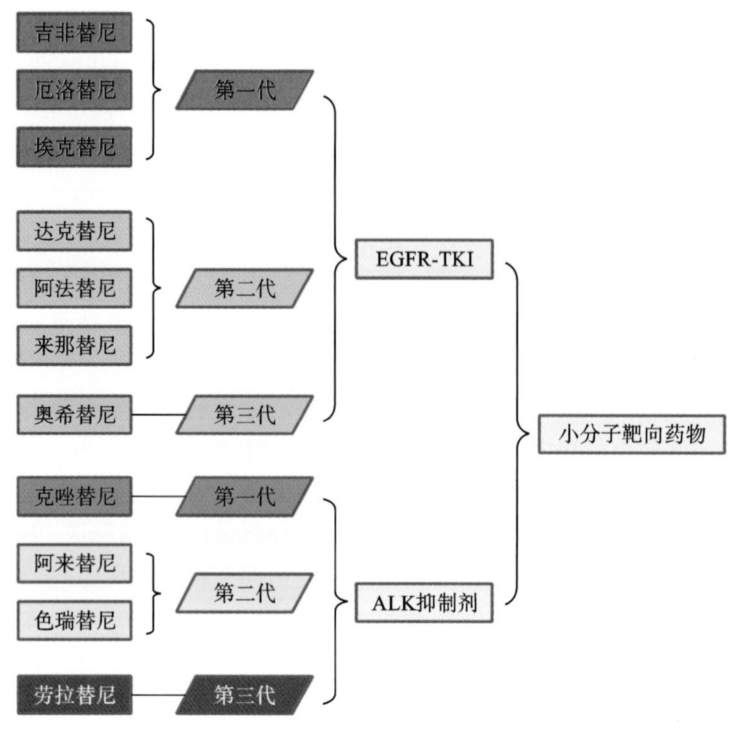

图 6-1 小分子靶向药物

EGFR-TKI,表皮生长因子受体-酪氨酸激酶抑制剂;ALK 抑制剂,间变性淋巴瘤激酶抑制剂

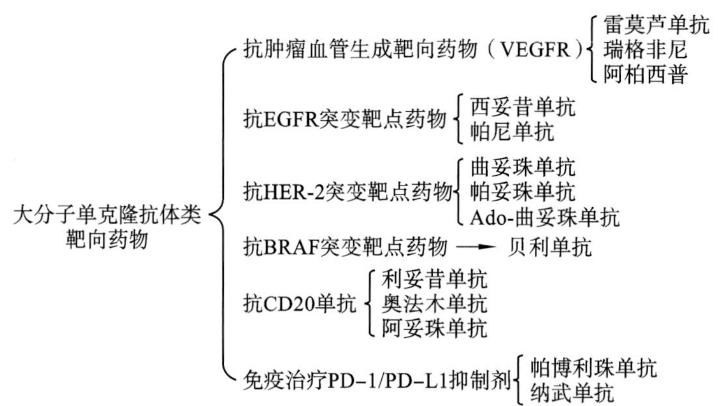

图 6-2 大分子单克隆抗体类靶向药物

(imatinib)是一种酪氨酸激酶抑制剂,属小分子化合物,用于既往干扰素治疗失败的慢性髓细胞性白血病(CML)慢性期患者的有效率达 100%,对 Ph 阳性的急性淋巴细胞性白血病(ALL)的缓解率也高达 70%。伊马替尼对胃肠道恶性间质细胞瘤患者的疾病控制率高达 80%～90%,其对化疗和放疗高度拮抗的恶性胶质瘤(最常见的脑肿瘤)也有一定疗效。

(3) 酪氨酸激酶受体抑制剂,如克唑替尼(crizotinib)等。靶向分子包括间变性淋巴瘤激酶(ALK)、肝细胞生长因子受体(HGFR,c-Met)和受体型酪氨酸激酶(recepteur d'origine nantais,RON)。其获得美国食品药品监督管理局(FDA)批准用于治疗 ALK 基因重排的非小细胞肺癌(NSCLC)。

(4) 针对某些特定细胞标志物的单克隆抗体,如抗 HER-2 的单抗,如曲妥珠单抗(trastuzumab);抗 EGFR 的单抗,如西妥昔单抗(C225,cetuximab)提高了 5-氟尿嘧啶(5-FU)和喜树碱-11(CPT-11)治疗失败的结肠癌患者的获益率。曲妥珠单抗与阿霉素和紫杉醇均有协同抗癌作用,而曲妥珠单抗与紫杉醇的协同作用更为明显。抗 CD20 单抗利妥昔单抗(rituximab)已被批准用于低度恶性 B 细胞淋巴瘤的治疗,已有研究探索其与化疗联合用于恶

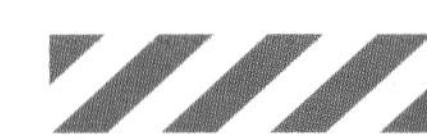

性度高的淋巴瘤的治疗效果。

(5) 抗肿瘤血管生成的药物有贝伐单抗(bevacizumab)和内皮抑素(endostatin)等。贝伐单抗是重组人抗 VEGF 配体单克隆抗体;内皮抑素是一种内源性抗血管生成因子,分离自血管内皮瘤。抗肿瘤血管生成靶向药物需要与化疗药物联用,这是目前"抗肿瘤血管生成+抗肿瘤细胞增殖"策略的一种体现。

(6) IGFR-1 激酶抑制剂,如 NVP-AEW541。

(7) 泛素-蛋白酶体抑制剂,如硼替佐米(bortezomib)。

(8) 其他,如 Aurora 抑制剂、组蛋白去乙酰化酶(HDAC)抑制剂等。

三、肾上腺恶性肿瘤分子靶向治疗药物的选择及机制

靶向药物具有高选择性、高效、不良反应少等优点,限于文章篇幅,本章主要讨论与肾上腺恶性肿瘤相关的靶向药物及其机制。

1. 米托坦(mitotane) 肾上腺皮质癌(ACC)是一种罕见的恶性肿瘤,晚期预后较差。严格来说,米托坦并非传统意义上经典的靶向治疗药物,其只能针对肾上腺皮质癌,对其他类型的恶性肿瘤不发挥作用,目前是美国食品药品监督管理局和欧洲药品管理局批准用于治疗肾上腺皮质癌的唯一药物,以控制肿瘤生长和类固醇激素产生。

米托坦是杀虫剂双对氯苯基三氯乙烷(DDT)的衍生物,对肾上腺皮质的束状带和网状带具有抗肾上腺素和细胞毒活性,主要作用于胆固醇侧链裂解酶 CYP11A1 和 CYP11B1 水平抑制类固醇生成。对犬的研究发现,米托坦能选择性地对肾上腺皮质细胞的线粒体产生直接细胞毒作用,使皮质束状带及网状带细胞萎缩、坏死,但不影响球状带,所以醛固酮分泌不受影响;对 ACTH 分泌没有影响,但可阻断 ACTH 对肾上腺皮质的刺激作用,加速肾上腺皮质激素在周围组织中的灭活。米托坦对不能手术切除或有远处转移的肾上腺皮质癌有效,治疗肾上腺皮质癌的客观有效率为 34%~61%,中位缓解期为 6~7 个月。对功能性肾上腺皮质癌,可使皮质功能亢进症状缓解,肿瘤缩小,延长生命。此外,其也可用于肾上腺皮质增生或肿瘤所致的库欣综合征(皮质醇症)。

米托坦为口服制剂,主要副作用为胃肠道反应,发生率为 79%,其中厌食发生率为 24%,恶心发生率为 39%,呕吐发生率为 37%,腹泻发生率为 31%。其他相对少见的并发症包括神经肌肉毒性、皮疹、眼毒性、泌尿生殖系统毒性及心血管毒性等。尽管有严重的副作用,但米托坦已经被临床使用了几十年,其抑制肿瘤生长的分子机制仍不清楚。

Sbiera 等通过体外培养的肾上腺皮质癌细胞株 NCI-H295,结合表达基因组学和质谱技术,研究米托坦分子靶点及其作用机制。表达基因组学数据的通路分析显示,米托坦治疗引起内质网(ER)应激激活和脂相关基因表达发生很大的改变。研究发现,米托坦强烈地诱导内质网应激标志物 CHOP(C/EBP-homologous protein),并激活 NCI-H295 细胞中 2 个内质网应激信号通路,即 XBP1-mRNA 剪接和 eIF2α 磷酸化,而在另外 4 个非类固醇合成细胞株中效应要弱得多。脂质质谱分析显示,米托坦诱导 NCI-H295 细胞中游离胆固醇、氧化固醇和脂肪酸的增加是内质网应激反应的原因。笔者认为米托坦是一种固醇-O-酰基转移酶 1(SOAT1)的抑制剂,可导致这些有毒脂质的积累。在肾上腺皮质癌组织样本中,也发现 SOAT1 的表达与米托坦治疗的反应相关(图 6-3)。

2. 舒尼替尼(sunitinib) 舒尼替尼是 VEGF、血小板衍生生长因子-β(PDGF-β)、c-KIT、FLT3 和 RET 受体等因子的有效抑制剂。该药物经美国食品药品监督管理局批准用于晚期肾细胞癌和胃肠道间质瘤患者。VHL 病患者的恶性嗜铬细胞瘤高表达 VEGF 和 PDGF-β 受体,Arg167Gln VHL 基因突变,也易诱发肾细胞癌(VHL2B)。因此也有学者尝试将舒尼替尼用于恶性嗜铬细胞瘤的治疗。

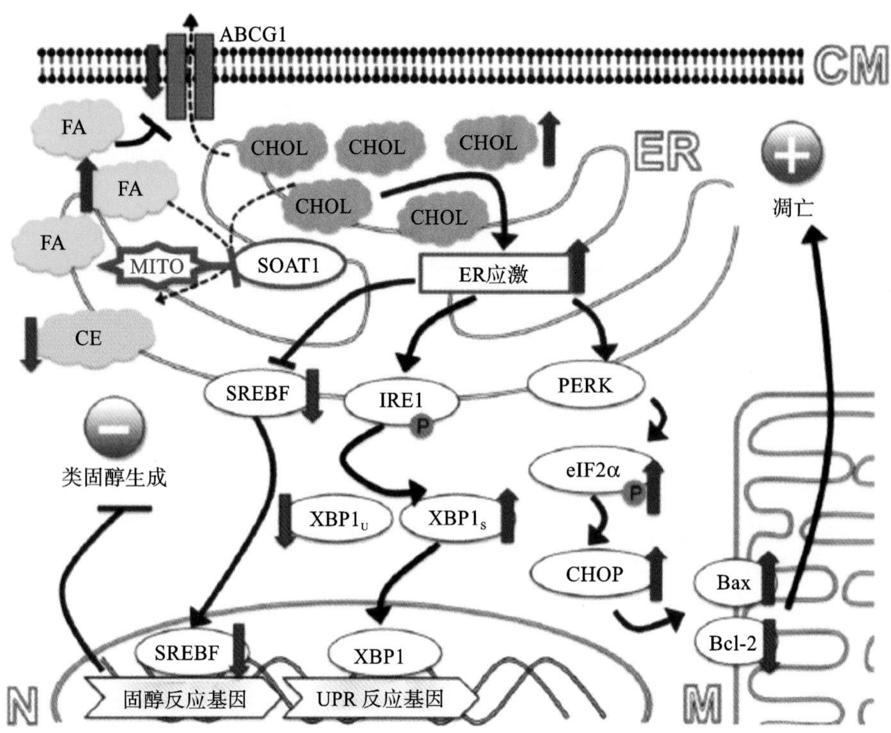

图 6-3 肾上腺皮质细胞中米托坦分子机制的示意图

米托坦(MITO)对 SOAT1 的抑制导致胆固醇酯(ChE)的降低和引起游离胆固醇(CHOL)和脂肪酸(FA)的增加,并触发了内质网应激反应。肌醇需求酶 1(inositol requiring enzyme 1,IRE1)依赖性的 XBP1-mRNA 剪接和随后的核定位介导了未折叠蛋白反应(unfolded protein response,UPR)基因的转录。随着内质网应激的持续,PERK 的表达增加,随后 eIF2α 磷酸化诱导 CHOL 表达增加,引起促凋亡因子 Bax 增加,而抗凋亡因子 Bcl-2 表达减少,诱导细胞凋亡。FA 和 CHOL 的聚集抑制了 SREBF 的表达,导致固醇应答基因转录减少,类固醇生成下调。粗体箭头表示增加(红色)和减少(蓝色)mRNA 和/或蛋白质表达的实验证据

2009 年 Jimenez 等和 Joshua 等分别报道了 4 例恶性嗜铬细胞瘤和副神经节瘤患者对舒尼替尼的反应。在他们的报道中,1 例患者为恶性嗜铬细胞瘤和 VHL 病患者,2 例患者患有恶性副神经节瘤并伴有 SDHB 突变,另 1 例为散发副神经节瘤患者,治疗方案为服用舒尼替尼(每日 50 mg,服用 4 周开始,停用 2 周)治疗 6 个月至 1 年。其中 1 例患者的治疗经过比较特殊,其因腹部肿块无法切除,经影像学及病理报告证实为肾细胞癌。患者接受舒尼替尼治疗,使肿块适于手术切除。术后病理报告证实为恶性副神经节瘤而非肾细胞癌。这两篇报道中的 4 例患者在使用舒尼替尼治疗期间出现肿瘤体积缩小。在恶性 VHL 病嗜铬细胞瘤患者中,生化标志物(血浆肾上腺素和嗜铬粒蛋白 A)较基线值下降 50%以上,美国东部肿瘤协作组(Eastern Cooperative Oncology Group,ECOG)评分从 2 分降低到 0 分,患者疼痛消失,高血压患者疼痛较易控制。其他 3 例患者的生化标志物、表现状况和症状预后信息有限,然而,根据 RECIST 标准观察到对舒尼替尼的部分或几乎完全的应答。

根据 3.0 版本的美国卫生与公众服务部的不良事件通用标准,4 例患者中部分患者经历了舒尼替尼的 1～3 级毒性。高血压是服用舒尼替尼的常见副作用,这是因为 VEGF 能激活内皮细胞中一氧化氮的生成。高血压同时也是恶性嗜铬细胞瘤和副神经节瘤患者关注的一个重要问题,因为他们异常的儿茶酚胺代谢常常与严重的血压升高有关。然而,这 4 例患者在服用舒尼替尼时均未出现严重高血压,其中 2 例在服用舒尼替尼初期出现 1 级高血压,不过这种高血压可以用血管紧张素转换酶抑制剂和竞争性的 α 受体阻滞剂控制。VHL 病患者在开始使用舒尼替尼治疗前,通过联用苯氧苄明和阿替洛尔,对恶性嗜铬细胞瘤过度释放儿茶酚胺所致的高血压进行了很好的控制,其服用舒尼替尼 3 天后,发生儿茶酚胺危象,表现为焦虑、心悸、震颤和

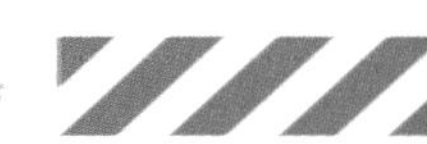

严重的盆腔疼痛。尽管有明显的儿茶酚胺释放，但服用足够的 α 和 β 受体阻滞剂阻止了这例患者发生包括高血压在内的心血管并发症。因此，在开始服用舒尼替尼之前，控制基础血压（以及心脏保护）至关重要。这 4 例患者描述的其他症状包括疲劳、恶心、腹泻、口腔疼痛、中性粒细胞减少、掌跖红斑和原发性甲状腺功能减退。这些副作用并没有妨碍这些患者继续服用舒尼替尼，仅进行对症处理即可。而且据报道，副作用多发生在治疗的第三和第四周，并在两周的休息期间有所改善。

一项Ⅱ期临床试验也显示舒尼替尼具有一定程度的抗肿瘤作用。该研究以疾病无进展生存时间达到 12 周为主要研究终点，其中有 5 例（14.3%）达到主要研究终点。这项研究还提示，联合米托坦治疗能够降低血浆中舒尼替尼及其活性代谢产物的水平，故认为在米托坦使用之前，应先服用舒尼替尼或是其他酪氨酸激酶抑制剂，若将其与米托坦联合应用，则应对酪氨酸激酶抑制剂进行剂量调整。究其原因，Lin 等通过临床前研究认为，舒尼替尼发挥酪氨酸激酶抑制剂作用的同时代偿性地激活酪氨酸激酶，尤以细胞外调节蛋白激酶（extracellular signal regulated kinase，ERK）磷酸化激活突出，所以舒尼替尼联合 ERK 抑制剂 PD98059 显著抑制肾上腺皮质癌细胞增殖，该研究为临床治疗提供理论依据，尚需进一步临床试验证实舒尼替尼的临床疗效。

3. 依维莫司（everolimus，RAD001） 哺乳动物雷帕霉素靶蛋白（mammalian target of rapamycin，mTOR）是一种丝氨酸-苏氨酸蛋白激酶，通过促使磷脂酰肌醇 3 激酶-蛋白激酶 B（PI3K-Akt）信号及其下游信号途径的过度活化，在肿瘤细胞增殖、侵袭、凋亡和肿瘤化疗药物抵抗中起着重要作用，因此 mTOR 已经成为非常重要的肿瘤分子靶向治疗的作用点。目前较为明确的与恶性嗜铬细胞瘤发病相关联的信号通路主要包括两条：一是 VHL-HIF-1α 信号通路，二是 PI3K-Akt-mTOR 信号通路。上述两条信号通路的过度激活与恶性嗜铬细胞瘤的增殖、远处转移密切相关。

PI3K-Akt-mTOR 信号通路是与细胞凋亡和细胞增殖关系非常密切的信号通路之一，该通路在多种常见恶性肿瘤中常处于高度激活状态。之前有研究证实嗜铬细胞瘤中也存在着 PI3K-Akt-mTOR 信号通路的异常激活及突变，研究者发现肿瘤组织中 Akt 和 mTOR 存在过度表达。例如，S6K1 作为该通路的下游靶点，已被证明在人嗜铬细胞瘤中过度表达，提示该通路的抑制剂可能可以用于嗜铬细胞瘤。最近的报道也将 mTOR 通路与容易发生嗜铬细胞瘤的 TMEM127 基因突变联系起来，强调了研究嗜铬细胞瘤家族综合征的重要性，以了解该病散发和家族型的致病机制。既往研究表明，mTOR 在恶性嗜铬细胞瘤中的表达高于良性嗜铬细胞瘤和正常肾上腺髓质组织，并且 mTOR 的表达与肿瘤的预后有关。mTOR 信号通路可能从多方面参与嗜铬细胞瘤的发病机制，因此 mTOR 可以作为嗜铬细胞瘤分子靶向治疗的作用点。

依维莫司作为 mTOR 的靶向抑制剂，是雷帕霉素（rapamycin）的衍生物，它的羟乙基增加了极性和水溶性，使其口服吸收性得以提高。与雷帕霉素相比，其具有更好的药理学、生物学和毒理学特性，以往主要用于肾移植及心脏移植手术排斥反应的预防；此外，其对多种肿瘤具有抑制作用，广泛应用于晚期肾细胞癌的治疗。依维莫司可以抑制肿瘤细胞增殖，同时还可以通过影响 VEGF 表达从而参与抗血管形成；亦可以抑制 Akt 介导的肿瘤增长及抗凋亡作用，从而抑制肿瘤进展，从以上多个方面影响肿瘤细胞的增殖、分化以及血管生成等。体外试验中，依维莫司已经被证实可以抑制人类神经纤维瘤细胞系增殖，而这一细胞系被认为与嗜铬细胞瘤紧密相关；另外其还可以通过 Akt 通路抑制胰岛素瘤来源的神经内分泌肿瘤细胞的增殖。体内试验方面，在 $PTEN^{+/-}$ 鼠模型中，mTOR 抑制剂应用后可以抑制肿瘤增长并减小嗜铬细胞瘤体积。已有研究发现在细胞水平，mTOR 抑制剂对嗜铬细胞瘤细胞的增殖有抑制作用，且可诱导其凋亡。

一项依维莫司治疗进展期恶性嗜铬细胞瘤的研究报道显示，总体治疗效果不尽如人意，4

例患者均未出现病程缓解。但总体而言该研究样本较小，代表性可能不够。Oh D Y 等进一步报道将依维莫司应用于无功能性神经内分泌肿瘤和嗜铬细胞瘤的治疗，依维莫司以每日 10 mg 剂量维持治疗 4 周；7 例嗜铬细胞瘤患者中 5 例病程稳定，2 例病程进展，疾病无进展期为 3.8 个月，而 4 个月的疾病无进展比率为 42.9%，4 例出现肿瘤体积的缩小；治疗后出现的主要 3/4 级不良反应分别有血小板减少症（14.7%）、高血糖症（5.9%）、口腔炎（5.9%）、贫血（5.9%），表明依维莫司对于嗜铬细胞瘤有部分治疗作用且安全性良好。另外有报道依维莫司治疗后会发生相对罕见的间质性肺炎副作用，总体而言 mTOR 抑制剂治疗耐受性较好。

依维莫司在晚期实体瘤患者中，口服 1～2 h 后血药浓度达峰值，2 周后达稳态浓度。脂肪类食物会减少其吸收，高脂肪类食物可致血药浓度-时间曲线下面积（AUC）减小 16%。血浆蛋白结合率约 74%，平均消除半衰期约为 30 h。常见不良反应有口腔炎、肺炎和呼吸困难，严重不良反应有急性呼吸衰竭、感染、急性肾衰竭等。

4. 阿昔替尼（axitinib，AG-013736） 血管内皮生长因子受体（vascular endothelial growth factor receptor，VEGFR）家族在肿瘤新血管生成中发挥重要作用，其针对肾上腺皮质癌血管的靶向治疗也备受关注，因为在肾上腺皮质癌患者中发现 VEGF 及其受体 VEGFR 高度表达，而且在临床前肿瘤模型中发现，抗血管生成药物显示出一定程度的抗肿瘤作用。

小分子靶向药物阿昔替尼是一种选择性口服 VEGFR-酪氨酸激酶抑制剂。一项Ⅱ期临床研究提示，13 例晚期或局部晚期肾上腺皮质癌患者服用阿昔替尼后尚无病例缓解。

5. 索拉非尼 一种受体酪氨酸激酶（包括 VEGFR2、VEGFR3、血小板衍生生长因子受体（platelet-derived growth factor receptor，PDGFR）和 RAF-1）的抑制剂。一项Ⅱ期临床研究显示，该药与每周方案的紫杉醇联合治疗 9 例肾上腺皮质癌患者，均没有显示出抗肿瘤效应。

6. 伊马替尼 PDGFR 是 PDGF 家族的受体，位于细胞膜表面，属于酪氨酸激酶受体的一种，在包括肾上腺皮质癌在内的多种实体瘤中表达。PDGF-α 和 PDGF-β 与同源受体 PDGFR-α 和 PDGFR-β 结合，在调控细胞增殖、分化、生长和发育上有重要作用。

伊马替尼是小分子 c-ABL、PDGFR 和干细胞生长因子受体（stem cell growth factor receptor，SCFR 或 c-KIT）的酪氨酸激酶抑制剂，提示伊马替尼在肾上腺皮质癌中有潜在的治疗作用。一项Ⅱ期临床试验应用伊马替尼治疗表达 PDGFR 或 c-KIT 的实体瘤，其中 4 例是转移性肾上腺皮质癌，无临床缓解。另一项研究将伊马替尼与达卡巴嗪、卡培他滨合用于转移性肾上腺皮质癌，7 例患者中 2 例患者有不同程度缓解。

7. 林西替尼（linsitinib，OSI-906） 胰岛素样生长因子 1 受体（insulin-like growth factor 1 receptor，IGF-1R）是一种异源四聚体结构的跨膜受体，由胞外 α 链（与配体结合部位）和胞内 β 链（含有酪氨酸激酶结构域）组成。IGF-2 是 IGF-1R 的一种配体，由定位在染色体 11p15 上的基因编码，激活下游的 PI3K-Akt-mTOR 和 RAS-MAPK 通路，刺激细胞增殖。IGF-2 在肾上腺皮质癌与良性的肾上腺皮质腺瘤（ACA）、正常肾上腺皮质组织中表达有差异，高达 90%的肾上腺皮质癌患者有染色体 11p15 的异常和 IGF-2 过表达（IGF-2 mRNA 和蛋白质均过表达），但其在肾上腺皮质癌形成过程中并非单一信号通路。越来越多的证据表明，IGF-1R 在肾上腺皮质癌的病理生理过程中起重要作用，提示其在进展期肾上腺皮质癌中是一个重要治疗靶点。免疫组织化学和基因表达谱检测发现，IGF-2 基因和蛋白质的表达与肾上腺皮质癌临床病理侵袭性的特征（如高级别和远处转移）密切相关，为应用抗 IGF 药物治疗肾上腺皮质癌提供理论依据。

小分子靶向药物林西替尼是一种口服小分子 IGF-1R 和胰岛素受体抑制剂，在Ⅰ期临床研究中初显疗效。一项进一步的国际随机、安慰剂对照、双盲的Ⅲ期临床研究入组 139 例（试验组 90 例和对照组 49 例）进展期肾上腺皮质癌患者，结果发现，林西替尼和安慰剂比较不能改善肾上腺皮质癌患者的总生存时间和无进展生存时间（中位生存：323 d vs 356 d，HR＝0.94，p＝

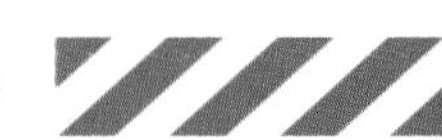

0.77)，所以试验提前终止，不推荐该药应用于肾上腺皮质癌治疗。

8. ATR-101 酰基辅酶 A：胆固醇 O-酰基转移酶 1(ACAT1)是一种蛋白酶，能催化细胞内游离胆固醇的酯化。ATR-101 是 ACAT1 的选择性强效抑制剂，能抑制胆固醇酯化和细胞内游离胆固醇的积累，是药物能激活凋亡通路和细胞死亡程序的机制之一。此外，也有临床前研究表明，这个过程还可减少类固醇的产生。目前有一项Ⅰ/Ⅱ期临床研究正在进行中，以调查 ATR-101 在肾上腺皮质癌患者中的耐受性和初始疗效。

9. 西妥木单抗(cixutumumab) 西妥木单抗是一种完全的以 IGF-1R 为靶点的新型单克隆抗体，能与 IGF-1R 相结合，具有较高的亲和力，并能诱导受体内部化和退化。IGFR 下游的 PI3K-mTOR 通路在肾上腺皮质癌增殖活性的保持和存活中起重要作用。西妥木单抗无论是单独使用还是与 IGFR 抑制剂联合使用，都值得在肾上腺皮质癌中进行尝试。针对 IGFR 的西妥木单抗与替西罗莫司的关联活性的初步数据显示，此两种药物的靶向分子通路与细胞增殖、生存，异常血管生成以及化疗、放疗的抗性相关，对肾上腺皮质癌的治疗很有价值，尤其是对难治性尤因肉瘤疗效更好。

10. PD-1 抗体 在淋巴细胞和树突状细胞上表达的 PD-1 与肿瘤细胞表达的 PD-L1 配体的相互作用导致 T 细胞反应的下调。因此，靶向抗体对 PD-1/PD-L1 轴的抑制是一种非常有前途的机制，可以刺激免疫系统的抗肿瘤活性，改善癌症患者的预后。而且，高度微卫星不稳定肿瘤(MSI-High，MSI-H)对 PD-1 类药物有响应，有望应用于人体任何部位的 MSI-H 肿瘤。针对 PD-1 的检查点阻断抗体已在越来越多的恶性肿瘤中显示出显著的疗效，在晚期黑色素瘤、非小细胞肺癌(鳞状细胞癌和腺癌)和肾细胞癌患者的治疗中获得了相关的结果。尤其是帕博利珠单抗/派姆单抗(pembrolizumab)作为一种抗 PD-1 药物，目前已用于治疗黑色素瘤、肝癌、非小细胞肺癌、头颈部鳞状细胞癌、经典型霍奇金淋巴瘤、胃癌和软组织肉瘤等 18 种晚期癌症。同时，其亦可用于治疗 MSI-H 或错配修复缺陷(dMMR)的成人和儿童的多种晚期或转移性实体瘤，有效率达 40%以上，成为不依据肿瘤来源，而是依据生物标志物进行区分的“广谱抗癌药”。

最近的一项研究，对 28 例接受手术治疗的肾上腺皮质癌患者术后的组织标本通过免疫组织化学方法检测 PD-L1 是否有阳性表达。在大约 11%的肾上腺皮质癌病例中观察到 PD-L1 表达，阳性表达率与诊断时的分期(UICC 或 ENSAT)、分级和激素分泌无关。此外，PD-L1 表达与患者 5 年生存时间之间无相关性。这些非常初步的结果表明肾上腺皮质癌似乎不是这些药物的治疗对象。然而，相关的研究工作还处于起步阶段，有待进一步证实。众所周知，肿瘤细胞中 PD-L1 的表达可以通过细胞毒药物和 γ 干扰素等免疫疗法的预处理方法上调。针对 PD-L1 的药物目前正在部分肾上腺皮质癌患者中进行Ⅱ、Ⅲ期临床试验。遗憾的是，并不是所有的患者对这些疗法都有反应。

11. 其他

(1) AZD8055 是一种选择性 ATP-竞争性双 mTORC1 和 mTORC2 小分子抑制剂，可以显著减轻雌性无胸腺裸鼠转移性嗜铬细胞瘤细胞模型中的肿瘤负荷。这个研究表明，同时靶向 mTORC1 和 mTORC2 是一种潜在的有益策略，并支持选择性抑制剂在转移性嗜铬细胞瘤组合药物治疗中的应用。

研究发现，双 mTORC1 和 mTORC2 抑制剂 AZD8055 和 Torin-1 能够阻断小鼠嗜铬细胞瘤细胞系的增殖，且比纯 mTORC1 抑制剂雷帕霉素更有效。蛋白质印迹法(Western blotting)证实了 AZD8055 对下游靶蛋白 mTOR 的抑制作用。另外，AZD8055 作为双抑制剂，降低了 Akt 磷酸化，显示出良好的临床应用潜能。

(2) 缺氧诱导因子(HIF)是肿瘤细胞生长过程中重要的调控因子，对细胞适应低氧张力环境起着重要作用。在氧的存在下，HIF-1α 亚基在特定的脯氨酰残基上被脯氨酰羟基化。这种翻译后修饰被 VHL 蛋白所识别,这种蛋白质还可降解 HIF-1α。在缺氧状态下,HIF-1α 羟基化过程受到抑制,从而得以稳定存在。HIF-1α 可引起多种基因转录,使肿瘤细胞耐受低氧环境,进而使癌症患者在治疗过程中产生耐受反应,最终影响治疗效果,甚至导致患者放弃治疗。因此,以 HIF-1α 为靶点是治疗肿瘤的重要手段和方法。特异性的脯氨酰羟化酶增强剂可以调节 HIF-1α 功能。Temes 等研究报道使用 R59949 增强脯氨酰羟化酶活性,可以在细胞处于正常含氧量和低含氧量状态下降低 HIF-1α 水平,显示出良好的抑制肿瘤生长的效果,具有应用前景。

Choi 等报道了一种新的化合物 KRH102053,亦能激活脯氨酰羟化酶 2,体外研究表明其可以降低嗜铬细胞瘤细胞株 PC12 中的 HIF-1α 及 HIF 调控的下游基因(如 VEGF)mRNA 水平。

四、肾上腺恶性肿瘤分子靶向治疗的局限与展望

随着对肾上腺皮质癌和恶性嗜铬细胞瘤等肾上腺恶性肿瘤的分子机制研究的不断深入,已发现多种在其生长、增殖、分化过程中有重要作用的驱动基因、细胞信号转导通路、细胞因子及其受体。目前已陆续开发出一些有可能特异性作用于致癌位点、抑制或杀灭肿瘤细胞的药物,成为恶性实体瘤治疗的重要突破口。根据基因检测结果,尝试将下列分子靶向药物选择性用于肾上腺恶性肿瘤的治疗,取得了一定的疗效(表 6-1 至表 6-5)。近年来,虽然美国食品药品监督管理局(FDA)陆续批准癌症靶向新药上市,且多个已获批的抗癌靶向药物新增了适应证,但在所有靶向药物中,目前仅约 32%在中国上市(图 6-4)。令人欣慰的是,国内也新批准了一些新药,如抗血管生成抑制剂安罗替尼等,同时有很多新药的临床试验正在国内开展。然而,受限于肾上腺恶性肿瘤的低发病率,多种靶向治疗的药物尚处于临床前的细胞实验阶段,疗效尚可,转化进入临床实践提示有作用,但临床试验中这些药物结果欠佳,考虑可能与以下原因有关:①尚未发现有力的肾上腺恶性肿瘤驱动基因;②旁路激活,目前的靶向药物仅特异性阻断某个通路,而来自肾上腺皮质或髓质的肿瘤细胞能通过其他转导通路的代偿激活而转导;③目前还没有找到获益人群的特异性分子靶点,治疗前是否需要检测相关靶点突变或增殖亦未知;④单独一种分子靶向药物可能不足以诱导机体发生应答,只有在联合其他药物时才能从中获益。如针对肾上腺皮质癌的分子靶向药物如果与米托坦合用,则能提高疗效,合用时还须考虑相互作用,使用可被 CYP3A4 代谢的药物时应行血液中米托坦药物浓度监测,及时调整用药剂量。

表 6-1 软组织肉瘤的靶点和靶向药物

疾病名称	药物靶点	靶向药物名称
软组织肉瘤	VEGFR	帕唑帕尼(pazopanib) 伊马替尼(imatinib)
	PDGFR	
	KIT	
	PDGFR-α	奥拉单抗(olaratumab)

表 6-2 纤维肉瘤和血管肉瘤的靶点和靶向药物

疾病名称	药物靶点	靶向药物名称
纤维肉瘤	KIT	伊马替尼(imatinib)
	PDGFR	
	ABL	
血管肉瘤	VEGFR	索拉非尼(sorafinib) 舒尼替尼(sunitinib)
	PDGFR	
	KIT、RAF	

表 6-3 淋巴瘤的靶点和靶向药物

疾病名称	药物靶点	靶向药物名称
淋巴瘤	BTK	依鲁替尼(ibrutinib)
		阿卡替尼(acalabrutinib)
	CD20	替伊莫单抗(ibritumomab tiuxetan)
		利妥昔单抗(rituximab)
		托西莫单抗(tositumomab)
		奥比妥珠单抗(obinutuzumab)
	CD30	本妥昔单抗(brentuximab vedotin)
	HDAC	罗米地辛(romidepsin)
		伏立诺他(vorinostat)
		贝利司他(belinosta)
	PI3Kα 和 δ	库潘尼西(copanlisib)
	PI3Kδ	艾代拉利司(idelalisib)
	PD-1	纳武单抗(nivolumab)
		帕博利珠单抗(pembrolizumab)
	蛋白酶体(proteasome)	鹏替佐米(proteasome)
	Bcl-2	维奈妥拉(venetoclax)

表 6-4 神经母细胞瘤的靶点和靶向药物

疾病名称	药物靶点	靶向药物名称
神经母细胞瘤	CD2	地妥昔单抗(dinutuximab)
	ALK	克唑替尼(crizotinib)
		色瑞替尼(ceritinib)
		阿来替尼(alectinib)
		布加替尼(brigatinib)
		恩沙替尼(ensartinib,X-396)
		劳拉替尼(lorlatinib)

表 6-5 恶性黑色素瘤的靶点和靶向药物

疾病名称	药物靶点	靶向药物名称
恶性黑色素瘤	PD-1	纳武单抗(nivolumab)
		帕博利珠单抗(pembrolizumab)
	BRAF	维莫非尼(vemurafenib)
		达拉非尼(dabrafenib)
		康奈非尼(encorafenib)
	MEK1/2	比美替尼(binimetinib)
	MEK	曲美替尼(trametinib)
		卡比替尼(cobimetinib)
	CTLA-4	伊匹单抗(ipilimumab)
	—	重组人白介素-2(aldesleukin)

注:—表示没有具体靶点。

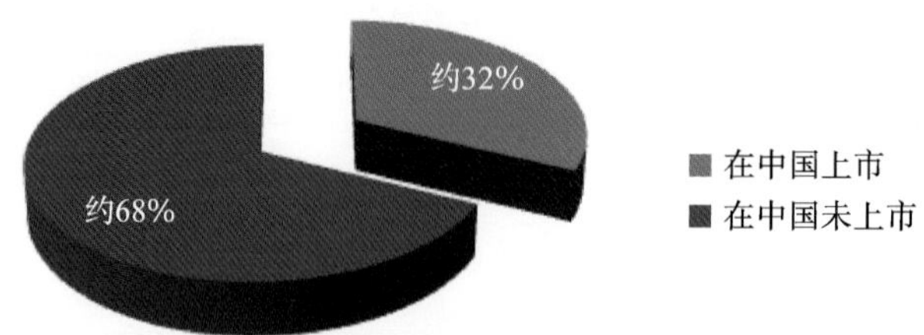

图 6-4　靶向药物已在中国上市、未上市的百分比

分子靶向药物的研发与应用，对原有的肿瘤治疗学观念与模式已产生巨大的影响，尽管其已证实了有一定的疗效，但仍有很多问题有待解决，如疗效的预测问题，若能预见性地使用于可能有效的患者，则可避免不必要的经费投入；怎样与传统治疗方法配合以达到提高疗效的目的；分子靶向药物的耐药性问题等。相信随着肿瘤分子生物学研究的不断深入，药物作用机制将会进一步被阐明，个体化用药将会真正成为可能。

肿瘤免疫治疗是通过重新启动并维持肿瘤-免疫循环，恢复机体正常的抗肿瘤免疫反应，从而控制与清除肿瘤的一种治疗方法。然而，依靠基因检测为每一位患者精准定制的细胞免疫治疗，仍存在很大的局限性。除了安全性之外，关键的问题是，目前上市的免疫疗法仅适用于少数恶性肿瘤患者。与以往基于激活 T 细胞的免疫疗法不同，STING 激活剂靶向于 STING 的免疫机制，通过激活 STING 来增强免疫效果，这种免疫治疗方法是从更广泛的层面激活、增强人体固有免疫系统和适应性免疫功能，有可能适用于各种恶性肿瘤患者。

五、精准医疗、基因测序和肿瘤个体化精准治疗

精准医疗(precision medicine)是基于个体患者在遗传学、生物标志物、表型以及社会心理等的差异，而给予的个体化治疗。目前，国内精准医疗是指以个体化医疗为基础，通过基因组、蛋白质组等技术，对大样本人群与特定疾病类型进行生物标志物的分析与鉴定、验证与应用，从而精确寻找到疾病的原因和治疗的靶点，最终实现对疾病和特定患者进行个性化精准治疗。相比于传统的细胞毒性化疗，精准医疗理念下的分子靶向治疗具有精准性和便捷性，可以更好地杀死肿瘤细胞，而且副作用更小。因此，其不仅仅可以延长生命，同时还可以提高患者的生活质量。需要强调的是，精准医疗的基础在于根据癌细胞的分子特征来确定癌症治疗药物，而不是根据肿瘤发生的部位来确定。然而，基于恶性肿瘤机制复杂，基因靶向的精准医疗会因肿瘤异质性(tumor heterogeneity)而受到一定的限制。

近年来随着精准医疗研究的不断深入，恶性肿瘤的传统用药模式已逐步被打破，取而代之的是个体化精准治疗(individualized precision therapy)。恶性肿瘤全基因组测序(whole genome sequencing)能检测个体基因组中的全部遗传信息(图 6-5)，准确性高，其准确率可高达 99.99%，无疑是指导临床个体化精准治疗的有效手段之一。对于一些抗肿瘤药物，尤其是对常用的分子靶向药物而言，使用前对患者进行基因检测，是保证安全、有效用药的必要手段。目前，基因测序越来越多地用于癌症患者治疗方案的选择中，从而对有抗性的恶性肿瘤患者提供最敏感、最有疗效、耐受性最佳的药物进行早期针对性治疗。

通常，全基因组测序或目标区域测序是肾上腺恶性肿瘤个体化精准治疗的必要步骤：①检测肿瘤易感基因，利用 DNA 测序技术和肿瘤 RNA 变异检测确认导致患者突变或失活的基因或是否携带有肿瘤易感基因，以便寻找患者适用的靶向治疗药物或者其他适宜的治疗措施；②在肿瘤早期阶段进行肿瘤基因检测或超早期循环肿瘤 DNA(circulating tumor DNA，ctDNA)检测即可明确诊断，并及时进行干预，有望提高治愈率，延长患者的生存时间；③70%～

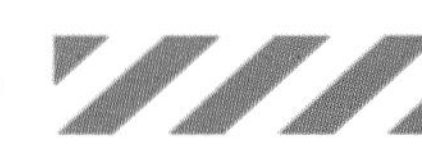

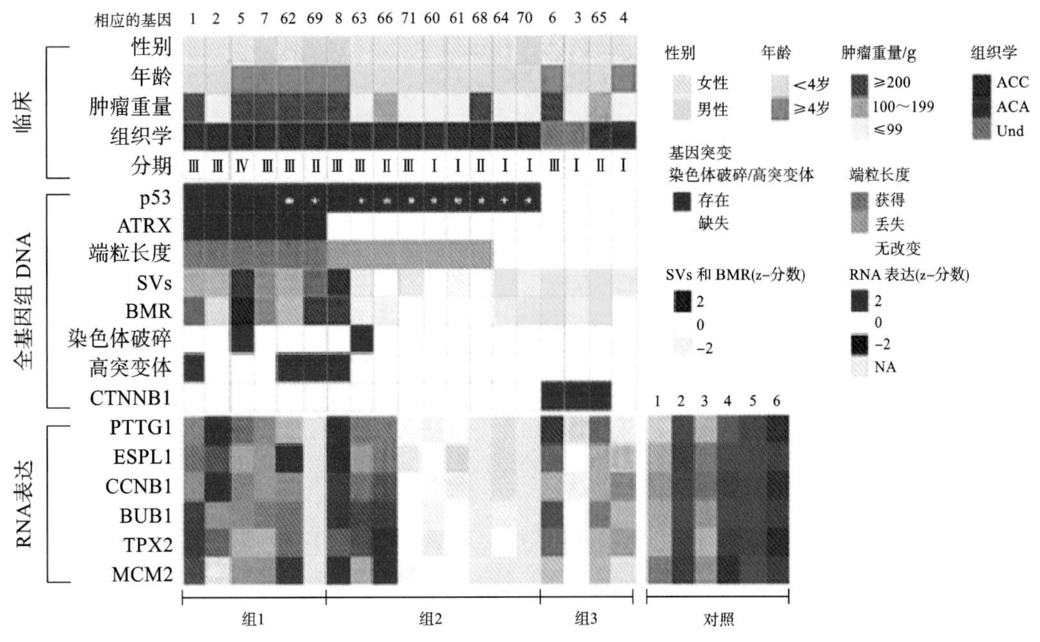

图 6-5 儿童肾上腺皮质肿瘤基因组分布示意图

ACC，肾上腺皮质癌；ACA，肾上腺皮质腺瘤；Und，ACC 和 ACA

80%的癌症是散发性的，15%～20%是家族性的，5%～10%是遗传性的，特定的基因变异可为肾上腺遗传性肿瘤的诊断和治疗提供有力的证据。遗传易感基因检测有利于选择更安全的药物并基于患者的个体遗传密码制订精准的个体化治疗方案，判断预后和监测复发。临床试验结果和实际应用效果显示，以不同驱动基因作为靶点的靶向治疗将为肾上腺恶性肿瘤患者带来新的希望。此外，针对常见的某些遗传性肿瘤相关基因进行筛查和检测，可为肾上腺恶性肿瘤患者及其亲属提供诊断、疗效预测、风险预测和个体化预防措施方面的参考依据，从而降低相应癌症的发生率、复发率和死亡率(图 6-6)。

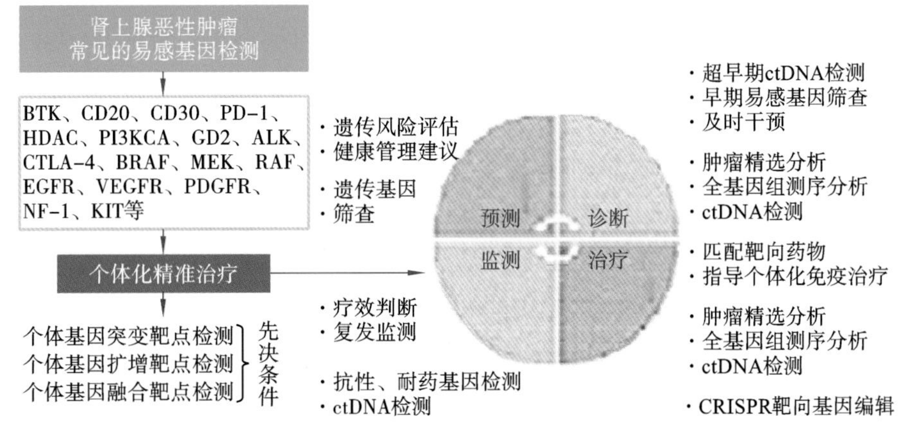

图 6-6 肿瘤治疗模式——肾上腺恶性肿瘤常见的易感基因检测和个体化精准治疗示意图

现在已经进入精准医学的时代，但目前我国的精准医疗仍处在起步阶段，需要收集大量临床资料。要实现肾上腺恶性肿瘤的早期诊断和早期个体化精准治疗，全面开展临床应用仍需努力。预计再过 2～5 年，我国精准医疗行业将进入成长阶段(图 6-7)。基因组学、表观遗传学、分子病理学、新型药物研发等相关领域的发展和创新，将会逐步完善精准医疗，必定可为恶性肿瘤患者谋取最大获益。

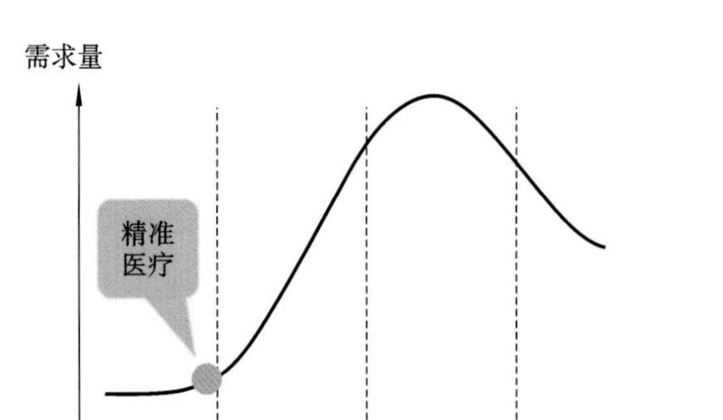

图 6-7　中国精准医疗行业发展周期

六、基因编辑辅助 CAR-T 细胞治疗实体瘤前景

基因组编辑技术是指在基因组的特定位点，进行基因序列修改的技术，给晚期癌症患者的靶向治疗带来了新的希望。文献报道，CRISPR-Cas9 基因组编辑技术能在分子水平对细胞内单个基因进行高效、精准的多重编辑，修饰后的细胞可用于人类癌症治疗，即对基因组特定位点或多个靶点进行靶向编辑，包括插入、敲除、抑制、激活多种目的基因、基因置换和肿瘤细胞的基因组修复等，可明显增强嵌合抗原受体 T 细胞(chimeric antigen receptor T-cell，CAR-T 细胞)的功能，从而实现癌症的基因治疗。T 细胞是重要的免疫细胞，在抗肿瘤免疫中起重要作用。对 T 细胞进行基因编辑能够增强其免疫力，保持 T 细胞的持久活性，同时也可以克服肿瘤自身的免疫逃逸机制，并潜在提高免疫治疗应用于多种肿瘤的成功率。T 细胞在 CAR 识别位于肿瘤细胞表面的抗原后被激活，并释放细胞因子(IFN-γ、IL-2)、细胞活性颗粒酶和穿孔素等来消除肿瘤细胞。然而，抑制受体、调节性 T 细胞、MDSC，TGF-β、IL-10 和 IDO 等细胞溶解因子，形成了“敌对”的肿瘤微环境(TME)，抑制了 T 细胞的功能。通过基因编辑敲除免疫抑制受体如 PD-1、CTLA-4、TIM-3 和 LAG-3，TME 对 T 细胞的免疫抑制效应部分解除，使激活的 T 细胞功能更强。将基因精确编辑、修饰过的 T 细胞输入肿瘤患者体内，能够靶向摧毁肿瘤细胞，如恶性黑色素瘤、神经母细胞瘤、淋巴瘤和软组织肉瘤等的肿瘤细胞。目前，CRISPR-Cas9 基因组编辑技术能够鉴定癌症的表型是由哪些促癌基因所导致，哪些基因影响了肿瘤细胞的耐药性，并利用 CRISPR 系统进行全基因组筛选癌症药物靶向目标，从而对癌症患者进行针对性的精准靶向药物治疗(图 6-8、图 6-9)。研究证实，CRISPR-Cas9 基因组编辑技术联合三代CAR-T 细胞免疫疗法可构建更加强效的 CAR-T 细胞应用于恶性实体瘤的治疗，临床前景良好，有望在肾上腺恶性肿瘤的个体化精准治疗方面发挥重要的作用。

近来研究(Cho J H 等，2018)证实，通用型 CAR-T 系统疗法是从健康人群体内提取 T 细胞，通过基因编辑技术和基因精确敲入技术，将目的基因放在精确的位置，而后回输至患者体内识别肿瘤细胞，从而治疗恶性实体瘤。该疗法是一种可分离、通用、可编程的 SUPRA-CAR 系统，借助不同的“适配器”分子，靶向多个抗原，展现出广泛的抗癌能力。该系统具有切换靶标和独立调节不同类型 T 细胞亚群等的功能，并且不受患者自身 T 细胞质量的影响，可以用于预防肿瘤复发，消除 T 细胞过度激活并增强 CAR-T 细胞疗法的特异性，是一种很有潜力的完全治愈癌症的治疗手段，可大范围地治疗多种原发性、复发性恶性实体瘤和转移瘤，解决传统的 CAR-T 细胞免疫疗法难以广泛应用的难题(图 6-10、图 6-11)，随着该技术的进一步完善，其会更加广泛地应用于基因研究，同时促进抗肿瘤免疫的临床治疗，有望成为对抗癌症的一线治疗方法。

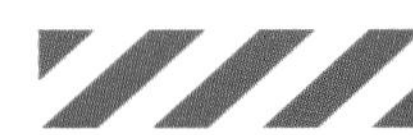

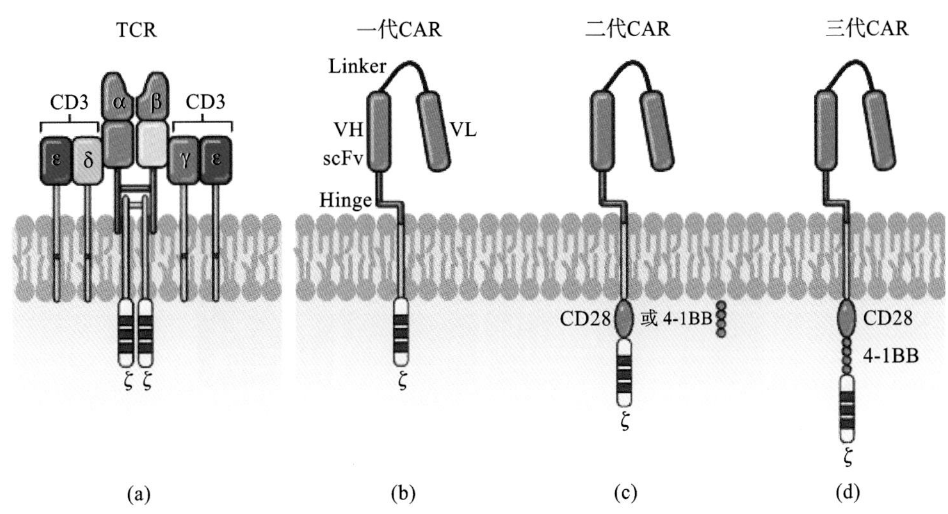

图 6-8　TCR 和 CAR 结构示意图

(a)TCR；(b)一代 CAR；(c)二代 CAR；(d)三代 CAR

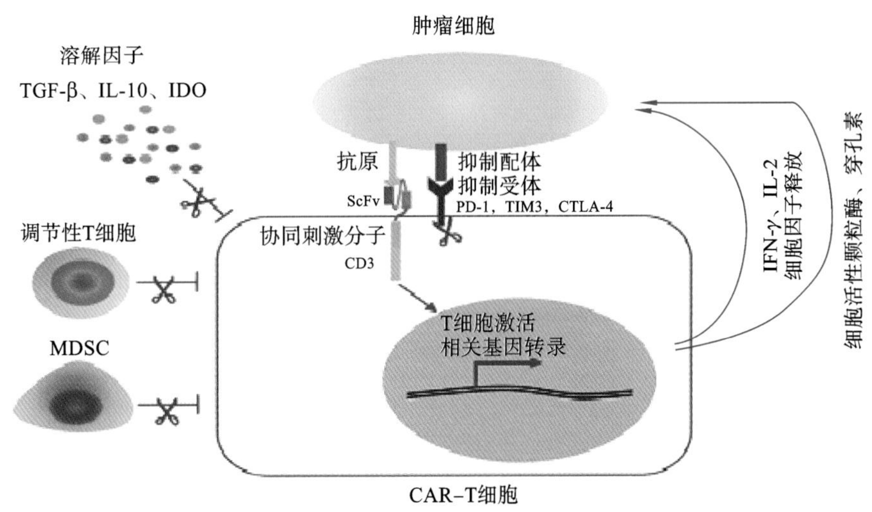

图 6-9　基因编辑辅助 CAR-T 细胞治疗肿瘤机制示意图

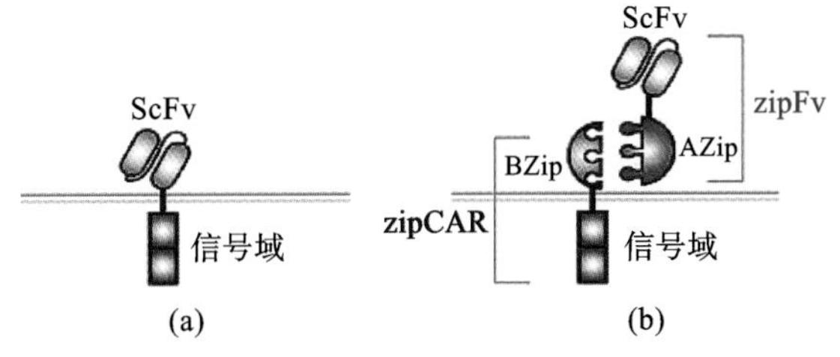

图 6-10　常规 CAR 和 SUPRA-CAR 的比较

(a)常规 CAR；(b)SUPRA-CAR

七、多靶点毒素疗法治愈癌症前景

癌症的发生往往是多环节调控出现了问题，肿瘤细胞会通过其他通路逃逸，甚至会激活其他肿瘤基因的快速扩增。目前多数抗癌药物是单靶点攻击肿瘤细胞中的特定目标，若靶点发生突变会导致药物失效。多靶点毒素(multi-target toxin，MUTATO)疗法中使用几种癌症靶向肽的组合，瞄准多个肿瘤细胞靶点，并结合特异性杀死肿瘤细胞的强肽毒素。研究证实，

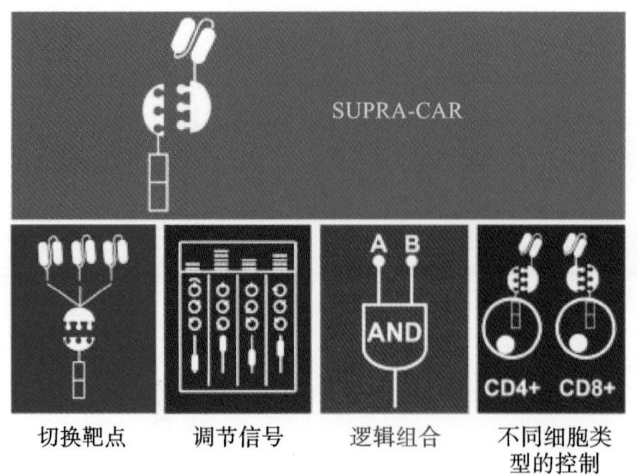

图 6-11 SUPRA-CAR 系统示意图

MUTATO 疗法可以显著减少目标受体的多种突变，癌症靶向肽不是一次攻击一个受体，而是一次攻击三个受体，可确保治疗不会受到靶点发生突变的影响。而且，MUTATO 疗法的多目标攻击可以确保摧毁肿瘤细胞，其中肽部分非常小(12 个氨基酸长)，可以进入大分子无法到达的地方，从而为治愈癌症带来潜在的希望。然而，此疗法尚存在很大的不确定性因素，但目前已经开始临床试验。

(陈 忠 曾 进)

参考文献

[1] 曾益新，张晓实，刘强. 分子靶向治疗：肿瘤治疗的里程碑[J]. 癌症，2008，27(8)：785-787.

[2] Stigliano A，Cerquetti L，Lardo P，et al. New insights and future perspectives in the therapeutic strategy of adrenocortical carcinoma[J]. Oncol Repo，2017，37(3)：1301-1311.

[3] Sbiera S，Leich E，Liebisch G，et al. Mitotane inhibits sterol-O-acyl transferase 1 triggering lipid-mediated endoplasmic reticulum stress and apoptosis in adrenocortical carcinoma cells[J]. Endocrinology，2015，156(11)：3895-3908.

[4] Nardella C，Lunardi A，Fedele G，et al. Differential expression of S6K2 dictates tissue-specific requirement for S6K1 in mediating aberrant mTORC1 signaling and tumorigenesis[J]. Cancer Res，2011，71(10)：3669-3675.

[5] Qin Y J，Yao L，King E E，et al. Germline mutations in TMEM127 confer susceptibility to pheochromocytoma[J]. Nat Genet，2010，42(3)：229-233.

[6] Jimenez C，Cabanillas M E，Santarpia L，et al. Use of the tyrosine kinase inhibitor sunitinib in a patient with von Hippel-Lindau disease：targeting angiogenic factors in pheochromocytoma and other von Hippel-Lindau disease-related tumors[J]. J Clin Endocrinol Metab，2009，94(2)：386-391.

[7] Joshua A M，Ezzat S，Asa S L，et al. Rationale and evidence for sunitinib in the treatment of malignant paraganglioma/pheochromocytoma[J]. J Clin Endocrinol Metab，2009，94(1)：5-9.

[8] Kroiss M，Quinkler M，Johanssen S，et al. Sunitinib in refractory adrenocortical carcinoma：a phase Ⅱ，single-arm，open-label trial[J]. J Clin Endocrinol Metab，2012，97

(10):3495-3503.

[9] Misawa A, Hosoi H, Tsuchiya K, et al. Rapamycin inhibits proliferation of human neuroblastoma cells without suppression of MycN[J]. Int J Cancer, 2003, 104(2): 233-237.

[10] Grozinsky-Glasberg S, Franchi G, Teng M, et al. Octreotide and the mTOR inhibitor RAD001(everolimus) block proliferation and interact with the Akt-mTOR-p70S6K pathway in a neuro-endocrine tumour cell line[J]. Neuroendocrinology, 2008, 87(3): 168-181.

[11] Podsypanina K, Lee R T, Politis C, et al. An inhibitor of mTOR reduces neoplasia and normalizes p70/S6 kinase activity in $Pten^{+/-}$ mice[J]. Proc Natl Acad Sci U S A, 2001, 98(18): 10320-10325.

[12] Druce M R, Kaltsas G A, Fraenkel M, et al. Novel and evolving therapies in the treatment of malignant phaeochromocytoma: experience with the mTOR inhibitor everolimus(RAD001)[J]. Horm Metab Res, 2009, 41(9): 697-702.

[13] Oh D Y, Kim T W, Park Y S, et al. Phase 2 study of everolimus monotherapy in patients with nonfunctioning neuroendocrine tumors or pheochromocytomas/paragangliomas [J]. Cancer, 2012, 118(24): 6162-6170.

[14] 金讯波，王刚刚. 肾上腺皮质癌的发病机制及靶向治疗进展[J]. 中国医学前沿杂志(电子版)，2015，7(8)：1-3，6.

[15] 孙茜，许宇媚，陈龙邦. 肾上腺皮质癌的分子靶向治疗现状和展望[J]. 实用肿瘤杂志，2017，32(1)：16-21.

[16] Lin C I, Whang E E, Moalem J, et al. Strategic combination therapy overcomes tyrosine kinase coactivation in adrenocortical carcinoma[J]. Surgery, 2012, 152(6): 1045-1050.

[17] O'Sullivan C, Edgerly M, Velarde M, et al. The VEGF inhibitor axitinib has limited effectiveness as a therapy for adrenocortical cancer[J]. J Clin Endocrinol Metab, 2014, 99(4): 1291-1297.

[18] Berruti A, Sperone P, Ferrero A, et al. Phase Ⅱ study of weekly paclitaxel and sorafenib as second/third-line therapy in patients with adrenocortical carcinoma [J]. Eur J Endocrinol, 2012, 166(3): 451-458.

[19] Gross D J, Munter G, Bitan M, et al. The role of imatinib mesylate(Glivec) for treatment of patients with malignant endocrine tumors positive for c-kit or PDGF-R [J]. Endocr Relat Cancer, 2006, 13(2): 535-540.

[20] Halperin D M, Phan A T, Hoff A O, et al. A phase Ⅰ study of imatinib, dacarbazine, and capecitabine in advanced endocrine cancers[J]. BMC Cancer, 2014, 14: 561.

[21] Jones R L, Kim E S, Nava-Parada P, et al. Phase Ⅰ study of intermittent oral dosing of the insulin-like growth factor-1 and insulin receptors inhibitor OSI-906 in patients with advanced solid tumors[J]. Clin Cancer Res, 2015, 21(4): 693-700.

[22] Fassnacht M, Berruti A, Baudin E, et al. Linsitinib(OSI-906) versus placebo for patients with locally advanced or metastatic adrenocortical carcinoma: a doubleblind, randomised, phase 3 study[J]. Lancet Oncol, 2015, 16(4): 426-435.

[23] Hoff A O, Berruti A. 5th International ACC Symposium: future and current therapeutic trials in adrenocortical carcinoma[J]. Horm Cancer, 2016, 7(1): 29-35.

[24] Naing A, Lorusso P, Fu S, et al. Insulin growth factor receptor(IGF-1R) antibody

cixutumumab combined with the mTOR inhibitor temsirolimus in patients with metastatic adrenocortical carcinoma[J]. Br J Cancer,2013,108(4):826-830.

[25] Fay A P, Signoretti S, Callea M, et al. Programmed death ligand-1 expression in adrenocortical carcinoma: an exploratory biomarker study[J]. J Immunother Cancer, 2015,3:3.

[26] Pang Y,Yang C Z,Schovanek J,et al. Anthracyclines suppress pheochromocytoma cell characteristics, including metastasis, through inhibition of the hypoxia signaling pathway[J]. Oncotarget,2017,8(14):22313-22324.

[27] Giubellino A, Bullova P, Nölting S, et al. Combined inhibition of mTORC1 and mTORC2 signaling pathways is a promising therapeutic option in inhibiting pheochromocytoma tumor growth: in vitro and in vivo studies in female athymic nude mice[J]. Endocrinology,2013,154(2):646-655.

[28] Chresta C M,Davies B R,Hickson I,et al. AZD8055 is a potent,selective,and orally bioavailable ATP-competitive mammalian target of rapamycin kinase inhibitor with in vitro and in vivo antitumor activity[J]. Cancer Res,2010,70(1):288-298.

[29] Temes E,Martín-Puig S,Acosta-Iborra B,et al. Activation of HIF-prolyl hydroxylases by R59949,an inhibitor of the diacylglycerol kinase[J]. J Biol Chem,2005,280(25): 24238-24244.

[30] Choi H J,Song B J,Gong Y D,et al. Rapid degradation of hypoxia-inducible factor-1alpha by KRH102053,a new activator of prolyl hydroxylase 2[J]. Br J Pharmacol, 2008,154(1):114-125.

[31] Armignacco R,Cantini G,Canu L,et al. Adrenocortical carcinoma: the dawn of a new era of genomic and molecular biopsy analysis[J]. J Endrocrinol Invest,2018,41(5):499-507.

[32] Pinto E M, Chen X, Easton J, et al. Genomic landscape of paediatric adrenocortical tumours[J]. Nat Commun,2015,6:6302.

[33] Mäbert K,Cojoc M,Peitzsch C,et al. Cancer biomarker discovery: current status and future perspectives[J]. Int Radiat Biol,2014,90(8):659-677.

[34] Sumbal S,Javed A,Afroze B,et al. Circulating tumor DNA in blood: future genomic biomarkers for cancer detection[J]. Exp Hamatol,2018,65:17-28.

[35] Ross J S, Wang K, Rang J V, et al. Next-generation sequencing of adreno cortical carcinoma reveals new routes to targeted therapies[J]. J Clin Pathol,2014,67(11):968-973.

[36] Ramanjulu J M, Pesiridis G S, Yang J, et al. Design of amidobenzimidazole STING receptor agonists with systemic activity[J]. Nature,2018,564(7736):439-443.

[37] 穆伟,李娜,王皓毅. 基因编辑在 T 细胞治疗中的应用[J]. 生命科学,2018,30(9): 939-949.

[38] 龚晨雨,陈昭,邵红伟,等. CRISPR/Cas9 基因编辑技术在肿瘤免疫治疗中的应用[J]. 中国免疫学杂志,2018,34(1):122-126.

[39] Ottaviano G,Qasim W. Genome-edited T cell therapie[J]. Hematol Oncol Clin North Am,2022,36(4):729-744.

[40] June C H,O'Connor R S,Kawalekar O U,et al. CAR T cell immunotherapy for human cancer[J]. Science,2018,359(6382):1361-1365.

[41] Newick K,O'Brien S,Moon E,et al. CAR T cell therapy for solid tumors[J]. Ann Rev Med,2017,68:139-152.

[42] Cho J H,Collins J J,Wong W W. Universal chimeric antigen receptors for multiplexed and logical control of T cell responses[J]. Cell,2018,173(6):1426-1438.

[43] Reinshagen C, Bhere D, Choi S H, et al. CRISPR-enhanced engineering of therapy-sensitive cancer cells for self-targeting of primary and metastatic tumors[J]. Sci Transl Med,2018,10(449):eaao3240.

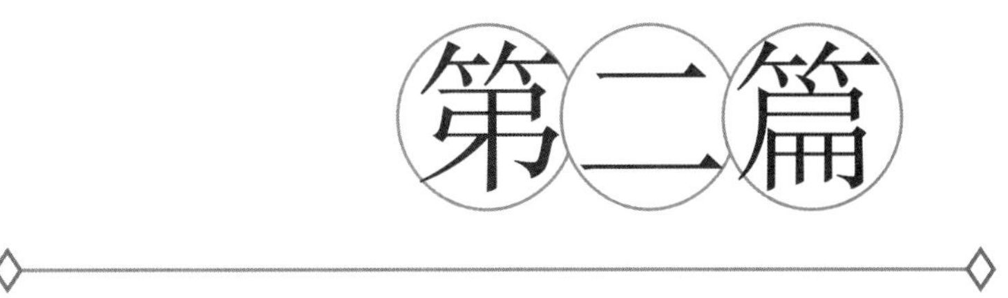

第二篇

肾上腺肿瘤篇

第七章
肾上腺皮质癌

一、流行病学

肾上腺皮质癌(adrenocortical carcinoma)为起源于肾上腺皮质细胞的恶性肿瘤，肿瘤细胞分化不良，恶性程度高，侵袭性强，临床较为罕见。美国肾上腺皮质癌的年发病率为(0.5～2.0)/100万，约占全部恶性肿瘤的0.02%，癌症死亡原因的0.2%。随着影像学检查方法的改进及普及，肾上腺皮质癌常在健康体检或因其他疾病就诊行影像学检查时偶然发现，年发病率为(1～2)/100万，占肾上腺偶发瘤的4.1%～8.6%，而实际发病率有所提高。近年来文献报道，肾上腺皮质癌的发病率有增高的趋势，年发病率为(4～12)/100万。世界范围(除巴西南部)内儿童年发病率为(0.2～0.3)/100万，巴西南部的儿童年发病率为(2.9～4.2)/100万，约10倍于全世界平均水平。研究证实，高发病率的原因可能与p53基因的外显子R337H低外显率(low-penetrance)有关。

肾上腺皮质癌可发生于任何年龄(18～90岁)，平均发病年龄55岁。发病呈双峰年龄分布(bimodal age distribution)：儿童时期和40～50岁为两个发病高峰。女性患者占55%～60%，稍多于男性。肾上腺皮质癌以单侧多见，双侧占2%～10%(图7-1)。

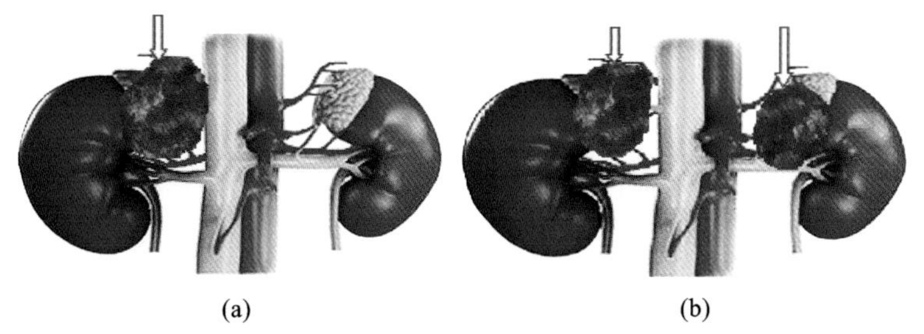

图7-1　肾上腺皮质癌示意图

(a)一侧肾上腺皮质癌；(b)双侧肾上腺皮质癌

二、分子生物学

肾上腺皮质癌是一个多基因相关肿瘤，涉及多条信号通路，发病机制较为复杂，且因人种和地区等因素差异而表现不同。从20世纪末开始受到越来越多的关注，近年来关于肾上腺皮质癌发病机制的分子学研究有很大进展，其发病原因与多种癌基因和抑癌基因的异常有关，不仅每个患者有自己的癌基因组，且同一患者体内的各个肿瘤结节都有独特的基因组，并具有突出的基因不稳定性。迄今为止，确切的易感致癌基因研究结果仍然不尽如人意。

肾上腺皮质癌绝大多数为散发性，极少数与家族性常染色体显性遗传性疾病相关(表7-1)：①利-弗劳梅尼综合征(Li-Fraumeni syndrome，LFS)：常见，家族成员患肾上腺皮质癌的概率是普通人群的100倍，70% LFS患者有染色体17p13的p53基因突变。②多发性内分泌肿瘤综合征Ⅰ型（MENⅠ型）：染色体11q13的MEN1基因突变。③林奇综合征（Lynch syndrome）：突变基因为MSH2、MSH6、MLH1、PMS2。④贝-维综合征（Beckwith-Wiedemann syndrome，BWS）：染色体11q15的IGF-2、CDKN1C、H19点突变。⑤家族性腺瘤性息肉病（familial adenomatous polyposis，FAP）：APC（adenomatous polyposis coli）基因突变，Wnt/β-catenin信号通路异常激活。⑥神经纤维瘤病Ⅰ型（neurofibromatosis type Ⅰ，NFⅠ）：NFⅠ基因突变。⑦Carney综合征（Carney complex，CNC）：罕见的遗传性疾病，与位于染色体17q22-24的PRKAR1A（CNC1）基因突变有关。

表7-1 肾上腺皮质癌遗传综合征

综合征	发病率	流行病学(年)	基因突变
LFS	成人3%～7%， 儿童50%～80%	1∶(2万～100万)	p53胚系突变
MENⅠ型	罕见，成人1%～2%	1∶30000	MEN1
林奇综合征	成人3%	1∶440	MSH2、MSH6、MLH1、PMS2
BWS	罕见，仅见于儿童	1∶13000	染色体11q15的IGF-2、 CDKN1C、H19点突变
FAP	罕见(<1%)	1∶30000	APC
NFⅠ	罕见(<1%)	1∶3000	NF1
Carney综合征	罕见	仅报道700例	PRKAR1A

近来研究发现的一系列肾上腺皮质癌易感基因已超过45个，76%的病例存在1个或以上基因变异，平均为2.6个。基因测序常见的相关基因改变是RB(13q14.2,80%)、p53(17p13.1,44%)、ZNRF3(22q12.1,21%)、CTNNB1(3p22.1,10%～16%)、PRKAR1A(17q22-24,8%)、APC(5q21-22,7%)、KDM5C(Xp11.22,7%)、LRP1B(2q22.1-22.2,7%)、MSH2(2p21,7%)、RB1(13q14.2,7%)；染色体重塑基因MEN1(11q13.1,14%)、DAXX(DAP6,6p21.32,7%)和ATRX(Xq21.1,小于7%)，染色体错配修复基因TERT(5p15.33)约占7%；潜在的基因突变涉及NF1(17q11.2,14%)、STK11p16/INK4A(CDKN2A,9p21.3,11%～14%)、ATM(11q22.3,10%)、CCND2(12p13.32,7%)、DNMT3A(2p23.3,7%)、CDK4(12q14,7%)；其他的基因突变涉及MLH1(3p21)、PMS2(7p22.2)、MSH6(2p16.3)、IGF-2(11p11.5)、IGF-2R(6p25.3)、CDKN1C(p57,11p15.4)、H19(11p15.5)、MDM2(12q15,5%)、ATRX(Xq21.1)、MED12(Xq13.1)、PCAF(3q24.3)、CYP2W1(7p22.3)、RRM1(11p15.4)、SOAT1(1q25.2)、H19(11p15.5)、SF-1(11q13.1)、EGFR(4q25)、ERBB4(2q34)、KRAS(12p12.1)、NRAS(11p11.5)、PIK3CA(3q26.32)、PTEN(10q23.31)、PTCH1受体(9q22.32)和PDGFRB(5q32)等，各自约占3%(图7-2、图7-3)。研究发现，20%的患者肿瘤抑制因子ZNRF3(5q21)基因变异与肾上腺皮质癌的发生相关。研究表明，肾上腺良性肿瘤可以转化为肾上腺皮质癌。而且，很多肾上腺皮质癌组织染色体数目翻倍，提示肾上腺皮质癌具有明显的基因不稳定性。

文献报道，肾上腺皮质癌可能与抑癌基因(p53、MEN1、CDKN1C、H19)的失活，原癌基因(Gas、Ras、ACTH受体)杂合子缺失，SF-1基因、生长因子IGF-2基因和IGF-2R基因过表达、β-catenin基因异常激活以及p16/INK4A(CDKN2A)基因失活有关。原癌基因β-连环蛋白(CTNNB1)的激活突变，可能是肾上腺皮质癌最常见的突变类型。另外，在肾上腺皮质癌病例中发现体细胞基因突变与PRKAR1A激活有关。

研究表明，肾上腺皮质癌中基因的改变较肾上腺良性病变常见。常见染色体获得主要发生在染色体4q、4p16、5p15、5q12-13、5q22-ter、5q32-qter、9q32-qter、9q34、12q13、12q13-14、12q24、

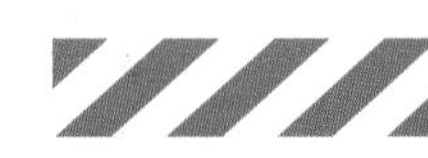

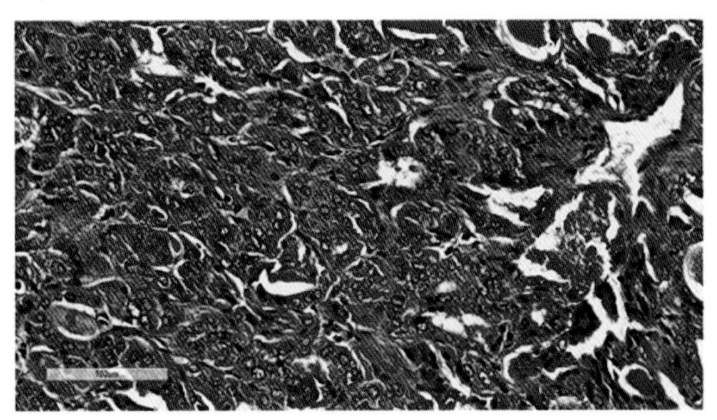

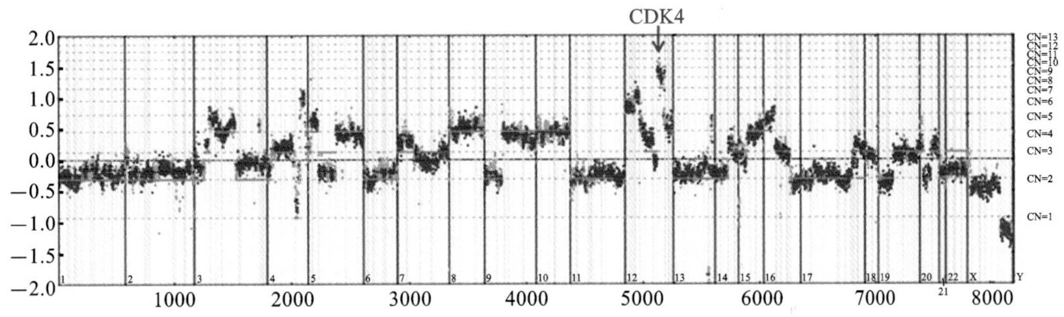

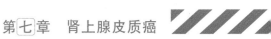

图 7-2 多形性肾上腺皮质癌肝转移 CDK4 和 MDM2 基因扩增,CUL4A(V275M)和 p53(S241Y)基因突变

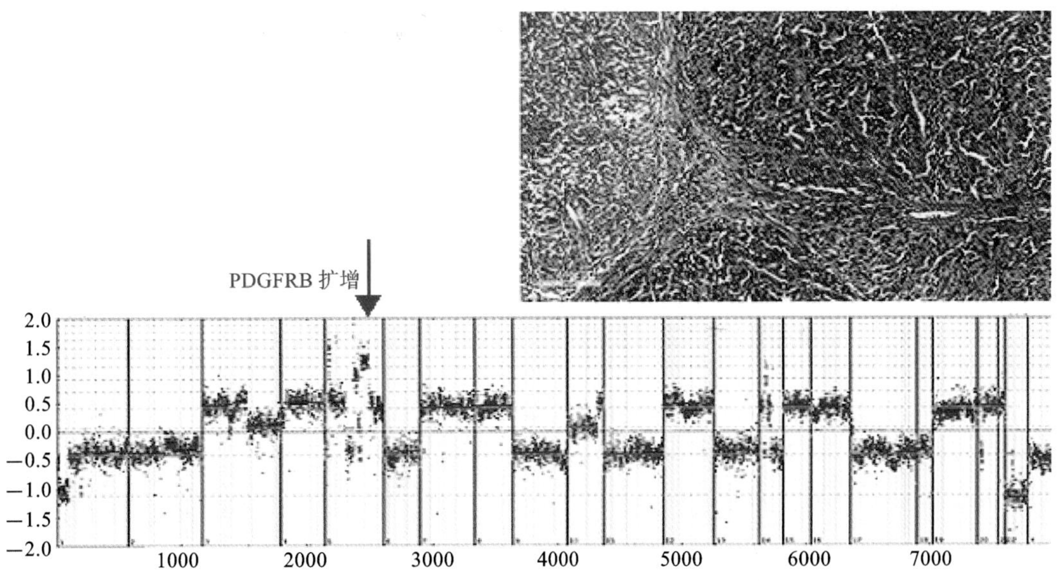

图 7-3 TNM 分期Ⅲ期、Fuhrman 3 级的肾上腺皮质癌,肿瘤广泛坏死,PDGFRB 基因扩增

20q 和 19p,染色体缺失主要发生于染色体 1p、1p21-31、3p、2q、3q、6q、11q、9p、11p、17p、22p、22q 和 11q14-qter。Gupta P(2018)总结英文文献得,61%肾上腺皮质癌病例某位点杂合子缺失,RB 基因缺失(80%),p53 失活(44%),染色体 9p 缺失(26%)、1p 缺失(22%)和 3p 缺失(22%);定位于 11p15(IGF)的杂合子缺失与肿瘤复发高风险有关。

微卫星标记(microsatellite)又被称为短串联重复序列(short tandem repeat,STR)或简单重复序列(simple repeated sequence)。研究鉴定出频繁的等位基因缺失发生于 17p13、11q15 和 2p16 的概率分别为 85%、92%和 90%。研究证实,所有肾上腺皮质癌基因杂合子缺失与全基因组加倍(whole-genome doubling,WGD)有极密切的关系,且与肿瘤进展有关。

研究发现,MSH2 基因突变、肿瘤抑制因子 ZNRF3 基因缺失、WGD 和染色体的持续动态不稳定是肿瘤进展的重要机制。端粒和端粒酶再激活与肾上腺皮质癌的发生、发展和预后密切相关,端粒维持基因(telomere maintenance genes)主要有 MEN1、TERT、TERF2、ATRX 或 RPL22,其反复突变可能是导致端粒长度及稳定性存在个体差异及增强肾上腺皮质癌易感性的主要因素之一。

p53 基因是一种肿瘤抑制基因,定位于 17p13,是肾上腺皮质癌最常见的发生突变的基因,在 5 个保留区中有 4 个易发生错义突变。p53 突变使其表达的蛋白四聚体化功能减低而起显性负作用,同时增强 p53 蛋白在核中的稳定性,p53 基因突变还可增加 IGF-2 的表达。目前发现,p53 基因在许多癌症中发生了杂合性丢失,肾上腺皮质癌 p53 基因突变涉及 R337H、R175H 和 R273C 移码突变(图 7-4),大多数基因突变表现为单核苷酸替换。一般认为,成人散发性肾上腺皮质癌患者中携带发生种系突变的 p53 体细胞基因突变和杂合子缺失的概率为 25%~35%。进一步研究发现,50%以上的成人肾上腺皮质癌患者的肿瘤组织中 p53 基因发生体细胞突变或者发生 p53 基因位点杂合子缺失,而发生 p53 基因突变的肾上腺肿瘤与侵袭性表型相关。在巴西南部地区,超过 90%的肾上腺皮质癌患儿除携带 R337H 热点突变外,尚有 9q34 的持续扩增。

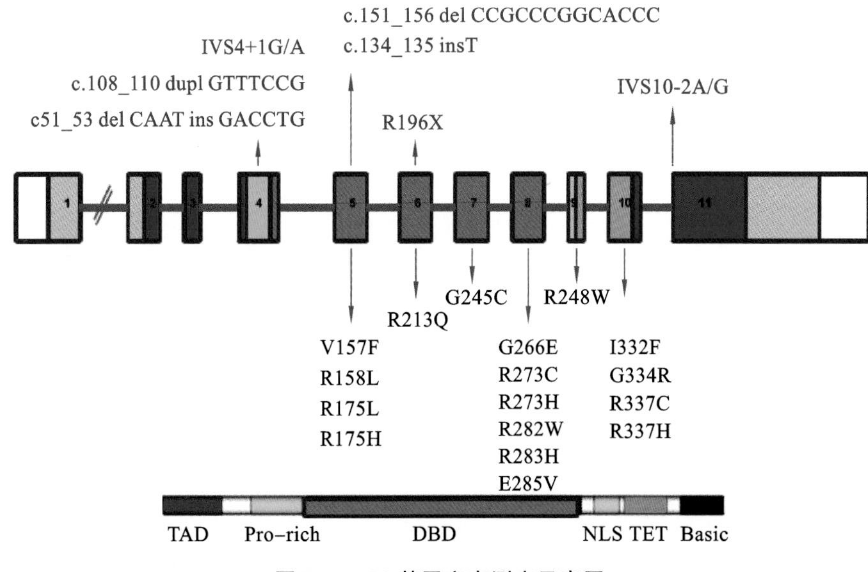

图 7-4 p53 基因突变测序示意图

肾上腺皮质癌 p53 基因突变包括 R337H、R175H 和 R273C 移码突变

多项研究显示,胰岛素样生长因子(IGF)是一类多功能细胞增殖调控因子,在细胞生长及增殖、血管生成、细胞分化、细胞代谢和个体的生长发育中具有促进作用,可以影响肾上腺皮质癌的发生与进展,大约 90%肾上腺皮质癌患者常见的分子修饰是 IGF-2(11p15.5)、IGF-1R(胰岛素样生长因子-1 受体)和 IGFBP2(胰岛素样生长因子结合蛋白 2)过表达。在散发性肾上腺皮质癌患者中,IGF-2 过表达的主要原因是父亲的等位基因复制,与 11p15 上的表观遗传印迹发生修饰有关。体外研究中,阻断 IGF-1(12q23.2)受体从而抑制 IGF-2 的信号通路,可以抑制肾上腺皮质癌细胞增殖。

文献报道,在肾上腺腺瘤和肾上腺皮质癌患者中均发现存在 Wnt/β-catenin 信号通路的持续激活,主要是由编码 β-连环蛋白(β-catenin)的 CTNNB1 基因(3P21.1)激活突变所致。31%肾上腺皮质癌患者中,CTNNB1 基因的体细胞激活突变大多数为外显子 3 上 Ser45 的点突变。Wnt/β-catenin 信号通路的激活主要通过 β-连环蛋白核染色进行证实,Wnt/β-catenin 信号通路

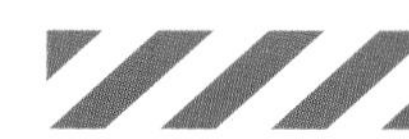

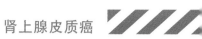

的激活和肾上腺皮质癌患者的总生存率下降有关，提示β-连环蛋白染色具有重要的临床诊断价值。在转基因模型中，IGF-2的过表达并不能导致肾上腺肿瘤的发生，尽管IGF信号通路被激活、Wnt/β-catenin信号通路在肾上腺皮质被激活可导致肾上腺肿瘤的发生，但是仅有一部分患者出现恶性征象。同样，如果IGF-2过表达和Wnt激活联合作用，则仅产生轻度恶性病变的基因模型。目前多数研究认为，IGF-1、IGF-2/IGFBP功能失调及其下游IGF-1R/PI3K/Akt信号转导通路是肿瘤发生的关键环节(图7-5)。

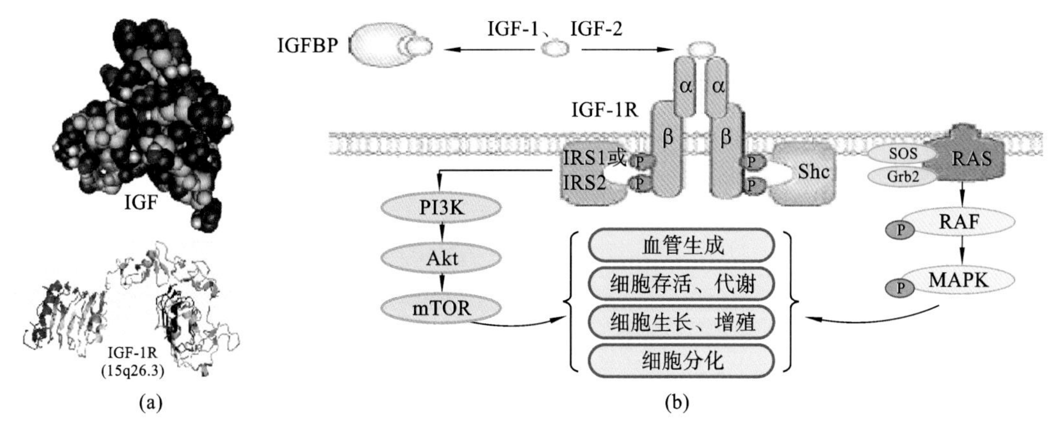

图7-5　IGF与IGF-1R

(a)IGF、IGF-1R结构；(b)IGFBP/IGF-1R/PI3K/Akt/mTOR和IGFBP/IGF-1R/RAS/RAF/MAPK信号转导通路示意图

类固醇生成因子-1(steroidogenic factor-1，SF-1)基因(11q13.1)，是一种重要的转录调控因子，对肾上腺的激素分泌及功能发育发挥重要作用。SF-1基因可调节肾上腺皮质细胞增殖和凋亡、血管生成、细胞外基质的黏附、细胞骨架动力学以及基因表达的转录和转录后调节。文献报道，散发性肾上腺皮质癌中98%的儿童和成人患者出现SF-1基因高表达，表明SF-1基因参与肿瘤的生长，可能与分泌醛固酮的肾上腺皮质癌的发生相关，肾上腺皮质癌患者中SF-1基因高表达与不良预后有关。另外，SF-1基因沉默可抑制肾上腺皮质癌肿瘤细胞增殖，有望成为研究肾上腺肿瘤发病机制及其治疗的重要分子，SF-1基因有可能成为一个重要的治疗靶向目标。

BUB1B基因(15q15.1)高表达和PINK1基因(1p36.12)低表达联合检测有助于对肾上腺皮质癌进行亚组分型，不同亚组预后有很大的差异，伴有高血压、低血钾的患者尚需同时测定醛固酮/肾素浓度比值。该检测可提示病变来源于肾上腺皮质，并且可能是恶性肿瘤，同时也证明肾上腺能够自主分泌糖皮质激素，但其临床诊断价值需要进一步证实。研究发现，DLG7基因(12q22.3)和PINK1基因(1p36.12)的表达有助于鉴别肾上腺皮质肿瘤的良、恶性。此外，与肾上腺腺瘤相比，肾上腺皮质癌的患者存在CpG岛甲基化，且CpG岛甲基化可能会引起抑癌基因表达受抑制，并且与肾上腺皮质癌患者的预后呈负相关。最近的一项研究表明，3.2%的肾上腺皮质癌患者的病因与错配修复基因发生胚系突变有关，这个基因的突变是林奇综合征致病基因之一。同样是肾上腺皮质癌，尽管表现出的症状一样，但身体内部DNA出现的问题可能不一样。此外，SFRP1基因(8p11.21)丢失是肾上腺皮质癌发生、进展中的重要因素之一。肾上腺皮质癌的发病机制还可能包括Notch信号通路发生改变等。研究基因表达谱有助于进一步了解肾上腺皮质癌发病的分子机制，对转录基因组的数据进行无监督聚类分析可以鉴别出预后不一样的患者。

文献报道，miRNA(microRNA)是重要的转录后调控因子，通过调节基因的表达而参与调控细胞死亡、增殖及分化等生理过程，与肾上腺皮质癌的发生、进展、侵袭和转移密切相关(图7-6、图7-7)。miRNA功能丧失的原因包括基因的缺失、突变、沉默以及miRNA加工过程中出错等。表观遗传机制也有调控miRNA的功能。肾上腺皮质癌中过表达miRNA包括miR-483-3p、miR-483-5p(11p11.5)、hsa-miR-139-5p(11q13.4)、hsa-miR-181b(1q32.1)、hsa-miR-

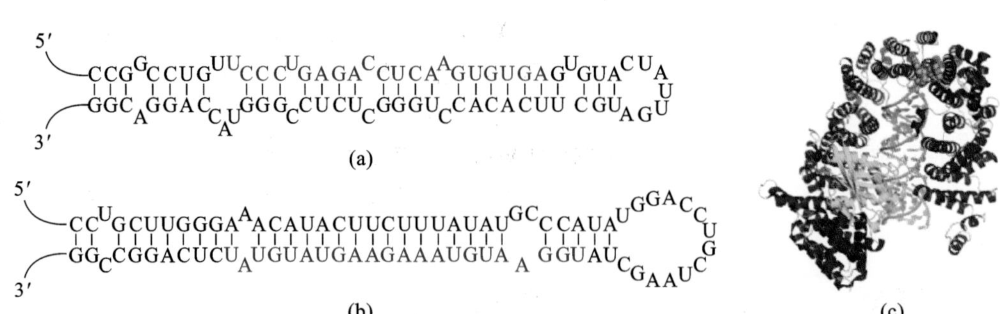

图 7-6　miRNA

(a)线虫 miRNA 结构示意图；(b)人类 miRNA 结构示意图；(c)miRNA 前体核输出：转运蛋白 exportin-5(红色)协助 Ran-GTP(黄色)和 miRNA 前体(绿色)输出的过程中显示有两种核苷酸成分(橙色)

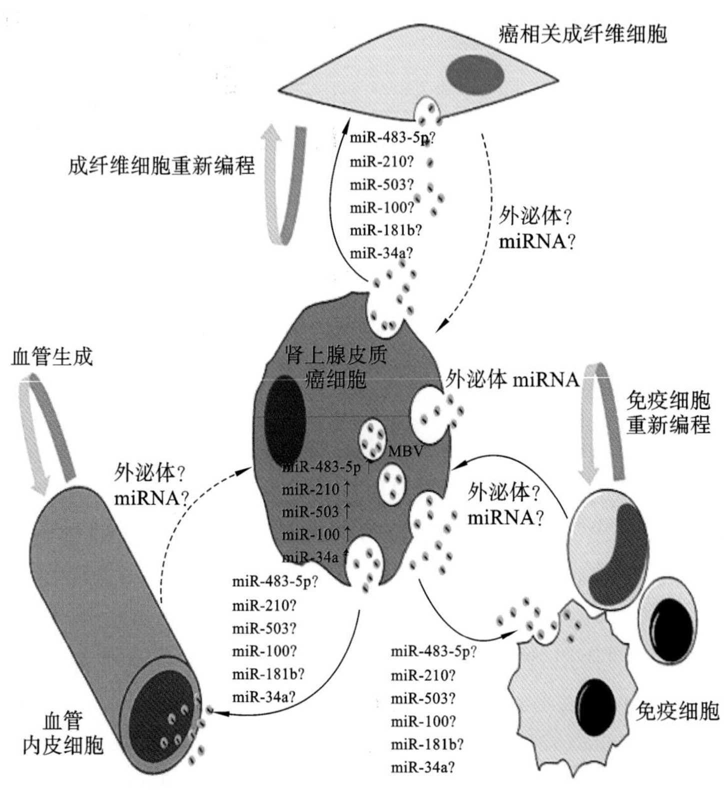

图 7-7　miRNA 与肾上腺皮质癌的发生、肿瘤细胞微循环示意图

184(15q25.1)、hsa-miR-210(11p15.5)、hsa-miR-503(Xq26.3)和 miRNA-34a(1p36.23)等。Szyszka P 等报道，许多 miRNA 在肾上腺皮质癌呈低表达，包括 hsa-miR-7(9q21.32)、hsa-miR-99a(21q21.1)/hsa-miR-100(11q24.1)、hsa-miR-195(17p13.1)、hsa-miR-214(1q24.3)、hsa-miR-222(Xp11.3)、hsa-miR-335(7q32.2)和 hsa-miR-375(2q35)。研究发现，miRNA 的活性可影响许多细胞-信号转导模式，如 miR-184、miR-7、miR-99a 和 miR-100 可在多个层面上调节 PI3K-Akt-mTOR 通路，miR-335 和 miR-375 则对 Wnt 信号转导产生影响。而且，miR-503 和 miR-195 涉及细胞周期 G1/S 转化的调节。在 miRNA 加工基因的处理形成过程中，相关基因 TARBP2、DICER1、DROSHA、DGCR8 和 PRKRA 是关键因素，与肾上腺皮质癌易感性密切相关。值得注意的是，miR-483-5p 明显过表达和 miR-195 低表达可能是肾上腺皮质癌不良预后的新的潜在生物学指标。但在儿童肾上腺皮质癌中存在 miR-483-3p 过表达，而 miR-483-5p 不存在过表达。DICER 基因(14q32.13)低表达与肾上腺皮质癌预后不良有关，可作为肾上腺

皮质癌复发的预测指标。此外，miR-205 的表达在肾上腺皮质癌的发生、进展中起重要作用。

近来，Tischler A S(2016)总结肾上腺皮质癌癌症基因组图谱(TCGA)，发现有以下特性：①高频率 IGF-2 过表达；②高频率 p53 突变，尤其是肾上腺皮质癌儿童患者和肿瘤进展患者；③高频率和多样性 Wnt 信号转导通路基因缺陷(50%，如 ZNRF3 缺失和 CTNNB1 点突变)；④拷贝数异常和全基因组数目倍增，可能是肾上腺皮质癌进展的机制；⑤端粒和端粒酶重新激活；⑥靶向突变热点相对缺乏。综合泛基因组特征(comprehensive pan-genomic characterization)分析对肾上腺皮质癌个性化治疗至关重要(图 7-8)。涉及 Wnt 信号转导通路的基因尚有 DKK1(10q21.1)、AXIN2(17q24.1)、TCF7L2(10q25.2-q25.3)、ARID1A(1p36.11)、myc(8q24)等(图 7-9)。

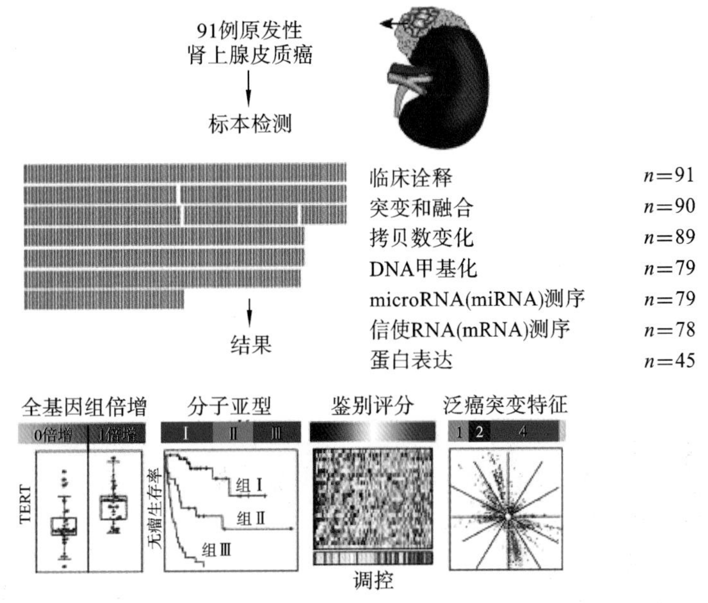

图 7-8　肾上腺皮质癌综合泛基因组特征(Tischler A S,2016)

大量研究表明，新生血管和淋巴管的形成在很大程度上决定了肿瘤细胞能否转移。VEGF 是最具特征性的血管新生调节因子，能促进内皮细胞的分裂、增殖，并诱导肿瘤新生血管的发生，与肿瘤的生长、浸润和转移关系密切，在肾上腺皮质癌的发生、进展和转移过程中具有重要的作用。VEGF 通过作用于其特异的 VEGFR(13q12)参与肿瘤新生血管、淋巴管的形成过程，与肾上腺皮质癌的恶性程度及预后密切相关。文献报道，EGFR(7p11.2)的异常活化可引起肿瘤细胞的增殖、分化，肿瘤新生血管的生成及肿瘤细胞的转移，EGFR 基因在嗜酸细胞肾上腺皮质癌和黏液性肾上腺皮质癌中存在高表达，分别为 77.8%和 75%(图 7-10)。

此外，ACTH 受体(ACTHR、MC2R)-cAMP-PKC 信息串联对肾上腺皮质细胞分化及表型起作用，其信息串联的失活将导致分化功能的丧失和肾上腺肿瘤克隆扩展的能力增强，ACTHR(18p11.21)基因杂合性丢失与肾上腺皮质癌细胞失分化有关。

三、临床分类

肾上腺皮质癌分无功能性和功能性两类。根据有无内分泌异常症状分为“症状性”和“无症状性”两种。肾上腺皮质癌中有症状的功能性肿瘤占 40%～60%，其中主要有库欣综合征、康恩综合征(原发性醛固酮增多症)、肾上腺性征异常综合征(adrenogenital syndrome，包括男性患者女性化和女性患者男性化)和混合型等(表 7-2、表 7-3)。

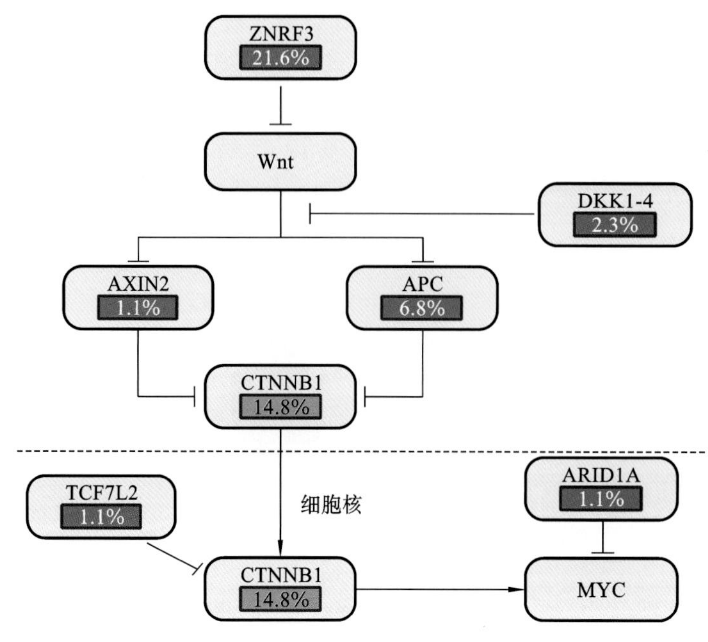

图 7-9　Wnt 信号转导通路

48.8%肾上腺皮质癌患者 Wnt 信号转导通路有至少一种基因改变

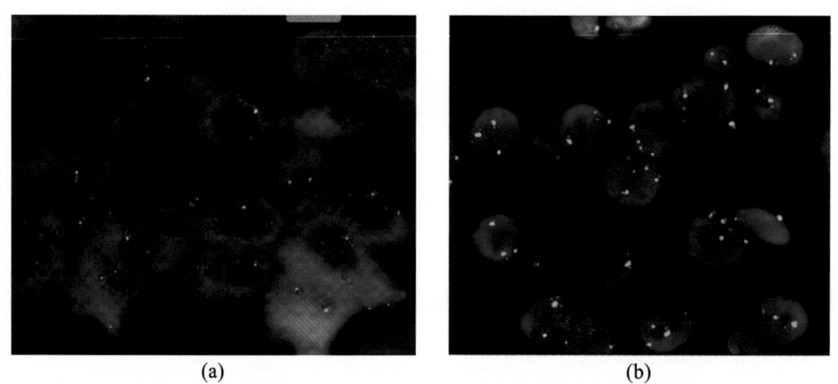

图 7-10　嗜酸细胞肾上腺皮质癌和黏液性肾上腺皮质癌

绿色信号为 7 号染色体着丝粒，红色信号为 EGFR 基因。荧光原位杂交技术（fluorescence *in situ* hybridization，FISH）显示 EGFR 为高多体性

表 7-2　功能性肾上腺皮质癌分型

分　型	发　病　率
库欣综合征（肾上腺皮质癌）	30%
康恩综合征（原发性醛固酮增多症）	10%
肾上腺性征异常综合征	
男性患者女性化	10%
女性患者男性化	20%
混合型	30%

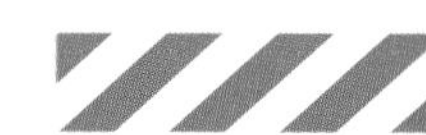

表 7-3 肾上腺皮质癌病理生理分类(Bagi RP Jana,2017)

分类	发病率
库欣综合征	30%
肾上腺性征异常综合征	
男性化和早熟	22%
女性化	10%
康恩综合征(原发性醛固酮增多症)	2.5%
混合型	35%
红细胞增多(症)	<1%
高钙血症	<1%
低血糖症	<1%

四、病理特征、分型、分级和免疫组织化学

肾上腺皮质癌的瘤体直径在 10～21 cm,平均 10～11 cm。大多数(90%)患者肿瘤直径≥6 cm;少数患者肿瘤直径<6 cm,极少数患者肿瘤直径<4 cm。Lasser M S(2017)总结英文文献报道,95%的病例肿瘤直径>5 cm。肿瘤重量多在 200～1000 g。肿瘤外形常不规则,可见结节;小瘤体可有薄的被膜;大肿瘤呈浸润性生长,常侵犯包膜,破坏正常肾上腺组织,向外侵犯周围脂肪组织甚至患侧肾或邻近器官,多伴有出血、囊性变和坏死。肿瘤切面呈黄色、黄褐色(图 7-11),质地较松脆,瘤内可见结节;有时可见装满坏死物的假性囊肿,肿瘤较大者可见钙化和灶性纤维化。少数病例肿瘤侵及下腔静脉。恶性色素性肾上腺皮质癌极其罕见(图 7-12),仅见个案报道。

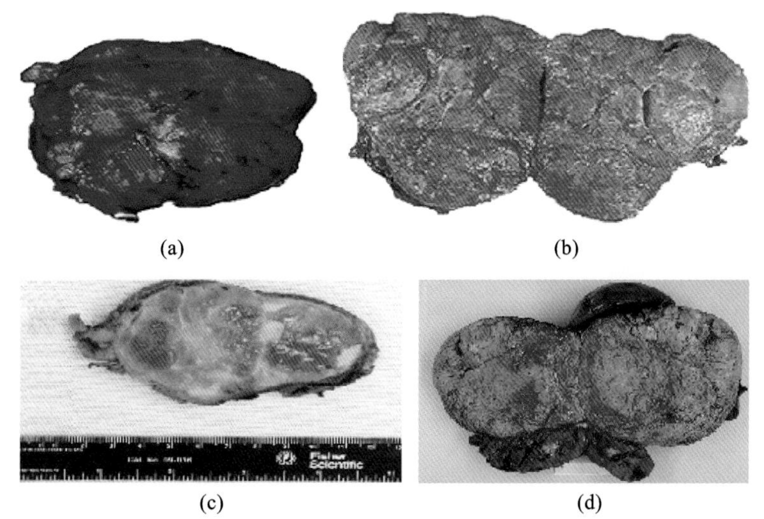

图 7-11 肾上腺皮质癌大体标本及其剖面,肿瘤呈黄色、黄褐色(Gupta P,2020)

肾上腺皮质癌的镜下组织学形态特点:①肿瘤细胞常呈巢片、粗梁状排列,也可见细梁状、条索状排列的肿瘤细胞,但这些肿瘤细胞没有腺体形成,间以血窦分隔。②可见宽的纤维带。坏死可呈大片状,偶见黏液样变性。常见包膜、窦隙或大静脉侵犯。③胞质嗜酸性或呈透明泡状,核异型不明显,高度多形性,可见多个明显核仁;核分裂象可见,多少不等。

通常,肾上腺皮质癌的组织结构、形态与正常肾上腺皮质相似,良、恶性鉴别较为困难,初次病理诊断的误诊率高达 13%。因此,有时需结合临床表现、大体外观、镜下组织学形态和免疫

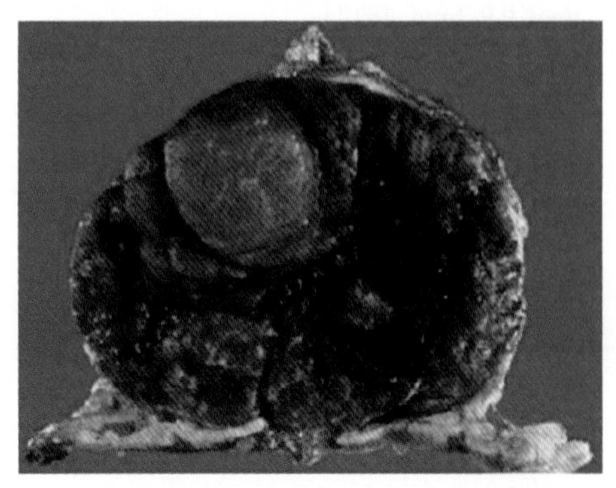

图 7-12 恶性色素性肾上腺皮质癌

组织化学标志如 Ki-67、P450 和 3β-HSD 等综合判断。病理诊断时，需注意下列两个问题：①明确病理组织来源于肾上腺，肿瘤组织是否表达 SF-1；②肿瘤良、恶性的鉴别。

肾上腺恶性肿瘤应进行多参数评估，Weiss 评分是最好的确认方法，用于确认和鉴别肾上腺良、恶性肿瘤。2017 年，WHO 推荐采用 Weiss 提出的肾上腺皮质良、恶性肿瘤的 9 项组织学鉴别评分标准的改良版(图 7-13、表 7-4)：①高核分级；②核分裂指数>5/50 HP；③不典型核分裂；④透明细胞占全部细胞比例<25%；⑤肿瘤细胞呈弥漫性分布；⑥肿瘤坏死；⑦静脉侵犯；⑧血窦样结构浸润；⑨包膜浸润。该系统将 9 个组织学标准各赋值 1 分，Weiss 评分：0～2 分考虑良性肾上腺腺瘤，3～6 分提示具有潜在恶性的可能，>6 分为肾上腺皮质癌。Weiss 评分标准中，核分裂指数大、病理性核分裂象、血管或包膜侵犯以及坏死等是典型的病理组织学恶性指标。Weiss 评分标准在诊断肾上腺皮质癌方面效能很高，其敏感性和特异性分别为 100%和 97%，预后与肿瘤细胞核分裂指数和浸润的关系密切。

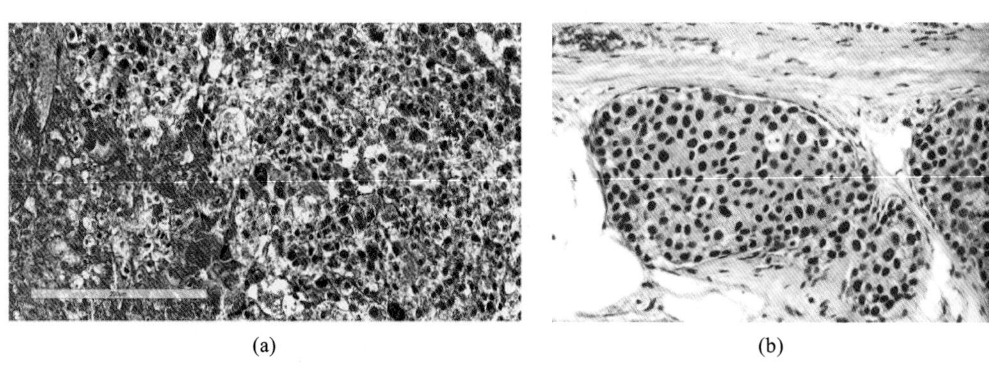

(a)　　(b)

图 7-13 肾上腺皮质癌

(a)肿瘤细胞明显坏死，肿瘤细胞具有显著的核多形性浸润；(b)血窦状样结构浸润

表 7-4 Weiss 评分标准和 Lin-Weiss-Bisceglia 组织学评分标准的比较

Weiss 评分标准	Lin-Weiss-Bisceglia 评分标准
高核分级	
透明细胞占全部细胞比例<25%	
肿瘤细胞呈弥漫性分布	
	1. 主要标准
核分裂指数>5/50 HP	核分裂指数>5/50 HP
不典型核分裂	不典型核分裂
静脉侵犯	静脉侵犯
	2. 次要标准
肿瘤坏死	肿瘤坏死
血窦样结构浸润	窦状样结构浸润
包膜浸润	包膜浸润
	肿瘤直径>10 cm 和/或 重量>200 g

Lin-Weiss-Bisceglia 评分(表 7-4):符合主要标准中的任何一项提示为肾上腺皮质癌,四项次要标准中符合任何一项提示有潜在恶性的可能。

Liou 等认为儿童肾上腺皮质癌的诊断需满足以下条件:①肿瘤重量>200 g,肿瘤直径>6 cm;②肿瘤呈分叶状,切面呈多种颜色混杂,局部有坏死、出血和钙化;③组织学检查细胞呈多形性、排列紊乱,核分裂过快、异型核分裂、核异型、核深染,包膜和血管浸润。

肾上腺皮质癌转移和复发的相关组织学指标:①核的分级高(Ⅲ级和Ⅳ级)。②肿瘤细胞密度高。③每 50 HP 核分裂 6 个或 6 个以上。④病理性核分裂(非典型性核分裂)。⑤弥漫性生长。⑥肿瘤性坏死。⑦脉管或窦样结构浸润。⑧包膜浸润。⑨恶性程度:核分裂指数≥20/50 HP 为高级别,核分裂指数<20/50 HP 为低级别。

病理组织学分级:①低级(low grade):有丝分裂≤20/HP。②高级(high grade):有丝分裂>20/HP,p53 或 CTNNB 基因突变。

免疫组织化学:肾上腺皮质癌组织学变异较大,目前尚缺乏独立的免疫表型。文献报道,康恩综合征时 Ad4BP/SF-1、3β-HSD、P450c21 和 inhibin-α 阳性;库欣综合征时 Ki-67、p53、P450scc、P450c21、P45011β、P450c17、DHEA-ST 和 3β-HSD 阳性,这在肾上腺皮质癌中具有诊断和鉴别诊断参考价值(图 7-14 至图 7-17)。通常,肾上腺皮质腺瘤 Ki-67 指数<5%,肾上腺皮质癌 Ki-67 指数>5%。2019 年 Gupta P 总结英文文献,认为 IGF-2、melan-A/Mart-1、syn、vimentin、inhibin-α、Bcl-2、NF、NSE、HepPar1、p53、S-100、CAM 5.2 和 calretnin 等阳性有助于肾上腺皮质癌的诊断。而肾上腺皮质癌时 CK7、CK20、EMA、CEA、B72.3 和嗜铬粒蛋白(chromogranin)呈阴性。类固醇生成因子-1(SF-1)是提示肾上腺皮质来源的特异性标记,肾上腺皮质癌时 98%呈阳性。

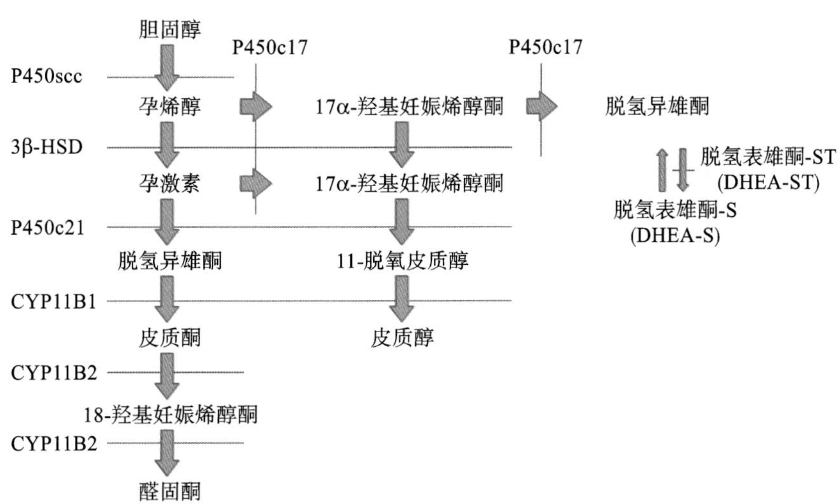

图 7-14 类固醇激素合成途径,免疫组织化学检查 P450scc、3β-HSD、P450c21、P450c17 和 DHEA-ST 的理论依据

肾上腺皮质癌相对罕见的组织学亚型包括:①嗜酸细胞性肾上腺皮质癌:罕见,发病年龄 39~71 岁。肿瘤体积多较大(直径 8.5~17 cm),呈结节状,常有包膜。切面呈棕黄色或灰黄色,常有出血、坏死、纤维化瘢痕,可有囊性变和钙化。细胞形态不规则,胞质丰富,嗜酸性,核大深染、异型性,可见病理性核分裂象。超微结构显示肿瘤细胞充满线粒体。免疫组织化学:AE1/AE3、CAM5.2 和 inhibin-α 阳性,EGFR 基因过表达(阳性率 77.9%)。②黏液性肾上腺皮质癌:罕见,发病年龄 16~82 岁,平均 51 岁,男性与女性比例为 1.25∶1。肿瘤直径大多数在7~24 cm,极少数为 5~6.5 cm;呈胶冻样外观。切面灰黄色或灰白色与黄褐色相间,有黏液感(图 7-18)。肿瘤细胞排列成相互吻合的网状或假腺腔样结构,腺腔内和细胞间为嗜酸性黏

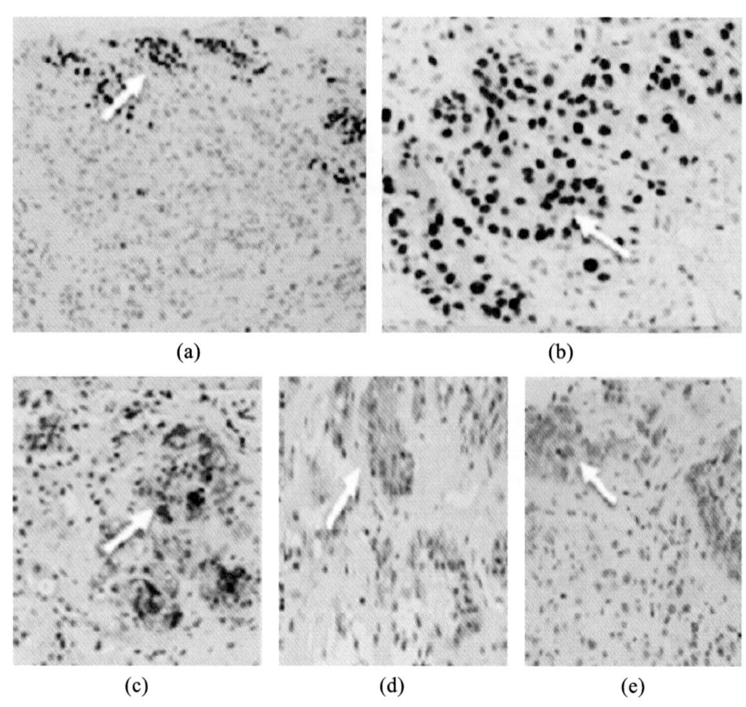

图 7-15　康恩综合征肝转移免疫组织化学

(a)Ad4BP/SF-1 阳性，×40；(b)Ad4BP/SF-1 阳性，×400；(c)3β-HSD 阳性，×40；(d)P450c21 阳性，×40；(e)inhibin-α 阳性，×40

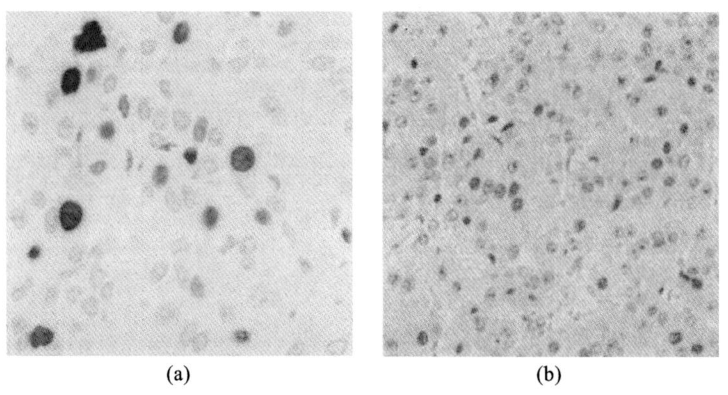

图 7-16　库欣综合征免疫组织化学(一)

(a)Ki-67 阳性，×200；(b)p53 阳性，×200

液。超微结构显示肿瘤细胞间有不定形黏液样物质，胞质内含丰富的内质网。免疫组织化学：vimentin、melan-A、syn、NF 和 inhibin-α 过表达，EGFR 基因过表达。③肾上腺肉瘤样癌（癌肉瘤，carcinosarcoma），少见（见第八章）。④肾上腺鳞状细胞皮质癌：极其罕见。⑤肾上腺透明细胞皮质癌：极其罕见。

五、TNM 分期

目前，肾上腺皮质癌的 TNM 分期主要应用国际抗癌联盟（UICC，2009）制定的 TNM 分期系统和美国癌症联合会（AJCC）2018 年修订的第 8 版肾上腺皮质癌病理 TNM 分期（pTNM）系统（图 7-19、表 7-5、表 7-6）。

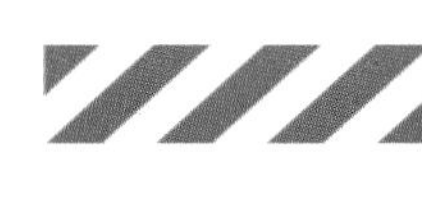

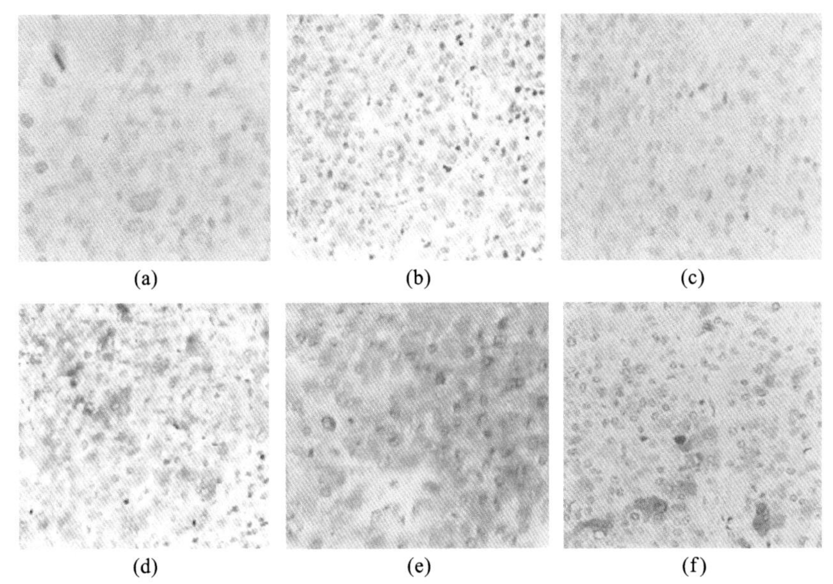

图 7-17 库欣综合征免疫组织化学(二)

(a)P450scc 阳性,×200;(b)P450c21 阳性,×200;(c)P45011β 阳性,×200;(d)P450c17 阳性,×200;(e)DHEA-ST 阳性,×200;(f)3β-HSD 阳性,×200

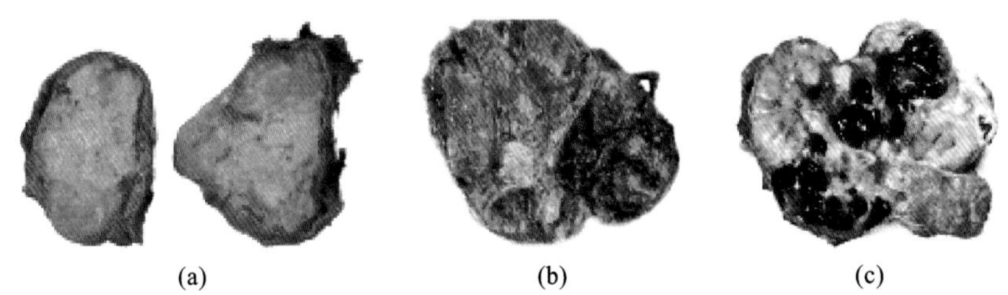

图 7-18 黏液性肾上腺皮质癌(Gupta P,2020)

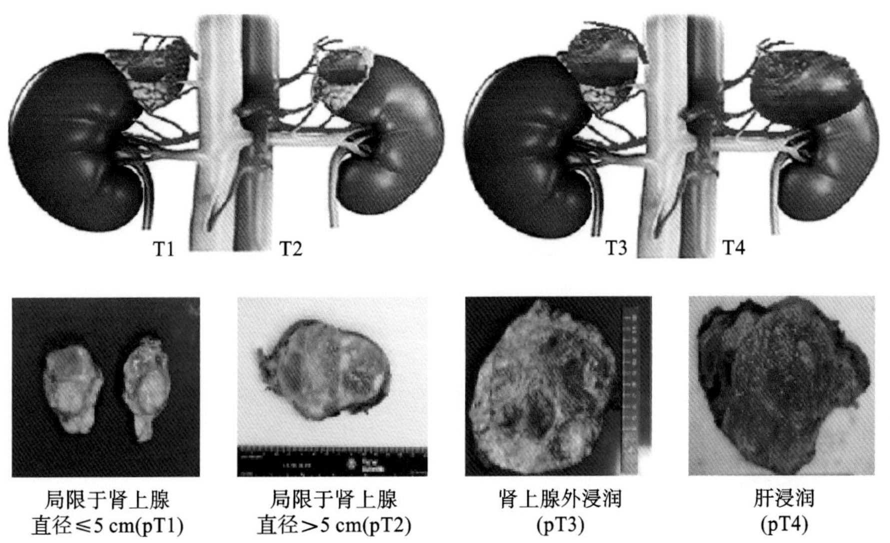

图 7-19 肾上腺皮质癌分期(Zynger D,2020)

表 7-5 肾上腺皮质癌 pTNM 分期(AJCC 第 8 版)(Zynger D,2020)

pTNM 分期	具体描述
pTx	无法对原发性肿瘤做出评估
pT0	未发现原发性肿瘤
pT1	肿瘤直径≤5 cm,局限于肾上腺内
pT2	肿瘤直径>5 cm,局限于肾上腺内
pT3	肾上腺外浸润,但未侵犯邻近器官
pT4	肿瘤侵犯邻近器官,包括浸润肾、横膈膜、胰腺、脾、肝,肾静脉和下腔静脉癌栓形成
pNx	无法对区域淋巴结转移做出评估
pN0	无区域淋巴结转移
pN1	有区域淋巴结转移(主动脉旁、主动脉前和腹膜后淋巴结)
pM0	无远处转移
pM1	有远处转移

表 7-6 肾上腺皮质癌临床预后分期(AJCC)

预后分期	T	N	M
Ⅰ期	T1	N0	M0
Ⅱ期	T2	N0	M0
Ⅲ期	T1～2	N1	M0
	T3～4	N0～1,Nx	M0
Ⅳ期	T1～4	N0～1,Nx	M1

此外,欧洲肾上腺肿瘤研究网络(ENSAT)提出新的肾上腺皮质癌的预后分期系统(表 7-7),ENSAT 分期能够区分不同患者的预后,但尚需进一步完善。分子标志物如定位于染色体 16q12.2 的基质金属蛋白酶-2(matrix metalloproteinase 2,MMP-2),定位于染色体 1p34.2 的葡萄糖转运子 1(GLUT1,SLC2A1),以及 SF-1(11q13.1)、BUB1B(15q15.1)和 PINK1(1p36.12)基因等有可能在将来对于肾上腺皮质癌的分期有所帮助,但目前还没有得到证实。

表 7-7 肾上腺皮质癌 ENSAT 分期

预后分期	T	N	M
Ⅰ期	T1	N0	M0
Ⅱ期	T2	N0	M0
Ⅲ期	T1～2	N1	M0
	T3～4	N0～1	M0
Ⅳ期	T1～4	N0～1	M1

注:T1 肿瘤直径≤5 cm;T2 肿瘤直径>5 cm;T3 肿瘤浸润周围组织;T4 肿瘤侵犯邻近器官或有静脉(肾静脉或下腔静脉)癌栓;N0 无区域淋巴结转移;N1 有区域淋巴结转移;M0 无远处转移;M1 有远处转移。

六、临床表现

肾上腺皮质癌常因症状缺乏特异性而延误诊断,30%～40%患者因肿瘤侵犯区域淋巴结、肾上腺周围组织、邻近器官或有远处转移引起症状而就诊。确定诊断时,40%～50%患者已发生远处转移,常见转移部位是肝(48%～96%)、区域淋巴结(25%～46%)、肺(45%～97%)、骨

(11%～33%)、胰腺(5%)、对侧肾上腺或肾(5%),并可经肾静脉、下腔静脉形成癌栓(占 9%～19%)(图 7-20、图 7-21),亦可转移至脑、膈肌、回肠、腹膜、胸膜、胃、皮肤和腹膜后等。

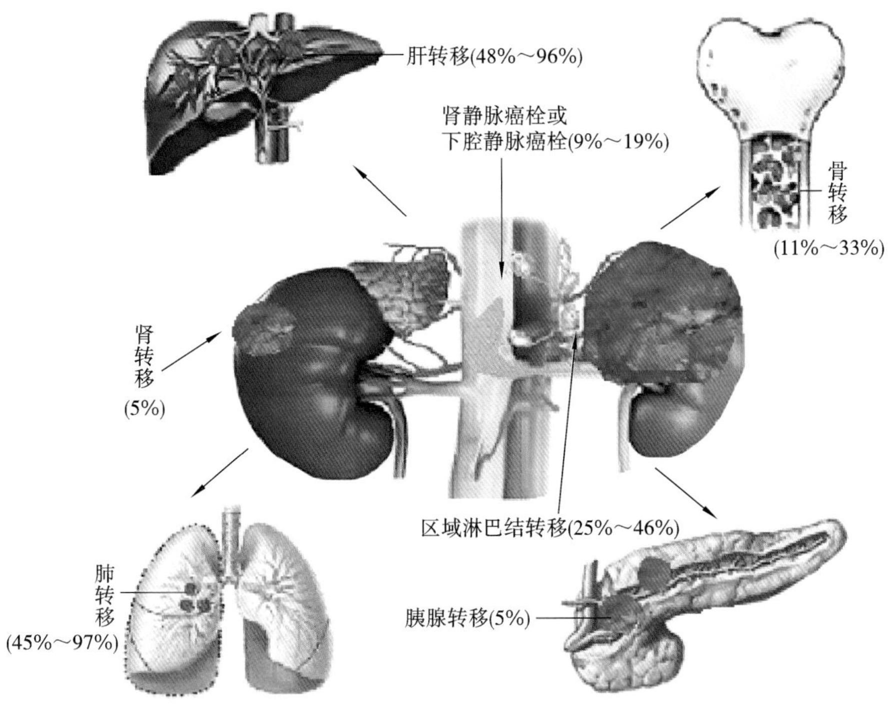

图 7-20 肾上腺皮质癌转移示意图

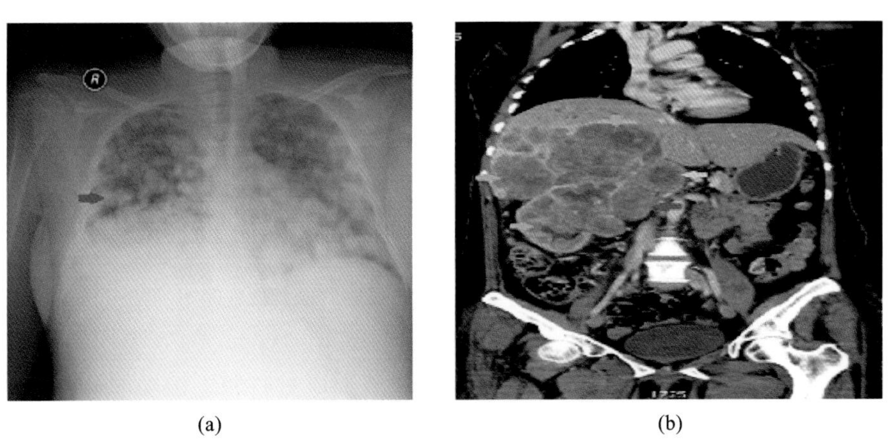

图 7-21 肾上腺皮质癌转移

(a)右侧肾上腺皮质癌肺转移;(b)CT 显示右侧肾上腺皮质癌(红色箭头)淋巴结转移(黄色箭头)、肾直接浸润和肝转移(绿色箭头)

临床表现取决于肿瘤的功能状态和体积大小,临床常以局部隐痛、乏力为首发症状。

50%～79%肾上腺皮质癌患者具有内分泌功能,表现为皮质醇症的典型症状和体征,男性化(35%～40%)、女性化(19%),或出现原发性醛固酮增多症症状(2%)。通常,临床上更多地表现为非单一激素引起的临床征象。男性患者女性化或女性患者男性化的患者中,约 80%患有肾上腺皮质癌。上述症状可独立存在或呈综合性表现,有的患者根本无症状,在体检或进行其他疾病的影像学检查时偶然发现,肾上腺偶发瘤中 2%～3%为肾上腺皮质癌。儿童肾上腺皮质癌约 90%具有内分泌功能,绝大多数分泌雄激素,单一分泌皮质醇者占 55%,混合分泌皮质醇者占 30%,单纯库欣综合征者占比<5%,多有男性化或假性青春期表现。

30%～50%缺乏病理学参数的无功能性肾上腺皮质癌患者起病隐匿,多与肿瘤局部进展有

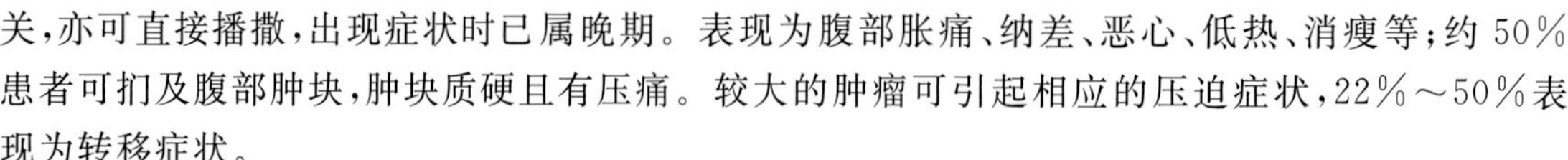

关，亦可直接播撒，出现症状时已属晚期。表现为腹部胀痛、纳差、恶心、低热、消瘦等；约 50% 患者可扪及腹部肿块，肿块质硬且有压痛。较大的肿瘤可引起相应的压迫症状，22%～50%表现为转移症状。

七、诊断

出现下列征象者应高度怀疑患有肾上腺皮质癌：儿童皮质醇症、儿童性早熟、成年男子女性化、成年女子男性化。肾上腺皮质癌的诊断包括实验室内分泌检查，静脉肾盂造影（IVP）、B 超、CT、MRI 和 ^{18}F-FDG PET/CT 等定位诊断检查（图 7-22）。

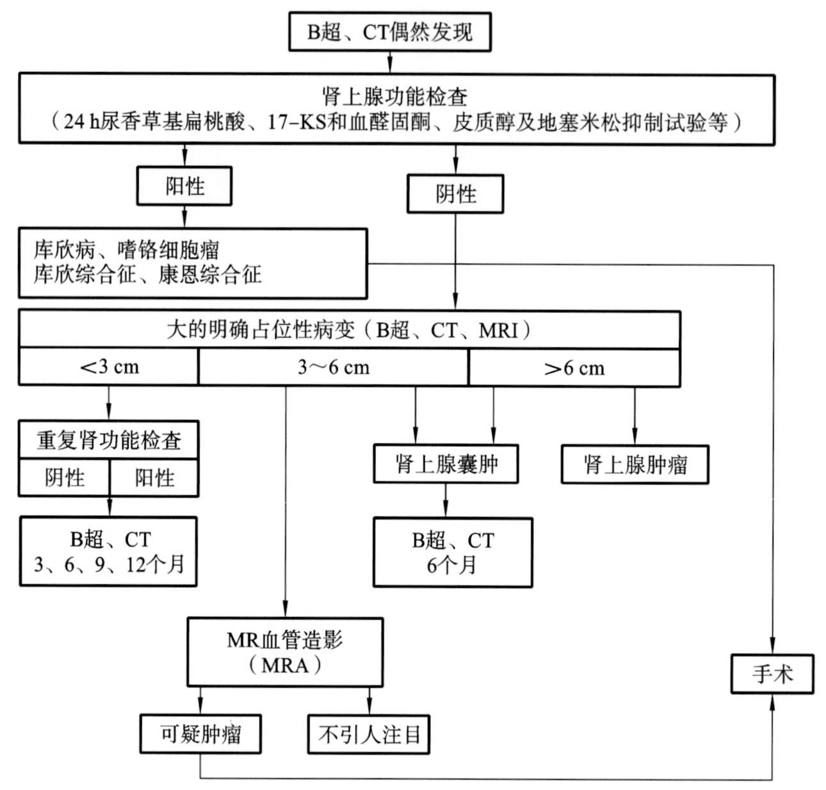

图 7-22　无症状肾上腺占位性病变的诊断流程图

17-KS，17-酮皮质类固醇

1. 实验室内分泌检查　所有肾上腺皮质肿瘤患者都应进行肾上腺功能检查，尤其是无功能性肾上腺皮质肿瘤患者。有时虽无明显临床症状，但不一定是无功能性肿瘤；而实验室内分泌检查异常者，不一定都有相应的临床表现。检查包括 24 h 尿香草基扁桃酸（VMA）、17-KS 和血皮质醇、ACTH、儿茶酚胺、醛固酮、肾素活性、电解质、性激素（17-羟孕酮、雄烯二酮、睾酮、雌二醇）以及糖耐量试验、小剂量地塞米松抑制试验等。无功能性肾上腺皮质肿瘤患者血、尿皮质醇多正常，因肿瘤过大，消耗过多，可发生低蛋白血症、低血糖症。

2. 影像学检查

（1）B 超检查：B 超是肿瘤定位的主要方法，大多数功能性肾上腺皮质癌患者伴有明显的临床症状和阳性生化检查结果。B 超检查的目的是发现肿瘤、测量肿瘤的大小、知晓肿瘤的位置及其与周围组织的关系等。肿瘤往往较大，边界清楚，多呈圆形、椭圆状或分叶状，内部回声不均匀（图 7-23）。

彩色多普勒血流显像（color Doppler flow imaging，CDFI）显示肿瘤内有多个点状和条状血流信号。将 B 超对肾上腺占位病变的诊断与病理术后结果对照，符合率为 96%，定位准确率可达 100%。无论是功能性还是无功能性肾上腺肿瘤，超声显像都不能对其病理性质做出定性诊

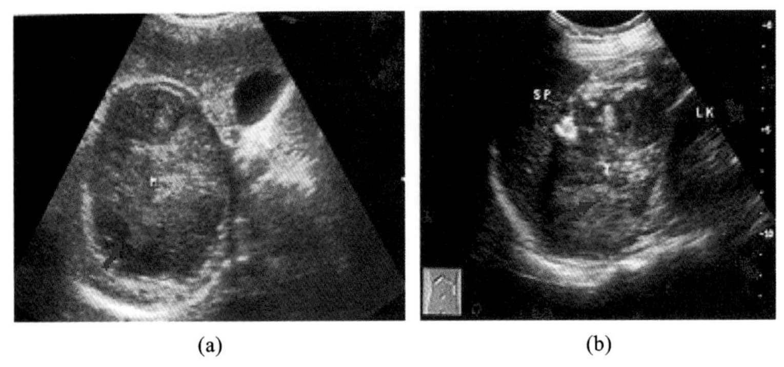

(a) (b)

图 7-23 肾上腺皮质癌超声图像

(a)右肾;(b)左肾

断。因此,超声显像鉴别肾上腺肿瘤的良、恶性有一定的困难,肿瘤的良、恶性判断有赖于 B 超或 CT 引导下的穿刺活检病理组织学检查。疑有下腔静脉浸润者可行多普勒超声检查,多普勒超声检查可显示下腔静脉血流的变化特征。

(2) IVP:作为常规检查是必要的,能显示患侧肾被压迫推移或浸润的程度,有助于鉴别诊断和估计手术范围。并且,能证实对侧肾功能正常与否,为手术时能否切除肾提供依据。

(3) CT 检查(图 7-24):目前普遍认为,CT 检查是诊断肾上腺皮质癌的首选影像学诊断手段:①肾上腺区较大肿块影,呈圆形、椭圆状或分叶状不规则形,直径常超过 7 cm;②肿瘤内部密度不均匀,可有液化坏死、出血和囊性变;③增强扫描呈不均匀强化;④邻近器官侵犯;⑤肾静脉或下腔静脉瘤栓及淋巴结和/或其他脏器转移。对于 4 cm<直径≤6 cm 的肾上腺皮质肿瘤,CT 诊断肾上腺皮质癌的敏感性为 96%,特异性为 51%;6 cm<直径≤8 cm 者,CT 诊断肾上腺皮质癌的敏感性为 90%,特异性为 78%;直径>8 cm 者,CT 诊断肾上腺皮质癌的敏感性为 77%,特异性为 93%。通常,直径>6 cm 的肿瘤多为恶性;但直径≤6 cm 的肾上腺皮质癌也不少见,甚至有小至 1 cm 的报道。对于轮廓不规则、边缘模糊、有明显增强的肿块,即使直径<4 cm,也应高度怀疑恶性的可能。然而,当肿瘤体积较大,尤其是与周围结构分界不清时,CT 判断肿瘤起源有一定的困难。

(4) MRI 检查:MRI 具有多平面成像的特点,定位更为准确,能较好地观察肿瘤与邻近器官的关系,特别是在评估肾静脉或下腔静脉受侵犯情况时明显优于 CT。MRI 可提示肿瘤的大小、边界和密度,T1 和 T2 加权信号对良性肾上腺皮质肿瘤与肾上腺皮质癌、肾上腺转移瘤的鉴别有一定价值。MRI 图像显示肾上腺区巨大分叶状肿块,肿瘤形态不规则、边缘不光滑,矢状面与冠状面的特征可将肾上腺癌与肾癌、肝癌区分开来(图 7-25)。肿块呈混杂信号,T1WI 和 T2WI 上分别以低信号和高信号为主;增强检查显示肿块强化不均,75%的肾上腺皮质癌可获得正确诊断,但不能鉴别原发性癌和转移癌是否有功能。当下腔静脉受侵犯时,其内流空信号影消失。MRI 检查也能敏感地显示淋巴结、脊椎和肝脏等部位的转移。

(5) 选择性肾上腺动脉造影(图 7-26):必要时行选择性肾上腺动脉造影,常与静脉取血测定激素水平结合应用。该检查对多血管性肾上腺皮质癌有诊断价值:①肿瘤血供丰富,有大量不规则的新生肿瘤血管,肿瘤染色不均匀;②可见动静脉瘘及静脉早显;③一般仅有肾上腺血管供血,罕见肾血管参与供血。目前,由于螺旋 CT 和 MRI 的敏感性很高,临床已经较少应用。

(6) ^{18}F-氟代脱氧葡萄糖正电子发射断层扫描/计算机断层扫描(^{18}F-FDG PET/CT):该技术应用于肾上腺恶性肿瘤的诊断,是一种很有希望的影像学检查手段,可以测定体内的生化和/或生理进程,而且是无创检查。Becher 等用^{18}F-FDG PET/CT 对 10 例肾上腺皮质癌患者进行检查,发现所有原发病灶和转移病灶均具有高水平的脱氧葡萄糖(FDG)摄取,其敏感性和特异性分别达 100%和 97%,在诊断肾上腺皮质癌中有一定价值(图 7-27 至图 7-29)。值得注意的

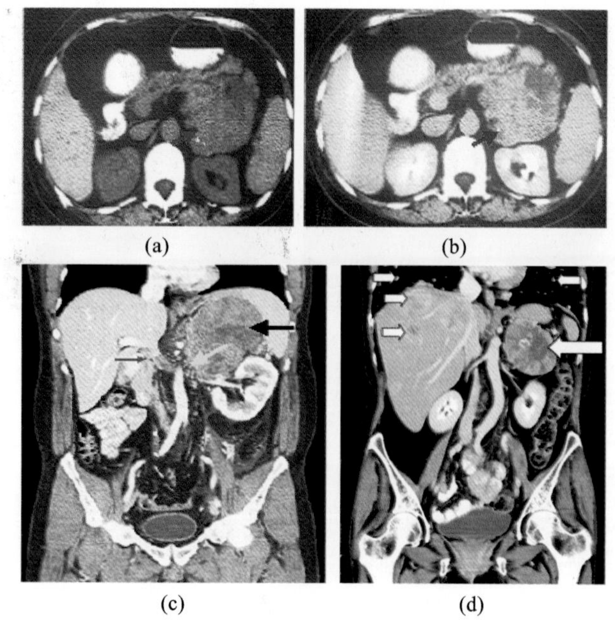

图 7-24 肾上腺皮质癌 CT 影像

(a)左侧肾上腺皮质癌;(b)增强后不均匀轻、中度强化;(c)左肾静脉癌栓(黄色箭头)延伸至下腔静脉(红色箭头);(d)左侧肾上腺不均匀肿块,伴多发性肺转移和肝转移

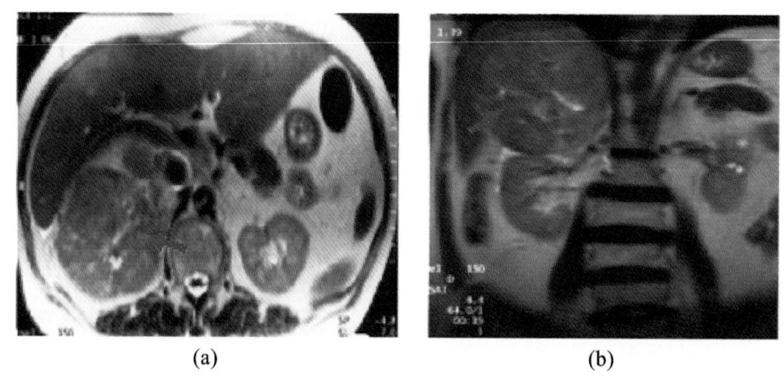

图 7-25 右侧肾上腺皮质癌

(a)右侧肾上腺区类圆形巨大肿块,边界清楚;(b)增强后不均匀强化

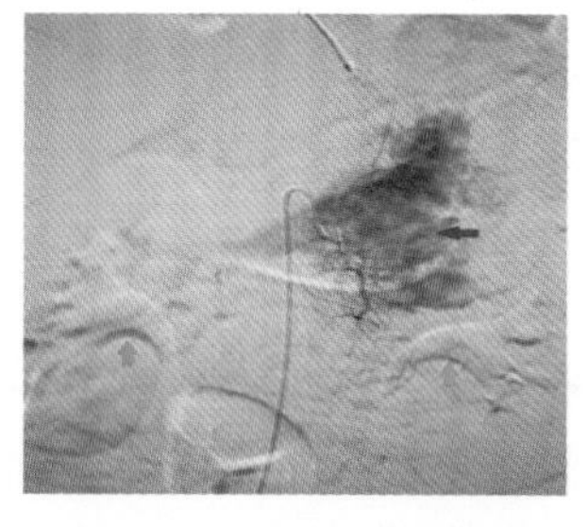

图 7-26 左侧肾上腺皮质癌

选择性肾上腺动脉造影显示不规则肿瘤血管和血管湖、"肿瘤染色"(红色箭头),两侧肾盂肾盏系统显影(绿色箭头)

是,肾上腺转移瘤、嗜铬细胞瘤,甚至少数肾上腺腺瘤患者也会出现 FDG 摄取增强的现象,应注意鉴别。

文献报道,^{18}F-FDG PET/CT 诊断肾上腺占位 FDG 标准摄取值(standardized uptake value,SUV)等于或高于肝时提示可能为恶性病变。通常,肾上腺皮质癌 SUV/肝 SUV 比值>1.45,肾上腺皮质腺瘤 SUV/肝 SUV 比值<1.45。近期一项研究结果表明,当肾上腺 SUV/肝 SUV 比值为 1.8 时,肾上腺肿瘤的诊断最为准确,敏感性和特异性分别为 83.3%、83.7%,阳性预测值和阴性预测值分别为 81.8%和 85.1%。如果以 3.1 为 SUV 临界值鉴别肾上腺恶性与良性腺瘤,敏感性、特异性、阳性预测值和阴性预测值分别为 99%、92%、89%和 99%。总之,^{18}F-FDG PET/CT 可正确识别所有直径小于 1.5 cm 的肾上腺肿块。

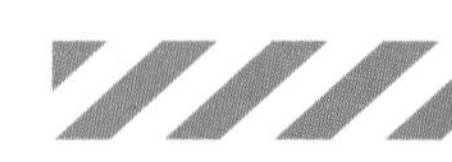

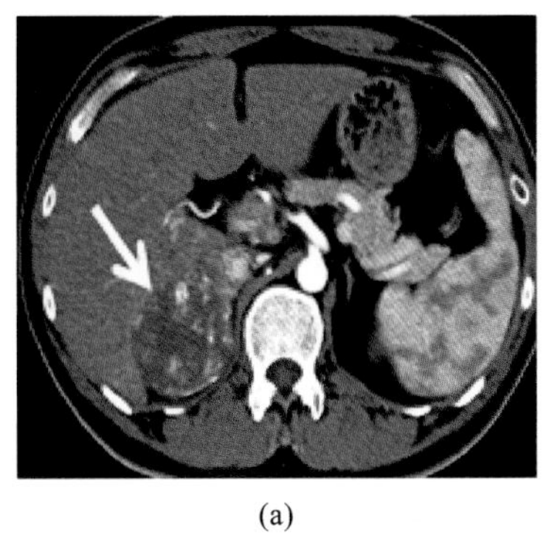
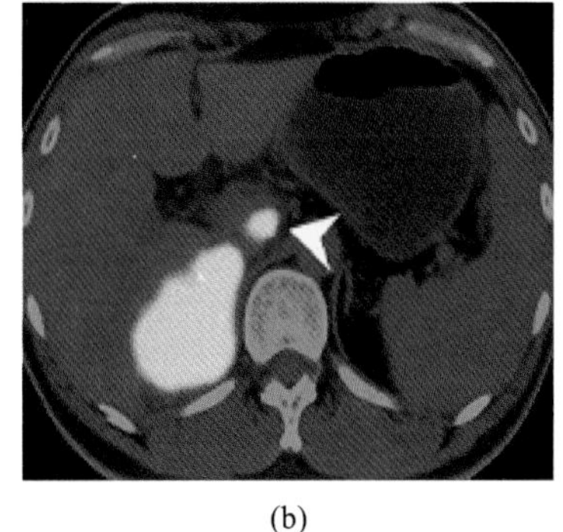

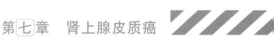

(a)　(b)

图 7-27　原发性右侧肾上腺皮质癌

^{18}F-FDG PET/CT 显示肿瘤不均匀增强，FDG 高摄取，SUV＝33.8；腹膜后淋巴结 FDG 高摄取，提示淋巴结转移

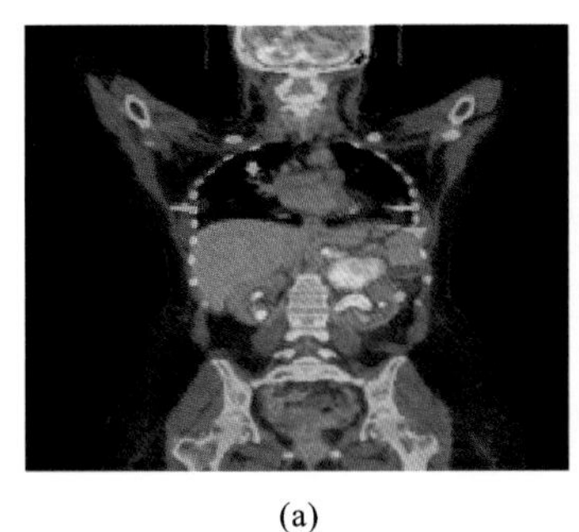
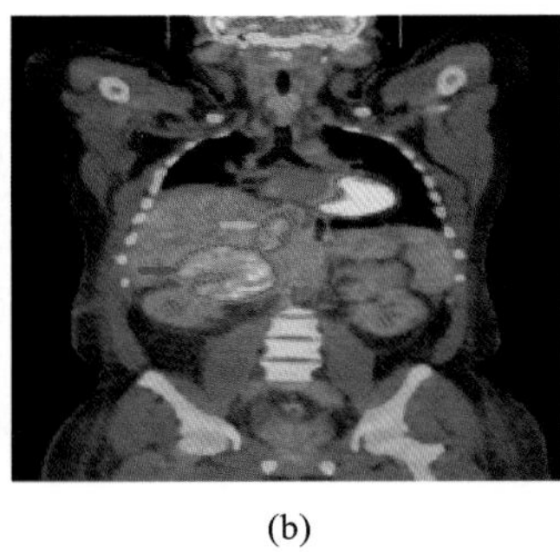
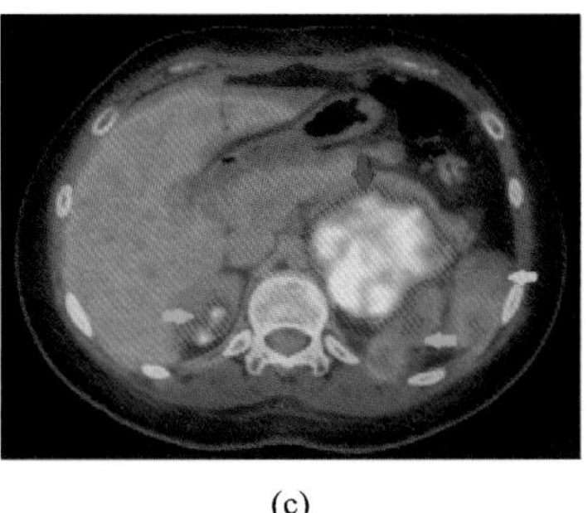

(a)　(b)　(c)

图 7-28　^{18}F-FDG PET/CT 图像

(a)左侧肾上腺皮质癌 FDG 中度摄取(红色箭头)、多发性腹膜后和肺转移(绿色箭头)；(b)右侧肾上腺皮质癌 FDG 中度摄取(红色箭头)、下腔静脉癌栓(绿色箭头)；(c)左侧肾上腺皮质癌(红色箭头)、两侧肾(绿色箭头)和脾转移(黄色箭头)

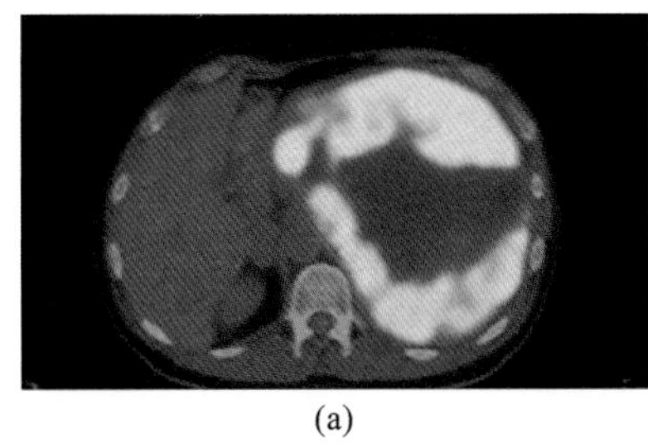
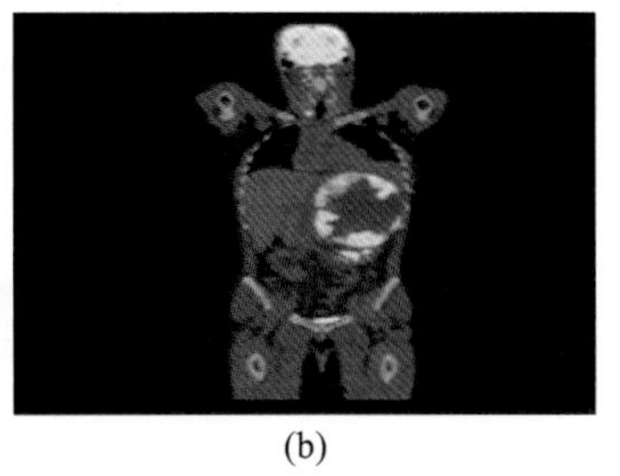

(a)　(b)

图 7-29　左侧嗜酸细胞性肾上腺皮质癌

FDG 高摄取，SUV＝13

近来，对于肾上腺皮质来源的病变用美托咪酯作为示踪剂，该示踪剂可以与肾上腺皮质的 CYP11B 酶特异性结合，其特异性很高，有可能进一步提高特异性。目前这种检查尚处于试验阶段，但最近的一些临床数据表明这种方法诊断肾上腺皮质癌的敏感性要低于肾上腺皮质腺瘤。

(7) B 超或 CT 引导下肾上腺细针穿刺术(fine-needle aspiration，FNA)：有学者认为活检的价值不大，且破坏了肿瘤膜，很可能会引起细针穿刺部位发生肿瘤细胞种植性转移，但实际上种植性转移很少发生。以下 3 种情况可考虑进行 FNA 活检：①肿瘤发生转移者，已经失去外科手术治疗的机会。而且，内分泌检查和美托咪酯作为示踪剂进行 PET/CT 检查没有明确诊断。②怀疑肾上腺肿瘤无内分泌活性，且患者有肾上腺外恶性肿瘤的病史，FNA 活检有助于确定治疗方案。③影像学检查不能定性。对 FNA 活检所获样本进行细胞学检查不能准确地定性良性肾上腺肿瘤与肾上腺皮质癌。然而，其能够区分良性肾上腺肿瘤与肾上腺转移瘤或恶性肾上腺肿瘤。Fassina A S 等报道 119 例肾上腺肿瘤患者均进行了 FNA 活检，诊断准确性为 92%，良性和恶性诊断准确性为 97.6%。值得注意的是，FNA 活检是有创检查，手术并发症较高，8%～13%的病例会出现气胸、败血症及出血等并发症。此外，在没有进行生化检查排除嗜铬细胞瘤时，不宜进行 FNA 活检。

八、鉴别诊断

（一）肾上腺皮质癌与肾上腺皮质腺瘤的鉴别

症状性肾上腺皮质癌因有明显的内分泌功能而在临床上表现为皮质醇症，也可表现为原发性醛固酮增多症；因肾上腺皮质腺瘤也多表现为皮质醇症，故两者仅凭单一的临床表现、生化测定、影像学及组织学检查难以鉴别。将临床和病理学指标结合起来，有助于区别肿瘤的良、恶性。

下列几项可资鉴别：①肾上腺皮质腺瘤首发症状为体重增加、脂肪分布改变和乏力，在确诊之前症状持续时间较长；而肾上腺皮质癌常见的症状是体重增加、多毛，且病情发展迅速，在数月内迅速恶化。②肾上腺皮质腺瘤常以高血压、乏力为主诉，而肾上腺皮质癌则多以体重增加和水肿为主诉。③两者体征发生频率一般相似，但肾上腺皮质癌出现皮肤变薄和紫纹的频率要比肾上腺皮质腺瘤低，而出现多毛症和女子男性化的频率稍高。④24 h 17-KS 对鉴别两者有特殊价值，肾上腺皮质腺瘤一般为正常或偏低，而肾上腺皮质癌可超过正常值数倍。此外，肾上腺皮质癌影像学上有特殊表现，若有转移则更肯定为恶性。⑤病理变化：肾上腺皮质腺瘤包膜完整，体积较小，多数在 6 cm 以下；重量一般为 10～40 g，个别病例报道重量达 250 g，镜下无血管侵犯。肾上腺皮质癌肿瘤重量可达 511～2500 g，平均 1226 g，形状常常不规则，呈分叶状，镜下可见周围组织浸润。⑥肾上腺皮质癌影像学体积较大，直径常大于 6 cm，密度不均匀，边缘不规则，包膜不完整。⑦肾上腺皮质腺瘤术后预后好，经治疗后大部分患者症状消失；肾上腺皮质癌恶性程度高，预后不良，术后可复发，较早时期就可发生区域淋巴结、邻近器官或远处转移。功能性肾上腺皮质癌者，结合临床和实验室检查所见，依据影像学表现，可做出明确诊断（表 7-8）。然而，无功能性肾上腺皮质癌的诊断常较困难，即使发现了转移病灶，也仅能提示为恶性肿瘤。

表 7-8　肾上腺皮质癌与肾上腺皮质腺瘤影像学特征对比

肿瘤特征	肾上腺皮质癌	肾上腺皮质腺瘤
大小	>4 cm，70%恶性 >6 cm，95%恶性	<4 cm
中心坏死	+	−
出血	+	−
钙化	20%～30%	−
形态改变	组织破坏，边缘不清	组织受压，无破坏，边缘清楚
CT 密度	不均匀，>10 HU	<10 HU
磁共振化学位移成像	不均匀，信号下降+/−	均匀，信号下降 10%～15%
增强对比	不均匀强化，廓清率<60%	均匀强化，廓清率>60%
^{18}F-FDG PET/CT SUV	肾上腺 SUV/肝 SUV 比值>1.45	肾上腺 SUV/肝 SUV 比值<1.45

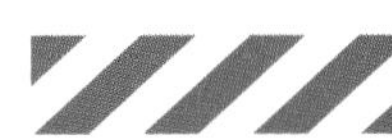

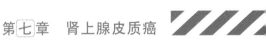

（二）黏液性肾上腺皮质癌与黏液性肾上腺皮质腺瘤的鉴别

黏液性肾上腺皮质腺瘤多为无功能性，临床生物学行为尚不明确，可能较传统型肾上腺皮质腺瘤罕见，但更具有恶性潜能。外观切面呈实性、黄绿色或灰红色，稍有黏液感。镜下见肿瘤细胞体积小，间质显著黏液样变性，核圆形，胞质少至中等量，嗜酸性或透亮，呈条索状、腺管状或器官样排列（图 7-30）；黏液区域≥10%，个别病例黏液区域≥70%。免疫组织化学：syn、inhibin-α 和 vimentin 阳性，染色呈现阿尔辛蓝染色阳性。根据 Weiss 评分可进行良、恶性的判断。

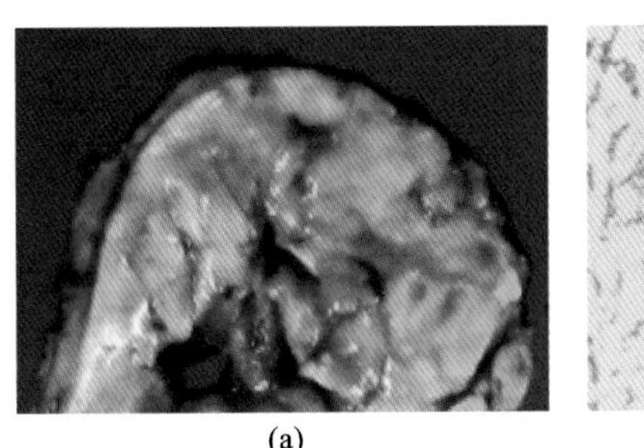
(a)

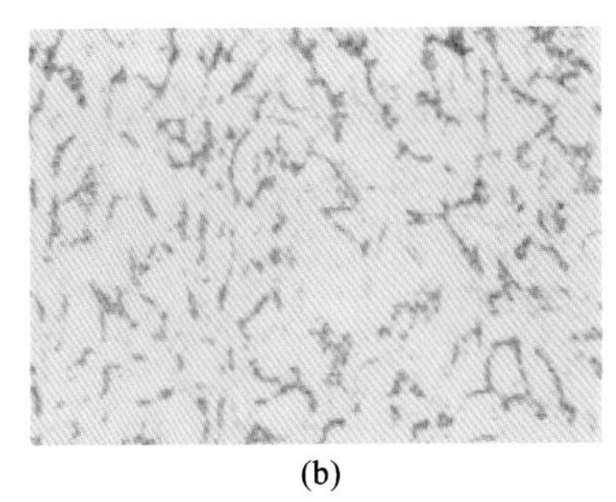
(b)

图 7-30　黏液性肾上腺皮质腺瘤切面和组织学图像

（三）肾上腺软斑病（malakoplakia of the adrenal gland）

肾上腺软斑病是临床上极其罕见的炎症性疾病，仅见 2 例报道。外观类似肾上腺肿瘤，临床表现为发热、全身不适和腰部肿块。影像学检查无特异性，易与无功能性肾上腺皮质癌混淆。病理组织学和免疫组织化学有助于鉴别诊断，硝酸银（Von Kossa）染色软斑病小体（Michaelis-Gutmann body）呈强阳性（图 7-31）。免疫组织化学：CD68 阳性，肾上腺皮质肿瘤抑制素、melan-A 和 AE1/AE3 阴性。

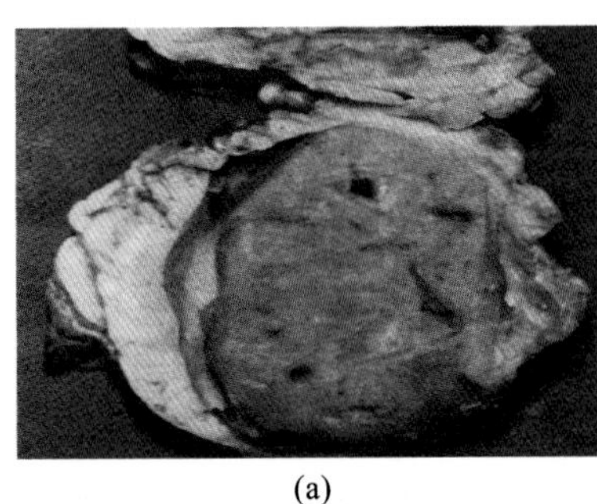
(a)

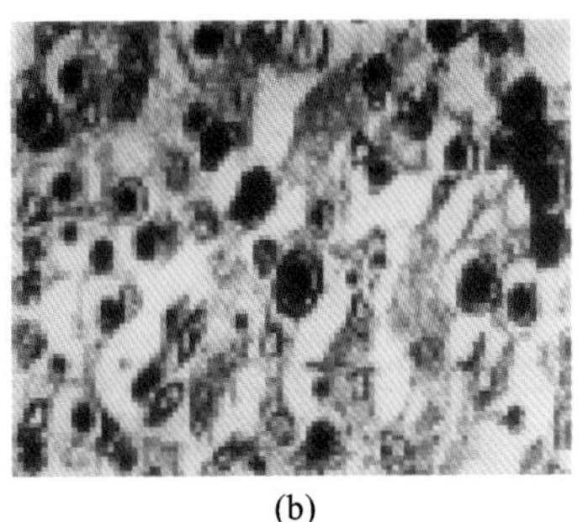
(b)

图 7-31　肾上腺软斑病

(a)切面；(b)组织学图像可见软斑病小体（Gellert L L，2020）

（四）影像学方面须鉴别的疾病

1. 肝癌　右侧肾上腺较大肿瘤，往往从下面突向肝右叶，在切面图像上有时候易误认为肝右叶或尾叶肿瘤。在深呼吸运动时肾上腺肿瘤与肝上下移动没有一致性，以及肾上腺肿瘤具有明显边界可助鉴别。

2. 肾细胞癌　较大的肾上腺肿瘤可压迫肾，使之移位和变形，有时易误认为肾上极肿瘤，但肾上腺肿瘤具有边界，而肾细胞癌则与肾实质无明确分界。肾动脉造影有助于诊断和鉴别诊断。

3. 脾及胰尾肿瘤　左侧肾上腺肿瘤于背部纵切面上要与脾鉴别，并应与胰尾肿瘤鉴别，大的肾上腺肿瘤使脾静脉向前移位，胰尾肿瘤则使脾静脉向后移位。

4. 胰头部肿瘤　右侧肾上腺肿瘤还应注意与胰头部肿瘤鉴别，前者使下腔静脉向前移位，后者使下腔静脉向后受压。

5. 肾上腺转移瘤 肾上腺转移瘤的诊断是综合性的，患者有原发癌或肿瘤治疗病史。然而，一旦发现肾上腺转移瘤，很可能还存在有其他部位的转移病灶，说明原发癌病情已属晚期，常表现为贫血、消瘦、恶病质以及其他转移病灶部位的相应症状，但亦有原发病灶不明显者。B超、CT、MRI或PET发现单侧或双侧肾上腺肿瘤以及肝、淋巴结转移病灶时，即可诊断为肾上腺转移瘤(图7-32、图7-33)。与以往比较，6个月内肿瘤体积明显增大者，常提示恶性肿瘤的可能。值得注意的是，在原发癌患者中发现的单侧肾上腺肿块并非都是转移瘤，必要时应酌情行B超或CT引导下细针穿刺活检以助于明确肿瘤的性质。

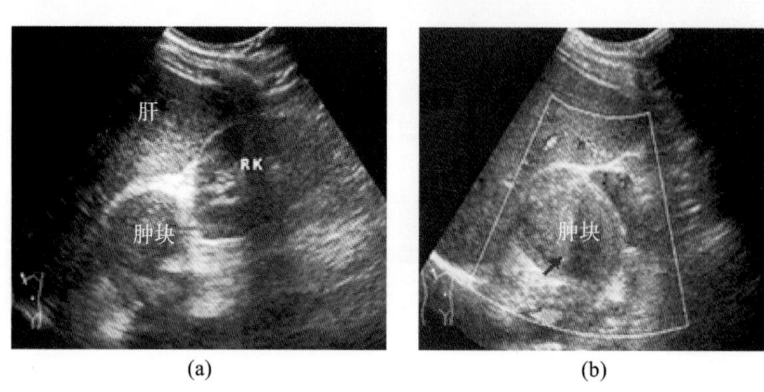

(a) (b)

图7-32 右侧肾上腺转移瘤内及其周围未见血流信号

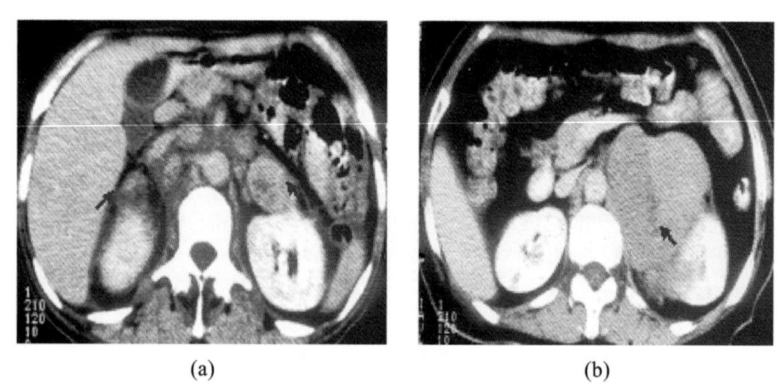

(a) (b)

图7-33 肾上腺转移瘤

(a)双侧肾上腺转移瘤；(b)左侧肾上腺转移瘤

6. 嗜铬细胞瘤 大部分典型的嗜铬细胞瘤患者有阵发性高血压病史，临床诊断并不困难。免疫组织化学有助于鉴别诊断。

此外，影像学和临床上尚需与肾上腺神经母细胞瘤/节细胞瘤、巨大结节性肾上腺皮质增生、肾上腺皮质腺瘤、肾上腺髓性脂肪瘤、肾上腺血管平滑肌脂肪瘤、肾上腺胚胎瘤、肾上腺肉芽肿、肾上腺淋巴瘤和各种肾上腺肉瘤等相鉴别。

九、治疗

1. 手术治疗

(1) 手术适应证：①TNM分期Ⅰ～Ⅲ期肿瘤；②Ⅳ期肿瘤，酌情考虑手术，包括转移，原发病灶和转移病灶能完全切除者；③姑息性减瘤，目的在于缓解皮质醇高分泌，并有利于其他治疗发挥作用；④术后复发或转移者，即使完全切除肿瘤，仍有超过50%的患者可能存在肿瘤复发和转移。再次施行手术切除，可延长患者的生存时间(图7-34)。

(2) 手术范围：对于肾上腺皮质癌，无论有无内分泌功能，治疗均以手术治疗为主，完整切除肿瘤是获得长期生存的基础。对无转移者，可行根治性肾上腺切除术，包括完整切除肿瘤(包

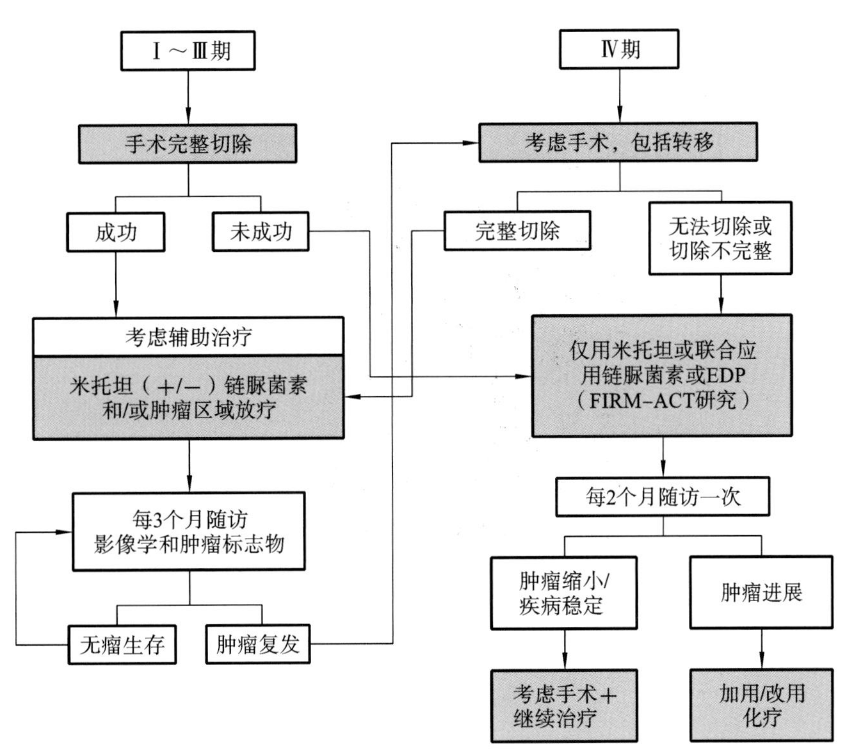

图 7-34 肾上腺皮质癌 TNM 分期Ⅰ～Ⅳ期的治疗选择流程图

括肿瘤周围脂肪组织、侵犯的邻近器官应一并切除；侵犯肝脏者行肝部分切除术），以及同时行区域淋巴结清扫术。局部淋巴结清扫术可显著延长患者的生存时间。目前，临床上对肿瘤体积较小、未侵犯肾脏、边界光滑者显露肿瘤后，沿肿瘤周边进行游离，结扎血管进而切除肿瘤和行淋巴结清扫术（图 7-35）。区域淋巴结高清扫术可显著延长患者无瘤生存时间和中位生存时间。

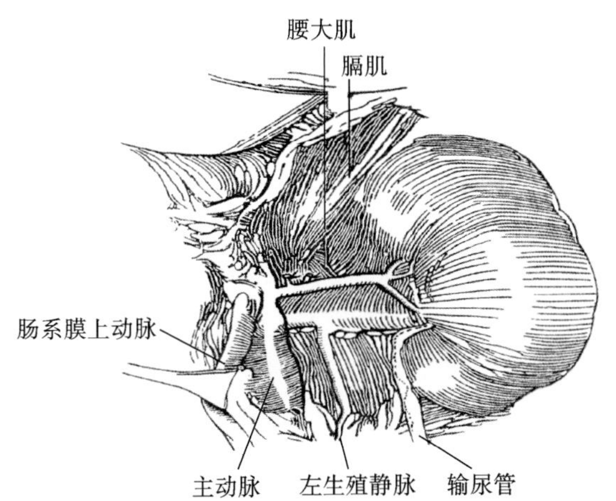

图 7-35 肾上腺皮质癌肿瘤切除术后局部解剖示意图

巨大肾上腺皮质癌多浸润肾脏，不易与肾脏分离；如对侧肾脏正常，应将肾上腺及其肿瘤连同肾脏、肾周脂肪组织整块切除，并行区域淋巴结清扫术（图 7-36）。肾静脉或下腔静脉癌栓不是根治性切除术的禁忌，在确定癌栓类型、范围和大小后，行根治性肾上腺切除术的同时，应积极予以手术切除或摘除下腔静脉癌栓。若癌栓已浸润下腔静脉，但范围较小时，则应将受累的静脉壁切除。已有远处转移者，原发性肿瘤仍应尽可能切除，转移病灶亦应尽量切除，如肺转移的切除或局部复发肿瘤的切除等，这样可延缓患者的病情进展，并提高药物治疗和局部放疗的效果。值得注意的是，晚期病例因肿瘤体积大、血管丰富，手术时易发生肿瘤破碎和出血，应加倍小心。如有可能,对巨大的肾上腺肿瘤可先行肾上腺动脉栓塞,48～72 h后瘤体缩小、变硬,周围水肿,易分离时再手术,以提高手术切除率。

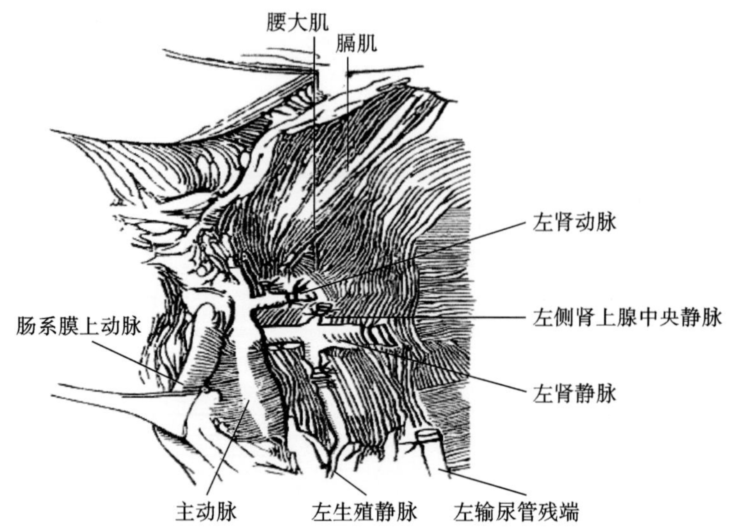

图 7-36 左侧肾上腺皮质癌根治性切除术后局部解剖示意图

有多种手术切口供选择:①术前已明确肿瘤部位,且肿瘤较小者,行经腰部第11肋间或第12肋切口。最好是经第11肋间切口,一般没有必要切除第12肋。②较大肿瘤,尤其是右侧肾上腺的大肿瘤,宜行胸腹联合切口。这种切口显露良好,但创伤太大,还可能有肺部与腹部并发症。③术前不能肯定肿瘤性质且肿瘤较大者,行经上腹部"人"字形切口(Chevron-Typ切口,图7-37),便于探查,具有扩大视野、显露满意、肿瘤切除率高、并发症少等优点;亦有利于大血管的处理,可以比较方便、彻底地进行淋巴结清扫。④合并肾静脉或下腔静脉癌栓者,在阻断控制下腔静脉血流的前提下,予以仔细分离并切除。选择经胸腹联合切口或上腹部Chevron-Typ切口者,应酌情使用心肺旁路低温体外循环技术。因此,准确的术前诊断是选择术式的重要先决条件。

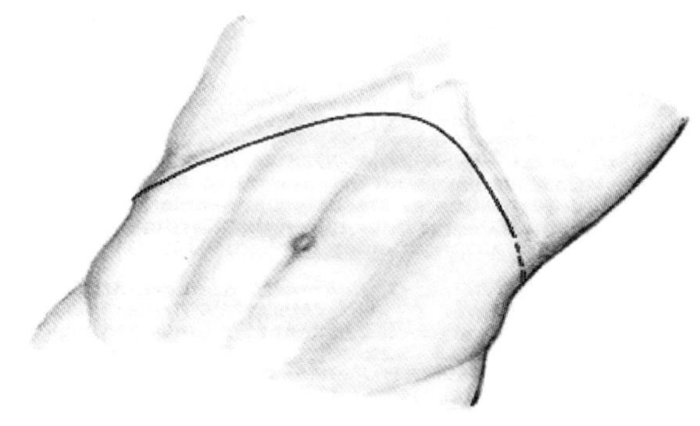

图 7-37 Chevron-Typ 切口

近年来,腹腔镜手术治疗良性肾上腺外科疾病因具有微创、术后并发症少、恢复快等优点而被大力推广。但腹腔镜手术治疗肾上腺皮质癌则存在争议。有人认为担心造成肿瘤组织残留是腹腔镜手术的禁忌证。但随着腹腔镜技术的进展和经验的积累,也有学者力求在腹腔镜下使原发性肾上腺皮质癌能够有效地根治性切除,但应严格掌握腹腔镜手术的适应证,且要求术者有一定的腹腔镜手术经验。一般情况下,腹腔镜手术适用于肿瘤直径＜10 cm、边界光滑者。目前认为,肿瘤直径＞12 cm也不是腹腔镜手术的禁忌证,而且腹腔镜肿瘤切除术是首选的方法,按照肿瘤学根治要求进行,安全、效果较好。通常,显露肿瘤后,沿其周边进行游离,结扎血管

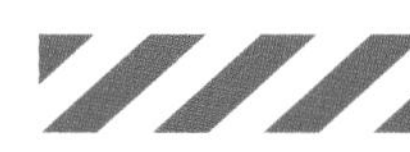

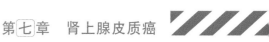

（图 7-38、图 7-39）。腹腔镜肿瘤切除术比较安全，但增加了肿瘤复发的风险。后入路腹腔镜肾上腺切除术适用于肾上腺肿瘤较大者，术中处理肾上腺中央静脉时视野清晰。若术中发现操作困难或肿瘤与周围组织粘连较重，有周围浸润倾向，考虑恶性可能，应果断转为开放性手术（图 7-40、图 7-41）。文献报道，腹腔镜肾上腺切除术术后复发率高（40％），而开放性肾上腺切除术的复发率较低。

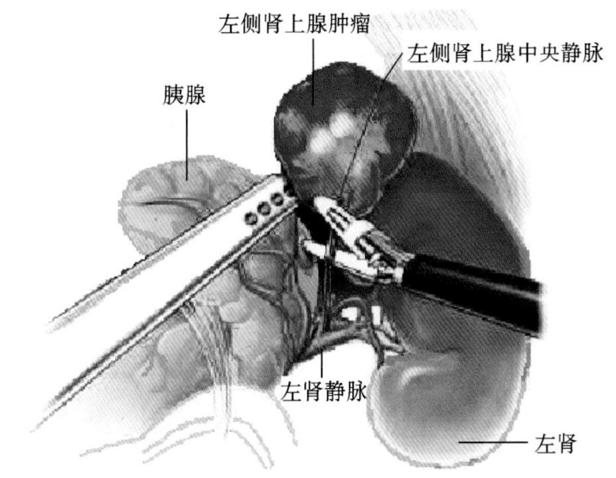

图 7-38　左侧肾上腺皮质癌腹腔镜肿瘤切除术示意图

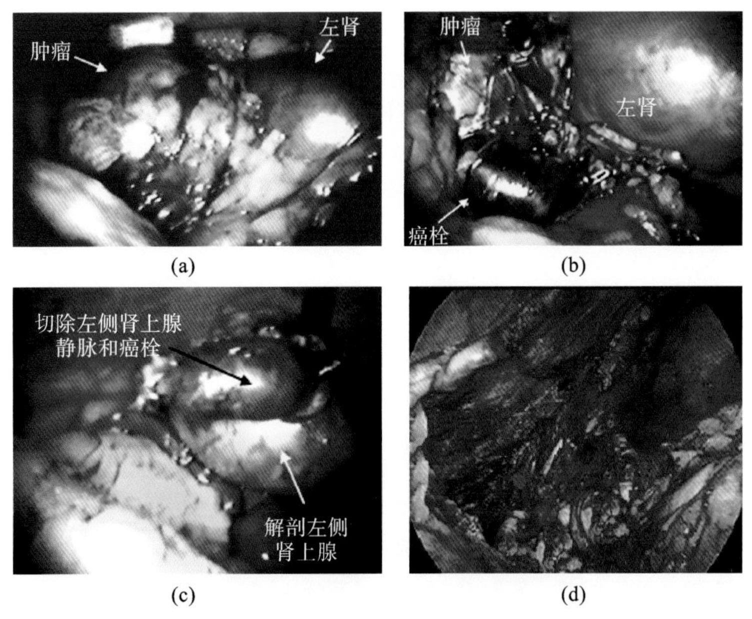

图 7-39　左侧肾上腺皮质癌腹腔镜肿瘤切除术

(a)术中腹腔镜视图；(b)癌栓延伸至左肾静脉；(c)成功切除肾上腺静脉和肾静脉癌栓；(d)术后肾上腺窝局部示意图

手术应注意有关并发症：①腹膜破损；②实质脏器的损伤，如肝、脾、胰腺和膈肌；③血管损伤，如下腔静脉、肾血管、脾或胰腺血管损伤；④肾上腺破裂或肿瘤组织残留；⑤胃肠道损伤等。

肾上腺皮质癌术后易局部复发或转移，发生率为 70％～85％。一般，对于局灶性复发肿瘤、无瘤生存时间超过 12 个月者，可再次行手术切除；如果手术和复发的时间间隔为 6 个月以内，不宜再次进行手术治疗。肾上腺皮质癌转移病灶多见于肺、肝、骨、胰腺和肾等部位，对于单发或孤立性的远处转移病灶，也应尽量采用手术治疗。与单纯采用化疗等姑息性治疗的患者比较，手术治疗可延长患者的生存时间，并可缓解皮质醇过度分泌产生的症状。有的患者甚至需

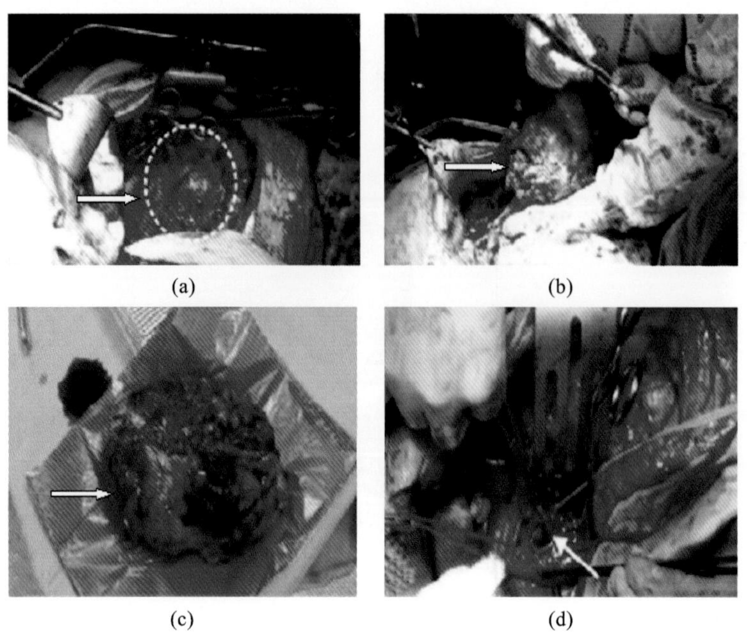

图 7-40　左侧肾上腺皮质癌开放性手术

(a)肿瘤术中所见;(b)切除肿瘤;(c)肿瘤约 17 cm×12 cm;(d)下腔静脉癌栓切除术

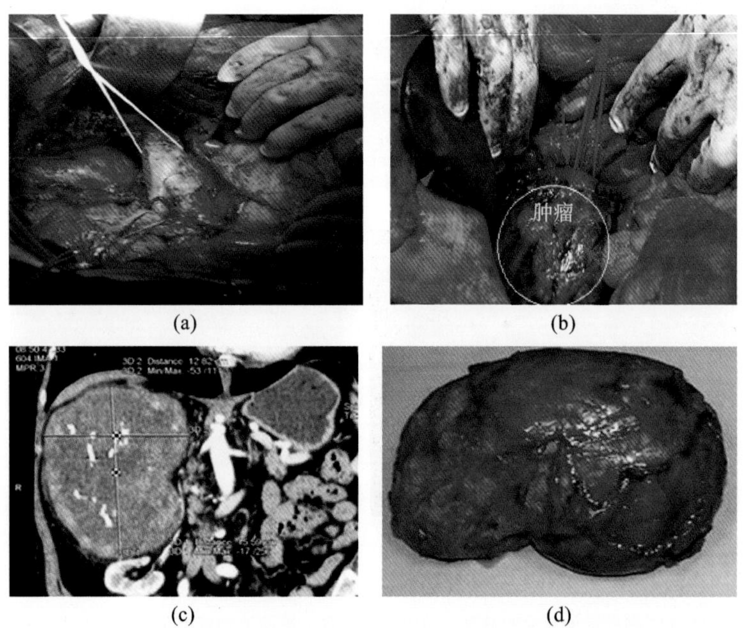

图 7-41　右侧肾上腺皮质癌开放性根治性切除术,肿瘤约 12 cm

要行第 3 次或第 4 次手术切除复发病灶,^{131}I-MIBG(间碘苄胍)治疗仅适用于不能手术切除的肿瘤或作为肿瘤复发或转移患者的针对性治疗措施之一,其可使肿瘤萎缩并减轻症状。

2. 放疗　放疗或选择对原发性肿瘤敏感的化疗药物可能有姑息性治疗作用。传统观念认为,肾上腺皮质癌对放疗不敏感,但近年来的研究结果表明肾上腺皮质癌对放疗存在一定的敏感性。研究结果显示,术后肿瘤床的辅助放疗(45～55 Gy)可以有效减少高危Ⅱ期及Ⅲ期肾上腺皮质癌患者的局部复发,术后辅助放疗的有利时机在术后 3 个月内,而对于无法切除的复发性肾上腺皮质癌及转移病灶,均可行肿瘤床及转移病灶的多点放疗。

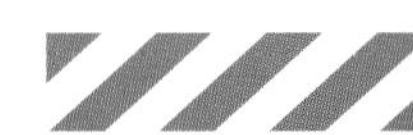

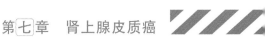

3. 药物治疗

1）米托坦（mitotane、O，P'-DDD） 米托坦为目前最有效的治疗药物，适用于晚期肿瘤或术后有残留病灶的患者（Ⅱ～Ⅳ期患者）。体内米托坦有效浓度维持时间长的患者治疗效果更好。其对于低复发风险或肿瘤进展缓慢的肾上腺皮质癌患者尤为适用，对肾上腺皮质癌（ACC）转移病例，手术切除后辅以米托坦治疗是必要的（图 7-42）。然而，米托坦可引起肾上腺皮质功能不足，治疗期间需监测皮质醇水平等。

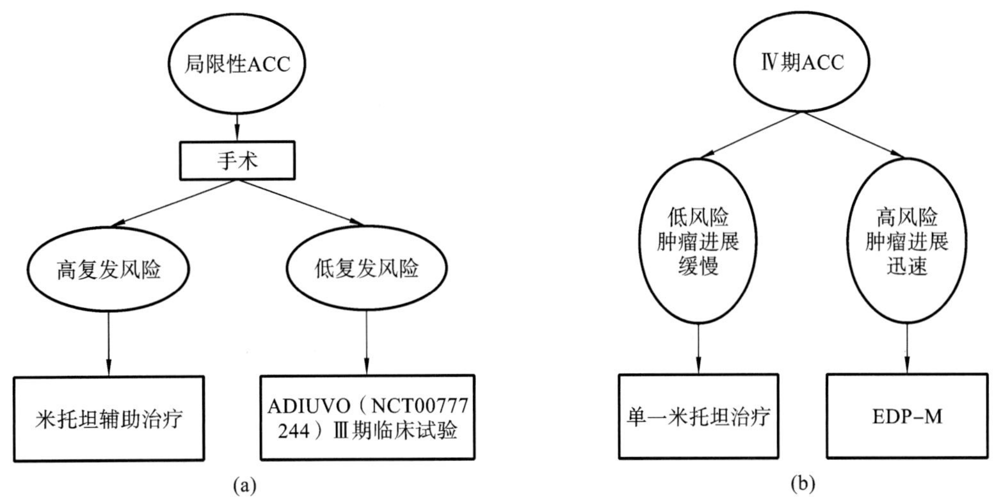

图 7-42 肾上腺皮质癌（ACC）的治疗策略

（a）ACC 术后的治疗策略；（b）晚期（Ⅳ期）ACC 的治疗策略

低复发风险指Ⅰ和Ⅱ期 ACC，Ⅰ期 ACC 肿瘤直径≤5 cm、Ⅱ期肿瘤直径>5 cm，但均局限于肾上腺；低-中度复发风险指Ⅰ～Ⅲ期 ACC，R0（完整切除，无残余肿瘤）和 Ki-67 指数≤10%；Ⅳ期 ACC 有远处转移，存在高复发风险。EDP-M，依托泊苷＋阿霉素＋顺铂＋米托坦

皮质醇生物合成剂对肾上腺恶性肿瘤有一定的效果，其中以米托坦效果最好，主要作用于肾上腺皮质束状带和网状带细胞线粒体，诱导其变性坏死。米托坦不仅可抑制皮质醇的合成和缩小瘤体，还可对肿瘤组织有直接的破坏作用，对功能性和无功能性肾上腺肿瘤均有效，治疗客观有效率可达 60%以上。米托坦不仅能改善患者的症状和体征，还可延长患者生存时间，有助于提高生存率，中位缓解期为 6～7 个月。对手术不能切除的病例，选择性肾上腺动脉栓塞可起到姑息性治疗作用；对肿瘤未能完整切除和转移的病例，米托坦联合应用 5-氟尿嘧啶可阻止肿瘤的转移。

通常，米托坦对骨转移无效，联合放疗可能有助于延缓病情恶化。一般是分次给药，开始剂量为 2 g/d，渐增剂量至血药浓度为 14～20 μg/dL（4～6 g/d）；每天 3～4 次，逐渐增加剂量至 8～10 g/d。几乎所有患者都有胃肠道反应如食欲减退、恶心、呕吐或腹泻和中枢神经毒性反应如嗜睡、昏睡、眩晕、视物模糊、言语不清及流涎等，其他少见的不良反应有皮疹和色素沉着等。该药作用缓慢，4 周后才有药物效应。用药时容易发生急性肾上腺皮质功能不足的危象，故服用米托坦的患者应长期进行肾上腺皮质激素替代治疗，部分患者还应进行盐皮质激素替代治疗。而且，监测并根据需要纠正甲状腺功能、血浆睾酮及血脂水平；服用强力抑吐药物及进行其他支持治疗。对许多病例，米托坦仅抑制类固醇合成，并不能使转移肿瘤消退。对晚期肿瘤或术后有残留病灶的患者（Ⅱ～Ⅳ期患者），有效率约 35%，患者多为短暂的部分缓解，但偶有完全缓解长期生存者。文献报道，约 1/3 患者原发性肿瘤和转移肿瘤消退，但长期存活者很少。

2）细胞毒药物 对于非外科治疗的肾上腺皮质癌患者来说，单独使用米托坦或者与细胞毒药物一起使用，可显著延长患者无进展生存时间。目前较有效的治疗方案是 EDP-M 方案和 SZ-M 方案（链尿霉素、米托坦），治疗晚期肾上腺皮质癌患者的部分缓解率约 50%。

3) 化疗药物　肾上腺皮质癌能表达多药耐药基因 21(MDR21)，导致 P2 糖蛋白分泌，加速细胞毒药物失效。双氯苯二氯乙烷(即米托坦)能干扰 MDR21 和 P2 糖蛋白功能，拮抗其耐药作用，因此目前临床上多联合使用化疗药物与双氯苯二氯乙烷。常用化疗药物包括阿霉素、环磷酰胺、5-氟尿嘧啶、顺铂、依托泊苷等。判断化疗效果的标准同双氯苯二氯乙烷。Berruti 等用依托泊苷、阿霉素、顺铂联合双氯苯二氯乙烷治疗 28 例肾上腺皮质癌患者，54%有治疗效果(完全效应+部分效应)，常见的副作用包括胃肠道和神经系统反应。Bonacci 等研究用依托泊苷、顺铂联合双氯苯二氯乙烷治疗 18 例肾上腺皮质癌患者，33%有治疗效果。多药物化疗也仅属姑息性治疗，由于肾上腺皮质癌发病率低，临床研究尤其是化疗药物临床试验的样本量小，且肿瘤发现时多属于晚期，肿瘤进展速度快，患者生存时间短，故联合化疗的效果尚不能肯定，且术后化疗并不能有效改善肾上腺皮质癌患者的预后。

4. 射频消融治疗　适用于无法手术的肾上腺皮质癌或有多发性转移病灶的病例，具有安全、微创等优点。Wood 等采用 B 超或 CT 引导下射频消融治疗肾上腺皮质癌及其转移病灶，发现所有肿瘤体积均减小、MRI 图像上增强信号消失，肿瘤由瘢痕组织所替代。对于直径小于 5 cm 的肿瘤，射频消融能使 67%的肿瘤完全消融，缓解肿瘤局部症状并延长晚期患者生存时间。近年来采用介入治疗栓塞肿瘤供血动脉，术后肿瘤体积明显缩小，分泌功能降低，可缓解原发病灶引起的局部症状，有利于提高晚期肿瘤患者的生存质量。

5. 肿瘤复发的治疗　Gaujoux S 和 Mihai R 报道，肾上腺皮质癌患者术后局部复发率为 20%～60%，术后局部复发和/或转移率高达 74%。通常，局部复发和/或转移发生在术后 2 年内，平均时间间隔为初次术后 1 年。对于复发患者，肿瘤完整切除术是唯一的根治方法，但其治疗要依据首次治疗的方式和复发癌的部位来确定。如果无瘤生存时间超过 12 个月，可以考虑再次行手术治疗，选择切除复发灶及其邻近的受累器官；对于合并远处转移的病例则选择进行转移病灶完整切除术。复发癌切除困难者可联合术中射频消融治疗，术后辅助分子靶向药物治疗。非手术治疗适用于术后复发的时间间隔在 6 个月以内的患者、无法耐受手术的复发和/或转移的肾上腺皮质癌患者，可采用药物治疗，如米托坦可能会有较好的效果。在其他患者中，需要进行个体化治疗，可选择药物联合射频消融的治疗方案。

6. 分子靶向治疗　目前，针对肾上腺皮质癌的相关靶向治疗药物备受关注。酪氨酸激酶抑制剂(舒尼替尼、索拉非尼等)以及新型分子靶向治疗有可能带来新的治疗前景，临床上宜首选多酪氨酸激酶抑制剂(特别是舒尼替尼)(图 7-43)。研究表明，舒尼替尼在Ⅱ期临床试验中显示出了一定程度的抗肿瘤作用，结果显示 23%的患者疾病稳定生存时间在 6 个月以上。

(1) 舒尼替尼(索坦)：推荐剂量是 50 mg，每日 1 次，口服，服药 4 周，停药 2 周(4/2 给药方案)。每日最大剂量不超过 75 mg，最小剂量为 25 mg。根据患者个体的安全性和耐受性情况可能需要中断治疗。

(2) 索拉非尼：推荐剂量为每次 0.4 g(2×0.2 g)、每日 2 次，应持续治疗直至患者不能有临床获益或出现不可耐受的毒性反应。

(3) 吉非替尼：一种表皮生长因子受体酪氨酸激酶抑制剂(EGFR-TKI)，其临床应用尚处于临床研究阶段。虽然吉非替尼已经显示出潜在的治疗作用，但可能需要与其他药物联合才能发挥一定的作用。

吉非替尼的推荐剂量为 250 mg(1 片)，每日 1 次，口服，空腹或与食物同服。当患者出现不能耐受的腹泻或皮肤不良反应时，可通过短期暂停治疗(最多 14 天)，随后恢复每日 250 mg 的剂量。

值得注意的是，早期靶向治疗可能会改善预后，但前提是这些靶向治疗的药物对后续细胞毒药物的作用没有影响。研究证实，单独一种药物应用可能不足以诱导机体发生反应，只有在联合其他药物时才可能发挥潜在的治疗作用。总之，肾上腺皮质癌的靶向治疗药物效果不佳，

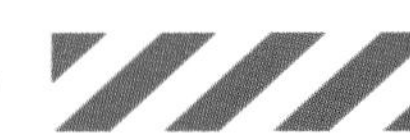

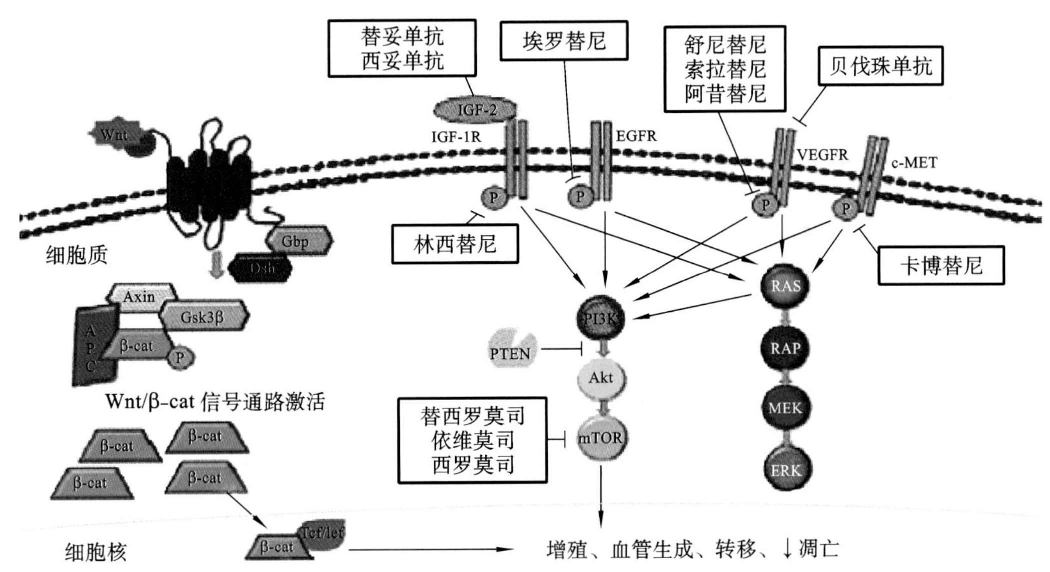

图 7-43 根据肾上腺皮质癌细胞内信号通路选择性应用靶向药物示意图 (Rao S N 等,2016)

可能与肿瘤转移控制不佳有关,抑或与之前联合应用米托坦相关,但在一些难治性患者中可以作为辅助性补充治疗措施。

7. 肾上腺皮质癌基因测序靶向基因检测制订个体化治疗方案 每一类癌症均会产生大量体细胞突变,仅有少数基因突变直接促进了癌症的发生和发展,这样的基因称为驱动基因(driver gene)。在癌症研究中,基因测序和靶向基因检测寻找驱动基因可帮助临床认识癌症发生的机制,并以此对癌症进行分类和制订相应的个体化治疗方案(治疗药物和剂量),从而实现对肾上腺皮质癌的早期个体化精准治疗。在应用拓展方面,基于第三代单分子测序乃至第四代固态纳米测序直接靶向基因测序及直接 RNA 测序技术有可能为临床应用带来更多可能。

分子靶向药物主要通过选择基因或分子有针对性地杀死恶性肿瘤细胞,而几乎不影响正常细胞,具有“高效低毒”、耐受性较好的特点,其被视为肾上腺皮质癌患者的一线生机。但传统的单靶点药物并不适合所有的肾上腺皮质癌患者,恰恰由于靶向治疗的设计是为了攻击特异性靶分子,所以必须找到合适的靶点才能发挥其疗效。Ross J S 等报道,对 29 例肾上腺皮质癌患者进行基因测序,其中 17 例(58.6%)鉴定出明确的靶向基因改变,用以临床指导靶向药物治疗选择(表 7-9)。此外,作为个体化精准医疗的主要手段,当使用靶向药物治疗时,不应忽视原发病灶和转移病灶可能存在基因突变位点不一致的现象。

表 7-9 29 例肾上腺皮质癌患者 NGS 靶向基因检测的临床意义

肾上腺皮质癌患者基因测序	靶向基因检测			NGS 明确靶向基因改变的病例数	潜在靶向药物
	纯合子缺失	碱基置换	扩增		
NF1(17%)		5		4*	依维莫司 替西罗莫司
CDKN2A/B(14%)	3	1		4	CDK4/6 抑制剂
ATM(10%)		3		3	依维莫司 替西罗莫司
CDK4(7%)			2	2	CDK4/6 抑制剂
EGFR(3%)		1		1	厄洛替尼 吉非替尼

续表

肾上腺皮质癌患者基因测序	靶向基因检测			NGS 明确靶向基因改变的病例数	潜在靶向药物
	纯合子缺失	碱基置换	扩增		
PDGFRB(3%)			1	1	达沙替尼 伊马替尼 索拉非尼 舒尼替尼
PTCH1(3%)		1		1	维莫德吉
PIK3CA(3%)		1		1	依维莫司 替西罗莫司

注：* 表示 4 例患者中有 1 例有 2 个靶向基因改变。NGS，下一代测序技术。

十、预后

肾上腺皮质癌患者的预后不良，原因可能与不易早期诊断、一旦发现已近晚期及转移较早有关。患者总的 2 年生存率为 50%，5 年生存率为 20%～35%。无转移的 T3 和 T4 患者肿瘤完整切除后 5 年生存率为 30%～40%。

一般，决定预后的主要因素包括肿瘤的分期、分级、大小、是否有转移及手术方式等，手术切除边缘阳性也是预后差的因素。一般而言，肿瘤 ENSAT 分期Ⅰ～Ⅳ期，对应的 5 年生存率分别为 70%～85%、60%～65%、30%～55%和 10%～15%。TNM 分期Ⅰ～Ⅱ期的肿瘤预后明显好于Ⅲ～Ⅳ期，Ⅰ～Ⅳ期患者的 5 年生存率分别为 30%～45%、12.5%～57%、5%～18%和<1%。库欣综合征肾上腺皮质癌 TNM 分期Ⅰ～Ⅲ期肿瘤完整切除者，5 年生存率约 30%。肾静脉或下腔静脉癌栓成功切除者，3 年生存率为 25%～29%。所有病例肿瘤完整切除者，约 40% 7 年内不复发；肿瘤广泛转移者，70%以上存活不到 9 个月。确诊时肿瘤广泛转移的所有病例中，总的 3 年生存率只有 10%，50%患者术后存活短于 12 个月；姑息性减瘤手术者预后差，生存时间<12 个月。失去手术机会或存在肿瘤远处转移患者的 5 年生存率<15%。

肿瘤完整切除手术有助于改善复发性肾上腺皮质癌患者的生存率，但仅在初次诊断和手术切除 1 年及以后复发的患者中有效。Schulick R D 和 Brennan M F 报道，术后肿瘤局部复发，再次行手术完整切除肿瘤者，中位生存率为 74 个月，5 年生存率为 57%；再次手术肿瘤未完整切除者，中位生存率为 16 个月，5 年生存率为 0。

对预后较为有利的因素有较小的年龄、出现症状半年内确诊、肿瘤重量<50 g。预后较差的因素有 ENSAT 分期Ⅱ期、肿瘤未完整切除、Weiss 评分>6 分、核分裂指数高(>5/50 HP)、静脉浸润、肿瘤重量>50 g、肿瘤直径>6.5 cm、Ki-67/MIB1 指数>4%和 p53 阳性，Wnt/β-catenin 异常激活，细胞周期相关基因、转录因子基因、体细胞相关基因、FGFR1 和 FGFR4 等基因转录的分类与预后有密切的关系(图 7-44)。肿瘤是否完整切除明显影响患者的生存时间，R0(完整切除，无残余肿瘤)、R1(镜下残余肿瘤，镜下见切缘有肿瘤细胞)和 R2(肉眼可见残余肿瘤)患者的 5 年生存率分别为 50%、20%和 15%。

文献报道，肾上腺皮质癌术后复发风险根据 ENSAT 分期和 Weiss 评分，分为低危风险、中危风险和高危风险(表 7-10)。众多与肾上腺皮质癌预后相关的分子标志物中，基质金属蛋白酶-2 阳性与肾上腺皮质癌复发相关，SF-1 阳性者生存率明显低于 SF-1 阴性者，BUB1B 和 PINK1 高表达则提示预后良好；Ki-67 指数是肾上腺皮质癌术后最重要的预后指标，Ki-67 指数越大，预后越差。此外，雌激素受体(estrogen receptor，ER)阳性的肾上腺皮质癌患者 5 年生存率较 ER 阴性者高，且不容易发生转移。至于肿瘤是否有功能，以及年龄和性别等对预后的意

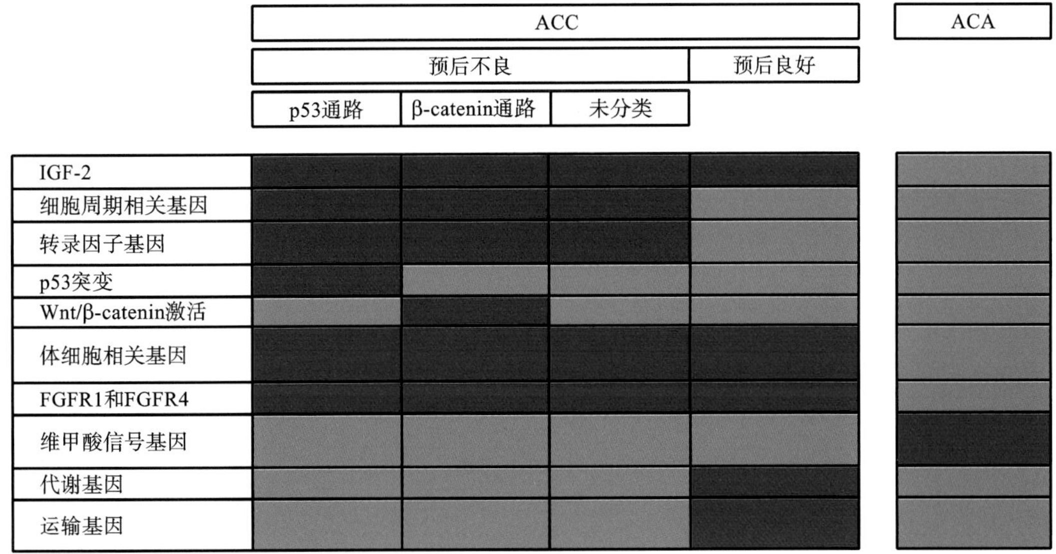

图 7-44 肾上腺皮质肿瘤基因转录的分类与预后

注:红色提示高表达;ACC,肾上腺皮质癌,ACA,肾上腺皮质腺瘤。

义,目前尚有争议。有人认为功能性肿瘤预后良好,但未得到证实。尿皮质醇是一个可靠的预后指标,不过它的价值还需要在大规模、前瞻性、多中心研究中进一步证实。然而,早期诊断、及时治疗无疑对改善预后起决定性作用,靶向基因检测、个体化精准治疗、选择相应合理的靶向药物治疗和早期进行免疫治疗有助于改善患者的预后。

表 7-10 肾上腺皮质癌术后复发风险度分级

分 级	低危风险	中危风险	高危风险
指标	Ⅰ～Ⅱ期 和 R0 和 Ki-67 指数<10%	Ⅲ期 和 R0 和 N0 和 Ki-67 指数 10%～19%	Ⅲ期 和/或 R1/R2 和/或 N1 和/或 Ki-67 指数≥20% 和/或肿瘤细胞残余

十一、随访

肾上腺皮质癌术后复发比较常见,即使进行了肾上腺肿瘤完整切除术,术后定期随访也能够及时发现和确定复发以利于后续治疗方案的制订(表 7-11)。对于 TNM 分期Ⅰ～Ⅲ期患者,若完整切除肿瘤,术后 2 年内应每 3 个月进行一次影像学检查(肾上腺区域 B 超/CT、胸部 CT 和腹部 CT 或者 MRI),针对性进行血和尿液中皮质醇和醛固酮水平、血浆肾素活性水平和性激素的检测等。2 年后每半年复查一次,并逐渐延长随访间隔时间。对于未能完整切除肿瘤的Ⅰ～Ⅳ期患者,术后 2 年内应每 2 个月复查一次,2 年后可逐渐延长随访间隔时间并根据肿瘤进展情况调整合适的随访时间。对于病情比较严重的患者,则需要制订个体化方案,根据治疗方案不同而确定随访时间。

2017 年 Gaujoux S 和 Mihai R 提出根据术后复发风险分组确定随访时间,中危风险或高危风险患者术后 2 年内应每 3 个月复查一次,术后 2～5 年应每 4 个月复查一次;低危风险患者应每 6 个月复查一次。为了获取随访患者无瘤生存的证据,术后 5～10 年应每 6～12 个月复查一次,术后至少要随访 10 年。

需要强调的是,在对肾上腺皮质癌患者的随访中,^{18}F-FDG PET/CT 可作为常规 CT 检查的一种补充检查方法，有利于发现远处转移病灶。一般，术后2年内应每3个月复查一次，术后2～5年每4～6个月复查一次。目前，^{18}F-FDG PET/CT在常规随访评估中的使用日益增加。然而，其在随访中的确切作用(作为一线检查手段，或是在常规影像学检查阳性/可疑后使用的二线检查手段的作用)以及应用时机尚有待进一步确定。

表7-11　肾上腺皮质癌术后和辅助治疗后的随访方案

检查项目	检查时间间隔/月		
	术后2年内	术后2～5年	术后5～10年
全身体格检查 实验室检查(血和尿皮质醇、血浆肾素和醛固酮、24 h尿VMA及性激素等-针对性) 血常规、肝功能、肾功能、CTC检测 腹部超声检查 胸部CT或MRI检查 腹部CT或MRI检查 同位素全身骨扫描	3～6	4～6	6～12
^{18}F-FDG PET/CT	3	4～6	12

CTC，循环肿瘤细胞

(曾　进　魏　敏)

参考文献

[1] Poorman C E,Ethun C G,Postlewait L M,et al. A novel T-stage classification system for adrenocortical carcinoma: proposal from the US adrenocortical carcinoma study group[J]. Ann Surg Oncol,2018,25(2):520-527.

[2] 那彦群，叶章群，孙光. 中国泌尿外科疾病诊断治疗指南：2011版[M]. 北京：人民卫生出版社，2011.

[3] Lam A K. Update on adrenal tumours in 2017 World Health Organization(WHO) of endocrine tumours[J]. Endocr Pathol,2017,28(3):213-227.

[4] Ross J S,Wang K,Rang K,et al. Next-generation sequencing of adrenocortical carcinoma reveals new routes to targeted therapies[J]. J Clin Patholo,2014,67(11):968-973.

[5] Paton B L,Novitsky Y W,Zerey M,et al. Outcomes of adrenal cortical carcinoma in the United States[J]. Surgery,2006,140(6):914-920.

[6] Fassnacht M, Kroiss M, Allolio B. Update in adrenocortical carcinoma[J]. J Clin Endocrinol Metabo,2013,98(12):4551-4564.

[7] Simon D P,Giordano T J,Hammer G D. Upregulated JAG1 enhances cell proliferation in adrenocortical carcinoma[J]. Clin Cancer Res,2012,18(9):2452-2464.

[8] Allolio B,Fassnacht M. Clinical review: adrenocortical carcinoma: clinical update[J]. J Clin Endocrinol Metab,2006,91(6):2027-2037.

[9] 张静，高洁，武莎斐，等. 肾上腺嗜酸细胞型皮质癌的临床病理特征及表皮生长因子受体基因状态[J]. 协和医学杂志，2015,6(3):191-196.

[10] Zhang J, Sun J, Liang Z Y, et al. Myxoid adrenocortical neoplasms: a study of the

clinicopathologic features and EGFR gene status of ten Chinese cases[J]. Am J Clin Pathol,2011,36(5):783-792.

[11] Koduru S V, Leberfinger A N, Ravnic D J. Small non-coding RNA abundance in adrenocortical carcinoma:a footprint of a rare cancer[J]. J Genomics,2017,5:99-118.

[12] Armignacco R,Cantini G,Canu L,et al. Adrenocortical carcinoma:the dawn of a new era of genomic and molecular biology analysis[J]. J Endocrinol Invest,2017,41(5):499-507.

[13] Ribeiro R C,Pinto E M,Zambetti G P,et al. The international pediatric adrenocortical tumor registry initiative:contributions to clinical,biological,and treatment advances in pediatric adrenocortical tumors[J]. Mol Cell Endocrinol,2012,351(1):37-43.

[14] Tissier F. Classification of adrenal cortical tumors: what limits for the pathological approach? [J]. Best Pract Res Clin Endocrinol Metab,2010,24(6):877-885.

[15] Ohashi K, Hayashi T, Sakamoto M, et al. Aldosterone-producing adrenocortical carcinoma with prominent hepatic metastasis diagnosed by liver biopsy: a case report [J]. BMC Endocr Disord,2016,16:3.

[16] Fukai N, Hirono Y, Yoshimoto T, et al. A case of estrogen-secreting adrenocortical carcinoma with subclinic Cushing's syndrome[J]. Endocr J,2006,53(2):237-245.

[17] Liou L S,Kay R. Adrenocortical carcinoma in children. Review and recent innovations [J]. Urol Clin North Am,2000,27(3):403-421.

[18] Fulmer B R. Diagnosis and management of adrenal cortical carcinoma[J]. Curr Urol Rep,2007,8(1):77-82.

[19] Soon P S,McDonald K L,Robinson B G,et al. Molecular markers and the pathogenesis of adrenocortical cancer[J]. Oncologist,2008,13(5):548-561.

[20] Papathomas T G, Duregon E, Korpershoek E, et al. Sarcomatoid adrenocortical carcinoma: a comprehensive pathological, immunohistochemical, and targeted next-generation sequencing analysis[J]. Human Pathol,2016,58:113-122.

[21] Cherradi N. MicroRNAs as potential biomarkers in adrenocortical cancer:progress and challenges[J]. Front Endocrinol(Lausanne),2016,6:195.

[22] Walls G, Salatino S, Wright B, et al. Whole-exome next generation sequencing of sporadic adrenocortical carcinomas—evidence for a proposed adenoma-carcinoma carcinogenesis sequence[J]. Endocri Abstracts,2016,46:6.

[23] Medina-Arana V,Delgado L,González L,et al. Adrenocortical carcinoma,an unusual extracolonic tumor associated with Lynch Ⅱ syndrome[J]. Fam Cancer,2011,10(2):265-271.

[24] Dong A S,Cui Y,Wang Y,et al. ^{18}F-FDG PET/CT of adrenal lesions[J]. AJR,2014,203(2):245-252.

[25] Al Balooshi B,Miyanath S,Elhennawy A,et al. Adrenocortical oncocytic carcinoma and papillary thyroid carcinoma incidentally detected in an asymptomatic patient by F-18 FDG PET/CT[J]. Asia Ocean J Nucl Med Biol,2018,6(2):179-185.

[26] Weissferdt A, Phan A, Suster S, et al. Myxoid adrenocortical carcinoma: a clinicopathologic and immunohistochemical study of 7 cases, including 1 case with lipomatous metaplasia[J]. Am J Clin Pathol,2013,139(6):780-786.

[27] Geller J L,Azer P C,Weiss L M,et al. Pigmented adrenocortical carcinoma:case report

and review[J]. Endocr Pathol,2006,17(3):297-304.

[28] Wale D J, Wong K K, Viglianti B L, et al. Contemporary imaging of incidentally discovered adrenal masses[J]. Biomed Pharmacother,2017,87:256-262.

[29] Moinzadeh A,Gill I S. Laparescopic radical adrenalectomy for malignancy in 31 patients [J]. J Urol,2005,173(2):519-525.

[30] Fassnacht M,Allolio B. Clinical management of adrenocortical carcinoma[J]. Best Pract Res Clin Endocrinol Metab,2009,23(2):273-289.

[31] Fassnacht M, Kroiss M, Allolio B. Update in adrenocortical carcinoma [J]. J Clin Endocrinol Metab,2013,98(12):4551-4564.

[32] Fassnacht M,Berruti A,Baudin E,et al. Linsitinib(OSI-906) versus placebo for patients with locally advanced or metastatic adrenocortical carcinoma: a double-blind, randomised,phase 3 study[J]. Lancet Oncol,2015,16(4):426-435.

[33] Hussain F. Adrenal carcinoma imaging[J]. Med Scape,2016(3):1-11.

[34] Libé R. Adrenocortical carcinoma(ACC):diagnosis,prognosis,and treatment[J]. Front Cell Dev Biol,2015,3:45.

[35] Ranvier G G,Inabnet W B Ⅲ. Surgical management of adrenocortical carcinoma[J]. Endocrinol Metab Clin North Am,2015,44(2):435-452.

[36] Baudin E,Endocrine Tumor Board of Gustave Roussy. Adrenocortical carcinoma[J]. Endocrinol Metab Clin North Am,2015,44(2):411-434.

[37] Terzolo M,Daffara F,Ardito A,et al. Management of adrenal cancer:a 2013 update[J]. J Endocrinol Invest,2014,37(3):207-217.

[38] Fulawka L,Patrzalek D,Halon A. Adrenal cortical carcinoma with extension into the inferior vena cava—case report and literature review[J]. Diagn Pathol,2014,9:51.

[39] Demeure M J, Bussey K J, Kirschner L S. Targeted therapies for adrenocortical carcinoma:IGF and beyond[J]. Horm Cancer,2011,2(6):385-392.

[40] Aufforth R D, Nilubol N. Emerging therapy for adrenocortical carcinoma [J]. Int J Endocr Oncol,2014,1(2):173-182.

[41] Fassina A S,Borsato S,Fedeli U. Fine needle aspiration cytology(FNAC) of adrenal masses[J]. Cytopathology,2000,11(5):302-311.

[42] Szyszka P, Grossman A B, Diaz-Cano S, et al. Molecular pathways of human adrenocortical carcinoma-translating cell signalling knowledge into diagnostic and treatment options[J]. Endokrynol Pol,2016,67(4):427-450.

[43] Else T,Kim A C,Sabolch A,et al. Adrenocortical carcinoma[J]. Endocr Rev,2014,35 (2):282-326.

[44] Schieda N S,Siegelman E S. Update on CT and MRI of adrenal nodules[J]. AJR,2017, 208(6):1206-1217.

[45] Sung T Y, Choi Y M, Kim W G, et al. Myxoid and sarcomatoid variants of adrenocortical carcinoma: analysis of rare variants in single tertiary care center[J]. J Korea Med Sci,2017,32(5):764-771.

[46] Weissferdt A, Phan A, Suster S, et al. Myxoid adrenocortical carcinoma: a clinicopathologic and immunohistochemical study of 7 cases, including 1 case with lipomatous metaplasia[J]. Am J Clin Pathol,2013,139(6):780-786.

[47] Beuschlein F, Weigel J, Saeger W, et al. Major prognostic role of Ki67 in localized

adrenocortical carcinoma after complete resection[J]. J Clin Endocrinol Metab,2015,100(3):841-849.

[48] Taffurelli G,Ricci C,Casadei R,et al. Open adrenalectomy in the era of laparoscopic surgery:a review[J]. Updates Surg,2017,69(2):135-143.

[49] Lopes R I,Dénes F T,Bissoli J,et al. Laparoscopic adrenalectomy in children[J]. J Pediatr Urol,2012,8(4):379-385.

[50] Gaujoux S,Mihai R. European Society of Endocrine Surgeons(ESES)and European Network for the Study of Adrenal Tumours(ENSAT) recommendations for the surgical management of adrenocortical carcinoma[J]. Br J Surg,2017,104(4):358-376.

[51] Postlewait L M,Ethun C G,Tran T B,et al. Outcomes of adjuvant mitotane after resection of adrenocortical carcinoma:a 13-institution study by the US Adrenocortical Carcinoma Group[J]. J Am Coll Surg,2016,222(4):480-490.

[52] Williams A,Hammer G D,Else T. Transcutaneous biopsy of adrenocortical carcinoma is rarely helpful in diagnosis,potentially harmful,but does not affect patient outcome[J]. Eur J Endocrinol,2014,170(6):829-835.

[53] Kim T U,Kim S,Lee J W,et al. Myxoid adrenocortical adenoma:magnetic resonance imaging and pathology correlation[J]. Korean J Radiol,2014,15(2):245-249.

[54] Pezzani R. Adrenocortical carcinoma:current knowledge[J]. Minerva Endocrinol,2019,44(2):232.

[55] Kim H M,Lee Y K,Koo J S. Proteome analysis of adrenal cortical tumors[J]. Expert Rev Proteomics,2016,13(8):747-755.

[56] Sumner E,Acar B C,Acker M R. Oncocytic adrenocortical carcinoma:a rare adrenal tumor subtype[J]. Can J Urol,2017,24(3):8865-8867.

[57] Paragliola R M,Torino F,Papi G,et al. Role of mitotane in adrenocortical carcinoma-review and state of the art[J]. Eur Endocrinol,2018,14(2):62-66.

[58] Tella S H,Kommalapati A,Yaturu S,et al. Predictors of survival in adrenocortical carcinoma:an analysis from the National Cancer Database[J]. J Clin Endocrinol Metab,2018,103(9):3566-3573.

[59] Renaudin K,Smati S,Wargny M,et al. Clinicopathological description of 43 oncocytic adrenocortical tumors: importance of Ki-67 in histoprognostic evaluation[J]. Mod Pathol,2018,31(11):1708-1716.

[60] 武鸿美,刘超,刘驯骅,等. 黏液样肾上腺皮质腺瘤的临床病理学分析[J]. 中华病理学杂志,2018,47(7):527-530.

[61] 曾进,陈忠. 现代泌尿肿瘤学[M]. 北京:人民卫生出版社,2023.

第八章

原发性肾上腺肉瘤样癌

一、流行病学和病因

原发性肾上腺肉瘤样癌(primary adrenal sarcomatoid carcinoma 或 sarcomatoid adrenal carcinoma),又称为原发性肾上腺癌肉瘤,是肾上腺皮质癌的一种亚型,极其罕见(图 8-1)。其根据 2004 年 WHO 病理分类标准定义为肉瘤样癌,组织学来源存在一定的差异,迄今为止知晓的文献报道不足 20 例。

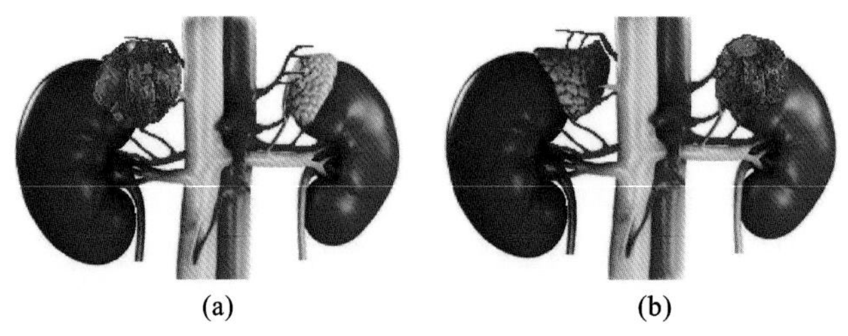

图 8-1 原发性肾上腺肉瘤样癌示意图

原发性肾上腺肉瘤样癌是一种特殊类型的肿瘤,是由恶性上皮成分(癌)和恶性间叶成分(肉瘤)混合于一个瘤体内的恶性肿瘤。主要由肾上腺皮质癌分化成为肉瘤样癌,肉瘤样成分只不过是一种特殊的上皮间质转化,具有异质性特征,包括横纹肌样肉瘤分化、骨或软骨肉瘤分化。肿瘤低分化或未分化,进展迅速,比肾上腺皮质癌更具侵袭性。

发病年龄为 29～79 岁,平均 53 岁,60 岁以上多见,无明显性别差异。多以单侧发病,双侧罕见。

二、分子生物学

该病的分子机制尚未阐明。遗传学研究表明,原发性肾上腺肉瘤样癌存在多种癌基因和抑癌基因的异常,除有原发性肿瘤病理组织学类型的基因异常外,尚存在不同病理组织学类型肉瘤各自的基因改变。原发性肾上腺肉瘤样癌与特异的 p53 基因突变有关,或者发生 p53 基因位点杂合子缺失,而发生 p53 突变的肾上腺恶性肿瘤与侵袭性表型相关。p53 基因突变的同时,常伴随有定位于染色体 3p22.1 的 β-catenin 基因(CTNNB1 基因,3p22.1)、SF-1 基因(11q13.1)以及其他的基因和表观基因事件(图 8-2)。最近的一项研究表明,3.2%的患者的病因与错配修复基因发生胚系突变有关。此外,癌基因 MDM-2(12q15)扩增缺失和无 FKHR 基因(13q14.11)易位可排除原发性肾上腺肉瘤样癌。

文献报道,原发性肾上腺肉瘤样癌的发生尚与下列因素有关:①EMT-相关细胞标志物:E-cadherin(16q22.1)、P-cadherin(16q22.1)、N-cadherin(18q12.1)、MMP-2(16q12.2),MMP-9(20q13.12)和 caveolin-1(7q31.2)。②EMT-相关信号通路下游转录调控分子:ZEB1

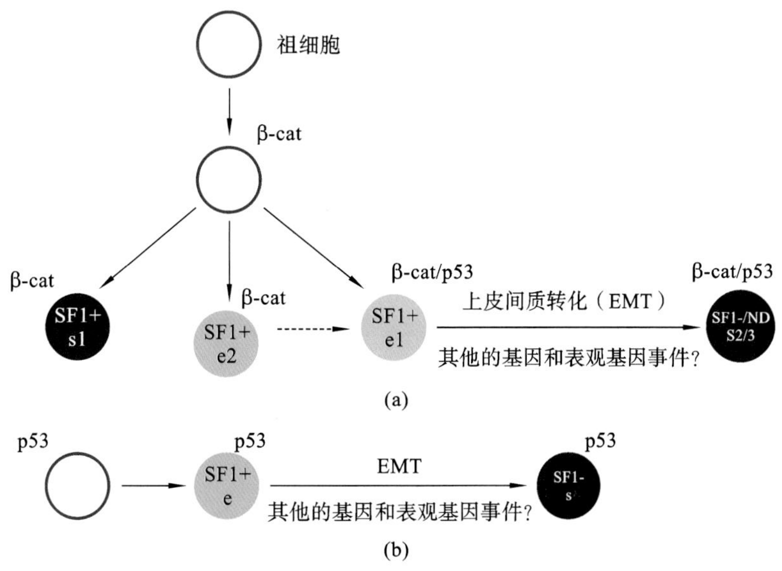

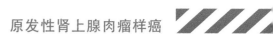

图 8-2 原发性肾上腺肉瘤样癌基因突变示意图

(10p11.22)、ZEB2(2q22.3)和 Slug。③干细胞因子：Oct3/4(6p21.33)、LIN28(1p36.11)、NANOG(12p13.31)、SOX2(3q26.33)、SOX17(8q11.23)、CD133(4p15.32)和巢蛋白(nestin，1q23.1)。靶向二代基因测序分析结果显示，原发性肾上腺肉瘤样癌发生的信号转导通路除EMT-相关通路外，尚涉及 Wnt 通路、PI3K-Akt 通路、cAMP-PKA 通路。研究发现，有 18 种基因突变与原发性肾上腺肉瘤样癌有关：APC(外显子 12～14)、AXIN1(外显子 1～6)、AXIN2(外显子 7)、CTNNB1(外显子 3)、BRAF(外显子 11/15)、KRAS(外显子 2～4)、NRAS(外显子 2～4)、HRAS(外显子 2～4)、EGFR(外显子 18～21)、PIK3CA(外显子 9/20)、Akt1(外显子 2)、Akt2(外显子 2)、Akt3(外显子 2)、PTEN(外显子 3～5/7)、ALK(外显子 23～25)、ERBB2(外显子 19～20)、PRKAR1a(外显子 4～8)和 p53(外显子 2～11)。此外，在定位于染色体 5p15.33 的编码端粒酶亚单位——端粒酶逆转录酶(telomerase reverse transcriptase，TERT)基因上游的启动子区域中即使出现较微小的变化，也能够推动原发性肾上腺肉瘤样癌的进展过程。

三、病理

病理组织学类型分为 2 种：①多形性肉瘤样癌(肉瘤样成分伴上皮癌成分混合组成)；②单一肉瘤样癌。肉瘤样癌组织中无明确的异源性肉瘤样成分，且大多数肉瘤样癌的肉瘤样成分要达到一定的比例(≥50%)即可诊断。电镜下肉瘤样细胞具有上皮细胞特征，如果仅含有肉瘤样成分，则需要进行免疫组织化学染色以证实其上皮性分化才可诊断为肉瘤样癌。

肿瘤外观呈结节状，浅黄色或暗红色；直径平均约 13 cm，重量约 1113 g。切面呈不均匀灰色至粉黄色、质脆；息肉状和结节状改变，质脆，可见广泛出血和坏死(图 8-3、图 8-4)。镜下观察肉瘤样癌的特点是双相样的形态结构，有上皮癌成分和肉瘤样成分两种成分(图 8-5)，以肉瘤样成分占优势，两者紧密相连并彼此移行，存在移行区。

病理组织学分级：①低级(low grade)：有丝分裂≤20/HP。②高级(high grade)：有丝分裂>20/HP，p53 或 CTNNB 基因突变。

免疫组织化学分析：由于肉瘤样癌成分的不同，免疫组织化学异质性明显。原发性肾上腺肉瘤样癌中的癌成分表现为 inhibin(抑制素)、melan-A(黑色素-A)、Syn(突触生长蛋白)和calretinin(钙网膜蛋白)阳性；肉瘤样成分表现为 vimentin(波形蛋白)、variable myogenin(变异肌细胞生成素)、desmin(肌间线蛋白)、myoglobin(肌红蛋白)、caldesmon(钙调蛋白结合蛋白)

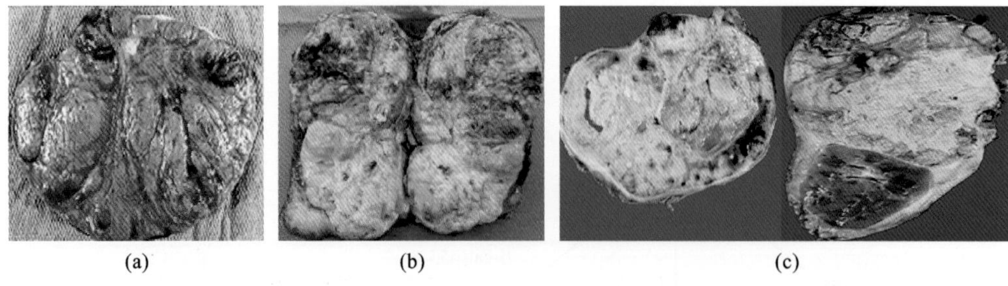

(a) (b) (c)

图 8-3 原发性肾上腺肉瘤样癌大体外观剖面

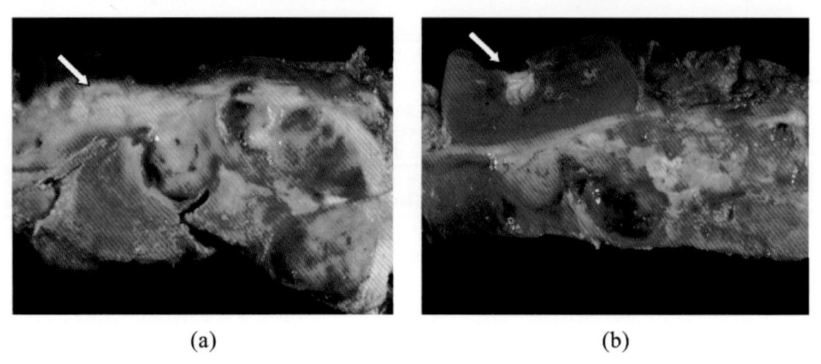

(a) (b)

图 8-4 左侧原发性肾上腺肉瘤样癌大体外观剖面

肿瘤约 17.0 cm×6.0 cm×6.0 cm，质脆；切面呈不均匀灰色、粉红色、黄色，肿瘤中心可见坏死

(a)肿瘤浸润胰腺；(b)肿瘤浸润左肾，但均未侵犯实质

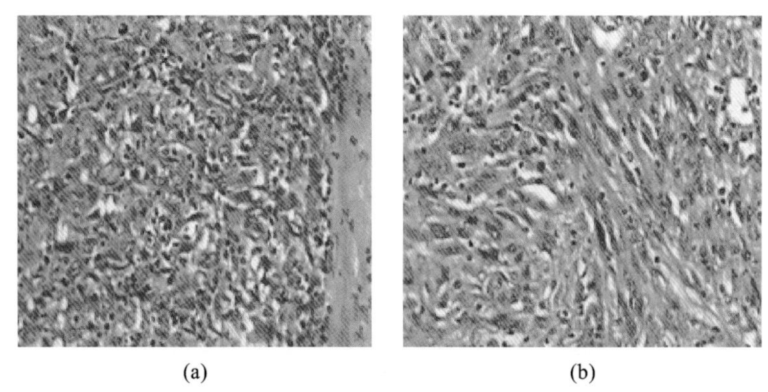

(a) (b)

图 8-5 病理组织学显示上皮癌和肉瘤样成分

(a)HE×10；(b)HE×40

和 SMA 阳性。个别病例表现为 cytokeratin（细胞角蛋白）阳性，HHF35 强阳性（图 8-6 至图 8-8）。而且，大部分病例 Ki-67 指数>10%。多种抗体的免疫组织化学染色结果对原发性肾上腺肉瘤样癌的诊断非常重要。肉瘤样癌中的肉瘤样成分大部分有上皮性标志物的表达，也可同时表达神经源性标志物等。需要强调的是，部分肉瘤样癌中的肉瘤样成分可以没有上皮性标志物的表达，而真正的肉瘤有时对某些上皮性标志物也会出现阳性染色表现。

四、TNM 分期

根据肿瘤的大小、淋巴结转移、邻近器官以及身体远处器官转移情况对肾上腺肉瘤样癌进行临床分期，目前，原发性肾上腺肉瘤样癌的 TNM 分期主要应用国际抗癌联盟（UICC）2009 年制定的肾上腺皮质癌 TNM 分期系统，区域淋巴结为肾门、腹主动脉旁和下腔静脉旁淋巴结，单、双侧不影响 N 分期（表 8-1、表 8-2）。亦可应用美国癌症联合会（AJCC）2018 年修订的第 8

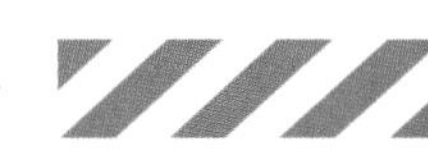

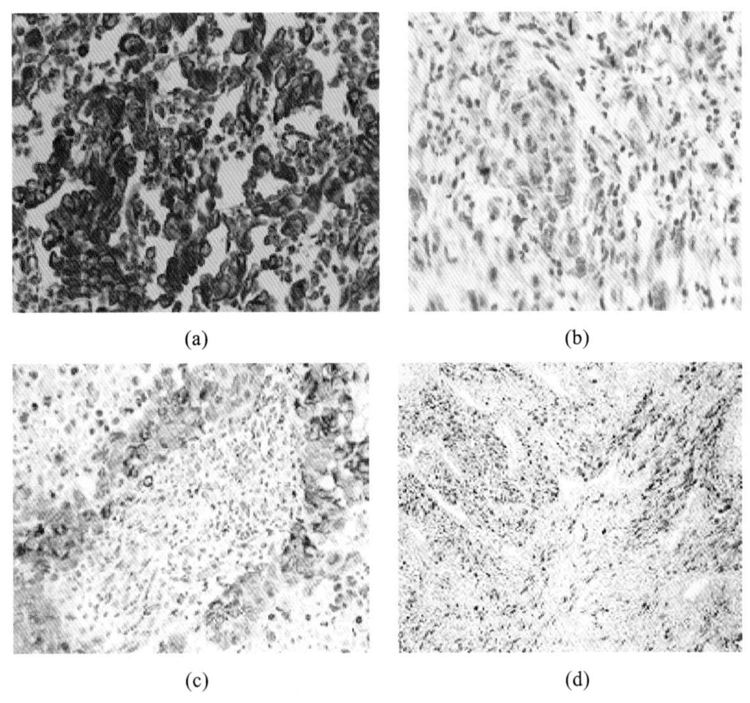

图 8-6　原发性肾上腺肉瘤样癌免疫组织化学(一)

(a)vimentin 阳性;(b)cytokeratin 阳性;(c)癌区和散在的梭形细胞 desmin 阳性,×200;(d)肉瘤样成分显示 HHF35 强阳性,×100

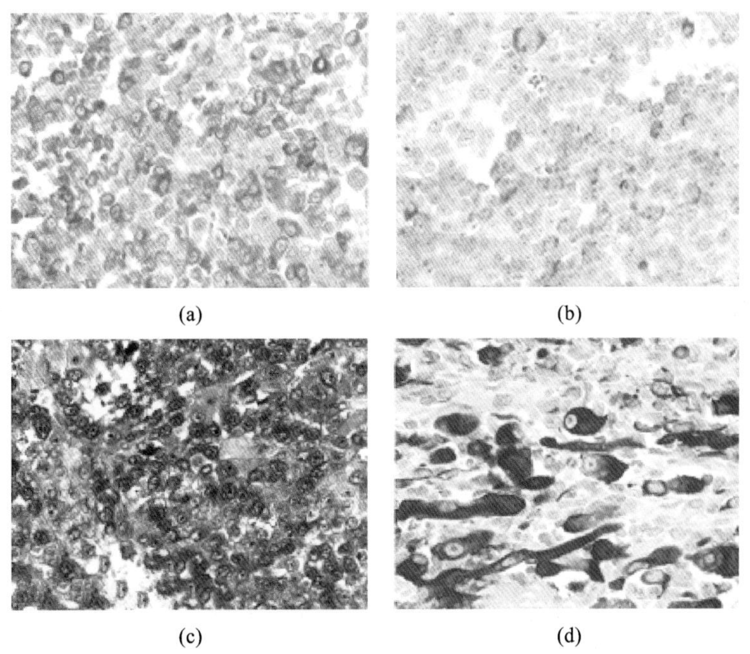

图 8-7　原发性肾上腺肉瘤样癌免疫组织化学(二)

(a)癌瘤样成分,syn 强阳性,×40;(b)癌瘤样成分,melan-A 弱阳性,×40;(c)癌瘤样区细胞质,calretinin 弥漫性阳性,×40;(d)癌瘤样区横纹肌样瘤细胞,desmin 强阳性,×40

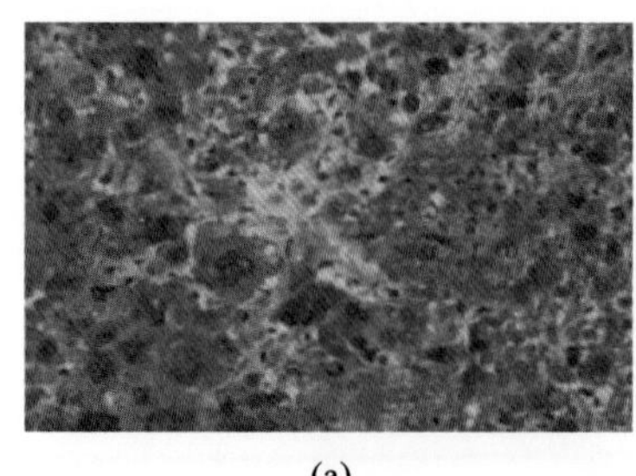
(a)

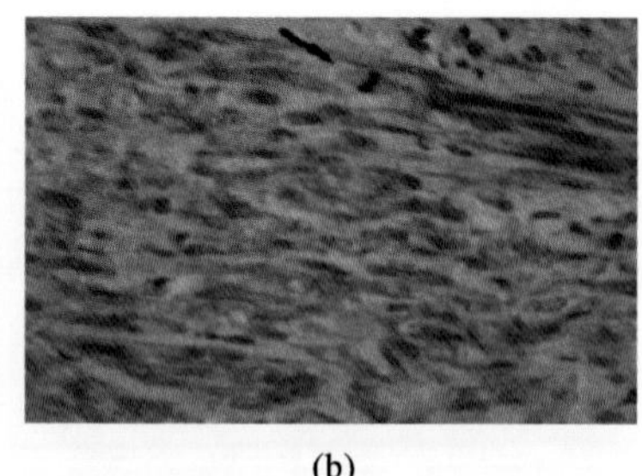
(b)

图 8-8 原发性肾上腺肉瘤样癌免疫组织化学(三)

(a)S-100 阳性,×20;(b)myogenin 阳性,×40

版肾上腺皮质癌病理 TNM 分期(pTNM)系统(表 8-3、表 8-4、图 8-9)。大多数病例为Ⅲ/Ⅳ期(Sung T Y,2017)。

表 8-1 原发性肾上腺肉瘤样癌 TNM 分期(UICC,2009)

TNM 分期	具体描述
Tx	无法对原发性肿瘤做出评估
T0	未发现原发性肿瘤
T1	肿瘤直径≤5 cm,局限于肾上腺内
T2	肿瘤直径>5 cm,局限于肾上腺内
T3	无论肿瘤大小,伴有肾上腺外局部浸润,但未侵犯邻近器官*
T4	无论肿瘤大小,肿瘤侵犯邻近器官*
Nx	无法对区域淋巴结转移做出评估
N0	无区域淋巴结转移
N1	有区域淋巴结转移
Mx	无法对远处转移做出评估
M0	无远处转移
M1	有远处转移

注:* 邻近器官包括肾、横膈膜、下腔静脉和肝。

表 8-2 原发性肾上腺肉瘤样癌 UICC 临床分期(UICC,2009)

临床分期	T	N	M
Ⅰ	T1	N0	M0
Ⅱ	T2	N0	M0
Ⅲ	T1～2	N1	M0
	T3	N0	M0
Ⅳ	T3	N1	M0
	T4	N0～1	M0
	T1～4	N0～1	M1

表 8-3 原发性肾上腺肉瘤样癌 pTNM 分期(AJCC,2018)

pTNM 分期	具体描述
pTx	无法对原发性肿瘤做出评估
pT0	未发现原发性肿瘤

续表

pTNM 分期	具体描述
pT1	肿瘤直径≤5 cm，局限于肾上腺内
pT2	肿瘤直径>5 cm，局限于肾上腺内
pT3	肾上腺外浸润，但未侵犯邻近器官
pT4	肿瘤侵犯邻近器官，包括肾、横膈膜、胰腺、脾、肝，肾静脉和下腔静脉癌栓形成
pNx	无法对区域淋巴结转移做出评估
pN0	无区域淋巴结转移
pN1	有区域淋巴结转移（主动脉旁、主动脉前和腹膜后淋巴结）
pM1	有远处转移

表 8-4　原发性肾上腺肉瘤样癌 AJCC 临床预后分期

分　期	T	N	M
Ⅰ期	T1	N0	M0
Ⅱ期	T2	N0	M0
Ⅲ期	T1～2	N1	M0
	T3～4	N0～1，Nx	M0
Ⅳ期	T1～4	N0～1，Nx	M1

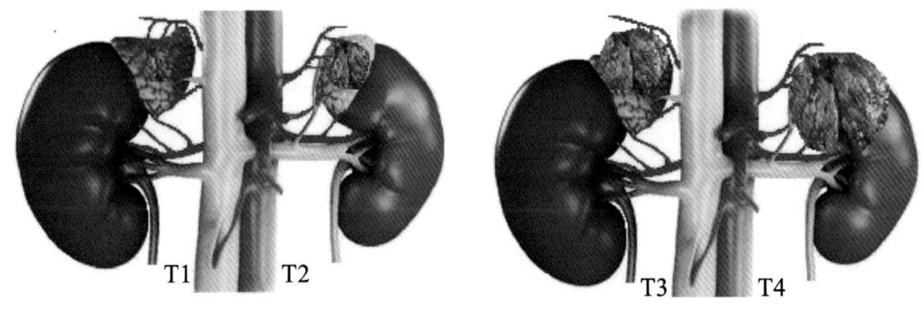

图 8-9　原发性肾上腺肉瘤样癌 T 分期

五、临床表现和诊断

临床症状不典型，可有腹部胀痛或腹部肿块、体重减轻、乏力，或在体格检查、其他疾病影像学检查时偶然发现。通常，就诊时肿瘤已经发生局部扩散或转移，甚至已出现远处转移征象。部分患者以肾上腺外表现就诊，以肺转移较为常见。

80％的病例表现为无内分泌功能，20％的病例有内分泌功能。有症状的功能性肿瘤主要有库欣综合征、康恩综合征（原发性醛固酮增多症）、肾上腺性征异常综合征。因此，所有肾上腺肉瘤样癌患者均应常规进行肾上腺功能测定，包括测定血皮质醇、24 h 尿皮质醇、17-OHCS、17-KS、VMA 及血浆醛固酮、肾素活性、电解质、性激素（雄酮、孕烯雌酮）等，以及进行糖耐量试验和小剂量地塞米松抑制试验等。

B 超、CT、MRI 或动脉造影有助于临床诊断，但无特征性。该病诊断较困难，即使影像学检查发现了转移病灶，也不能做出定性诊断，仅能提示为肾上腺恶性肿瘤（图 8-10 至图 8-13）。

转移途径为局部浸润、血行转移、淋巴结转移和种植性转移（图 8-14）。Gupta P 总结英文文献得出，肝转移约占 60％，区域淋巴结转移约占 40％，肺转移约占 40％；其他为腹膜、胸膜、骨和皮肤转移或远处淋巴结转移等。

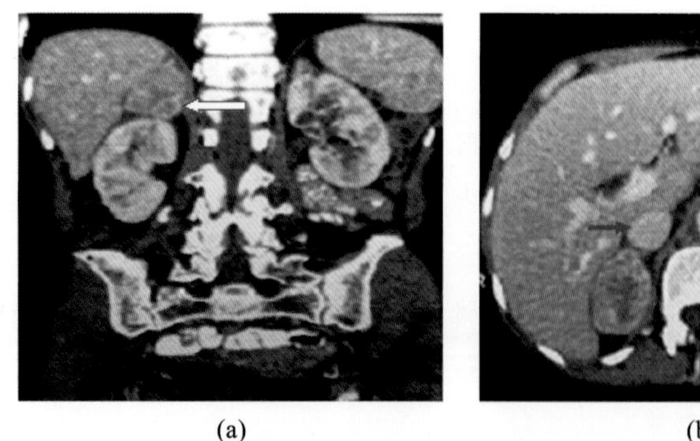

(a)　　(b)

图 8-10　CT 显示右侧原发性肾上腺肉瘤样癌，中度强化，可见坏死

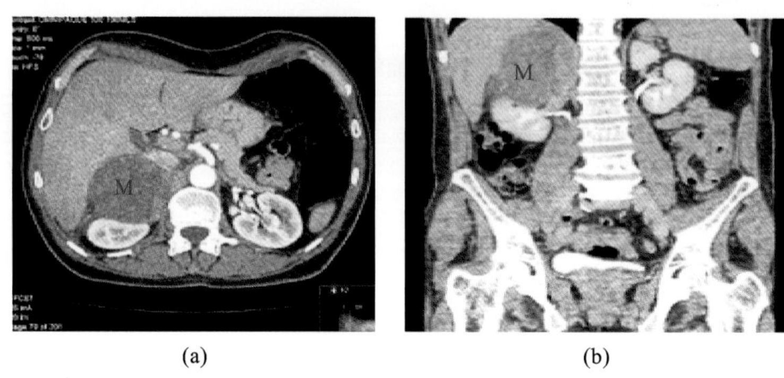

(a)　　(b)

图 8-11　右侧原发性肾上腺肉瘤样癌 CT 图像

CT 显示肿瘤约 12 cm×5.0 cm×6.0 cm，边界清楚

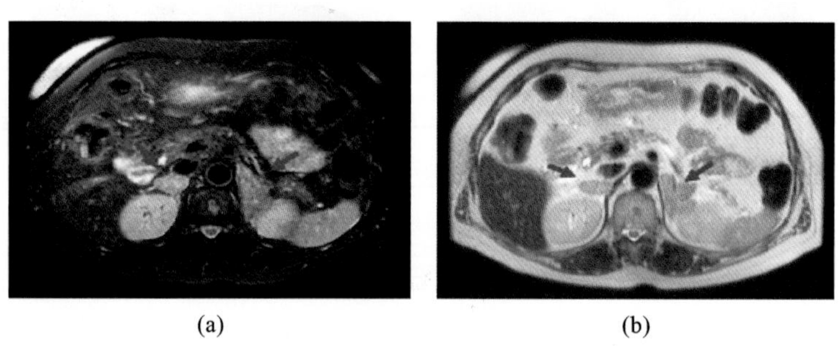

(a)　　(b)

图 8-12　两侧原发性肾上腺肉瘤样癌 MRI 图像

(a)T1 加权像呈低信号；(b)T2 加权像显示肿瘤内部均匀

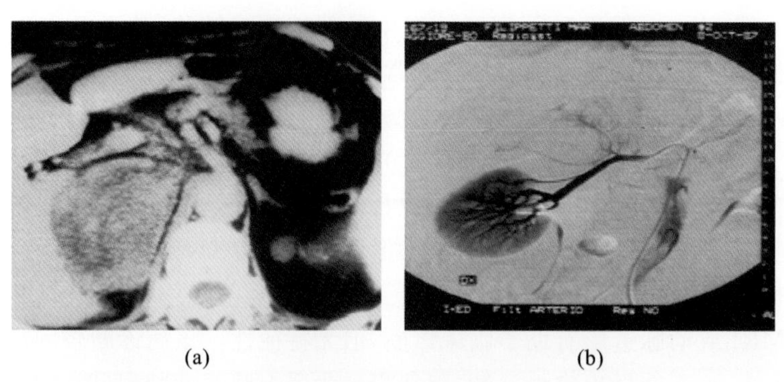

(a)　　(b)

图 8-13　右侧原发性肾上腺肉瘤样癌动脉造影图像

(a)CT 显示肾上腺区肿块，下腔静脉受压；(b)选择性右侧肾动脉造影显示右侧肾上腺肿块血供来自右侧肾动脉

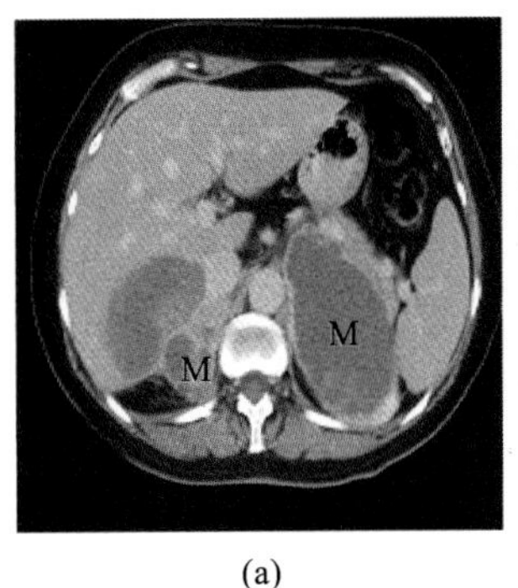

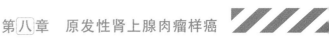

(a)

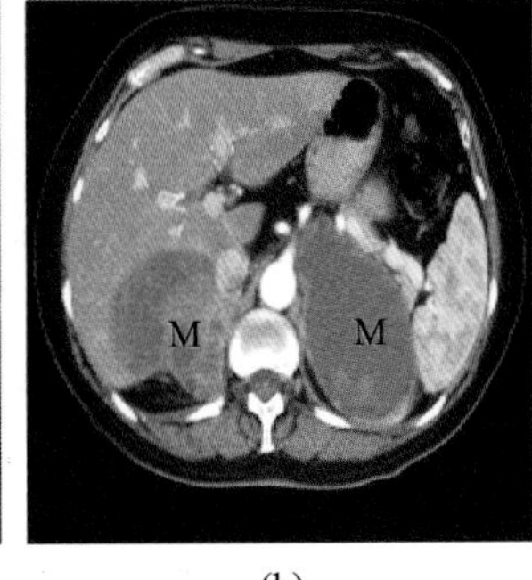

(b)

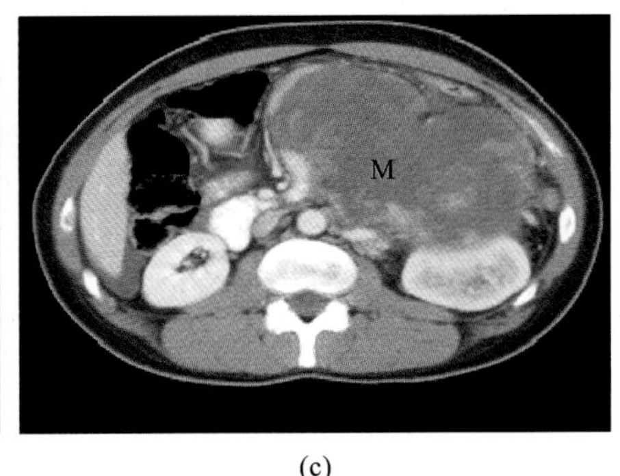

(c)

图 8-14　原发性肾上腺肉瘤样癌 CT 图像

(a)(b)两侧原发性肾上腺肉瘤样癌，侵犯肝；(c)左侧原发性肾上腺肉瘤样癌，浸润胰腺和左肾

原发性肾上腺肉瘤样癌的诊断颇具挑战性，需与腹膜后恶性肿瘤相鉴别，尤其是须与肾细胞癌、肾上腺肉瘤、肾上腺淋巴瘤和肾上腺转移瘤等相鉴别。此外，黏液性肾上腺肉瘤样癌需与肾上腺神经鞘瘤(S-100＋)、黏液性肾上腺平滑肌瘤和黏液性平滑肌肉瘤(SMA＋)以及黏液性恶性纤维组织细胞瘤等相鉴别。术前诊断有疑问者，可酌情行 B 超或 CT 引导下细针穿刺活检，最终诊断和鉴别诊断有赖于病理和免疫组织化学检查。

六、治疗

原发性肾上腺肉瘤样癌首选手术治疗。对无转移者，行根治性肾上腺切除术，包括切除邻近器官如同侧肾、胰尾、脾，侵犯肝者行肝部分切除术，同时行区域淋巴结清扫术。对于孤立性的远处转移病灶，应尽量采用手术治疗。

对原发性肾上腺肉瘤样癌可选择后入路腹腔镜根治性肾上腺切除术，此入路术中处理肾上腺中央静脉视野清晰。若术中发现操作困难或肿瘤与周围组织粘连较重或出现难以控制的异常情况，应果断转为开放性手术。术前影像学检查发现邻近器官有浸润者，宜选择开放性手术。

原发性肾上腺肉瘤样癌对放疗、化疗均不敏感，无法手术或姑息性手术的晚期患者，可选用米托坦，酌情联合免疫治疗或进行基因测序、靶向基因检测制订个体化的精准治疗方案，选择合理的分子靶向药物。

七、预后

影响患者预后的主要因素包括肿瘤 TNM 分期、大小、部位、病理类型及分化程度、有无局部浸润、邻近脏器侵犯或远处转移等。

原发性肾上腺肉瘤样癌生长迅速，侵袭性强，恶性程度高，预后极差。患者常于确定诊断后数月内因局部复发或肿瘤转移而死亡。文献报道，患者 2 年生存率为 50%，5 年生存率为 20%～35%，但大多数病例生存时间<1 年(3～12 个月)，术后平均生存时间仅 5 个月。Yan 等报道 1 例 72 岁右侧原发性肾上腺肉瘤样癌患者，肿瘤完整切除术后 2 年发现多发性肺转移，6 个月后死亡。Wei Y B 等总结文献，报道了 13 例原发性肾上腺肉瘤样癌患者，均于术后 2 天～14 个月死亡。Shaikh A S 等报道 1 例 62 岁患者，术后 3 个月随访时 CT 检查发现主动脉旁淋巴结转移和对侧肾上腺转移，患者拒绝采取进一步治疗，于术后 4 个月死亡。Lee 等报道，确诊为原发性肾上腺肉瘤样癌的患者若在肝转移术后出现心搏骤停，则其生存时间仅 2 天。

八、随访

原发性肾上腺肉瘤样癌术后容易复发和转移，应长期密切随访(表 8-5)。实验室检查指标包括血、尿液中皮质醇和醛固酮水平，血浆肾素活性和性激素水平等。影像学检查包括肾上腺区域B超/CT、胸部CT和腹部CT或MRI;术后1年内应每2个月复查一次,1年后根据肿瘤进展情况调整随访时间或术后2年内每3个月复查一次,术后2～5年每4～6个月复查一次,术后5～10年每6～12个月复查一次,至少要随访10年。

^{18}F-FDG PET/CT检查可以判定治疗后的肿瘤局部复发情况和发现远处转移病灶,并可用于评价治疗效果。因此,术后2年内应每3个月复查一次,术后2～5年每4～6个月复查一次,术后5年后每6～12个月复查一次至10年。

表8-5　原发性肾上腺肉瘤样癌术后的随访方案

检查项目	检查时间间隔/月		
	术后2年内	术后2～5年	术后5～10年
全身体格检查 实验室检查(血和尿皮质醇、血浆肾素和醛固酮、性激素,血常规、肝功能、肾功能) CTC检测 腹部超声检查 胸部CT或MRI检查 腹部CT或MRI检查	3	4～6	6～12
^{18}F-FDG PET/CT	3	4～6	6～12

CTC,循环肿瘤细胞

(曾　进　潘　炜)

参考文献

[1] 那彦群,叶章群,孙光.中国泌尿外科疾病诊断治疗指南:2011版[M].北京:人民卫生出版社,2011.

[2] 莱斯利·索宾,玛丽·高斯伯德罗维兹,克里斯坦·维特金德.恶性肿瘤TNM分期(第7版)[M].周清华,孙燕,译.天津:天津科技翻译出版公司,2012.

[3] Poorman C E,Ethun C G,Postlewait L M,et al. A novel T-stage classification system for adrenocortical carcinoma:proposal from the US adrenocortical carcinoma study group[J]. Ann Surg Oncol,2018,25(2):520-527.

[4] Shaikh A S,Bakhshi G D,Khan A S,et al. Primary adrenal sarcomatoid carcinoma[J]. Clin Pract,2014,4(1):604.

[5] Mark D,Boyd C,Eatock F. Adrenal sarcomatoid carcinoma:a case report and review of the literature[J]. Ulster Med J,2014,83(2):89-92.

[6] Sturm N, Moulai N, Laverrière M H, et al. Primary adrenocortical sarcomatoid carcinoma:case report and review of literature[J]. Virchows Arch, 2008, 452(2):215-219.

[7] Simon D P, Hammer G D. Adrenocortical stem and progenitor cells:implications for adrenocortical carcinoma[J]. Mol Cell Endocrinol,2012,351(1):2-11.

[8] Feng Y C, Yang Z G, Chen T W, et al. Adrenal sarcomatoid carcinoma:a rare case depicted on multi-detector row computed tomography[J]. Indian J Med Sci,2010,64(1):37-40.

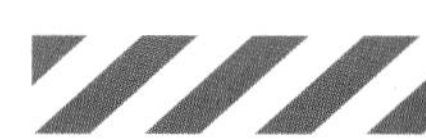

[9] Thway K, Olmos D, Shah C, et al. Oncocytic adrenal cortical carcinosarcoma with pleomorphic rhabdomyosarcomatous metastases[J]. Am J Surg Pathol, 2012, 36(3): 470-477.

[10] Yan J J,Sun A J,Ren Y,et al. Primary adrenocortical sarcomatoid carcinoma:report of a case[J]. Can Urol Assoc J,2012,6(5):189-191.

[11] Coli A,Di Giorgio A,Castri F,et al. Sarcomatoid carcinoma of the adrenal gland:a case report and review of literature[J]. Pathol Res Pract,2010,206(1):59-65.

[12] Tauchmanovà L,Colao A,Marzano L A,et al. Andrenocortical carcinomas:twelve-year prospective experience[J]. World J Surg,2004,28(9):896-903.

[13] Collina G,Maldarizzi F,Betts C M,et al. Primary sarcomatoid carcinoma of the adrenal gland. First case report[J]. Virchows Arch A Pathol Anat Histopathol,1989,415(2): 161-167.

[14] Turhan Iyidir O, Cerit E T, Özkan Ç, et al. A case report of bilateral adrenal sarcomatoid carcinoma[J]. Case Rep Surg,2016,2016:3768258.

[15] Sasaki K,Desimone M,Rao H R,et al. Adrenocortical carcinosarcoma:a case report and review of literature[J]. Diagn Pathol,2010,5:51.

[16] Ng L,Libertino J M. Adrenocortical carcinoma:diagnosis,evaluation and treatment[J]. J Urol,2003,169(1):5-11.

[17] Zhu C,Zheng A,Mao X,et al. Primary adrenal sarcomatoid carcinoma metastatic to the lung:case report and review of the literature[J]. Oncol Lett,2016,11(5):3117-3122.

[18] Wanis K N,Kanthan R. Diagnostic and prognostic features in adrenocortical carcinoma: a single institution case series and review of the literature[J]. World J Surg Oncol, 2015,13:117.

[19] Hayashi T, Gucer H, Mete O. A mimic of sarcomatoid adrenal cortical carcinoma: epithelioid angiosarcoma occurring in adrenal cortical adenoma[J]. Endocr Pathol, 2014,25(4):404-409.

[20] Italiano A,Cortot A B,Ilie M,et al. EGFR and KRAS status of primary sarcomatoid carcinomas of the lung:implications for anti-EGFR treatment of a rare lung malignancy [J]. Int J Cancer,2009,125(10):2479-2482.

[21] Saeger W, Mohren W, Behrend M, et al. Sarcomatoid adrenal carcinoma: case report with contribution to pathogenesis[J]. Endocri Pathol,2017,28(2):139-145.

[22] Lee M S,Park I A,Chi J G,et al. Adrenal carcinosarcoma—a case report[J]. J Korean Med Sci,1997,12(4):374-377.

[23] Sung T Y, Choi Y M, Kim W G, et al. Myxoid and sarcomatoid variants of adrenocortical carcinoma: analysis of rare center[J]. J Korea Med Sci, 2017, 32(5): 764-771.

[24] Papathomas T G, Duregon E, Korpershoek E, et al. Sarcomatoid adrenocortical carcinoma: a comprehensive pathological, immunohistochemical, and targeted next-generation sequencing analysis[J]. Human Pathol,2016,58:113-122.

[25] Kao C S, Grignon D J, Ulbright T M, et al. A case report of adrenocortical carcinosarcoma with oncocytic and primitive neuroectodermal-like features[J]. Hum Pathol,2013,44(9):1947-1955.

[26] Wei Y B, Gao Y L, Wu H T, et al. Rare incidence of primary adrenocortical

carcinosarcoma:a case report and literature review[J]. Oncol Lett,2015,9(1):153-158.

[27] Meguro S, Yasuda M, Shimizu M, et al. Mesonephric adenocarcinoma with a sarcomatous component,a notable subtype of cervical carcinosarcoma:a case report and review of the literature[J]. Diag Pathol,2013,8:74.

[28] Ishikawa N,Nagase M,Takami S,et al. A case report of bilateral sarcomatoid carcinoma of adrenal glands with adrenal insufficiency[J]. Int J Surg Pathol,2016,24(8):743-748.

[29] Reibetanz J, Rinn B, Kunz A S, et al. Patterns of lymph node recurrence in adrenocortical carcinoma:possible implications for primary surgical treatment[J]. Ann Surg Oncol,2019,26(2):531-538.

[30] 曾进,陈忠. 现代泌尿肿瘤学[M]. 北京:人民卫生出版社,2023.

第九章 恶性嗜铬细胞瘤/副神经节瘤

一、发病情况

嗜铬细胞瘤特指肾上腺嗜铬细胞瘤(pheochromocytoma,PHEO),传统概念的肾上腺外或异位嗜铬细胞瘤统称为副神经节瘤(paragangliomas,PGL)。根据 WHO 的诊断标准,恶性 PHEO/PGL 的定义是在没有嗜铬组织的器官组织出现嗜铬细胞(转移病灶),如在骨、淋巴结、肝、肺、脾等处出现,临床比较少见,尸检发现率为 0.05%~0.1%。

遗传性 PHEO/PGL 占所有 PHEO/PGL 的 35%~40%,与散发性患者相比,遗传性患者发病较年轻并呈多发病灶。恶性 PHEO/PGL 占所有 PHEO/PGL 的 10%~17%,恶性 PHEO 占 PHEO 的 2%~11.1%;而恶性 PGL 发病率更高,占 PGL 病例的 29%~40%,其差异可能与病例选择性偏差有关。儿童 PHEO/PGL 中常发生于两侧、呈多发性或肿瘤位于肾上腺外者,具有更大的恶性倾向性(图 9-1、图 9-2)。

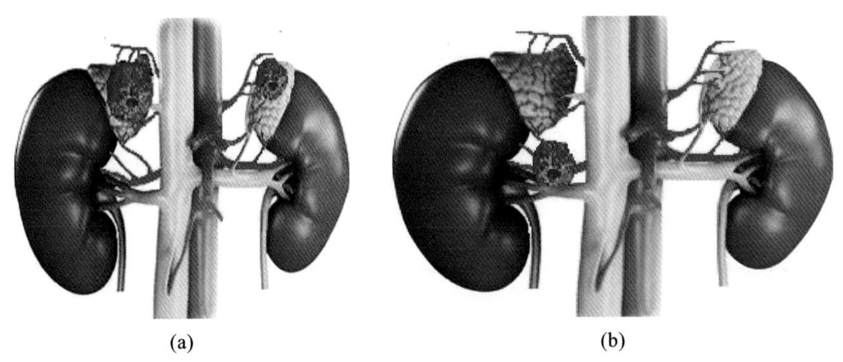

(a) (b)

图 9-1 PHEO/PGL 示意图

(a)两侧 PHEO;(b)右侧 PGL

恶性 PHEO/PGL 在各年龄组均可发生,常见于 30~50 岁,男女发病率基本相同。Roman-González 等(2016)报道恶性 PHEO/PGL 的发病率为 26%,而头部恶性 PGL 的发病率为 15%~17%,颈部恶性 PGL 的发病率不足 5%;发病年龄为 7~83 岁,平均年龄为 39 岁。Hamidi 等(2017)总结文献并报道了 1338 例恶性 PHEO/PGL 病例,恶性 PHEO 的发病率为 52.9%,恶性 PGL 的发病率为 47.1%。诊断时平均年龄为(43.9±5.2)岁,恶性 PHEO 和 PGL 的平均年龄分别为(46.5±5.0)岁和(43.85±5.2)岁。恶性 PHEO/PGL 病例 SDHB 阳性者,诊断时平均年龄为(34.9±4.6)岁;SDHB 阴性者,诊断时平均年龄为(40.5±0.7)岁。

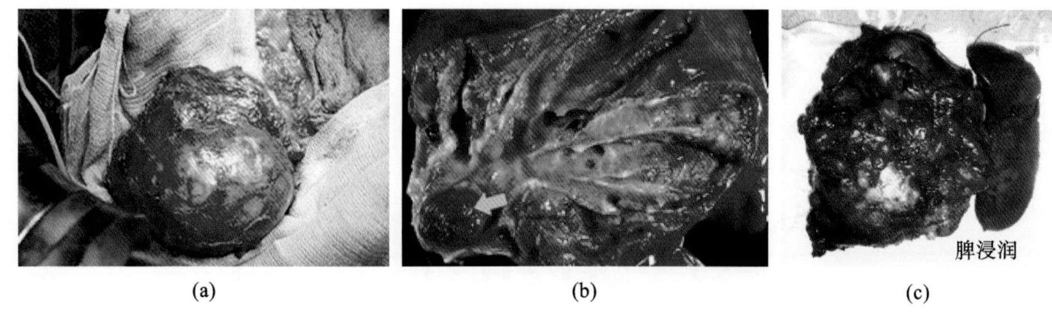

图 9-2 恶性 PHEO/PGL 大体标本

未知的环境污染、食物或生活方式可能是恶性 PHEO/PGL 发生的危险因素。

二、分子生物学

PHEO/PGL 的发生与致瘤基因的种系有关，目前已知的易感基因已超过 40 个(1992—2018 年)。根据基因突变涉及的细胞内的不同信号通路，可将这些易感基因分为两类(图 9-3)。

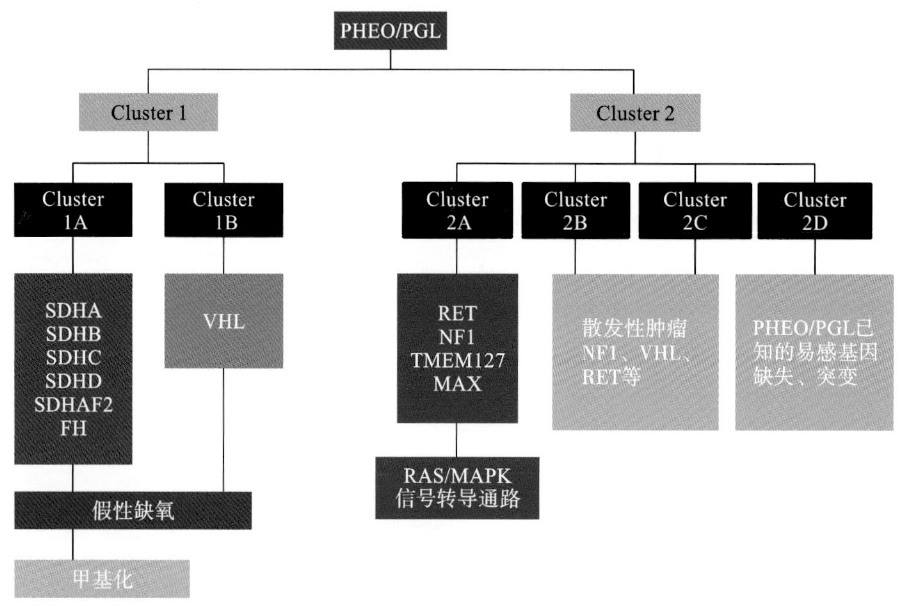

图 9-3 PHEO/PGL Cluster 分类和相关基因分子途径

1. Cluster 1 分为 Cluster 1A 和 Cluster 1B，包括 SDHx 系列基因 SDHA(5p15. 3)、SDHB(1p35-p36. 13)、SDHC(1q23. 3)、SDHD(11q23. 1)，VHL(3p25. 26)、SDH5/SDHAF2(11q12. 2)、FH(1q43)、PHD1(1q42. 2)、PHD2(19q13. 2)、IDH1/2(2q34，15q26. 1)、HRAS(11p15. 5)和 MDH2(7q11. 23)等基因，通过激活缺氧诱导因子，促进与缺氧有关的生长因子的表达，从而刺激和加速肿瘤生长。

2. Cluster 2 分为 Cluster 2A、Cluster 2B、Cluster 2C 和 Cluster 2D，包括 KIF1Bβ(1p36. 22)、RET(11q11. 21)、NF1(17q11. 2)、TMEM127(2q11. 2)、MAX(14q23. 3)和 MEN1 等基因。在 Cluster 2 中，RET/NF1/TMEM127/MAX/KIF1Bβ 基因与致瘤激活酶信号通路有关，通过异常激活 RAS-RAF-MAPK 和 PI3K-Akt-mTOR 信号通路促进肿瘤生长。其他尚涉及 p53(17p13. 1)、BAP1(3p21. 1)、ATRX(Xq21. 1)、GNAS(20q13. 32)、GFRα1(5p13. 2)、BRCA1(17q21. 31)、BRCA2(13q13. 1)、CDKN2A(9P21. 3)和 ERBB2(HER-2，17q12)、EGLN1(1q42. 2)、FGFR1(8p11. 23)、CSDE1(1p13. 2)、MAML3(4q31. 1)、SETD2(3p21. 31)、EPAS1

(2p21)和 H3F3A(1q42.12)等基因突变。

文献报道，约 50%的 PHEO/PGL 患者存在上述基因突变，其中 35%～40%为胚系突变，表现为家族遗传性。RET、TMEM127、MEN1、KIF1Bβ、NF1 和 MAX 基因突变与 PHEO 密切相关(95.3%～100%)。散发性 PHEO/PGL 患者中，约 20%与 NF1 基因突变有关，NF1、SDHB 和 ATRX 基因在散发性恶性 PHEO/PGL 的发生中起着重要的驱动作用。

文献报道，在 SDHx 系列基因突变中定位于染色体 1p36.13 的 SDHB 基因突变可导致较高的发病率和死亡率(图 9-4)。而且，与恶性 PHEO/PGL 相关的基因包括 RET、VHL、MEN1、NF1、SDHB、SDHD、TMEM127 和 MAX，其中 45%的恶性 PHEO/PGL 与 SDHB、SDHD 或 SDHC 基因突变有关，恶性 PHEO/PGL 尚与 NF1 基因突变(11%)和 MAX 基因突变(10%)有关(图 9-5、图 9-6、表 9-1)。Roman-González 等(2016)报道，恶性 PHEO/PGL 患者中 50%存在 SDHB 基因胚系突变，10%～37%的患者存在 MAX 基因突变。Hamidi 等(2017)报道，超过 1/3 的 SDHB 基因胚系突变发生于年轻人，超过 40%的恶性 PHEO/PGL 患者中 SDHB 基因胚系突变常伴随转移，转移进展者 SDHB 基因突变率高达 50%～90%，死亡率为 45%。

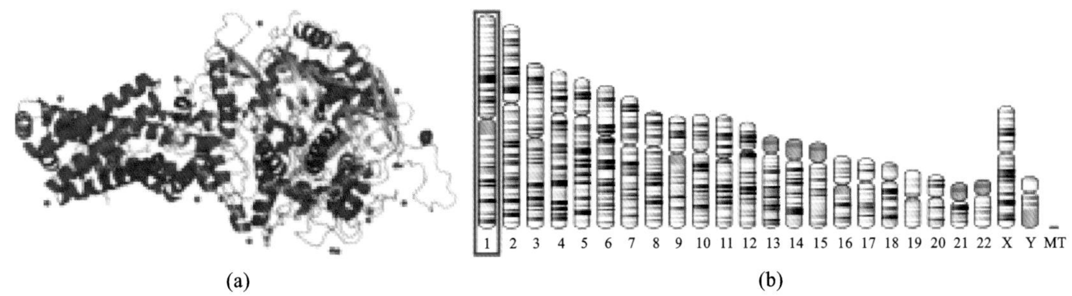

图 9-4 SDHB 基因结构、染色体定位于 1p36.13

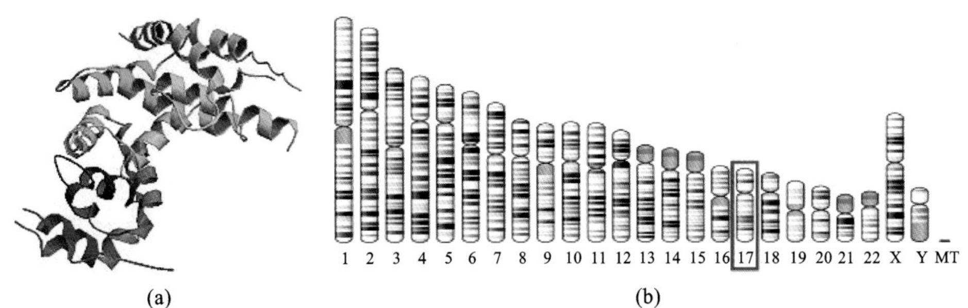

图 9-5 NF1 基因结构、染色体定位于 17q11.2

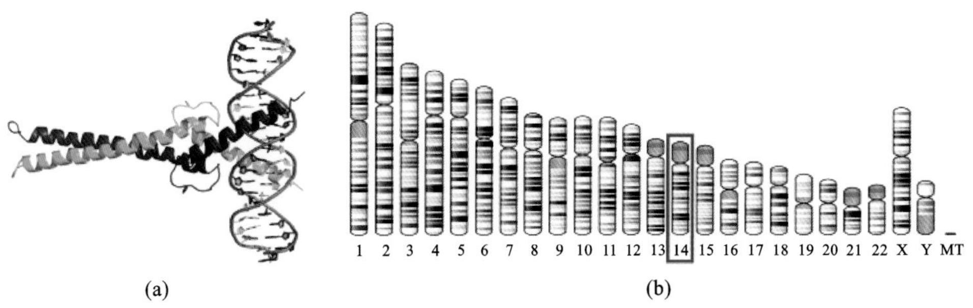

图 9-6 MAX 基因结构、染色体定位于 14q23.3

表 9-1　恶性 PHEO/PGL 基因突变和临床特征(Parenti G,2012)

综合征	基因	PHEO 发病率/(%)	交感神经 PGL	副交感神经 PGL	两侧/多发	恶性率/(%)
MENⅡA	RET	0～50	非常罕见	极其罕见	+	<3
MENⅡB	RET	0～50	非常罕见	极其罕见	+	<3
VHL	VHL	10～20	+	罕见	+	5
NFⅠ	NF1	5	−	−	−	11
PGL1	SDHD	+	+	+	+	≤5
PGL2	SDHAF2	−	−	+	+	未知
PGL3	SDHC	−	罕见	+	−	未知
PGL4	SDHB	罕见	+	罕见	+	≤40
PGL5	SDHA	−	+	−	未知	未知
TMEM127 基因突变携带者	TMEM127	100	−	−	+	≤5
MAX 基因突变携带者	MAX	100	+	极其罕见	+	≤10

VHL 基因的体细胞系突变与所发生的肿瘤的恶性倾向有关，在多发性神经纤维瘤中，PHEO 只与Ⅰ型有关，其基本的基因损害为 17 号染色体的 NF1 基因失活。NF1 基因是一种肿瘤抑制基因，其失去表达后，可导致 PHEO 的发生。基因检测发现，恶性 PHEO 存在染色体 1p 和 1q 的杂合性缺失、染色体 19q 和 11q 的缺失和位于染色体 17q21.1 的 ERBB2 基因的扩增。研究证实，1p31(D1S1665 位点)杂合性缺失仅发生在恶性 PHEO，可能与恶性 PHEO 的表型相关。ERBB2 基因(17q12)在恶性 PHEO 组织中的表达明显上调，通过焦点黏附(focal adhesion)信号通路参与恶性 PHEO 的侵袭和转移。此外，IGF-1R(15q26.3)过表达在恶性 PHEO/PGL 的发生、发展中起着重要的作用，与转移的高风险密切相关。

近来研究发现，肾上腺良、恶性肿瘤组织中存在 miRNA 的差异表达。恶性 PHEO 组织中 miR-483-5p、miR-101 和 miR-183 的表达显著升高，而 miR-15a 和 miR-16 表达水平下降，此差异表达在恶性 PHEO 诊断中具有较高的价值。

三、转移

39%～40.4%的患者在首诊时已存在转移，转移进展平均时间为(3.6±1.9)年。临床上大多数恶性 PGL 发生于腹膜后，其他部位极少见，转移发生率相对较高。通常，恶性 PHEO/PGL 常见的转移部位为区域淋巴结、骨、肝、纵隔和肺、脑、腹部和盆腔(肾、肠、脾、子宫、卵巢、精囊、前列腺等)，其中骨转移高达 53.5%～72%，且以溶骨性骨转移为主，尤其是脊柱，其次为骶骨和骨盆。其他还有局部转移如胸膜、皮肤、肌肉、甲状腺和脊髓转移等；部分病例同时伴有远处淋巴结或全身多处转移(图 9-7)，其中约 20%的患者主要表现为骨转移。由于恶性 PHEO/PGL 骨转移发生率较高，故对有孤立的溶骨性骨转移病灶者，应考虑恶性 PHEO/PGL 的可能性。

四、恶性 PHEO/PGL 的判断

恶性 PHEO/PGL 的自然病程很不一致。有的病例一开始即具有明显的恶性倾向，有的病例则隐匿多年后才因增长迅速而行肾上腺根治性切除术。Scott 等报道的 9 例恶性 PHEO/PGL 患者中，6 例患者就诊时病程已有 3～20 年。而且，恶性 PHEO/PGL 肿瘤体积较大，76%的肿瘤直径>5 cm，24%的肿瘤直径≤5 cm。文献报道，恶性 PHEO/PGL 中 80%以上的肿瘤

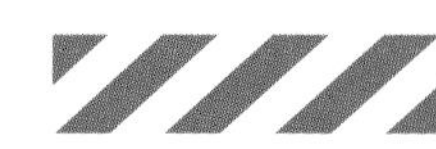

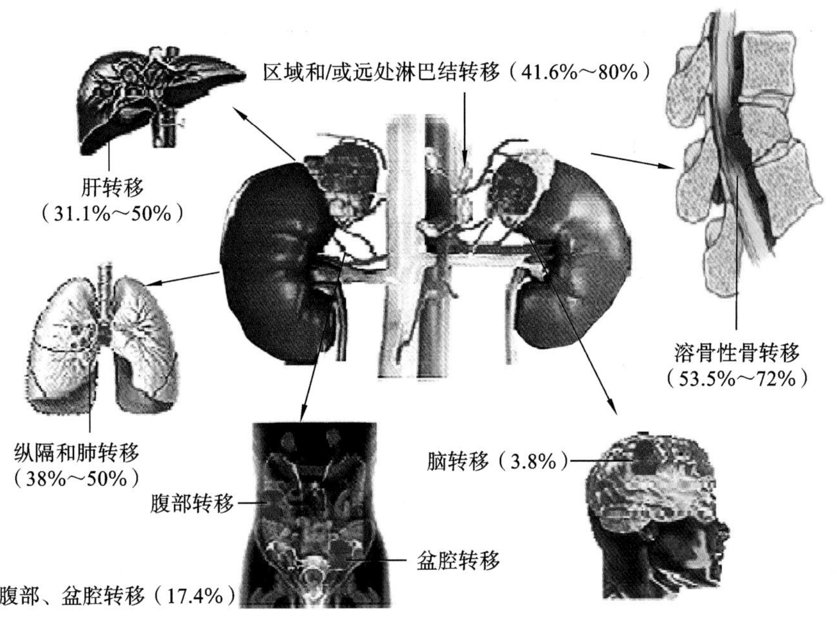

图 9-7 恶性 PHEO/PGL 转移部位示意图

直径>6 cm((7.5±1.3)cm)，分别为(8.3±0.5)cm 和(6.2±1.3)cm，平均为 7.7 cm 和 4.5 cm。SDHB 基因突变阳性者和 SDHB 基因突变阴性者，肿瘤的平均大小分别为(6.4±0.4)cm 和(7.7±0.4)cm。

多发性 PGL 若位于肝、淋巴结、骨等处，定性检查未发现嗜铬体存在，可暂按良性 PGL 处理。然而，鉴别 PHEO/PGL 的良性与恶性是一个困难的问题，无论是临床表现、生化测定还是组织学检查(包括光镜和电镜)均难以鉴别，目前尚缺乏良性与恶性的判断标准。组织学上细胞染色深、核分裂象多、可见异型核分裂象，以及肿瘤缺乏包膜或包膜受侵犯、小血管内有瘤栓等，可作为其他恶性肿瘤的诊断标准，但也可见于生物学行为良性的 PHEO/PGL，故组织学检查对 PHEO/PGL 生物学特征的提示有一定局限性。不过，当肿瘤有上述表现时，应考虑有恶性倾向，须在随访中予以高度重视。

肿瘤体积大、肾上腺外病灶、SDHB 基因突变、PASS 评分>6 分和 Ki-67 指数高仅能提示潜在恶性。因此，恶性 PHEO/PGL 的可靠依据只能是肿瘤侵犯血管、周围组织浸润，或骨、淋巴结、肝、肺和肌肉等无嗜铬组织的部位继发出现嗜铬细胞。PHEO/PGL 肿瘤切除术后短期内复发属恶性 PHEO/PGL 的可能性大，但术后肾上腺部位或交感链上又“复发”新的 PHEO/PGL，不能断定肿瘤的性质为恶性，也有可能是新的良性肿瘤病灶，因为多发性 PHEO/PGL 可以非对称、同时或异时发生，甚至可以相隔十多年甚至几十年后发生。此外，在恶性 PHEO/PGL 中，锰超氧化物歧化酶活性明显降低，有助于鉴别 PHEO/PGL 的良、恶性，并可作为肿瘤标志物。端粒酶逆转录酶(hTERT)活性增强提示恶性的生物学行为，故端粒酶检测有助于良、恶性 PHEO/PGL 的鉴别诊断。

Thompson(2002)利用细胞学及组织学来判断 PHEO/PGL 是否为恶性，命名为 PASS 评分(表 9-2)。

表 9-2 PHEO/PGL 良、恶性组织学诊断 PASS 评分标准

项　目	评分/分
染色过深	1
核多形性	1

续表

项　　目	评分/分
包膜浸润	1
血管浸润	1
周围脂肪组织浸润	2
非典型核分裂	2
核分裂象>3/10 HP	2
梭形肿瘤细胞	2
细胞单一	2
大量的细胞结构	2
肿瘤局灶性或融合性坏死	2
细胞呈大的巢状排列或弥漫性生长(>10%肿瘤体积)	2
总计	20

一般，病理组织学特征 PASS 评分<4 分为良性，4～6 分具有很高的生物学恶性潜能，>6 分为恶性，大量的细胞结构、肿瘤坏死是潜在的恶性指标。然而，PASS 评分标准的广泛应用尚有待更多的临床病例对其不断进行修正。通常，病理组织学检查并不能完全确定 PHEO/PGL 的良、恶性，主要看其生物学行为是否有恶性倾向，肿瘤区域淋巴结转移或远处转移是确诊恶性 PHEO/PGL 最可靠的依据。

五、恶性 PHEO/PGL TNM 分期

目前尚缺乏国际抗癌联盟(UICC)制定的恶性 PHEO/PGL TNM 分期法，临床上根据肿瘤的大小、淋巴结转移、邻近器官以及身体远处器官转移情况对恶性 PHEO/PGL 进行临床分期。美国癌症联合会(AJCC)于 2017 年出版了修订的第 8 版恶性 PHEO/PGL pTNM 分期系统(表 9-3、表 9-4、图 9-8)，该系统以解剖学的原发性肿瘤(T)、区域淋巴结(N)、远处转移(M)为基础，为恶性 PHEO/PGL 的分期提供了指导性的参考意见。此外，美国国家癌症研究所开展的流行病学和远期结果监测计划(SEER)制定了简易分期系统，适用于所有类型的癌症(表 9-5)。文献报道，恶性 PHEO/PGL SEER 简易分期所得肿瘤局限于肾上腺者，分别占 17.3%和 49%。

表 9-3　恶性 PHEO/PGL pTNM 分期(AJCC，第 8 版)

pTNM 分期	具 体 描 述
pTx	无法对原发性肿瘤做出评估
pT1	肿瘤直径≤5 cm
pT2	肿瘤直径>5 cm，或交感神经 PGL
pT3	侵犯肾上腺周围组织，包括肾上腺外脂肪
pNx	无法对区域淋巴结转移做出评估
pN0	无区域淋巴结转移
pN1	有区域淋巴结转移，包括腹部和盆腔肿瘤的主动脉和腹膜后淋巴结
pM1a	仅有骨转移
pM1b	有远处淋巴结转移、肝转移或肺转移
pM1c	有骨转移和全身多发性转移

注：无功能性交感神经 PGL 常出现在头部和颈部，通常是良性的，不需要分期。

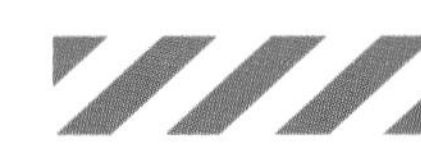

表 9-4　恶性 PHEO/PGL 临床分期

临床分期	T	N	M
Ⅰ期	T1	N0	M0
Ⅱ期	T2	N0	M0
	T1	N1	M0
Ⅲ期	T2	N1	M0
	T3	N0～1,Nx	M0
Ⅳ期	T1～3	N0～1	M1

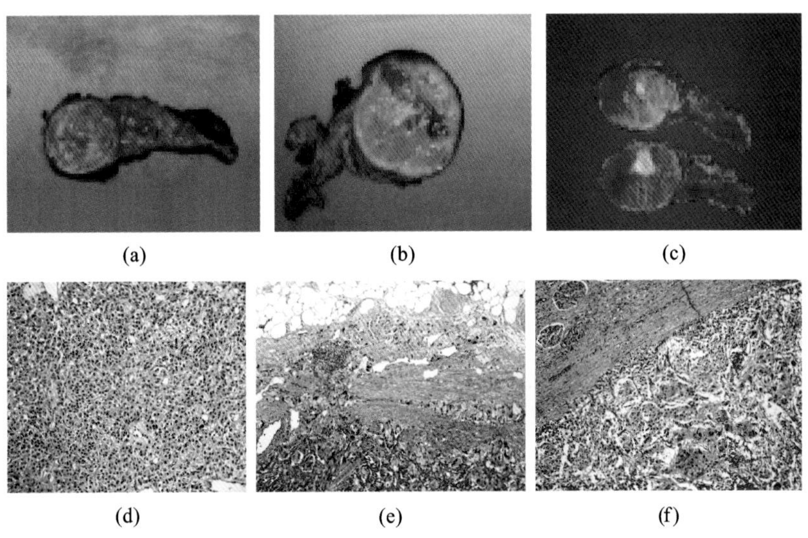

(a)　(b)　(c)

(d)　(e)　(f)

图 9-8　恶性 PHEO/PGL pT 分期

(a)pT1 PHEO;(b)pT2 PHEO;(c)pT2 PGL;(d)pT2 PGL;(e)pT2 PGL 肾上腺外脂肪浸润;(f)pT3 浸润肾

表 9-5　恶性 PHEO/PGL SEER 简易分期

分期	描述
原位	异常细胞仅存在于原发的细胞层
局部	癌症局限于其原发的器官,没有播散的证据
区域	癌症已经扩散至原发器官区域淋巴结或毗邻器官
远处	癌症已经从原发器官蔓延到远处组织、器官或淋巴结
未知	没有足够的信息确定癌症所处的阶段

六、临床症状和临床特点

(一) 临床症状

83.9%的恶性 PHEO/PGL 患者具有内分泌功能,66.2%的患者具有儿茶酚胺分泌过量的症状。临床症状除高血压外,常有头痛、出汗、焦虑、心动过速、震颤、眩晕,还可能存在甲状腺毒症症状或类癌症状。

(二) 临床特点

恶性 PHEO/PGL 的临床特点:①恶性 PHEO/PGL 的病程较长;②肿瘤体积较大,80%以上肿瘤直径>6 cm;③PGL 恶性发生率高,占 29%～40%;④肿瘤部位多有自觉疼痛(66.67%),腹部可触及肿块(50%),质硬且有压痛;⑤影像学检查多表现为肿瘤边界不清,包膜不完整，肿瘤密度不均匀；⑥手术探查见肿瘤质硬，表面不平，浸润周围组织或侵犯毗邻器官而致粘连固定。

七、诊断和鉴别诊断

（一）诊断

可疑恶性 PHEO/PGL 的诊断流程见图 9-9。

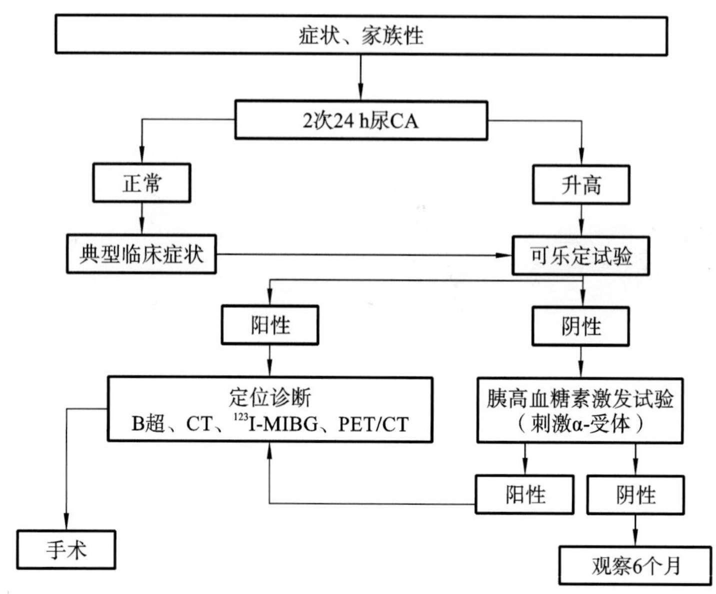

图 9-9　可疑恶性 PHEO/PGL 的诊断流程

1. 实验室检查　实验室检查发现血浆容量下降，红细胞增多，这是儿茶酚胺（CA）的作用或肿瘤存在促红细胞生成素所致；偶有白细胞增加。可能发现空腹血糖增高和脂肪分解的证据，由于同时存在甲状旁腺功能亢进，可能出现高血钙，这在家族性症候群中表现突出。尿中儿茶酚胺排泄增多，特别是尿多巴胺及代谢产物 VMA 增高。

2. 定位诊断　PHEO/PGL 的发生部位可以从脑部到前列腺，但 85％位于腹部。PGL 具有多源性，故小肿瘤的诊断并非易事，有时需进行剖腹探查。肿瘤的定位诊断应结合具体情况选用下列影像学检查方法。

（1）B 超检查：总检出率为 95％左右，由于检查方便且价格低廉，B 超检查是 PHEO/PGL 初筛的首选方法。

（2）CT：CT 是诊断 PHEO/PGL 最常用的解剖定位方法，敏感性和特异性分别为 77％～98％、29％～92％。CT 对于大的 PHEO 诊断的准确性为 90％，但对 PGL 定位效果较差（图 9-10、图 9-11）。

（3）MRI：MRI 是一种较好的定位方法，适用于孕妇和 PGL 患者，图像清晰，可检出较小的肿瘤，并能准确地显示肿瘤扩展到棘孔或转移到椎体的情况（图 9-12）。敏感性为 90％～100％，特异性为 50％～100％。

Roman-González 等（2017）报道，CT 或 MRI 诊断恶性 PHEO/PGL 的敏感性超过 95％。

（4）^{123}I-MIBG：诊断 PHEO/PGL 的一种安全、敏感、特异和无创伤性的新技术，既能定性，又能定位，一次注药，可做全身检查，假阳性率为 1％～2％。文献报道，^{123}I-MIBG 的敏感性为 83％～100％，特异性为 95％～100％。^{123}I-MIBG 对家族性、肾上腺内或肾上腺外、复发伴转移病灶恶性 PHEO/PGL 及与神经嵴病理症候群有关的 PHEO/PGL 均有定位能力，能比 X 线更早发现骨转移，并对恶性 PHEO/PGL 有治疗作用，其敏感性和特异性与使用剂量相关。不足

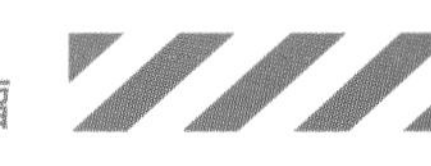

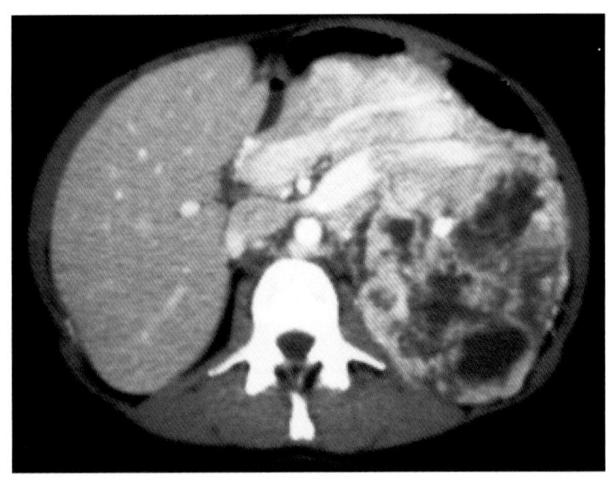

图 9-10　左侧肾上腺恶性 PHEO CT 图像(肿瘤约 17 cm×11 cm×21 cm)

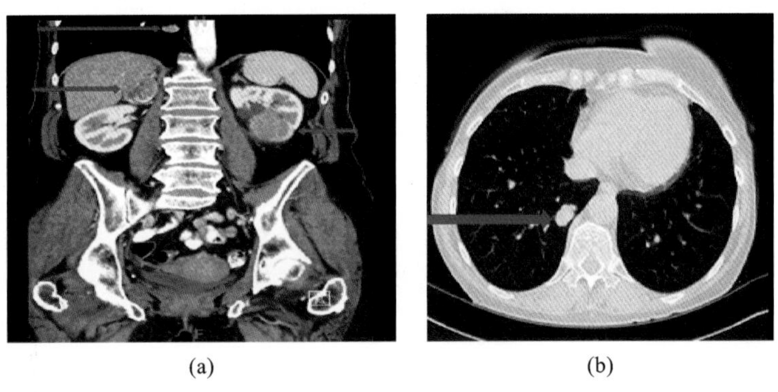

(a)　(b)

图 9-11　术前 CT 显示左侧肾肿瘤、右侧肾上腺恶性 PHEO 肺转移(左侧肾肿块 7.4 cm×6.8 cm×6.5 cm,右侧肾上腺肿块 5.5 cm×4.5 cm×3.8 cm)

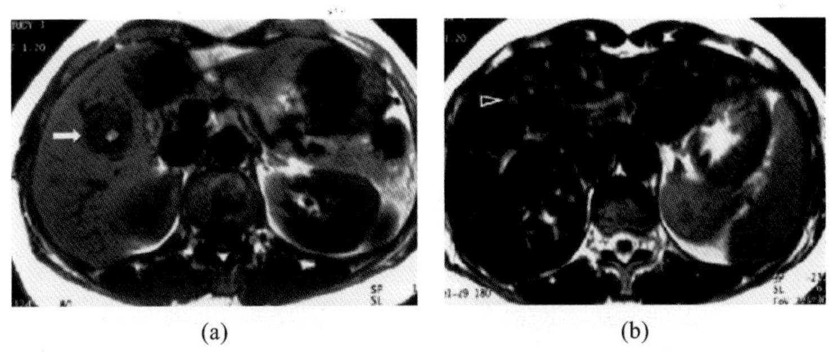

(a)　(b)

图 9-12　左侧肾上腺恶性 PHEO 肝转移 MRI 图像

之处是对肿瘤大小、结构及肿瘤与周围脏器的关系显示不够。为了全面检出、定位并了解肿瘤与周围组织和毗邻脏器的关系,应根据具体情况选用 2～3 种方法联合检查。

(5) ^{18}F-FDG PET/CT:用于 PHEO/PGL 的定位诊断,多方位成像,图像分辨率高,能更好地显示肿瘤与周围组织的关系,能够发现常规影像学诊断技术不能找到的原发性肿瘤和转移病灶(图 9-13 至图 9-15)。对临床疑为 PHEO/PGL 者,^{18}F-FDG PET/CT 可作为辅助诊断手段,以降低漏诊率。

(二) 鉴别诊断

1. 良性 PHEO/PGL　一般体积较小,无周围浸润、区域淋巴结或远处转移的倾向,术后随访无复发和转移。

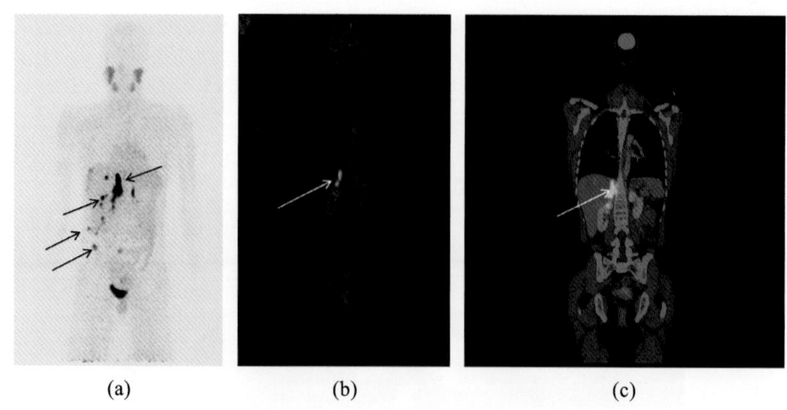

(a) (b) (c)

图 9-13　右侧肾上腺恶性 PHEO PET/CT 图像

(a)PET 图像;(b)融合的 PET/MRI 冠状位 T1 图像;(c)融合的 PET/CT 冠状位图像

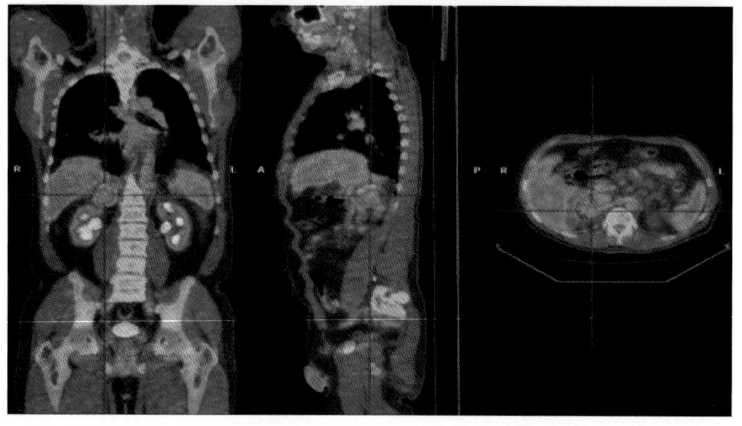

图 9-14　右侧肾上腺恶性 PHEO:^{18}F-FDG PET/CT 显示肾上腺病灶多处坏死

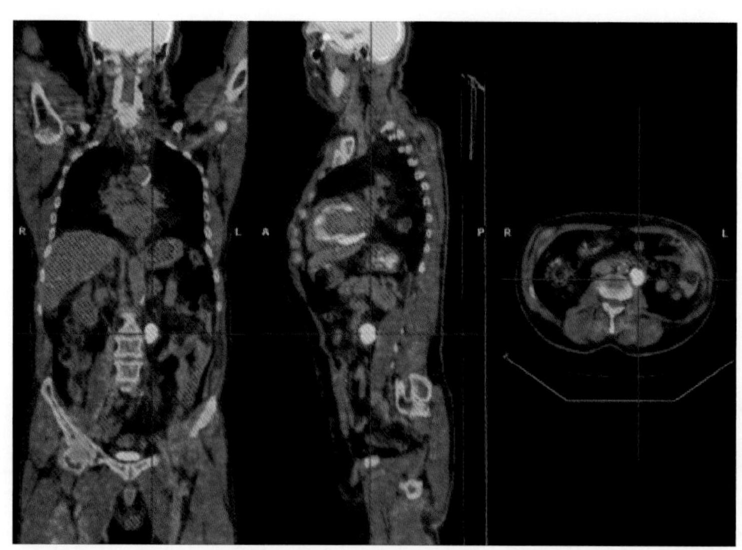

图 9-15　右侧肾上腺恶性 PHEO:^{18}F-FDG PET/CT 显示骨和淋巴结转移

2. 家族性 PHEO/PGL　常染色体显性遗传,有家族性发病的倾向,多见于儿童,一般为Ⅱ型多发性内分泌肿瘤的一部分,多伴有甲状腺髓样癌、甲状腺腺瘤或甲状旁腺瘤等,常伴有功能亢进。进一步检查降钙素、甲状旁腺激素(PTH)、催乳素、血钙、空腹血糖等,询问家族史和影像学检查有助于鉴别诊断。

3. 肾上腺转移瘤 静止型恶性 PHEO/PGL 需与肾上腺转移瘤相鉴别。肾上腺转移瘤较为常见，肾上腺外原发性肿瘤以肾细胞癌和肺癌居多，其次为结肠癌、肝细胞癌、肉瘤、对侧肾上腺恶性肿瘤、膀胱癌等。^{18}F-FDG PET/CT 可确定肿瘤的部位，包括原发性肿瘤、区域淋巴结转移和远处转移病灶，对肾上腺转移瘤的诊断具有较高的敏感性、特异性和准确性。

4. 肾上腺皮质癌 肾上腺皮质癌多为功能性，其中以皮质醇症最为常见；无功能性肾上腺皮质癌患者的症状通常以肿瘤引起的局部及全身症状为主。肾上腺皮质癌瘤体大，呈浸润性生长。肾上腺皮质癌血行转移最常见的部位为肺，其次为肝脏、骨；淋巴结转移主要为肾上腺周围及大动脉周围淋巴结转移。

影像学诊断有困难时，可酌情行超声内镜引导细针穿刺抽吸术（EUS-FNA）或 CT 定位细针穿刺活检，以帮助诊断和鉴别诊断，最终诊断有赖于术后病理组织学检查（表 9-6、图 9-16）。

表 9-6 52 例肾上腺恶性肿瘤术后诊断（Pędziwiatr M 等，2015）

肾上腺恶性肿瘤	大小/cm	组织学类型	合计病例数（占比）	合计病例数（占比）
原发性肾上腺恶性肿瘤	7.49(2.3～16)	ACC	12(23.1%)	14(26.9%)
		PENT	1(1.9%)	
		淋巴瘤	1(1.9%)	
转移瘤	4.69(1.8～8)	肾细胞癌	11(21.2%)	22(42.3%)
		非小细胞肺癌	7(13.5%)	
		结肠腺癌	2(3.8%)	
		肝细胞癌	1(1.9%)	
		肉瘤	1(1.9%)	
恶性 PHEO	5.98(2.3～12)	恶性 PHEO（PASS 评分≥6）	16(30.8%)	16(30.8%)
合计	5.8(1.8～16)		52(100%)	52(100%)

注：ACC，肾上腺皮质癌；PENT，肾上腺原始神经外胚叶瘤。

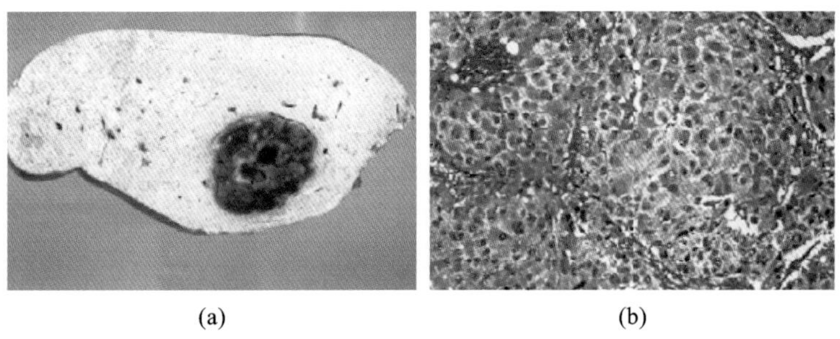

(a) (b)

图 9-16 左侧肾上腺恶性 PHEO 肝转移术后标本和病理组织学图像

八、治疗

1. 手术治疗 手术是首选、唯一疗效明确的治疗方法。术前需进行充分的准备，将血压控制到理想水平以预防高血压危象或其他并发症，术前 1～2 周开始口服 α 受体阻滞剂，部分心率过快的患者还需加用 β 受体阻滞剂。

恶性 PHEO 根治性肾上腺切除术的原则是将肿瘤、周围脂肪组织和区域淋巴结一并切除（图 9-17、图 9-18）。肿瘤广泛浸润或毗邻器官侵犯如胰尾、脾或同侧肾脏受累者，胰尾、脾应一并切除，若对侧肾脏正常，则应将同侧肾脏切除；侵犯肝脏者，酌情行肝部分切除术；肾上腺中央静脉、肾静脉或下腔静脉癌栓形成者，应行癌栓取出术；浸润下腔静脉者，应行血管重建术。对于孤立性远处转移病灶，也应尽量采用手术治疗。若肿瘤仅为个别转移病灶且易于切除，则手术切除后有希望长期存活。

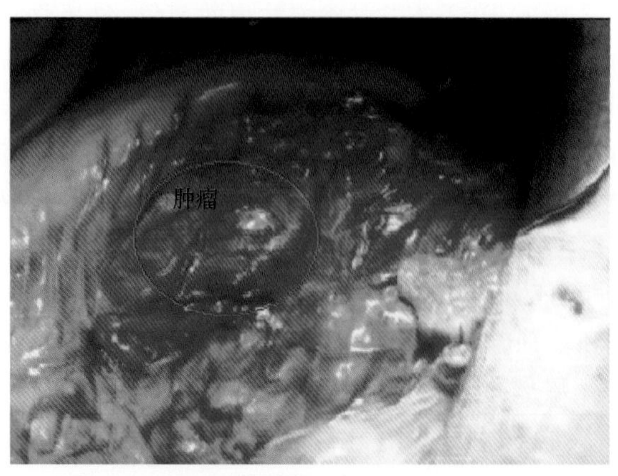

图 9-17　左侧肾上腺恶性 PHEO 术中图像

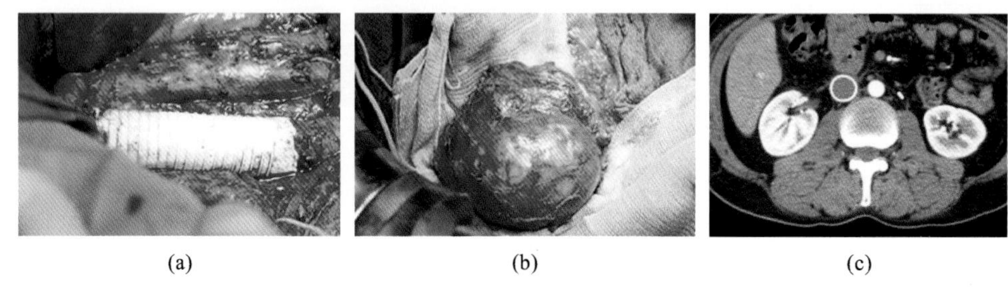

(a)　(b)　(c)

图 9-18　右侧肾上腺恶性 PGL 浸润下腔静脉

(a)血管重建；(b)切除肿瘤标本；(c)术后 CT 图像

手术方式可选择开放性手术或腹腔镜下肿瘤根治性切除术。开放性手术切口宜选择经第 11 肋间切口、第 12 肋、上腹部“人”字形切口(Chevron-Typ 切口)或胸膜联合切口途径。手术时尽量先从内侧游离，切断血管阻断血供，以减少肿瘤内激素进入血液。切除右侧肿瘤时应特别注意防止损伤下腔静脉。手术死亡率约为 2%，且死亡率与高血压的严重程度相关。术后一周应测定儿茶酚胺水平以证实肿瘤是否被完全切除，如儿茶酚胺水平仍高，除肿瘤切除不彻底外，还应注意肿瘤有无其他部位多发或伴有转移病灶的可能，需进一步检查。

恶性 PHEO/PGL 局部复发和转移、大的症状性肿瘤行姑息切除术或减细胞手术，可能对减轻肠梗阻或脊髓压迫和控制血压有好处，有利于术后放疗、化疗、免疫靶向治疗或分子靶向治疗(图 9-19)。

肿瘤不能切除，肿瘤转移或肿瘤局部浸润以及夹杂有其他疾病不能手术者需长期用药。当症状用肾上腺素能阻滞剂不能满意控制时，需同时用 α-甲基对位酪氨酸，抑制酪氨酸羟化酶，削减由肿瘤产生的儿茶酚胺，控制其引起的症状。口服酚苄明可以控制血压，但长期应用虽可减轻症状，但易出现耐药。

2. ^{131}I-MIBG(碘苄胍)治疗　用于肿瘤无法手术或多发性转移、MIBG 或奥曲肽显像阳性者。

由于 PHEO/PGL 对 ^{131}I-MIBG 的摄取具有高度的敏感性和特异性，因此以往对于恶性 PHEO/PGL 转移者，使用高剂量 ^{131}I-MIBG 进行治疗，是一种疗效显著的治疗方法。20%的病例可达到部分缓解，即肿瘤体积减小 50%以上或儿茶酚胺分泌减少 50%以上。^{131}I-MIBG 可使病情稳定，无瘤生存时间为 24～36 个月。然而，这种方法往往产生严重的骨髓抑制，而且缓解程度并不满意，因此临床应用价值较为局限。近年来临床研究发现，应用微量 ^{131}I-MIBG 治疗恶

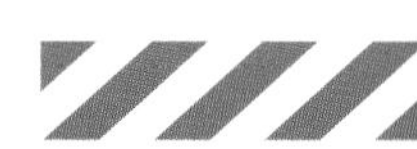

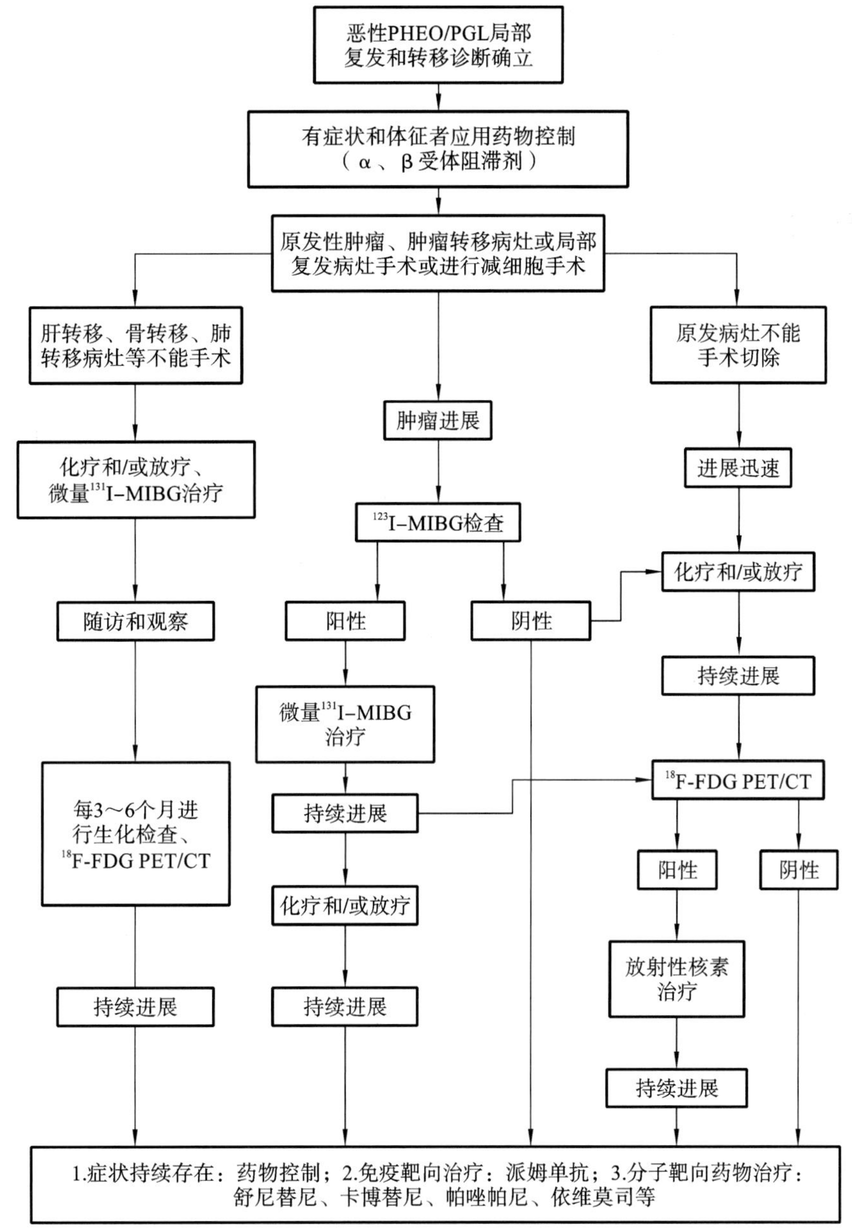

图 9-19　恶性 PHEO/PGL 局部复发和/或转移的治疗流程

性 PHEO/PGL 局部复发和转移者，尤其是对化疗不敏感的患者，35％的病例血压可得到持续控制，长达 12 个月，部分缓解率为 41％，53％的病例病情稳定。由此可见，微量^{131}I-MIBG 治疗恶性 PHEO/PGL 安全、有效，不良反应较小，可延缓此类患者的病情进展，改善临床症状和提高生存率。但该疗法的治疗效应出现缓慢，若病情反复，再次用^{131}I-MIBG 治疗无效。

3. 靶向治疗(图 9-20)

1）舒尼替尼/索坦（sunitinib）　舒尼替尼在靶向治疗中显示出应用前景，47％的恶性 PHEO/PGL 患者对该药有反应，包括使肿瘤减小、稳定疾病、改善症状、血压和疼痛得到控制。推荐剂量是 50 mg，每日一次，口服。通常，每日剂量以 37.5 mg 为宜，最低剂量为 25 mg，服用 4 周，停药 2 周。根据患者个体的安全性和耐受性判断是否需要中断治疗。中位生存时间和无进展生存时间分别为 26.7 个月和 4.1 个月。有些病例具有持续时间超过 36 个月的不良反应，包括充血性心力衰竭、严重高血压、疲乏、皮肤毒性（皮疹、瘙痒、脱屑和手足综合征）以及消化道反应（恶心、呕吐、腹泻和食欲缺乏）。育龄期妇女接受治疗时应避孕，哺乳期妇女应停止哺乳。

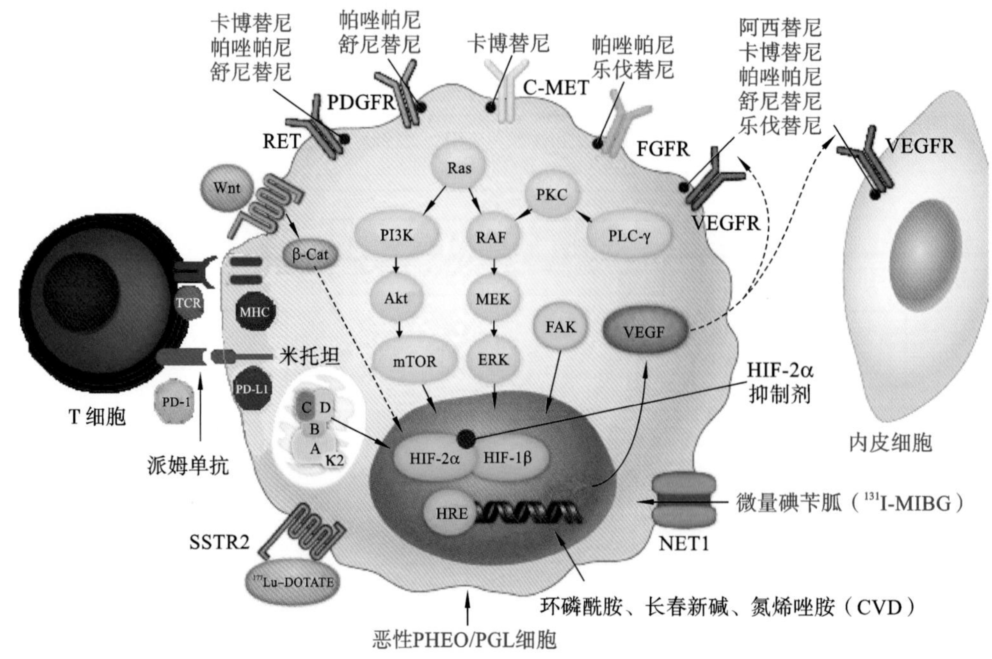

图 9-20　恶性 PHEO/PGL 复发或转移靶向治疗及其机制示意图

2）卡博替尼(cabozantinib)　可能比舒尼替尼更为有效，且可用于不适宜用舒尼替尼和其他靶向药物治疗的肿瘤。目前正处于临床试验阶段。

此外，尚可酌情选择性应用依维莫司（everolimus）、帕唑帕尼（pazopanib）、阿昔替尼（axitinib)等。

3）派姆单抗(pembrolizumab)　近年来其用于恶性 PHEO/PGL 的治疗备受瞩目，可通过靶向基因检查、免疫细胞图谱来精准决策个体化免疫治疗的介入时期。

剂量和疗程：静脉注射，2 mg/kg，每 3 周给药一次，直至疾病进展或出现不能耐受的毒性。

临床上值得注意的免疫介导的不良反应包括关节炎、剥脱性皮炎、重症肌无力、肺炎、肠炎、肝炎、肾炎、血管炎、胰腺炎、溶血性贫血和脑组织内炎性灶部分发作等，常见的不良反应有疲劳、瘙痒、皮疹、便秘、恶心、腹泻、食欲下降等。

4）HIF-2α 抑制剂　HIF-2α 抑制剂通过抑制 HIF-2α 起作用，其中包括下调促进肿瘤生长所需的血管内皮生长因子（VEGF)，能够更有效地对抗肿瘤进展。其具有安全性和潜在的活性，用于恶性 PHEO/PGL 复发或转移有较好的临床效果，比舒尼替尼有更好的耐受性。

5）阿泽德拉(azedra)　靶向放疗的机制是利用靶向分子将放射性核素定向导入肿瘤组织，在肿瘤病灶发挥生物治疗和肿瘤内照射的双重作用，进而达到杀伤肿瘤的效果。阿泽德拉是一种创新的放疗药物，其活性成分^{131}I-MIBG 能选择性地靶向肿瘤细胞，对其进行杀伤。临床研究证实，22％的患者肿瘤体积缩小，25％的患者在至少 6 个月的时间里，使用的抗高血压药物减少了 50％或以上。

不良反应包括白细胞水平低(淋巴细胞减少)，白细胞计数异常低（中性粒细胞减少)，血小板计数低（血小板减少)，疲劳，贫血，国际标准化比值增高（血液凝固的实验室测试)，恶心，头晕，高血压和呕吐。

九、预后

PHEO/PGL 术后复发者约 50％为恶性，家族性、肾上腺外及右侧者更易复发。恶性 PHEO/PGL 的预后以有无远处转移为依据，即使存在广泛转移，但只要用药控制过量的儿茶酚胺，则仍可存活较长时间，5 年生存率为 36％～44％，术后复发率为 5％～10％。肝、肺转移

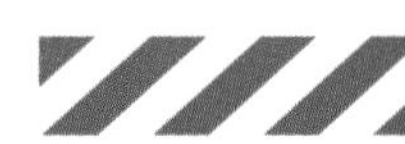

者较骨转移者预后差，其中约50%的患者于1～3年死亡。一组研究报道显示，恶性PHEO/PGL患者5年生存率为36%，多在发现转移后的3年内死亡。有学者总结了2013年和2015年的2篇文献指出，恶性PHEO/PGL患者5年生存率可达60%～75.4%。2017年Hamidi等提出，恶性PHEO/PGL患者5年生存率为12%～84%，转移者5年和10年死亡率分别为37%和29%。恶性PGL有远处转移的患者，复发率约50%，5年生存率为40%～50%。

肿瘤大小、miRNA和基因突变等均可能与预后相关。通常，恶性PHEO/PGL Ⅲ～Ⅳ期同时发生转移者存在较高的死亡风险，SDHB基因高突变率是恶性PHEO/PGL患者复发、转移和死亡的一个重要危险因素，预后较差。

十、随访

恶性PHEO/PGL的随访极为重要，以便早期发现肿瘤复发或转移，有利于积极治疗(表9-7)。恶性PHEO/PGL术后应每6个月到1年做一次CT或MRI+骨扫描和^{18}F-FDG PET/CT检查，测定血压、儿茶酚胺及其代谢产物水平，持续5～10年。对有症状和高血压倾向者，持续时间应更长。随访的时间越长，发现其恶性的百分率越高。流式细胞仪和图像分析仪研究细针穿刺活检或确定肿瘤细胞中的DNA倍体类型，对于判别良性或恶性PHEO/PGL很有帮助。正常DNA图像提示良性病变，30%～40%呈现异倍体高峰、四倍体或多倍体提示为恶性肿瘤，应严密随访。对正常DNA倍体者进行近期和远期追踪随访检测，可以发现早期恶性PHEO/PGL。

表9-7 恶性PHEO/PGL术后的随访方案

检查项目	检查时间间隔/月		
	1年	2年后	5～10年
全身体格检查 实验室检查(血和尿儿茶酚胺、24 h VMA等生化检查，血常规、肝功能、肾功能) CTC检测 超声检查 胸部CT或MRI 腹部CT或MRI	3	6	6～12
同位素全身骨扫描	3	6	6～12
^{18}F-FDG PET/CT	3	6	6～12

恶性PHEO/PGL宜长期随访，局部复发和转移患者应每3～6个月进行生化检查、测定血压和^{18}F-FDG PET/CT检查。

(曾 进 董 锐)

参考文献

[1] Pillai S, Gopalan V, Smith R A, et al. Updates on the genetics and the clinical impacts on phaeochromocytoma and paraganglioma in the new era[J]. Crit Rev Oncol Hematol, 2016, 100: 190-208.

[2] Roman-González A, Jimenez C. Malignant pheochromocytoma-paraganglioma: pathogenesis, TNM staging, and current clinical trials[J]. Curr Opin Endocrinol Diabetes Obes, 2017, 24(3): 174-183.

[3] Moslemi M K, Abolhasani M, Vafaeimanesh J. Malignant abdominal paraganglioma presenting as a giant intra-peritoneal mass[J]. Int J Surg Case Rep, 2012, 3(11): 537-540.

[4] Fernandez M C, Martin A, Venara M, et al. Overexpression of the insulin-like growth factor 1 receptor(IGF-1R) is associated with malignancy in familial pheochromocytomas and paragangliomas[J]. Clin Endocrinol(Oxf), 2013, 79(5): 623-630.

[5] Wang W, Zhong X, Ye L, et al. ERBB-2 overexpression as a risk factor for malignant phaeochromocytomas and paraganglinomas[J]. Clin Endocrinol(Oxf), 2016, 84(6): 822-829.

[6] Thompson L D R. Pheochromocytoma of the adrenal gland scaled score(PASS) to separate benign from malignant neoplasms: a clinicopathologic and immunophenotypic study of 100 cases[J]. Am J Surg Pathol, 2002, 26(5): 551-566.

[7] Lam A K. Update on adrenal tumours in 2017 World Health Organization(WHO) of endocrine tumours[J]. Endocr Pathol, 2017, 28(3): 213-227.

[8] 那彦群，叶章群，孙颖浩，等. 2014 版中国泌尿外科疾病诊断治疗指南[M]. 北京：人民卫生出版社，2013.

[9] Currás-Freixes M, Piñeiro-Yañez E, Montero-Conde C, et al. PheoSeq: a targeted next-generation sequencing assay for pheochromocytoma and paraganglioma diagnostics[J]. J Mol Diagn, 2017, 19(4): 575-588.

[10] Pillai S, Gopalan V, Lo C Y, et al. Silent genetic alterations identified by targeted next-generation sequencing in pheochromocytoma/paraganglioma: a clinicopathological correlations[J]. Exp Mol Pathol, 2017, 102(1): 41-46.

[11] Patócs A, Lendvai N K, Butz H, et al. Novel SDHB and TMEM127 mutations in patients with pheochromocytoma/paraganglioma syndrome[J]. Pathol Oncol Res, 2016, 22(4): 673-679.

[12] Chew W H W, Courtney E, Lim K H, et al. Clinical management of pheochromocytoma and paraganglioma in Singapore: missed opportunities for genetic testing[J]. Mol Genet Genomic Med, 2017, 5(5): 602-607.

[13] Johnson M H, Cavallo J A, Figenshau R S. Malignant and metastatic pheochromocytoma: case report and review of the literature[J]. Urol Case Rep, 2014, 2(4): 139-141.

[14] Cantalamessa A, Caobelli F, Paghera B, et al. Role of ^{18}F-FDG PET/CT, ^{123}I-MIBG SPECT, and CT in restaging patients affected by malignant pheochromocytoma[J]. Nucl Med and Mol Imaging, 2011, 45(2): 125-131.

[15] Hartung-Knemeyer V, Rosenbaum-Krumme S, Buchbender C, et al. Malignant pheochromocytoma imaging with[^{124}I]mIBG PET/MR[J]. J Clin Endocrinol Metab, 2012, 97(11): 3833-3834.

[16] Wakabayashi H, Taki J, Inaki A, et al. Prognostic values of initial responses to low-dose ^{131}I-MIBG therapy in patients with malignant pheochromocytoma and paraganglioma [J]. Ann Nucl Med, 2013, 27(9): 839-846.

[17] Goffredo P, Sosa J A, Roman S A. Malignant pheochromocytoma and paraganglioma: a population level analysis of long-term survival over two decades[J]. J Surg Oncol, 2013, 107(6): 659-664.

[18] 金从军，邵玉军，曾正陪，等. ^{131}I-间位碘代苄胍治疗恶性嗜铬细胞瘤/副神经节瘤的临床

疗效分析[J]. 中华泌尿外科杂志，2015，36(1)：24-28.

[19] Hernandez K G, Ezzat S, Morel C F, et al. Familial pheochromocytoma and renal cell carcinoma syndrome: TMEM127 as a novel candidate gene for the association[J]. Virchows Arch, 2015, 466(6): 727-732.

[20] Parenti G, Zampetti B, Rapizzi E, et al. Updated and new perspectives on diagnosis, prognosis, and therapy of malignant pheochromocytoma/paraganglioma[J]. J Oncol, 2012, 2012: 872713.

[21] Arcos C T, Luque V R, Luque J A, et al. Malignant giant pheochromocytoma: a case report and review of the literature[J]. Can Urol Assoc J, 2009, 3(6): E89-E91.

[22] Pędziwiatr M, Wierdak M, Natkaniec M, et al. Laparoscopic transperitoneal lateral adrenalectomy for malignant and potentially malignant adrenal tumours[J]. BMC Surg, 2015, 15: 101.

[23] Morikawa T, Suzuki M, Unno M, et al. Malignant pheochromocytoma with hepatic metastasis diagnosed 10 years after a resection of the primary incidentaloma adrenal lesion: report of a case[J]. Surg Today, 2001, 31(1): 80-84.

[24] Choi Y M, Sung T Y, Kim W G, et al. Clinical course and prognostic factors in patients with malignant pheochromocytoma and paraganglioma: a single institution experience [J]. J Surg Oncol, 2015, 112(8): 815-821.

[25] Jimenez C, Rohren E, Habra M A, et al. Current and future treatments for malignant pheochromocytoma and sympathetic paraganglioma[J]. Curr Oncol Rep, 2013, 15(4): 356-371.

[26] Taffurelli G, Ricci C, Casadei R, et al. Open adrenalectomy in the era of laparoscopic surgery: a review[J]. Updates Surg, 2017, 69(2): 135-143.

[27] Hamidi O, Young W F Jr, Iñiguez-Ariza N M, et al. Malignant pheochromocytoma and paraganglioma: 272 patients over 55 years[J]. J Clin Endocrinol Metab, 2017, 102(9): 3296-3305.

[28] Hamidi O, Young W F Jr, Gruber L, et al. Outcomes of patients with metastatic phaeochromocytoma and paraganglioma: a systematic review and meta-analysis[J]. Clin Endocrinol, 2017, 87(5): 440-450.

[29] Gunawardane P T K, Grossman A. Phaeochromocytoma and paraganglioma[J]. Adv Exp Med Biol, 2017, 956: 239-259.

[30] Nar A. Unusual long survival with a giant invasive pheochromocytoma of an incompatible patient[J]. Cureus, 2018, 10(3): e2319.

[31] Toledo R, Jimenez C. Recent advances in the management of malignant pheochromocytoma and paraganglioma: focus on tyrosine kinase and hypoxia-inducible factor inhibitors[J]. F1000Res, 2018, 7: F1000 Faculty Rev-1148.

[32] Stenman A, Zedenius J, Juhlin C C. Retrospective application of the pathologic tumor-node-metastasis classification system for pheochromocytoma and abdominal paraganglioma in a well characterized cohort with long-term follow-up[J]. Surgery, 2019, 166(5): 901-906.

[33] 曾进，陈忠. 现代泌尿肿瘤学[M]. 北京：人民卫生出版社，2023.

第十章

原发性醛固酮增多症

原发性醛固酮增多症(primary aldosteronism,PA)简称原醛症,是由于肾上腺球状带发生病变,使体内醛固酮分泌过多引起肾素分泌被抑制的临床综合征,典型的临床表现为高血压、低血钾、低血浆肾素活性(plasma renin activity,PRA)、碱中毒和肌软弱无力或周期性瘫痪。1956年,Jerome Conn 首次描述本病,故本病亦称为康恩综合征(Conn syndrome)。

一、流行病学

高血压患者中原醛症占 2%~12%,平均为 11%左右。Chrousos 等 2017 年报道为4.6%~16.6%,Shariq 等 2018 年报道为 5%~13%,认为其是继发性高血压最常见的病因。由于大多数原醛症患者以高血压为主要表现在门诊诊治,故很难正确统计出其在高血压人群中所占的比例。文献报道,在高血压住院治疗的患者中,原醛症约占 2%。Hiramatsu 在 384 例高血压病例中发现了 9 例肾上腺腺瘤型原醛症,约占 2.3%;2019 年 Gilani 等报道,原醛症的发病率为 10%。在亚洲普通高血压人群中原醛症的发病率约为 5%,中国原醛症的发病率为 7.14%,可见原醛症并非少见疾病。原醛症的发病率与高血压的严重程度成正比,高血压 1 级(145~159/90~99 mmHg)者约 1.99%,高血压 2 级(160~179/100~109 mmHg)者约 8.02%,高血压 3 级(≥180/110 mmHg)者约 13.2%。原醛症患者平均收缩压为(142.7±10.5)mmHg,平均舒张压为(90.3±6.5)mmHg。顽固性高血压者原醛症的发病率达到 17%~23%(Chrousos 等,2017)。高血压伴睡眠呼吸暂停综合征患者的原醛症发病率甚至可高达 33.9%。因此,熟悉和认识原醛症,有助于发现此类可以治愈的继发性高血压。

各年龄组均可发病,但大部分发生在 30~50 岁,占 87.5%~86.7%,女性发病率为男性的 2 倍。Mathur 等提出年轻的高血压患者不常见,平均发病年龄为(29.25±7.1)岁。近年来文献报道,男、女发病率无明显差异。

二、病因和分子生物学

原醛症的病因和发病机制不明,可能与遗传有关。目前认为,某些基因异常突变是原醛症发生、进展的重要因素,这可能是原醛症的一个发病机制。

CYP11B2(醛固酮合成酶)基因定位于染色体 8q21-q22,编码醛固酮合成酶,催化脱氧皮质酮经多步反应生成醛固酮,是醛固酮合成的标志基因(图 10-1)。目前发现 CYP11B2 基因启动子区域 2 个位点存在基因多态性现象,即−470T/C 和−344T/C,其中−344T/C 是类固醇生成转录因子(SF-1)的结合部位,−344T/C 位点多态性可影响 CYP11B2 基因的转录活性。CYP11B2 和 CYP11B1(11β-羟化酶,基因定位于染色体 8q24.3)基因具有 93%的同源性,其突变可能导致醛固酮合成量的增加,与醛固酮腺瘤的发生有密切的关系。研究显示,在 CYP11B2 基因 5′-非翻译区,钙离子作为转录因子对 CYP11B2 起着良好的互动作用。研究发现,不等位

交换的基因断裂点均位于CYP11B1基因和CYP11B2基因的第2类内含子中，两者的基因突变可能是原醛症的分子生物学发病机制。

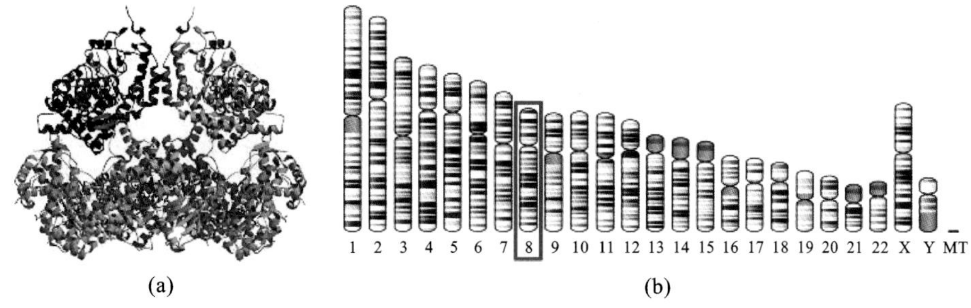

图10-1　CYP11B2基因结构和染色体定位

(a)CYP11B2；(b)CYP11B1、CYP11B2基因定位于8号染色体

近期研究发现，KCNJ5基因突变与原醛症密切相关，KCNJ5基因突变可能发生在被激活的肾上腺干细胞/前体细胞。约40%醛固酮腺瘤患者经遗传获得KCNJ5基因体细胞突变体，此基因突变多见于年轻女性。Chrousos等(2017)认为散发性醛固酮腺瘤中30%～65%存在KCNJ5基因突变。醛固酮腺瘤KCNJ5基因序列检测发现，腺瘤组织中G151R和L168R两处基因突变可能对于原醛症的发病更为重要(图10-2)，且KCNJ5基因突变具有普遍性，而且不受地域和人种限制，可能是原醛症的发病机制之一。Choi研究发现，22例醛固酮腺瘤患者中8例伴有编码内向整流钾离子通道的KCNJ5基因突变。值得注意的是，醛固酮腺瘤难治性高血压老年男性患者不存在KCNJ5基因突变。此外，也有报道醛固酮腺瘤患者尚存在ATP1A1、ATP2B3、CACNA1D、PRKACA和CTNNB1等基因突变，但基因突变发生率相对较低(Fallo F等，2017)。

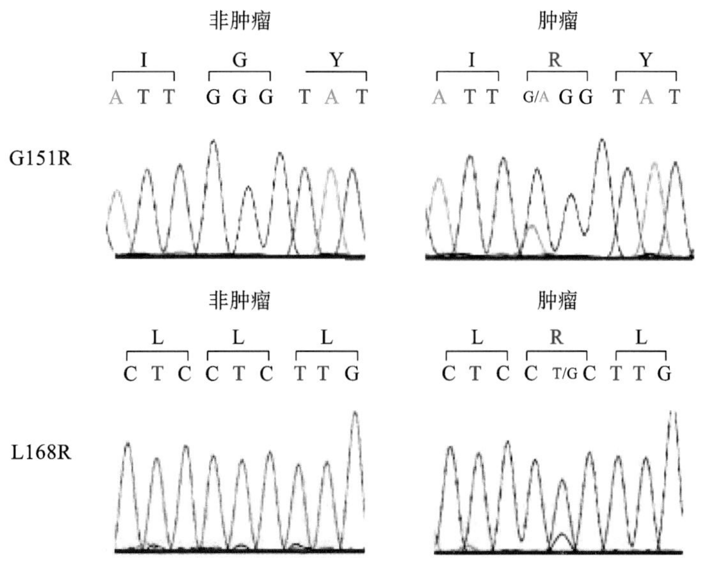

图10-2　醛固酮腺瘤KCNJ5基因序列检测：G151R和L168R基因突变

基因序列检测证实存在特发性醛固酮增多症体细胞突变。Omata K等(2018)提出58%的患者存在CACNA1D基因突变，其基因突变是引起特发性醛固酮增多症的主要原因；仅1%的患者有KCNJ5基因突变；27%的患者CYP11B2呈弥漫性阳性表达，但CYP11B2基因编码区并无异常突变，其基因多态性可能与特发性醛固酮增多症的发生有关。

家族性醛固酮增多症(FH)是一种家族性常染色体显性遗传性疾病。

FH-Ⅰ型的发病机制是由于同源染色体之间遗传物质发生不等位交换，肾上腺皮质细胞内基因结构异常。定位于 8 号染色体 CYP11B1 基因的启动子 3′端(对 ACTH 有应答)融合到 CYP11B2 基因的 5′端编码序列中,即 CYP11B2 5′-ACTH 反应启动子调节区 CYP11B1 基因与 CYP11B2 基因编码融合为 CYP11B1/CYP11B2 基因嵌合体(图 10-3)。正常情况下,CYP11B2 在肾上腺球状带表达,CYP11B1 在束状带表达,后者受 ACTH 兴奋性调控,上述基因嵌合体的形成导致 CYP11B2 在束状带异位表达,受 ACTH 的调控,而不受血管紧张素Ⅱ的调控,导致体内的醛固酮分泌量明显增加,引起高血压和低钾血症。同时,CYP11B1/CYP11B2 基因嵌合体还可将皮质醇作为底物合成具有皮质醇-醛固酮混合作用的 C-18 氧化皮质醇(其代谢产物为 18-羟皮质醇、18-氧代皮质醇)。

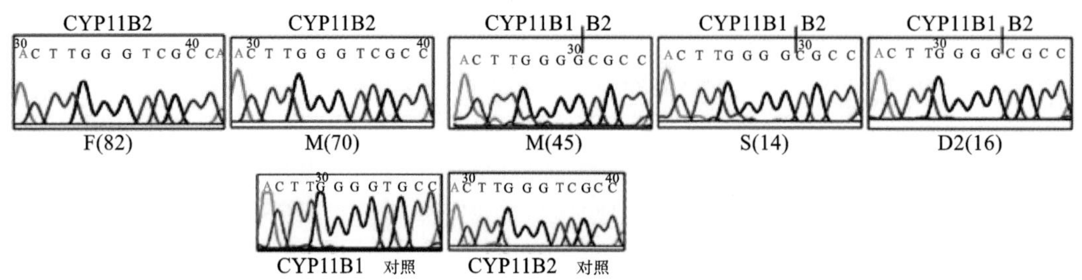

图 10-3 FH-Ⅰ型 CYP11B1/CYP11B2 基因融合嵌合体

FH-Ⅱ型不同于 FH-Ⅰ型,糖皮质激素治疗无效,肾上腺切除可治愈或显著缓解高血压。可能与多个染色体位点异常改变如 7p22 以及 G151R、G151E、T158A 和 I157S 基因突变有关,其基因突变机制目前尚不完全清楚。

FH-Ⅲ型由 KCNJ5 基因错义突变所致,染色体定位于 11q24。编码内向整流钾离子通道亚家族成员 5(KCNJ5)的体细胞突变(G151A 和 L168A),还涉及 CACNA1D、ATP1A1 和 ATP2B3 基因突变。

FH-Ⅳ型(HALD4):由 CACNA1H 基因突变所致,染色体定位于 16p13.3。

三、病理分类

根据分泌醛固酮的病因和病理改变,原醛症有下列临床亚型(图 10-4、表 10-1):①特发性醛固酮增多症(idiopathic hyperaldosteronism,IHA)或双侧肾上腺增生(bilateral adrenal hyperplasia,BAH);②醛固酮腺瘤(aldosterone-producing adenoma,APA),亦称为腺瘤型原醛症;③原发性单侧肾上腺皮质增生(primary unilateral adrenal hyperplasia,PUAH);④醛固酮腺癌(aldosterone-producing carcinoma,APC),亦称为腺癌型原醛症;⑤家族性醛固酮增多症(familial hyperaldosteronism,FH):FH-Ⅰ型糖皮质激素可抑制性醛固酮增多症(glucocorticoid-remediable aldosteronism,GRA)、FH-Ⅱ型糖皮质激素不可抑制性醛固酮增多

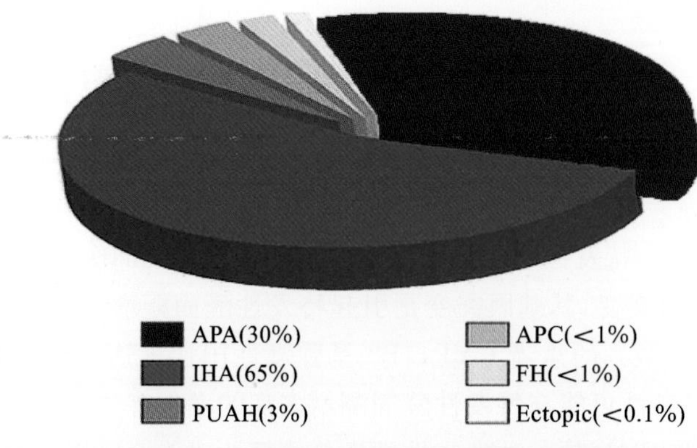

图 10-4 原醛症病因分类和发病率示意图

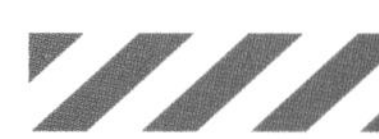

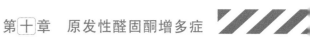

症、FH-Ⅲ型(KCNJ5)钾通道变异、FH-Ⅳ型极其罕见;⑥异位醛固酮分泌腺瘤或癌(ectopic aldosterone-producing adenoma or carcinoma),亦称为异位醛固酮综合征。

表 10-1 原醛症病因分类和发病率(Kotsaftis P,2009)

病 因	发病率/(%)
特发性醛固酮增多症(BAH、IHA)	65
醛固酮腺瘤(APA)	30
原发性单侧肾上腺皮质增生(PUAH)	3
醛固酮腺癌(APC)	<1
家族性醛固酮增多症(FH)	<1
FH-Ⅰ型糖皮质激素可抑制性醛固酮增多症	
FH-Ⅱ型糖皮质激素不可抑制性醛固酮增多症	
FH-Ⅲ型和 FH-Ⅳ型	
异位醛固酮分泌腺瘤或癌	<0.1

1. 特发性醛固酮增多症(BAH、IHA) 最常见的临床亚型,约占原醛症的65%。近年来IHA的发病率有明显增高的趋势,如 Young 等报道 Mayo 医院原醛症的病例,1978 年之前APA型占70%,IHA型占26%;1978—1987 年 APA 型占54%,而IHA型占45%。

IHA 或结节样增生的病因未明,与 APA 比较,IHA 生化异常不明显,血浆肾素活性抑制也不完全,IHA 患者醛固酮和 ACTH 不存在平行关系,醛固酮对血管紧张素Ⅱ反应过度,这两点和 APA 正相反,这种对血管紧张素Ⅱ的高敏感性可能在 IHA 的病理生理中起作用,有一些物质为肾上腺兴奋剂和血管紧张素Ⅱ的增效剂,如γ-黑素细胞刺激因子(γ-MSH)、β-内啡肽、醛固酮刺激因子(ASF)均能刺激特发性增生的皮质分泌醛固酮,转换酶抑制剂可使其高血压、低血钾和其他生化指标异常复原是一个证据,故有人认为 IHA 病因在肾上腺。也有一些学者认为 IHA 不是一种独特的疾病,只是低肾素特发性高血压的严重型,表现为肾上腺对血管紧张素Ⅱ的应答增加。IHA 不同于原发性肾上腺皮质增生,一侧肾上腺切除或次全切除抑或全切除术不能使患者血压恢复正常,仅不到20%的患者症状可得到控制,表明其病因不在肾上腺。

病理为双侧肾上腺球状带结节样增生,有两种亚型:①微结节增生:于肾上腺表面可见小如芝麻、大如黄豆的金黄色结节隆起。②大结节增生:增生的肾上腺体积增大,厚度及体积增加。一般大结节增生直径为0.5～3 cm,犹如肿瘤,和腺瘤的区别点在于结节无包膜,临床上称之为腺瘤样增生。结节的分布大都是散在性的,亦可呈区域性,大结节是否最终发展成腺瘤,众说纷纭。一般认为,腺瘤和增生是两种不同类型的病变,似乎结节不可能发展成腺瘤。

2. 醛固酮腺瘤(APA) APA 是原发于肾上腺球状带、产生和分泌醛固酮的良性肿瘤,约占原醛症的30%。腺瘤多为单侧,约占95%,左侧略多于右侧,双侧肾上腺发生腺瘤的病例约占5%或更少,男、女发病无明显差异。引起 APA 的皮质腺瘤一般较小,直径大多为1～3 cm,平均为1.8 cm,1 cm 以下的肿瘤不到20%,亦有大至10 cm者,肿瘤大小与醛固酮产生速率无相关性,重量大多为3～5 g,超过10 g者少见。肉眼和显微镜观察发现其与其他肾上腺皮质肿瘤基本相似,腺瘤呈色黄质软的圆形或卵圆形实性球体,通常为单个,边界清楚,有完整的包膜,与周围组织有明显边界;肿瘤切面呈金黄色,中间可有纤维组织间隔(图10-5)。一般,肿瘤同侧和对侧的肾上腺组织有萎缩的病理改变,但都不严重。镜下见皮质组织显示正常或呈增生性改变,分泌醛固酮的细胞一般都来自球状带,有时有球状带和束状带的混合成分。电镜超微结构可显示分泌醛固酮的球状带的特征,线粒体嵴呈小板状。醛固酮的产生为部分自主性,对血管紧张素Ⅱ不起反应,但对 ACTH 水平改变起反应,醛固酮分泌仍表现为昼夜节律性,和 ACTH 水平平行。

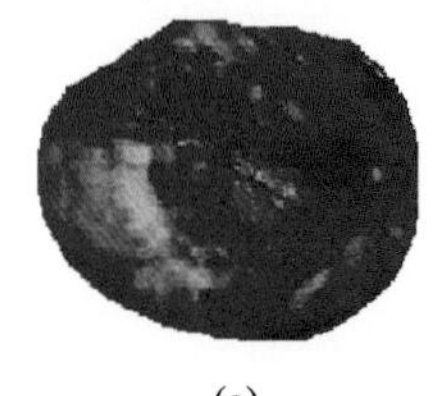
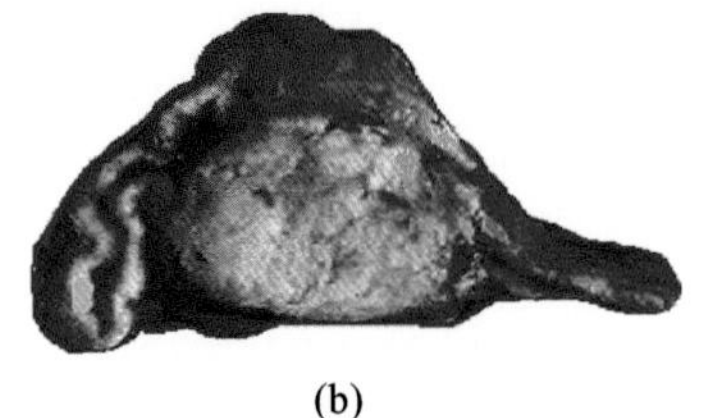

(a) (b)

图 10-5 醛固酮腺瘤大体标本和剖面

3. 醛固酮腺癌(APC) APC 罕见,在原醛症中的比例不足 1%,迄今文献报道少于 60 例,单侧多见。APC 的细胞除分泌大量醛固酮外,还分泌糖皮质激素和性激素,因而有相应的临床症状出现。一般肿瘤直径超过 3 cm,且发展迅速,组织学上 APA 与 APC 的区别在于后者整个肿瘤中有特征性的厚壁血管,包膜常被浸润。尽管肿瘤良、恶性之间的组织学参数指标和有丝分裂活性存在差异,但 APC 仅有的证据是存在转移病灶,APC 患者生化异常如低钾和高醛固酮比较明显,大部分病例对 ACTH 不起反应。

APC 的 TNM 分期采用国际抗癌联盟(UICC)制定的 TNM 分期系统和欧洲肾上腺肿瘤研究网络(ENSAT)提出的肾上腺皮质癌的分期系统(见第七章肾上腺皮质癌)。

4. 原发性单侧肾上腺皮质增生(PUAH) 罕见,发病率约为 3%。PUAH 具有典型的原醛症表现,病理表现多为单侧肾上腺结节样增生或以一侧肾上腺结节样增生为主。PUAH 症状的严重程度介于 APA 和 IHA 之间,可能是 APA 的早期或 IHA 发展到一定时期的变型。单侧肾上腺全切除术后,高血压和低血钾可长期缓解(>5 年)。

5. 家族性醛固酮增多症(FH) 罕见,发病率不足 1%,可发生于任何年龄,亦可见于儿童。

FH 分为 4 型,基因检测有助于分型的确定。

(1) FH-Ⅰ型(GRA):高血压与低血钾不十分严重,常规降压药物治疗无效,但糖皮质激素可维持正常的血压和血钾。

该型肾上腺组织病变可为轻度弥漫性增生到严重的结节样增生,病理组织学改变为微结节样增生。

近年来研究发现,GRA 可能会转化为特发性肾上腺皮质增生,其机制不明。此时,糖皮质激素治疗不能再控制患者的高血压和异常的生化指标。

(2) FH-Ⅱ型:FH-Ⅱ型的诊断依据为一个家系中至少有两人确诊为原醛症。其不同于 FH-Ⅰ型的特点为糖皮质激素治疗无效,肾上腺切除可治愈或显著缓解高血压。

(3) FH-Ⅲ型:KCNJ5 基因错义突变导致细胞钾/钠通道选择性降低,减少钠内流,促进钙内流,增加醛固酮的分泌,造成家族性醛固酮增多症。

(4) FH-Ⅳ型:极其罕见,常发生于 10 岁前的儿童,没有明显的肾上腺肿瘤或增生。

6. 异位醛固酮分泌腺瘤或癌 极其罕见,发病率不足 0.1%。文献中报道的卵巢癌仅有 3 例,肾细胞癌仅有 1 例,为胚胎发育过程中残留在器官的肾上腺皮质组织发生的恶性肿瘤。通常,肿瘤组织具有分泌醛固酮的功能,但对 ACTH 及血管紧张素Ⅱ均不起反应,是低肾素醛固酮增多症 6 种亚型中唯一能够完全自主分泌醛固酮的病变。

四、免疫组织化学(Perrino C 和 Zynger D,2020)

常见阳性:inhibin-α、melan-A/Mart-1、SF-1、calretinin、Bcl-2。可能阳性:Syn、NSE、AE1/AE3、CAM 5.2。罕见阳性:vimentin、Ki-67 指数<5%。螺内酯小体阳性,是一种嗜酸性包涵体,镜下呈层压、卷轴状(图 10-6)。

五、病理生理

肾上腺皮质球状带可分泌大量醛固酮(图 10-7)。醛固酮作用于远曲小管,具有钠钾交换、

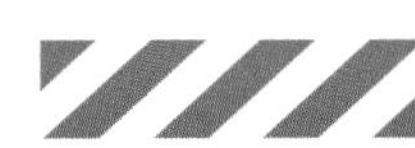

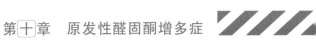

潴钠排钾的作用。一方面，钠潴留引起血浆容量增加，血压增高，肾入球小动脉压力上升而使球旁器细胞受抑制，肾素分泌减少，为本症的特征之一。这有别于肾上腺以外疾病（如充血性心力衰竭、肝硬化腹水期、不同程度水肿的肾病综合征和肾性高血压等）引起的动脉灌注压下降，通过刺激肾球旁器分泌过多肾素，使血管紧张素原转变为血管紧张素，刺激肾上腺皮质增加醛固酮的分泌，从而导致继发性醛固酮增多症。通过测定血浆肾素活性可以鉴别：原醛症血浆肾素活性低，而继发性醛固酮增多症血浆肾素活性高。另一方面，细胞内的钾离子被细胞外的氢离子替代而移出细胞外，继而经尿液排出，可导致低钾血症、碱中毒，患者呈现轻度肌无力或严重的肌麻痹。由于发生失钾性肾小管肾病，尿液浓缩和酸化能力降低，患者的尿 pH 常为 6.5 或更高，尿量尤其是夜间尿量明显增加，以致失水而引起烦渴、多饮症状。因此，高血压、低钾血症、碱中毒、低肾素血症是原醛症的特征性临床表现。

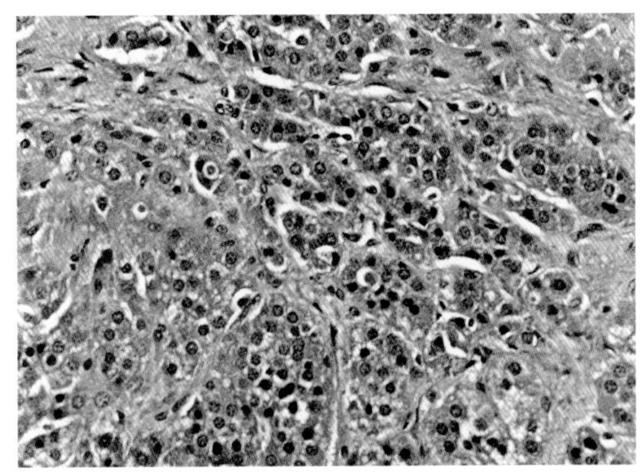

图 10-6　醛固酮腺瘤螺内酯小体阳性（HE，×200）

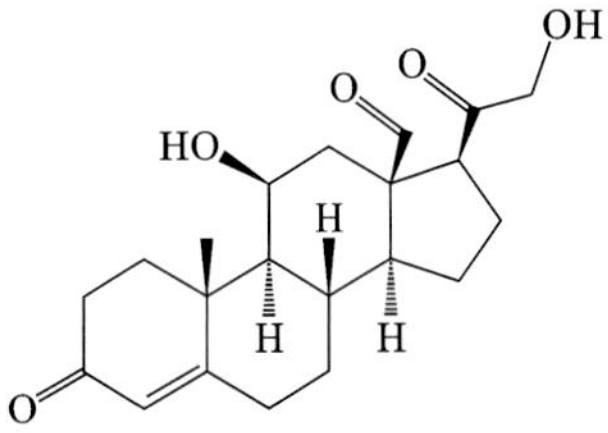

图 10-7　醛固酮的分子结构

除肾上腺的病理改变外，肾脏可因长期缺钾引起近曲小管、远曲小管和集合管上皮细胞变性，严重者出现散在性肾小管坏死，肾小管功能重度紊乱。常继发肾盂肾炎，可有肾小球透明变性。长期高血压可致肾小动脉硬化。慢性失钾致肌细胞退变，横纹消失。

六、临床表现

1. 高血压　本症患者均有高血压征象，病程发展缓慢。高血压是原醛症最主要和最早出现的症状，其水平与醛固酮分泌增加及高血压持续的时间有关。高血压一般呈中等或稍严重的水平，呈良性高血压，但在某些病例中表现为长期严重高血压，恶性高血压少见，但在儿童中较易出现恶性高血压。难治性高血压约占 14%（Virk R，2016）。

高血压呈持续性，波动较小，少数为间歇性，极少数病例血压升高不明显。收缩压为 21～30.7 kPa；舒张压为 13～17.3 kPa（1 kPa＝7.5 mmHg），大约 75%的患者的舒张压为 13～17.3 kPa，大部分患者舒张压上升较高，且患者对一般降压药物的反应甚差。头痛、乏力、视物模糊等是高血压常见的症状，但都不严重；可出现高血压眼底病变，甚至视乳头水肿等病变，酷似高血压病，且伴有血钾过低等征象。

2. 神经肌肉功能障碍

(1) 阵发性肌肉软弱及麻痹：早期病例可无神经肌肉功能障碍。当病程发展到一定时期，则有典型的发作性肌肉软弱和麻痹，这是本病的特征。患者可有全身无力、肌肉酸痛（78%）、下肢麻痹（21%）。常有与高血压无关的双侧颈部疼痛与烦躁。心电图变化与低钾血症的程度有关，常提示有轻度心室肥大；常可见低钾血症的心电图表现，如 T 波增宽、低平或倒置，ST 段延长，P-R 间期延长及出现明显的 U 波或 T 波和 U 波相连的双峰型以及心律失常的各种波形。

(2) 阵发性手足抽搐及肌肉痉挛：约 1/3 患者表现为手足抽搐及肌肉痉挛，通常伴有

Trousseau 征及 Chvostek 征阳性,可持续数日至数周,可与阵发性麻痹交替出现,发作时各种反射亢进。

3. 失钾性肾病及肾盂肾炎 患者常有多饮、多尿、夜尿增多,每晚尿量达 1000~3000 ml,个别病例可多达 4000 ml,尿比重偏低,很少超过 1.015,这种肾浓缩功能减退用垂体后叶素或抗利尿激素治疗往往不能奏效。不少患者尿中有少量蛋白质,白细胞增多,并伴有红细胞、上皮细胞沉渣等慢性肾盂肾炎的证据,晚期可出现因肾小动脉硬化而发生的蛋白尿与肾功能低下的各种表现。若患者伴有充血性心力衰竭、肾功能衰竭或低蛋白血症,则可出现水肿。

此外,长期低血钾也可影响胰岛素的分泌和作用,约 25%的原醛症患者的空腹血糖升高。

七、实验室检查

1. 尿液分析和 24 h 尿激素测定 尿液 pH 为 6.5 或更高;24 h 尿排钾量增高,超过 30 mmol/L(30 mEq)。尿常规检查有持续性或间歇性蛋白尿;尿量增多,尿比重偏低而趋向于固定,常在 1.010~1.020 范围内。

24 h 尿 17-羟皮质类固醇(17-OHCS)和 17-酮皮质类固醇(17-KS)均正常。24 h 尿醛固酮值明显增高,其排出量超过 14 μg 为阳性(参考值为 4~10 μg)。醛固酮排出量受许多因素的影响,波动性较大,偶测的一次数据常不能用于做出诊断,需反复多次测定。

2. 血浆电解质与酸碱度测定 低血钾、高血钠、碱中毒是本症常见的实验室改变。血钾一般在 2~3 mmol/L,严重者更低,平均为 2.7 mmol/L,约 1/2 的患者的血钾在正常范围,63%的患者有低钾血症(Virk R,2016)。文献报道,醛固酮腺瘤患者中 50%有低钾血症,而特发性醛固酮增多症患者中仅有 17%的患者表现为低钾血症。因此,低钾血症对于原醛症的诊断价值有限,敏感性非常低。

血钠较高,大于 142 mmol/L。碱中毒几乎普遍存在,血 pH 可高达 7.6,平均 CO_2 结合力为 31 mmol/L,但严重碱中毒罕见。

3. 血浆肾素、醛固酮测定 所有原醛症患者无论在高钠还是低钠的情况下,血浆肾素活性均显著降低,与继发性醛固酮增多症血浆肾素活性增高显然不同,可据此帮助诊断,特别对本症中血钾正常或降低不明显者有确诊意义。在使用抗醛固酮药物或保钾利尿药物时测定血浆肾素活性仍不上升,为本症的特征。虽然,血浆肾素活性在血容量减少时不能正常上升是原醛症的诊断标准之一,但约 25%的原发性高血压患者也有血浆肾素活性降低。故在诊断原醛症时,仅测定血浆肾素活性还不够,必须要有醛固酮分泌不受抑制的证据(图 10-8)。

4. 血浆醛固酮/肾素浓度比值(ARR) 测定血浆肾素的同时,需测定血浆醛固酮的水平和二者的比值。ARR 检查要求:患者清晨起床后至少 2 h,静坐 5~15 min。测定前不限制患者盐的摄入量,轻度高血压者可停用降压药物,不能停药者宜选用对 ARR 影响较小的药物。

若 ARR>30,则可拟诊为原醛症;若 ARR>25,则应进一步检查证实原醛症。因原发性高血压和原醛症患者 ARR 有重叠现象,少数原发性高血压患者 ARR 大于 20,也有少数原醛症患者 ARR 低于 25,甚至低于 20。因此,对于高血压患者若有下列 3 种情况中的 2 种,必须进一步证实是否为原醛症:①有自发性低血钾,或易促发低血钾,或低血压与高尿钾并存;②站立位血浆肾素活性低于 2.46 mol/(L·h)(3.0 ng/(ml·h));③站立位 ARR>20。

目前,ARR 是筛选原醛症最可靠的方法,但应注意有假阳性和假阴性的可能,影响因素包括:①药物:如 β 受体阻滞剂、中枢兴奋剂、排钾或保钾利尿剂、肾素抑制剂等。②血钾状态:高血钾、低血钾。③钠摄入量减少或过量。④绝经前期女性。⑤其他原因:肾功能损害、药源性假性醛固酮增多症、妊娠、肾血管性高血压以及恶性高血压等。

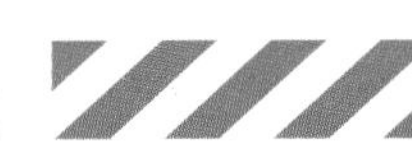

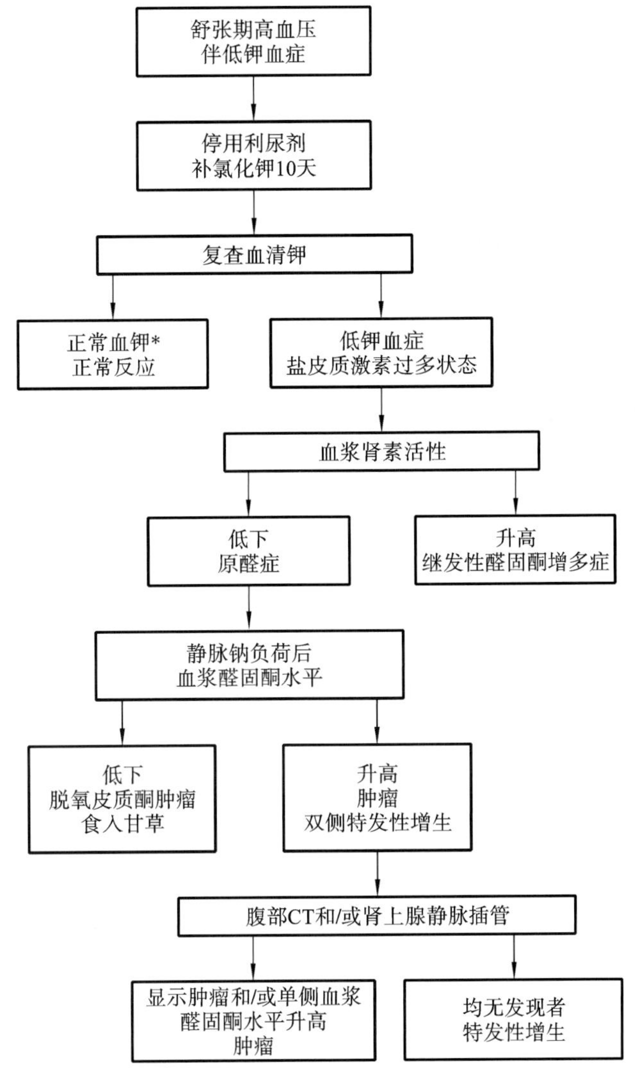

图 10-8 疑为原醛症的诊断流程图

*部分原醛症患者，服用保钾利尿剂(螺内酯、氨苯蝶啶)或低钠高钾饮食后，血钾在正常范围内

八、诊断

确诊原醛症的基本点包括低血钾和高尿钾并存，血浆肾素活性低，高醛固酮血症，醛固酮抑制试验阴性及糖皮质激素分泌和排出量正常。临床上若有下列情况，应考虑原醛症的诊断：①儿童、青少年若患有高血压，大多为继发性高血压，其中包括原醛症；②高血压经降压治疗后效果不明显；③高血压伴有自发性低血钾或容易促发低血钾；④高血压患者出现周期性瘫痪，在麻痹发作以后仍有低血钾或心电图有低血钾表现。通常，对所有伴有低血钾的高血压患者均应考虑原醛症的诊断。在进一步确定诊断前，这些病例均应停用有关药物，如螺内酯停用 6 周，β 受体阻滞剂停用 1 周，若患者仍有低血钾或血钾在正常值的低限(<4 mmol/L)或高钠饮食几天后出现低血钾，则应怀疑原醛症。即使血钾正常者，亦不能排除原醛症。

文献报道，原醛症患者中 7%～38%的患者血钾正常或在正常值的低限 3.6 mmol/L 以上。但原醛症患者为盐皮质激素依赖性高血压，肾脏排钾现象是恒定的，24 h 尿钾一般都超过 30 mol/L。钾负荷试验呈钾负平衡，每日补钾 100 mg 后不易纠正，与其他原因引起的低钾血症对补钾的反应显然不同。为了证实诊断，应测定 24 h 尿醛固酮水平或血浆醛固酮水平及血浆肾素活性。进一步确诊的依据是醛固酮抑制试验和肾素激发试验。

原醛症的诊断标准:①舒张期高血压不伴水肿;②肾素分泌减少(血浆肾素活性降低),而且在血容量降低(直立位姿势,钠降低)时不能适当增多;③醛固酮分泌过多,而且在血容量增高(钠负荷)时不能被适当抑制。

（一）醛固酮抑制试验

原醛症的醛固酮分泌是相对自主性的,醛固酮抑制试验显示不能被抑制或部分被抑制,这就能与原发性高血压和继发性醛固酮增多症相鉴别,因此醛固酮抑制试验是确定原醛症的重要环节。在测定之前先要了解患者的血容量状况及低血钾程度,对血容量偏低者加以纠正,血钾太低者需纠正到 3.0 mmol/L 以上方能开始抑制试验,因为血容量偏低可刺激醛固酮的分泌,而血钾太低则可抑制醛固酮的分泌。醛固酮抑制试验通过口服氯化钠负荷,静脉滴注生理盐水或给予醋酸脱氧皮质酮或氟氢可的松以扩张细胞外液容量。随着细胞外液容量的扩张,肾素释放减少,血浆肾素活性降低,醛固酮分泌和/或排出量减少。

1. 钠负荷试验

(1) 口服氯化钠抑制试验:试验开始前先留 24 h 尿测定醛固酮、钾、钠、肌酐、皮质醇,同时抽血测定血钾、醛固酮、皮质醇水平以及肾素活性。试验开始后,患者每餐增加 2～3 g 氯化钠或每天氯化钠总量为 10～12 g,共 4～5 天。最后一天抽血并收集 24 h 尿重复测定上述各项数据,如尿钾排出量超过 200 mmol/24 h,则试验比较可靠,在整个试验过程中需继续补钾。有严重高血压者慎用此试验。

正常人因钠负荷,血容量增高,肾素-血管紧张素-醛固酮系统受抑制,醛固酮分泌显著减少,尿醛固酮水平＜28 mmol/24 h(＜10 μg/24 h)。而原醛症患者的醛固酮分泌为部分自主性,不因血容量的增高而被抑制。仰卧位时,血浆醛固酮水平至少为 277 pmol/L(10 ng/dl),80％病例的血浆醛固酮水平＞554 pmol/L(20 ng/dl);尿醛固酮水平＞38.8 nmol/24 h(14 μg/24 h)。

(2) 静脉滴注氯化钠抑制试验:每小时静脉滴注生理盐水 500 ml,持续 4 h。限制钠盐者的血浆醛固酮水平被抑制至 220 pmol/L(8 ng/24 h)以下,普通摄钠者血浆醛固酮水平为 140 pmol/L(5 ng/dl)以下。严重高血压(舒张压＞115 mmHg)患者或有心力衰竭者,不宜选用此试验。此外,缺钾者不宜进行此试验,在试验前应纠正血钾浓度。

Bravo 认为原醛症患者钠负荷试验的敏感性可高达 96％。但有 2％左右的原醛症患者24 h 尿醛固酮水平也可被抑制到 38.8 nmol/24 h(14 μg/24 h)以下,其原因可能为试验前血容量偏低或严重低血钾未予纠正、药物影响或尿液收集不准确,也可能是由于患者的年龄较大,因为 60 岁以上者的醛固酮分泌量较 30 岁左右的人减少 33％,故对超过 50 岁的患者的醛固酮测定值需进行年龄上的校正。

2. 醋酸脱氢皮质酮试验 在测定 24 h 尿醛固酮之前,要增加患者的钠负荷,以避免血容量偏低所引起的醛固酮水平升高。原醛症患者,用醋酸脱氧皮质酮或氟氢可的松抑制以后,24 h 尿醛固酮水平超过 10 μg。

(1) 患者准备:①所有降压药物停用 1 周;②每天摄入的氯化钠总量为 6 g,共 3 天;③每天口服氯化钾 7 g,共 3 天。

(2) 试验程序:①试验开始前收集 24 h 尿测定醛固酮水平作为对照;②每 12 小时肌内注射醋酸脱氧皮质酮 10 mg,连续 3 天,或口服氢化可的松 1 mg,每天 2 次,共 3 天;③试验第 3 天再收集24 h尿测定醛固酮水平。

(3) 试验结果评价(表 10-2)。

表 10-2 醋酸脱氧皮质酮试验结果 单位:μg/24 h

	正常	原醛症	继发性醛固酮增多症
对照	9	18	25
试验第3天	3	17	9

3. 卡托普利抑制试验 卡托普利是血管紧张素转换酶抑制剂,可减少正常人和原发性高血压患者的血管紧张素Ⅱ和醛固酮水平,原醛症患者则不被抑制。口服卡托普利 25 mg,2 h 后测定血浆醛固酮水平>415 pmol/L(15 ng/dl)或 ARR>50,提示为原醛症。

(二) 肾素激发试验

低钠饮食 3 天后,应用呋塞米减少血容量并配合直立位姿势 4 h。在正常肾素-血管紧张素-醛固酮系统被激活后,血浆肾素活性增加,血浆醛固酮也相应增加;而原醛症患者肾素-血管紧张素-醛固酮系统不能被低钠低血容量激活。若试验结果中血浆肾素活性<3 μg/L(3 ng/ml),则提示原醛症。肾素激发试验没有钠负荷试验敏感和具有特异性。但在严重高血压不能进行钠负荷试验时,可以使用肾素激发试验。值得注意的是,虽然血浆肾素活性低下对原醛症的诊断极有价值,但血浆肾素活性未被抑制,亦不能排除原醛症的诊断。

总之,高血压患者,若醛固酮分泌过多,有自发性低血钾和高尿钾并存,血浆肾素活性低,高醛固酮分泌不被高钠饮食抑制,而糖皮质激素水平正常,可确诊为原醛症。

(三) 定性和定位诊断

1. 体位刺激试验和血浆 18-羟皮质酮(18-OHB) 在正常生理条件下,ACTH、皮质醇与醛固酮的分泌是平行的,其昼夜节律变化均为在上午处于高值,其峰值在 8 时左右,以后逐渐回落,24 时左右处于最低值,以后又逐渐回升。醛固酮腺瘤对 ACTH 较敏感,其醛固酮的分泌与 ACTH 不相平衡。

(1) 体位刺激试验:测定晨 8 时平卧位血浆醛固酮和站立 4 h 后的血浆醛固酮、皮质醇、肾素活性、18-OHB 及钾的水平。正常人和非原醛症高血压患者,平卧位血浆肾素活性及醛固酮水平正常,站立 4 h 后肾素活性及血管紧张素轻微增加,但醛固酮可增加 2～4 倍;特发性醛固酮增多症患者的血浆醛固酮水平随体位的改变而改变,至少增加 33%,而醛固酮腺瘤患者不增加。此试验常和高盐饮食同时进行,准确性为 80%～90%,但需避免心理因素影响和外界干扰,除停用利尿剂和降压药物 3 周外,需提前 1 小时静脉插管以免因应激增加 ACTH 分泌和醛固酮刺激。原发性单侧肾上腺皮质增生和糖皮质激素可抑制醛固酮的增多,体位刺激试验也可为阴性。

(2) 18-OHB 测定:18-OHB 是醛固酮的前身物质。在高钠饮食基础上,测定晨 8 时平卧位 18-OHB,醛固酮腺瘤者其值>100 ng/dl(1 μg/L),特发性醛固酮增多症者其值<100 ng/dl(1 μg/L)。两者鉴别准确性达 80%。

2. B 超、CT、肾上腺同位素碘化胆固醇扫描和 MRI 检查

(1) B 超:对于醛固酮腺瘤或原发性单侧肾上腺皮质增生,B 超可显示一侧肿瘤或两侧增大的肾上腺。肿瘤直径平均为 1.7 cm,圆形或椭圆形,边缘清楚,内部回声均匀(图 10-9)。对于直径<1 cm 的肿瘤,超声检查有一定困难;直径>1 cm 的肿瘤仔细超声扫查不难发现,肿瘤直径>3 cm 者应警惕醛固酮腺癌。一般 B 超的准确性可达 90%以上。对于特发性醛固酮增多症,B 超可显示正常肾上腺或两侧结节样增生,诊断准确性达 70%。

(2) CT:CT 定位率和图像优于 B 超,其敏感性和特异性分别为 78%和 75%。醛固酮腺瘤都为单侧性,直径>1 cm,90%可通过 CT 做出确切的定位诊断,但对于直径<1 cm 的肿瘤,只有 60%左右可通过 CT 做出定位诊断。目前,用分辨率高的 CT,设定层距为 0.3 cm,可检出直

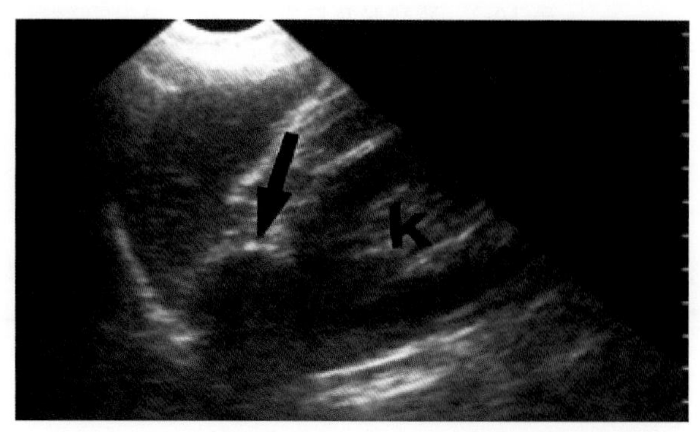

图 10-9　醛固酮腺瘤超声图像：肿瘤直径约 3 cm

径在 0.7 cm 以上的肿瘤(图 10-10 至图 10-12)。2%～8%的原醛症患者存在无功能肾上腺皮质腺瘤，但双侧肾上腺皮质肿瘤及一侧为醛固酮腺瘤、另一侧为无功能肾上腺皮质肿瘤则少见。特发性醛固酮增多症行 CT 可显示双侧肾上腺大小正常或增大。分泌醛固酮的肾上腺皮质癌的肿瘤直径常大于 4 cm。值得注意的是，个别 CT 表现为双侧结节的醛固酮腺瘤被误诊为特发性醛固酮增多症，而 CT 表现为肾上腺微腺瘤的特发性醛固酮增多症被误诊为醛固酮腺瘤而行单侧肾上腺切除术。

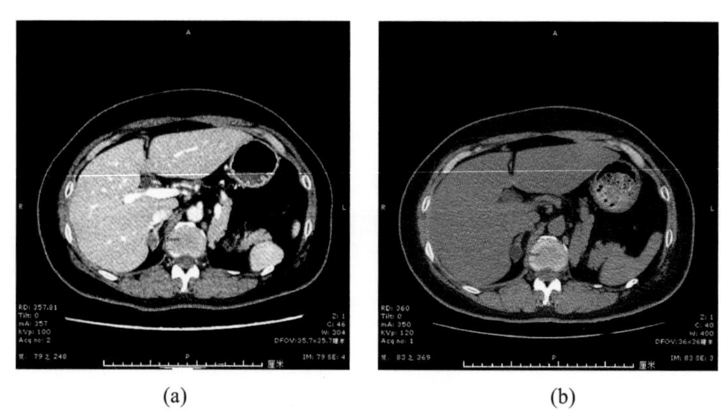

(a)　(b)

图 10-10　右侧肾上腺腺瘤 CT 征象

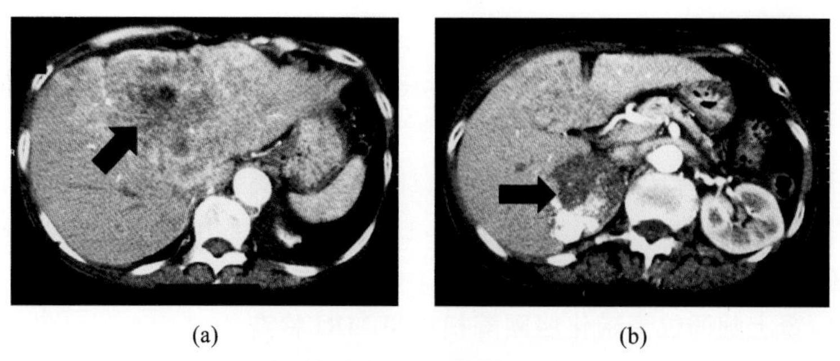

(a)　(b)

图 10-11　醛固酮腺癌 CT 征象

(a)肝转移；(b)右侧肾上腺肿瘤

(3) 肾上腺同位素碘化胆固醇扫描：每日口服地塞米松 4 mg，7 天后注射^{131}I-6β-碘甲基-19 去甲胆固醇，并在整个扫描期间持续应用地塞米松。扫描显像提示：皮质腺瘤比正常肾上腺摄取更多的放射性标志物，呈现一个放射性浓聚的热区，用地塞米松后不被抑制；但少数腺瘤也可被抑制或像正常肾上腺一样摄取稀疏。醛固酮腺癌摄取量下降或不显示。而皮质增生摄取量正常，可被地塞米松抑制；某些大结节样增生与醛固酮腺瘤一样用地塞米松后不被抑制。该诊

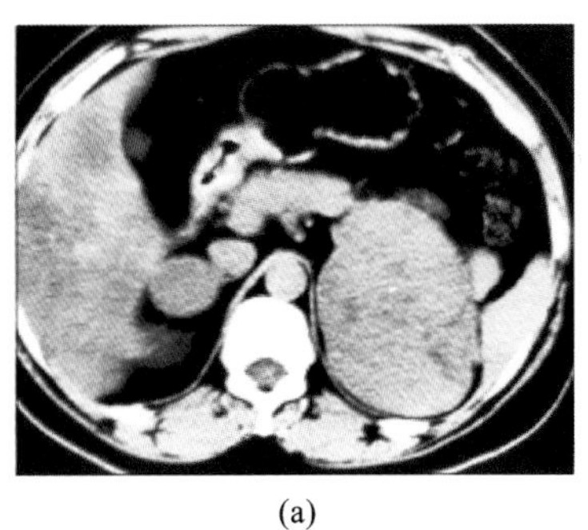
(a)

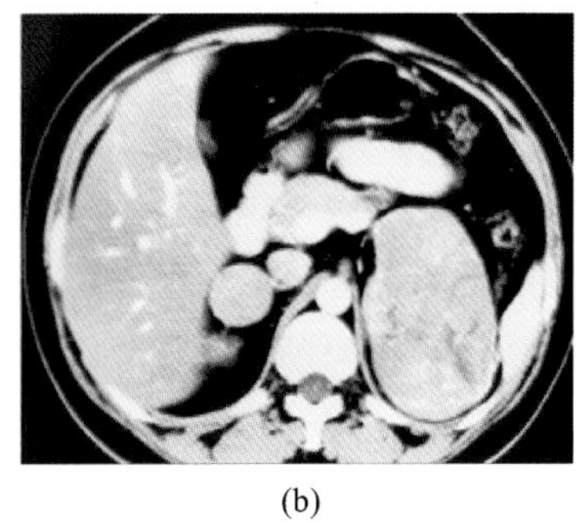
(b)

图 10-12 两侧醛固酮腺癌 CT 征象

(a)左侧为 10.1 cm×7.7 cm;(b)右侧为 2.7 cm×2.0 cm

断技术是目前国内比较普遍采用的诊断方法,可提供解剖和功能性两方面的资料,准确性为70%～90%。

(4) MRI:MRI 可用于诊断原醛症,可显示肾上腺区占位性病变,敏感性和特异性分别为70%～100%和 64%～100%(图 10-13),一般不作为首选。

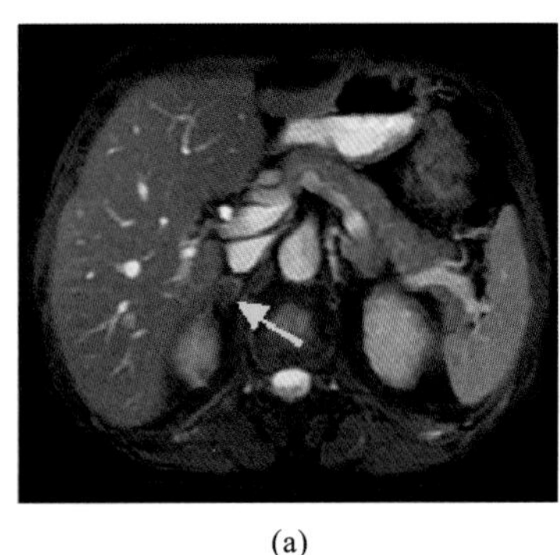
(a)

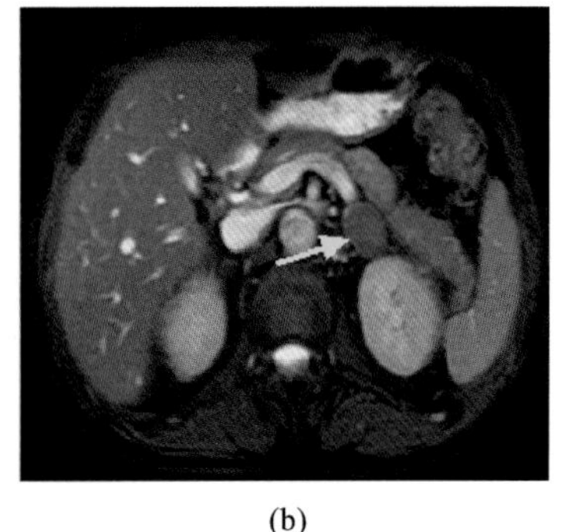
(b)

图 10-13 原醛症(两侧肾上腺肿瘤)MRI 图像

(a)右侧肾上腺肿瘤,约 1.5 cm×1.2 cm;(b)左侧肾上腺肿瘤,约 2.5 cm×2.0 cm,边缘清晰

3. ^{18}F-FDG PET/CT 原醛症肾上腺腺瘤与增生结节在 CT 表现上存在很多重叠,但结节大小和边缘有无环形强化对于鉴别腺瘤与增生结节有重要意义。而且,^{18}F-FDG PET/CT 可以作为有效的定位辅助诊断方法,其 SUV 升高对检测恶性肿瘤具有高敏感性,有助于诊断和鉴别诊断(图 10-14)。

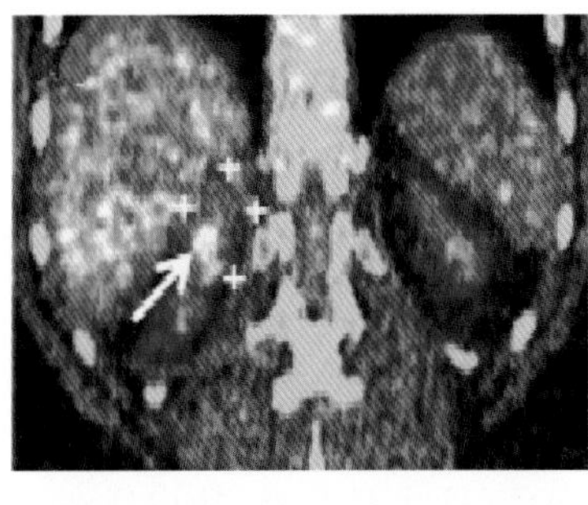

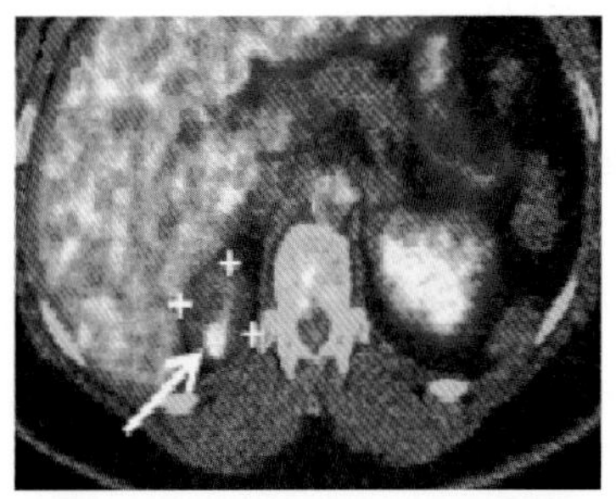

图 10-14 醛固酮腺瘤^{18}F-FDG PET/CT 图像(右侧肾上腺肿瘤直径约 5.2 cm,FDG 摄取增强)

4. 选择性左、右侧肾上腺静脉插管造影 可以明确分泌醛固酮的瘤或癌的部位。肾上腺静脉取血(AVS)检查的敏感性和特异性分别为 95%和 100%,被认为是鉴别原醛症 APA、APC、PUAH、IHA 的金标准。一般患侧血浆醛固酮水平较健侧高 2～3 倍。采集患侧血标本测定醛固酮和皮质醇含量,对于醛固酮腺瘤导致的醛固酮增多症患者,血醛固酮∶皮质醇>

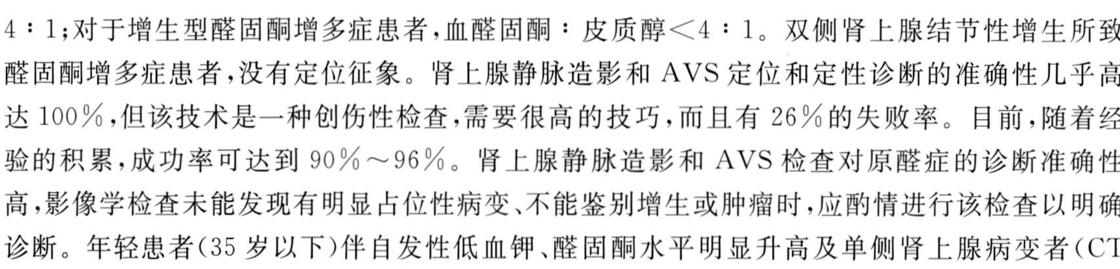

4∶1；对于增生型醛固酮增多症患者，血醛固酮∶皮质醇＜4∶1。双侧肾上腺结节性增生所致醛固酮增多症患者，没有定位征象。肾上腺静脉造影和AVS定位和定性诊断的准确性几乎高达100%，但该技术是一种创伤性检查，需要很高的技巧，而且有26%的失败率。目前，随着经验的积累，成功率可达到90%～96%。肾上腺静脉造影和AVS检查对原醛症的诊断准确性高，影像学检查未能发现有明显占位性病变、不能鉴别增生或肿瘤时，应酌情进行该检查以明确诊断。年轻患者(35岁以下)伴自发性低血钾、醛固酮水平明显升高及单侧肾上腺病变者(CT检查符合醛固酮腺瘤特征)，不需要进行AVS检查。

（四）诊断性治疗

当生化测定和体位刺激试验提示醛固酮腺瘤而影像学又提示增生结节，并有家族因素时，应考虑糖皮质激素可抑制醛固酮增多症的可能，对可疑病例每天使用地塞米松2 mg，共3周，若血压、高血钾及醛固酮水平恢复正常，则证实诊断，需终身服用地塞米松。

（五）基因检测分型

筛选可能的致病基因，对于原醛症治疗方式的选择至关重要。

1. 家族性醛固酮增多症 对年龄＜20岁确诊为原醛症患者、具有早发性高血压家族史或年轻时即发生脑血管意外者(年龄＜40岁)、脑卒中家族史患者，尤其是高血压伴有早发性原醛症患者(年龄＜40岁)以及可疑家族性遗传倾向者，均应进行FH基因筛查：①FH-Ⅰ型：CYP11B1/CYP11B2基因嵌合体；②FH-Ⅱ型：基因背景尚不清楚，可检测7p22位点的基因；③FH-Ⅲ型：KCNJ5基因和CACNA1D基因；④FH-Ⅳ型：CACNA1H基因。

2. 散发性醛固酮腺瘤 KCNJ5基因突变率为10%～68%，ATP1A1基因和ATP2B3基因突变率分别为5.2%和1.6%，CACNA1D基因突变率为11.6%。而且，ATP1A1基因突变多见于男性。个别醛固酮腺瘤病例罕见MEN1基因突变。

九、鉴别诊断

临床上，高血压伴低血钾是比较常见的问题，需仔细询问发病年龄，家族史，是否使用过利尿剂、甘草等药物。体格检查时尤其要注意是否存在性发育异常、腹部有无血管杂音等体征，并结合必要的实验室检查方能查明原因。鉴别诊断时需考虑以下病因。

1. 病因鉴别 一般，较难鉴别的是醛固酮腺瘤与双侧肾上腺结节样增生所致的特发性醛固酮增多症。原醛症95%为醛固酮腺瘤和特发性醛固酮增多症，故两者的鉴别非常重要，因为特发性醛固酮增多症所致的高血压经手术治疗通常无效，而醛固酮腺瘤所致的高血压在切除腺瘤后血压降低甚至可恢复正常。通常，特发性醛固酮增多症患者低血钾程度较轻，醛固酮分泌量较少，血浆肾素活性较高，但单凭临床和/或生化检查难以鉴别诊断。大多数单侧病变患者血浆肾素活性随体位的改变而降低，血浆18-OHB水平升高，但这些检查对个别病例的诊断价值也有限。CT表现为与肾上腺相连的突出表面的等密度腺瘤结节，其与肾上腺皮质增生症的弥漫性增大或其间有结节物不同。确定诊断的最好方法是肾上腺静脉造影。

少数高血压伴低血钾性碱中毒患者被发现患分泌脱氧皮质酮的肾上腺皮质腺瘤，这类患者血浆肾素活性降低、醛固酮水平正常或减低，提示非醛固酮的盐皮质激素分泌过多，是由于皮质醇生物合成过程中特异性17α-羟化酶反应缺陷。ACTH水平升高，盐皮质激素11-脱氧皮质酮分泌增多。发现血或尿中皮质醇合成前体增多可做出诊断，糖皮质激素可以纠正其高血压和低血钾。偶尔，虽不能确定为17α-羟化酶缺陷，但该病有家族性，诊断性给予糖皮质激素后血压恢复正常，则有助于诊断。而且，这类患者醛固酮水平可能轻度升高且钠负荷试验不能完全抑制，但给予2～8周地塞米松(每天1～2 mg)后可抑制。

2. 原发性高血压 原醛症患者使用排钾利尿剂后，未及时补钾，或因腹泻、呕吐、合并糖尿

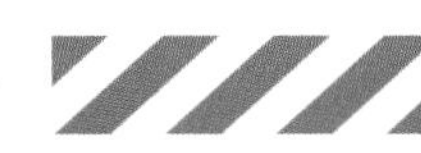

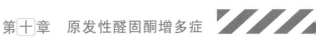

病酮症酸中毒均可能发生低血钾，尤其是低肾素型患者，需进行鉴别。但原发性高血压患者，血、尿醛固酮不高，普通降压药物治疗有效，由利尿剂引起低血钾，停药后血钾可恢复正常，必要时结合上述一些检查与原醛症不难鉴别。如果小剂量利尿剂即可诱发低血钾，则要当心原醛症的可能。

3. 继发性醛固酮增多症　继发性醛固酮增多症是指因肾上腺以外的疾病引起肾血流量下降促使肾素-血管紧张素-醛固酮系统功能亢进，醛固酮分泌增多所致的醛固酮增多症。高血压伴低血钾的患者有可能是原发性或继发性醛固酮增多症，有效的鉴别方法是测定血浆肾素活性，原醛症患者的血浆肾素活性降低，而继发性醛固酮增多症患者肾素-血管紧张素-醛固酮系统活性增高，血浆肾素活性高，可与原醛症相鉴别。继发性醛固酮增多症者 ARR 较低，ARR>25 者应怀疑原醛症。

临床上，原醛症主要与肾动脉狭窄和肾球旁细胞瘤相鉴别。

(1) 肾动脉狭窄：一般，患者血压比原醛症更高，病情进展快，临床表现为难以控制的高血压、低血钾、醛固酮增多症及高肾素血症，常伴有明显的视网膜损害。单侧肾动脉狭窄，另一侧虽属正常，但也不能防止高血压的出现。

临床特点：①无原发性高血压家族史；②20 岁之前或 50 岁以后出现中重度高血压或表现为顽固性高血压；③大动脉炎以女性多见，动脉粥样硬化引起者男性为多；④病史较短，病情发展快，无法解释的恶性高血压；⑤腹部血管杂音：肾动脉狭窄患者约 1/3 在上腹正中、脐两侧或肋脊角区可听到肾血管杂音；⑥对一般降压药物反应欠佳，对血管紧张素转换酶抑制剂较敏感；⑦肾动脉 CT 血管成像(CTA)或选择性肾动脉造影可确诊，能证实狭窄部位、程度和性质。

(2) 肾球旁细胞瘤：分泌肾素的肿瘤，起源于球旁复合体中演化的平滑肌细胞。肾球旁细胞瘤由于肿瘤体积小、临床表现特殊，诊断较为困难，容易误诊为原醛症而施行肾上腺手术。

肾球旁细胞瘤多见于青年人，表现为严重的高血压、低血钾，血浆肾素活性和醛固酮水平均明显升高，采集患侧肾静脉血测定的肾素活性常数倍于健侧，病变位于肾脏。而原发性醛固酮增多症者血浆肾素活性低于正常者，病变位于肾上腺，结合影像学检查易与原醛症鉴别(图 10-15)。

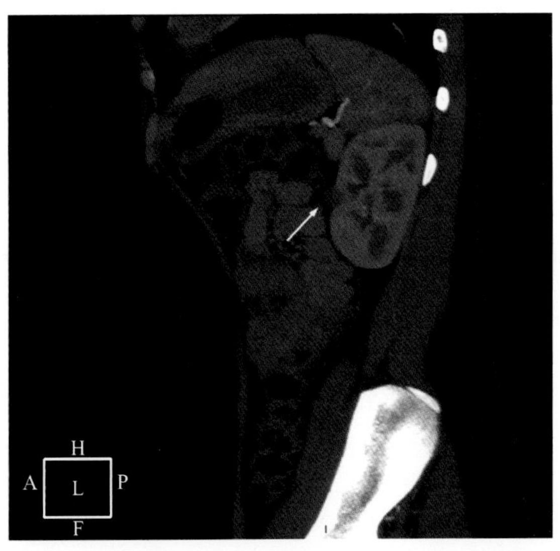

图 10-15　左肾球旁细胞瘤(箭头所示)

肾球旁细胞瘤首选手术治疗(图 10-16)，经腹腔镜酌情行肿瘤剜除术、部分肾切除术或肾切除术，预后良好。

4. 表象性盐皮质激素过多综合征　多见于儿童和青年人。病因为先天性 11β-羟类固醇脱

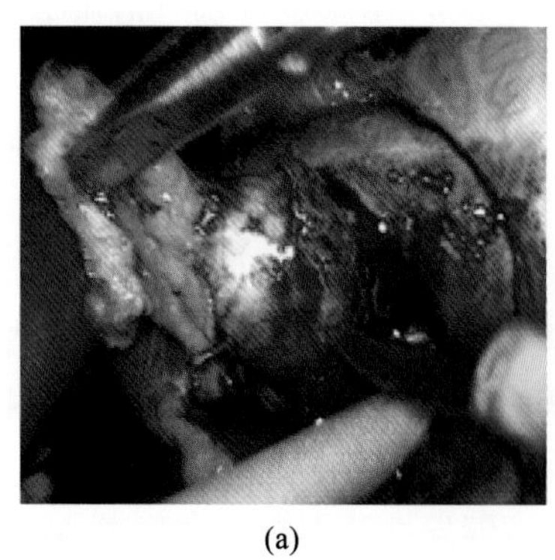
(a)

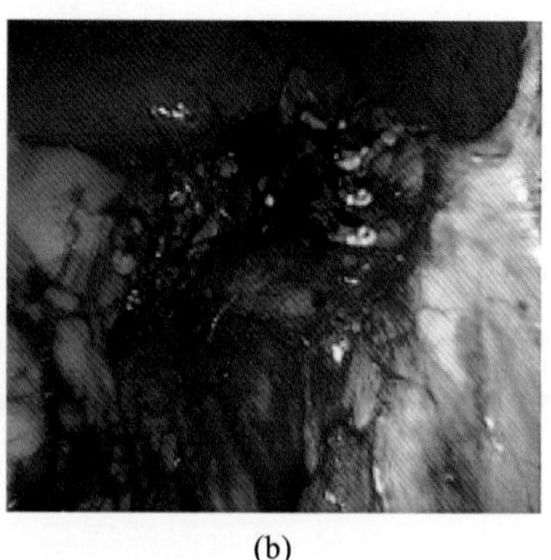
(b)

图 10-16　左肾球旁细胞瘤腹腔镜切除术

氢酶(11β-HSD2)缺陷,该酶基因定位于 16q22,与常染色体隐性遗传有关(图 10-17)。该病使皮质醇不能转化为可的松,导致其清除减慢,激活盐皮质激素受体与盐皮质激素的结合而发挥盐皮质激素效应。表现为严重高血压,明显的低血钾性碱中毒,尿 17-羟皮质类固醇及游离皮质醇排出量减少,尿中皮质素代谢物/皮质醇代谢物比值降低。但由于每日分泌量也减少,血浆皮质醇正常。基因检测有助于诊断,此病用螺内酯治疗有效。

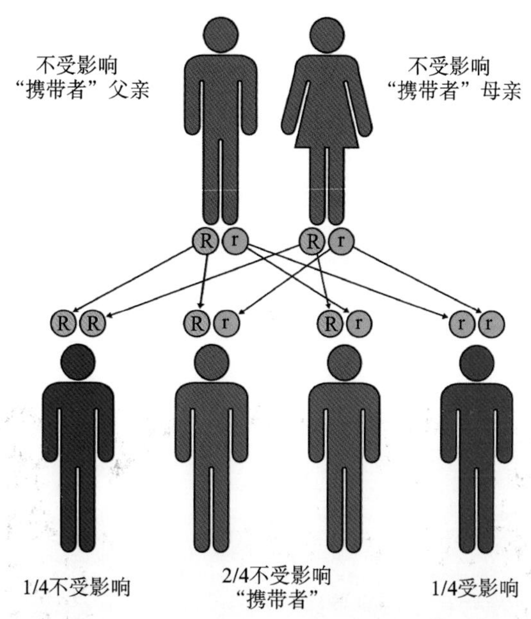

图 10-17　表象性盐皮质激素过多综合征常染色体隐性遗传模式

5. 药源性假性醛固酮增多症　甘草甜素(甘草酸)摄入过多抑制 11β-HSD2,如镇咳祛痰药复方甘草合剂和保肝药甘草酸二胺,可导致类似原醛症的临床表现。该类药物使皮质醇发挥盐皮质激素作用而引起钠潴留、细胞外液容量扩张、高血压、血浆肾素活性降低并抑制醛固酮分泌。仔细询问病史有助于明确诊断。

6. Liddle 综合征　1963 年由 Liddle 等首先报道,命名为 Liddle 综合征,又称为假性醛固酮增多症,为常染色体显性遗传性疾病(图 10-18),与 SCNN1A(12p13.31)、SCNN1B(16p12.2)、SCNN1G(16p12.2)、WNK4(17q21.2)、WNK1(12p3.33)等基因突变有关。有家族聚集发病现象,人群中发病呈散发性。

本病主要表现为高血压、低血钾与碱中毒,临床症状类似原醛症,但其醛固酮分泌低下,故血浆醛固酮水平很低。对盐皮质激素受体拮抗药螺内酯治疗无反应而对氨苯蝶啶和阿米洛利或限盐治疗有效。手术时找不到单个腺瘤,通常表现为双侧肾上腺结节性增生,双侧肾上腺切

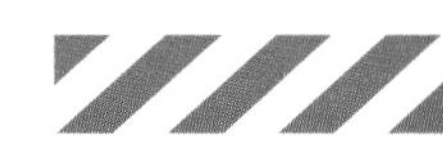

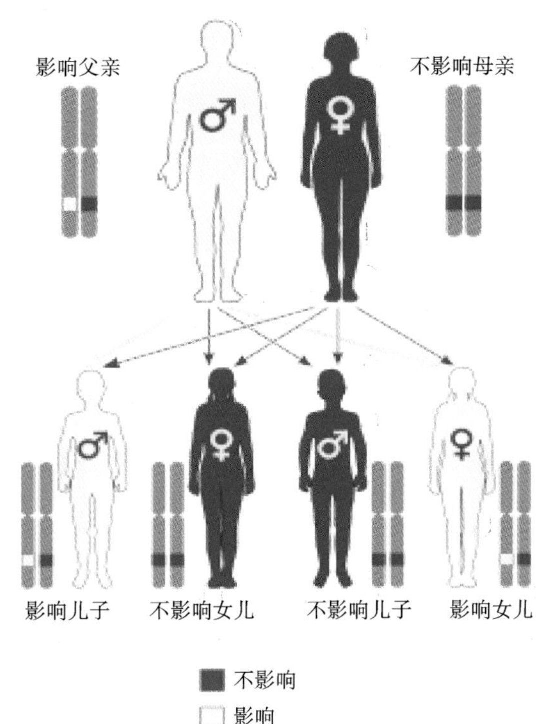

图 10-18　Liddle 综合征Ⅰ型常染色体显性遗传模式示意图

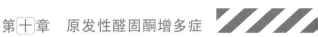

除后病情不能得到改善。在对高血压的诊断和治疗中，要警惕该病的存在。当发现有可疑征象时要进一步检查，基因检测有助于诊断和鉴别诊断，以早期发现和早期治疗。如不治疗，持续高血压可引起肾功能不可逆性改变，从而导致永久性高血压。因此，临床上对来自 Liddle 综合征家庭的高血压患者，应常规进行基因检测，以发现无症状的 Liddle 综合征患者，这些患者有发展为顽固性高血压的风险。

7. 巴特综合征（Bartter syndrome）　见于婴幼儿或成人。巴特综合征是一种难治性疾病，是因肾小球旁细胞增生，分泌大量肾素引起的继发性醛固酮增多症候群。部分病例为常染色体隐性遗传（图 10-19），与 MAGED2 基因突变，NKCC2、ROMK、CLCNKA、CLCNKB、BSND 和 CaSR 基因缺陷有关。以低血钾性碱中毒及血浆肾素、血管紧张素Ⅱ和醛固酮改变为特征，血压正常。

8. 皮质醇症　皮质醇症患者出现显著的低钾血症和代谢性碱中毒，要考虑异位 ACTH 综合征或肾上腺皮质癌的可能。前者常见于胸腺类癌、小细胞肺癌、支气管类癌和胰腺癌等，血 ACTH 和皮质醇可明显升高，CT 可见双侧肾上腺增生；后者 CT 可见肾上腺较大占位性病变，皮质醇可明显升高，但 ACTH 受抑制。根据原发病的各种症状、体征及恶病质，可与原醛症相鉴别。

9. 先天性肾上腺皮质增生症（congenital adrenal hyperplasia，CAH）　常染色体隐性遗传性疾病。基因突变所致的肾上腺皮质激素生物合成酶系中某种或数种酶的先天性缺陷，导致皮质醇合成部分或完全受阻，使下丘脑-垂体的 CRH-ACTH 代偿分泌增加，导致肾上腺皮质增生。

11β-羟化酶缺陷症（5%）是由 P-450c11 基因突变（8q21-22）导致 11-脱氧皮质酮分泌过量而引起高血压。17α-羟化酶缺陷症（非常罕见）乃是 P-450c17 基因突变（10q24.3）导致盐皮质激素分泌过多引起高血压，以 11-脱氧皮质酮增高为主。两者都有高血压和低血钾，激素改变分别为雄激素升高和雄激素降低，均有性发育不全。11β-羟化酶缺陷症可致男性性早熟或女性假两性畸形；17α-羟化酶缺陷症女性患者表现为性幼稚、原发性闭经，男性患者表现为假两性畸形或外生殖器女性化。临床上与原醛症不难鉴别，基因检测有助于诊断。

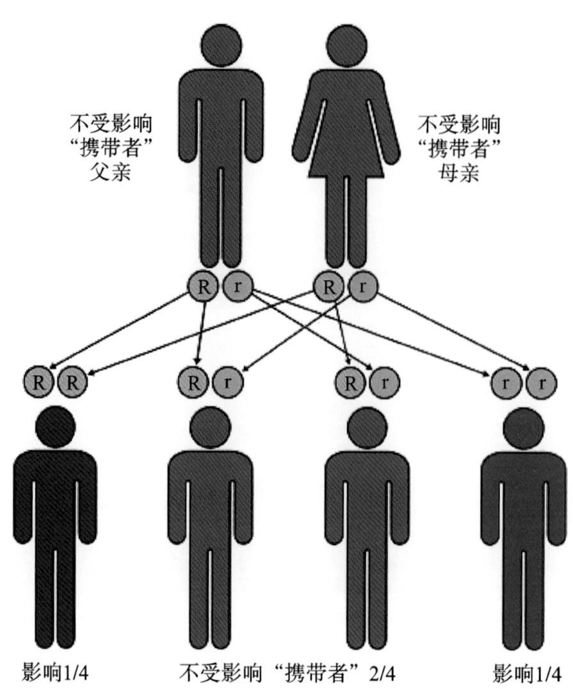

图 10-19 巴特综合征常染色体隐性遗传模式示意图

此外，醛固酮腺瘤或癌需与肾上腺皮质癌、肝细胞癌、肾细胞癌、肾上腺恶性黑色素瘤、嗜铬细胞瘤和肾上腺转移瘤相鉴别(Perrino C,2019)。

十、治疗

1. 药物治疗 药物治疗的适应证：①术前准备；②醛固酮腺癌；③特发性肾上腺皮质增生；④有手术禁忌证或拒绝手术的醛固酮腺瘤；⑤糖皮质激素可抑制的醛固酮增多症。

(1) 螺内酯：醛固酮拮抗剂螺内酯对很多病例都有效，每次 25～100 mg，每 8 小时 1 次，通常能控制高血压和低血钾，待血压下降以后减量，维持疗效，有些病例病情可满意控制若干年。对于男性患者，这种长期治疗因可发生男性乳房女性化、性欲减退和阴茎勃起功能障碍而受到限制。

(2) 氨基导眠能：可抑制醛固酮和皮质醇的合成，若患者服用螺内酯后有副作用，可采取低盐饮食，适当补充钾盐，并使用降压药物。

(3) 米托坦：用于不能手术或手术切除后复发的醛固酮腺癌患者，能抑制醛固酮分泌，使其恢复正常水平，使患者高血压得到控制，用药后可使皮质组织坏死，延长患者的生存时间。

2. 手术治疗 原醛症患者是否选择手术治疗取决于病因，除特发性醛固酮增多症和糖皮质激素可抑制的醛固酮增多症(FH-Ⅰ型)宜采用药物治疗外，其余类型的醛固酮增多症患者经手术治疗大部分可治愈。对于临床难以确定是腺瘤还是增生的，可行手术探查，亦可药物治疗，并密切随访病情发展、演变，根据最后的诊断确定治疗方案。目前，腹腔镜手术被认为是原醛症手术的首选方法(图 10-20)，优势在于：恢复内源性醛固酮的正常分泌、缓解低血钾、降低血压和/或减少控制血压所需的药物种类。对于定位明确、诊断肯定的病例，以手术治疗为宜，适应证：①醛固酮腺瘤；②醛固酮腺癌；③原发性单侧肾上腺皮质增生；④异位醛固酮分泌腺瘤；⑤FH-Ⅱ型、FH-Ⅲ型和 FH-Ⅳ型(有肾上腺肿瘤或增生者)。

1) 治疗方案的选择

(1) 醛固酮腺瘤：手术切除肿瘤效果好，几乎所有患者的血钾可以恢复正常，2/3 患者血压恢复正常，1/3 患者高血压症状得到改善，为了完全控制高血压，术后需继续应用药物治疗。术

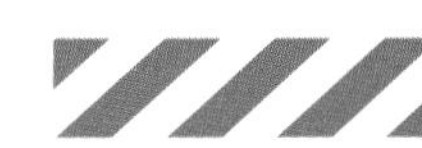

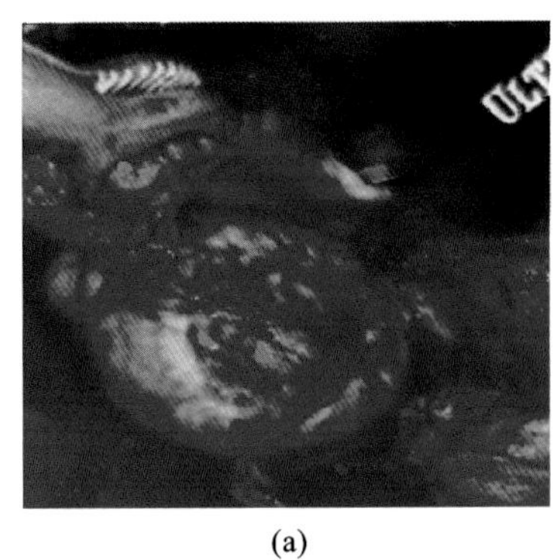

(a)

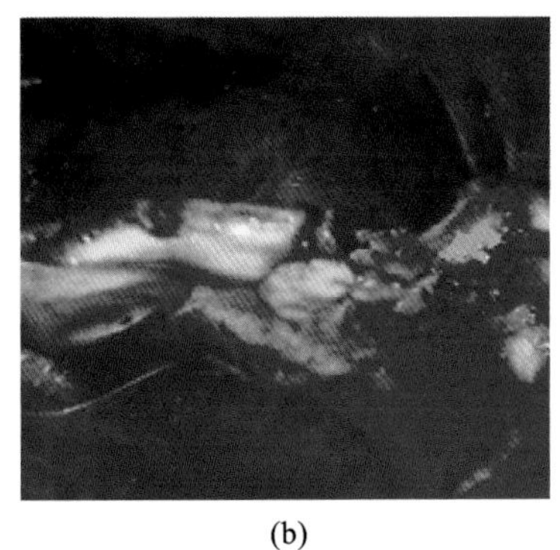

(b)

图 10-20 醛固酮腺瘤腹腔镜下利用超声刀行肿瘤切除术

后血压是否恢复取决于:①术前患者对螺内酯的反应;②高血压的严重性和病程期限;③肾脏组织学改变的程度。

(2) 醛固酮腺癌:发展迅速,转移较早,尽早手术切除为主要治疗手段,同时行区域淋巴结清扫术。若已有局部转移,应尽可能切除原发病灶和转移病灶。对于术后辅助治疗、肿瘤不能切除或术后复发的病例,有效的药物为米托坦,其抑制类固醇分泌及缩小瘤体的时间分别达5个月和10个月,总临床效应为45%。其他许多抗癌药物均对其无效。放射治疗通常无效,偶有个别病例可见瘤体缩小。对骨转移者,放射治疗有姑息作用。醛固酮腺癌患者应进行基因测序及靶向基因检测,制订个体化治疗方案,合理选择靶向药物或早期应用免疫治疗,以提高5年生存率。

(3) 原发性单侧肾上腺皮质增生:以手术治疗为宜。虽未双侧增生,行肾上腺次全切除术或全切除术的效果好,但仅在螺内酯、氨苯蝶呤或阿米洛利等药物治疗不能明显控制的有症状的低血钾时才适宜进行手术治疗。术前可试用地塞米松1 mg,每12小时用1次,共4~6周,以排除糖皮质激素可抑制的醛固酮增多症。如果术后仍有低血钾,口服小剂量螺内酯或补钾可得到纠正。

(4) 特发性醛固酮增多症:手术治疗(无论是肾上腺次全切除术还是肾上腺全切除术)对此病所致的高血压无效,唯一可行的治疗措施是药物治疗。首选药物为醛固酮拮抗剂螺内酯,也可应用保钾利尿剂如氨苯蝶呤以及氨基导眠能等药物。

(5) 家族性醛固酮增多症:FH-Ⅰ型醛固酮增多症可被糖皮质激素抑制,药物治疗效果较好。对诊断肯定的病例应用地塞米松,剂量0.5~1 mg,每天可达2 mg,治疗3周,可使血钾、血压以及醛固酮水平恢复正常。儿童的治疗效果优于成人,可能与成人长期高血压导致肾脏继发性病变有关。大剂量地塞米松治疗有可能使患者产生皮质类固醇,可用螺内酯、氨苯蝶啶或联合使用氨苯蝶呤和噻嗪类利尿剂替代治疗。对本病患者应密切随访,在地塞米松治疗期间应检测肾素-血管紧张素-醛固酮系统的生理变化。FH-Ⅱ型、FH-Ⅲ型和FH-Ⅳ型(有肾上腺肿瘤或增生者)可考虑腹腔镜手术。

(6) 异位醛固酮分泌腺瘤或癌:施行原发性肿瘤切除术。

总之,选择合适的治疗方案对原醛症患者的预后尤为重要。通常,醛固酮腺瘤、原发性单侧肾上腺皮质增生首选腹腔镜肾上腺全切除术。双侧肾上腺皮质增生、多发性肾上腺结节以及不愿意或不能耐受手术者,可选择药物治疗,首选螺内酯。目前,临床上多采用联合治疗。醛固酮腺癌或异位醛固酮分泌腺癌早期可选择根治性手术,晚期可选择化疗,但预后不佳。

2) 手术治疗的有关问题

(1) 术前准备:目的是纠正低血钾,降低血压。①口服氯化钾或枸橼酸钾1~2 g,每天3次;②口服螺内酯40~60 mg,每天3次,可不补钾或少量补钾,除恢复血钾水平外,还可以预防术后由双侧球状带抑制引起的低醛固酮血症；③低钠饮食，适用于血压特别高，代谢紊乱比较显著者；④手术时容易引起难以处理的低血压，术前 1 周需停用降压药物；⑤术前一晚肌内注射醋酸可的松 100 mg 或术前肌内注射氢化可的松 100 mg。

(2) 手术径路和外科技术：采用硬膜外麻醉或全身麻醉。根据肿瘤定位是否明确以及手术视野显露是否满意选择手术径路。肿瘤定位明确者，可经腹腔镜行肾上腺肿瘤切除术或同侧肾上腺全切除术；肿瘤定位不明确者，经腹腔镜行双侧肾上腺探查。

①醛固酮腺瘤：通常肿瘤较小，大多直径小于 3 cm，诊断明确，定位肯定。一般认为一侧肾上腺腺瘤应行患侧肾上腺全切除术，亦可行肿瘤剜除术，因为病理检查腺瘤侧的肾上腺皮质常呈萎缩状态，可以不必完全切除。一侧肾上腺腺瘤伴有双侧肾上腺增生者尤其是结节性增生者，应行患侧肾上腺全切除术。由于腺瘤较小，有时难以发现，应在直视下彻底清除肾上腺周围脂肪，充分显露肾上腺全貌以后不难寻找。施行肾上腺全切除术时，因肾上腺组织质地脆，易破裂，为了避免出血而影响手术视野，术中尽量避免直接钳夹肾上腺组织或瘤体，以免肾上腺组织破裂出血或瘤体破裂引起肿瘤细胞种植。在游离肾上腺时，应先分离下缘、外侧和上缘，然后处理内侧及中央静脉，其血管有时难以见到，故分离时应以多用钛夹为原则。如此操作，不但能防止大出血，而且可以避免肾上腺组织破碎或瘤体破裂。右侧肾上腺中央静脉短，分离时要特别小心。醛固酮腺瘤术后有一定的复发概率，应再次进行手术。

②醛固酮腺癌：术前诊断明确者，首选腹腔镜根治性肾上腺切除术＋区域淋巴结清扫术。如果术中发现肿瘤与周围组织粘连较重，有周围浸润倾向，操作困难，应果断中转为开放性手术，尽可能完整切除肿瘤。术中一旦出现肿瘤破裂或残留，则将增加术后肿瘤局部复发和腹腔播散性种植转移的可能。

③肿瘤定位不明确或怀疑原发性单侧肾上腺皮质增生者，可采用经腹的腹腔镜技术，同时行双侧肾上腺探查术。两侧肾上腺无异常病变者很少见，术中做两侧肾上腺活组织冰冻切片，病理证实为肾上腺皮质增生，一般采用肾上腺次全切除术，即右侧肾上腺全切除术、左侧肾上腺次全切除术(80％～90％)；亦可考虑先切除一侧肾上腺，并做系列切片找小肿瘤，术后采用药物治疗并密切观察。若病情不能缓解，再探查对侧。

(3) 术后处理：①一侧肾上腺肿瘤行患侧肾上腺全切除者，一般不需要补充肾上腺皮质激素，但对侧肾上腺皮质球状带萎缩而分泌受到抑制时，可短期应用氟氢可的松治疗；②肾上腺次全切除或两侧肾上腺全切除者，参考皮质醇术前、术中及术后的激素用法补充肾上腺皮质激素；③术后数周至数月患者的储钠功能较差，故在饮食中需要补充氯化钠；④术后血钾偏低者，口服小剂量螺内酯(每天 40～60 mg)。

(4) 醛固酮腺癌局部复发和/或转移的处理：醛固酮腺癌局部复发和/或转移常发生在术后 2 年内。对于局部复发患者，肿瘤全切除术是唯一的根治方法，但其治疗方案要依据首次治疗的方式和复发癌的部位来确定。如果无瘤生存时间超过 12 个月，可考虑再次手术治疗，选择切除复发病灶及其毗邻的受累器官。对合并远处转移的病例，应进行转移病灶切除术。

局部复发或转移病灶切除困难者可联合术中射频消融治疗＋术后辅助分子靶向药物治疗或早期免疫治疗。非手术治疗仅适用于术后复发的时间间隔在 6 个月以内或无法耐受手术者，采用药物治疗，如米托坦和/或分子靶向药物治疗(如舒尼替尼、索拉非尼或吉非替尼)以及早期应用免疫治疗可能会有较好的效果。

十一、手术疗效与预后

70％的患者术后血钾很快恢复正常，25％得到改善，仅 5％无效。2018 年 Shariq 等报道 192 例原醛症患者，约 6.3％的患者术后存在高钾血症，术后需要持续的盐皮质激素替代治疗，此过渡期往往需要 7～55 天，平均为 13.5 天。因此，术后要注意复查血钾，密切监控血钾水平。

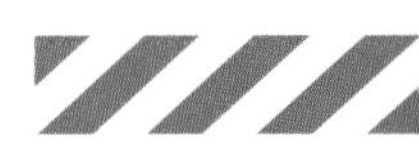

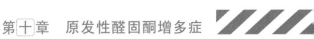

少数患者的血压于术后很快恢复正常，但大多数患者于术后1～6个月恢复正常。服用螺内酯等药物的IHA患者中19%～71%的血压得到控制，87%的血压有所改善。术后血压显著改善的预后因素包括：①高血压病史<5年；②术前螺内酯治疗有效；③术前使用2种以内的降压药物就能满意控制血压；④术前高ARR；⑤没有高血压家族史。一般，术后血压的变化有下列几种情况：①逐渐下降到正常或接近正常。②一度下降后又上升，但较术前改善或用药物容易控制。③虽然低血钾获得纠正，但血压不能恢复正常，可能与高血压持续时间太长和年龄较大或同时伴有原发性高血压有关；长期高血压及低血钾可能引起肾脏和肾血管发生器质性病变，即不属于类固醇性高血压，需加用一般降压药物控制；也可能是诊断或手术适应证选择不恰当，但最常见的原因是原醛症合并原发性高血压。

文献报道，醛固酮腺瘤切除术后治愈率为66%～69%，血压完全恢复到正常者达65%；血压仍稍高于正常者(<150/90 mmHg)占31%；血压明显高于正常者(>150/90 mmHg)不到5%。

醛固酮腺癌进展迅速，在明确诊断时大都已发生血行转移，预后不良，但较其他肾上腺皮质癌的生存时间略长。在接受手术治疗的病例中，50%的患者于术后21个月内死亡。单纯手术者，平均生存时间仅为10.3个月；手术联合应用米托坦可延长患者的生存时间，可达(74±33)个月。一般认为，手术切除范围和术者经验是预后的关键因素。早期应用分子靶向药物治疗可能有助于改善预后，能有效防止术后局部复发和延长带瘤患者的生存时间。

十二、随访

原醛症的随访方案见表10-3。

表10-3　原醛症的随访方案

检查项目	检查时间间隔/月		
	1年	2年后	5～10年
全身体格检查 实验室检查(血浆肾素和醛固酮、ARR、血钾) 腹部超声检查 腹部CT或MRI	3	6	6
血常规、肝功能、肾功能(醛固酮腺癌) 同位素全身骨扫描(醛固酮腺癌) ^{18}F-FDG PET/CT(醛固酮腺癌)	3	6	12

随访目的：①了解治疗效果，判断治疗方案是否合理；②发现可能的多发性醛固酮腺瘤；③了解药物治疗的副作用。

随访内容：①临床症状；②血压的评估；③常规血生化检查：电解质、肝肾功能(尤其螺内酯等药物治疗者)；④内分泌检查：血、尿醛固酮，血浆肾素活性；⑤腹部CT检查：了解对侧肾上腺和/或患侧残留腺体的情况；⑥醛固酮腺癌患者酌情进行PET/CT检查，了解有无局部复发和远处转移。

随访方案：①术后短期内即可复查肾素活性和醛固酮，了解早期生化变化；②术后4～6周进行第1次随访，主要评估血压、血电解质以及有无手术并发症；③术后3个月待对侧肾上腺功能恢复正常后随访1次，酌情行可的松抑制试验等生化方法以了解原醛症是否治愈；④每6个月随访1次，持续2年以上。术后高血压服药患者应长期密切随访，醛固酮腺癌患者需终身随访。

(曾　进　陈　忠)

参考文献

[1] Shariq O A, Bancos I, Cronin P A, et al. Contralateral suppression of aldosterone at adrenal venous sampling predicts hyperkalemia following adrenalectomy for primary aldosteronism[J]. Surgery, 2018, 163(1): 183-190.

[2] Piaditis G, Markou A, Papanastasiou L, et al. Progress in aldosteronism: a review of the prevalence of primary aldosteronism in pre-hypertension and hypertension[J]. Eur J Endocrinol, 2015, 172(5): R191-R203.

[3] Gilani M, Asif N, Nawaz A, et al. Frequency of primary hyperaldosteronism in young hypertensives in a tertiary care setting of rawalpindi[J]. J Coll Physicians Surg Pak, 2019, 29(1): 58-61.

[4] Freel E M, Connell J M. Primary aldosteronism: an update[J]. Expert Rev Endocrinol Metab, 2010, 5(3): 389-402.

[5] Fallo F, Castellano I, Gomez-Sanchez C E, et al. Histopathological and genetic characterization of aldosterone-producing adenomas with concurrent subclinical cortisol hypersecretion: a case series[J]. Endocrine, 2017, 58(3): 503-512.

[6] Omata K, Satoh F, Morimoto R, et al. Cellular and genetic causes of idiopathic hyperaldosteronism[J]. Hypertension, 2018, 72(4): 874-880.

[7] Carvajal C A, Stehr C B, González P A, et al. A de novo unequal cross-over mutation between CYP11B1 and CYP11B2 genes causes familial hyperaldosteronism type Ⅰ[J]. J Endocrinol Invest, 2011, 34(2): 140-144.

[8] Lee I S, Kim S Y, Jang H W, et al. Genetic analyses of the chimeric CYP11B1/CYP11B2 gene in a Korean family with glucocorticoid-remediable aldosteronism[J]. J Korean Med Sci, 2010, 25(9): 1379-1383.

[9] Carvajal C A, Campino C, Martinez-Aguayo A, et al. A new presentation of the chimeric CYP11B1/CYP11B2 gene with low prevalence of primary aldosteronism and atypical gene segregation pattern[J]. Hypertension, 2012, 59(1): 85-91.

[10] Gomez-Sanchez C E, Gomez-Sanchez E P. Mutations of the potassium channel KCNJ5 causing aldosterone-producing adenomas: one or two hits? [J]. Hypertension, 2012, 59(2): 196-197.

[11] Velarde-Miranda C, Gomez-Sanchez E P, Gomez-Sanchez C E. Regulation of aldosterone biosynthesis by the Kir3. 4 (KCNJ5) potassium channel[J]. Clin Exp Pharmacol Physiol, 2013, 40(12): 895-901.

[12] Zennaro M C, Jeunemaitre X. SFE/SFHTA/AFCE consensus on primary aldosteronism, part 5: genetic diagnosis of primary aldosteronism[J]. Ann Endocrinol(Paris), 2016, 77(3): 214-219.

[13] Lenzini L, Rossi G P. The molecular basis of primary aldosteronism: from chimeric gene to channelopathy[J]. Curr Opin Pharmacol, 2015, 21: 35-42.

[14] Galati S J. Primary aldosteronism: challenges in diagnosis and management[J]. Endocrinol Metab Clin North Am, 2015, 44(2): 355-369.

[15] Layden B T, Hahr A J, Elaraj D M. Primary hyperaldosteronism: challenges in subtype classification[J]. BMC Res Notes, 2012, 5: 602.

[16] Arnesen T, Glomnes N, Strømsøy S, et al. Outcome after surgery for primary

hyperaldosteronism may depend on KCNJ5 tumor mutation status：a population-based study from Western Norway[J]. Langenbecks Arch Surg，2013，398(6)：869-874.

[17] Daga G，Sharma S，Mittal V. Bilateral aldosterone-producing adrenocortical carcinoma：a rare entity[J]. Indian J Surg Oncol，2017，8(1)：88-90.

[18] Kok K Y Y，Yapp S K S. Laparoscopic adrenal-sparing surgery for primary hyperaldosteronism due to aldosterone-producing adenoma[J]. Surg Endosc，2002，16(1)：108-111.

[19] Pirvu A，Naem N，Baguet J P，et al. Is adrenal venous sampling mandatory before surgical decision in case of primary hyperaldosteronism? [J]. World J Surg，2014，38(7)：1749-1754.

[20] Stowasser M，Gunasekera T G，Gordon R D. Familial varieties of primary aldosteronism [J]. Clin Exp Pharmacol Physiol，2001，28(12)：1087-1090.

[21] Sywak M，Pasieka J L. Long-term follow-up and cost benefit of adrenalectomy in patients with primary hyperaldosteronism[J]. Br J Surg，2002，89(12)：1587-1593.

[22] Sy W M，Fu S N，Luk W，et al. Primary hyperaldosteronism among Chinese hypertensive patients：how are we doing in a local district in Hong Kong[J]. Hong Kong Med J，2012，18(3)：193-200.

[23] Hu Y H，Wu C H，Er L K，et al. Laparoendoscopic single-site adrenalectomy in patients with primary hyperaldosteronism：a prospective study with long-term follow up[J]. Asian J Surg，2017，40(3)：221-226.

[24] Goh B K P，Tan Y H，Chang K T E，et al. Primary hyperaldosteronism secondary to unilateral adrenal hyperplasia：an unusual cause of surgically correctable hypertension. A review of 30 cases[J]. World J Surg，2007，31(1)：72-79.

[25] Kotsaftis P，Savopoulos C，Agapakis D，et al. Hypokalemia induced myopathy as first manifestation of primary hyperaldosteronism—an elderly patient with unilateral adrenal hyperplasia：a case report[J]. Cases J，2009，2：6813.

[26] Mathur A，Kemp C D，Dutta U，et al. Consequences of adrenal venous sampling in primary hyperaldosteronism and predictors of unilateral adrenal disease[J]. J Am Coll Surg，2010，211(3)：384-390.

[27] Korah H E，Scholl U I. An update on familial hyperaldosteronism[J]. Horm Metab Res，2015，47(13)：941-946.

[28] Papadakis G Z，Millo C，Stratakis C A. Benign hormone-secreting adenoma within a larger adrenocortical mass showing intensely increased activity on ^{18}F-FDG PET/CT [J]. Endocrine，2016，54(1)：269-270.

[29] Zhang Y，Li H. Classification and surgical treatment for 180 cases of adrenocortical hyperplastic disease[J]. Int J Clin Exp Med，2015，8(10)：19311-19317.

[30] Suzuki K，Sugiyama T，Saisu K，et al. Retroperitoneoscopic partial adrenalectomy for aldosterone-producing adenoma using an ultrasonically activated scalpel[J]. Br J Urol，1998，82(1)：138-139.

[31] Waldmann J，Maurer L，Holler J，et al. Outcome of surgery for primary hyperaldosteronism[J]. World J Surg，2011，35(11)：2422-2427.

[32] Trésallet C，Salepçioglu H，Godiris-Petit G，et al. Clinical outcome after laparoscopic adrenalectomy for primary hyperaldosteronism：the role of pathology[J]. Surgery，

2010,148(1):129-134.

[33] Vaidya A,Hamrahian A H,Auchus R J. Genetics of primary aldosteronism[J]. Endocr Pract,2015,21(4):400-405.

[34] 中华医学会内分泌学分会肾上腺学组.原发性醛固酮增多症诊断治疗的专家共识[J].中华内分泌代谢杂志,2016,32(3):188-195.

[35] Funder J W,Carey R M,Mantero F,et al. The management of primary aldosteronism: case detection,diagnosis,and treatment:an endocrine society clinical practice guideline [J]. J Clin Endocrinol Metab,2016,101(5):1889-1916.

[36] Torricelli F C M,Marchini G S,Colombo J R Jr,et al. Nephron-sparing surgery for treatment of reninoma:a rare renin secreting tumor causing secondary hypertension[J]. Int Braz J Urol,2015,41(1):172-176.

[37] Trnka P,Orellana L,Walsh M,et al. Reninoma:an uncommon cause of renin-mediated hypertension[J]. Front Pediatr,2014,2:89.

[38] Funder J W. Idiopathic hyperaldosteronism[J]. Hypertension,2018,72(4):839-840.

[39] Diaz J, Kane T D, Leon E. Evidence of GMPPA founder mutation in indigenous Guatemalan population associated with alacrima, achalasia, and mental retardation syndrome[J]. Am J Med Genet A,2020,182(3):425-430.

[40] 曾进,陈忠.现代泌尿肿瘤学[M].北京:人民卫生出版社,2023.

[41] Ohashi K, Hayashi T, Sakamoto M, et al. Aldosterone-producing adrenocortical carcinoma with prominent hepatic metastasis diagnosed by liver biopsy:a case report [J]. BMC Endocr Disord,2016,16:3.

第十一章 皮质醇症

一、发病情况和病因

皮质醇症即皮质醇增多症(hypercortisolism),是由肾上腺皮质长期分泌过多皮质醇(cortisol,图 11-1)而引起。Harvey Cushing 于 1912 年首先详尽地描述了以向心性肥胖、高血压、疲乏无力、闭经、多毛、腹部紫纹、水肿、糖尿、骨质疏松和垂体嗜碱性细胞肿瘤为特征的症候群,即库欣综合征。

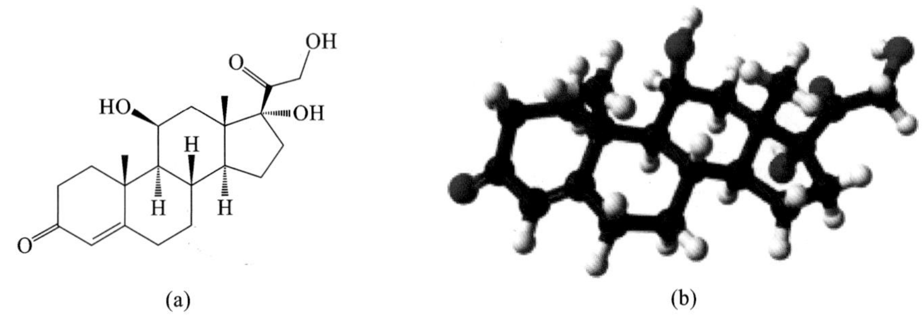

图 11-1 皮质醇分子结构

皮质醇症的发病率为 2%~5%,库欣综合征年发病率为(2~3)/100 万,国内尚缺乏大规模流行病学数据。皮质醇症可发生于任何年龄,成人多于儿童。多见于 20~50 岁,女性多于男性,比例为(1.3~1.8):1。儿童患者以腺癌较多,年龄较大的患儿则以增生较多见。成年男性多为肾上腺增生,腺瘤则较少见。成年女性多为增生或腺瘤。

皮质醇症的病因很多(图 11-2),包括:①库欣病;②库欣综合征;③异位 ACTH 综合征;④原发性肾上腺皮质结节样增生。

Porterfield 等和 Ioachimescu 等分别报道引起皮质醇症的病因分为 ACTH 依赖性、非 ACTH 依赖性两类,较图 11-2 中皮质醇症的病因分类更为详细,但发病率稍有差异(表 11-1)。需要指出的是,肾上腺皮质肿瘤(腺瘤或癌)、肾上腺外肾上腺肿瘤、异位 ACTH 或 CRH 分泌、原发性肾上腺皮质结节样增生所致的皮质醇症均属于库欣综合征的范畴。

表 11-1 皮质醇症的病因分类和发病率

病因分类	发病率	
	Ioachimescu 等报道	Porterfield 等报道
ACTH 依赖性	80%	80%
库欣病	67%	70%

续表

病因分类	发病率	
	Ioachimescu 等报道	Porterfield 等报道
异位 ACTH 分泌 } 异位 ACTH 综合征	12%	10%
异位 CRH 分泌 } 异位 ACTH 综合征	<1%	—
非 ACTH 依赖性	20%	20%
肾上腺皮质腺瘤	10%	10%
肾上腺皮质癌	8%	8%
肾上腺外肾上腺肿瘤	<1%	—
原发性肾上腺皮质结节样增生（小结节样和大结节样增生）	1%	2%

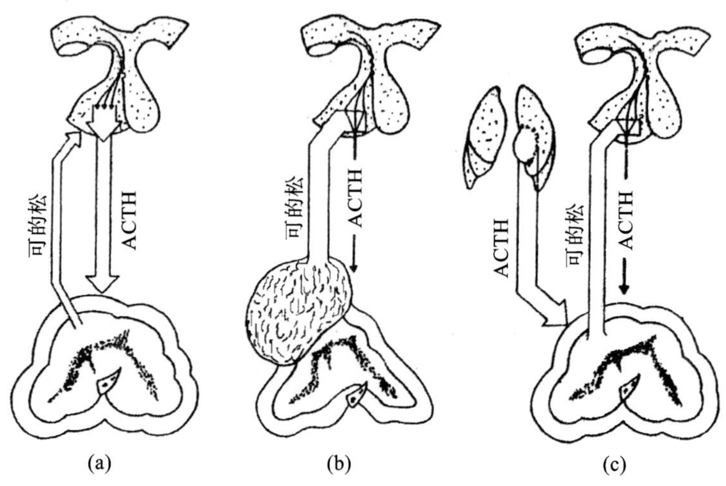

图 11-2　皮质醇症的病因分类

(a)库欣病；(b)肾上腺肿瘤(库欣综合征)；(c)异位 ACTH 综合征

1. 垂体性肾上腺皮质增生　最常见的是垂体腺瘤或腺癌引起的垂体性肾上腺皮质增生，占 67%～70%，又称库欣病。库欣病是指垂体性的皮质醇症，其内涵和库欣综合征不同，在概念上不能混淆。库欣病大多数是由垂体嗜碱性细胞或嫌色 ACTH 腺瘤(垂体微腺瘤或癌)分泌过多的 ACTH 引起双侧肾上腺皮质增生，并分泌大量的皮质醇所致。年发病率约为 2/100 万，成年女性多于成年男性(2∶1)，好发年龄为 20～40 岁；儿童、青少年亦可患病。

ACTH 腺瘤并非完全自主性的，肿瘤分泌的皮质醇可被大剂量地塞米松所抑制。临床研究发现，约 10%库欣病患者无明显的垂体肿瘤或增生。在 90%以上的垂体依赖性肾上腺皮质增生患者中可以发现垂体肿瘤，其中 80%的垂体性 ACTH 分泌过多患者为垂体微腺瘤(直径<10 mm，其中 50%直径≤5 mm)，垂体微腺瘤在垂体依赖性肾上腺皮质增生症患者中最常见，绝大多数是良性腺瘤。然而，垂体微腺瘤切除术后有复发的可能。约 10%的患者可以发现直径>10 mm 的垂体肿瘤或 ACTH 细胞弥漫性增生(下丘脑-垂体功能紊乱)，比较大的垂体肿瘤多具有向周围浸润的恶性倾向，可以向脑干、脊柱以及中枢神经系统的其他部位转移。

鞍内神经节细胞瘤少见，肿瘤细胞可分泌促肾上腺皮质激素释放激素(corticotropin releasing hormone，CRH)和 ACTH。肿瘤切除后，库欣病的临床表现可以获得缓解。

2. 库欣综合征　库欣综合征约占皮质醇症的 18%，由肾上腺皮质肿瘤(腺瘤或癌)引起。多见于成人和女性，男性少见，发病年龄以 40～59 岁居多，也可见于 4～5 岁儿童。

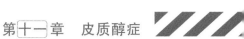

肿瘤的生长和分泌功能为自主性的，不受垂体ACTH的控制，能自主分泌大量皮质醇和其他激素，而不依赖垂体分泌的ACTH。肿瘤分泌的皮质醇一般不被大剂量地塞米松所抑制。肿瘤可分泌大量皮质醇，升高的皮质醇反馈抑制垂体ACTH的释放，所以患者血中ACTH明显降低。由于缺少ACTH的生理性刺激，肿瘤以外的肾上腺，包括同侧和对侧肾上腺皮质都呈萎缩状态。肾上腺皮质肿瘤引起的库欣综合征中，大多数是良性肿瘤，约占10%；癌约占8%。良性肾上腺皮质肿瘤大多数仅分泌皮质醇；而肾上腺皮质癌除分泌皮质醇外，还可分泌雄激素、雌激素和盐皮质激素。而且，肾上腺皮质癌容易发生早期转移，骨、肺、肝及淋巴结是常见的转移部位。

肿瘤大部分为单侧性，肾上腺皮质腺瘤发生于左侧肾上腺皮质者较右侧多一倍，而肾上腺皮质癌左、右两侧的发病率相等。正常人的肾上腺分泌皮质醇有昼夜节律性，清晨最高，然后逐渐下降，至午夜达最低值。皮质醇症患者此昼夜节律性丧失。

此外，少数病例由发生于肾门部位或腹膜后的肾上腺外肾上腺肿瘤引起，发病率不足1%。肾上腺皮质在胚胎发育时有一个自盆腔向上迁徙移行的过程，少数肾上腺皮质细胞在此过程中会散落在途中，这些散落的肾上腺皮质细胞有可能发展为肿瘤，其生物学行为与肾上腺皮质肿瘤引起的库欣综合征相同，^{18}F-FDG PET/CT有助于定位诊断。

3. 异位ACTH综合征 此为由垂体外肿瘤异位ACTH或CRH分泌所致的皮质醇症，临床上出现库欣病的临床表现，又称为异位库欣综合征，占皮质醇症的10%～12%。多发生于20～50岁成人，亦可发生于年长儿童。

垂体以外的恶性肿瘤组织异位分泌大量有生物活性的类似ACTH的物质，刺激肾上腺引起双侧肾上腺皮质继发性增生，导致皮质醇、性激素及盐皮质激素分泌增加，故患者除有典型或部分库欣病的临床表现外，常有盐皮质激素增高引起的高血压、低血钾。异位分泌ACTH的肿瘤细胞中，合成ACTH的基因长度及碱基顺序和正常垂体前叶ACTH细胞中的基因是一致的，但其信使RNA稍有区别，导致异位分泌ACTH的肿瘤细胞中ACTH前身物(N-POMC)的糖基侧链的长度和结构有差异。这种差异导致这些肿瘤细胞分泌大量未成熟的ACTH前身物及代谢产物，这些产物无ACTH的生物活性。此外，异位ACTH的分泌是自主性的，既不受CRH的兴奋，也不受糖皮质激素的抑制。如果这种肿瘤细胞分泌ACTH的同时又分泌异位CRH，则ACTH的分泌调节与垂体ACTH相似。

引起异位ACTH综合征的肿瘤主要有小细胞肺癌，约占异位ACTH综合征的50%；还有支气管类癌(10%)、胸腺类癌(10%)、胰岛细胞癌(5%)、甲状腺髓样癌(5%)、恶性嗜铬细胞瘤(5%)，其他还有消化道癌、卵巢癌、前列腺癌、宫颈癌、神经母细胞瘤、异位垂体腺瘤、肾细胞癌、肝细胞癌、乳腺癌、腺样囊性癌、黑色素瘤、恶性淋巴瘤、Leydig细胞瘤、Larynx癌和胆囊癌等。

异位分泌ACTH的肿瘤可分为迅速进展型(即显性(overt))和缓慢发展型(即隐性(occult))两类：①迅速进展型肿瘤瘤体大，恶性程度高，进展快，影像学检查较易于早期发现。但常因病程太短，某些病例的临床表现尚未显现即已死亡。②缓慢发展型肿瘤以类癌多见，肿瘤体积小，恶性程度低，生长速度慢，肿瘤进展慢，影像学检查不易发现。由于这类肿瘤自然病程很长，肿瘤本身造成的危害不大，但肿瘤异位分泌ACTH会引起库欣病的各种典型表现。临床上，该型异位ACTH综合征与库欣病较难鉴别。较为有效的鉴别方法为同时测定垂体静脉及外周静脉血ACTH浓度，两者比值在3以上提示库欣病，比值在1.8以下则为异位ACTH综合征。^{18}F-FDG PET/CT检查有较高的特异性，^{68}Ga-DOTATOC PET/CT检查可能是一种较为有前景的检查方法。

4. 原发性肾上腺皮质结节样增生 此为皮质醇症较为罕见的特殊类型，占1%～2%。多数患者有明确家族史，属常染色体显性遗传。大多数患者病情较轻，病程较长，呈隐匿性进展，从起病到确诊需要2～5年。根据发病机制及病理变化特点可分为：①非ACTH依赖性双侧肾上腺皮质小结节样增生，又称原发性色素结节性肾上腺皮质病(primary pigmented nodular adrenocortical disease，PPNAD)：90%的PPNAD为常染色体显性遗传Carney综合征(Carney complex，CNC)的一部分，少数为散发性。发病年龄早，患者多为儿童或青少年，平均发病年龄为18岁；②非ACTH依赖性双侧肾上腺皮质大结节样增生(adrenocorticotropin independent macronodular adrenal hyperplasia，AIMAH)：又称腺瘤样增生。AIMAH在临床上多表现为库欣综合征或亚临床库欣综合征，临床症状较轻或隐匿，无典型临床症状。通常，结节进展缓慢，数年后多于影像学检查时意外发现或出现库欣综合征的典型症状时做出诊断。这些结节往往具有很强的分泌自主性，血ACTH低或检测不到，分泌的皮质醇一般不被大剂量地塞米松所抑制。多发生于成人，诊断时年龄多在50～60岁。男性与女性发病率无明显差异。

二、发病机制和分子生物学

ACTH依赖性库欣病的分子机制尚未完全阐明，随着分子生物学研究的迅速进展，USP8(15q21.2)、POMC(2p23.3)、MEN1(11q13.1)、GNAS1(20q13.32)、DICER1(14q32.13)、CDKN1B(12p13.1)、GPR101(Xq26.3)和AIP(11q13.2)等基因突变可能与库欣病的发生有关，35%～62%的患者USP8基因(图11-3)去泛素化激活突变在库欣病的发生中起关键作用。家族性内分泌综合征伴垂体ACTH腺瘤与多发性内分泌肿瘤(MEN-Ⅰ)及GNAS1基因突变相关。散发性库欣病的发病机制涉及PTTG(5q33.3)、p27(12p13)基因突变和激素相关受体、配体的异常表达，导致垂体ACTH细胞过度增殖和激素分泌。CDH23基因(10q22.1)不仅是家族性垂体腺瘤的遗传致病基因，同时也是散发性垂体腺瘤的易感基因。近年来研究发现，CABLES1基因(18q11.2)可能是库欣病发生的一种新机制。

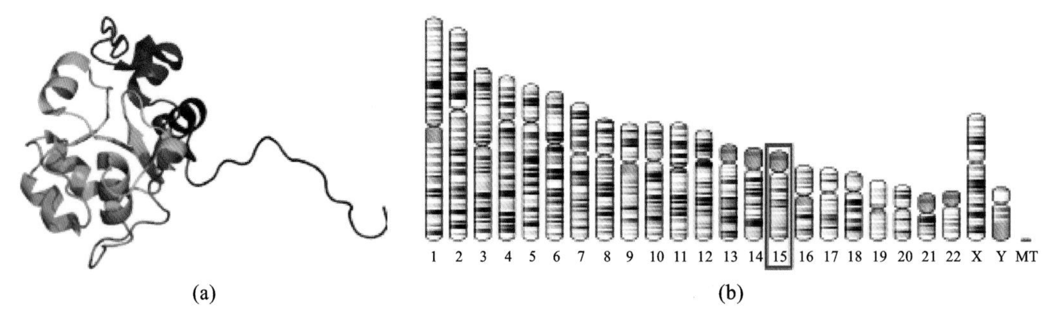

图11-3 USP8基因结构和染色体

(a)USP8基因结构；(b)USP8基因定位于染色体15q21.2

非ACTH依赖性库欣综合征肾上腺皮质肿瘤分泌皮质醇的分子机制目前还不是很明确，皮质醇的分泌受肾上腺皮质组织中异常表达和活化的G-蛋白偶联受体(G-protein coupled receptor)的调控，GNAS1(20q13.32)、PRKAR1α(17q24.2)、PDE11α(2q31.2)、DOT1L(19p13.3)、CLASP2(3p22.3)和PRKACA(19p13.12)基因突变以及ZNRF3(3p21)基因失活，Wnt通路异常激活及抑癌基因杂合丢失等是库欣综合征肾上腺皮质肿瘤发生的重要因素。文献报道，体细胞PRKACA基因突变和分泌皮质醇与肾上腺皮质癌和单侧肾上腺腺瘤发生相关，抑癌基因p53涉及肾上腺皮质肿瘤的发生。通过对库欣综合征患者的肾上腺皮质肿瘤样本进行全基因组外显子和转录组测序，发现了与该综合征相关的一些潜在的突变基因，在69.2%的库欣综合征患者中发现了PRKACA基因激活热点PKAL205R突变(PKAWT产物)，这与肾上腺皮质肿瘤发病密切相关，并在65.5%的病例中得到证实。研究显示，L205R突变位于PRKACA基因高度保守的P+1 loop功能域，P+1 loop功能域与PKAWT特异性基序有关，对激酶和底物的结合具有重要作用(图11-4)。PKAL205R热点突变分为突变型与非突变型，其中突变型肿瘤的体积小、分泌能力强。值得注意的是，在库欣综合征腺瘤文库中，一些与肿瘤相关的基因呈高表达，如热休克蛋白 90、金属泛调理素及腺苷酸转位因子等，而在正常肾上腺文库中表达的多种与抑制增殖或细胞凋亡相关基因在腺瘤文库未见表达。研究提示，腺瘤组织呈现旺盛的类固醇合成活性，肾上腺皮质腺瘤不仅有肿瘤相关基因的高表达，而且存在凋亡相关及抑制增殖的基因低表达。此外，DNA 修饰发生变化可影响库欣综合征患者的精神状态，且患者全基因组水平的 DNA 甲基化普遍低于健康人群。

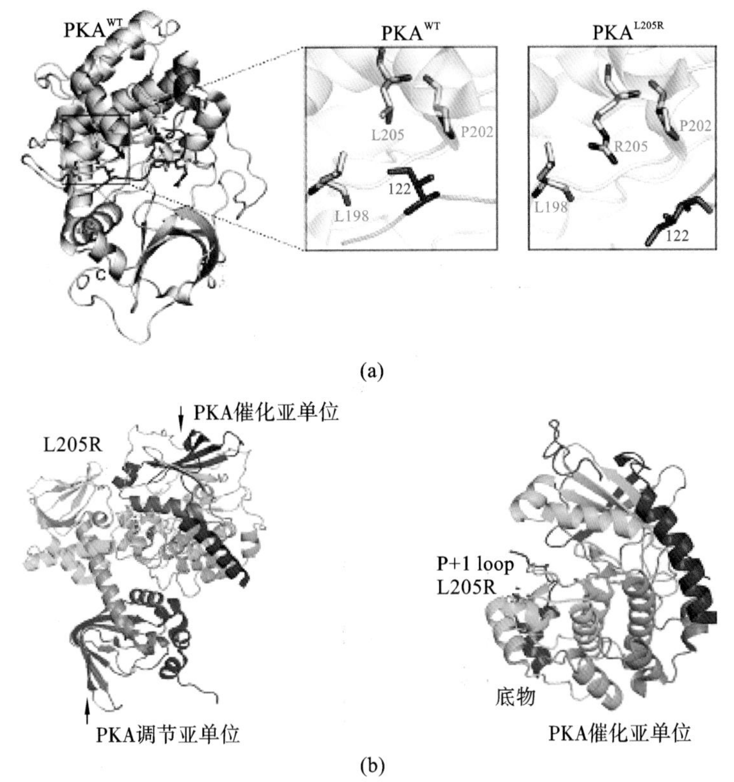

图 11-4 PRKACA 基因激活热点 PKAL205R 突变结构示意图

原发性肾上腺皮质结节样增生在致病模式上表现为复合杂合子致病。文献报道，80%以上的 PPNAD 患者存在 PRKAR1α 基因(17q24.2)失活(图 11-5)。基因测序发现 PRKAR1α 基因存在一个新的错义突变，即 C18G 编码的氨基酸由半胱氨酸转变成甘氨酸。PPNAD 还与定位于染色体 2q31-35 的 PDE11α4 基因失活有关，PDE11α4 是磷酸二酯酶 11A4 的编码基因，只表达在肾上腺组织中。PRKAR1α 和 PD11α 基因均参与 cAMP 信号通路，其突变使 cAMP/PKA 信号通路受到影响，从而引起肾上腺皮质细胞或组织的异常增生。PPNAD 所致库欣综合征尚与 CTNNB1(1p36.22)、DOT1L(19p13.3)和 PDE8B(5q13.3)等基因发生的胚系突变和体细胞

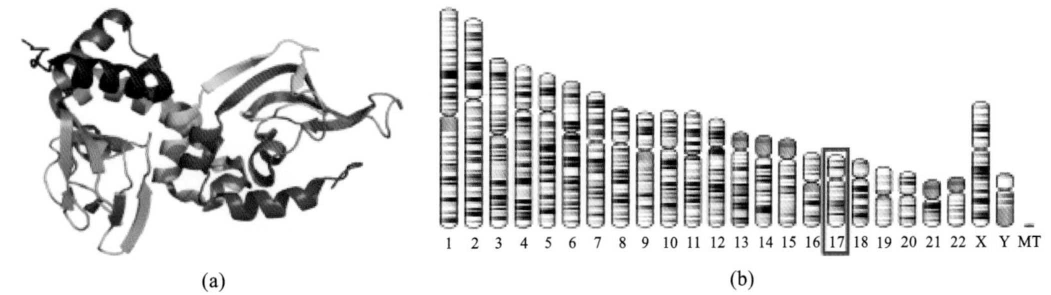

图 11-5 PRKAR1α 基因结构和染色体

(a)PRKAR1α 基因结构；(b)PRKAR1α 基因定位于染色体 17q24.2

突变有关。

AIMAH 的发病机制可能为病变肾上腺组织中异常表达的多种激素和细胞因子受体导致皮质激素过度分泌，涉及相关基因的突变、缺陷或遗传。目前，关于遗传来源尚有争议：即家族遗传模式、双侧和多病灶特征。cAMP/PKA 信号转导途径的活性与 AIMAH 家族遗传易感基因有关，抑制基因 ARMC5(FLJ13063，16p11.2)为 AIMAH 家族遗传和散发性 AIMAH 常见的易感基因(图 11-6)，表现为基因杂合子缺失。ARMC5 通过减少细胞凋亡形成肾上腺大结节，调控类固醇激素合成过程使皮质醇分泌增多，推测 ARMC5 可能是 AIMAH 发生的另一种机制。研究发现，APC(112.1-112.21)、MEN1(11q13.1)和 FH(19p13.1-13.3)基因亦是导致 AIMAH 发生的原因，少数病例尚存在 GNS(20q13.32)、PRKACA(19p13.12)、L205R 热点突变和 MC2R(18p11.21)基因突变。

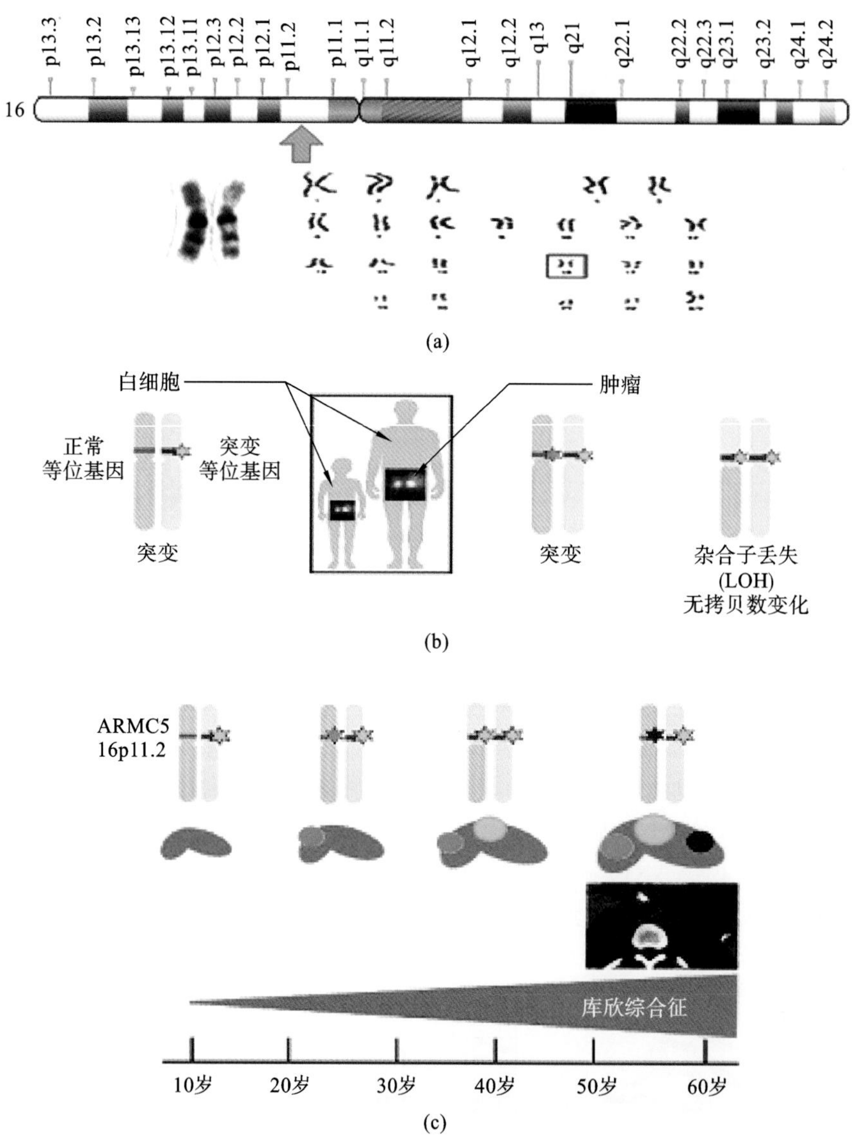

图 11-6　AIMAH 双等位基因失活模式

(a)ARMC5 基因定位于 16p11.2；(b)等位基因突变，16pLOH 杂合子缺失；(c)ARMC5 胚系突变，16pLOH 杂合子缺失

目前，关于异位 ACTH 综合征的发病机制、肿瘤如何产生异源性激素尚不清楚，可能的解释如下：①随机阻抑解除学说：异位激素分泌实质上在许多正常组织中存在，但仅产生微量或少量的 ACTH，不会引起临床表现。在致癌因素诱导下，由于基因表达而出现随机阻抑解除，某

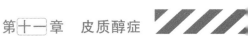

种激素合成增加，即所谓放大体系，从而引起相应的临床表现，但该学说的可靠性尚无定论。②APUD细胞学说：肿瘤异位分泌 ACTH 起源于在胚胎学上与正常内分泌组织的前体有关的细胞，这类细胞起源于外胚层神经嵴干细胞，具有摄取胺或其前体并能脱羧的生化特性，简称 APUD 细胞。③基因突变学说：基因突变使得肿瘤细胞 DNA 序列发生变化。有些癌基因的功能与内分泌功能密切相关，其产物类似生长因子、生长因子受体或生长因子受体的功能性亚单位。④细胞分化障碍学说：产生异位激素的组织细胞在其正常的分化发育过程中，原来具有产生某些多肽激素和其他蛋白质的能力，分化成熟后，其不再产生这些蛋白质分子；成为肿瘤细胞后由于成熟障碍，仍然产生这些多肽激素或其他蛋白质。

三、病理

1. 库欣病 大部分库欣病患者表现为双侧肾上腺弥漫性皮质增生，增生的程度不一致，一般都能保持原来的形态，比正常肾上腺稍增大，其重量一般为 6～12 g，最重者可达 30 g。在切面上，皮质的内 1/3～1/2 为棕色，外带为金黄色。镜下见内侧为增宽的致密细胞，外带为透明细胞，而最外层的球状带一般正常。

少数库欣病患者，呈单侧或双侧比较大的肾上腺皮质结节或多个腺瘤样增生。20%～40%的库欣病患者表现为双侧肾上腺皮质结节样增生。结节可以是单个或多个，直径为 0.5～5 cm，属大结节样增生类型，若结节直径在 2.5 cm 以上即为腺瘤样增生。镜检显示肾上腺皮质结节样增生，属微结节样增生类型。这些结节主要含透明细胞，呈巢状或索状分布。结节周围的肾上腺皮质呈增生性改变。有些结节内细胞有细胞肥大及核多形性表现，这些结节的分泌功能可能有相对自主性。目前，肾上腺皮质结节样增生的发病机制尚未完全阐明，有人认为属于原发性肾上腺皮质功能紊乱；多数人认为最大可能还是垂体性的：可能先因垂体过量分泌的 ACTH 使双侧肾上腺皮质增生，最终导致结节形成。该结节既依赖 ACTH，又具有一定的自主分泌性(即半自主分泌)，有的则发展为自主分泌性结节，称之为“三发结节”。病变长期进展导致肾上腺对垂体 ACTH 依赖性发生变异，即这些结节在生长过程中逐步具备了自主分泌的能力，进而抑制了垂体 ACTH 的分泌，这可能是自主分泌性结节形成的机制。

2. 库欣综合征 肾上腺良性皮质腺瘤较小，多为单个，两侧发病的概率大致相等。肿瘤大小不等，大多数直径为 2～4 cm，重量为 10～40 g，个别病例重量可达 250 g。形状多为圆形和椭圆形，有完整的包膜，质软脆。切面呈黄棕色，很少有坏死灶和出血灶(图 11-7)。镜下观，腺瘤黄色部分细胞和正常肾上腺的束状带相似，棕色部分和网状带的致密细胞相似。腺瘤细胞呈索状或巢状排列。细胞多形性不多见。腺瘤周围的肾上腺呈萎缩状态，这是和肾上腺皮质结节样增生及正常功能的肾上腺皮质存在结节的重要区别。肾上腺皮质结节样增生者结节周围的肾上腺呈增生状态；正常功能的肾上腺皮质存在结节时结节周围的肾上腺组织既不萎缩也不增生。

肾上腺皮质癌瘤体较大，重量一般都超过 100 g。肿瘤的形状常常不规则，呈分叶状，没有完整的包膜(图 11-8)。切面呈粉红色或黄色，常有出血或坏死灶，囊性变也不少见。肿瘤细胞多像致密细胞，胞质呈嗜伊红染色。细胞排列成较大的巢状、片状。细胞及细胞核的大小常不一致，多形性很明显，细胞核中常有多个核仁。有时可以看到核的有丝分裂。血管中或血栓中含有肿瘤细胞是肿瘤为恶性的有价值的指标。肿瘤在较早时期就可向区域淋巴结、纵隔淋巴结、骨、肺及肝等脏器转移。肿瘤周围及对侧肾上腺组织都处于萎缩状态。

3. 异位 ACTH 综合征 病理改变和库欣病相同，表现为双侧肾上腺皮质弥漫性增生或结节样增生。由于异位 ACTH 分泌，皮质醇水平较高且难以抑制，其肾上腺受到比垂体 ACTH 瘤更大的刺激，因而增生比较明显，且有细胞肥大和核多形性表现。

4. 原发性肾上腺皮质结节样增生 PPNAD 病理学特点为肾上腺呈双侧或单侧轻度增大，

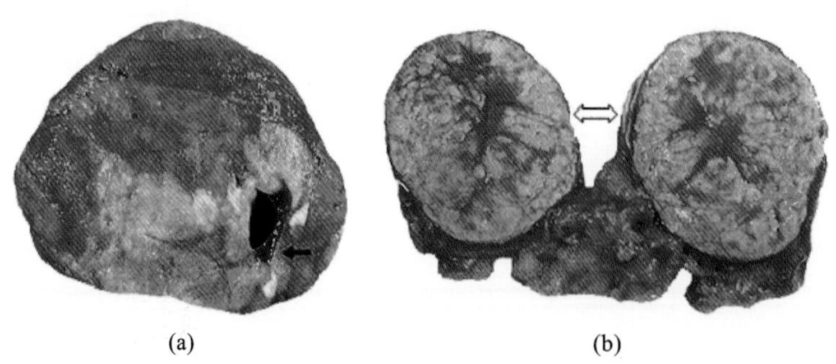

(a) (b)

图 11-7　库欣综合征(肾上腺皮质腺瘤)标本及其剖面

(a)肾上腺皮质腺瘤标本;(b)肾上腺皮质腺瘤剖面

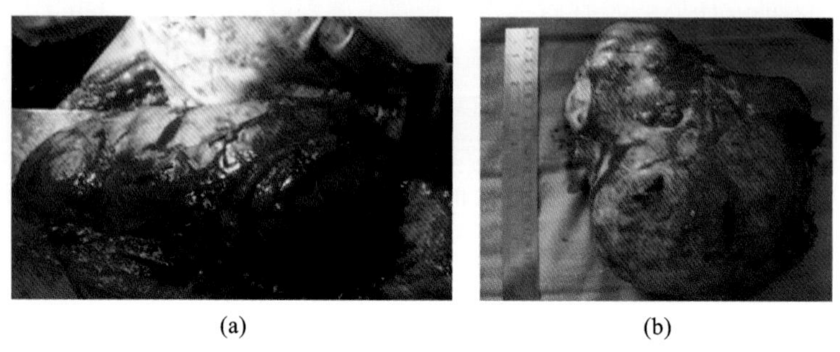

(a) (b)

图 11-8　库欣综合征(肾上腺皮质癌合并嗜铬细胞瘤)

(a)左侧巨大术中所见;(b)切除标本,肿瘤大小约 21 cm×12 cm×8 cm,重量约 380 g

多属结节样增生;但 30%～40%大小基本正常,每侧重量为 0.9～13.4 g。多发性黑色色素或深褐色色素沉着、大小不一的结节融合为其切面特征,结节直径为 0.2～0.8 cm,无包膜(图11-9(a))。镜检见肾上腺皮质呈多结节样增生,结节间皮质组织明显萎缩,增生结节主要由较大的颗粒状嗜酸性粒细胞和含脂褐素的大细胞构成。胞质内含不等量脂褐素,胞质富含脂质,呈空泡状。

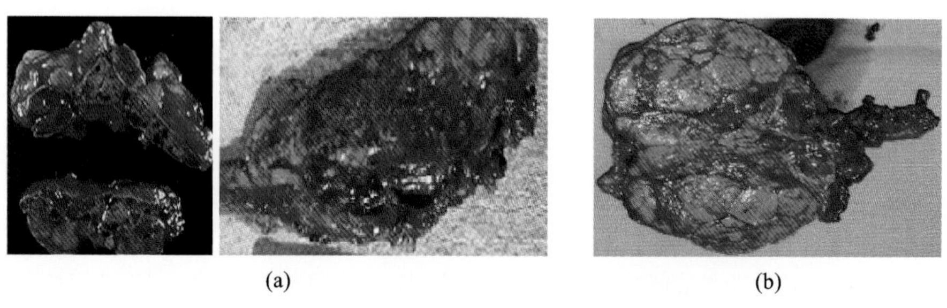

(a) (b)

图 11-9　原发性肾上腺皮质结节样增生

(a)PPNAD 多发性小结节呈黑色、深褐色;(b)AIMAH 标本

AIMAH 病理学特点为病变累及双侧肾上腺,偶有单侧病变。通常表现为双侧肾上腺有大小不等的结节样增生,结节直径多为 1.0～3.5 cm,结节最大直径可达 7 cm;双侧肾上腺重量多超过 60 g,平均为 85～132 g。结节切面为金黄色,无色素沉着,结节间边界清楚,结节间组织大多呈萎缩状态(图 11-9(b))。镜检见肾上腺皮质组织呈结节样增生,主要由大片的透明细胞和聚集分布的致密细胞组成,无异常核分裂。透明细胞排列成条索状和腺泡状巢状结构,其间有含毛细血管的纤维组织。

上述病理状态的共同病理生理结果是肾上腺分泌过量皮质醇,引起脂肪代谢障碍和分布异常;蛋白质代谢障碍,机体处于负氮平衡状态;糖代谢障碍,糖原异生增加,对葡萄糖的摄取和利用减少;电解质紊乱和免疫功能下降等。

四、临床表现

皮质醇症不管何种病因，其临床表现相仿，约 80％皮质醇症患者有比较典型的临床表现。然而，临床表现不典型者并不能排除皮质醇症。一般皮质增生者病情发展缓慢，有的甚至不为患者和家属所察觉，出现典型症状的时间常在 1 年以上。

值得注意的是，大多数 AIMAH 患者并不具备典型的皮质醇症临床表现，患者往往到 50～60 岁才出现典型的临床症状，从发病到确定诊断平均历时 7.8 年。并且，越来越多的两侧肾上腺偶发瘤被诊断为亚临床 AIMAH。

肾上腺皮质癌患者病情发展迅速，出现典型的症状及体征时往往已发生转移。巨大肾上腺皮质癌合并嗜铬细胞瘤罕见，可表现为库欣综合征和嗜铬细胞瘤两者的临床特征，应引起注意。

皮质醇症的典型症状和体征如下。

(1) 体态改变：满月脸、水牛背、向心性肥胖。

(2) 体重增加。

(3) 皮肤、毛发改变：皮肤薄、痤疮，皮肤紫纹，多毛症，脱发。

(4) 性腺功能紊乱：月经紊乱或闭经，阴茎缩小或性功能障碍。

(5) 儿童生长发育迟缓。

(6) 男性化：生须、喉结增大、乳房萎缩、阴蒂肥大。

(7) 骨质疏松、肌肉萎缩：病理性骨折。

(8) 精神症状。

(9) 低钾血症。

(10) 水肿。

(11) 糖尿病或糖耐量减低。

(12) 真菌感染。

(13) 高血压、动脉粥样硬化。

(14) 肾结石。

(15) 周期性皮质醇症。

(16) 其他：多尿、烦渴、疲劳、乏力、头痛、背痛、多血质等。

五、诊断

(一) 诊断

对临床症状典型的皮质醇症或怀疑皮质醇症的患者，其诊断步骤如下：①定性诊断：确定是否为皮质醇症。②病因诊断：属于哪种病因引起的皮质醇症，即确定病因是肾上腺皮质增生还是肾上腺皮质肿瘤抑或是异位 ACTH 综合征(图 11-10)。③定位诊断：若为肾上腺皮质肿瘤引起，则应进一步进行定性和定位诊断，确定肿瘤的具体部位。

(二) 病因诊断(表 11-2)

除依据上述临床表现判断是否为皮质醇症外，测定糖皮质激素是否异常对诊断也非常重要：①血浆 ACTH 测定：库欣病和异位 ACTH 综合征 ACTH 增加，血浆皮质醇浓度昼夜节律性消失，可与肾上腺肿瘤相鉴别。②24 h 尿游离皮质类固醇排出量增加，常用参数有 17-羟皮质类固醇(17-OHCS)和 17-酮皮质类固醇(17-KS)，异位 ACTH 综合征和肾上腺皮质癌中明显升高。③地塞米松抑制试验：小剂量地塞米松不能抑制皮质功能，本法简易、敏感，约 98％皮质醇症患者可获得阳性结果。方法：24 时让患者口服地塞米松 1 mg，次晨 8 时抽血测定血浆皮质醇浓度，并收集 24 h 尿测定尿游离皮质醇。若血浆皮质醇＜0.14 μmol/L(5 μg/dl)，尿皮质醇

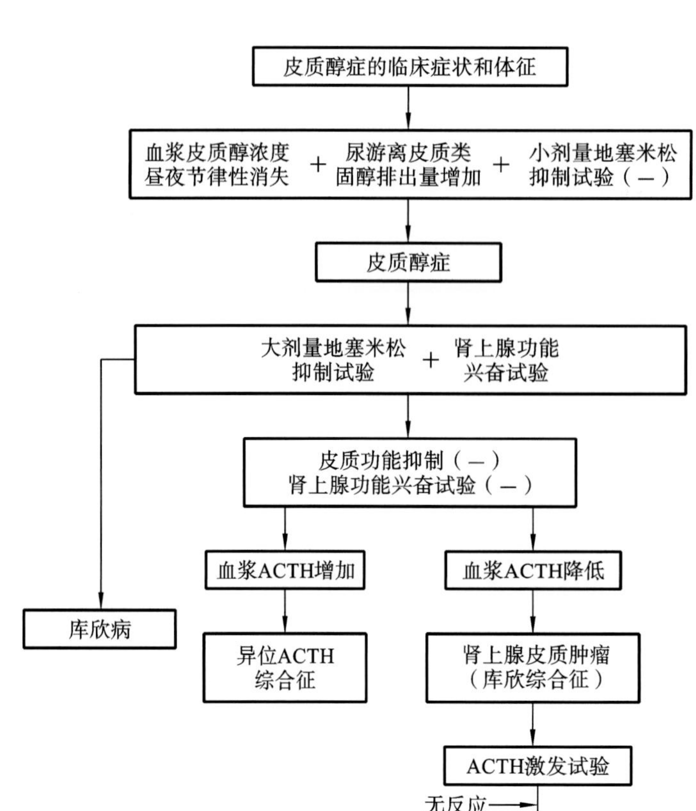

图 11-10　皮质醇症的定性诊断流程图

正常则可排除皮质醇症；若血浆皮质醇不下降，24 h 尿游离皮质醇超过 331.2 nmol(120 μg)，则提示皮质醇症。大多数库欣综合征患者不能抑制到 50%以下。大剂量地塞米松抑制试验可完全抑制库欣病患者的 ACTH 分泌，异位 ACTH 综合征和肾上腺皮质肿瘤患者的 ACTH 大多不能被抑制。

表 11-2　皮质醇症的病因诊断和鉴别诊断

试验项目	库欣病(垂体肾上腺皮质增生)	库欣综合征(ACTH 非依赖性库欣综合征)	异位 ACTH 综合征(异位 ACTH 分泌)
血浆 ACTH 正常值：4.4～22.0 pmol/L (20～100 pg/ml)	正常或中度增加 11～44.0 pmol/L (20～200 pg/ml)	降低	升高 2 倍或更高
大剂量地塞米松抑制试验(24 时口服 8 mg，次晨 8 时测定血浆皮质醇浓度)	低于正常晨间值的 50%	不被抑制	不被抑制
外源性 ACTH 试验*	注射后 24 h 尿 17-OHCS 排出量上升 50%以上	无反应	无反应

续表

试验项目	库欣病（垂体肾上腺皮质增生）	库欣综合征（ACTH 非依赖性库欣综合征）	异位 ACTH 综合征（异位 ACTH 分泌）
CRH 试验*（ACTH 峰值比基础值增加 50%以上，血浆皮质醇峰值比基础值增加 25%以上为有反应）	86%有反应	100%无反应	90.5%无反应
甲吡酮试验*	通过反馈抑制，促进垂体分泌 ACTH，导致尿 17-OHCS、17-KS 排出量增加	无反应	无反应
加压素试验*	尿游离皮质类固醇排出量增加	无反应	无反应
垂体 CT，肾上腺 B 超、CT 或 MRI	肾上腺增大；50%病例发现垂体肿瘤	肾上腺肿瘤	肾上腺增大
岩下窦抽血 ACTH 测定	$\frac{\text{岩下窦血 ACTH}}{\text{静脉血 ACTH}}>1$	ACTH 降低	仅在定位不明确时，多次抽血

注：*代表肾上腺功能兴奋试验。若肿瘤小，病程短或皮质癌发展迅速，肿瘤以外肾上腺组织尚未萎缩，肾上腺功能兴奋试验也可能呈阳性反应。异位 ACTH 综合征者，体内已有大量 ACTH 产生，肾上腺皮质已处于持久兴奋高限状态，对肾上腺功能兴奋试验不起反应。

1. 肾上腺皮质结节样增生的诊断　肾上腺皮质结节样增生的临床表现及常规生化检测并无特异性，垂体-肾上腺功能试验可显示自主分泌特点，而肾上腺定位检查又常提示有占位性病变或腺瘤。因此容易误诊而只行单侧肾上腺手术，造成不良后果。下列几点应引起注意：①大剂量地塞米松抑制试验阴性，对于 ACTH 兴奋试验无明显反应的患者，除考虑肾上腺皮质腺瘤或癌外，应警惕肾上腺皮质结节样增生的可能。②血浆 ACTH 低于 20 pg/ml 多提示腺瘤，但部分本症患者血浆 ACTH 亦可低于此值，故 ACTH 测定不能作为两者区别的可靠指标。③本症定位检查常易误认为肾上腺占位性病变或腺瘤，而蝶鞍检查绝大多数呈阴性结果，故肾上腺 X 线、B 超或 CT 检查对本症无定位诊断价值。④手术时应常规行快速冰冻切片检查，对结节较大者不应根据直观经验立即判断为腺瘤而只行单侧肾上腺手术。⑤肾上腺皮质结节样增生的病理改变有时近似于弥漫性增生，但某些结节可含有致密的细胞灶和/或脂肪细胞聚积，有时细胞肥大呈多形性。最主要的病理特点是大部分与结节邻近的肾上腺皮质组织亦呈增生性改变，仅少数呈局灶性萎缩改变，故病理检查时应全面仔细，不可轻易诊断为腺瘤。对病理检查亦难定论的患者，术后应定期随访观察。

AIMAH 的诊断依据：①典型的库欣综合征临床表现或仅有高血压、糖代谢异常、骨质疏松等不典型的库欣综合征临床表现；②实验室检测支持非依赖性 ACTH 临床或亚临床库欣综合征的诊断；③影像学显示两侧肾上腺大结节样增生、密度均匀样改变；④排除 PPNAD、原醛症、PHEO 或其他可致两侧肾上腺增生或结节样增生改变的相关疾病。

2. 肾上腺皮质肿瘤与皮质增生的鉴别

(1) 大剂量地塞米松抑制试验(high dose dexamethasone suppression test，HDDST)：定位试验，主要用于鉴别 ACTH 依赖性库欣病和非 ACTH 依赖性库欣综合征。方法：连续两天服用 8 mg 地塞米松，如果病变在垂体，根据负反馈原理，第三天的血浆皮质醇浓度被抑制在基础值的50%以下，提示为垂体性双侧肾上腺皮质增生(库欣病)。如果不能被抑制，则提示肿瘤不受垂体ACTH控制，考虑为肾上腺皮质肿瘤(库欣综合征)或异位肿瘤(异位ACTH综合征)，不能被抑制的原因是肾上腺皮质肿瘤和异位肿瘤的自主分泌。

(2) 小剂量地塞米松抑制试验(LDDST)：包括1 mg和2 mg地塞米松抑制试验(DST)，用来筛选、诊断库欣综合征。

1 mg DST属于初筛试验：24时服用1 mg地塞米松，第二天8时的血浆皮质醇不能被抑制，切点是5 μg/dl和1.8 μg/dl，<5 μg/dl可基本排除库欣综合征，<1.8 μg/dl则绝对排除。

若1 mg DST阳性，则进一步行2 mg DST。2 mg DST是库欣综合征的定性试验：连续两天服用2 mg地塞米松，第三天的血浆皮质醇浓度<5 μg/dl，可基本排除库欣综合征；<1.8 μg/dl，绝对排除库欣综合征；>5 μg/dl，考虑库欣综合征。肾上腺轴功能正常，服用小剂量的地塞米松即会引起负反馈调节，血浆皮质醇、尿游离皮质醇浓度下降。而库欣综合征因肾上腺皮质肿瘤引起的高皮质醇血症，已在很大程度上抑制了垂体促肾上腺皮质激素的分泌，再给予外源性糖皮质激素，也不会对促肾上腺皮质激素的分泌有多大影响，故血浆、尿皮质醇亦变化不大。

(3) 血浆ACTH测定：放射免疫法测定血浆ACTH浓度对于皮质醇症的病因鉴别诊断具有重要价值。垂体肿瘤所致的肾上腺皮质增生的血浆ACTH浓度升高；若无垂体肿瘤而血浆ACTH浓度升高，则提示为异位ACTH综合征；而肾上腺皮质腺瘤或癌的血浆ACTH浓度正常或较正常值偏低，ACTH放射免疫测定因其浓度低，不稳定且难度较大。若肿瘤小，病程短或皮质癌发展迅速，肿瘤以外肾上腺组织尚未萎缩，兴奋试验也可能呈阳性反应。异位ACTH综合征者体内已有大量ACTH产生，肾上腺皮质已处于持久兴奋高限状态，对兴奋试验不起反应。

(4) 岩下窦抽血ACTH测定：将导管插到直接引流垂体静脉血的双侧岩下静脉，并静脉注射CRH，同时测定岩下静脉血中ACTH水平，以明确垂体ACTH微腺瘤位于左侧还是右侧，以便在经蝶窦探查未能发现微腺瘤时行垂体病侧半切除术。

(5) 肿瘤性质的判断：以下几点倾向于恶性肿瘤的诊断。①同时有性激素增加引起的男性化或女性化特征，或醛固酮增多症引起的高血压和低血钾性碱中毒者；②儿童皮质醇症经常是恶性的；③临床表现有非感染性发热和局部疼痛者；④临床检查腰腹部可扪及肿块者；⑤17-OHCS或17-KS水平过高者，尤其是后者；⑥B超、CT检查发现肿瘤浸润周围组织者。此外，末梢血浆类固醇的测定有助于鉴别良性或恶性。肾上腺皮质癌以其蓄积的雄激素和皮质醇的前体物质阻滞11-脱氧皮质醇转换成皮质醇，因此末梢血17-羟孕酮、δ-4-雄烯二酮和脱氢异雄酮水平及11-脱氧皮质酮与皮质醇比值上升极其显著；肾上腺皮质腺瘤者孕酮与17-羟孕酮比值，17-羟孕酮与11-脱氧皮质酮比值则较高。

3. 异位ACTH综合征的判断 临床判断异位ACTH综合征的依据：①异位肿瘤和内分泌综合征同时存在，而肿瘤又非发生于正常时分泌该激素的内分泌腺；②异位肿瘤伴血或尿中ACTH水平异常升高；③ACTH分泌呈现自主性，不能被正常的反馈机制所抑制；④排除其他可引起综合征的原因；⑤术中取肿瘤的动、静脉血检测激素，静脉血中ACTH水平高于动脉，或取肿瘤静脉血与远离肿瘤的静脉血进行比较，肿瘤血中ACTH含量明显升高；⑥在肿瘤的提取物中用放疗法或生物法证实ACTH的存在；⑦异位肿瘤经手术、化疗、放疗等治疗后，ACTH水平下降，症状缓解。

(三) 定位诊断

皮质醇症的定位诊断和治疗流程见图11-11。

影像学定位诊断方法包括B超、CT、MRI、^{131}I-胆固醇肾上腺扫描以及^{18}F-FDG PET/CT检查。

1. B超 B超作为一种简便的影像学检查方法，应用广泛。随着高分辨率超声诊断仪器的

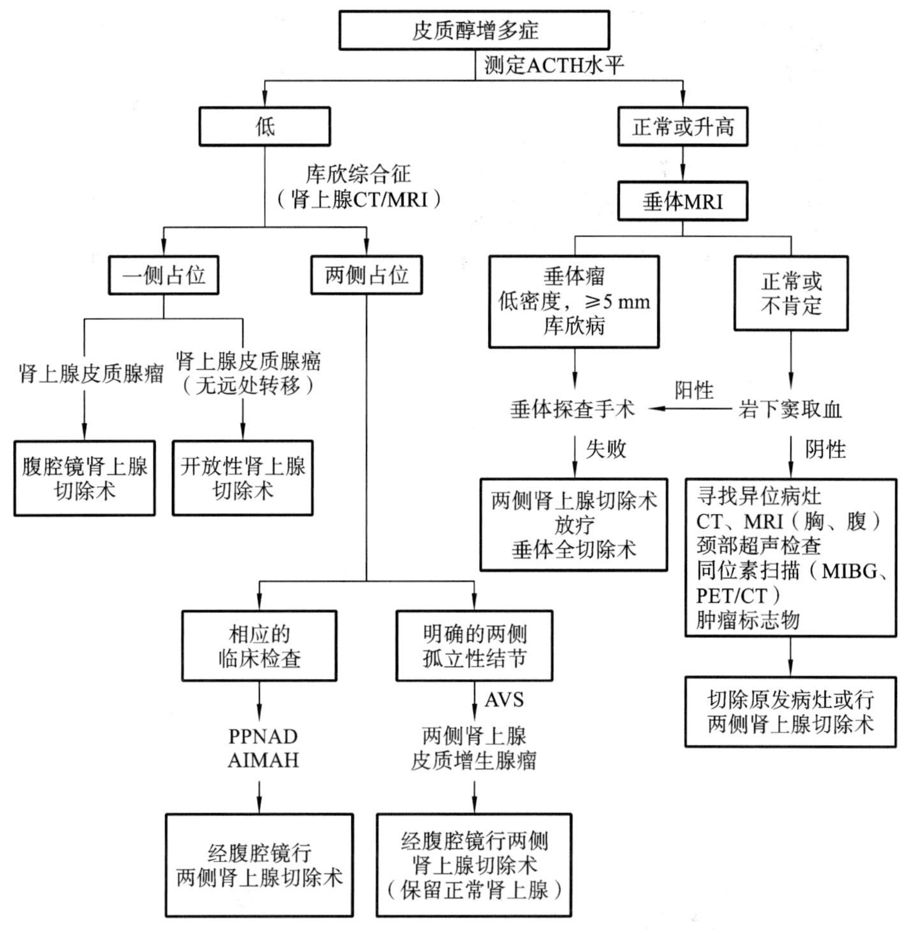

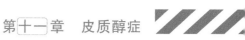

图 11-11　皮质醇症的定位诊断和治疗流程

出现，90%以上的正常肾上腺可在双肾的冠状面中显示，甚至一些正常肾上腺可清楚显示肾上腺皮质与髓质。B超对正常右侧肾上腺的检出率为94%，平均长径为3 cm，厚度为0.3 cm；左侧检出率为66%，平均长径为2.5 cm，厚度为0.3 cm。B超显示皮质肿瘤边界清楚，内部回声不均，对肾上腺皮质肿瘤的定位诊断符合率可达90%。但无论功能性还是无功能性肾上腺皮质肿瘤，超声尚不能对其病理性质进行定性诊断；目前，超声显像鉴别肾上腺良性肿瘤与恶性肿瘤有一定的困难。

2. CT（图 11-12、图 11-13） 垂体肿瘤首选CT检查。行鞍区冠状位薄层CT并进行造影剂增强和矢状重建，对垂体大腺瘤的检出率很高。目前CT已成为诊断垂体微腺瘤的重要手段，手术证实的垂体微腺瘤中约70%可用CT检出，蝶鞍壁扭曲为最常见的现象。

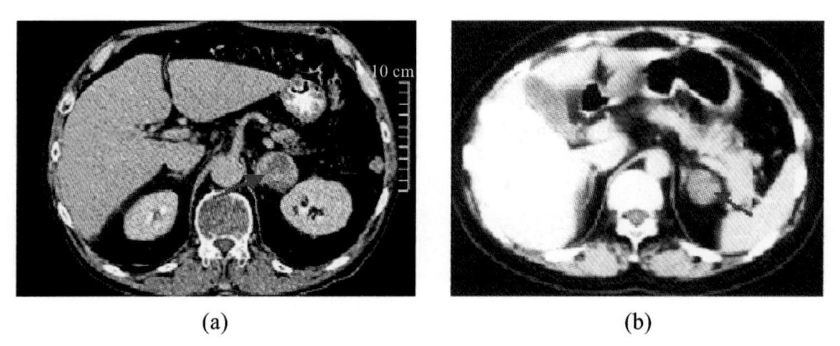

(a)　(b)

图 11-12　库欣综合征：CT显示左侧肾上腺腺瘤

正常肾上腺左侧80%、右侧约50%可在CT上见到。左侧呈半月形，位于左侧肾上极内前

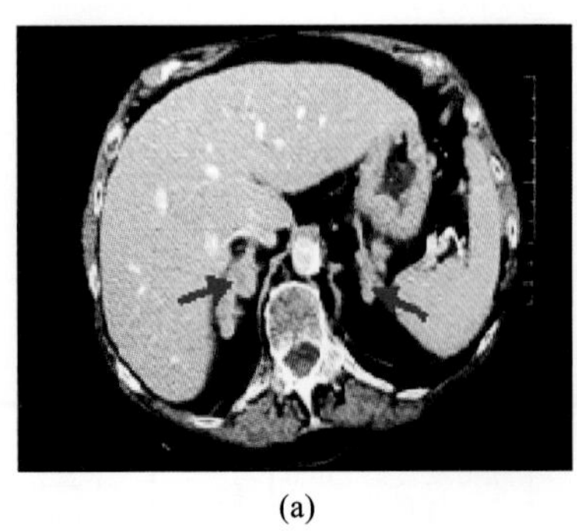
(a)

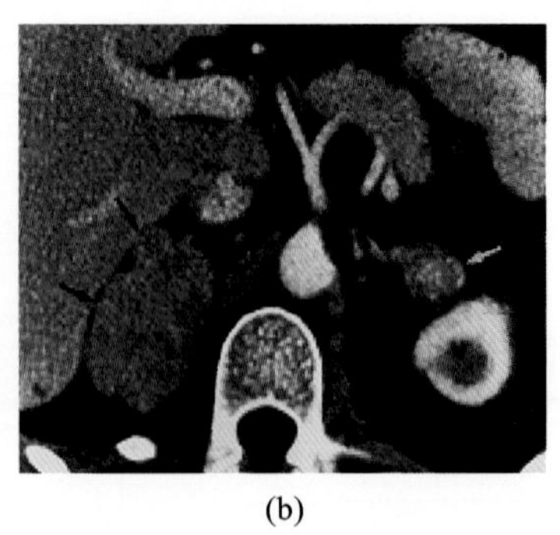
(b)

图 11-13 CT 显示 AIMAH 两侧肾上腺大结节样增生、密度均匀，增强后无强化

方、胰尾后和腹主动脉外侧；右侧为一薄片组织，呈三角形，位于右侧肾上极内上方，紧贴下腔静脉后。根据肾上腺腺体轮廓改变，通过 CT 可辨认直径<1 cm 的病变。肿瘤的吸收系数类似于肝、肾等周围组织(32＋40EMI 单位)，值的大小取决于血管的丰富程度。在静脉注射造影剂后，肿瘤的吸收系数可能提高。肾上腺肿瘤表现为肾上腺上边界清楚的肿块，一般腺瘤直径>2 cm，对侧肾上腺萎缩。如果肿瘤小，部分正常肾上腺仍可辨认；若肿瘤大，则 CT 片上不能看到正常的肾上腺。有时肾上腺肿瘤脂肪含量高，其吸收系数接近腹膜后脂肪，常给诊断造成困难，特别是对小病灶的诊断。因此在排除肾上腺疾病之前必须直接看到正常肾上腺。若肿瘤周围组织有浸润，如肿瘤侵犯下腔静脉，则考虑为恶性。引起皮质醇症的肾上腺皮质肿瘤的直径一般都超过 1.5 cm，肾上腺皮质癌则更大(图 11-14)。一般，CT 的诊断准确性可达 90%以上，几乎没有假阳性，三维重建能更清晰地显示肾上腺病变的立体形态，可作为肾上腺肿瘤首选的影像学检查。

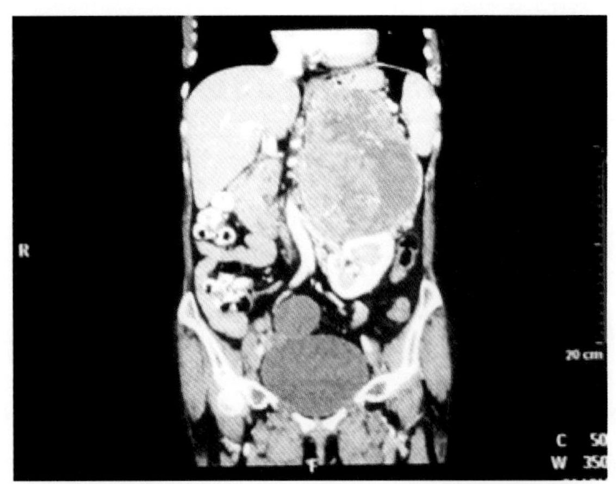

图 11-14 左侧巨大肾上腺皮质癌库欣综合征并嗜铬细胞瘤，肿瘤约 21 cm×12 cm×8 cm

若肾上腺肿瘤直径<0.5 cm 或缺乏腹膜后脂肪，假阳性率在 10%左右。CT 和 B 超都难以判断肾上腺是否增生，很多垂体性皮质醇症患者的肾上腺 B 超和 CT 均报告无异常发现。大的肾上腺结节可以在 CT 片上表现出来，无症状性肾上腺腺瘤或无症状性肉眼可见的肾上腺结节样增生的病例中，1%～8%在 CT 中能被发现。

值得注意的是，原发性肾上腺皮质结节样增生在 CT 上一般无特异性改变，75%的患者 CT 显示双侧肾上腺无明显异常，肾上腺不规则增粗或仅有小结节样改变，与肾上腺正常变异较难区分。因此，对于影像学检查未见肾上腺明显病变的非 ACTH 依赖性皮质醇症患者，要警惕原发性肾上腺皮质结节样增生的可能，同时要注意筛查及随诊有无合并 Carney 综合征。有时还需做腹腔或盆腔 CT，以排除肾门部位或腹膜后的肾上腺外肾上腺肿瘤引起的异位 ACTH 综合征。

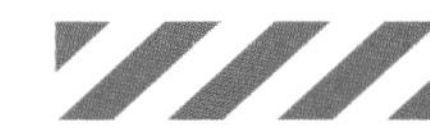

3. MRI 对诊断垂体和肾上腺病变很有价值。对鞍区进行局部薄层扫描，对垂体微腺瘤的发现率可达90%以上，若检出垂体病灶直径>6 mm，则可确定诊断。

MRI有助于判断肾上腺肿瘤有无毗邻器官和血管侵犯(图11-15)，肿瘤周围的肾上腺和对侧的肾上腺组织可以正常或萎缩。

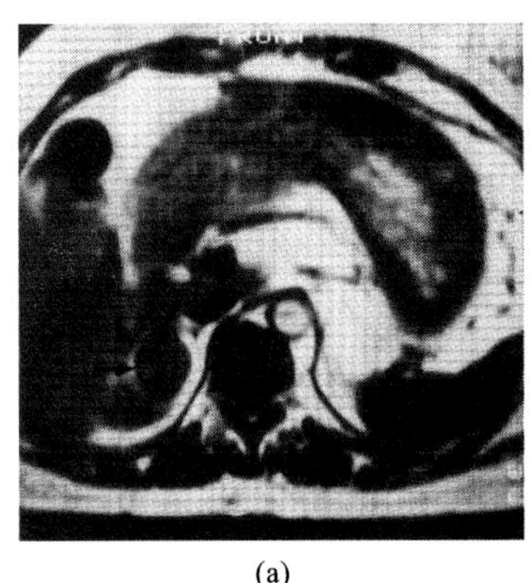

(a)

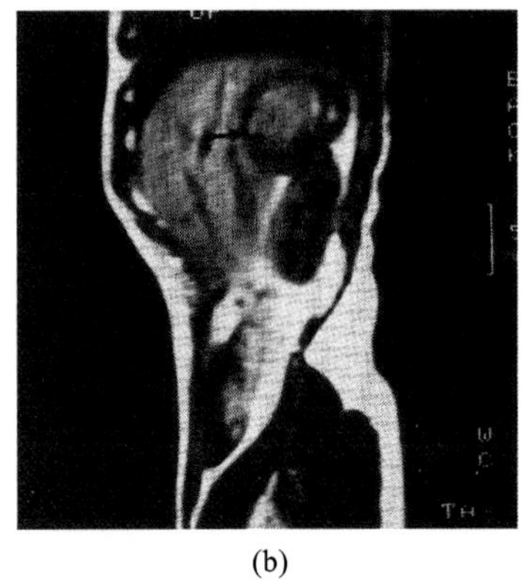

(b)

图11-15 MRI显示右侧肾上腺腺瘤(库欣综合征)

4. ^{131}I-胆固醇肾上腺扫描 静脉注射^{131}I标记胆固醇后扫描肾上腺区，对肾上腺皮质增生或肾上腺皮质肿瘤的诊断准确性可达95%以上。肾上腺皮质增生者双侧对称显像，放射性集聚；肾上腺皮质肿瘤者病侧放射性浓集，对侧不显像；肾上腺皮质癌者与腺瘤相同，但也有癌肿侧不显像，可能是由于每单位重量的组织功能低下或内分泌合成产生旁路，摄取胆固醇较少，致放射性不浓集。此检查尚可用于手术后鉴定残留肾上腺组织。

5. ^{18}F-FDG PET/CT ^{18}F-FDG PET/CT技术是融合了功能定性与解剖定位的影像学技术，可全身显像，其临床应用越来越普遍，诊断肾上腺疾病的敏感性、特异性及准确性优于CT和MRI(图11-16、图11-17)。其对肾上腺肿瘤良、恶性诊断的敏感性、特异性分别为92.9%、100%，诊断准确性为90.6%；CT检查的敏感性、特异性、诊断准确性分别为85.7%、94.4%、78.1%；MRI诊断准确性为77.8%。

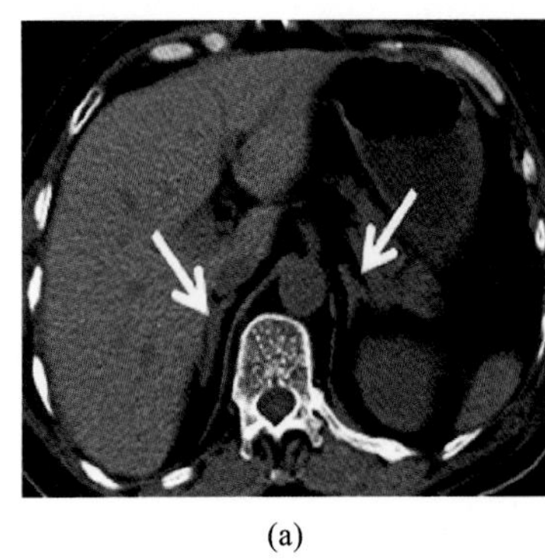

(a)

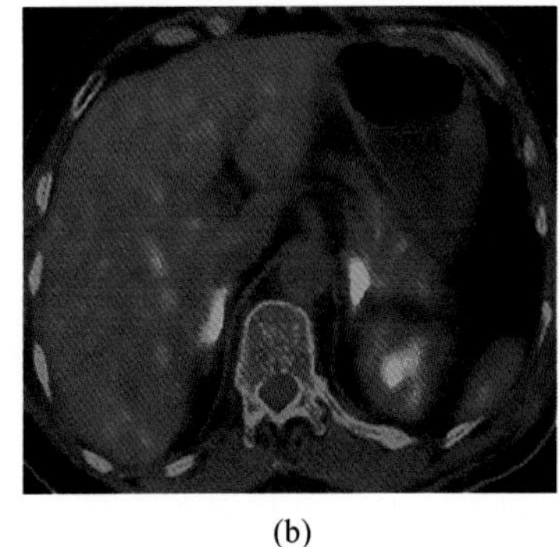

(b)

图11-16 垂体肿瘤所致库欣病

(a)CT显示肾上腺增大，增强后两侧肾上腺轻度强化；(b)^{18}F-FDG PET/CT显示右侧和左侧肾上腺SUV分别为4.1和4.4

异位ACTH分泌瘤位于胸腔的比例很高，约占67%(肺燕麦细胞癌或支气管类癌47%、胸腺类癌20%)。对怀疑异位ACTH综合征的患者，应从多方面寻找肿瘤的线索。因此，胸部检查应列为常规检查项目，必要时做断层扫描或CT(图11-18)。^{18}F-FDG PET/CT或^{68}Ga-DOTATOC PET/CT诊断肾上腺疾病的敏感性、特异性及准确性均高于CT和MRI，还可对全身情况进行显像，有助于异位ACTH综合征的定位诊断(图11-19、图11-20)。5%~15%的患

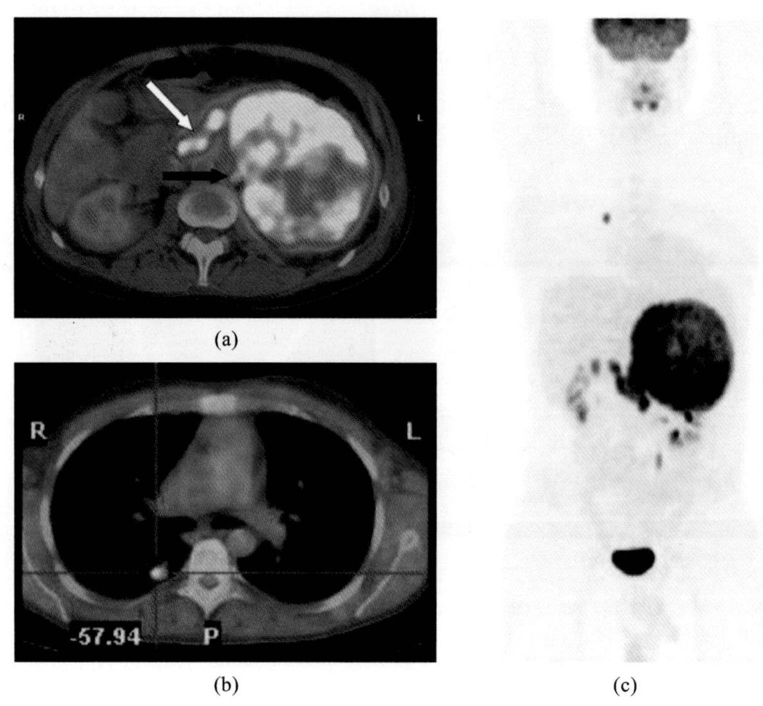

(a)

(b) (c)

图 11-17　库欣综合征(肾上腺皮质癌)

(a)(b)^{18}F-FDG PET/CT 显示左侧肾上腺肿块,直径约 15 cm,SUV 为 16;(c)肾静脉癌栓形成、主动脉旁淋巴结转移和肺转移

者经过详细的检查仍不能发现具体的病因,应严密随访。

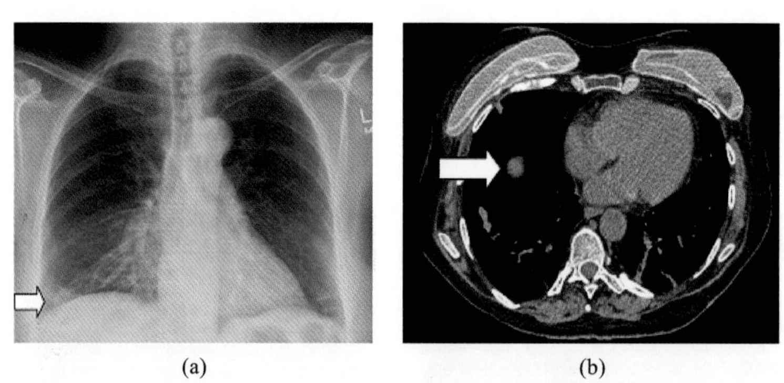

(a) (b)

图 11-18　异位 ACTH 综合征(支气管类癌)

(a)胸部 X 线片显示右下肋膈角模糊;(b)CT 显示右下肺叶结节

此外,腹部平片可显示肾上腺区域钙化影。静脉尿路造影(IVU)示肾脏有被压迫推移的征象,有助于肾上腺肿瘤定位诊断以及与肾肿瘤的鉴别诊断。

(四)鉴别诊断

1. 假性库欣综合征　发病机制至今尚未明确。在一些情况下,由于较长时间处于应激状态,下丘脑-垂体-肾上腺轴功能紊乱,刺激垂体前叶分泌过多 ACTH,导致生理性皮质醇升高,伴或不伴类库欣综合征的临床症状或体征,包括抑郁症、慢性酒精中毒、单纯性肥胖、顽固性Ⅱ型糖尿病、神经性厌食症和多囊卵巢综合征等。

(1) 抑郁症:增高的激素及其代谢产物不受小剂量地塞米松抑制,但无库欣综合征的临床表现。

(2) 酒精性肝脏损害时,不仅各种症状及激素水平类似库欣综合征,且对小剂量地塞米松

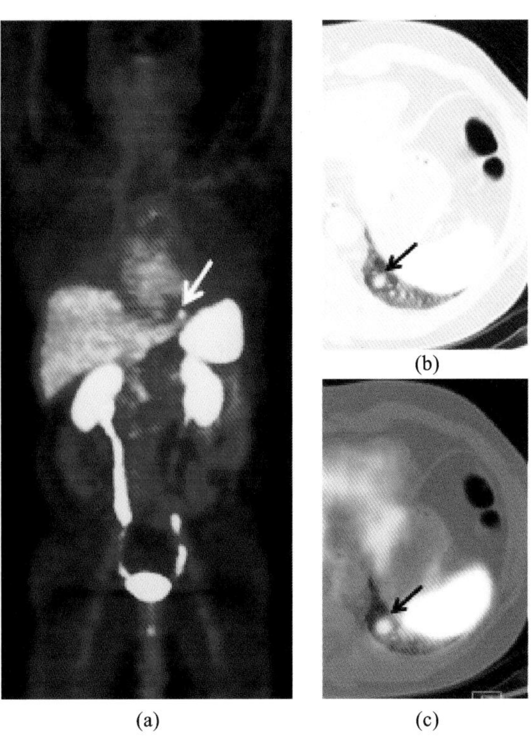

(a)　(b)　(c)

图 11-19　异位 ACTH 综合征(肺癌):^{68}Ga-DOTATOC PET/CT 图像显示左侧肺下叶孤立性结节

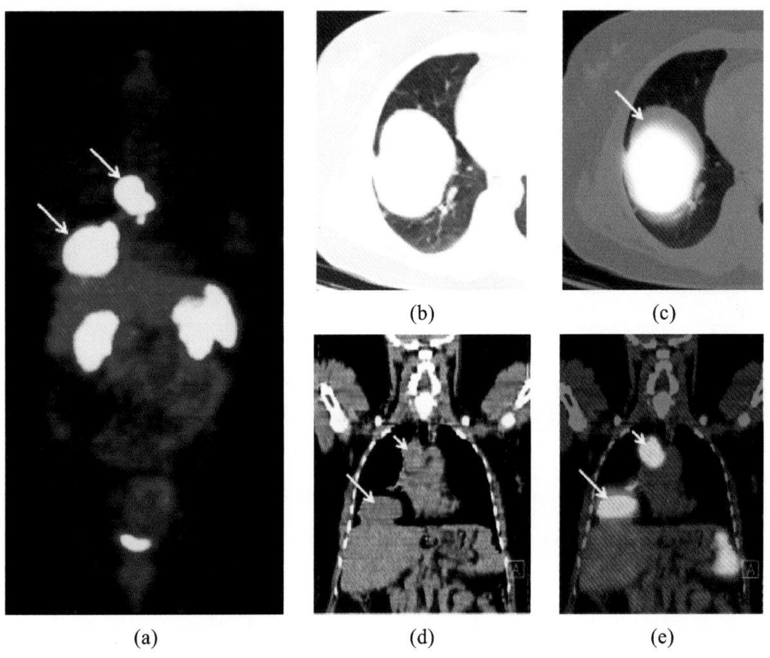

(a)　(b)　(c)　(d)　(e)

图 11-20　异位 ACTH 综合征(肺癌):^{68}Ga-DOTATOC PET/CT 图像显示右侧肺下叶孤立性肿块、纵隔淋巴结转移

无反应或反应减弱,但戒酒 1 周后即可恢复。

(3) 单纯性肥胖及顽固性Ⅱ型糖尿病:可有肥胖、高血压、糖代谢异常、月经紊乱、痤疮、皮肤多毛等类似库欣综合征的临床表现,血、尿皮质醇及其代谢产物水平增高,但可被小剂量地塞米松抑制,皮质醇及 ACTH 昼夜节律性正常。

2. 药源性库欣综合征　由于各种原因,长期应用外源性 ACTH 或糖皮质激素等可引起库欣综合征的临床表现，又称为类库欣综合征。此外，HIV 感染患者应用利托那韦可导致药源性库欣综合征。

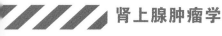

六、外科治疗

皮质醇症的病因不同，其治疗方法各异。正确的病因诊断是治疗成功的先决条件，因此鉴别垂体性、肾上腺性或异位 ACTH 综合征非常重要。理想的治疗：①去除皮质醇症的病因；②将皮质醇的水平降到正常，以消除临床症状和生化代谢紊乱；③避免肾上腺或垂体功能低下，不需要终身替代治疗；④治疗方法简易，并发症少，一旦症状复发便于再次手术。

1. 库欣病—双侧肾上腺皮质增生的治疗 酌情考虑垂体手术与放疗、肾上腺手术或药物治疗，使肾上腺皮质激素分泌减少。

1）垂体肿瘤切除术 垂体肿瘤多为嫌色细胞腺瘤或嗜碱细胞瘤，约 1/4 的肿瘤为恶性。由于大多数病例垂体存在微腺瘤，所以近年来经蝶窦切除垂体微腺瘤成为该症选择性手术。手术指征：①影像学检查有垂体占位；②视交叉压迫引起视野改变；③X 线片显示蝶窦扩大或破坏。经蝶窦切除垂体微腺瘤后，80%～90%的病例可解除皮质醇症。有些病例术后可能会发生暂时性肾上腺皮质功能不足，须用皮质醇补充治疗 3～12 个月。术中未发现明显病变的患者应行垂体大部切除术或垂体全切除术。若垂体手术效果不好，则应考虑行肾上腺切除手术。但对于下丘脑分泌 CRH 过多所致的皮质醇症，垂体手术无效。

2）垂体照射 若垂体手术切除不彻底或不能手术切除及儿童库欣病，可做垂体放疗。用 ^{60}Co垂体外照射，总剂量为 40～45 Gy，缺点是部分病例完成照射后 12～18 个月皮质醇分泌亢进才获得纠正。电子感应加速器效果明显，但对成人疗效较差。

3）肾上腺皮质增生手术切除的径路、切除方法和范围

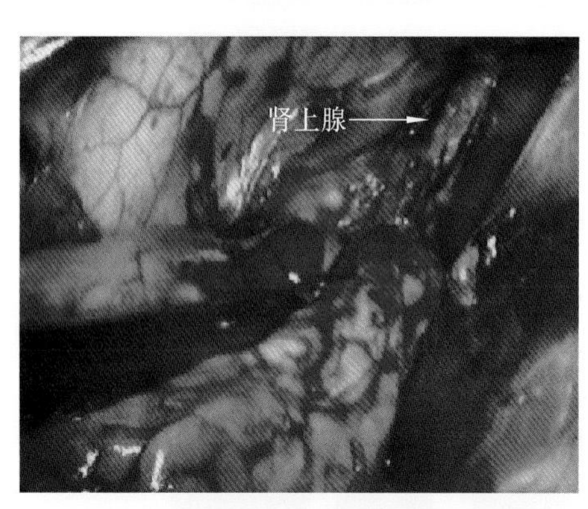

图 11-21 经腹腔镜行肾上腺切除术

（1）手术径路：上腹部“人”字形切口(Chevron-Typ 切口)，可同时探查双侧肾上腺，但因此类患者非常肥胖，皮下脂肪很厚，大网膜及肠系膜脂肪组织亦很厚，加之部位又深，操作非常困难。一般多用经腰部第 11 肋间或切除第 12 肋骨的胸膜外切口。需探查双侧肾上腺时，采用一次麻醉，先探查一侧，然后行另一侧肾上腺探查。如患者条件差，应在一侧手术后 2～3 周，再行另一侧手术。目前，多选择经(后)腹腔镜行一侧肾上腺全切除术(图 11-21)。

（2）双侧肾上腺全切除术：首选腹腔镜手术。优点是能立即纠正皮质醇功能亢进，并可避免复发，但手术死亡率高达 4%～10%，需要终身皮质激素替代治疗，且术后有 8%～25%的患者可能发生垂体肿瘤生长和 Nelson 综合征(垂体腺瘤＋进行性的皮肤黑色素沉着；1958 年 Nelson 等首先报道，故命名为 Nelson 综合征)。因此，目前双侧肾上腺全切除术不再作为首选的治疗方法，仅用于双侧肾上腺结节样增生和垂体手术或放疗后复发的病例。然而，对于肾上腺皮质结节样增生双侧肾上腺切除弊端太多，不宜首选，切除范围应按弥漫性增生对待。已具有自主分泌功能的结节，垂体手术不一定能控制病情，而且个别结节有癌变的可能，故宜先行肾上腺次全切除术，获取病变组织进行详细的病理检查以指导治疗。若病理因素在垂体，实验室检查不能提示结节具有自主分泌功能，则可先行经蝶鞍垂体显微手术，术后密切观察有无缓解，再考虑行肾上腺次全切除术。

(3) 肾上腺次全切除术：首选腹腔镜手术。肾上腺皮质弥漫性增生通常行右侧肾上腺全切除术，左侧切除 90%～95%，保留的腺体应在肾上腺静脉处(靠近肾门处)，大约保存 1 cm，相当

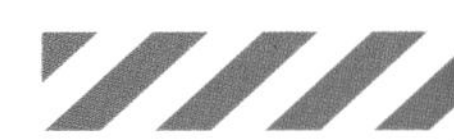

于双侧肾上腺组织的10%左右。若腺体保留过多，则容易导致复发，万一复发，则左侧再次手术切除比右侧容易，因为右侧肾上腺残留腺体粘连，周围有肝脏、胆总管、十二指肠和下腔静脉等重要器官，再次手术比较困难。肾上腺次全切除术的优点是能较好地控制病情，术后一般不需要终身补充皮质激素。但其复发率约为30%，部分病例可能会出现肾上腺皮质功能不足或发生Nelson综合征，可能与残留的肾上腺组织太少或血供受影响有关。目前，多主张术前先进行垂体放疗，3～6个月后再进行肾上腺手术；亦可先切除右侧肾上腺，缓解症状，术后辅以垂体放疗，3～6个月后再行左侧肾上腺大部切除术，疗效良好。

2. 库欣综合征—肾上腺皮质肿瘤或癌的治疗　手术是首选治疗，但术前必须对肿瘤进行准确定位(图11-22)。

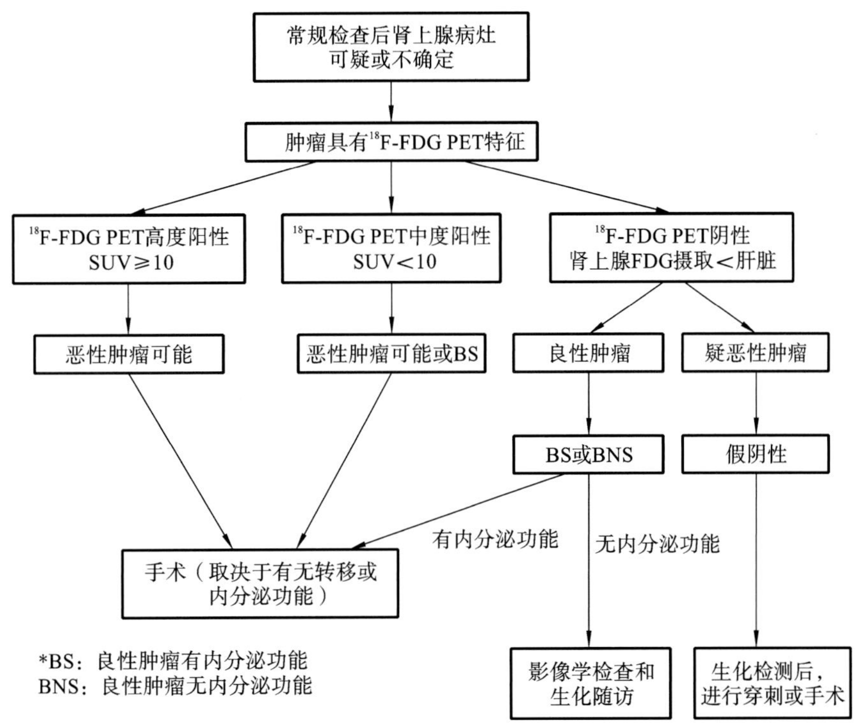

图11-22　根据肾上腺肿瘤FDG SUV和内分泌功能决策流程图

(1) 肾上腺皮质腺瘤：可酌情选择开放或腹腔镜肾上腺腺瘤切除术，手术疗效满意(图11-23)。绝大多数患者可以完全恢复健康，不需要终身补充皮质激素，最多服药6个月，但应定期随访。

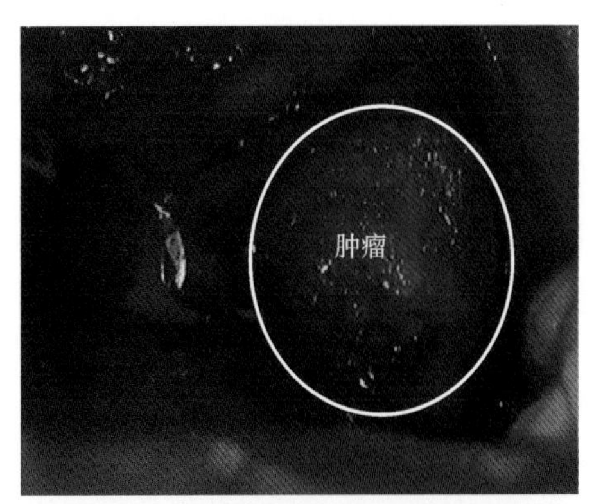

图11-23　腹腔镜肾上腺腺瘤切除术

(2) 肾上腺皮质癌：以手术治疗为主，根据临床分期选择不同的治疗方案。Ⅰ～Ⅲ期患者在行根治性肾上腺切除术的同时，行区域淋巴结清扫术。由于肿瘤部位深，肿瘤较大，宜采用经上腹部“人”字形切口(Chevron-Typ切口)或胸腹联合切口根治性肾上腺切除术，术后辅以米托坦等治疗。因早期确诊困难，肿瘤侵犯邻近器官并非罕见，故对Ⅲ或Ⅳ期不能切除或不能完全切除或已有远处转移的肾上腺皮质癌，皮质醇抑制剂如米托坦、氨基导眠能、甲吡酮等可缓解症状，但不能延长患者生存时间。由于预后不良，早期诊断与及时手术非常重要，术后应联合化疗，并加强随访。

3. 异位 ACTH 综合征的治疗 早期切除产生异位 ACTH 分泌的原发性肿瘤，药物治疗不能有效控制血浆皮质醇时，酌情行双侧肾上腺切除术，即右侧肾上腺全切除术、左侧肾上腺大部切除术以缓解症状。少数支气管癌或胸腺肿瘤能完全手术切除者，可彻底治愈。极少数肺癌病例化疗获得成功。不能手术的病例，米托坦、氨基导眠能等皮质醇抑制剂能暂时缓解皮质功能亢进症状。

4. 原发性肾上腺皮质结节样增生 手术是治愈本病的有效方法。首选腹腔镜双侧肾上腺切除术，术后利用糖皮质激素进行替代治疗。

(1) AIMAH:先行一侧肾上腺切除术获得病理诊断后，在随访过程中决定是否择期切除另一侧肾上腺；若病变组织表面存在异常肾上腺受体，则可用药物治疗代替肾上腺切除术。亚临床 AIMAH 患者的手术适应证取决于是否有皮质醇高分泌的表现。

(2) PPNAD:主要选择手术治疗，一侧行肾上腺次全切除术，另一侧行肾上腺全切除术。肾上腺次全切除治愈率约为 60%，肾上腺全切除治愈率为 100%。

5. 肾上腺手术治疗的有关问题

(1) 术前准备:①控制感染；②控制糖尿病；③纠正低钾血症、低氯血症，每日口服氯化钾 3～6 g；④双侧肾上腺切除或肾上腺肿瘤切除会不可避免地出现暂时或永久性肾上腺功能不足，故术前补充皮质激素至关重要。尤其是肾上腺肿瘤患者，由于肾上腺皮质萎缩，一般术前静脉滴注氢化可的松琥珀酸钠(氢化可的松)100 mg。

(2) 术后处理:肾上腺皮质肿瘤分泌大量皮质醇，反馈性抑制垂体分泌 ACTH，导致患侧或对侧肾上腺皮质不同程度萎缩。在切除肿瘤侧的肾上腺以后，体内皮质醇浓度骤降，若不及时给予皮质激素替代，则可诱发急性肾上腺皮质功能不足。所以，术前、术中、术后应注意皮质醇的保险储备和补充。通常，在除去过多 ACTH 来源或切除肾上腺肿瘤后，患者接受大剂量氢化可的松(超过每天产量 20 mg)，一般感觉良好。当补充剂量接近正常生理排出量时，患者可出现恶心或类似胰腺炎的腹痛(有时可发生胰腺炎)和极度软弱(肾上腺皮质除去综合征)，因此，术后几天应逐渐减少皮质醇替代量。激素补充方法如下:①麻醉开始后，将氢化可的松 100 mg 加入 5%葡萄糖溶液或葡萄糖生理盐水中静脉缓慢滴注，手术完成后再给予 100 mg 持续静脉滴注；②术后第 1 天，根据恢复平稳性，氢化可的松以每天 50～100 mg 剂量逐渐递减，过渡到口服泼尼松维持量，每天 10～20 mg，2 周后改为每天 5～10 mg，一般可持续服用 6～12 个月。若能寻找皮质激素的最少维持量，等待对侧肾上腺皮质功能完全恢复后，则停止皮质激素的替代治疗。为促使已萎缩的肾上腺皮质恢复功能，术前还可肌内注射 ACTH 25 mg，每天 2 次；手术当天至 3 周内仍按上述剂量肌内注射 ACTH 或每天肌内注射长效 ACTH 60 U，2 周后逐渐减量，停用 ACTH 时应注意有无皮质功能不足的现象。一般，对侧肾上腺皮质功能完全恢复需 3～6 个月甚至更久。若肿瘤未能彻底切除，应在术后 1 周测定尿类固醇水平，若仍为高水平，应停用皮质激素并给予米托坦等药物治疗。此外，术后应长期密切观察，若有皮质功能低下或感染、损伤、发热，则应加大激素用量，待应激因素过后，再逐渐调节激素用量。

上述补充方法并不是一成不变的，若术中或术后出现皮质功能不足，应加大剂量。肾上腺皮质增生病例的一期手术一般不必补充激素，在二期手术时应按上述方法进行补充。

(3) 急性肾上腺皮质功能不足:常见于肾上腺皮质肿瘤切除或肾上腺全切除术后 2 周内，激素补充不足或在激素减量和停药过程中。表现为恶心、呕吐、乏力、肌肉疼痛、低血压，不明原因的高热甚至昏迷等。

实验室检查:低血糖、低血钠、低血氯和高血钾。血尿素氮浓度升高，血皮质醇浓度降低。临床上高度怀疑肾上腺危象时，应立即取血标本送检皮质醇、ACTH 后立即开始治疗。因为急性肾上腺皮质功能不足危象病程进展迅速，需紧急处理，难以等待肾上腺各种功能和血生化检查，可先做简单的嗜酸性粒细胞计数，超过 $150/mm^3$ 有诊断意义。

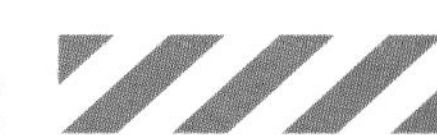

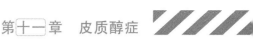

急性肾上腺皮质功能不足危象是一种严重的并发症,处理不当或不及时,均可导致严重的后果。治疗原则为补充肾上腺皮质激素,纠正水、电解质紊乱和酸碱平衡,并给予抗休克、抗感染等对症支持治疗。具体处理:①密切观察血压、脉搏、中心静脉压、血容量和24 h尿量的变化。②补充血容量,输血、血浆或右旋糖酐。③补充大剂量肾上腺皮质激素。通常以5%葡萄糖生理盐水500 ml+氢化可的松100 mg,在1~4 h静脉滴完,以后每6小时静脉滴注氢化可的松100 mg。为保持血中皮质激素的水平,同时肌内注射醋酸可的松100 mg。第1个24 h总量为300~400 mg,多数患者于24 h内得到控制。随着危象状态的改善,氢化可的松剂量可减至每天100~200 mg,即第2天改为每6小时静脉滴注氢化可的松50 mg,维持24 h。若病情进一步稳定,可改为每6小时肌内注射氢化可的松25 mg,逐步减少到每天50 mg的维持量;病情完全稳定后,则改为口服泼尼松替代治疗。④纠正水、电解质平衡紊乱,并肌内注射醋酸脱氧皮质酮。⑤血压较低者,除补充血容量外,可于500 ml液体中加去甲肾上腺素5 mg静脉滴注。同时需调整电解质,注意预防、纠正低血糖。病程中还应积极控制感染等诱因。⑥糖皮质激素替代治疗:泼尼松每天20~30 mg,逐步减量,维持量为2.5~7.5 mg,维持时间为6~12个月。

七、药物治疗

适应证:①晚期肾上腺皮质癌转移未能手术切除者;②患者全身情况不佳,手术危险过大者;③癌肿产生ACTH或CRH者。

1. 米托坦 可使肾上腺皮质网状带和束状带细胞坏死。米托坦不仅能改善患者的症状和体征,而且有助于提高生存率,联合应用氟尿嘧啶可阻止癌肿转移。但米托坦主要用于无法根治切除的皮质癌和转移病灶,可使皮质醇分泌减少。此外,米托坦也可用于肾上腺皮质癌手术切除后的辅助治疗。通常,药物治疗对骨转移无效,应进行放疗。

2. 氨基导眠能(氨鲁米特) 可阻止孕烯醇酮的合成,从而使全部活性皮质激素的合成都受到影响,但不破坏肾上腺皮质细胞。每天1.5~2 g即可控制症状。其作用迅速,但不能阻止肿瘤生长。和米托坦联合应用,可提高疗效。判断疗效的标准是肿瘤的大小和激素水平。在药物效应达到后,定期测定24 h尿类固醇水平,其水平升高,则表示病情进展。但也有少数患者,虽然病情进展但不伴有24 h尿类固醇水平升高,因此激素指标不能作为单一的监视指标。

3. 分子靶向治疗 用于肾上腺皮质癌的辅助治疗,分子靶向治疗目前已经取得一些临床效果。

(1) 索拉非尼(sorafenib)是目前世界上第一个被批准应用于临床的多靶点的靶向治疗药物,能快速降低皮质醇水平,可酌情选择应用。

(2) 舒尼替尼/索坦(sunitinib/sutent)是一种新型多靶向性的治疗肿瘤的口服药物,有可能带来新的治疗前景,临床上首选舒尼替尼,酌情选择其他的多酪氨酸激酶抑制剂。

八、预后

本病的预后主要取决于病变的性质和是否获得及时、合理的治疗。

皮质醇症经手术治疗后数天或数周症状和体征可消失,腺瘤及年轻的皮质增生患者术后代谢紊乱引起的症候群及生化改变迅速好转,血压下降至完全正常者约占2/3。

库欣病行垂体肿瘤切除术后,预后较好。垂体微腺瘤术后缓解率为73%~76%,但垂体大腺瘤仅为43%。研究表明,术后已经缓解患者的复发率,垂体微腺瘤为23%,大腺瘤为33%。5年复发率为5%~10%,10年的长期随访追踪显示肿瘤复发率为10%~20%。

库欣综合征肾上腺皮质腺瘤术后罕有复发,预后良好,5年生存率高达90%。库欣综合征肾上腺皮质癌及病程持续较久而肾上腺皮质功能受损严重者,预后较差,5年生存率仅为23%。库欣综合征肾上腺皮质癌Ⅰ~Ⅲ期肿瘤完全切除者,5年生存率约为30%。经腹腔镜肿瘤完全切除者术后 5 年生存率为 51.3%(可能与病例选择有关),但术后复发率高,肿瘤复发者预后不良。

异位 ACTH 或 CRH 分泌的预后和生存率取决于原发性肿瘤的部位和性质,本病很少有自行缓解的,应积极采取综合治疗措施,对轻、中度患者应酌情采用手术、放疗和药物治疗,持续控制高皮质醇血症可使患者获得持续缓解。异位肿瘤早期诊断和及时施行原发性肿瘤根治性切除术者,其治愈率达 40%,完全缓解率达 80%,症状可迅速改善,预后较好。文献报道,异位 ACTH 综合征的预后与皮质醇的水平直接相关,异位肿瘤的临床分期和分级可影响患者的预后。如病理分化差、临床分期晚的神经内分泌肿瘤致 ACTH 综合征患者预后差,未发生淋巴结转移和远处转移者预后较好。就肿瘤类型而言,支气管类癌的预后好于神经内分泌肿瘤,典型支气管类癌发生淋巴结转移和远处转移的概率明显低于非典型支气管类癌,且预后相对较好。2017 年 Zhang H Y 和 Zhao J 总结文献报道,小细胞肺癌(small cell lung cancer,SCLC)预后较差(表 11-3)。

表 11-3 SCLC 异位 ACTH 综合征的生存率

第一作者	年份	病例数	临床表现	治疗	生存时间	随访/月
Shepherd	1992	23	水肿(83%) 肌无力(61%)	化疗 化疗	3.5 个月	
Ilias	2005	3	肌无力(82%) 高血压(78%)	内分泌治疗 酮康唑		
Hadem	2007	1	肌无力、低血钾、高血糖	化疗	2 个月	
Suyama	2011	1	低血钾、糖尿病、高血压	米托坦、化疗	5 个月	1~48
Jeong	2015	1	低血钾、高血压 代谢性碱中毒	酮康唑、化疗 螺内酯	15 个月	
Ghazi	2015	4	肌无力、高血糖、低血钾	不详	2 周至 3 个月	
Aoki	2016	1	高血压、低血钾、肌无力	化疗	6 个月	

九、随访

1. 随访目的 ①有无肿瘤残留;②库欣病的复发率为 15%~20%;③隐匿性异位 ACTH 综合征复发率为 20%;④监测下丘脑-垂体-肾上腺轴分泌功能状态,随时调整激素替代剂量;⑤及早发现 PPNAD/Carney 综合征其他伴随肿瘤;⑥了解药物治疗的副作用。

2. 随访内容 包括临床表现、生化指标(血常规、血糖、电解质、血脂)、激素水平(ACTH、午夜血浆或唾液皮质醇、24 h 尿皮质醇、小剂量地塞米松抑制试验、CRH 兴奋试验)、CT 或 MRI 等。异位 ACTH 综合征、肾上腺皮质癌库欣综合征术后应酌情进行 ^{18}F-FDG PET/CT 检查,以便早期发现局部复发或转移病灶。

值得注意的是,激素替代治疗期间不能判断肾上腺皮质分泌状况,因为有 1/3 替代治疗的可的松经尿排出。测定 17-OHCS 和 17-KS 时,必须停止激素替代治疗 24 h,给予高钠饮食,并给予地塞米松 1 mg,共 2 天。

3. 随访方案

(1) 术后 10~14 天复查血、尿生化激素指标,CRH 兴奋试验可判断垂体有无残留等。术

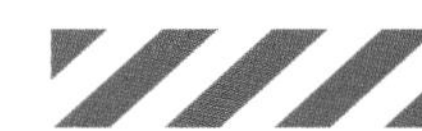

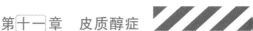

后2周内皮质醇＜50 nmol/L(1.8 μg/dl)可能是库欣病缓解的最佳指标。

(2) 每3～6个月测定24 h尿17-OHCS和17-KS一次，并结合临床症状判断下丘脑-垂体-肾上腺轴分泌功能恢复情况，决定糖皮质激素的剂量及停用与否。激素替代治疗一般需要6个月以上，此后每6～12个月复查一次，根据检查结果酌情确定是否继续激素替代治疗。

(3) 每6个月进行一次蝶鞍X线检查，直至患者无症状1年。

(4) 库欣综合征随访的检查内容尚包括肾上腺、肾脏、肝脏超声，肾上腺、胸部、腹部CT等。

(5) 随访期限：库欣病10年以上，库欣综合征(肾上腺皮质腺瘤)5年以上；PPNAD、AIMAH所致库欣综合征，库欣综合征(肾上腺皮质腺瘤或癌)和异位ACTH综合征等则需终身随访(表11-4)。

表11-4　库欣综合征和异位ACTH综合征术后的随访方案

检查项目	检查时间间隔/月		
	2年	2年后	5年以上
全身体格检查 实验室检查(血皮质醇、血ACTH、24 h尿17-OHCS和17-KS、性激素) 腹部超声检查 胸部CT或MRI 腹部CT或MRI	3	4～6	6～12
血常规、肝功能、肾功能 ^{18}F-FDG PET/CT(恶性肿瘤)	3	4～6	6～12

(曾　进　袁敬东)

参考文献

[1] 那彦群，叶章群，孙颖浩，等. 2014版中国泌尿外科疾病诊断治疗指南[M]. 北京：人民卫生出版社，2013.

[2] Assié G. Genomic insights into Cushing syndrome[J]. Ann Endocrinol(Paris)，2018，79(3)：119-122.

[3] Stratakis C A. An update on Cushing syndrome in pediatrics[J]. Ann Endocrinol(Paris)，2018，79(3)：125-131.

[4] Araujo Castro M，Palacios García N，Aller Pardo J，et al. Ectopic Cushing syndrome：report of 9 cases[J]. Endocrinol Diabetes Nutr(Engl Ed)，2018，65(5)：255-264.

[5] Castinetti F，Morange I，Conte-Devolx B，et al. Cushing's disease[J]. Orphanet J Rare Dis，2012，7：41.

[6] Cao Y N，He M H，Gao Z B，et al. Activating hotspot L205R mutation in *PRKACA* and adrenal Cushing's syndrome[J]. Science，2014，344(6186)：913-917.

[7] Lubner J M，Dodge-Kafka K L，Carlson C R，et al. Cushing's syndrome mutant PKA^{L205R} exhibits altered substrate specificity[J]. FEBS Lett，2017，591(3)：459-467.

[8] Albiger N M，Regazzo D，Rubin B，et al. A multicenter experience on the prevalence of ARMC5 mutations in patients with primary bilateral macronodular adrenal hyperplasia：

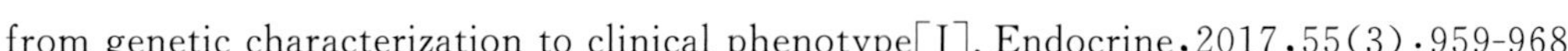

from genetic characterization to clinical phenotype[J]. Endocrine,2017,55(3):959-968.

[9] Roussel-Gervais A, Couture C, Langlais D, et al. The Cables1 gene in glucocorticoid regulation of pituitary corticotrope growth and Cushing disease[J]. J Clin Endocrinol Metab,2016,101(2):513-522.

[10] Drougat L,Espiard S,Bertherat J. Genetics of primary bilateral macronodular adrenal hyperplasia:a model for early diagnosis of Cushing's syndrome? [J]. Eur J Endocrinol, 2015,173(4):M121-M131.

[11] Sathyakumar S,Paul T V, Asha H S, et al. Ectopic Cushing's syndrome: a 10-year experience from tertiary care center in Southern India[J]. Endocr Pract, 2017, 23(8): 907-914.

[12] Harvey A M. Hyperaldosteronism:diagnosis,lateralization,and treatment[J]. Surg Clin North Am,2014,94(3):643-656.

[13] Cariou J, Grise P, Caremel R, et al. Traitement par laparoscopie extrapéritonéale itérative d'un adénome corticosurrénalien ectopique responsable d'un syndrome de Cushing[J]. Prog Urol,2008,18(1):68-70.

[14] Chentli F,Terki N,Azzoug S. Ectopic adrenocortical carcinoma located in the ovary[J]. Eur J Endocrinol,2016,175(4):K17-K23.

[15] Ghizzoni L, Cesari S, Cremonini G, et al. Prenatal and early postnatal treatment of congenital adrenal hyperplasia[J]. Endocr Dev,2007,11:58-69.

[16] Eugster E A,Dimeglio L A,Wright J C, et al. Height outcome in congenital adrenal hyperplasia caused by 21-hydroxylase deficiency: a meta-analysis[J]. J Pediatr, 2001, 138(1):26-32.

[17] van der Kamp H J,Wit J M. Neonatal screening for congenital adrenal hyperplasia[J]. Eur J Endocrinol,2004,151 Suppl 3:U71-U75.

[18] Merke D, Kabbani M. Congenital adrenal hyperplasia: epidemiology, management and practical drug treatment[J]. Paediatr Drugs,2001,3(8):599-611.

[19] Isidori A M,Lenzi A. Ectopic ACTH syndrome[J]. Arq Bras Endocrinol Metab,2007, 51(8):1217-1225.

[20] Alexandraki K I,Grossman A B. The ectopic ACTH syndrome[J]. Rev Endocr Metab Disord,2010,11(2):117-126.

[21] Farage M,Costa M A,Godoy-Matos A F. A rare case of Cushing syndrome by cyclic ectopic-ACTH[J]. Arq Bras Endocrinol Metabol,2012,56(5):324-330.

[22] da Silva R M,Pinto E,Goldman S M,et al. Children with Cushing's syndrome:primary pigmented nodular adrenocortical disease should always be suspected[J]. Pituitary, 2011,14(1):61-67.

[23] Iacobone M,Albiger N,Scaroni C,et al. The role of unilateral adrenalectomy in ACTH-independent macronodular adrenal hyperplasia(AIMAH)[J]. World J Surg, 2008, 32 (5):882-889.

[24] Santhanam P,Taieb D,Giovanella L,et al. PET imaging in ectopic Cushing syndrome:a systematic review[J]. Endocrine,2015,50(2):297-305.

[25] Dong A,Cui Y,Wang Y,et al. ^{18}F-FDG PET/CT of adrenal lesions[J]. AJR,2014,203 (2):245-252.

[26] Ansquer C,Scigliano S,Mirallié E,et al. ^{18}F-FDG PET/CT in the characterization and

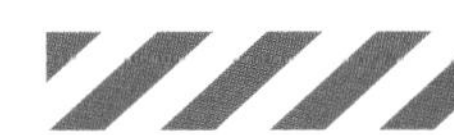

surgical decision concerning adrenal masses: a prospective multicentre evaluation[J]. Eur J Nucl Med Mol Imaging, 2010, 37(9): 1669-1678.

[27] Kenchaiah M, Hyer S. Cushing's syndrome due to ectopic ACTH from bronchial carcinoid: a case report and review[J]. Case Rep Endocrinol, 2012, 2012: 215038

[28] Venkitaraman B, Karunithi S, Kumar A, et al. ^{68}Ga-DOTATOC PET-CT in the localization of source of ectopic ACTH in patients with ectopic ACTH-dependent Cushing's syndrome[J]. Clin Imag, 2014, 38(2): 208-211.

[29] Bagchi P K, Bora S J, Barua S K, et al. Giant adrenal tumor presenting as Cushing's syndrome and pheochromocytoma: a case report[J]. Asian J Urol, 2015, 2(3): 182-184.

[30] Fountas A, Giotaki Z, Ligkros N, et al. Cushing's syndrome due to CRH and ACTH co-secreting pancreatic tumor—presentation of a new case focusing on diagnostic pitfalls [J]. Endocr Pathol, 2015, 26(3): 239-242.

[31] Kotłowska A, Puzyn T, Sworczak K, et al. Metabolomic biomarkers in urine of Cushing's syndrome patients[J]. Int J Mol Sci, 2017, 18(2): 294.

[32] Porterfield J R, Thompson G B, Young W F Jr, et al. Surgery for Cushing's syndrome: an historical review and recent ten-year experience[J]. World J Surg, 2008, 32(5): 659-677.

[33] Davi' M V, Cosaro E, Piacentini S, et al. Prognostic factors in ectopic Cushing's syndrome duo to neuroendocrine tumors: a multicenter study[J]. Eur J Endocrinol, 2017, 176(4): 451-459.

[34] Valassi E, Franz H, Brue T, et al. Diagnostic tests for Cushing's syndrome differ from published guidelines: data from Ercusyn[J]. Eur J Endocrinol, 2017, 176(5): 613-624.

[35] Zhang H Y, Zhao J. Ectopic Cushing syndrome in small cell lung cancer: a case report and literature review[J]. Thoracic Cancer, 2017, 8(2): 114-117.

[36] Debillon E, Velayoudom-Cephise F L, Salenave S, et al. Unilateral adrenalectomy as a first-line treatment of Cushing's syndrome in patients with primary bilateral macronodular adrenal hyperplasia[J]. J Clin Endocrinol Metab, 2015, 100(12): 4417-4424.

[37] 冯铭，卢琳，陆召麟，等. 美国库欣综合征治疗指南（2015 版）解读[J]. 中华医学杂志，2016，96(31)：2452-2453.

[38] Clayton R N, Raskauskiene D, Reulen R C, et al. Mortality and morbidity in Cushing's disease over 50 years in stoke-on-trent, UK: audit and meta-analysis of literature[J]. J Clin Endocrinol Metab, 2011, 96(3): 632-642.

[39] Efthymiou C, Spyratos D, Kontakiotis T. Endocrine paraneoplastic syndromes in lung cancer[J]. Hormones, 2018, 17(3): 351-358.

[40] 曾进，陈忠. 现代泌尿肿瘤学[M]. 北京：人民卫生出版社，2023.

第十二章

亚临床库欣综合征

一、流行病学

亚临床库欣综合征(subclinical Cushing syndrome, SCS)是指患者没有库欣综合征(Cushing syndrome, CS)的典型临床症状和特殊体征，如满月脸、水牛背、向心性肥胖和皮肤紫纹等，但是有与CS相似的生化改变等客观依据或是存在能够分泌过量糖皮质激素的肾上腺意外瘤(又称肾上腺偶发瘤)。

SCS的概念最早由Beierwaltes于1973年提出，随后Charbonnel于1981年首次报道。在这之前，SCS一直被认为是CS的早期表现，因而命名为临床前期库欣综合征。但这个名称对疾病的认识有误导，因为正如其名称所体现的含义，临床前期库欣综合征提示病程处于临床症状出现前，体现了疾病是个动态发展的过程。大多数SCS患者并不进展成为临床库欣综合征，其发展成为典型的临床库欣综合征的风险仅为12.5%左右。直到近年，SCS才逐渐被人们认识，但人们对其的理解仍远不及对库欣综合征深入，很多问题尚有待研究。

肾上腺意外瘤多为良性，无明显内分泌功能紊乱的临床症状，因此常被认为是无功能瘤。对无任何提示肾上腺功能紊乱症状的患者行尸体解剖检查时发现肾上腺意外瘤的检出率为2%～9%。随着影像学技术的发展，肾上腺意外瘤的检出率逐渐提高。近年来研究发现，许多肾上腺意外瘤患者伴有肾上腺激素分泌增多，尤其是以糖皮质激素高分泌多见，即表现为SCS，是肾上腺意外瘤常见的亚型之一。这些激素高分泌的程度虽不严重，但亚临床病变绝非等同于无功能病变，患者往往存在某些该种激素高分泌的相关症状。SCS与心血管疾病，特别是高血压关系密切，故在高血压的病因诊断中应该加以重视。

SCS多见于女性，年龄常在50岁以上。

二、病理生理

CS的发病率约为1/50万，而SCS的发病率较高，在不同文献报道中发病率稍有差异，其在所有的肾上腺占位性病变中占0.6%～2.7%，在肾上腺意外瘤中占5%～20%，平均为7.8%，在整体人群中的发病率约为78/10万，在成人中的发病率为0.2%～2%。传统上认为肾上腺瘤可能由细胞内基因突变的单克隆细胞扩增所致，糖皮质激素是自发产生的。新近的研究指出，肾上腺瘤可能还与异位激素受体或激素的异位分泌等有关(图12-1)。SCS患者没有明显临床症状可能是由于这些患者的肾上腺皮质细胞中用于合成糖皮质激素的细胞器比较少，或是皮质激素的生物合成酶活性较低，皮质醇产量相对不足以至于不能够引起相应的临床症状，但缓慢和持续的皮质激素增加也会增加心血管疾病和代谢综合征的风险。

多项研究表明，显性肾上腺皮质醇分泌瘤组织中参与皮质醇生成的类固醇合成酶CYP11B1和CYP17呈高表达。SCS患者特异性类固醇合成酶高表达，升高的CYP11B1和

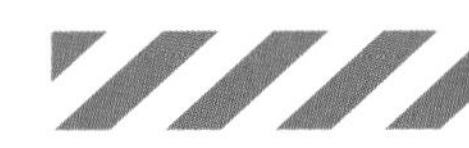

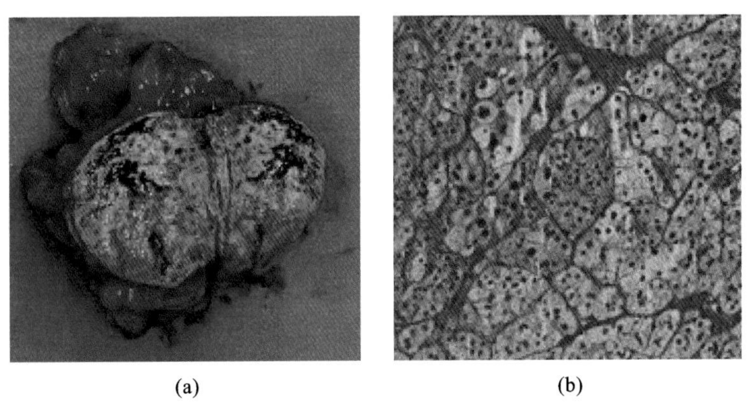

(a) (b)

图 12-1 SCS 肿瘤

(a)肿瘤有完整的包膜,切面呈棕色,伴有局灶性出血;(b)HE 染色,×100,肿瘤由透明细胞组成

CYP17 可能导致患者皮质醇自主分泌异常。因此,可以推测 SCS 患者皮质醇分泌异常可能在一定程度上与类固醇合成酶表达异常有关。

免疫组织化学:cytokeratin 弥漫性阳性,Syn 部分阳性,NSE 阳性,inhibin-α 阳性,Ki-67 指数 1%~2%(图 12-2);S-100、EMA(上皮膜抗原)和 chromogranin 阴性。

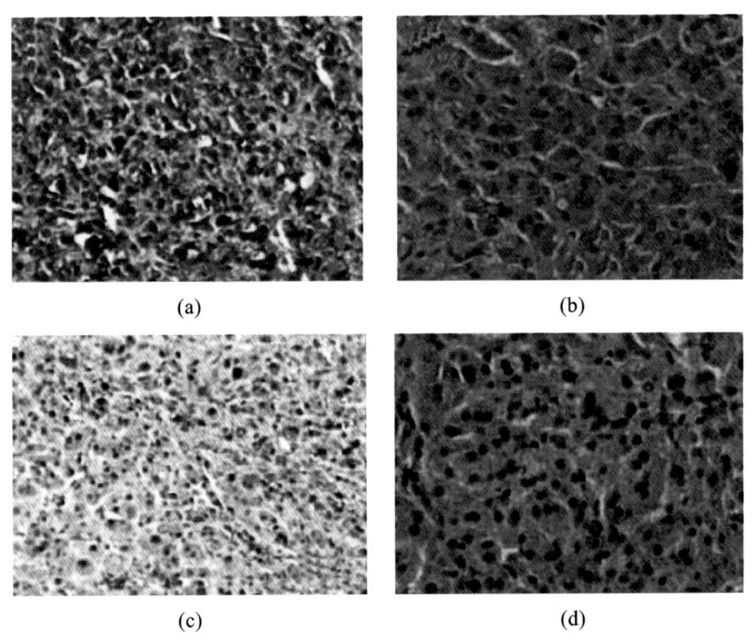

(a) (b) (c) (d)

图 12-2 SCS 肿瘤免疫组织化学

(a)Cytokeratin 弥漫性阳性,×100;(b)Syn 部分阳性,×400;(c)inhibin-α 阳性,×100;(d)Ki-67 指数 1%~2%,×400

三、临床表现

SCS 发病率较低,临床表现更是隐匿,所以早期诊断比较困难。SCS 继发高血压的发病率为 42.0%~66.6%。尽管 SCS 不是显性 CS 的早期病变,但多项研究表明,SCS 患者与显性 CS 的一些临床表现相似。SCS 患者也易罹患多种心血管疾病,包括高血压、肥胖、糖代谢异常和高脂血症。相比肾上腺无功能性腺瘤和正常肾上腺皮质者,SCS 患者有较高的体重指数、血糖水平、血皮质醇水平和收缩压及较低的血浆 ACTH 水平。有文献报道,SCS 患者中高血压、血糖异常和肥胖的发病率分别为 72%、46%和 39%。此外,随着病程进展,SCS 患者上述代谢异常可加重,而手术切除肾上腺病灶后代谢异常可明显改善。SCS 患者进行脊柱骨密度检测,可以

发现骨密度降低。

多项研究表明，SCS患者皮质醇自主分泌程度差异较大，可仅为轻度异常，也可为明显升高。若出现下列情况，要考虑诊断为SCS：偶然发现有肾上腺占位；缺少明显皮质醇过多的症状与体征，血浆皮质醇分泌总量正常，但是节律异常或消失；24 h尿游离皮质醇可以在正常范围，也可以升高；抑制水平的血浆ACTH、过夜地塞米松抑制试验、小剂量地塞米松抑制试验和大剂量地塞米松抑制试验均显示皮质醇水平不能充分被抑制；ACTH对促肾上腺皮质激素释放激素（CRH）刺激无反应或应答不足；手术后垂体-肾上腺功能试验恢复正常或表现为肾上腺皮质功能不全，代谢综合征也可以作为一条有用的临床诊断线索。

四、诊断

根据糖皮质激素的分泌量，SCS临床表现为从轻微减弱的昼夜皮质醇节律异常到对侧肾上腺萎缩，如果不能及时发现对侧肾上腺萎缩并采取适当的措施，患侧肾上腺切除术后有可能发生肾上腺危象。因而SCS的诊断尤为重要。

诊断SCS必须满足两个不同的标准：①患者不能表现出明显的CS表现，且CS的任何典型体征都不能出现；②患者偶然发现肾上腺肿块。这也提示正是由于影像学的进展，推动了SCS的发现和研究。

1. 实验室检查 SCS的临床诊断标准：无典型CS的临床症状（向心性肥胖、满月脸、水牛背、皮肤紫纹等），实验室检查两项以上指标提示下丘脑-垂体-肾上腺轴（HPA）功能紊乱。

在SCS的诊断和鉴别中，小剂量地塞米松抑制试验的敏感性高，特异性强，为诊断的必要检查，也是衡量治疗效果的重要依据（表12-1）。1 mg地塞米松抑制试验（1 mg DST）是检测皮质醇最敏感的试验，2009年美国内分泌临床医师协会、美国内分泌外科医师协会（AACE/AAES）联合发布的《肾上腺意外瘤诊治指南》和2011年意大利临床内分泌医师协会（AME）发布的《肾上腺意外瘤诊治专家共识声明》中均指出1 mg DST是SCS的最佳筛查试验，临床较为简便易行，但是该方法检测值的判断点还有一定争议。法国内分泌协会将1.8 μg/dl作为1 mg DST的阈值，其敏感性可以达到95%，但特异性只有70%～80%，而NIH和AACE/AAES将阈值定义为5 μg/dl，虽然降低了假阳性率，但也漏诊了大量SCS患者。一般认为，肾上腺意外瘤的患者中SCS患者1 mg DST的区间值为1.8～5 μg/dl，若超出这个区间值，均可以基本排除SCS。

表12-1　不同内分泌检查在SCS中的作用

试　验	敏感性/(%)	特异性/(%)	阳性预测值/(%)	阴性预测值/(%)
尿游离皮质醇	76	88	49	96
地塞米松抑制试验	95	70～80	57	95
晨起ACTH	79	85	47	96
皮质醇节律	3	83	32	88

小剂量地塞米松抑制试验联合对皮质激素释放激素反应的试验更加有助于明确诊断。也有作者报道采用2 mg或3 mg地塞米松抑制试验能降低假阳性率。大剂量地塞米松抑制试验（8 mg）、促肾上腺皮质激素释放激素（CRH）试验、分析白天皮质醇节律也有助于诊断，若大剂量地塞米松不能抑制血清皮质醇浓度，则可以诊断为SCS。大剂量地塞米松抑制试验有助于判断肾上腺病变是否依赖于ACTH，对手术方案的确定有着重要的临床意义。

尿游离皮质醇（UFC）浓度能反映血清中非结合皮质醇浓度，不受引起皮质醇结合球蛋白波动的状态或药物（如雌激素）的影响，可以反映24 h内皮质醇的整体分泌水平，但其对SCS的

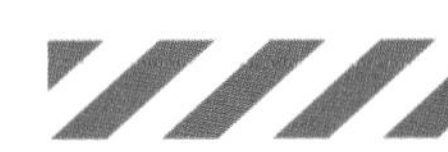

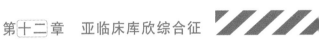

诊断价值有限。因为血游离皮质醇浓度在 24 h 内是有波动的，一般在 24 时水平达到最低值，在清醒后 1 h 达到峰值。而 24 h UFC 受患者多种因素的影响，如液体的摄入量，共存的疾病如抑郁症、肥胖等，一般不单独使用。有文献报道可收集前一天晚上 10 时到第二天早上 8 时的过夜尿液，采用血清肌酐对其进行校正（UFC/血清肌酐比值），但这种方法并未广泛应用。

另外一个可以考虑的试验是生长激素（growth hormone，GH）对生长激素释放激素（growth hormone releasing hormone，GHRH）的反应试验，GH 对 GHRH 反应迟钝可能是 SCS 的敏感和早期信号。Starker 等总结了部分文献报道的诊断 SCS 的实验室检查标准，采用不同标准或方法，SCS 的患病率也不尽相同（表 12-2）。

表 12-2　不同文献报道 SCS 的诊断推荐标准

作者及文献年份	标　准	地塞米松剂量，DST 阈值	SCS 患病率
Reincke 等，1992	单用 DST	1 mg，3 μg/dl	12%
Osella 等，1994	单用 DST	1 mg，5 μg/dl	16%
Ambrosi 等，1995	DST 加 CRH≥1，CCR，ACTH，UFC	1 mg，5 μg/dl	12%
Tsagarakis 等，1998	单用低剂量 DST	2.5 μg/dl	25%
Terzolo 等，1998	DST 加 UFC	1 mg，5 μg/dl	6%
Mantero 和 Arnaldi，2000	CRH≥2，CCR，ACTH，UFC，DST	1 mg，5 μg/dl	9.2%
Rossi 等，2000	低剂量 DST 加 CRH≥1，CCR，ACTH，UFC	3.0 μg/dl	18.5%
Valli 等，2001	闪烁扫描术检测单侧 ^{131}I 胆固醇显像	N/A	61.3%
Emral 等，2003	DST 或高剂量 DST	3 mg，3 μg/dl	5.7%
Chiodini 等，2009	ACTH≥2，UCF，DST	1 mg，3 μg/dl	29.6%
Masserini 等，2009	ACTH≥2，UCF，DST	1 mg，3 μg/dl	21.4%
Eller-Vainicher 等，2010	CCR≥3，ACTH，UFC，DST	1 mg，3 μg/dl	48.3%
DiDalmazi 等，2012	DST（5 μg/dl）或 DST（1.8 μg/dl）加 UFC 或 ACTH	1 mg，1.8 μg/dl 或 5 μg/dl	21.3%

注：ACTH，促肾上腺皮质激素；CCR，昼夜皮质醇节律的改变（24 时血清或唾液中皮质醇水平增加）；CRH，促肾上腺皮质激素释放激素；DST，地塞米松抑制试验；N/A，无资料提供；UFC，尿游离皮质醇。

脂联素在调节能量平衡和代谢稳态方面有强大的作用，与糖皮质激素的作用相反。Dogruk 等报道血清脂联素水平≤13.00 ng/ml 预测 SCS 的敏感性和特异性分别为 87.5% 和 77.4%。

2. 影像学检查　肾上腺意外瘤都是在患者因非肾上腺原因行腹部 B 超或 CT 检查中发现的，如尿路感染、肾绞痛、胆绞痛、非特异性腹痛或常规体检等。一般与双侧无功能性腺瘤的患者相比，单侧病变患者患 SCS 的概率更高。

肾上腺多普勒超声、CT、MRI 以及核素显影等影像学检查是临床上常用的发现肾上腺占位的有效检查方法（图 12-3）。

部分患者行肾上腺细针穿刺活检可以协助明确诊断。CYP11B1 和 CYP17 可作为皮质醇分泌瘤和 SCS 腺瘤的病理标志物，检测二者在肾上腺皮质腺瘤组织中的表达，可用于肾上腺皮质腺瘤病理分型及术后早期诊断肾上腺意外瘤中的 SCS。

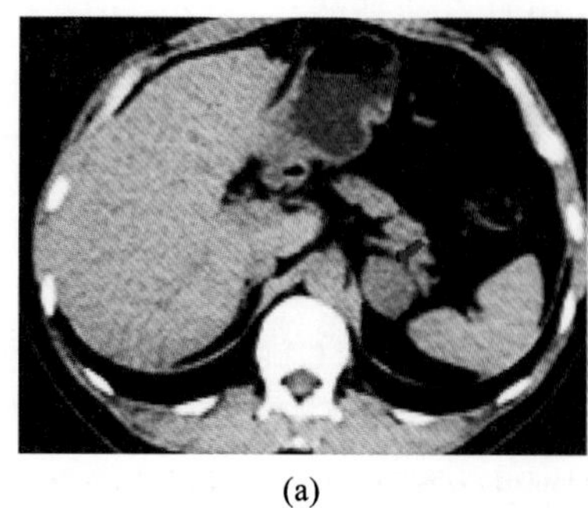
(a)

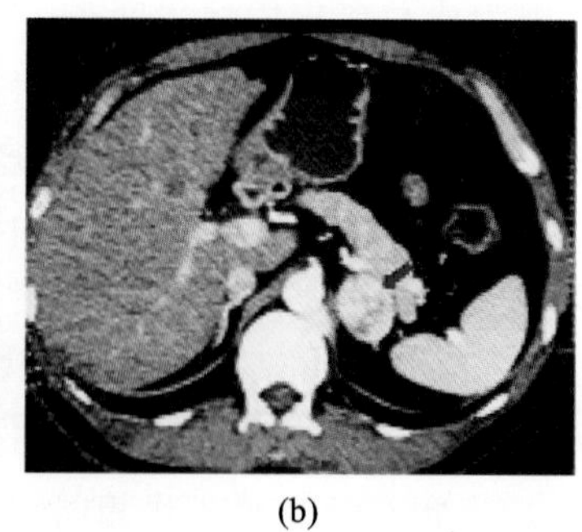
(b)

图 12-3 CT 发现的 SCS 肾上腺肿瘤(红色箭头所示为边缘光滑、平滑肌密度的占位)
(a)CT 平扫;(b)CT 增强

五、鉴别诊断

1. CS CS 通常有典型的临床表现,如满月脸、水牛背、向心性肥胖、皮肤紫纹等,成年女性可伴有月经紊乱或不孕。24 h UFC 水平升高、血清皮质醇水平升高并且不受小剂量地塞米松抑制,血皮质醇节律消失。

2. 异位 ACTH 综合征 属 CS 的一种特殊类型,是垂体以外的肿瘤组织分泌过量有生物活性的 ACTH 或 ACTH 类似物,刺激肾上腺皮质增生并分泌过量皮质醇引起的临床综合征。引起异位 ACTH 综合征的最常见病因为肺癌,尤其是小细胞肺癌,约占 50%;其次为胸腺类癌及胰腺肿瘤,分别约占 10%,支气管类癌占 5%。近些年报道较常见的是胸腔内(肺、胸腺)类癌,小细胞肺癌的比例在降低。

异位 ACTH 综合征的主要实验室特征为血 ACTH 水平明显升高,血皮质醇水平升高且昼夜节律消失,并伴有 24 h UFC 水平升高,大、小剂量地塞米松抑制试验均显示不被抑制。

3. 非 ACTH 依赖性库欣综合征 其特点是肾上腺皮质肿瘤或增生导致自主分泌过量的皮质醇,主要为腺瘤和癌,分别占皮质醇症的 10%和 6%。两者均能自主分泌过量的皮质醇,而使下丘脑 CRH 和垂体 ACTH 细胞处于抑制状态,故肾上腺肿瘤以外的同侧和对侧肾上腺组织可呈现萎缩状态,而结节样增生占 1%以下。肾上腺 CT 可有阳性表现,而大、小剂量地塞米松抑制试验均显示不被抑制。

4. 亚临床库欣病(subclinical Cushing disease,SCD) 缺乏库欣病的典型临床表现,但 MRI 检查可以发现垂体内的微腺瘤。ACTH 依赖性皮质醇症可以通过 0.5 mg 地塞米松抑制试验的阳性结果(血清皮质醇>3.0 μg/dl)加上下列两个试验的一个阳性结果诊断出来,即午夜血清皮质醇浓度>5.0 μg/dl,或抗利尿激素诱导后血清 ACTH 增加 50%以上。但最终 SCD 的诊断还需要有手术切除的微腺瘤中 ACTH 的阳性染色结果。经蝶骨的垂体腺瘤部分切除术有助于改善患者的血压和糖代谢。

六、治疗

对于 SCS 而言,目前存在两种观点:一是手术治疗;二是定期随访观察(图 12-4)。完全无症状、ACTH 水平正常的老年患者未必能够从手术中获益,因此不建议对这些患者进行手术。对于年轻患者、ACTH 水平受到抑制以及有进展性心血管疾病危险和需要药物干预的代谢综合征的患者,实施手术治疗以阻止病情发展、缩短病程是明智的选择。Libè 等随访 12 例 SCS 患者,平均随访时间为 25.5 个月,虽然没有 1 例患者转为 CS,但发现有些相关的生化指标变差,提示疾病还是有轻度进展,因此诊断明确的患者,还是应该积极治疗。

诊断明确的 SCS 患者多需要采用手术治疗,因为药物治疗皮质醇症有严重的副作用。外

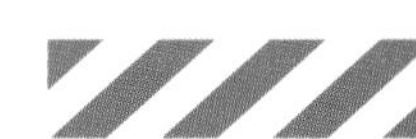

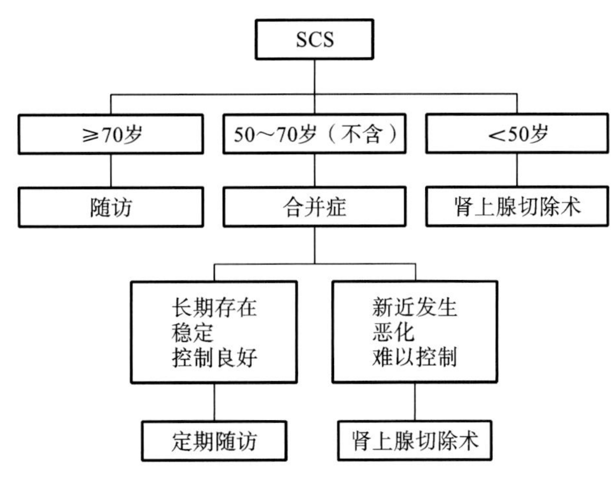

图 12-4　SCS 治疗策略流程图

科手术切除肾上腺腺瘤是纠正皮质醇异常分泌，改善临床症状的有效方法。在具有功能性活跃的肾上腺肿块的患者中施行手术可以逆转糖皮质激素升高导致的系统性有害影响，从而长期治愈这种疾病。Wang 等报道，2011 年 9 月至 2016 年 1 月期间，北京协和医学院共有 87 例 SCS 患者接受治疗，其中采取腹腔镜肾上腺切除术者 48 例（手术组）、保守治疗者 39 例（对照组）。手术组随访时间为 10.6～32.5 个月，对照组为 13.1～30.1 个月。在手术组，所有患者的实验室皮质类固醇参数均恢复正常，但对照组没有。且手术组高血压患者血压升高得到改善或恢复正常（48 例中有 22 例得到改善或恢复正常）；而在对照组中，高血压患者均未治愈或改善，并有 5 例患者出现恶化（$P=0.004$）。两组血糖控制及血脂变化无明显差异。作者认为腹腔镜肾上腺肿瘤切除治疗 SCS 安全有效。Toniato 等报道 23 例外科治疗患者，其高血压、糖尿病、肥胖和血脂异常的改善率分别为 67%、63%、50%和 38%。也有文献报道手术可以改善糖代谢、减轻体重、降低心血管疾病的发病风险。

七、随访

Collienne 等检测偶发肾上腺肿瘤或增生患者，经生化等检查分为 59 例无功能性腺瘤（non-functioning adenomas，NFA）、48 例无功能性增生结节（non-functioning nodular hyperplasia，NFH）和 7 例 SCS，通过腔内超声检测，平均随访时间为（31.6±28.7）个月，NFA、NFH 和 SCS 瘤体或结节每年增长速度分别为 0.35 mm、0.02 mm 和 0.53 mm，结果表明检测到的所有实体瘤的增长速度均较低，速度之间没有差异，且没有任何肿块出现恶性进展。

文献报道，有高达 14%的瘤体直径＞2.4 cm 的 NFA 患者首次诊断的时候没有 SCS，但 5 年后出现 SCS。因此，对于 NFA 怀疑为 SCS 的保守治疗患者，不管其是否伴有直径＞2.4 cm 的瘤体，其激素检测应该每年进行一次，持续 5 年。随访期间还需要监测体重、血压、血胆固醇和血糖水平，并测定椎骨密度。

对怀疑或确诊为 SCS 的患者，术后需要进行补充皮质醇治疗，并在术后 6 个月、12 个月和 24 个月评价 SCS 的并发症是否得到改善。

（陈　忠　潘　炜）

参考文献

[1]　王若琦. 亚临床 Cushing 综合征-易被忽视的高血压病因[J]. 中国全科医学，2004，7(20)：1529-1530.

［2］ 张炜，汤正义，王卫庆，等．亚临床及肾上腺腺瘤型库欣综合征患者手术前后代谢综合征症状变化[J]．中华内分泌代谢杂志，2006，22(6)：545-548.

［3］ Starker L F，Kunstman J W，Carling T. Subclinical Cushing syndrome：a review[J]. Surg Clin North Am，2014，94(3)：657-668.

［4］ Terzolo M，Osella G，Alì A，et al. Subclinical Cushing's syndrome in adrenal incidentaloma[J]. Clin Endocrinol(Oxf)，1998，48(1)：89-97.

［5］ Caplan R H，Strutt P J，Wickus G G. Subclinical hormone secretion by incidentally discovered adrenal masses[J]. Arch Surg，1994，129(3)：291-296.

［6］ Osella G，Terzolo M，Borretta G，et al. Endocrine evaluation of incidentally discovered adrenal masses(incidentalomas)[J]. J Clin Endocrinol Metab，1994，79(6)：1532-1539.

［7］ De Leo M，Cozzolino A，Colao A，et al. Subclinical Cushing's syndrome[J]. Best Pract Res Clin Endocrinol Metab，2012，26(4)：497-505.

［8］ Bondanelli M，Campo M，Trasforini G，et al. Evaluation of hormonal function in a series of incidentally discovered adrenal masses[J]. Metabolism，1997，46(1)：107-113.

［9］ Lee S S，Baek K H，Lee Y S，et al. Subclinical Cushing's syndrome associated with an adrenocortical oncocytoma[J]. J Endocrinol Invest，2008，31(7)：675-679.

［10］ Chiodini I，Albani A，Ambrogio A G，et al. Six controversial issues on subclinical Cushing's syndrome[J]. Endocrine，2017，56(2)：262-266.

［11］ Tsuiki M，Tanabe A，Takagi S，et al. Cardiovascular risks and their long-term clinical outcome in patients with subclinical Cushing's syndrome[J]. Endocr J，2008，55(4)：737-745.

［12］ Bassett M H，Mayhew B，Rehman K，et al. Expression profiles for steroidogenic enzymes in adrenocortical disease[J]. J Clin Endocrinol Metab，2005，90(9)：5446-5455.

［13］ 杨学成，孙瑞霞，范靓靓，等．类固醇合成酶在亚临床库欣综合征患者中的表达及意义[J]．山东大学学报(医学版)，2012，50(12)：87-93.

［14］ Terzolo M，Stigliano A，Chiodini I，et al. AME position statement on adrenal incidentaloma[J]. Eur J Endocrinol，2011，164(6)：851-870.

［15］ Mazzuco T L，Bourdeau I，Lacroix A. Adrenal incidentalomas and subclinical Cushing's syndrome：diagnosis and treatment[J]. Curr Opin Endocrinol Diabetes Obes，2009，16(3)：203-210.

［16］ Mantero F，Masini A M，Opocher G，et al. Adrenal incidentaloma：an overview of hormonal data from the National Italian Study Group[J]. Horm Res，1997，47(4-6)：284-289.

［17］ Dogruk Unal A，Ayturk S，Aldemir D，et al. Serum adiponectin level as a predictor of subclinical Cushing's syndrome in patients with adrenal incidentaloma[J]. Int J Endocrinol，2016，2016：8519362.

［18］ Paschou S A，Kandaraki E，Dimitropoulou F，et al. Subclinical Cushing's syndrome in patients with bilateral compared to unilateral adrenal incidentalomas：a systematic review and meta-analysis[J]. Endocrine，2016，51(2)：225-235.

［19］ Tamada D，Kitamura T，Otsuki M，et al. Clinical significance of screening for subclinical Cushing's disease in patients with pituitary tumors[J]. Endocr J，2016，63(1)：47-52.

［20］ Libè R，Dall'Asta C，Barbetta L，et al. Long-term follow-up study of patients with adrenal incidentalomas[J]. Eur J Endocrinol，2002，147(4)：489-494.

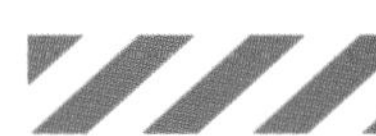

[21] Wang D, Ji Z G, Li H Z, et al. Adrenalectomy was recommended for patients with subclinical Cushing's syndrome due to adrenal incidentaloma[J]. Cancer Biomark, 2018,21(2):367-372.

[22] 李乐乐,赵玲,窦京涛,等.肾上腺意外瘤中亚临床库欣综合征治疗方案探讨[J].中华医学杂志,2017,97(40):3152-3157.

[23] Bancos I, Alahdab F, Crowley R K, et al. Therapy of endocrine disease: improvement of cardiovascular risk factors after adrenalectomy in patients with adrenal tumors and subclinical Cushing's syndrome: a systematic review and meta-analysis[J]. Eur J Endocrinol, 2016, 175(6): R283-R295.

[24] Collienne M, Timmesfeld N, Bergmann S R, et al. Adrenal incidentaloma and subclinical Cushing's syndrome: a longitudinal follow-up study by endoscopic ultrasound[J]. Ultraschall Med, 2017, 38(4): 411-419.

[25] Terzolo M, Pia A, Reimondo G. Subclinical Cushing's syndrome: definition and management[J]. Clin Endocrinol(Oxf), 2012, 76(1): 12-18.

第十三章 肾上腺性征异常综合征

肾上腺性征异常综合征由先天性肾上腺皮质增生和后天性肾上腺皮质肿瘤两大类疾病引起，又称肾上腺生殖综合征(adrenogenital syndrome)。先天性肾上腺皮质增生是一种常染色体隐性遗传性疾病，17α-羟化酶(10q24.3)缺乏症是先天性肾上腺皮质增生的罕见类型之一，发病率约为 1/50000。皮质激素合成过程中酶的缺陷，导致某些皮质醇合成不足，而其前驱物和雄激素及中间产物在体内积聚，皮质醇合成不足导致 ACTH 分泌增加，进一步促使肾上腺皮质增生和肾上腺雄激素分泌增加，导致出现女性男性化和男性性早熟等临床症状。该疾病属常染色体遗传性疾病，在此不进行详细的描述，本章仅对由肾上腺皮质肿瘤引起的肾上腺性征异常综合征进行介绍。

由肾上腺皮质肿瘤(腺瘤或癌)引起的肾上腺性征异常综合征在婴幼儿期、青春前期或成人期均可发病，但以幼儿期多见，女性男性化常见。Hayles 报道的 234 例小儿功能性肾上腺肿瘤患者中，女性患者多于男性患者，2/3 的患者为女性男性化表现，男性女性化只占少数。国内俞天麟统计肾上腺性征异常综合征 124 例，其中由先天性肾上腺皮质增生引起的有 112 例，占 90%；由肾上腺皮质肿瘤引起的有 12 例，占 10%；其中由肾上腺皮质癌引起的有 9 例，由肾上腺皮质腺瘤引起的有 3 例。Perrino(2019)总结英文文献报道，肾上腺皮质肿瘤女性男性化发病率为0～11%；肾上腺皮质腺瘤男性女性化罕见，肾上腺皮质癌男性女性化占 1%～2%。近年来，随着对本病诊断和治疗水平的提高，国内所报道的病例数急剧增加。

第一节 男性化肾上腺皮质肿瘤

男性化肾上腺皮质肿瘤是指能够产生大量雄激素使患者男性化的功能性肾上腺皮质肿瘤，女性的发病率是男性的两倍。

一、病因和病理

正常情况下，肾上腺皮质网状带可分泌相当量的脱氢表雄酮和雄烯二酮，而只分泌微量的睾酮。脱氢表雄酮和雄烯二酮实际上是睾酮前体分子，本身的雄激素活性很低，但可在体外组织(如脂肪或肌肉组织)中转化为睾酮，大部分雄激素效应由睾酮水平升高导致。据统计，成人肾上腺直接分泌或通过睾酮前体分子在脂肪或肌肉组织转化的睾酮约为 100 μg/24 h，约占女性睾酮日产量的 50%，占男性日产量的 2%。肾上腺所产生的雄激素对青春期的启动有重要意义，在这些激素的作用下，青少年可出现早期的阴毛和腋毛，并通过正反馈机制，促进下丘脑-垂

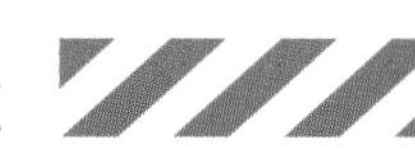

体-性腺轴的成熟，使青春期发育正式开始。正常情况下，肾上腺激素并不会引起女性男性化和男性性早熟；但在病理情况下，如具有分泌雄激素的肾上腺肿瘤，肾上腺激素的分泌会大幅增加，导致女性多毛和女性男性化(图 13-1)以及男性的假性性早熟。

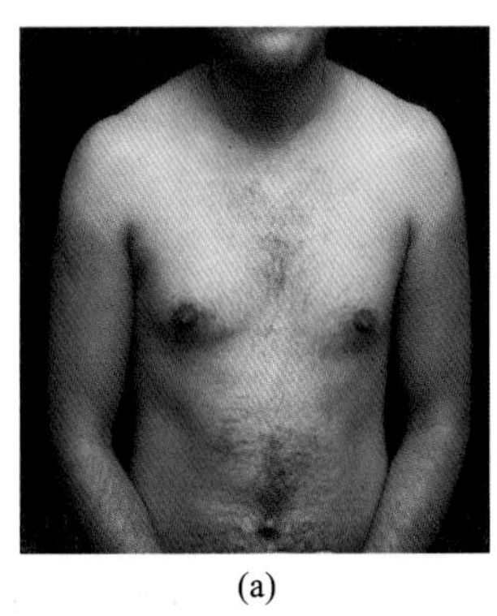
(a)

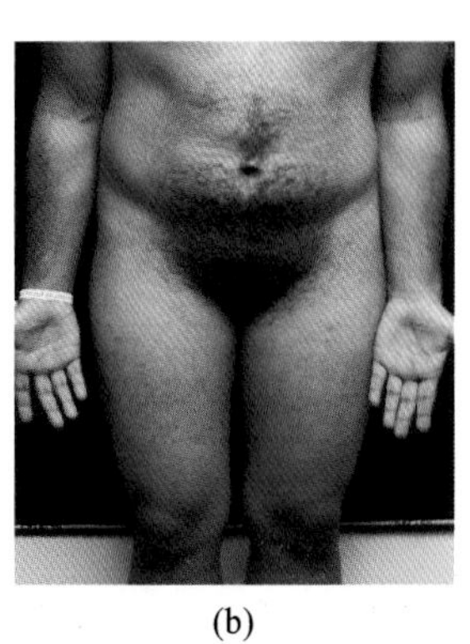
(b)

图 13-1 18 岁女性患者肾上腺皮质腺瘤致雄激素分泌增加引起多毛症

此类功能性肾上腺皮质肿瘤的发病率不足 11%。幼儿期发病者，绝大多数为癌。资料显示，瘤体最大为 4500 g，最小为 33 g，平均为 500 g；良性腺瘤多较小，未见有超过 44 g 者。无论是腺瘤还是癌，其显微镜下特点大致相似，细胞大小、形态多不规则，奇异纺锤形细胞及多核巨细胞多见，核不定形并可见异常核分裂象，细胞为嗜伊红染色。其超微结构皆为局灶性基底膜缺损。

肿瘤生长较快，中央可出现坏死、出血、液化或感染。瘤体内可见斑片状散在的钙化影。肿瘤向周围组织及器官浸润，同侧肾上极易受累，腹主动脉旁淋巴结为早期转移部位，下腔静脉常因癌栓而出现梗阻征象。远处器官转移以肺最为常见，其次为肝、脑、骨骼。本病最重要的病理学特点为并不能完全依靠组织学确定肿瘤的良、恶性。腺瘤细胞与癌细胞均可显示恶性形态，如大小不等的奇异核以及异常核分裂象，这与肿瘤的内分泌功能旺盛有关。只有非肾上腺组织器官发生同一类皮质癌转移时才是确诊癌的标准。

免疫组织化学：①常见阳性：inhibin-α、melan-A/Mart-1、SF-1 和 calretinin。②可能阳性：NSE 和 AE1/AE3、CAM5.2。③罕见阳性：vimentin。Ki-67 指数<5%。

二、临床表现、诊断和鉴别诊断

男性化肾上腺皮质肿瘤临床表现为多毛症、月经过少、痔疮和男性化，其次为阴蒂肥大或增大、声音低沉和乳房萎缩。文献报道，100%患者有多毛症，肾上腺皮质癌患者中阴蒂增大者占 79%，肾上腺皮质腺瘤患者中阴蒂增大者占 62%；约 50%患者有停经和声音低沉，并伴有乳房萎缩和性欲增高，20%患者有高血压症状。临床上鉴别单纯多毛症与伴有男性化的多毛症非常重要，大多数单纯多毛症毛发增多的原因还不清楚。但是，如果患者同时有男性化和多毛症，则雄激素水平异常升高。尽管有例外情况，即睾酮分泌的微小变化可能导致明显的男性化表现，但一般来讲，男性化的程度能反映雄激素分泌过多的病程和程度。多毛症患者如同时有月经过少，则雄激素过多的可能性更大。因此，对多毛症患者，应仔细询问其月经初潮、既往和现在的月经史、生育情况，并进行仔细的体格检查，以明确有无雄激素过多的症状和体征。肾上腺皮质腺瘤与肾上腺皮质癌的鉴别诊断见表 13-1、图 13-2。

表 13-1　肾上腺皮质腺瘤与肾上腺皮质癌的鉴别

肿瘤种类	发病期	性别	瘤体	影像学特点	生化	病理特点
肾上腺皮质癌	8～10 岁前	女性多见	75 g 以上时可摸到肿块	大，有坏死出血灶，肿瘤边界不清	尿 17-KS 明显升高	包膜浸润，远处转移
肾上腺皮质腺瘤	青春前期或成人	无性别差异	<44 g	小，边界清楚	尿 17-KS 轻度或中度升高	组织病理特征有多种变化，但无局部浸润及远处转移

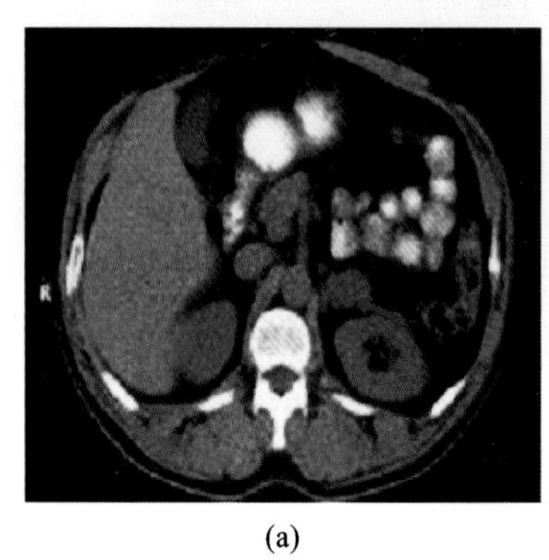

(a)

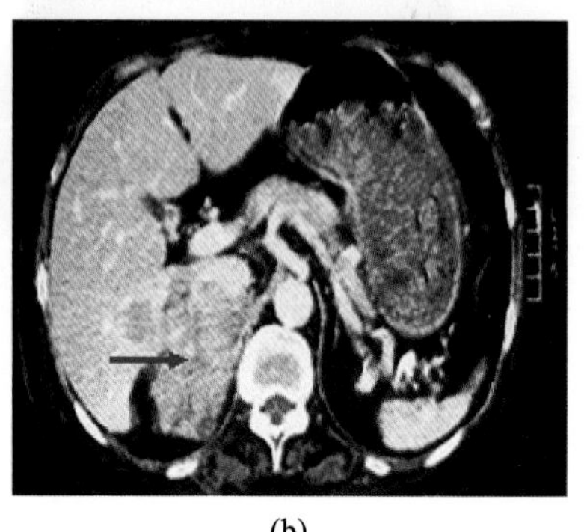

(b)

图 13-2　男性化肾上腺皮质肿瘤 CT 特征

(a)肾上腺皮质腺瘤；(b)肾上腺皮质癌

男性患者多表现为性早熟，阴茎增大并呈现半勃起状态，阴毛生长浓密，亦可表现为库欣综合征。

男性化肾上腺皮质肿瘤可产生过多的脱氢表雄酮，因而患者尿中 17-酮皮质类固醇（17-KS）排出量增加，其值为 69.4～1561 μmol/24 h。肾上腺皮质癌患者尿中 17-KS 排出量增加更明显，可达 177～4258 μmol/24 h，该指标有助于肾上腺皮质癌与肾上腺皮质腺瘤的鉴别诊断。此外，血睾酮、雄烯二酮、脱氢表雄酮、孕酮浓度升高，地塞米松抑制试验对鉴别男性化肾上腺皮质癌与肾上腺皮质腺瘤无帮助。

根据上述临床症状，血睾酮升高，24 h 尿 17-KS 明显升高为诊断肾上腺性征异常综合征的重要依据，且 17-KS 的明显升高不能被地塞米松抑制，再结合影像学检查结果，诊断可以确立。判断肾上腺肿瘤良、恶性，则可参考以下标准：①性征异常越明显，血中性激素水平、尿中脱氢异雄酮（DHA）及 17-KS 越高，则恶性可能性越大；②瘤体直径超过 6 cm，重量超过 100 g 者，恶性可能性增加；③CT 检查肿瘤密度不均，有钙化，增强后 CT 值大于 20 HU 者，应考虑恶性可能；④同时合并皮质醇症，有明显低血钾和碱中毒者，有明显贫血者应考虑恶性可能；⑤手术中发现有包膜外浸润者应疑为恶性；⑥有转移证据（为肝、肺、骨的转移）时可定为恶性。

肾上腺 B 超、CT 和 MRI 有助于肿瘤定位诊断。静脉插管抽血测定肾上腺和卵巢静脉的类固醇含量可确定病变部位，血管造影对诊断小肿瘤有帮助。

三、治疗及预后

诊断确立后，应及时手术治疗。单纯肿瘤摘除手术只限于肯定为良性肿瘤患者。恶性肿瘤应行根治性肾上腺切除术，切除范围应包括肿瘤肾上腺、肾上腺周围组织，同侧肾脏、脾脏和胰尾。肿瘤较小者，宜选择腹腔镜肿瘤切除术。肿瘤较大腹腔镜切除肿瘤困难者，应选择开放性

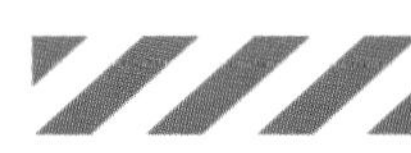

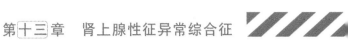

手术。手术径路可选择经第11肋间切口或上腹部“人”字形切口(Chevron-Typ 切口),孤立转移癌应一并切除。对于阴蒂肥大者,并行相应的会阴部成形术,如阴蒂缩短成形术或肥大阴蒂切除术、小阴唇成形术。

肾上腺皮质腺瘤手术切除后即可治愈,各种症状可消失,预后良好。肾上腺皮质癌的预后多不良,有赖于早期诊断、早期治疗、肿瘤切除的彻底性、是否存在转移癌以及肿瘤侵犯的程度。肾上腺皮质癌患者多于确定诊断后的2年内死亡,3年生存率约为25%。

第二节 女性化肾上腺皮质肿瘤

女性化肾上腺皮质肿瘤是指能够产生大量雌激素使患者女性化的功能性肾上腺皮质肿瘤,以腺瘤多见。

一、病因和病理

某些肾上腺皮质肿瘤分泌雄烯二酮,在肌肉、脂肪等组织转化为雌激素,进而导致女性化各种临床表现。

女性化肾上腺皮质肿瘤多为良性。Gbrilove 报道53例,其中良性肿瘤约占70%,癌约占30%。瘤体较大,腹部可触摸到包块。转移途径及部位与所致男性化肾上腺皮质肿瘤类似。

免疫组织化学:inhibin-α、melan-A/Mart-1、SF-1 和 calretinin 阳性常见,NSE 和 AE1/AE3、CAM5.2 可能阳性,vimentin 罕见阳性,Ki-67 指数<5%。

二、临床表现和诊断

本病多发于25~50岁的成人,最常见的临床症状为男性乳房发育(图13-3(a)),约占98%,其次为腹部可能触及包块,约占60%;半数患者有睾丸萎缩和性欲降低,个别病例可合并尿道下裂。其他较少见的临床症状为肿瘤部位疼痛、乳房触痛、乳晕色素沉着和肥胖。

生化检查:血雌二醇浓度升高,FSH 和 LH 浓度降低;尿17-KS水平增高,尿雄酮和雌激素或雌激素前体物水平均可升高;血 ACTH 含量不增加。地塞米松抑制试验及 ACTH 激发试验皆无阳性反应。

本症女性的女性化症状不易于识别,因而很难明确诊断。女性儿童的表现类似性早熟,乳房发育,阴唇、阴道有雌激素化表现,阴毛可见,并有阴道不规则出血。

该疾病B超、CT、MRI(图13-3至图13-5)检查的确诊率很高,^{18}F-FDG PET/CT 有助于诊断和鉴别诊断(图13-6)。此病应与肾上腺外疾病引起的女性化相鉴别,如睾丸间质细胞瘤、克兰费尔特综合征(Klinefelter 综合征)。

三、治疗和预后

所有确诊为该疾病的患者应进行手术治疗。诊断肯定者,良性肿瘤可行肿瘤切除术,恶性肿瘤应行根治性肾上腺切除术,术式可选择开放性手术或腹腔镜手术。术前难以确定良、恶性肿瘤者,术中将有无局部浸润、淋巴结及远处器官转移作为判断良、恶性肿瘤的依据,以决定手术方案。肿瘤可导致患侧或对侧肾上腺皮质不同程度萎缩,肿瘤切除后体内皮质醇浓度骤降,若不及时给予皮质激素替代,则可诱发急性肾上腺皮质功能不足。所以,术前、术中、术后均应给予皮质激素替代治疗,待对侧肾上腺皮质功能完全恢复后,则可停止皮质激素的替代治疗。

对手术不能切除或切除不彻底以及术后转移复发者,可试用放疗。

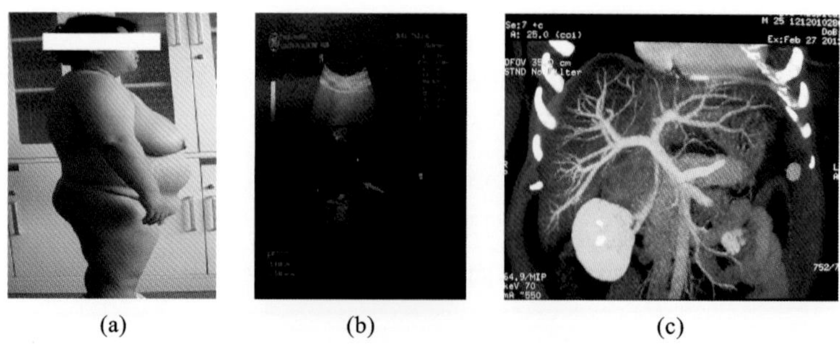

图 13-3　女性化肾上腺皮质肿瘤

(a)人体形态;(b)B超检查;(c)MRI检查

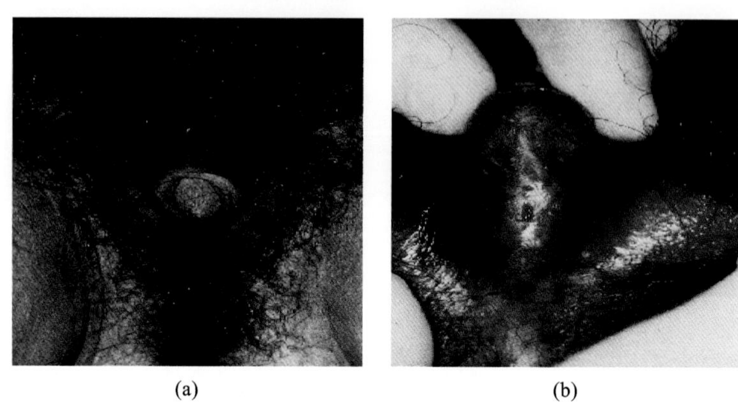

图 13-4　女性化肾上腺皮质肿瘤

(a)生殖器形态;(b)合并尿道下裂

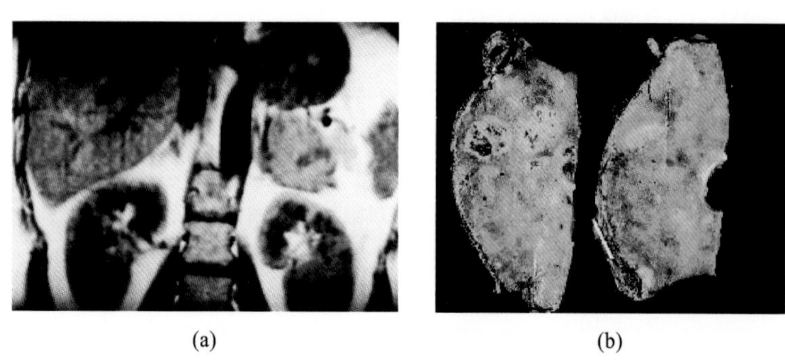

图 13-5　女性化肾上腺皮质肿瘤

(a)MRI显示左侧肾上腺实质性肿瘤,大小约 8.0 cm×5.5 cm×5.5 cm;(b)手术标本切面

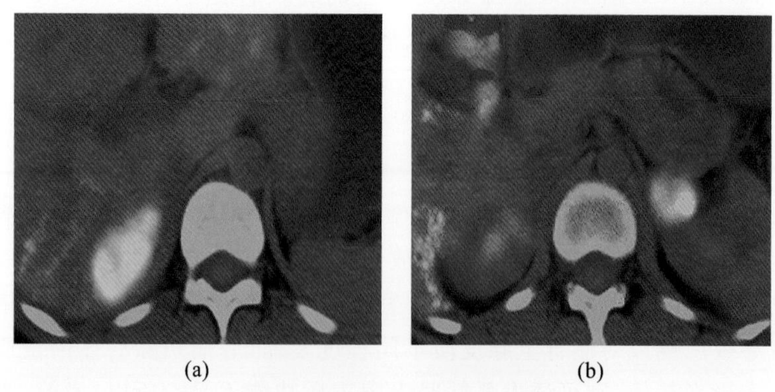

图 13-6　女性化肾上腺皮质肿瘤

(a)右侧肾上腺皮质肿瘤 FDG 摄取值 SUV=4.9;(b)左侧肾上腺皮质肿瘤 SUV=4.2

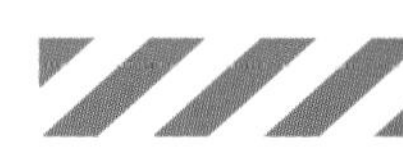

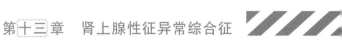

良性肿瘤切除后，症状很快消失。尿性激素及17-OHCS、17-KS等恢复至正常水平。良性肿瘤的病程可长达3年；恶性肿瘤的病程多在2年以内，如合并库欣综合征，则预后更差。近年来，经手术治疗后长期无症状存活者也有报道。

（陈　忠　潘　炜）

参考文献

[1] 吴阶平，马永江. 实用泌尿外科学[M]. 北京：人民军医出版社，1991.

[2] 吴阶平. 吴阶平泌尿外科学[M]. 济南：山东科学技术出版社，2009.

[3] Kamenicky P, Houdoin L, Ferlicot S, et al. Benign cortisol-secreting adrenocortical adenomas produce small amounts of androgens[J]. Clin Endocrinol(Oxf), 2007, 66(6): 778-788.

[4] Kavoussi L R, Partin A W, Novick A C, et al. Campbell-Walsh urology[M]. 10th ed. Philadelphia: Elseviwer Inc, 2012.

[5] Krege S, Altwein J, Rubben H. Adrenal tumour due to a Prader Ⅴ congenital adrenogenital syndrome in a female raised as a man[J]. BJU Int, 1999, 83(6): 726-727.

[6] Varan A, Unal S, Ruacan S, et al. Adrenocortical carcinoma associated with adrenogenital syndrome in a child[J]. Med Pediatr Oncol, 2000, 35(1): 88-90.

[7] Dong A S, Cui Y, Wang Y, et al. ^{18}F-FDG PET/CT of adrenal lesions[J]. AJR, 2014, 203(2): 245-252.

[8] 曾进，陈忠. 现代泌尿肿瘤学[M]. 北京：人民卫生出版社，2023.

[9] Lenders J W, Duh Q Y, Eisenhofer G, et al. Pheochromocytoma and paraganglioma: an endocrine society clinical practice guideline[J]. J Clin Endocrinol Metab, 2014, 99(6): 1915-1942.

第十四章 肾上腺偶发瘤

一、发病情况

1982 年 Geelhoed 首次报道 20 例，采用肾上腺偶发瘤（adrenal incidentaloma）这一名词并沿用至今。近年来，随着高分辨率影像学技术的发展，其检出率显著增高，已成为并不少见的临床病症（图 14-1）。目前，将这种因定期常规健康体检或其他疾病影像学检查偶然发现的无症状和体征的肾上腺肿瘤（直径≥1 cm）定义为肾上腺偶发瘤，包括：①良性或恶性无内分泌功能的肾上腺皮质腺瘤、癌或静止型嗜铬细胞瘤；②肾上腺髓性脂肪瘤；③肾上腺转移瘤，多来自肺癌或乳腺癌；④其他：如肾上腺纤维瘤、肾上腺神经鞘瘤或肾上腺囊肿等。病史和体检明确提示有肾上腺疾病（如向心性肥胖，阵发性、恶性、难治性高血压），或伴有低钾血症的患者进行检查时发现的肾上腺肿瘤不属于肾上腺偶发瘤范畴。癌症患者为明确肿瘤分期而进行检查时发现的肾上腺肿瘤也不属于肾上腺偶发瘤范畴。文献报道，肾上腺偶发瘤约占所有肾上腺肿瘤的30%，可以单独存在，也可与其他肿瘤并存。

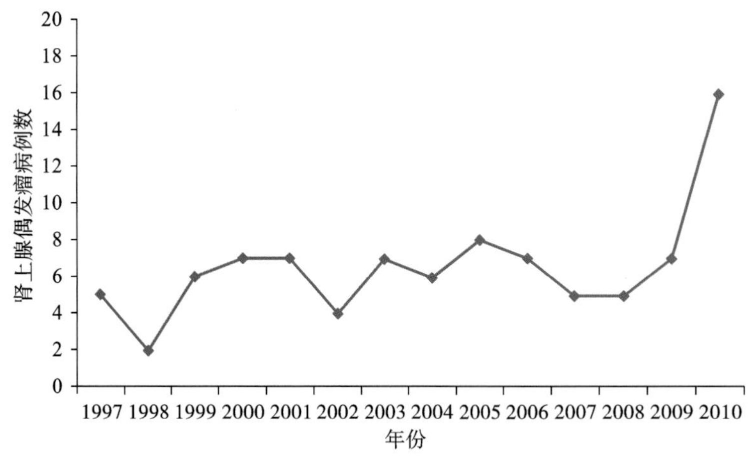

图 14-1　1997—2010 年肾上腺偶发瘤病例数

近年来，随着高分辨率影像学技术的应用，肾上腺偶发瘤的检出率明显增高，有学者称其为现代技术性疾病，但文献报道的发病率各有不同。Barzol L 等（2003）总结文献尸检资料后提出，肾上腺偶发瘤的发病率为 2.3%（1%～8.7%），30 岁以下为 0.2%，70 岁以上为 6.9%。Perrino C 和 Zynger D 总结临床英文文献后提出，肾上腺偶发瘤患者占普通人群的 0.2%～0.4%，30 岁以下者不足 1%，70 岁以上者达 7%。而且，大多数瘤体较小。2018 年 Griffing G T 报道，尸检资料表明肾上腺偶发瘤的发病率为 2%～9%，其中肿瘤直径在 2 mm 以上者为 8.7%(64/739)，在 5 mm 以上者为 1.4%(21/1495)，在 1 cm 以上者为 1.5%(131/9000)。日本学者统计了 1980—1988 年应用 CT 或 B 超诊断的肾上腺偶发瘤资料，发现随着时间的推移，

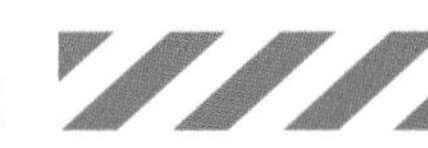

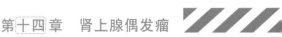

其检出率明显增高，认为主要原因是CT技术在临床检查中的逐渐推广。并且其发现无功能性肾上腺偶发瘤的检出率明显增高，而肾上腺皮质癌、功能性肿瘤（如PHEO、醛固酮腺瘤及库欣综合征）的检出率并未随时间的推移而发生明显改变。根据1982—1994年CT文献资料，肾上腺偶发瘤的发病率为0.35%～1.9%，与尸检资料表明的发病率之间存在显著差异，这是由于影像学检查对直径<0.5 cm的肾上腺肿瘤的敏感性较差，易导致漏诊。Ferreira等报道，肾上腺偶发瘤CT检查的检出率达2.5%，因无关疾病检查的检出率为0.43%，因既往肿瘤随访复查的检出率为4.3%。值得注意的是，常规超声体检对象多为健康人，肾上腺偶发瘤的发病率为0.1%，这与超声对肾上腺肿瘤的敏感性较低有关。CT检查肾上腺偶发瘤的检出率为1%～5%(Griffing G T，2018)。随着更为先进的高分辨率CT技术的应用，预计将有更多的肾上腺偶发瘤被发现。

肾上腺偶发瘤常见的是无功能性肾上腺皮质腺瘤，且大多数为肾上腺良性肿瘤（图14-2、图14-3、表14-1、表14-2），其发生与遗传学有关。虽然，肾上腺偶发瘤具有部分自主性激素分泌过多，但其分泌量还不足以产生明显的临床症状和体征，因此称之为亚临床(subclinical)或临床前期(preclinical)病变，亚临床库欣综合征和PHEO是常见的功能性肾上腺偶发瘤。有些患者还可发现双侧肾上腺偶发瘤，如双侧PHEO、肾上腺转移瘤、肾上腺淋巴瘤、肾上腺髓性脂肪瘤等，这些肾上腺肿瘤主要是在对非肾上腺疾病进行诊断和治疗过程中被偶然发现的。Barzon L等(2003)总结了26篇肾上腺偶发瘤文献资料，共计3868例病例，其中70%为无功能性肾上腺腺瘤，5%为肾上腺皮质癌，2%为肾上腺转移瘤，15%为功能性肾上腺皮质腺瘤，8%是其他类型的肾上腺偶发瘤，如肾上腺髓性脂肪瘤、肾上腺囊肿、肾上腺淋巴瘤、肾上腺畸胎瘤等。Fergany A F(2016)综合英文文献后提出，70%～80%肾上腺偶发瘤为无功能性肾上腺皮质腺瘤，PHEO、亚临床库欣综合征、醛固酮腺瘤分别为1%～10%、5%～20%、1%～2%；偶发肾上腺皮质癌者不足5%，偶发肾上腺转移瘤者为2.5%；其他肾上腺偶发瘤包括肾上腺髓性脂肪瘤、肾上腺囊肿、肾上腺血肿、肾上腺Schwann细胞瘤和肾上腺慢性炎症病灶。Gendy R等(2017)报道，偶发原发性肾上腺皮质癌者不足5%，偶发肾上腺转移瘤者不足3%。

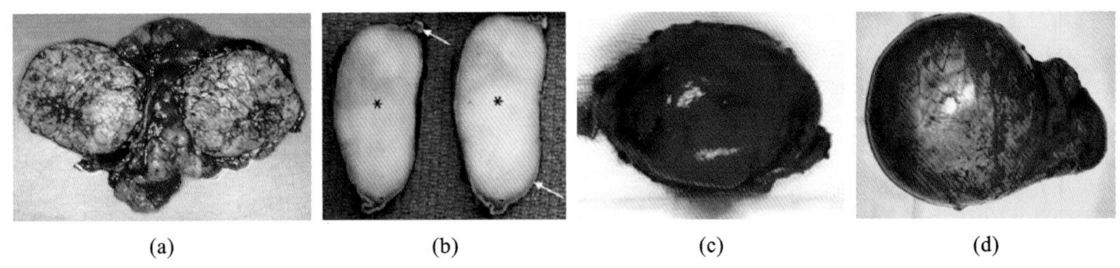

(a) (b) (c) (d)

图14-2 偶发良性肾上腺皮质腺瘤

(a)切面呈黄色；(b)左侧肾上腺神经节瘤，大小约3.5 cm×2.2 cm×2.4 cm；切面呈褐色，箭头所示为残余的黄色肾上腺组织；(c)肾上腺节细胞神经瘤；(d)血管瘤

表14-1 肾上腺偶发瘤的分类(Nieman L K，2010)

分 类	举 例
有内分泌功能(15%)	肾上腺皮质腺瘤（亚临床醛固酮腺瘤、亚临床库欣综合征）、肾上腺皮质癌、PHEO、先天性肾上腺皮质增生、肾上腺皮质大结节样增生、库欣病结节型变异等
无内分泌功能(85%)	肾上腺皮质腺瘤、黏液样肾上腺皮质腺瘤、肾上腺髓性脂肪瘤、神经母细胞瘤、神经节细胞瘤、血管瘤、肾上腺皮质癌、转移瘤、囊肿、出血/血肿、肉芽肿、淋巴瘤、畸胎瘤、血管平滑肌脂肪瘤、淀粉样变性等

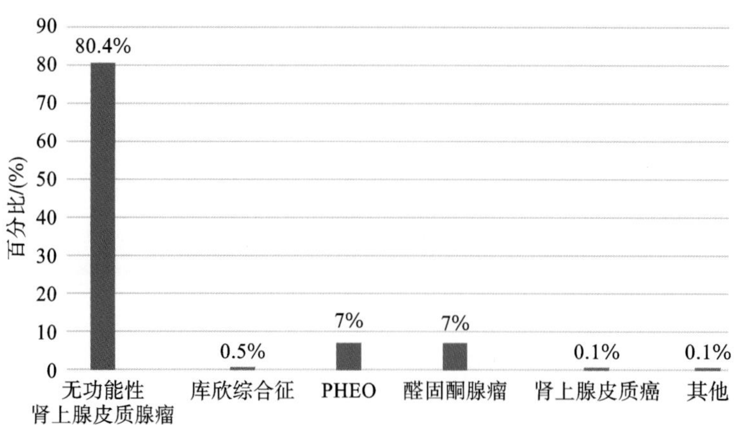

图 14-3 肾上腺偶发瘤的常见病因

表 14-2 94 例良、恶性肾上腺偶发瘤的分类和发病率(Kanthan R 等,2012)

	组织学分类	病例数	百分比/(%)	占全部肾上腺偶发瘤的百分比/(%)
肾上腺良性病变	肾上腺腺瘤	31	43.1	33.0
	肾上腺慢性炎症病灶	2	2.8	2.1
	肾上腺纤维化和血肿	6	8.3	6.4
	肾上腺神经母细胞瘤	1	1.4	1.1
	肾上腺神经节细胞瘤	1	1.4	1.1
	肾上腺皮质增生	4	5.6	4.3
	肾上腺髓性脂肪瘤	1	1.4	1.1
	肾上腺神经鞘瘤	1	1.4	1.1
	PHEO	21	29.2	22.3
	肾上腺囊肿	4	5.6	4.3
	总计	72	100	76.6
肾上腺恶性病变	肾上腺皮质癌	7	31.8	7.4
	肾上腺多形性横纹肌肉瘤	1	4.5	1.1
	肾上腺神经母细胞瘤	3	13.6	3.2
	肾细胞癌肾上腺转移瘤	5	22.7	5.3
	结直肠腺癌肾上腺转移瘤	1	4.5	1.1
	胃食管腺癌肾上腺转移瘤	1	4.5	1.1
	肺癌肾上腺转移瘤	2	9.1	2.1
	B 细胞瘤肾上腺转移瘤	1	4.5	1.1
	膀胱癌肾上腺转移瘤	1	4.5	1.1
	总计	22	100	23.4

多项研究报道,大多数肾上腺偶发瘤单发于右侧,占 50%～60%,左侧为 30%～40%,双侧为 10%～15%,分析认为这种两侧发生差异可能是应用超声诊断的缘故。因为超声对左侧肾上腺肿瘤的检出率明显低于 CT,而在应用 CT 诊断的研究及实践资料中,左、右两侧肾上腺偶发瘤的发病率并无明显差异。

肾上腺偶发瘤瘤体很小时可无任何临床症状,部分病例终身无症状且未被临床所发现而仅在尸体解剖时发现。

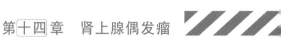

肾上腺偶发瘤随人群年龄和性别的不同，其发病率和性质均有差异。临床研究发现，发病率随着年龄的增长而明显上升，年轻者发病率为 0.2%，30 岁以下者发病率不足 1%，70 岁以上老年人发病率高达 7%。然而，55～70 岁老年人肾上腺偶发瘤的发病率最高，平均诊断年龄为 55 岁。研究显示，白色人种的肾上腺偶发瘤的发病率高于黑色人种，肾上腺偶发瘤在肥胖、糖尿病和高血压人群中有着更高的发病率。

文献报道，肾上腺偶发瘤的发病年龄为 4～85 岁，平均发病年龄为 60 岁，多见于 40～70 岁患者。女性的发病率明显高于男性，女性约为 55.2%，男性约为 44.8%，女男比例约为 1.23：1，这可能是因为接受腹部 CT 检查的女性要多于男性。右侧肾上腺偶发瘤占所有患者的 30.2%，左侧肾上腺偶发瘤占 62%，双侧肾上腺偶发瘤约占 7.8%，左侧明显多于右侧（表 14-3）。肾上腺皮质恶性肿瘤多见于年龄相对较小的人群，而肾上腺良性肿瘤则多见于年龄较大的人群。

表 14-3　348 例肾上腺偶发瘤临床统计（Kim J 等，2013）

项　　目	例数（百分比）
年龄/岁	
<40	30(8.6%)
40～<50	68(19.5%)
50～<60	113(32.5%)
60～<70	93(26.7%)
≥70	44(12.6%)
性别	
男性	156(44.8%)
女性	192(55.2%)
部位	
右侧	105(30.2%)
左侧	216(62.1%)
两侧	27(7.8%)

二、诊断和鉴别诊断

临床医生所面临的问题：肾上腺偶发瘤是否有功能？肾上腺偶发瘤是良性的还是恶性的？肾上腺偶发瘤是否来源于肾上腺？恰当的处理方法是什么？

1. 肾上腺内分泌功能检查　临床上虽然缺乏相应的症状和体征，但不等于无内分泌功能，少数病例仍具有激素分泌功能，只是其分泌量还不足以产生明显临床症状和体征，因此称之为亚临床或临床前期病变，健康体检所发现的肾上腺偶发瘤大多数属于此种情况。因此，对于肾上腺非髓性脂肪瘤、肾上腺囊肿的肾上腺偶发瘤，首先需要进行相关内分泌检查，以评价其是否具有潜在的激素分泌活性。目的在于明确有无 PHEO、皮质醇症、原醛症及性激素异常等，可疑者应行相关确诊试验，对所有肾上腺偶发瘤均应测定肾上腺内分泌功能，包括 24 h 尿 VMA 或 CA、17-OHCS 或 17-KS，血浆皮质醇、肾上腺素、肾素、雌二醇、雄烯二酮、睾酮、脱氢异雄酮、电解质，并进行糖耐量试验、小剂量地塞米松抑制试验以及氯化钠试验等（图 14-4）。Prize 等报道 9 例肾上腺偶发瘤患者中，3 例患者各项生化测定正常，6 例患者 VMA 或 CA 都有不同程度增高；其中 8 例患者经手术切除肿瘤，病理证实 PHEO 1 例、肾上腺皮质腺瘤 4 例、肾上腺囊肿 2 例、肾上腺髓性脂肪瘤 1 例。

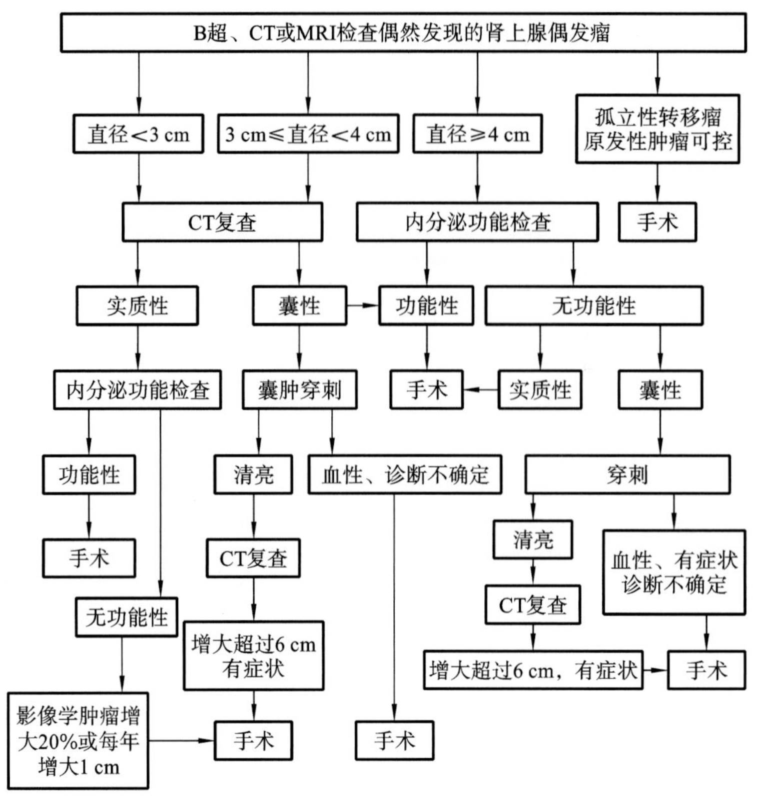

图 14-4　肾上腺偶发瘤的诊断和治疗流程

Fassnacht M 等(2016)提出，对所有肾上腺偶发瘤患者均应进行过夜 1 mg 地塞米松抑制试验以排除皮质醇的干扰。方法：第一天早晨 8 时抽血测定皮质醇水平值，在抽血后 16 h(抽血当天晚上 12 时)服用地塞米松 1 mg，然后在第二天早晨 8 时再次抽血测定皮质醇水平值，作为排除自主皮质醇分泌的诊断标准。血清皮质醇水平值≤50 nmol/L(≤1.8 μg/dl)为正常水平，可排除皮质醇过剩；血清皮质醇水平值在 51～138 nmol/L(1.9～5.0 μg/dl)之间，考虑自主皮质醇分泌存在的可能性；血清皮质醇水平值>138 nmol/L(>5.0 μg/dl)，可确定存在自主皮质醇分泌。临床上必须注意，少数病例平时表现为无功能、无内分泌活性的静止性肿瘤，而在手术中可表现出内分泌活性。

2. B 超　可用于肾上腺偶发瘤的诊断(图 14-5)。B 超对诊断肾上腺偶发瘤病变有一定的价值，以确定是否富含脂质、是否均匀，进而判断是否为良性。

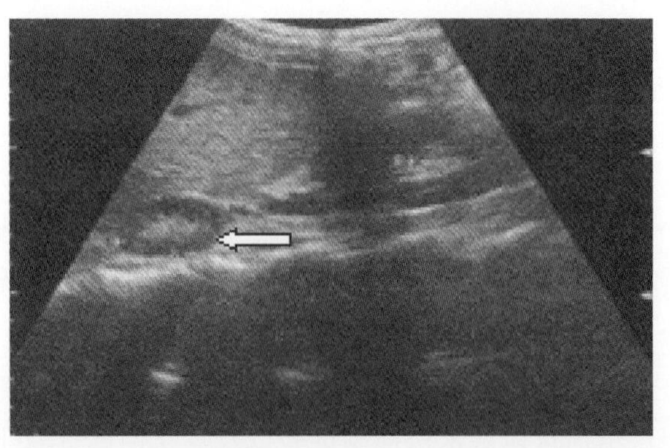

图 14-5　右侧肾上腺转移瘤，椭圆形低回声，未见血流信号

3. CT　CT 是非常重要的区别肾上腺偶发瘤良、恶性的影像学诊断检查(表 14-4、图14-6)。

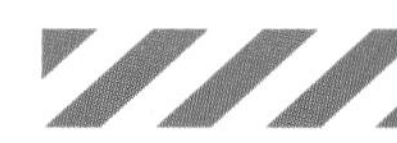

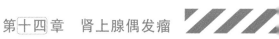

肾上腺偶发瘤CT显示平均直径为3～3.5 cm，最大可达25 cm。通常，良性肿瘤显示为肿块，呈圆形或椭圆形，边界清楚且光滑，密度均匀，与周围组织不发生粘连；定期CT或B超随访检查，提示肿瘤大小无增大趋势。若肿块有斑点钙化或密度不均匀，则提示恶性肿瘤可能。恶性肿瘤瘤体较大，形态不规则，轮廓模糊、边界不清楚，有周围组织浸润的倾向；密度增高，大于10 HU，恶性可能性大。瘤体的血液循环较为丰富，常侵犯周围组织器官并有远处转移病灶。然而，CT诊断也有其局限性并缺乏特异性，可引起误诊。因为肾上腺肿瘤边缘钙化虽多见于恶性肿瘤，但也可见于良性病变；而低密度虽多见于良性病变，但也可能是恶性肿瘤的坏死灶。一般认为，良性病变密度均匀，恶性肿瘤造影剂强化较良性肿瘤更为常见。

表14-4 肾上腺良性肿块的影像学诊断标准(Fassnacht M等，2016)

方法	标准
非增强CT	≤10 HU
MRI	信号强度损失与富脂腺瘤富脂程度一致
CT增强延迟	绝对百分比冲洗值＞60％，相对百分比冲洗值＞40％
^{18}F-FDG PET/CT	FDG低摄取或摄取少于肝脏

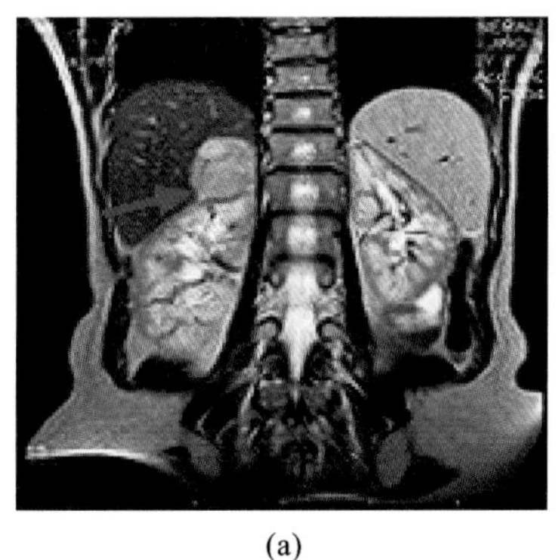

(a)

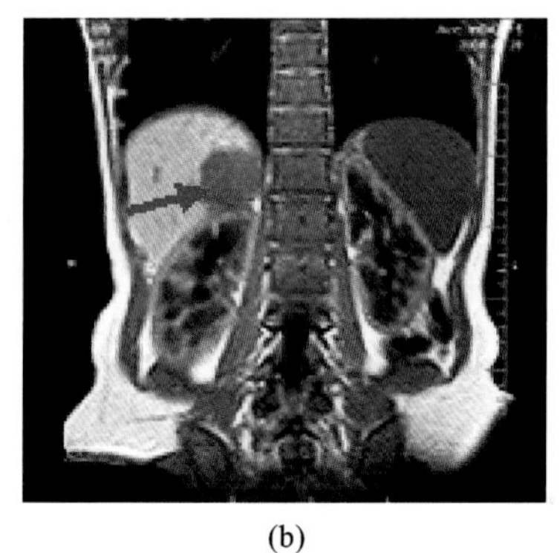

(b)

图14-6 CT偶然发现右侧肾上腺肿瘤

鉴别良、恶性肾上腺偶发瘤的依据除影像学特征外，下列因素有助于鉴别诊断：①肿瘤大小：肿瘤越大，恶性可能性越大，一般恶性肿瘤直径≥4 cm；肿瘤直径＜4 cm，多为良性病变。②年龄：肾上腺皮质癌很少发生在高年龄组，良性腺瘤多见。80％以上肾上腺恶性肿瘤的病例，包括功能性、无功能性和偶发性，患者年龄小于50岁。③肾上腺外恶性肿瘤病史偶然发现有不确定的肾上腺肿块患者，其进展为恶性肾上腺肿瘤的概率高达70％。原发性肿瘤与肾上腺转移瘤的主要鉴别依据：①肾上腺转移瘤通常双侧多见；②肾上腺转移瘤多继发于其他肿瘤，如肺癌、胃癌、乳腺癌、黑色素瘤等。值得注意的是，其他部位的恶性肿瘤者发现肾上腺偶发瘤并不一定就是转移病灶，有可能是并存的肾上腺良性肿瘤(图14-7)。

有些肾上腺偶发瘤可通过CT确诊，如肾上腺髓性脂肪瘤、肾上腺囊肿、肾上腺转移瘤等。

(1) 肾上腺囊肿：CT特征是囊肿边缘锐利光滑，低密度，CT值与水相似。有时可能与低密度结节样增生或低密度腺瘤相混淆。通常，囊肿无强化，低密度腺瘤则有一定程度的强化，有助于鉴别。

(2) 肾上腺髓性脂肪瘤：CT特征是肾上腺区域显示低脂肪特性的类圆形肿块，瘤体大小不等，边缘光滑锐利；部分为团块状、条索状的软组织密度，增强扫描无明显强化现象。

(3) 肾上腺出血或血肿：肾上腺出血常发生于应激状态下，如手术、烧伤、脓血症、出血性素

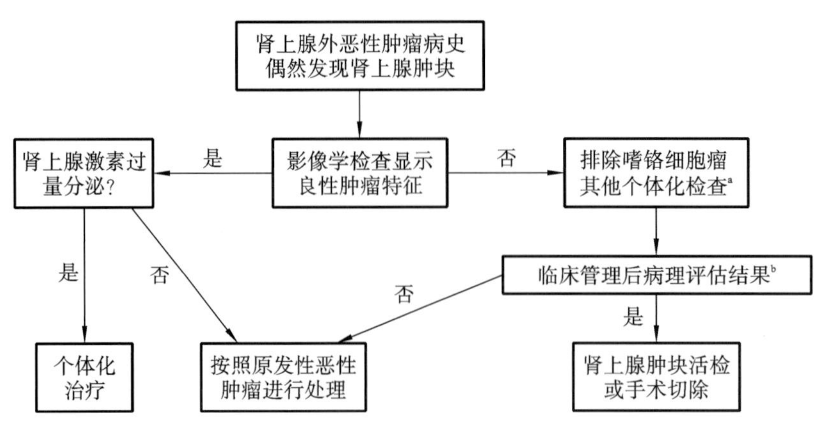

图 14-7　肾上腺外恶性肿瘤病史、偶然发现肾上腺肿块的评估流程

a. 激素分泌过量，个体化治疗；b. ^{18}F-FDG PET/CT 排除其他的转移病灶存在

质和抗凝治疗后。CT 可显示肾上腺体积增大，占位性病变呈圆形或卵圆形，直径为 1.5～3 cm；在病程的不同阶段肿块的密度不同，早期较高，CT 随访显示其密度进行性减低，增大的腺体体积亦变小。

(4) 肾上腺转移瘤(图 14-8、图 14-9)：大多数恶性肿瘤晚期可发生肾上腺转移，转移病灶大小各异，一般很少发生功能性改变。CT 可发现已发生形态改变的肾上腺转移瘤，但对于肾上腺形态无变化者则难以发现。如果为双侧肾上腺肿块且直径＞3 cm，或有肝、淋巴结转移及其他器官的转移病灶同时存在时，多提示肾上腺转移瘤。

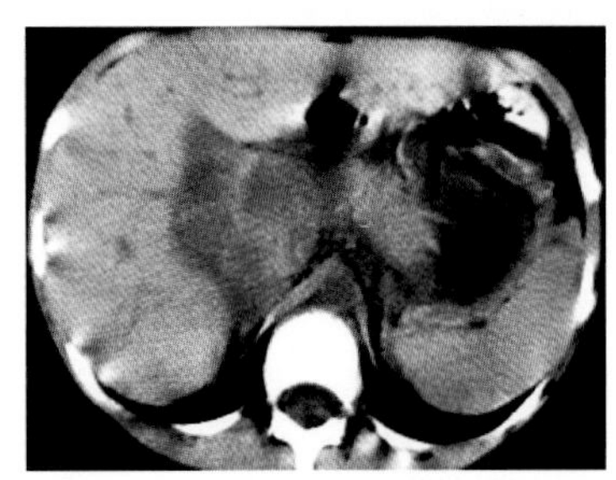

图 14-8　右侧肾上腺转移瘤 CT 征象

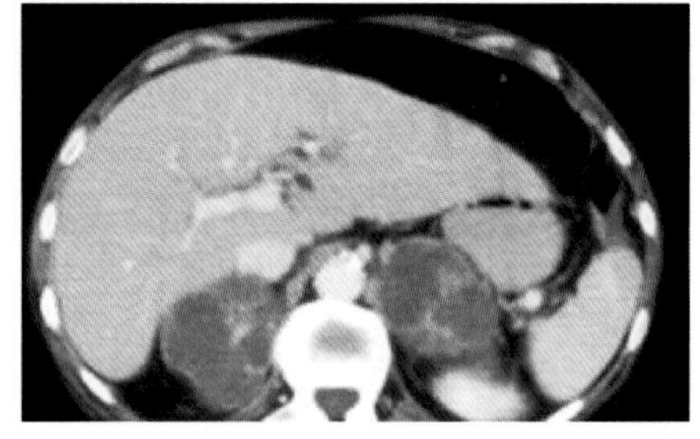

图 14-9　两侧肾上腺转移瘤 CT 征象

具有恶性肿瘤病史的肾上腺偶发瘤中最常见的是肾上腺转移瘤，占 50%～75%。因此，对于所有肾上腺偶发瘤，都应考虑肾上腺转移瘤的可能。肾上腺转移瘤的原发性肿瘤多来自恶性黑色素瘤、乳腺癌、肾癌、肝癌、肺癌、膀胱癌、前列腺癌、结肠癌、直肠癌、卵巢癌、宫颈癌和非霍奇金淋巴瘤等，其中恶性黑色素瘤最常见，约占 60%。因此，发现肾上腺偶发瘤后，必须详细询问肿瘤病史，常规检查皮肤、乳腺，并进行直肠指诊以及必要的影像学检查。

4. MRI　有助于进一步鉴别 CT 仍无法明确性质的肾上腺偶发瘤(图 14-10)。

CT 中无功能性腺瘤体积较大时可呈密度不均匀改变，而较小的恶性肿瘤亦可表现为均匀的密度，从而给两者的鉴别带来困难。MRI 可根据病灶的信号特点对这类肿块进行鉴别诊断，良性肿瘤信号均匀，T1WI 和 T2WI 都类似于肝脏的信号强度，为低信号或等信号，信号强度与脂肪的信号强度相似；而恶性肿瘤在 T2WI 上则呈高信号，信号不均匀，有学者认为这可能是由肿瘤坏死、出血致含水量增加所致。两者间也有 21%～31%的病例在信号上存在重叠，如少数腺瘤内出血和坏死可延长肿瘤的 T2 值，呈较高信号而类似于恶性肿瘤，应注意鉴别此种情况。不过一般情况下肾上腺皮质癌平扫信号不均匀，T1WI 上呈低信号，瘤体内有出血时呈高信号，

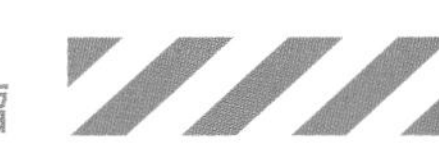

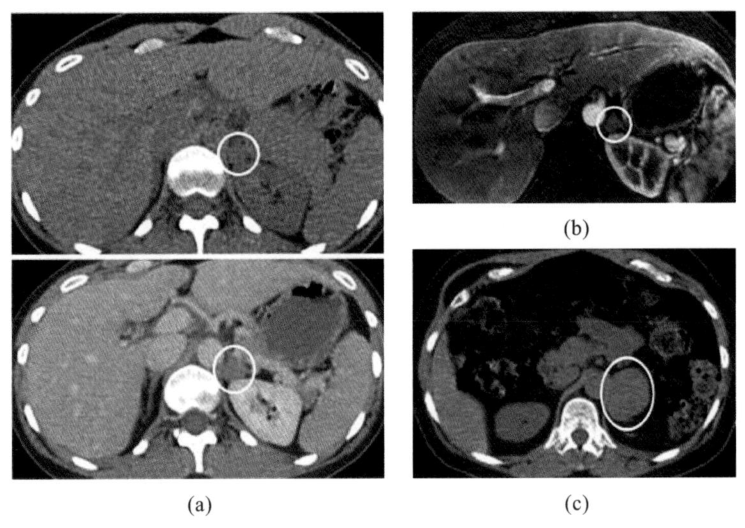

图 14-10　左侧肾上腺偶发瘤

(a)CT 显示肿瘤直径约 1.7 cm,CT 值为 15～22 HU;(b)MRI 显示 T2 加权像在反相位图像上的信号无明显下降;(c)左侧肾上腺肿块直径约 5 cm。患者施行腹腔镜肾上腺肿瘤切除术,术后病理检查证实为嗜铬细胞瘤

有坏死时呈较低信号;T2WI 见大片高信号或高低混杂信号,增强扫描呈不均匀强化,边缘强化较明显,不强化区为液化、坏死或出血。PHEO 在 T1WI 上呈低信号,与肝脏信号强度相似;在 T2WI 上呈明显高信号,信号均匀或不均匀,增强后可见明显、快速的强化,中央低信号为出血坏死,对鉴别 PHEO 具有高度的敏感性。Hönigschnabl S 等(2002)对照研究了 204 例肾上腺肿瘤患者术前 MRI 检查结果与术后病检结果,发现 MRI 鉴别肾上腺肿瘤良、恶性的敏感性达 89.9%,特异性达 99%,准确性达 93.9%;阳性预测值为 90.9%,阴性预测值为 94.2%,其认为 MRI 有助于对肾上腺肿瘤进行鉴别定性。此外,MRI 化学位移成像(chemical shift imaging, CSI)序列扫描技术对肾上腺良、恶性肿瘤的鉴别具有重要的价值。

5. 肾上腺核素显像　肾上腺核素显像对鉴别良、恶性肿瘤有一定价值。它借助特定的同位素标记的示踪剂来提供病变的功能信息,以弥补单纯影像学检查的不足。Maurea 等应用 NP59、MIBG、^{18}F-FDG 对 54 例非功能亢进性肾上腺肿瘤患者进行核素扫描,分析认为 NP59 诊断功能性肾上腺皮质腺瘤、MIBG 诊断肾上腺髓质肿瘤、^{18}F-FDG 诊断肾上腺恶性肿瘤的敏感性、特异性、准确性、阳性预测值及阴性预测值均很高。Maurea 等还采用放射标记的生长抑素类似物来显示肾上腺恶性肿瘤,肾上腺恶性肿瘤因含有该标志物的受体而显示出该核素聚集。但是,肾上腺核素显像技术难以精确定位肿瘤和估计肿瘤的大小,存在一定的局限性。

6. ^{18}F-FDG PET/CT　利用 ^{18}F-FDG 显像可以定量分析肿瘤组织对 FDG 的摄取速度及摄取量,可判断肿瘤葡萄糖代谢异常程度,有助于对不确定的肾上腺肿块的性质做进一步评估,从而鉴别肿瘤的良、恶性,对判断恶性肿瘤的临床分期具有重要的应用价值,并有助于在选择肾上腺切除术前了解有无肾上腺外的转移病变证据(图 14-11)。而且,^{18}F-FDG PET/CT 在诊断肾上腺恶性肿瘤时出现假阴性的可能性很小,对于肾上腺偶发瘤和肾上腺转移瘤的诊断具有较高的敏感性及准确性,是一种可靠的无创性检查手段,在 CT 无强化征象的肾上腺肿瘤诊断中具有重要价值,特异性明显高于常规的 CT 显像(图 14-12、表 14-5)。大多数良性肾上腺肿块 FDG 摄取缺乏或摄取量少于肝脏,但约 16%的肾上腺良性病变也可出现 FDG 高摄取。

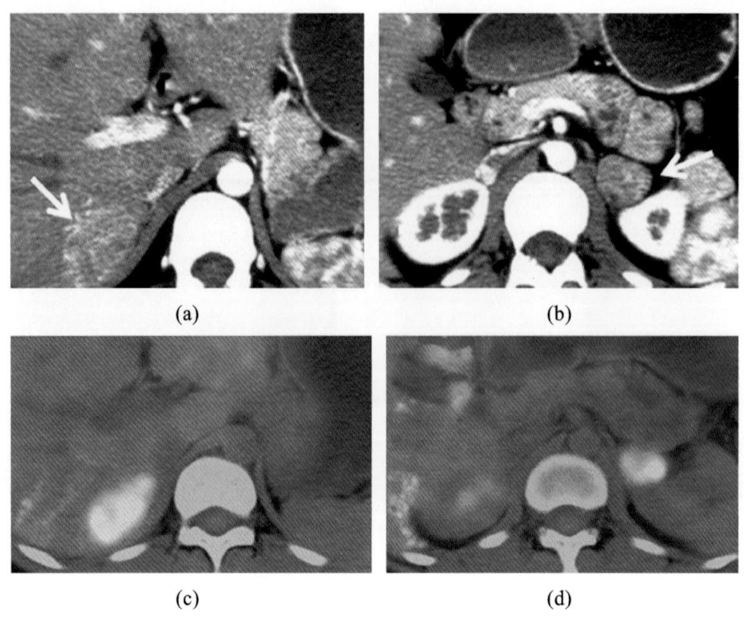

图 14-11　两侧肾上腺偶发瘤

(a)(b)CT 显示两侧肾上腺肿瘤，增强后强化；(c)(d)^{18}F-FDG PET/CT 显示右侧、左侧 FDG 摄取值分别为 4.9、4.2

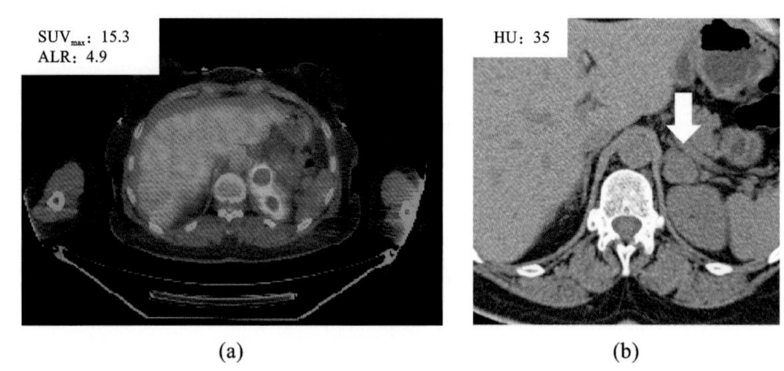

图 14-12　56 岁有甲状腺癌病史的女性患者的影像学检查结果

(a)^{18}F-FDG PET/CT 显示左侧肾上腺肿瘤 FDG 高摄取；(b)CT 显示左侧肾上腺肿瘤直径约 2.5 cm，增强后无强化。术后病理组织学报告为左侧肾上腺肿瘤

表 14-5　良性肾上腺肿瘤与^{18}F-FDG PET/CT 两者的比较(Delivanis DA 等，2018)

项　　目	病例数	敏感性	特异性	阳性预测值	阴性预测值
CT 增强后无强化(密度＞10 HU)	81	100%	27%	62%	100%
^{18}F-FDG PET/CT(ALR SUV＞1.8)	81	86%	86%	88%	84%
^{18}F-FDG PET/CT(肾上腺 SUV＞4.5)	81	89%	76%	81%	85%

7. 细针抽吸活检　诊断有疑问时，在 CT 或内镜超声引导下行肾上腺偶发瘤细针抽吸活检(fine needle aspiration biopsy，FNA)确定肾上腺偶发瘤的性质，是肾上腺偶发瘤微创、安全、准确的诊断方法，其敏感性为 81%～100%，特异性为 83%～100%。随着影像学技术的快速发

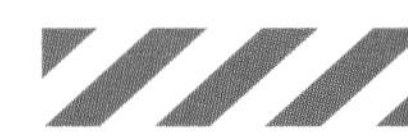

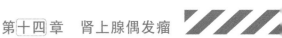

展和广泛应用，外科医生一般根据肾上腺偶发瘤的影像学特征及大小来决定是否手术，因此一般很少应用 FNA。必要时，对有肾上腺外恶性肿瘤病史的患者、疑为肾上腺转移癌的患者行 FNA，通过组织细胞病理学诊断判断其原发性肿瘤的来源及病理类型，从而指导治疗方案，在活检前必须排除嗜铬细胞瘤，以免在操作过程中发生高血压危象。瑞典的一项关于肾上腺偶发瘤标准化诊断的前瞻性研究报道中对 381 例患者中 14 例怀疑为肾上腺转移癌的患者进行了 FNA，其中 5 例患者进行手术治疗，1 例患者术后组织学诊断与术前 FNA 细胞学诊断不符合，并有 1 例患者术后被诊断为嗜铬细胞瘤，而这是 FNA 的禁忌证，所以，研究者认为 FNA 对于肾上腺偶发瘤的诊断价值有限。

FNA 的并发症主要包括肾上腺血肿、血尿、气胸、血胸、胰腺炎、肝脏和十二指肠的血肿等。有研究报道，在 888 例肾上腺穿刺活检病例中，36 例出现并发症，其中 26 例比较严重，9 例需要住院治疗。因此，FNA 不宜作为肾上腺偶发瘤的常规检查方法。但既往有肺癌、乳腺癌、肾癌、肝癌和恶性黑色素瘤等恶性肿瘤病史的患者，可酌情进行 CT 或 B 超引导下的细针穿刺细胞学检查(FNAC)，禁忌证为嗜铬细胞瘤和高血压危象。

选择性肾上腺动脉造影可显示肿瘤血管丰富，有助于判断肿瘤的性质。

值得注意的是，肾上腺偶发瘤术前影像学明确诊断有时往往较为困难，最终确诊依赖于术后病理组织学和免疫组织化学检查(图 14-13、图 14-14)。

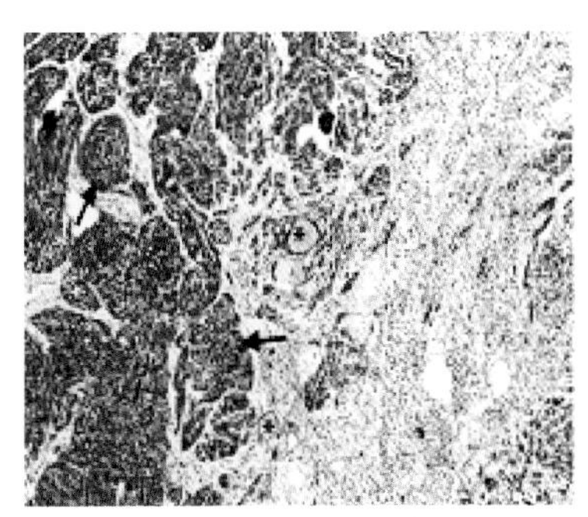

图 14-13　肾上腺神经鞘瘤(偶发性)中 S-100 在 Schwannian-梭形细胞(箭头)和神经节细胞(＊)中强阳性

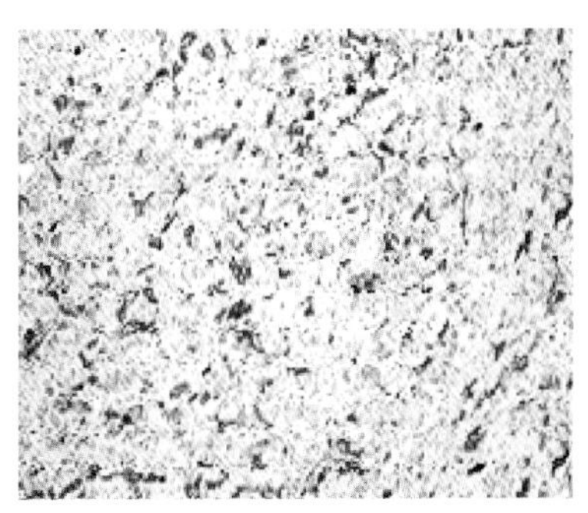

图 14-14　原发性肾上腺多形性平滑肌肉瘤(偶发性)SMA 强阳性

三、治疗

肾上腺偶发瘤手术指征：①无论肿瘤大小，具有内分泌功能者；②可疑恶性肿瘤者；③肿瘤直径≥4 cm 者；④孤立的肾上腺转移瘤，原发性肿瘤可控者；⑤无功能性肾上腺肿瘤、肿瘤直径＜4 cm，年龄＜40 岁者。

对于肾上腺偶发瘤，临床医生必须在手术治疗和非手术治疗之间做出选择，主要根据肿瘤的影像学特征、是否存在其他内分泌疾病、肿瘤的内分泌功能、肿瘤的良恶性及肿瘤大小等情况进行综合分析。如果肿瘤分泌大量肾上腺激素，或肿块较大，影像学上具有恶性肿瘤特征，应考虑肾上腺肿瘤切除术，但不能因为腹腔镜肾上腺切除手术的推广而盲目扩大肾上腺偶发瘤的手术适应证。不具备以上手术指征和肿瘤特点的肾上腺偶发瘤，临床观察较为适宜。

对于肾上腺偶发瘤的治疗，目前采用手术治疗功能性肾上腺肿瘤、原发性肾上腺恶性肿瘤及单纯肾上腺转移瘤已达成共识，但对无功能性肾上腺偶发瘤的治疗尚存在一定分歧。

肾上腺偶发瘤治疗的目的是切除恶性和有内分泌功能的肿瘤，同时尽量避免不必要的手术。而肾上腺偶发瘤大多数为无功能性的良性肿瘤，很多学者力图寻找针对此类肾上腺偶发瘤更为特异性的手术指征。目前，学者认为肾上腺偶发瘤的大小是评价其是否具有恶性潜能的重要参数，也是决定是否采用手术治疗的重要指标。

一般认为，瘤体直径<3 cm，但肿瘤具有内分泌功能者，应手术切除。瘤体直径<4 cm，影像学提示良性、无功能和年龄较大者，可密切随访观察，并行B超、CT检查。随访中肿瘤有增大的趋势(每年增大0.5～1 cm)者，宜考虑手术切除。Musella M等报道肿瘤直径<4 cm的肾上腺偶发瘤中，99.7%患者施行了手术。瘤体直径≥4 cm，恶性肿瘤的风险较高，应积极手术；瘤体直径在1～4 cm疑为恶性肿瘤者，亦应积极进行手术治疗(表14-6至表14-8)。对于双侧肾上腺偶发瘤患者，同样宜进行手术治疗。

表14-6　348例肾上腺偶发瘤肿瘤大小与临床诊断(Kim J等，2013)

临床诊断(病例数)	肿瘤直径<1 cm 病例数(百分比)	1 cm≤肿瘤直径<4 cm 病例数(百分比)	肿瘤直径>4 cm 病例数(百分比)
肾上腺皮质腺瘤(262)	14(4.0%)	240(69.0%)	8(2.3%)
亚临床库欣综合征(21)	—	20(5.7%)	1(0.3%)
原发性醛固酮增多症(16)	—	15(4.3%)	1(0.3%)
嗜铬细胞瘤(25)	1(0.3%)	17(4.9%)	7(2.0%)
肾上腺恶性肿瘤(9)	—	3(0.9%)	6(1.7%)
肾上腺髓性脂肪瘤(9)	—	5(1.4%)	4(1.1%)
肾上腺囊肿(5)	—	3(0.9%)	2(0.6%)
其他(1)*	—	—	1(0.3%)
总计(348)	15(4.3%)	303(87.1%)	30(8.6%)

*其他：嗜酸性腺瘤。

表14-7　282例肾上腺偶发瘤肿瘤大小与术后诊断(Musella M等，2013)

肾上腺肿瘤	肿瘤直径<4 cm 病例数(百分比)	肿瘤直径4～6 cm 病例数(百分比)	肿瘤直径>6 cm 病例数(百分比)
无功能性腺瘤	63(56.2%)	28(35.8%)	10(25%)
皮质醇分泌腺瘤	20(17.8%)	15(19.2%)	4(10%)
醛固酮分泌腺瘤	8(7.1%)	7(8.9%)	3(7.5%)
嗜铬细胞瘤	11(9.8%)	10(12.8%)	3(7.5%)
肾上腺皮质癌	—	1(1.2%)	10(25%)
肾上腺髓性脂肪瘤	8(7.1%)	13(16.6%)	5(12.5%)
肾上腺神经节瘤	2(1.7%)	1(1.2%)	1(2.5%)
肾上腺血肿	—	—	1(2.5%)
肾上腺囊肿	—	3(3.8%)	3(7.5%)
总计	112(99.7%)	78(99.5%)	40(100%)

注：230例中施行手术282例次。

表14-8　52例肾上腺偶发瘤肿瘤大小与腹腔镜术后诊断(Musella M等，2013)

肾上腺肿瘤	肿瘤直径<4 cm 病例数(百分比)	肿瘤直径4～6 cm 病例数(百分比)	肿瘤直径>6 cm 病例数(百分比)
无功能性腺瘤	25(48.1%)	4(7.7%)	14(26.9%)
嗜铬细胞瘤	1(1.9%)	—	—
肾上腺皮质癌	1(1.9%)	1(1.9%)	—
肾上腺髓性脂肪瘤	2(3.8%)	—	1(1.9%)

续表

肾上腺肿瘤	肿瘤直径＜4 cm 病例数(百分比)	肿瘤直径 4～6 cm 病例数(百分比)	肿瘤直径＞6 cm 病例数(百分比)
肾上腺血肿	—	2(3.8%)	—
肾上腺囊肿	1(1.9%)	—	—
总计	30(57.7%)	7(13.5%)	15(28.8%)

注:282 例中 52 例施行腹腔镜肾上腺手术。

临床上单纯以肿瘤体积来判断其良、恶性是不可靠的,应该结合临床病史、年龄及 CT、MRI 或^{18}F-FDG PET/CT 等影像学资料来做出判断。一侧肾上腺偶发瘤,肿瘤直径≤6 cm 怀疑局部有浸润者,以积极手术为宜。癌症患者的肾上腺偶发瘤进展为肾上腺恶性肿瘤的概率高达 70%,尤其是年轻患者,应予以充分重视。儿童、青少年、孕妇和 40 岁以下的成人如果发现肾上腺偶发瘤,发生恶性肿瘤的风险较高,需进行快速评估。肿瘤直径在 2.5～5 cm 之间者,即使肿瘤无内分泌功能,亦应考虑手术(图 14-15、图 14-16)。

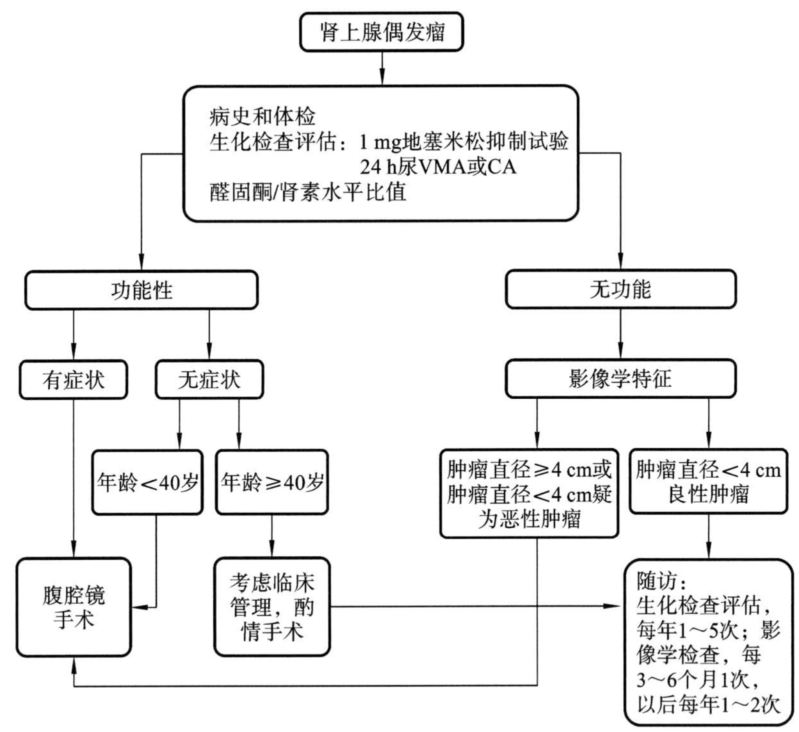

图 14-15　肾上腺偶发瘤处理流程

对亚临床内分泌功能的肾上腺偶发瘤是否进行手术存有争议。目前认为对合并代谢性疾病的肾上腺偶发瘤患者手术治疗是合适的。亚临床库欣综合征偶发瘤患者、偶发 PHEO 和偶发醛固酮腺瘤或癌的患者因存在高血压危象和心肾损害的潜在风险甚至死亡风险,均应谨慎评估,再予以手术。

手术治疗可分为开放性手术和腹腔镜手术。腹腔镜肾上腺肿瘤切除术具有损伤小、出血少、术后疼痛轻、住院时间短和康复快等优点,目前被认为是治疗良性肾上腺肿瘤的金标准(图 14-17)。选择腹腔镜手术时,应根据肿瘤大小和不同的技术条件具体选择,必须严格掌握手术适应证:①肿瘤直径＜12 cm 的良性肿瘤;②无局部侵犯的转移瘤也可考虑腹腔镜手术。对肿瘤直径＞12 cm,与周围组织或毗邻脏器有粘连或侵犯,腹腔镜手术切除肿瘤较为困难者,以开放性手术为宜(图 14-18)。

对于双侧肾上腺偶发瘤,选择切除哪一侧的肿瘤目前尚有争议。有学者认为应选择切除肿

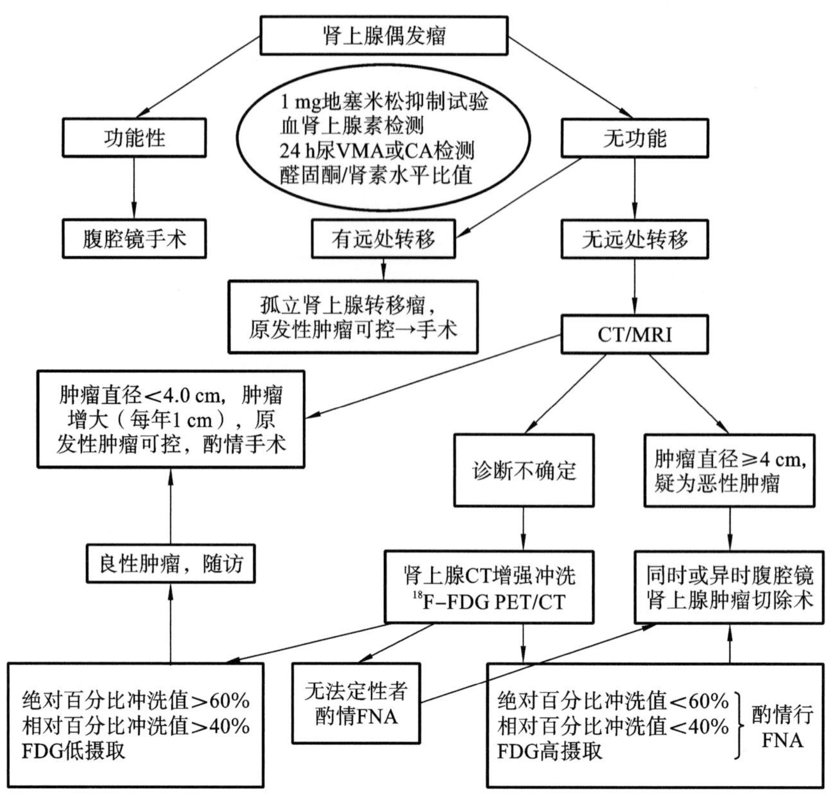

图 14-16　肾上腺偶发瘤处理流程

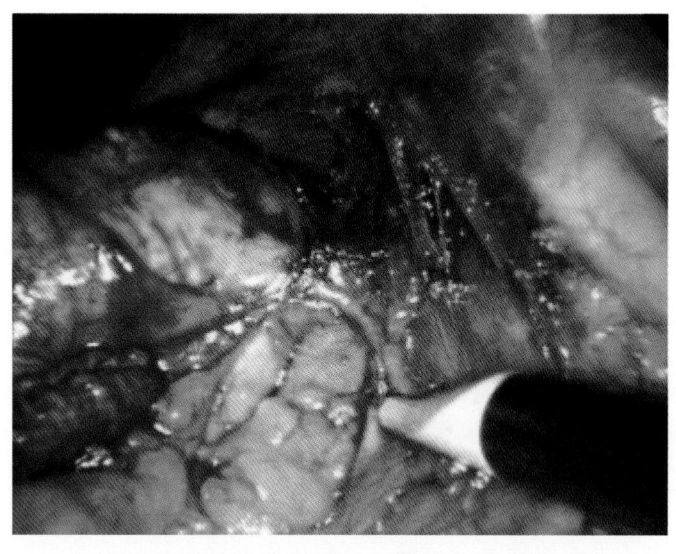

图 14-17　腹腔镜右侧肾上腺肿瘤（偶发瘤）切除术

瘤直径较大，生长迅速或 CT 显示肿瘤密度较高的一侧。

四、随访观察

目前，随着腹腔镜技术的不断提高，手术切除的比例越来越高，肿瘤直径<4 cm 的肾上腺偶发无功能肿瘤是否需要手术切除尚存在争议。

Barry 等对 224 例肿瘤直径<4 cm 的肾上腺偶发无功能肿瘤进行 CT 随访，仅 4 例肿瘤增大超过 1 cm，术后病理证实为良性，无 1 例出现肾上腺内分泌功能亢进或恶变。因此，大多数学者对小的肾上腺偶发无功能肿瘤不建议施行腹腔镜肾上腺肿瘤切除术。Mirallie 等对 126 例

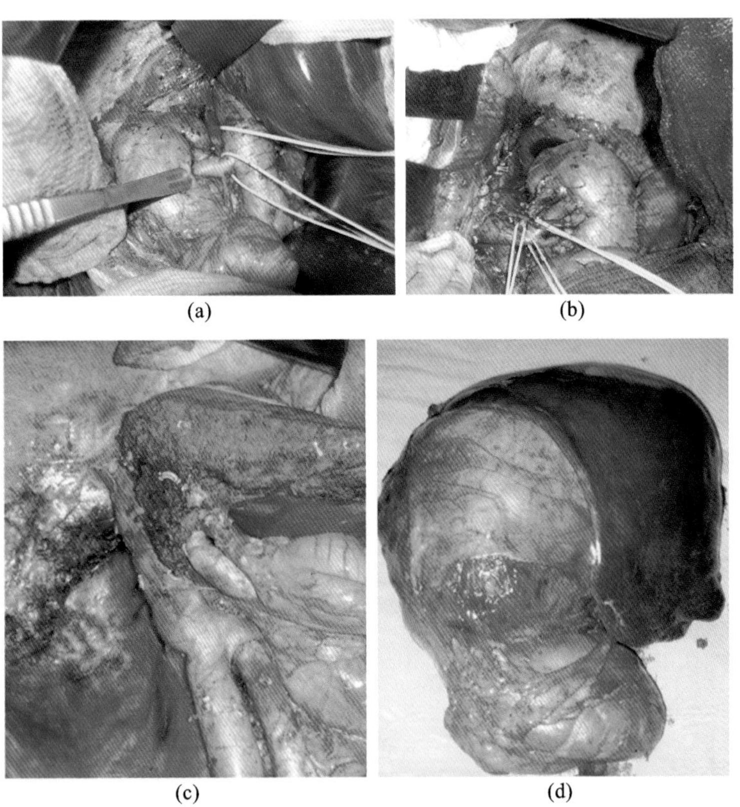

(a) (b) (c) (d)

图 14-18 开放性右侧肾上腺皮质癌(偶发瘤)根治性切除术

平均直径为 3.6 cm 的肾上腺偶发瘤进行随访，也得到类似结果。文献报道，肾上腺偶发无功能肿瘤 10 年随访结果中，5%～25%肿瘤增长超过 1 cm，超过 70%的肿瘤直径无变化，80%的病例无内分泌变化，尤其是肿瘤直径<3 cm 肾上腺偶发瘤患者转化成有内分泌功能的肿瘤的比例极低。因此，对肿瘤直径<3 cm 肾上腺偶发瘤患者要全面检查、具体分析，根据有无内分泌生化异常或潜在的肾上腺内分泌功能改变、肿块大小及影像学表现(形态是否规则、密度是否均匀、有无钙化等)决定是否手术。若确无内分泌生化异常及临床表现，影像学检查显示形态规则、密度均匀、无钙化的肾上腺占位、肿块直径<3 cm 的患者，宜密切随访观察。

一般，肿瘤直径<4 cm 的肾上腺偶发无功能肿瘤且影像学检查提示良性者应密切随访观察，每年复查 1 次 1 mg 地塞米松抑制试验和 24 h 尿 VMA 或 CA、血肾上腺素和醛固酮/肾素水平比值。内分泌代谢至少评估 5 年，因为有内分泌功能亢进风险，其 1 年、2 年和 5 年的风险分别为 17%、29%和 47%(Gendy R 等，2017)。

随访时间和影像学检查时间为首诊后 3～6 个月，1 年后每年随访 1～2 次；非恶性肿瘤疑似病例和老年人每 6～12 个月复查 1 次，目的在于观察肾上腺偶发瘤的进展变化，进行影像学评估。如果 6～12 个月肾上腺偶发瘤没有增长，则可基本排除肾上腺恶性肿瘤的可能性；如果影像学特征有变化或肿瘤增大 20%(至少直径增加了 5 mm)，则很可能为肾上腺恶性肿瘤，应及时予以手术治疗。如果肿瘤增大(每年 1 cm)或激素分泌过多，则应考虑手术。

肾上腺偶发瘤并不是一种单独的疾病，处理应当慎重，对所有病例均应进行全面的检查、仔细的分析和评估，以避免不必要的手术探查。肾上腺偶发瘤术后患者的随访时间需根据肿瘤的临床和病理类型酌情决定。值得注意的是，也有肾上腺偶发恶性肿瘤影像学检查多年未出现增长的病例，但极为罕见。

(曾 进 潘 炜)

参考文献

[1] Barzon L, Sonino N, Fallo F, et al. Prevalence and natural history of adrenal incidentalomas[J]. Eur J Endocrinol,2003,149(4):273-285.

[2] Anagnostis P, Karagiannis A, Tziomalos K, et al. Adrenal incidentaloma: a diagnostic challenge[J]. Hormones(Athens),2009,8(3):163-184.

[3] Shenoy V G, Thota A, Shankar R, et al. Adrenal myeloliopoma: controversies in its managment[J]. Indian J Urol,2015,31(2):94-101.

[4] Falhammar H,Kjellman M,Calissendorff J. Initial clinical presentation and spectrum of pheochromocytoma:a study of 94 cases from a single center[J]. Endocr Connect,2018,7(1):186-192.

[5] Han S J,Kim T S,Jeon S W,et al. Analysis of adrenal masses by ^{18}F-FDG positron emission tomography scanning[J]. Int J Clin Pract,2007,61(5):802-809.

[6] Kim J,Bae K H,Choi Y K,et al. Clinical characteristics for 348 patients with adrenal incidentaloma[J]. Endocrinol Metab(Seoul),2013,28(1):20-25.

[7] Gendy R,Rashid P. Incidental adrenal masses—a primary care approach[J]. Aust Fam Physician,2017,46(6):385-390.

[8] Lumachi F,Borsato S,Tregnaghi A,et al. CT-scan,MRI and image-guided FNA cytology of incidental adrenal masses[J]. Eur J Surg Oncol,2003,29(8):689-692.

[9] Arnaldi G,Boscaro M. Adrenal incidentaloma[J]. Best Pract Res Clin Endocrinol Metab, 2012,26(4):405-419.

[10] Nürnberg D. Sonographie von Nebennierentumoren—wann ist die Punktion indiziert? [J]. Ultraschall Med,2005,26(6):458-469.

[11] Delivanis D A, Bancos I, Atwell T D, et al. Diagnostic performance of unenhanced computed tomography and ^{18}F-fluorodeoxyglucose positron emission tomography in indeterminate adrenal tumours[J]. Clin Endocrinol(Oxf),2018,88(1):30-36.

[12] Davenport C, Liew A, Doherty B, et al. The prevalence of adrenal incidentaloma in routine clinical practice[J]. Endocrine,2011,40(1):80-83.

[13] Hönigschnabl S, Gallo S, Niederle B, et al. How accurate is MR imaging in characterisation of adrenal masses:update of a long-term study[J]. Eur J Radiol,2002, 41(2):113-122.

[14] Schieda N, Alrashed A, Flood T A, et al. Comparison of quantitative MRI and CT washout analysis for differentiation of adrenal Pheochromocytoma from adrenal adenoma[J]. AJR,2016,206(6):1141-1148.

[15] Nieman L K. Approach to the patient with an adrenal incidentaloma[J]. J Clin Endocrinol Metab,2010,95(9):4106-4113.

[16] Ioachimescu A G,Remer E M,Hamrahian A H. Adrenal incidentalomas: a disease of modern technology offering opportunities for improved patient care[J]. Endocrinol Metab Clin North Am,2015,44(2):335-354.

[17] Kastelan D, Kraljevic I, Dusek T, et al. The clinical course of patients with adrenal incidentaloma: is it time to reconsider the current recommendations? [J]. Eur J Endocrinol,2015,173(2):275-282.

[18] Dong A,Cui Y,Wang Y,et al. ^{18}F-FDG PET/CT of adrenal lesions[J]. AJR,2014,203

(2):245-252.

[19] Lam A K. Update on adrenal tumours in 2017 World Health Organization(WHO) of endocrine tumours[J]. Endocri Pathol,2017,28(3):213-227.

[20] Fassnacht M,Arlt W,Bancos I,et al. Management of adrenal incidentalomas:European Society of Endocrinology Clinical Practice Guideline in collaboration with the European Network for the Study of Adrenal Tumors[J]. Eur J Endocrinol,2016,175(2):G1-G34.

[21] Menegaux F,Chéreau N,Peix J L,et al. Management of adrenal incidentaloma[J]. J Visc Surg,2014,151(5):355-364.

[22] Bittner J G Ⅳ,Brunt L M. Evaluation and management of adrenal incidentaloma[J]. J Surg Oncol,2012,106(5):557-564.

[23] Kanthan R,Senger J L,Kanthan S. Three uncommon adrenal incidentalomas:a 13-year surgical pathology review[J]. World J Surg Oncol,2012,10:64.

[24] Musella M,Conzo G,Milone M,et al. Preoperative workup in the assessment of adrenal incidentalomas:outcome from 282 consecutive laparoscopic adrenalectomies[J]. BMC Surg,2013,13:57.

[25] Hanna F W F,Issa B G,Sim J,et al. Management of incidental adrenal tumours[J]. BMJ,2018,360:j5674.

[26] Young W F Jr. Clinical practice. The incidentally discovered adrenal mass[J]. N Engl J Med,2007,356(6):601-610.

[27] Kapoor A,Morris T,Rebello R. Guidelines for the management of the incidentally discovered adrenal mass[J]. Can Urol Assoc J,2011,5(4):241-247.

[28] Ye Y L,Yuan X X,Chen M K. Management of adrenal incidentaloma:the role of adrenalectomy may be underestimated[J]. BNC Surg,2016,16(1):41.

[29] Pędziwiatr M,Natkaniec M,Kisialeuski M,et al. Adrenal incidentalomas:should we operate on small tumors in the era of laparoscopy? [J]. Int J Endocrinol,2014,2014:658483.

[30] Mayo-Smith W W,Song J H,Boland G L,et al. Management of incidental adrenal masses:a white paper of the ACR incidental findings committee[J]. J Am Coll Radiol,2017,14(8):1038-1044.

[31] Economopoulou P,Mountzios G,Kotsantis I,et al. Adrenal incidentalomas in cancer patients are not always “innocent”:a case report and review of the literature[J]. Case Rep Med,2013,2013:461409.

[32] Gaujoux S,Weinandt M,Bonnet S,et al. Surgical treatment of adrenal carcinoma[J]. J Visc Surg,2017,154(5):335-343.

[33] Bednarczuk T,Bolanowski M,Sworczak K,et al. Adrenal incidentaloma in adults-management recommendations by the Polish Society of Endocrinology[J]. Endokrynol Pol,2016,67(2):234-258.

[34] Lee J M,Kim M K,Ko S H,et al. Clinical guidelines for the management of adrenal incidentaloma[J]. Endocrinol Metab(Seoul),2017,32(2):200-218.

[35] 曾进,陈忠. 现代泌尿肿瘤学[M]. 北京:人民卫生出版社,2023.

第十五章 嗜铬细胞瘤/副神经节瘤

一、历史和 WHO 分类

嗜铬细胞瘤/副神经节瘤起源于肾上腺髓质、交感神经节或其他部位的嗜铬组织，肿瘤释放大量儿茶酚胺，引起阵发性或持续性高血压和代谢紊乱症候群。1886 年，Fränkel F 首次报道嗜铬细胞瘤，1 例 18 岁女性患者因高血压而死亡，尸体解剖证实为两侧肾上腺占位。1896 年，病理学家 Manasse 发现铬盐可使发生于肾上腺髓质的肿瘤细胞染色为深棕色。1905 年，Poll 依据肿瘤切面特征，将其命名为嗜铬细胞瘤并沿用至今。1908 年，Alezais 和 Peyronin 将来自副神经节的嗜铬细胞瘤命名为副神经节瘤。1926 年，Roux G 和 Mayo C H 首次成功切除嗜铬细胞瘤。2019 年 Gupta P 和 Zynger D 指出，嗜铬细胞瘤呈"10%规则"：10%为双侧，10%在肾上腺髓质外，10%为恶性，10%发生于儿童，10%为遗传性，但实际发病率略有差异。

2004 年，WHO 的内分泌肿瘤分类将嗜铬细胞瘤定义为来源于肾上腺髓质产生儿茶酚胺的嗜铬细胞肿瘤，即肾上腺内副神经节瘤；而将交感神经和副交感神经节来源者定义为肾上腺外副神经节瘤，是起源于肾上腺外的嗜铬细胞肿瘤。目前比较统一的观点是嗜铬细胞瘤特指肾上腺嗜铬细胞瘤（pheochromocytoma，PHEO 或 PCC），包括良、恶性 PHEO 和混合性 PHEO/PGL；而传统概念的肾上腺外或异位嗜铬细胞瘤统称为副神经节瘤（paragangliomas，PGL）（图 15-1），包括交感神经和副交感神经副神经节瘤。对于直径＜1 cm 的肾上腺髓质结节，2017 年 WHO 重新将其命名为小嗜铬细胞瘤而非增生性结节。

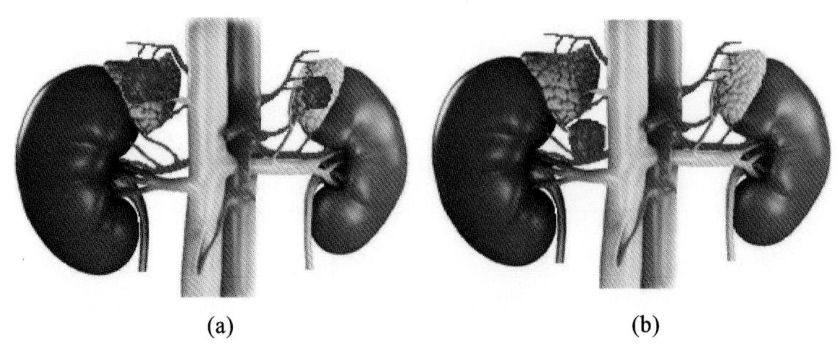

(a) (b)

图 15-1 PHEO/PGL 示意图

(a)PHEO；(b)PGL

二、流行病学

PHEO/PGL 是继发性高血压的少见类型，在普通门诊高血压患者中的发病率为 0.2%～0.6%，年发病率为(2～8)/100 万。生前误(漏)诊率高达 75%，生前未诊断而在尸检中发现的有 0.09%～0.25%；无选择性尸检发现率为 0.005%～0.1%，人群中 50%～75%的 PHEO/

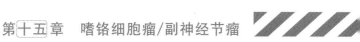

PGL未被诊断。约25%的病例在影像学检查时被偶然检出，占肾上腺偶发瘤的5%。Falhammar H等(2018)报道94例PHEO，其中64%为偶然发现，32%疑为PHEO，4%是因MEN-ⅡA(Sipple综合征)进行筛查时发现。

本病在各年龄段均可发生，发病年龄为3～81岁，平均发病年龄为47岁，以中、青年较为常见，发病的高峰年龄是40～50岁，无性别差异。一般，散发性PHEO/PGL患者的平均年龄为44岁，遗传性PHEO/PGL患者的平均年龄为25岁。

儿童发病率约为2/100万，可以发生在儿童的任何年龄段，但以9～14岁多发，可能与该时期生长激素分泌旺盛有关。男孩略多于女孩，约为3∶2，女孩62%发生在初潮时。PHEO/PGL在儿童高血压患者中的发病率约为1.7%，在肾上腺偶发瘤中约占5%。在接受治疗的儿童高血压患者中，0.1%～1%伴有PHEO。儿童PHEO/PGL较成人PHEO/PGL少见，约占全部病例的10%，大多数为PHEO。儿童患者中1/4为双侧病变，多发和病变位于肾上腺外者占30%～43%，其中恶性者占26%～35%。

大多数PHEO病例肿瘤较为明显，且易发现；少数病例肿瘤体积较小，需仔细探查才能发现肿瘤的位置。成人中80%的PHEO为单侧、单个，且好发于右侧；双侧PHEO占10%；多发性PHEO约占所有病例的10%，表现为一侧PHEO，同时其他部位存在PGL或双侧肾上腺肿块。

PGL中90%为良性，发生部位分布较广，可发生于自头部颅底、颈动脉体至盆腔的任何部位，其中约85%位于腹部和盆腔，常见部位为腹主动脉、下腔静脉旁、肾门及肾上腺周围、膀胱或输尿管末端的膀胱壁(图15-2)，12%位于胸腔纵隔、心肌等处；3%位于头部颅底和颈动脉体。PGL常为单个，20%为多发性(常与遗传有关)，并按解剖部位加以命名，如肾PGL、脾PGL、膀胱PGL、前列腺PGL、睾丸PGL、卵巢PGL、阴道PGL等。罕见累及喉、鼻腔、鼻窦、甲状腺等部位。

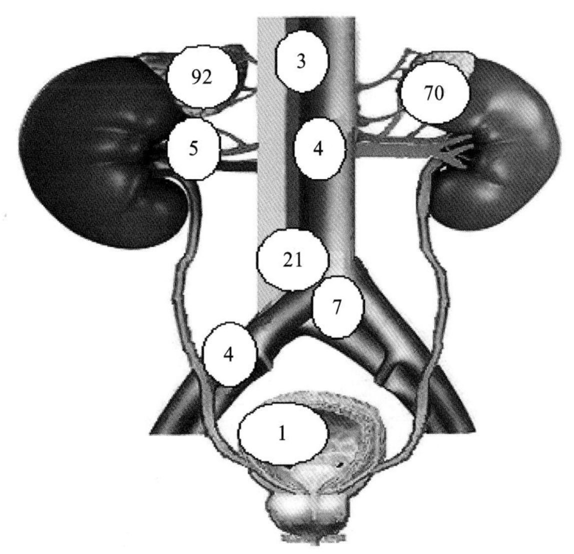

图15-2　207例手术证实的PHEO/PGL定位

图中数字代表该部位相应的发病例数

PHEO/PGL中90%为散发型，10%为常染色体显性遗传的VHL病、多发性内分泌肿瘤Ⅱ型(MEN-Ⅱ型)和多发性神经纤维瘤Ⅰ型(NFⅠ型)。遗传性PHEO/PGL与散发性病例相比，患者发病时年龄小，多见于青少年，常为双侧，并呈多发病灶，如MEN-ⅡA型发病率为50%～80%，70%～75%累及双侧肾上腺。PHEO几乎均为良性，恶性PHEO仅为3%～4%。始为双侧肾上腺髓质弥漫性或结节样增生，是PHEO的前驱病变，结节直径>1 cm可诊断为

PHEO。一般而言，双侧、多中心肿瘤常高度提示家族性疾病，在PGL患者中较常见。

恶性PHEO/PGL比较少见，约占所有PHEO/PGL的10%，亦有报道高达17%的。肿瘤位于肾上腺者，11.1%为恶性；而肾上腺外PGL恶性率更高，30%～40%为恶性。Gupta P和Zynger D(2019)总结英文文献后提出，肾上腺外PGL恶性率为20%。转移部位多见于淋巴结、骨(肋骨、脊椎)、肝和肺，偶见于脑、膈肌、回肠、肾、胰、腹膜、胸膜、脾和胃。通常，病理组织学特征本身不能预测是否恶性或有无转移，血管浸润、血管内出现癌栓或肿瘤侵犯包膜及邻近组织常被认为是恶性PHEO/PGL的标志。

三、病因和分子生物学

目前，PHEO/PGL的发病原因尚不清楚。PHEO/PGL患者存在多种基因异常，其发生与易感基因的种系有关。研究表明，所有PHEO/PGL患者均存在1、3、10、17和22号染色体基因突变或杂合性缺失。当基因发生突变时，细胞生长失去控制而形成肿瘤。目前，已知PHEO/PGL存在基因多样性，易感基因超过40个，包括SDHx系列基因SDHA、SDHB、SDHC、SDHD，及VHL、SDHAF2、FH、PHD1、PHD2、IDH1、HRAS、MDH2、NF1、RET、MAX、TMEM127、MEN1和KIF1Bβ，其他尚有BAP1、ATRX、GNAS、GFRα1、BRCA1、BRCA2、CDKN2A、NGF、EGLN1、ERBB2、FGFR1、CSDE1、MAML3、SETD2、EPAS1、BRAF、NGFR和H3F3A基因突变等，其中50%PHEO/PGL患者存在上述基因突变。近年来研究发现，尚涉及MAML3融合基因和CSDE1体细胞突变。研究证实，CSDE1、HRAS、RET、EPAS1和NF1为驱动基因，融合基因包括MAML3、BRAF、NGFR和NF1(图15-3)。癌症基因组图谱(TCGA)显示，PHEO/PGL患者胚系突变率为35%～40%，体细胞突变率为60%～65%。转移的危险因素占所有PHEO/PGL患者的30%～50%。多发性或两侧PHEO胚系突变率明显高于单侧PHEO。2012年Min J W等报道26例多发性或两侧PHEO，80%基因突变率中VHL为46%，RET为19%，SDHD为15%，未发现SDHB突变。总之，相对常见的基因突变

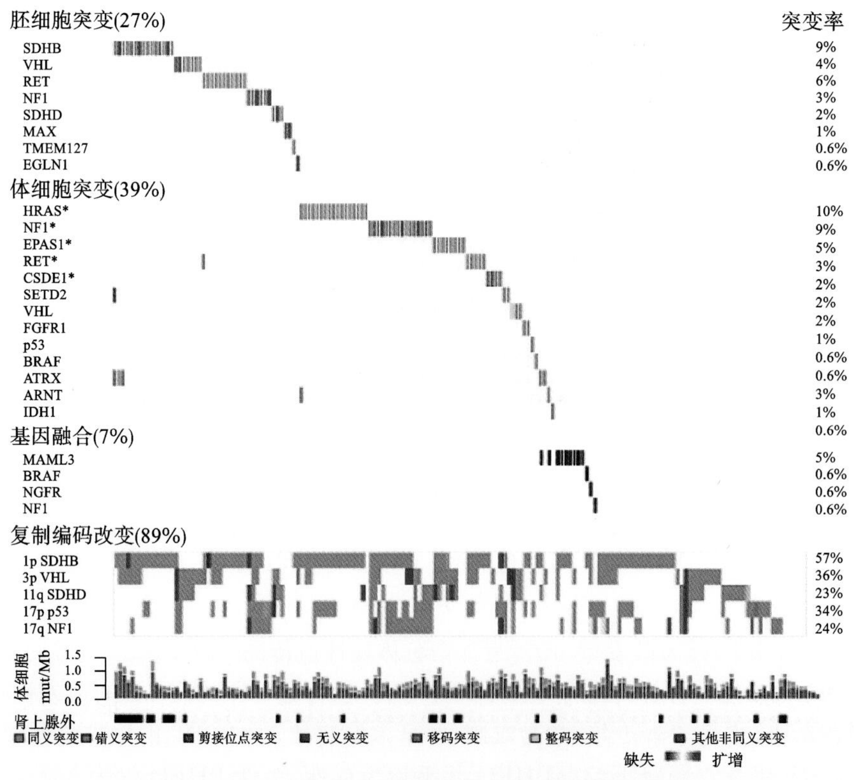

图15-3 PHEO/PGL胚细胞和体细胞基因组突变率

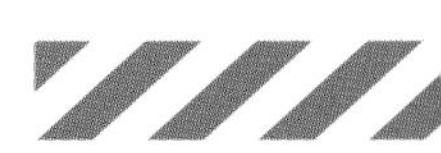

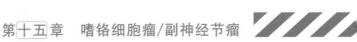

为 VHL、SDHB、SDHD、RET 和 NF1，分别占 9%、6%～8%、5%～7%、5%和 2%。VHL、RET 和 NF1 基因突变主要见于 PHEO，SDHB、SDHD 基因突变主要见于 PGL，遗传性 PHEO/PGL 最常见的基因突变发生于 SDHx 基因家族。基因测序首次发现 1 例两侧 PHEO 患者 RET 易感基因 L790F 突变。

文献报道，15%～20%PHEO/PGL 患者与遗传有关。特点包括：①常见于儿童，发病年龄较早；②多为双侧、多发或两个以上的内分泌腺体受累，双侧发生率可达 75%；③双侧 PHEO 中约 50%为家族性，同一家族的发病成员的发病年龄和肿瘤部位往往相同；④恶性率较低；⑤和一些家族性综合征的基因改变有关，胚系突变率为 25.9%。本病还可伴发其他少见的遗传性疾病，如多发性内分泌肿瘤（MEN-Ⅱ型和 MEN-Ⅲ型）、von Hippel-Lindau 病（VHL 病，约占 5%）、NFⅠ型、脑面血管瘤病（Sturge-Weber 综合征）和家族性 PHEO/PGL 综合征等。

（一）遗传性相关 PHEO/PGL（表 15-1）

表 15-1　遗传性相关 PHEO/PGL（Bausch B 等，2012）

项　　目	散　发　性	NFⅠ型	VHL 病	MEN-Ⅱ型
基因	—	NF1	VHL	RET
PHEO 发病率	100%	0.1%～5.7%	10%～20%	50%
PHEO 诊断时的平均年龄/岁	40～50	43	16	34
一侧肾上腺 PHEO	90%	84%～95%	92%	97%
两侧肾上腺 PHEO	10%	5%～15%	55%	65%
肾上腺外 PGL	10%	6%	17%	3%
恶性 PHEO	10%	3%～12%	4%	3%
头、颈部 PGL	—	单个病例	罕见	单个病例

1. MEN-Ⅱ型　MEN-Ⅱ型是指患者体内两个或多个内分泌腺体发生肿瘤或增生而产生的临床综合征，是一种常染色体显性遗传性疾病，往往呈家族性发病（图 15-4）。发病率>10%，发病年龄为 10～20 岁，散发性为 40～60 岁；70%的病例为双侧 PHEO，散发性者占 10%，多为男性。MEN-Ⅱ型在儿童期发病较为罕见。

原癌基因 RET 定位于染色体 10q11.2，含 21 个外显子，通过细胞遗传学重排激活成为致癌基因，RET 基因突变可导致起源于神经嵴细胞的 MEN-Ⅱ型的发生（图 15-5）。目前，已发现超过 166 种 RET 基因变异体，其中 70 余种 RET 基因突变体可引起 MEN-Ⅱ型的发生；MEN-Ⅱ型相关的 RET 基因突变大多为杂合点突变，突变热区主要集中于 RET 基因第 5、8、10、11 和 13～16 外显子。95%的 MEN-ⅡA 型为 RET 基因胞外区第 10 和 11 外显子突变，表现为半胱氨酸残基被替换，形成畸变同源二聚体，导致细胞内酪氨酸激酶的组成性激活。MEN-ⅡB 型几乎均为 RET 基因胞内结构域的第 15 和 16 外显子突变，突变位于酪氨酸激酶的催化核心，造成 RET 激酶主要为单体表现形式的组成性激活。研究发现，MEN-Ⅱ型临床表型与 RET 基因突变型有明显的相关性，同一类型 RET 基因突变，可存在不同的 MEN-ⅡA 亚型和疾病进展。较常见的 C634R/Y 可导致经典的 MEN-ⅡA 型或 FMTC；C634R/Y 子代可出现比亲代更早、更复杂的表型，如子代伴有 PHEO，而亲代不伴 PHEO。

MEN-Ⅱ型与 PHEO 有关，以甲状腺髓样癌、PHEO、原发性甲状旁腺功能亢进两个或三个腺体同时累及并存为特点。MEN-Ⅱ型中 30%～50%常染色体显性遗传的病例发生 PHEO。

MEN-Ⅱ型分为 MEN-ⅡA 和 MEN-ⅡB 两种亚型。

MEN-ⅡA 型：常见，1961 年由 Sipple 首次描述，又称 Sipple 综合征，包括甲状腺髓样癌、PHEO 和甲状旁腺功能亢进三联征，发生率分别为 80%～100%、50%～80%和 5%～20%。

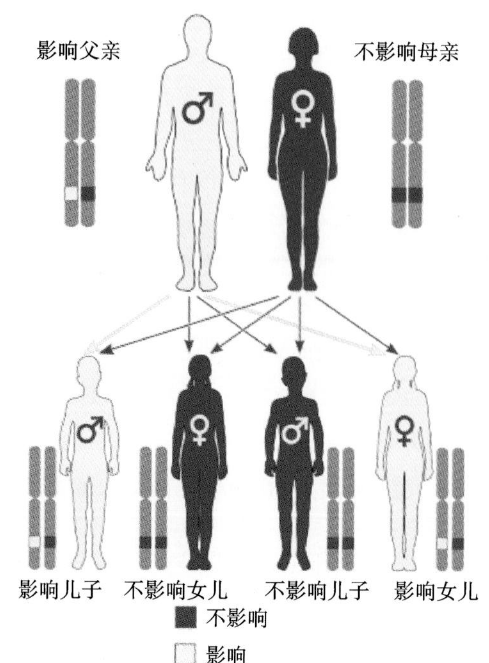

图 15-4 MEN 常染色体显性遗传模式

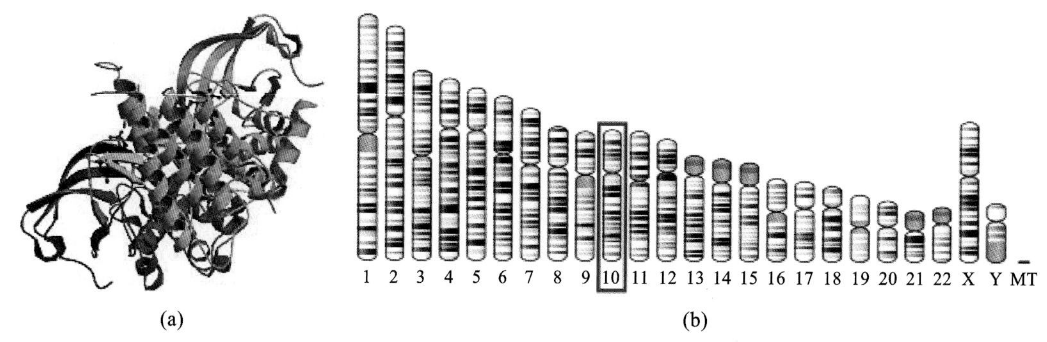

图 15-5 RET 基因结构和染色体定位

(a)RET 基因结构;(b)RET 基因定位于染色体 10q11.2

MEN-ⅡA 型常累及两个或两个以上的腺体,出现相应腺体疾病症状。发病有以下形式:①仅有甲状腺髓样癌,占 51.2%;②甲状腺髓样癌+PHEO(图 15-6),占 17.4%;③甲状腺髓样癌+甲状旁腺功能亢进,占 10.5%;④甲状腺髓样癌+PHEO+甲状旁腺功能亢进,占 20.9%。此外,10%~15%PHEO 患者伴有甲状旁腺增生。甲状旁腺腺瘤是由于甲状腺髓样癌的滤泡旁细胞分泌降钙素,导致血钙降低,刺激甲状旁腺增生或者产生腺瘤。甲状腺髓样癌及甲状旁腺功能亢进者,应注意有无 PHEO。

MEN-ⅡB 型:除 MEN-ⅡA 型的肿瘤外,可伴随有胃肠道神经节细胞瘤和/或多发性皮肤及黏膜神经瘤(多见于眼、舌、唇)。有时会出现 VHL 病(视网膜血管瘤病、脑血管母细胞瘤);其他肿瘤包括 Sturge-Weber 综合征(大脑三叉神经血管瘤综合征)、结节性硬化症和肾细胞癌。MEN-ⅡB 型中 PHEO-甲状腺髓样癌综合征占 50%,大多数患者是在较大年龄时由于发现了甲状腺髓样癌或 PHEO 而被诊断为此病。

通常,儿童 PGL 为双侧和伴发 MEN-ⅡA/ⅡB 型。

2. MEN-Ⅲ型 以多发性神经瘤伴甲状腺髓样癌和/或 PHEO 为特点,是一组多发的、多器官的良、恶性肿瘤综合征,涉及脑、脊髓、视网膜、胰腺、肾脏、肾上腺和附睾等器官。

3. VHL 病 VHL 病是一种常染色体显性遗传性肿瘤综合征,由 VHL 基因突变引起(图

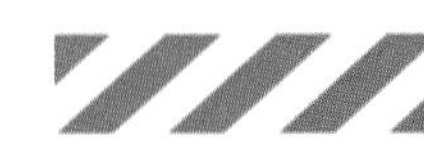

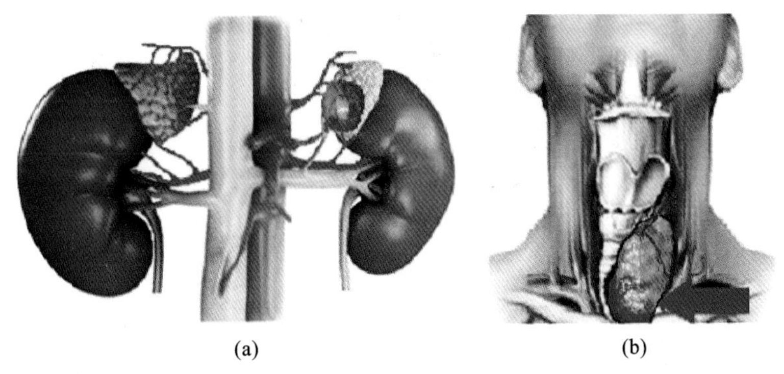

(a) (b)

图 15-6 PHEO-甲状腺髓样癌综合征

(a)左侧肾上腺 PHEO;(b)左侧甲状腺癌

15-7)。患者子女发病率为 50%,男女发病率相等。多见于年轻患者,平均发病年龄为 30 岁。发病率为 1/3.6 万,外显率非常高,65 岁之前外显率大于 90%。临床表现的复杂多样性是其最显著特点,同一家族内不同成员常患有部位及组织学各不相同的各种肿瘤。VHL 基因的遗传学基础特征:该基因属于肿瘤抑制基因。VHL 基因定位于染色体 3p25.3,靠近 p 端粒区,长度为 10.2 Mb。VHL 基因包括三个外显子,长度为 11 kb。在一个确定的 VHL 基因胚系突变的家庭中,错义突变约占 40%。微缺失(1-18NT)、插入(1-18NT)、剪接位点和无义突变被发现于约 30%的家庭中。

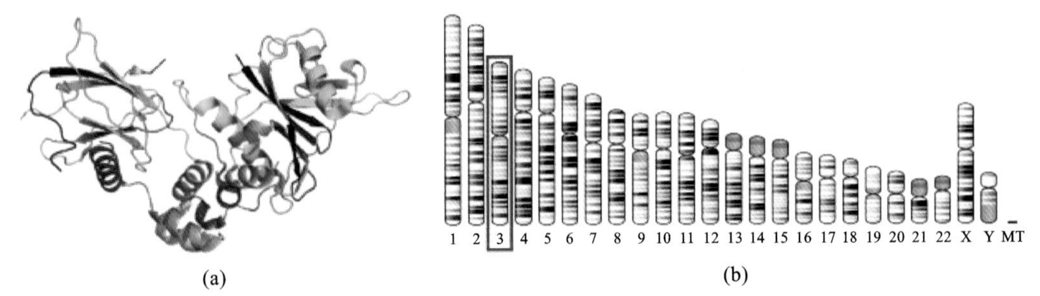

(a) (b)

图 15-7 VHL 基因结构及染色体

(a)VHL 基因结构;(b)VHL 基因定位于染色体 3p25.3

VHL 病分为 2 个类型:VHL Ⅰ型主要是指肾细胞癌-血管母细胞瘤,发生 PHEO 的终身风险<10%,VHL Ⅰ型与 VHL(3p25.3)基因和 HSPC300(3p25.3)基因突变有关。VHL Ⅱ型的发病率约为 50%,分为 3 个亚型:①VHL Ⅱ A 型为血管母细胞瘤-PHEO;②VHL Ⅱ B 型为肾细胞癌-PHEO,发生率为 10%~34%(图 15-8);③VHL Ⅱ C 型仅表现为 PHEO。VHL Ⅱ A 型、VHL Ⅱ C 型与 VHL 基因突变有关,VHL Ⅱ B 型尚存在 TMEM127(2q11.2)基因突变。在某些家族中,PHEO 可能是 VHL 病的唯一表现。

4. 神经纤维瘤病Ⅰ型 1882 年,神经纤维瘤病Ⅰ型(neurofibromatosis type Ⅰ,NF Ⅰ型)由 von Recklinghausen 首次描述。NF Ⅰ型是一种常染色体显性遗传性疾病(图 15-9),发病率为 1/3500,与 NF1(17q11.2)等位基因突变有关。常合并的神经系统肿瘤包括神经鞘瘤、脑膜瘤、神经胶质瘤和 PHEO。少数 NF Ⅰ型患者 PHEO 伴神经母细胞瘤、节细胞神经瘤或节细胞神经母细胞瘤的成分,即所谓混合性 PHEO。

NF Ⅰ型中 PHEO 较为少见,发生率为 1%~5%。若双亲之一患有 NF Ⅰ型,则子女的发生率为 50%,男女发病率相等。发病年龄为 1.5~74 岁,平均为 42 岁。Walther 总结系列文献共 148 例 NF Ⅰ型相关 PHEO/PGL 后提出,84.3%为肾上腺孤立性肿瘤,9.6%表现为两侧肿瘤,6.1%为 PGL,以分泌肾上腺素和去甲肾上腺素为主。全部病例中,11.5%的肿瘤发生局部浸

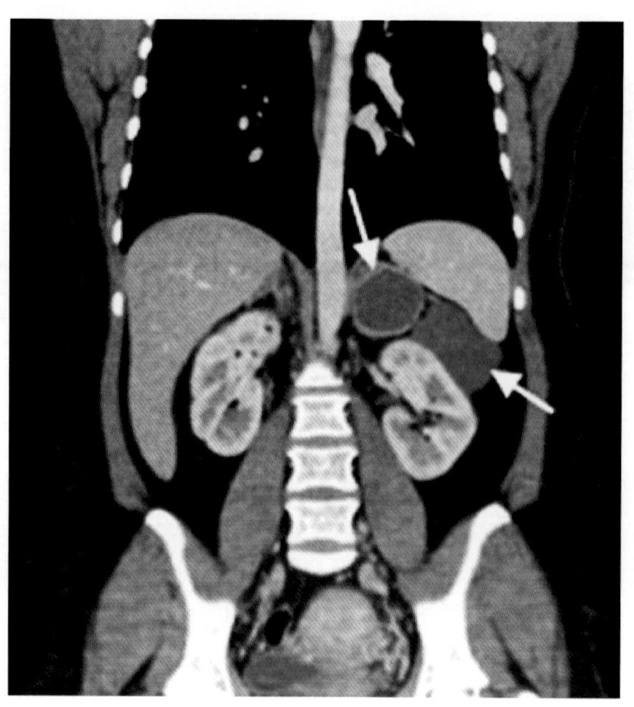

图 15-8 家族性肾细胞癌-PHEO 综合征 CT 图像(左侧肾上腺 PHEO 和肾细胞癌)

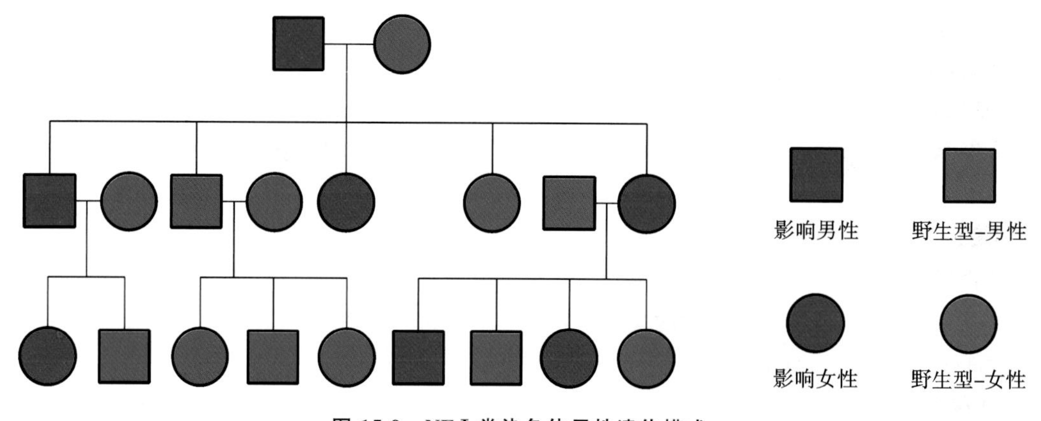

图 15-9 NFⅠ常染色体显性遗传模式

润或远处转移。

5. 家族性 PGL SDHx 基因突变所致，是一种常染色体显性遗传性疾病，可以和 PHEO 同时出现。发病率为 1/100 万，其中遗传性比例占 10%～50%。80%以上的家族性 PGL、30%的儿童 PGL、全部 PGL 病例中 15%～25%存在 SDHx 基因突变。

根据致病基因，PGL 可以分为Ⅰ～Ⅴ型(表 15-2)：①PGLⅠ型(PGL1)：肾上腺 PGL 和肾上腺外 PGL，SDHD 基因突变。56%～74%为多发性，40%为恶性。诊断时年龄为 28～35 岁，PHEO/PGL SDHD 基因突变携带者的外显率在 50 岁时约为 86%。②PGLⅡ型(PGL2)：头和颈部 PGL。目前研究证实，抑癌基因 SDH5(SDHAF2)2 号外显子失活和家族性 PGLⅡ型密切相关。发病年龄为 22～47 岁，87%为多发性。③PGLⅢ型(PGL3)：SDHC 基因突变所致，头和颈部 PGL 多见，7%为良性交感神经 PGL，15%～20%为多发性，诊断时年龄为 38～43 岁。SDHC 基因不外显，仅 20%～25%有 PGL 家族史；④PGL Ⅳ型(PGL4)：与 SDHB 基因突变有关，主要为肾上腺 PGL、肾上腺外 PGL、头和颈部 PGL，20%～25%为多发性，诊断时年龄为 25～30 岁。⑤PGLⅤ型(PGL5)：极其罕见，与 SDHA 基因突变有关，PHEO 和肾上腺外 PGL 仅见个案报道。

表 15-2 基因突变和临床表型的关系(Parenti G 等,2012)

疾病	基因(染色体定位)	PHEO 发病率	交感神经 PGL	副交感神经 PGL	两侧/多发	PHEO 恶性率
MEN-ⅡA 型	RET(10q11.21)	0～50%	非常罕见	极其罕见	+	<3%
MEN-ⅡB 型	RET(10q11.21)	0～50%	非常罕见	极其罕见	+	<3%
VHL 病	VHL(3p25.3)	10%～20%	+	罕见	+	5%
NFⅠ型	NF1(17q11.2)	5%	−	−	−	11%
PGL1	SDHD(11q23.1)	+	+	+	+	0～5%
PGL2	SDHAF2(11q12.2)	−	−	+	+	不清楚
PGL3	SDHC(1q23.3)	−	罕见	+	−	不清楚
PGL4	SDHB(1p36.13)	罕见	+	罕见	+	0～40%
PGL5	SDHA(5p15.3)	−	+	−	不清楚	不清楚
TMEM127 基因突变携带者	(2q11.2)	100%	−	−	+	0～5%
MAX 基因突变携带者	(14q23.3)	100%	+	极其罕见	+	0～10%

注:+存在;−缺乏。

近年来临床研究证实,Carney 综合征尚涉及家族性 PGL,表现为肾上腺 PGL、肾上腺外 PGL、头和颈部 PGL,但罕见。染色体定位于 2p16,可能与 SDHx 基因突变有关。

SDHB 基因突变有较高的发病率和死亡率,恶性的比例较高,可达 34%～70%。诊断时平均年龄为 33 岁。约 1/3 患者在初次诊断时即存在转移病灶。SDHB 基因突变携带者的外显率在 50 岁时约为 77%。

有家族遗传背景者,25%已明确遗传易感基因突变,由不同类型的基因缺陷造成:VHL 基因突变,MEN-Ⅰ基因突变,MEN-Ⅱ的遗传基础是 RET 基因 C634T 突变,NFⅠ型的遗传基础是 NF1 基因突变。在家族遗传性病例中,基因突变发生频率依次为 SDHB 5.3%～10.3%、SDHD 4.8%～8.9%、VHL 7.3%～8.7%、RET 4.8%～6.3%和 NF1 3.3%～3.7%;SDHC、SDHA、MAX、TMEM127 基因突变发生频率不足 2%,15%～25%的患者存在肿瘤组织体细胞突变。

PHEO/PGL 的发生率在 MEA-Ⅱ型中为 70%～80%,VHL 病中为 5%～10%,NFⅠ型中为3%～5%。在神经纤维瘤病(NFⅠ型和 NFⅡ型)中,PHEO 只与 NFⅠ型有关,其基本的基因损害为 17 号染色体的 NF1 基因失活。NF1 基因是一个肿瘤抑制基因,其失去表达后,可导致 PHEO 的发生。

6. Sturge-Weber 综合征 该综合征又称大脑三叉神经血管瘤综合征,为先天性遗传性疾病,常与发育异常导致的血管畸形有关,可伴有 PHEO。

(二) 散发性 PHEO/PGL

临床上绝大多数 PHEO/PGL 以散发性存在,以成人居多,常为单侧、单一肿瘤,没有遗传性肿瘤综合征的表现或家族史。成人散发性 PHEO/PGL 基因突变率约为 24%,儿童可达 36%。在散发性 PHEO/PGL 病例中,基因突变发生频率依次为 NF1 21%～41%、ATRX 12.6%、VHL 9%～11%、CDKN2A 7%、HRAS 5%～10%、RET 2.5%～5%、p53 2.35%～10%、MET 2.5%、BRAF 1.2%、MAX 1.65%～3%,而 IDH1 和 KIF1B 则罕见突变。10%散发性 PGL 存在 SDHx 基因突变,其中 SDHD 和 SDHB 基因突变各占 4%。

PGL 病例中，SDHB、SDHD、SDHC 和 SDHA 基因突变的发生频率分别为 6%～8%、5%～7%、1%～2%和 1%～2%，其中 SDHD 转移风险不足 5%，SDHB 转移风险高达 30%～70%；而 SDHAF2 基因突变则极其罕见，不足 1%，且转移风险低。

临床研究发现，10 岁以下病例中，70%为胚系突变；18 岁以上病例中，42%存在 VHL 基因突变。SDHB 或 SDHD 基因突变患者中，39%在 30 岁以后发病。而且，SDHB 基因突变患者中恶性 PHEO/PGL 比例较高，而 VHL 和 RET 基因突变患者中双侧病变者较多。此外，散发性 PHEO 亦存在定位于染色体 11q12.2 的 SDH5(SDHAF2)2 号外显子失活。迄今为止，部分散发性 PHEO/PGL 易感基因突变的发病机制仍然不清楚。

（三）恶性 PHEO/PGL（见第九章恶性嗜铬细胞瘤/副神经节瘤）

PHEO/PGL 转移相关胚系基因突变高达 50%，30%～40%转移病例存在 SDHx 基因突变，最常见的基因突变是 SDHB 基因突变（图 15-10、图 15-11）。PHEO/PGL 转移的风险占所有病例的 10%～15%，占恶性 PHEO 病例的 5%，占恶性 PGL 病例的 20%。近年来研究发现，SDHB 基因突变占 30%～50%，HIF-2α 基因突变，可能与恶性 PHEO/PGL 有关（图 15-12），HIF 调控肿瘤细胞能量生成的过程称为 Warburg 效应。此外，ERBB2 基因（17q12）通过局灶黏附信号通路参与恶性 PHEO/PGL 的侵袭和转移，并与肿瘤的恶性程度、细胞多药耐药性有关。而且，ERBB2 过表达是恶性 PHEO/PGL 的一个高危风险因子（图 15-13），在恶性 PHEO/PGL 的发生、进展和转移过程中起重要作用。Gupta 等报道，常见的转移部位是区域淋巴结、骨、肝、肺。

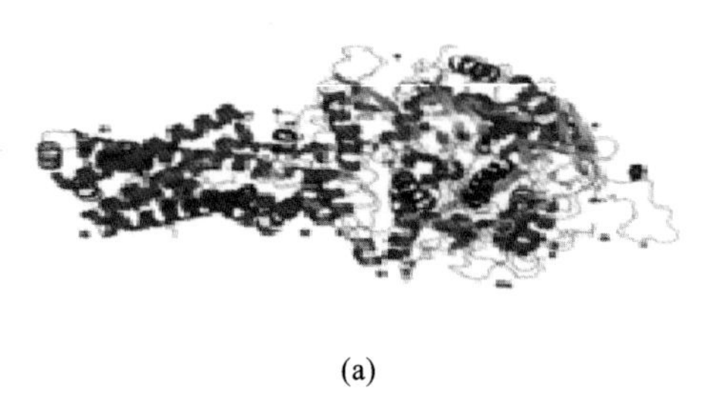

(a)

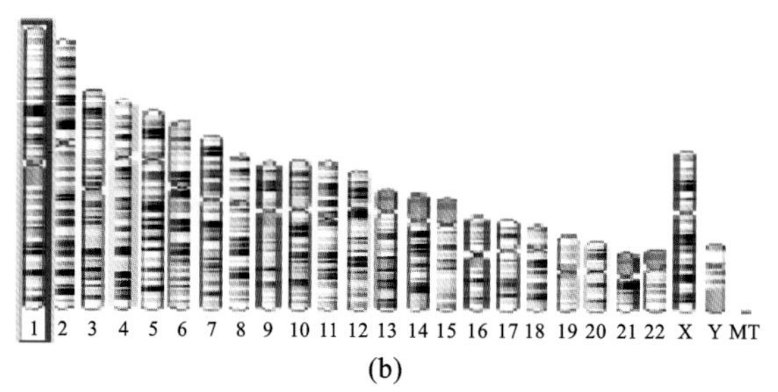

(b)

图 15-10　SDHB 基因结构和染色体

(a)SDHB 基因结构；(b)SDHB 基因定位于染色体 1p36.13

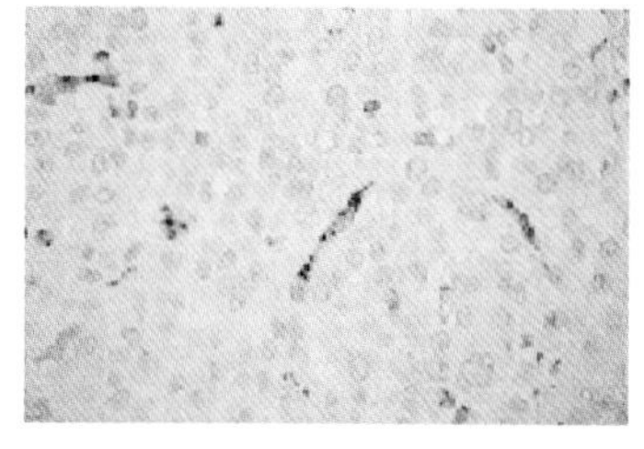

图 15-11　SDHB 基因突变

四、病理

（一）PHEO

PHEO 肿瘤切面呈粉红色、淡黄色、棕黄色或灰色相间，大部分肿瘤有散在性斑点或出血、坏死，部分有囊性变和出血，囊腔内常有暗红色液体（图 15-14、图 15-15）。肿瘤大小不一，由小的结节状至巨大体积（1 g～4 kg），但大多数肿瘤直径平均为 7.0～10 cm，重量为 100～200 g。

肿瘤有丰富的血液供应，可由正常肾上腺血液供应的三支动脉中的任何一支提供。显微镜下肿瘤的形态变化很大，即使是同一种肿瘤，其组织的形态也可有明显差别。肿瘤细胞一般排列成实心扭曲的条索或细胞巢，其间隔以薄壁血管，部分细胞排列成大小不等的片状，其间有富含血管的宽窄不等的纤维间隔。少数肿瘤细胞呈明显的腺泡样结构。肿瘤细胞和毛细血管的关系极为密切，并常突入血管腔中，因而肿瘤细胞的分泌物易进入血液。

镜下见肿瘤由大的、多面体的、多形性的嗜铬组织组成。细胞有以下几种形状：①小多边形，其大小、形态与正常肾上腺髓质细胞相似；②大多边形，较正常肾上腺髓质细胞大 2～4 倍；

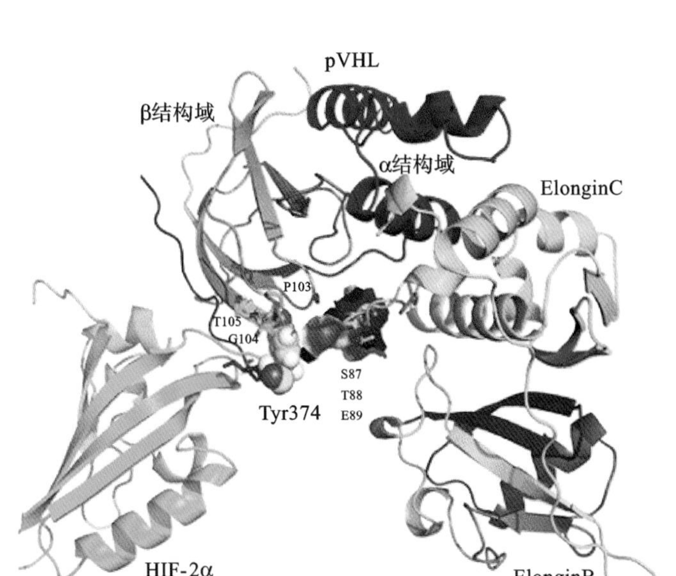

图 15-12 HIF-2α 基因突变示意图

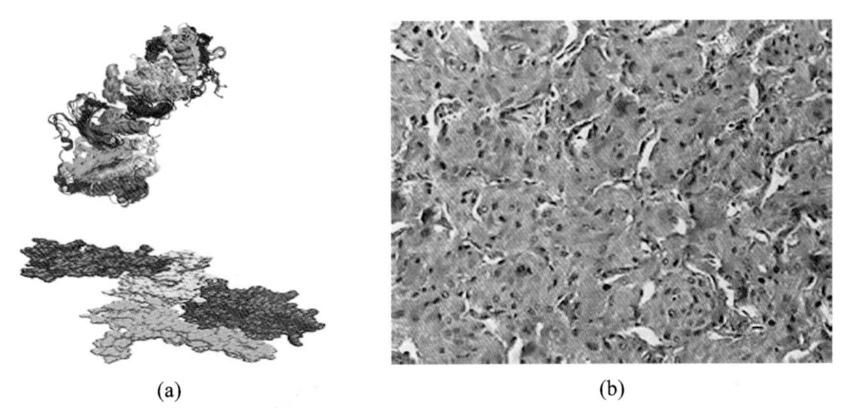

(a) (b)

图 15-13 ERBB2 基因结构与过表达

(a)ERBB2 基因结构;(b)PHEO/PGL 中 ERBB2 基因过表达

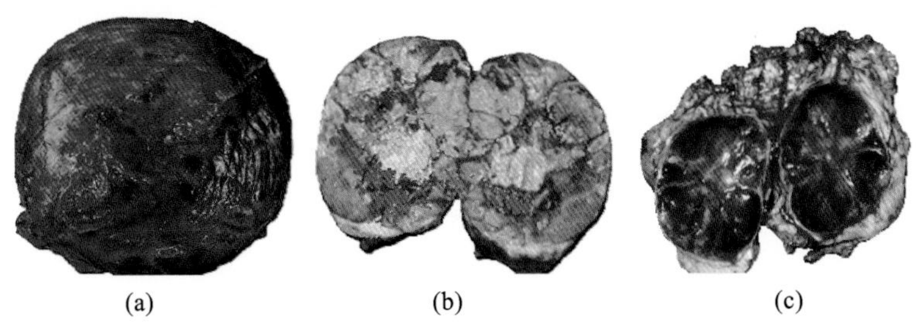

(a) (b) (c)

图 15-14 一侧 PHEO 大体标本及切面

③梭形,细胞呈巢状排列,细胞质丰富,多呈嗜碱性颗粒状,部分呈嗜酸性颗粒状或泡沫样空泡状。细胞核呈圆形或椭圆形,常稍偏于细胞的一侧,有时可见多形性核仁(图 15-16)。核分裂少见,如同其他的内分泌肿瘤一样,不能单凭组织学表现来判断肿瘤的良、恶性,若有周围组织或器官的浸润或远处转移,往往提示为恶性肿瘤。

免疫组织化学:chromogranin、Syn、S-100、PAS、catecholamines、NSE、vimentin、Bcl-2 和 HMB-45 阳性。

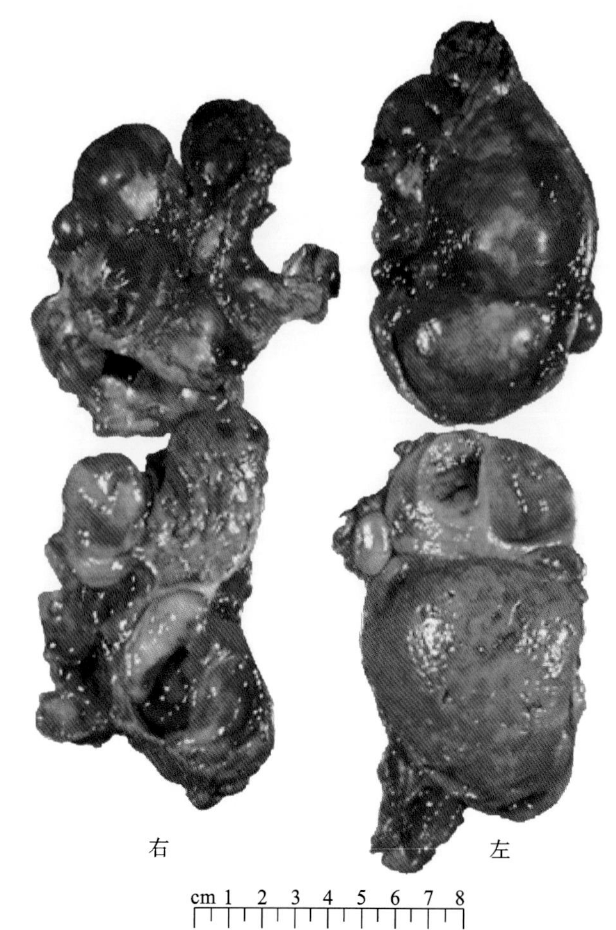

图 15-15　两侧 PHEO 大体标本切面

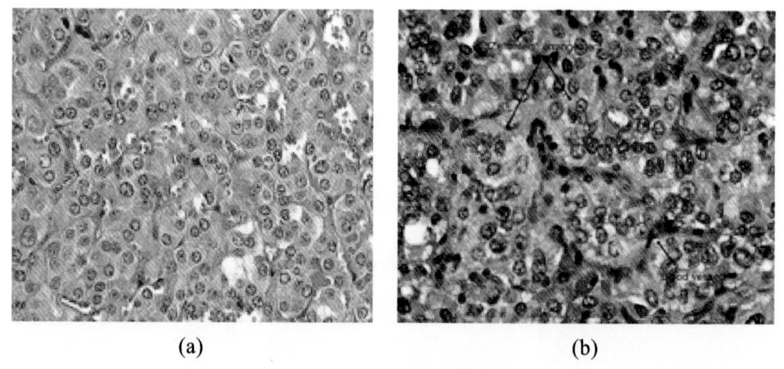

(a)　　(b)

图 15-16　PHEO 组织学特征

（二）PGL

PGL 大多数位于腹内与腹腔肠系膜上及肠系膜下神经节相关联的部位，约 1%在胸腔内涉及椎旁交感神经节，1%在膀胱，1%以下在颈部联合于交感神经节或第 9 对或第 10 对颅神经颅外分支。肉眼观肿瘤呈圆形、类圆形或不规则形；切面血管多，色泽较深(图 15-17(a))。平均重量多为 20～40 g，直径常小于 5 cm。镜下观察，肿瘤细胞容易识别，个别肿瘤细胞呈多角形、椭圆形，肿瘤细胞呈球状排列，称为 zellballen 结构，由纤维血管基质分隔和足细胞包绕(图 15-17(b))，假菊形团结构多见于 SDHB 基因突变相关性肿瘤。免疫组织化学：chromogranin、Syn 和 S-100 阳性。

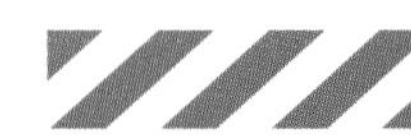

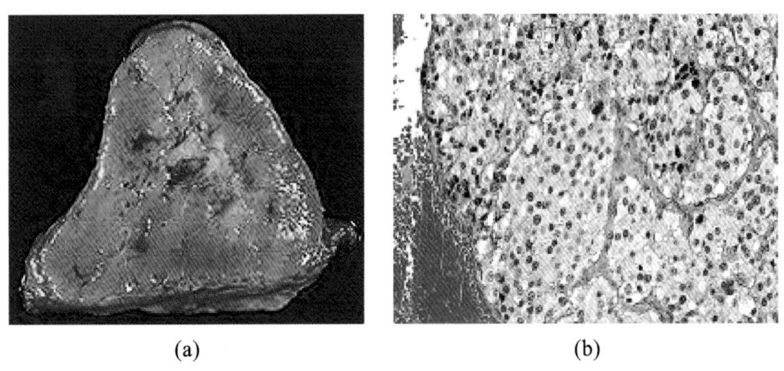

(a) (b)

图 15-17 PGL 大体标本切面和组织学特征

（三）混合性 PHEO/PGL

PHEO/PGL 作为两个独立的肿瘤均可见于肾上腺髓质，而同一肿瘤内两种肿瘤成分混合存在实属罕见，可能为神经嵴肿瘤发生过程中两种细胞分化的结果。

肉眼观察，肿瘤包膜完整，切面红、黄相间，呈多彩状，质脆。镜下观察，肿瘤主要由两种肿瘤细胞构成(图 15-18)：①肿瘤细胞呈嗜铬细胞分化，细胞呈巢状或腺泡状排列，间质富含血管，细胞体积较大，呈多边形；胞质丰富，嗜伊红染色，呈颗粒状，边界不清；核大多呈圆形或卵圆形，分裂象罕见。②肿瘤细胞呈神经节细胞分化，体积大，胞质丰富，核仁清楚，散在分布或排列成群，并见大量神经纤维。

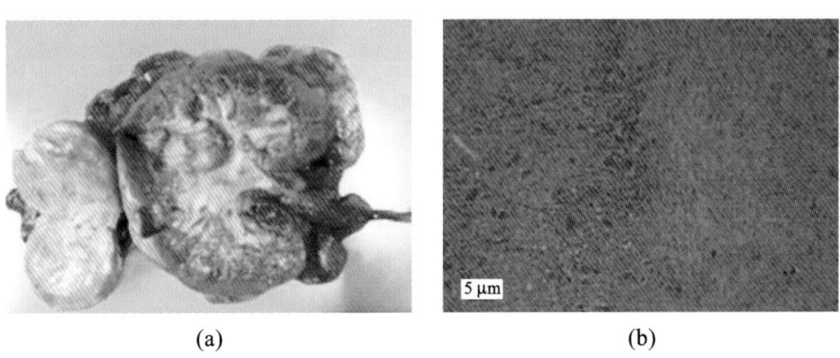

(a) (b)

图 15-18 左侧肾上腺混合性 PHEO/PGL 并发左侧肾盂癌及病理组织学特征

(a)左侧肾上腺混合性 PHEO/PGL 并发左侧肾盂癌；(b)混合性 PHEO/PGL 病理组织学特征

免疫组织化学：chromogranin A(嗜铬粒蛋白 A)、S-100、NSE 和 Syn 强阳性(图 15-19)；儿茶酚胺、NF、vimentin、Bcl-2 和局灶性 HMB-45 阳性。

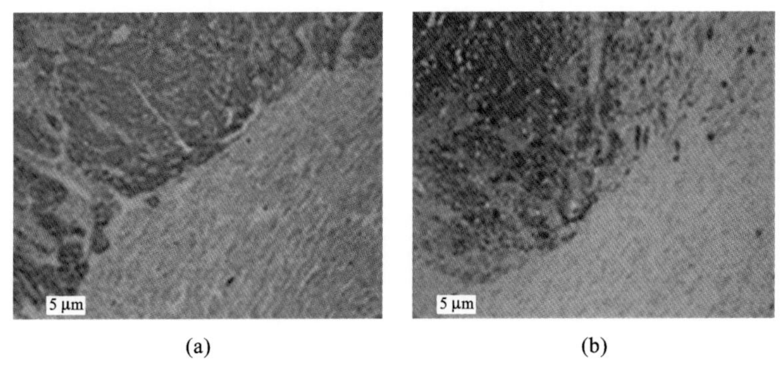

(a) (b)

图 15-19 混合性 PHEO/PGL 免疫组织化学特征

(a)PHEO chromogranin A 强阳性；(b)PGL Syn 强阳性

（四）色素性 PHEO

外观呈黑色或褐色，切面多发深褐色或黑色色素沉着结节。光镜和电镜下可见多形性细胞，胞质内有大量黑色素沉着（图 15-20）。

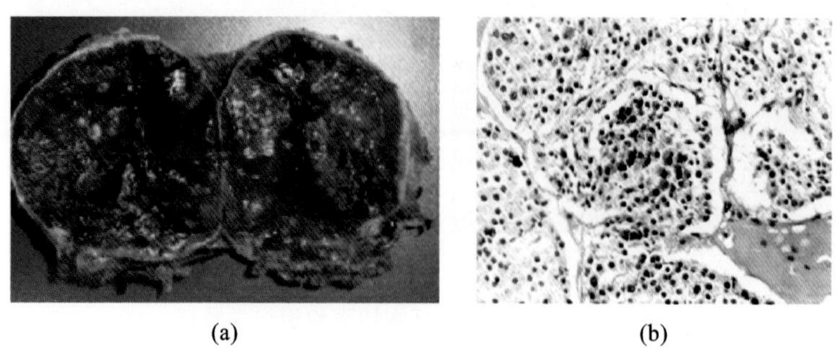

(a) (b)

图 15-20 色素性 PHEO

(a)右侧肾上腺色素性 PHEO 大体标本；(b)病理组织形态学特征，HE，×200

免疫组织化学：chromogranin A、Syn 和 S-100 阳性（图 15-21）。NSE、NF、vimentin 和 Bcl-2 可能阳性，局灶性 HMB-45 阳性。

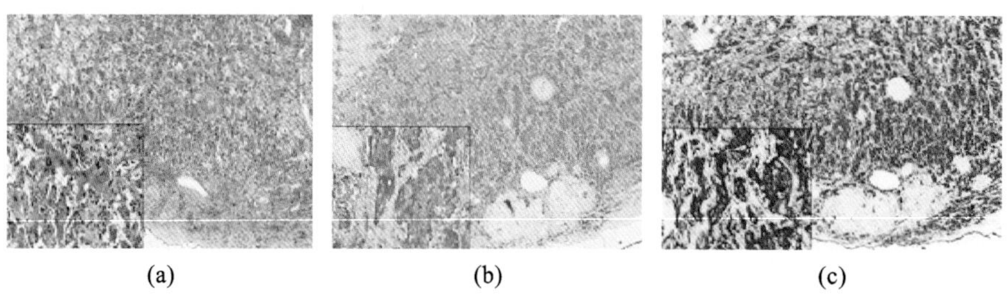

(a) (b) (c)

图 15-21 色素性 PHEO

(a)肿瘤组织见大量血管、多形性和嗜碱性粒细胞，chromogranin A 阳性；(b)Syn 阳性；(c)S-100 阳性

（五）PASS 评分

病理组织学难以确定 PHEO/PGL 的良、恶性，需参考 PASS 评分（表 15-3）。

表 15-3 PHEO/PGL 良、恶性组织学诊断 PASS 评分标准（Thompson L D R，2002）

项　目	评分/分
染色过深	1
核多形性	1
包膜浸润	1
血管浸润	1
周围脂肪组织浸润	2
非典型核分裂	2
有丝分裂象>3/10 HP	2
梭形肿瘤细胞	2
细胞单一	2
大量的细胞结构	2
肿瘤局灶性或融合性坏死	2
细胞呈大的巢状排列或弥漫性生长（>10%肿瘤体积）	2
总计	20

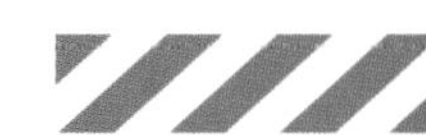

Thompson LDR 比较良、恶性 PHEO 的组织学形态后，将其分为 12 项指标，各项指标阳性者分别记为 2 分或 1 分，提出了 PHEO 量化 PASS 评分系统。一般，病理组织学特征 PASS 评分为 0～3 分者为良性；4～5 分者具有很高的侵袭性，生物学潜在恶性；≥6 分肯定为恶性。然而，临床上区域淋巴结转移或远处转移才是确诊恶性 PHEO/PGL 最可靠的依据。

五、病理生理

在生理情况下，肾上腺髓质分泌儿茶酚胺(catecholamine，CA)，即多巴胺(dopamine)、去甲肾上腺素(norepinephrine，NE)和肾上腺素(epinephrine，E)。一般来说，肾上腺髓质分泌的肾上腺素的量多于去甲肾上腺素和多巴胺的量，肾上腺外嗜铬细胞中缺少将去甲肾上腺素转化为肾上腺素的苯基乙醇胺-N-甲基转移酶(PNMT)，因而只分泌去甲肾上腺素和多巴胺。脑和其他交感神经系统的嗜铬细胞也可分泌一定量的儿茶酚胺。儿茶酚胺通过与效应细胞膜上的肾上腺素能受体相结合而发挥生理作用。肾上腺素能受体有 α 和 β 两大类，各类又分两个亚型。去甲肾上腺素和肾上腺素具有不同的加压作用，其中间产物也有一定的加压作用。肾上腺素兴奋 β 受体(尤其是 β_2 受体)的作用大于兴奋 α 受体的作用，总的结果是血管扩张、心率加快、收缩压升高而舒张压不上升。去甲肾上腺素则相反，对 α 受体的作用远大于对 β 受体的作用(但对 β_1 受体的作用与肾上腺素几乎相同)，可使全身血管收缩、外周阻力增高、心肌收缩力增强、收缩压和舒张压均增高。

儿茶酚胺的降解代谢途径：约 1/3 的儿茶酚胺先经单胺氧化酶(MAO)和儿茶酚-O-甲基转移酶(COMT)的降解作用变为 3，4-二羟基苦杏仁酸；2/3 的儿茶酚胺经儿茶酚-O-甲基转移酶作用变为 3-甲氧基去甲肾上腺素(NMN)和 3-甲氧基肾上腺素(MN)，最终转变为 3-甲氧基-4 羟基苦杏仁酸，又称香草扁桃酸(vanillylmandelic acid，VMA)，由尿排出。3-甲氧基肾上腺素和 3-甲氧基去甲肾上腺素也可直接由尿排出。多巴胺也可经单胺氧化酶和儿茶酚-O-甲基转移酶的作用进行降解代谢，其最终产物高香草酸(homovanillic acid，HVA)随尿液排出(图 15-22、图 15-23)。

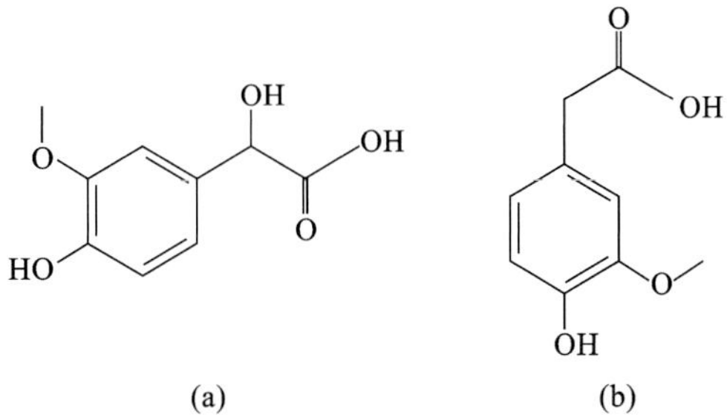

(a) (b)

图 15-22 儿茶酚胺的最终代谢产物 VMA 和 HVA

(a)VMA；(b)HVA

PHEO/PGL 患者体内的血管紧张素及血管升压素均有增加，后者和 CA 又可刺激血管内皮素使之增多。PHEO/PGL 还可分泌其他激素或多肽(如 ACTH、血管活性肠肽、神经肽 Y、心房利钠素、生长激素释放因子、生长抑素、甲状旁腺素相关肽、白细胞介素-6 等)而引起不同的病理生理和临床表现。

六、临床表现

PHEO/PGL 的临床表现取决于儿茶酚胺释放到血液循环中的浓度，与各种肾上腺素能受体靶向作用有关(表 15-4)。由于肾上腺素、去甲肾上腺素和多巴胺分泌的差异性，症状也有所不同(表 15-5)。

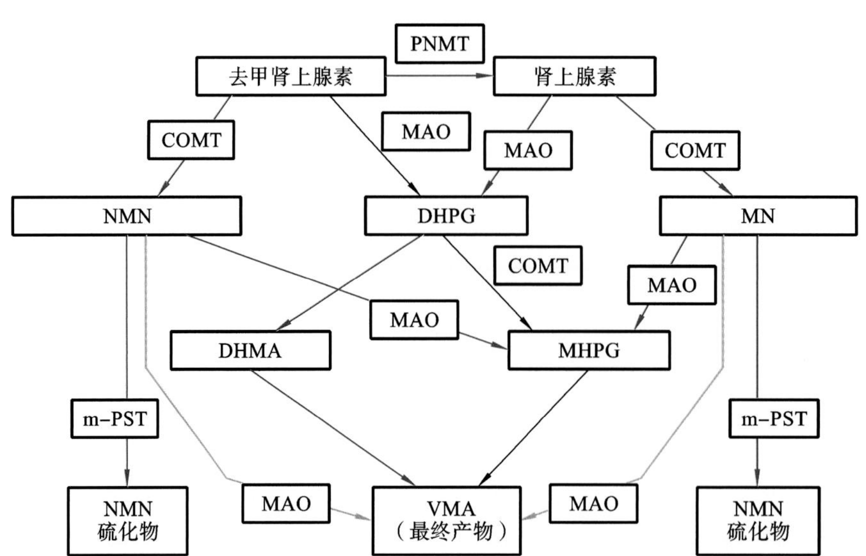

图 15-23　去甲肾上腺素和肾上腺素代谢及其最终产物示意图

表 15-4　CA 和肾上腺素能受体(Gupta G 等,2016)

项　　目	α_1	α_2	β_1	β_2	D_1 和 D_2
去甲肾上腺素	+++	+++	+++	+/++	0
肾上腺素	++++	++++	++++	+++	0
多巴胺	++/++	?	++++	++	++++

表 15-5　PHEO/PGL 的临床症状

症　　状	百　分　比
乏力	15%～35%
胸痛	10%～15%
视物模糊	5%～15%
头痛	70%～90%
出汗	65%～70%
心动过速	50%～70%
面色苍白	30%～50%
神经质	30%～60%
恶心、呕吐	25%～40%
头痛、出汗、心动过速 三联征	>50%

儿茶酚胺的影响是广泛的,涉及心血管、平滑肌以及众多的中间代谢过程,如糖原从肝脏动员、脂肪分解、代谢率增加、刺激胰高血糖素释放、抑制胰岛素分泌和抑制周围胰岛素的敏感性等。大多数患者就医的原因是发作性癫痫和焦虑或常规药物治疗无效的高血压,较少见的是手术与创伤伴有不能解释的低血压或休克,应考虑 PHEO/PGL 的可能。一些 PHEO/PGL 主要分泌肾上腺素,一些主要分泌去甲肾上腺素,临床表现各有其特点;①分泌肾上腺素型:肿瘤多位于肾上腺,以收缩压升高为主,由心输出量增高所致,患者有明显的面红、多汗、焦虑、心动过

速、震颤。由于周围血管扩张可发生低血压，肾上腺素能受体被兴奋后，可出现肠麻痹。糖原分解引起高血糖。②分泌去甲肾上腺素型：肿瘤可位于肾上腺或肾上腺外，收缩压和舒张压均高，但心动过速不甚显著，在高血压发作时，心率可缓慢，较少发生发作性焦虑或心悸，无明显糖代谢紊乱。③分泌多巴胺型：肿瘤分泌较多的多巴及多巴胺抢占了受体，对抗了肾上腺素和去甲肾上腺素的作用而不发生高血压。尽管诊断技术不断得到完善，但由于临床表现各异，研究发现 PHEO/PGL 从最初出现症状到最后确诊仍然平均推迟了约 3 年。

1. 高血压　高血压是最常见的表现，占 80%～90%。50%～60%的患者高血压呈持续性升高，且不稳定，其中约 1/2 患者持续性高血压伴变化多端的危象或阵发性升高。尚有 40%患者仅在发作期间血压升高，但较为严重，偶为恶性高血压，对原发性高血压的常规治疗药物具有抵抗性。10%～50%患者可出现体位性低血压，少数患者(15%)血压正常。在 NF Ⅰ型患者中，高血压发生率为 78%。

按照血压升高的形式分为下列几种类型：①持续性高血压；②阵发性高血压；③持续阵发性升高型高血压；④急进性高血压；⑤无症状性静止型 PHEO/PGL。

2. 阵发性发作或危象　阵发性发作或危象是典型的临床表现，见于半数以上的患者。阵发性发作较为频繁，亦可有间歇几周或数月发作一次者，但严重程度、间隔和持续时间则可有改变，其频率、持续时间及严重程度通常随病程延长而增加。发作常突然开始，可持续几分钟到几小时或更长时间，50%持续约 15 min，80%少于 1 h，很少超过 1 天。就同一患者而言，每次发作的症状基本相似，常有头疼、大汗、心悸、惊恐及濒死感、胸痛或腹痛伴有恶心呕吐。发作期间患者面色苍白，亦可潮红，血压高达惊人水平。焦虑可于发作中出现，但精神和心理紧张不会激发危象。阵发性发作或危象的原因可能如下：①腹部内容物活动性移位发生突然且持续存在；②某种特殊的刺激，以某种特定的方式诱导发作，但这种突然发作并不能被清楚地解释；③拮抗药物的相互作用、阿片类制剂、组胺、ACTH 及升糖素可诱发严重而致命性的阵发性高血压发作。因此，对已知的或怀疑 PHEO/PGL 的病例，应避免应用上述药物，应仔细、谨慎地使用所有药物。值得注意的是，高血压危象可能会使部分患者心血管受刺激而出现脑卒中、心肌梗死或多器官功能衰竭。

3. 其他特殊临床表现

(1) 代谢紊乱：由于胰岛素受到抑制及肝葡萄糖刺激性输出，半数以上的患者糖耐量降低，患者可有消瘦、甲状腺功能亢进的表现，并有血糖升高，甚至约 1/3 的嗜铬细胞瘤患者具有糖尿病，其中包括Ⅰ型、Ⅱ型和妊娠糖尿病。

儿茶酚胺过量分泌，通过刺激 α_2 和 β_2 受体，一方面使胰岛素分泌减少，另一方面增加了外周血管阻力对胰岛素的作用。

由于高血糖的刺激，胰腺分泌大量胰岛素，可诱发继发性低血糖甚至休克而突然死亡。这种糖耐量受损极少需用胰岛素治疗，在切除肿瘤后糖耐量可恢复正常。

代谢率增高的症状和体征有大汗、体重减轻等。体位性低血压与血容量的减少及交感神经的反射减弱有关，这两个因素使未被临床怀疑的 PHEO/PGL 患者在手术期间或严重创伤时容易发生低血压或休克。

(2) 腹部肿块与消化道症状：高血压患者伴有腹部肿块时，应考虑 PHEO/PGL 的可能。PHEO/PGL 肿瘤较大者可在腹部触及肿块(15%)，按压肿块时可引起高血压症状的突然发作。体积较小的肿瘤虽不能触及肿块，但双手按压上腹部使肾脏向上压迫肿瘤可引起高血压的发作。由于儿茶酚胺的作用，内脏动脉痉挛和胃肠道黏膜血管病变，可引起胃肠道黏膜散在性表浅溃疡、腹痛、恶心、呕吐等症状。

(3) 心脏的表现：可出现心律失常，如窦性心动过速、窦性心动过缓、室上性心律不齐以及室性期前收缩。亦可出现心绞痛、急性心肌梗死、心力衰竭或非心源性肺水肿。心电图的变化表现为非特异性 ST-T 波的变化，显著的 α 波，左心室肥大、左或右束支传导阻滞。

(4) 红细胞容积：由于血容量的减少，患者可出现红细胞容积增高，肿瘤细胞产生促红细胞生成素引起红细胞增多症罕见。

(5) 其他：PHEO 患者中胆结石的发病率为 15%～20%。库欣综合征伴有 PHEO 很罕见，通常是 PHEO/PGL 本身或罕见伴存的甲状腺髓样癌异位分泌 ACTH 的结果。

(6) 发热：PHEO/PGL 患者可有低热，可能与肾上腺素促进机体产热及血管收缩有关，肿瘤切除后体温可恢复正常。因此，在一些不明原因的低热病例中，应考虑 PHEO 的可能。

(7) 白细胞增多：持续的白细胞增多是 PHEO 的先驱症状。然而，儿茶酚胺过量分泌可引起中性粒细胞增多症和假性败血症，实验室检查证实 PHEO 是引起尿路感染的确切原因。

PHEO 在肾上腺偶发瘤中约占 5%，个别报道甚至达 29.3%。约 8%的患者无任何症状，多见于家族性发病者或瘤体巨大的囊性 PHEO。临床上，少数病例偶尔可伴发恶性黑色素瘤、肾上腺皮质肿瘤、神经纤维瘤病、肾上腺外 PGL、肾动脉狭窄(发育异常)和 VHL 病，罕见伴发库欣综合征和其他的综合征。

七、诊断和鉴别诊断

(一) 诊断

PHEO/PGL 的诊断主要是根据临床表现对可疑患者进行筛查、定性诊断、影像解剖和功能定位诊断等，对于有遗传倾向者，尚需进行易感基因筛查(图 15-24)。

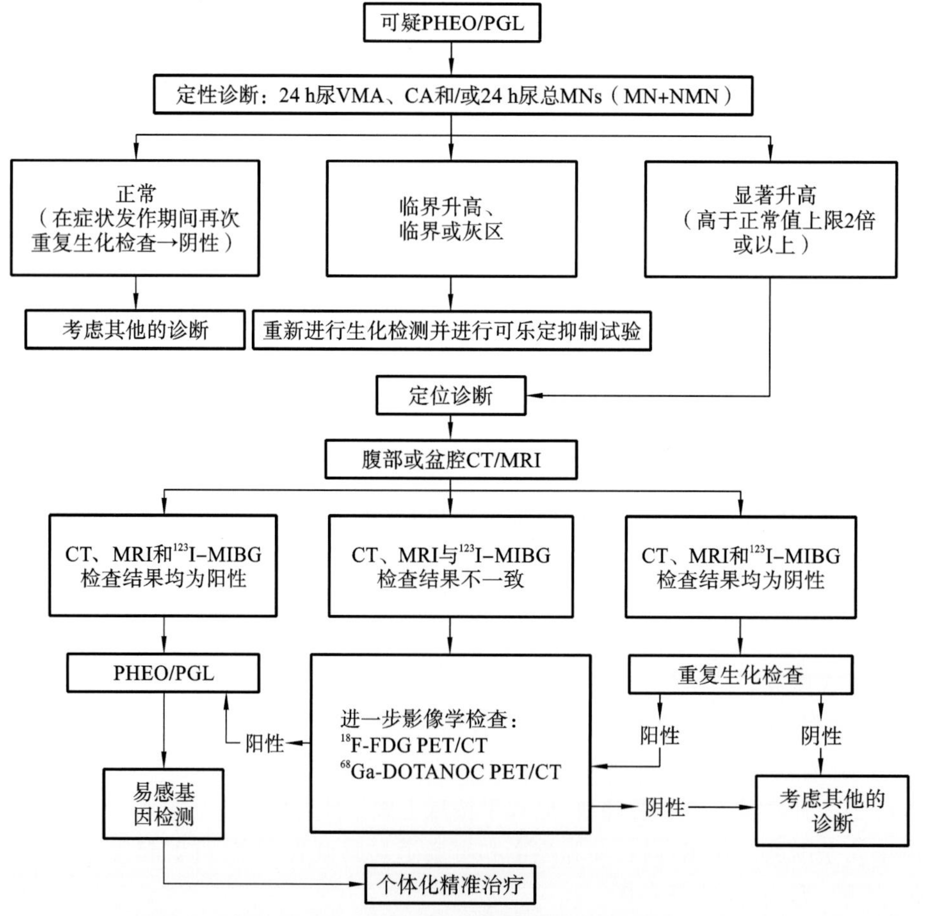

图 15-24　PHEO/PGL 定性和定位诊断流程

1. 可疑病例的筛查指征　①伴有头痛、心动过速、大汗三联征的高血压；②顽固性高血压；③血压易变不稳定者；④麻醉、手术、血管造影检查、妊娠中血压升高或波动剧烈甚至高血压危象者，或不能解释的低血压；⑤高血压合并糖尿病者；⑥高血压有 PHEO/PGL 家族遗传病史者；⑦肾上腺偶发瘤；⑧特发性扩张性心肌病。

2. 定性诊断　实验室测定血浆和 24 h 尿游离儿茶酚胺(CA)及其代谢产物(如尿中的香草扁桃酸(VMA))是传统诊断 PHEO/PGL 的重要方法。肿瘤 CA 的释放入血呈"间歇性"，直接检测 CA 易出现假阴性。但 CA 在肿瘤细胞内的代谢呈持续性，其中间产物 3-甲氧基肾上腺素类物质(metanephrines，MNs)以"渗漏"形式持续释放入血，血浆游离 MNs 和尿 MNs 的诊断敏感性优于 CA。MNs 包括 3-甲氧基肾上腺素(MN)和 3-甲氧基去甲肾上腺素(NMN)，进入循环的 MNs 为游离形式，主要来源于 PHEO/PGL 肿瘤细胞，经消化道、脾、胰的相关酶修饰为与硫酸盐结合的 MNs，消化道等本身也可合成大量的与硫酸盐结合的 NMN，故结合型 MNs 特异性略差。

(1) 血浆游离 MNs：敏感性为 97%～99%，特异性为 82%～96%，适用于高危人群的筛查和监测。阴性者几乎能有效排除 PHEO/PGL，假阴性率仅为 1.4%，无症状的小肿瘤或仅分泌多巴胺者，可有假阴性。

(2) 24 h 尿 CA：仍是目前定性诊断的主要生化检查手段。诊断 PHEO/PGL 的敏感性为 69%～92%，特异性为 72%～96%，假阴性率为 14%。结果阴性而临床高度可疑者建议重复多次和/或高血压发作时留尿测定，阴性者不排除诊断。

(3) 24 h 尿 MNs：须经硫酸盐的解离步骤后检测，故不能区分游离型与结合型，为二者之和，但可区分 MN 和 NMN。特异性高达 98%，敏感性约为 69%，适用于低危人群的筛查。

(4) 24 h 尿总 MNs(MN+NMN)：敏感性为 77%，特异性为 93%。

(5) 24 h 尿 VMA：VMA 是 CA 的代谢产物，尿 VMA 升高的意义在于确认过多的 CA 分泌进入血液循环。24 h 尿 VMA 检测的敏感性仅为 46%～77%，假阴性率为 41%，但特异性高达 86%～99%。

(6) 血浆 CA：检测结果受多种生理、病理因素及药物的影响。

(7) 可乐定抑制试验：临床疑诊但生化检查结果处于临界或灰区者应标准化取样条件，联合检测可提高准确率，必要时酌情行可乐定抑制试验。试验前需停用 12 h 以上有干扰的药物，对持续性高血压或年龄较大的患者禁忌，以免发生心、脑血管意外。

可乐定能抑制神经源性因素所引起的儿茶酚胺释放，不影响 PHEO 肿瘤自主性儿茶酚胺的分泌释放，适用于 PHEO 引起的高血压和非 PHEO 引起的高血压的鉴别(表 15-6)。可乐定抑制试验诊断 PHEO 的敏感性和特异性分别为 93%和 95%(表 15-7)，应用抗抑郁药物可使诊断准确性进一步提高，敏感性和特异性分别达到 100%和 98%。

表 15-6　口服可乐定后心血管和血浆 CA 反应(McHenry c m 等，2011)

项　　目	PHEO 组(n=15)			非 PHEO 组(n=41)		
时间/h	0	2	3	0	2	3
收缩压/mmHg	140±7	125±6*	130±6	146±3	114±4*	114±4*
舒张压/mmHg	81±4	72±3*	75±3	89±2	76±3*	77±3*
心率/(次/分)	71±3	69±4	67±3	70±2	65±2*	65±2*
NE/(nmol/L)	16.31±4.79	16.61±5.85	17.27±6.25	2.06±0.13	1.34* ±0.12	1.22* ±0.11
E/(nmol/L)	2.30±1.21	5.42±2.96	6.18±3.46	0.22±0.03	0.13* ±0.01	0.15* ±0.03
NE+E/(nmol/L)	18.46±5.62	22.03±7.35	23.04±8.27	2.28±0.14	1.47* ±0.13	1.34* ±0.11

注：* $P<0.01$　NE+E($nmol^{-1}$)

表 15-7　可乐定抑制试验诊断 PHEO 的标准(McHenry c m 等,2011)

PHEO 诊断标准	敏感性	特异性
3 h 时血浆 NE>2.96 nmol/L	87%	96%
3 h 时血浆 NE+E>2.96 nmol/L 或基础值>11.82 nmol/L	93%	95%
3 h 时血浆 NE>2.96 nmol/L 和 NE 下降不足 50%	87%	32%

方法:试验时按规定给患者口服可乐定 0.3 mg,在服药前及服药后 2～3 h 分别抽血测血浆 NE+E。非 PHEO 患者血浆 NE+E 明显降低,PHEO 的高血压患者血浆 NE+E 不降低或轻度降低。血浆游离 MNs 和尿 MNs 升高值不低于正常值上限 4 倍,诊断 PHEO/PGL 的准确性几乎达到 100%。

3. 定位诊断　包括解剖影像学定位和功能影像学定位。

(1) B 超:PHEO 的二维声像图多表现为边界清楚、形态规则,周边见包膜回声,内回声均匀或欠均匀的低回声肿块(图 15-25),占 82.8%。部分肿块内见不规则的无回声区,这与 PHEO 的出血、坏死及囊性变等有关。声像图肿块边界不清、形态不规则或肿块较大时应警惕为恶性 PHEO。超声诊断的敏感性较低,只有 60%,明显低于 CT 和 MRI。尤其是不适宜作为肾上腺外 PGL 检查的常规方法,但其对肾上腺肿瘤直径的测量值与 CT 的测量值高度一致,故可作为良性肿瘤的有效随访手段。

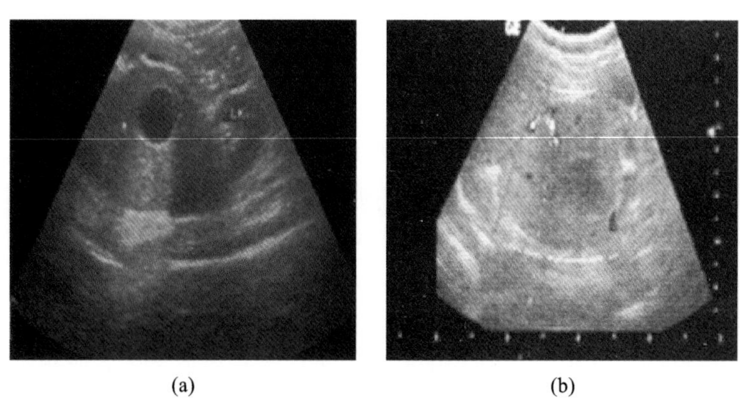

(a)　　　(b)

图 15-25　左侧 PHEO 超声图像

(a)混合囊实性类圆形肿块;(b)肿瘤内见血流信号

(2) CT 平扫+增强:可作为肿瘤定位诊断的一线影像学检查,优点是价格适中、敏感性高、扫描时间短。可发现肾上腺 0.5 cm 以上和肾上腺外 1.0 cm 以上的 PHEO/PGL。肿瘤内密度不均和显著强化为其特点,能充分反映肿瘤形态特征及其与周围组织和毗邻器官的解剖关系。对胸、腹部和盆腔组织有很好的空间分辨率,并可发现肺转移病灶,增强 CT 诊断 PHEO/PGL 的敏感性为 88%～100%。

CT 主要表现为单侧肾上腺类圆形软组织密度肿块,平扫密度均匀或不均匀,边界清楚,直径为 2.0～5.5 cm,较小者密度多均匀,较大者容易发生坏死或囊性变而密度不均匀,增强后肿块实体部分明显强化,坏死囊性变区无强化(图 15-26)。部分肿瘤表现为囊性占位,增强后多可见强化的厚的囊壁与壁结节。动态增强 CT 有助于显示其血供丰富的特点,表现为持续明显的强化。

多层螺旋 CT(MSCT)密度分辨率高,各向同性的多方位、多平面图像能更清晰地显示肿瘤与邻近结构的关系。MSCT 较单排螺旋 CT 有明显优势,图像清晰,不间断持续扫描可充分缩短扫描时间,能够有效地排除运动伪影的干扰。但 MSCT 检查无法从形态学上区分出功能性和无功能性,单凭 CT 征象很难判断肿瘤的良、恶性,除非肿瘤病灶出现转移或术后局部复发。

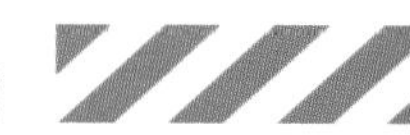

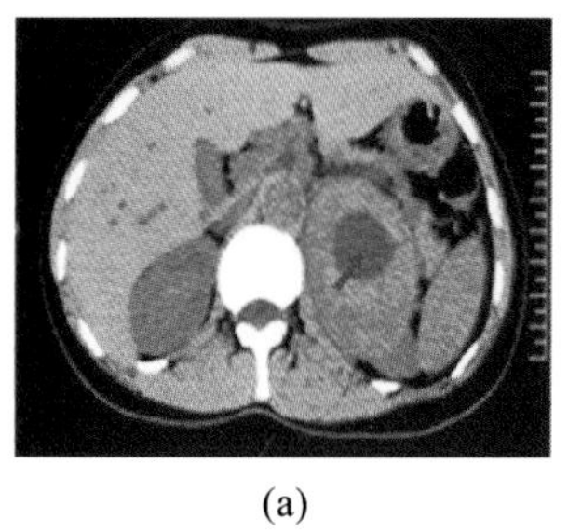
(a)

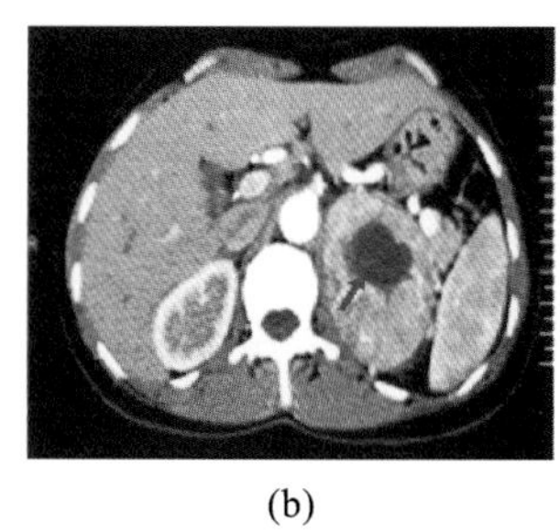
(b)

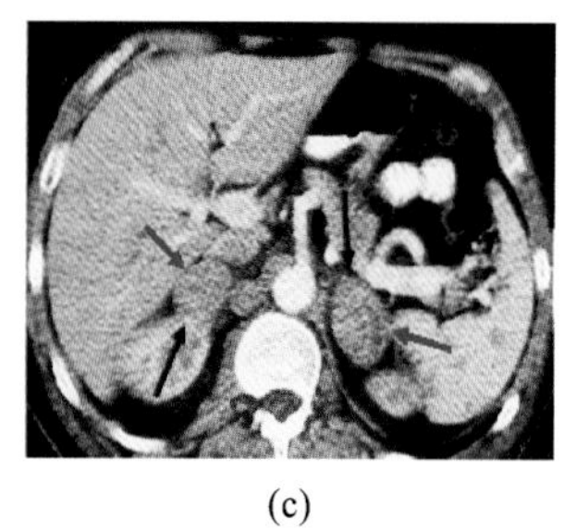
(c)

图 15-26 PHEO CT 图像

(a)左侧肾上腺肿瘤中心见类圆形囊性低密度区;(b)增强后明显强化;(c)两侧肾上腺肿瘤(PHEO)CT 图像

(3) MRI(图 15-27):对 CT 造影剂过敏及需避免,以及需要限制辐射量的妊娠妇女可采用 MRI。MRI 具有无创、无电离辐射的特点,相对于 CT 的优势在于其可多方位成像、组织分辨率高、能更好地显示肿瘤内部结构及与周围组织和毗邻器官的关系等,尤其对于发现肾上腺外 PGL 具有重要意义,还可避免因使用造影剂而引起高血压危象的风险。

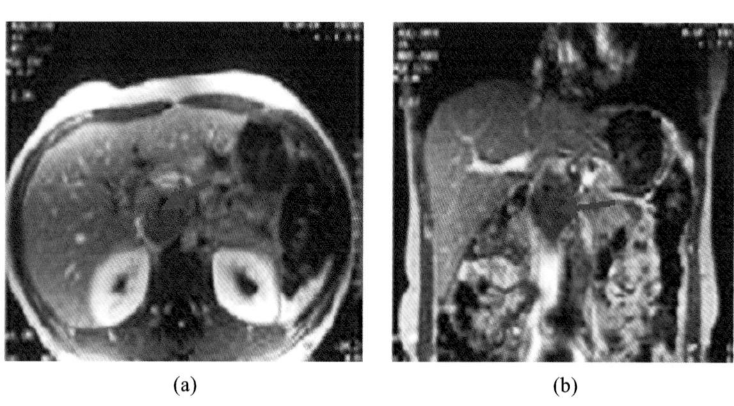
(a) (b)

图 15-27 MRI 显示右侧 PHEO 不均匀强化,中心液化、坏死区无明显强化

嗜铬细胞瘤的 MRI 表现为 T1 加权像类似于肝脏信号影,T2 加权像呈明显高信号(高于脂肪的信号强度)。因 MRI 可任意选择断面及很好地分辨软组织和血管等,故可更为清晰地显示肿瘤的形态、大小以及与周围组织、毗邻器官和血管的关系。以下情况 MRI 可代替 CT 作为首选定位或补充检查:①儿童、孕妇或其他需减少放射性暴露者;②对 CT 造影剂过敏者;③生化检查证实儿茶酚胺升高而 CT 阴性者;④肿瘤与周围大血管关系密切,评价有无血管侵犯;⑤全身 MRI 弥散加权成像有助于发现多发或转移病灶。

磁共振全身类弥散加权成像(WB-DWI)是一种在体检时检测水分子扩散运动的无创性影像技术,近年来已逐渐用于身体各部位肿瘤良、恶性的鉴别诊断,有助于发现多发或转移病灶。DWI 可提供的 3 种信息,即弥散图、ADC 图和定量指标 ADC 值,与常规 MRI 相比,能更形象、直观、详细地显示肾上腺肿瘤内部的微观结构。研究显示,肾上腺肿瘤 ADC 与其细胞密度具有相关性,随着肿瘤细胞密度的增加,其 ADC 亦减小,当 B 值取 800 s/mm^2 时,ADC 值与肿瘤细胞密度的相关性最大。

(4) CTA 和 MRA:血流成像能明确地显示肿瘤部位、血供及血管的形态,为手术治疗提供充分的术前信息(图 15-28)。CTA、MRA 和下腔静脉造影对 PHEO/PGL 并下腔静脉瘤栓形成的诊断具有较高的价值。

(5) 功能影像学定位:不作为常规检查,但下列情况需行功能影像学检查:①确诊定位并利于鉴别诊断;②检出多发或转移病灶(分泌 E 的 PHEO 直径>5 cm;分泌 NE 的 PHEO;功能性

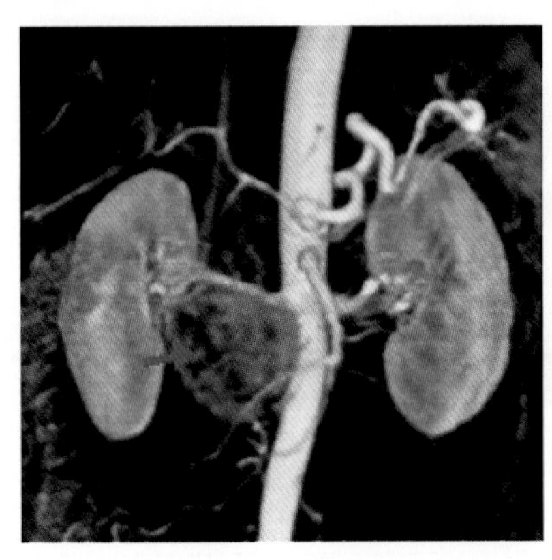

图 15-28 MRA 血流成像显示右侧肾门 PGL 与腹主动脉、右肾动脉的位置关系

PGL)；③生化指标阳性和/或可疑，CT/MRI 未能定位者；④术后复发者。

间碘苄胍（metaiodobenzylguanidine，MIBG）显像：MIBG 为去甲肾上腺素类似物，正常情况下肾上腺髓质摄取量少，静脉注射^{131}I-MIBG 18 MBq 后 24 h 一般不显影，而嗜铬细胞瘤组织摄取率增加，24 h 即在肿瘤处呈放射性明显浓聚，随时间延长而更加清晰，提高了此类有内分泌功能静止型 PHEO/PGL 的术前定位诊断。

^{131}I-MIBG 和^{123}I-MIBG 可同时对 PHEO/PGL 进行形态解剖和功能定位显像，二者特异性均达 95%～100%，敏感性分别为 77%～90%和 83%～100%；但对 PGL 和恶性 PHEO 敏感性较低(71%和 56%)。假阳性罕见于肾上腺皮质癌和某些感染性疾病，如放线菌病；假阴性见于某些药物（如三环类抗抑郁药、钙拮抗剂、可卡因等)影响和肿瘤坏死或去分化。MIBG 显像前必须使用鲁氏碘液，每次 5 滴，每日 3 次，共 3 天，以封闭甲状腺。I-MIBG 显像诊断 PHEO/PGL 具有很高的敏感性和特异性。SPECT/CT 系统是在 I-MIBG 显像的基础上使用图像融合显像，为 PHEO/PGL 诊断提供了更为准确的解剖定位，为临床诊治 PHEO/PGL 提供了极有价值的定性和定位信息。单纯用 I-MIBG 平面显像，空间分辨率差，不能显示病灶与周围解剖结构的关系，准确定位困难。行 I-MIBG 显像联合常规 48 h 肾上腺区 SPECT/CT 图像融合断层，并对肾上腺外异常放射性浓聚区图像融合断层，能提高探测敏感性，尤其对肿瘤体积小者和 PGL 的定位更具优势。同机融合较异机融合最大的益处在于能最小限度减少融合的位相差异，使得一次检查能同时得到解剖和功能图像，充分发挥了两种检查方法的优势，又能互相弥补各自的不足。目前，临床多应用^{123}I-MIBG 显像检查(图 15-29)。

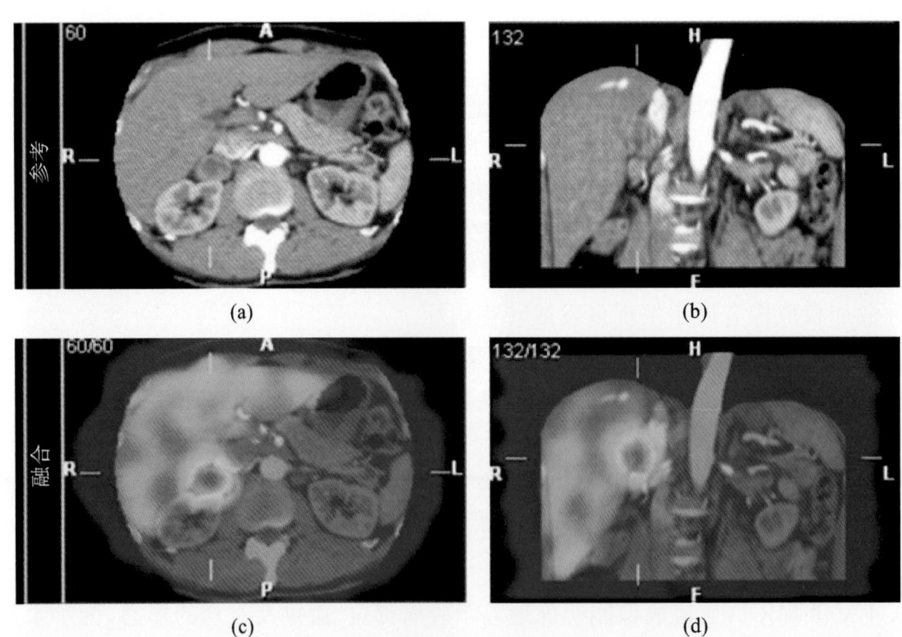

图 15-29 NFⅠ相关 PHEO：右侧肾上腺肿瘤直径约 3 cm、MIBG 闪烁扫描显示肾上腺阳性摄取

(6) ^{18}F-FDG PET/CT：近年来，^{18}F-FDG PET/CT 成为肾上腺外的交感性 PGL、多发性 PGL、恶性和/或 SDHB 相关的 PGL 的首选定位诊断方法，对肿瘤病灶进行评估，可区分肿瘤

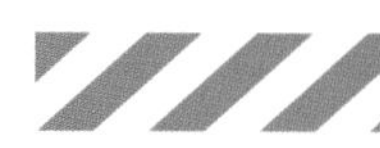

的良、恶性；对肾上腺外 PGL，^{18}F-FDG PET/CT 诊断的敏感性和特异性均优于 CT（图15-30至图 15-33）。并且，可以发现转移性 PHEO。

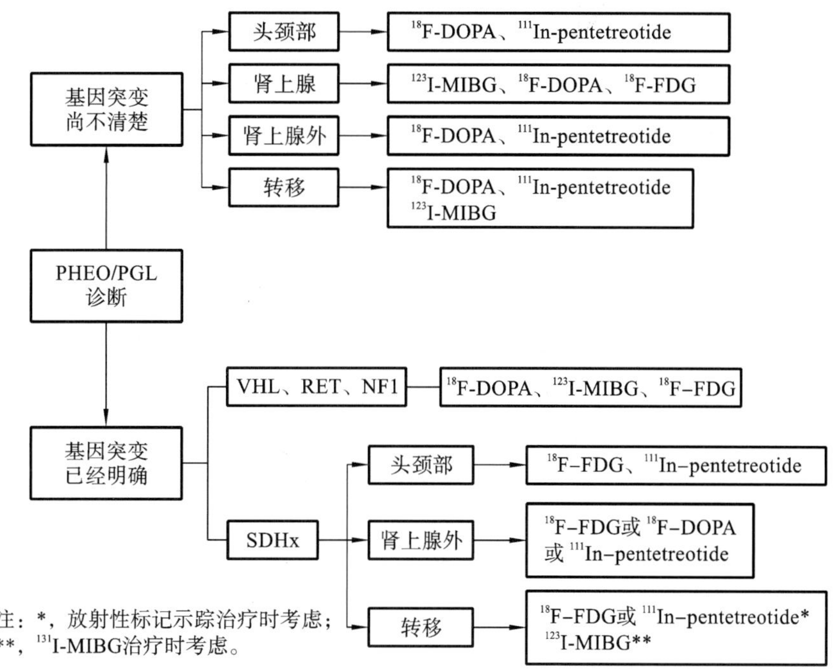

图 15-30 PHEO/PGL 影像核医学功能显像检查流程

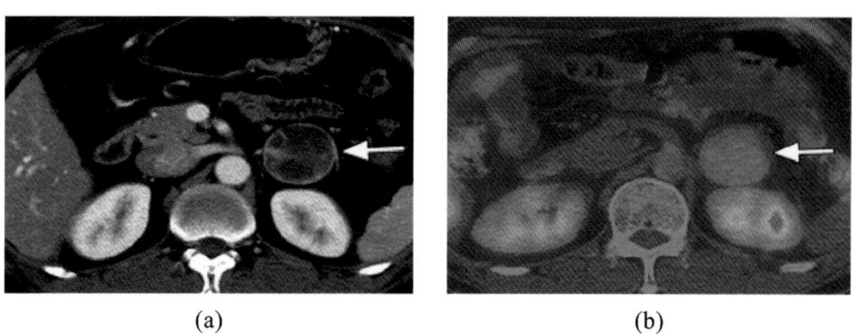

(a) (b)

图 15-31 左侧 PHEO：^{18}F-DOPA PET/CT 图像

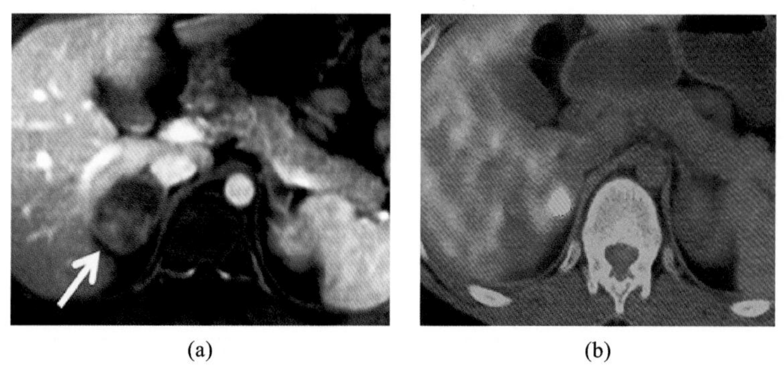

(a) (b)

图 15-32 右侧 PHEO

(a)MRI 显示肿瘤不均匀强化；(b)^{18}F-FDG PET/CT 显示肿瘤 SUV=4.2

近年来，^{18}F-FDG PET/CT 在 PHEO 诊断中的应用得到发展，优于 MIBG 显像，具有空间分辨率高、辐射剂量较低以及检查时间较短等优点。根据诊断流程行^{131}I-MIBG 或^{123}I-MIBG 显像阴性的患者以及术后原位复发的患者可以进行该检查，对 PHEO/PGL 的诊断敏感性、特

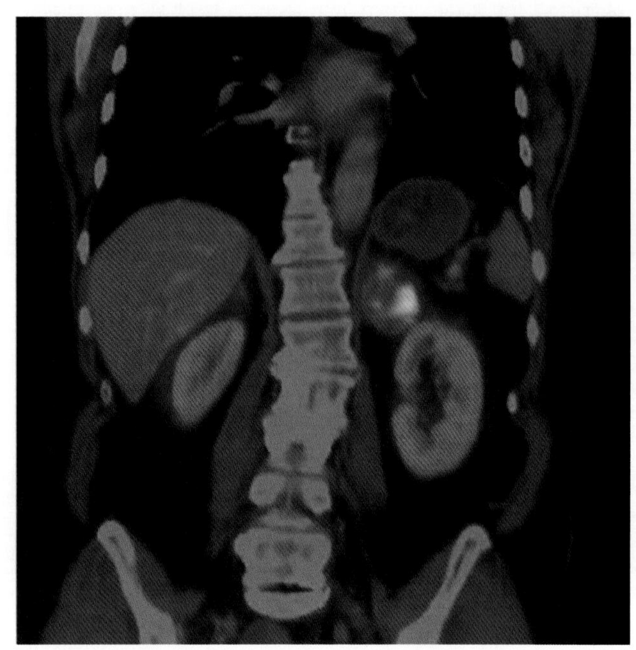

图 15-33　左侧色素性 PHEO：DOPA PET/CT 图像，肿瘤约 3.5 cm×3.2 cm×2.2 cm

异性和准确率分别为 100%、71% 和 92%，对 PHEO/PGL 转移病灶的诊断敏感性为 88%。PET/CT 全身显像有利于发现转移病灶，特别是肾上腺外的肿瘤病灶和转移病灶的检出，该技术还可在治疗肾上腺转移性瘤时应用。

（7）生长抑素受体显像：生长抑素受体为 G 蛋白偶联的跨膜蛋白，有 5 种亚型。PHEO/PGL 主要表达 2 型和 4 型。奥曲肽为生长抑素类似物，与生长抑素受体的亲和性依次为 2、5、3 型。

^{68}Ga-DOTANOC PET/CT 显像的敏感性、特异性和准确率明显优于 MIBG 显像，对恶性 PHEO/PGL 和转移病灶的诊断准确率为 100%，而 MIBG 显像仅为 60%。尤其是对 PGL 的定位敏感性可达到 80%～96%，^{68}Ga-DOTANOC PET/CT 对 PHEO 诊断的敏感性、特异性和准确率均较高（图 15-34、表 15-7、表 15-8），可用于恶性 PHEO/PGL 的转移病灶的筛查。

表 15-7　^{68}Ga-DOTANOC PET/CT 对 62 例 PHEO 的诊断价值（Sharma P 等，2014）

参　数	患者（n=62）	病灶（n=70）
敏感性	90.4%(77.4%～97.3%)	92%(80.7%～97.8%)
特异性	85%(62.1%～96.8%)	85%(62.1%～96.7%)
阳性预测值	92.7%(80%～98.5%)	93.8%(83.1%～98.7%)
阴性预测值	81%(58%～94.5%)	80.9%(58%～94.5%)
准确率	88.7%	90%

表 15-8　^{68}Ga-DOTANOC PET/CT 和 ^{131}I-MIBG 显像对 45 例 PHEO 的诊断准确率比较（Sharma P 等，2014）

参　数	^{68}Ga-DOTANOC PET/CT	^{131}I-MIBG 显像
敏感性	93.5%(78.5%～99.2%)	61.2%(42.1%～78.1%)
特异性	85.7%(57.1%～98.2%)	78.5%(49.2%～95.3%)
阳性预测值	93.5%(78.5%～99.2%)	86.3%(65%～97%)
阴性预测值	85.7%(57.1%～98.2%)	47.8%(26.8%～69.4%)
准确率	91.1%	66.6%

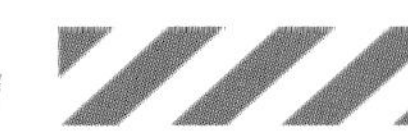

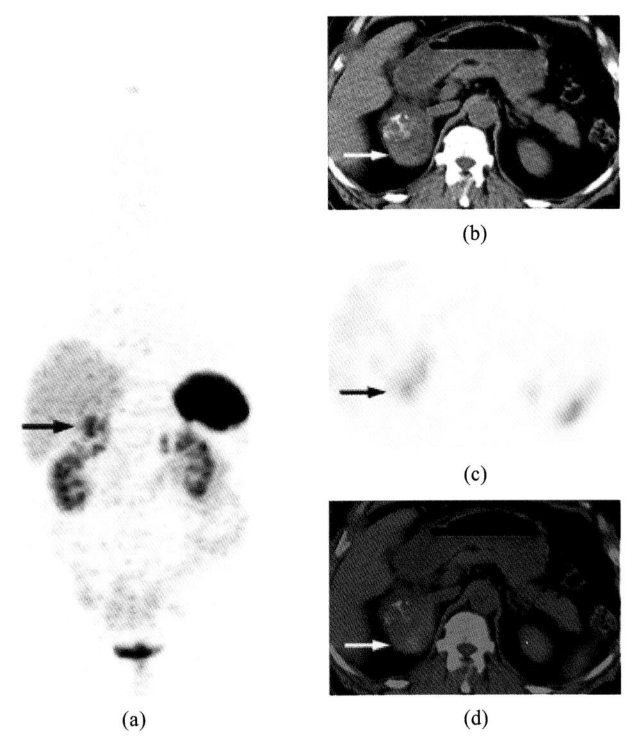

图 15-34　[68]Ga-DOTANOC PET/CT 图像，术后病理组织学证实为右侧 PHEO

4. 遗传性综合征的诊断和基因诊断与筛查

(1) 基因诊断：基因诊断可发现遗传性 PHEO/PGL，尤其是无症状、首发或隔代遗传者。①检测 RET、VHL、SDHD、SDHB 基因；②MEN-Ⅱ型 PHEO 定位在肾上腺者；③颈部 PGL 应检测 SDHD 和 SDHB 基因；④恶性 PHEO 应检测 SDHB 和 VHL 基因。

(2) 大约 1/3 的 PHEO/PGL 有遗传因素参与。遗传性综合征和基因筛查的价值在于：①主动监测肿瘤复发或多发；②及早发现其他受累系统病变；③监测无症状遗传性 PHEO/PGL 的亲属，以便早期发现肿瘤；④致命性肿瘤的预防，如 RET 基因突变患儿的甲状腺预防性切除。

(3) 下列情况应考虑遗传疾病：①PHEO/PGL 家族史者；②双侧、多发或肾上腺外 PGL；③年轻患者(<20 岁)；④患者及其亲属具有其他系统病变：脑、眼、甲状腺、甲状旁腺、肾、颈部、胰腺、附睾、皮肤等。

(4) 筛查内容包括：①家族史的询问。②系统临床体征和辅助检查：皮肤病变(NFⅠ)；甲状腺病变和血降钙素升高(MEN-Ⅱ)；影像学检查有无肾脏、胰腺和其他腹膜后及盆腔肿瘤，术前常规眼底视网膜检查、脑脊髓 MRI 检查。③选择性基因筛查：RET/VHL/SDHB/SDHD，若阳性，则需进行一级亲属遗传咨询。

目前，随着生物学技术的不断进展，应对所有 PHEO/PGL 患者，尤其是确诊为 PHEO/PGL 转移的患者进行特定的易感基因 SDHB 检测，其中双侧性、多发性、发病年龄<18 岁、有 PHEO/PGL 阳性家族史和遗传综合征表现的患者可以直接检测相应的易感突变基因(图 15-35)。40 岁以下患者的基因突变比例明显高于年长者，故均应进行易感基因筛查。年龄>50 岁的一侧 PHEO 患者，遗传性 PHEO 可能性较小。对 NFⅠ型中高血压患者进行 PHEO 筛查的同时，应针对性进行 NF1 基因检测，RET 基因检测已成为诊断 MEN-Ⅱ型的金标准。

(二) PHEO/PGL 特殊类型的诊断

特殊类型 PHEO/PGL 包括：①家族性 PHEO/PGL；②PHEO 合并肾动脉狭窄；③PHEO/PGL 合并妊娠；④膀胱 PGL；⑤儿童 PHEO/PGL；⑥静止型 PHEO；⑦一侧 PHEO 合并同侧或

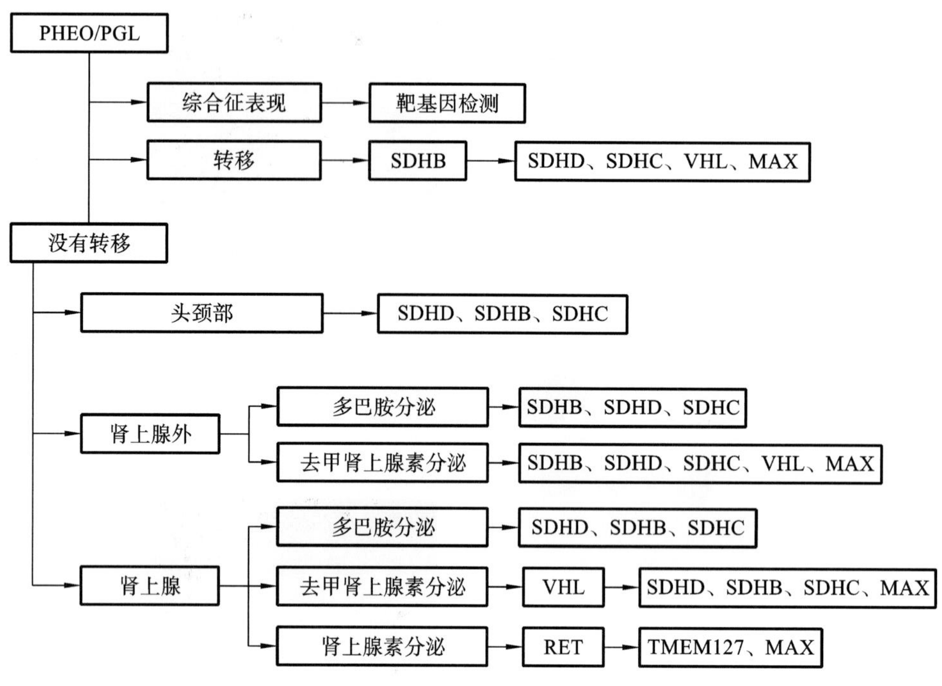

图 15-35　PHEO/PGL 基因检测流程图

对侧肾细胞癌；⑧复发性 PHEO/PGL；⑨多发性 PHEO/PGL；⑩腹膜后肾上腺外 PGL。

1. 家族性 PHEO/PGL　PHEO/PGL 可为家族性，男、女皆可患病，男性稍多。约 5%为常染色体显性遗传，既可为单独的 PHEO/PGL，亦可同时伴有其他异常，如多发性内分泌肿瘤 MEN-ⅡA 或ⅡB 型。家族性 PHEO/PGL 的特点：①发病年龄在 4～62 岁之间，平均年龄为 27.5岁，较非家族性 PHEO/PGL 早。②发病率高，可达 47%，近年来家族性 PHEO/PGL 所占比例有逐渐增加的趋势；而非家族性 PHEO/PGL 仅为 6%～9%。③肿瘤为双侧性、多发性和肾上腺外的，有较高的恶性率。④一个家族中发病成员的发病年龄和肿瘤部位基本相同。⑤常并发其他的疾病，如脑血管母细胞瘤、神经纤维瘤病、甲状腺髓样癌。双侧 PHEO 在家族性症候群中最常见，在多发性内分泌肿瘤的亲属中，50%以上的 PHEO 为双侧病变，故任何一个有双侧 PHEO 的患者均应怀疑为家族性症候群。PHEO/PGL 和 NFⅠ型并存时容易识别，然而 PHEO/PGL 合并不完全型 NFⅠ型者的临床表现较少，如果出现 5～6 个咖啡牛奶斑、脊椎异常或脊椎后侧凸，应怀疑 PHEO/PGL 的可能。在 VHL 病家族中，PHEO/PGL 的发病率高达 10%～25%，其中许多病例生前无症状而在死后经尸检证实。因此，MEN-ⅡA 型及 MEN-ⅡB 型家族中的每一个成员均应进行易感基因筛查，24 h 尿 VMA、HVA 检查以及血浆 CA 测定。MEN-ⅡA 型患者合并甲状腺髓样癌且甲状旁腺功能亢进或一些 PHEO/PGL 不伴有甲状旁腺疾病却有高钙血症者，经切除肿瘤后高钙血症随之消失。在施行甲状腺或甲状旁腺手术前，应先排除 PHEO/PGL 的可能。

2. PHEO/PGL 合并肾动脉狭窄

(1) 病因：PHEO/PGL 合并肾动脉狭窄罕见，有下列几种病因。①肿瘤位于肾蒂附近，且瘤体大，压迫同侧肾动脉引起肾动脉狭窄，导致肾血管性高血压，肿瘤可来自肾动脉或肾动脉附近的交感神经节；②肿瘤不大，位于肾门，虽不起压迫的作用，但局部分泌的儿茶酚胺(CA)呈高浓度，长期刺激肾动脉导致其痉挛性收缩并进一步发生肾动脉壁纤维肌肉增生，纤维性狭窄形成；③PHEO/PGL 伴神经纤维瘤病，除了上述 PHEO/PGL 对肾动脉的影响外，神经纤维瘤也可压迫肾动脉引起肾血管性高血压；④PHEO/PGL 和肾动脉狭窄同时存在；⑤PHEO/PGL 肿瘤切除后肾动脉周围粘连导致肾动脉狭窄，并发 PHEO/PGL，但少见。

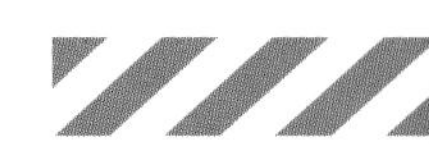

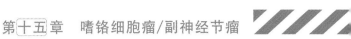

(2) 诊断:PHEO/PGL 患者出现下列情况时应考虑合并肾动脉狭窄的可能。①背部和/或中上腹闻及血管杂音;②静脉肾盂造影(IVU)或 B 超提示同侧肾脏明显缩小;③肾同位素扫描提示同侧肾功能受损;④α 受体阻滞剂降压效果不理想,而加用血管紧张素转换酶抑制剂后降压效果明显增强;⑤肿瘤切除后血压恢复正常,以后又升高,但无 CA 性高血压的证据。

此外,对于肾血管性高血压患者,即使肾动脉狭窄的诊断已肯定,也应警惕其合并 PHEO/PGL 的可能,并进行有关检查,若有下列情况时应明确有无 PHEO/PGL:①合并有神经纤维瘤病,表现为多发性皮下神经纤维瘤和皮肤色素沉着。文献报道,约 5%神经纤维瘤病患者合并肾动脉受压,2%~8%神经纤维瘤病患者合并 PHEO/PGL;②动脉造影显示狭窄的肾动脉受压移位;③肾血管性高血压患者常规测定 24 h 尿 VMA 或血浆 CA 水平,约 30%患者尿 VMA 是正常的,但 CA 可升高;④血管紧张素转换酶抑制剂降压作用不满意,加用 α 受体阻滞剂后,降压效果明显。

由于 PHEO/PGL 和肾动脉狭窄均可导致高血压,若患者尿 VMA 或 CA 正常,而动脉造影显示有明显狭窄时,容易将 PHEO/PGL 漏诊。这种情况尤其易发生在血管少的肿瘤或在发现明显的肾动脉狭窄后没有仔细阅片,忽视了 PHEO/PGL 的存在,有时将肿瘤血管误认为是侧支循环。

3. PHEO/PGL 合并妊娠 妊娠期 PHEO/PGL 可严重危及产妇和胎儿的生命安全,其死亡率较高。值得注意的是,产前漏诊的 PHEO/PGL 产妇、胎儿死亡率分别达 48%和 54%~55%,而产前明确诊断的产妇、胎儿死亡率则为 11%和 50%。即使临床上确定诊断后采取一定措施,胎儿死亡率仍可高达 50%。然而,妊娠期 PHEO/PGL 产前诊断准确性仅为 32%。因此,早期诊断十分重要,产前确定诊断和采取措施可使产妇、胎儿死亡率分别降至 0 和 15%。导致死亡的主要原因:胎儿死亡多因自发性流产所致;产妇大部分在分娩时或产后数天内死亡,多为胎盘出血、高血压危象、脑血管意外、急性心力衰竭、肺水肿所致以及与肿瘤恶性变等因素有关。

妊娠后期由于子宫压迫肿瘤或肿瘤本身可引起高血压等症状,一般在妊娠最后 3 个月症状变得明显,表现为头痛、多汗,可有恶心、呕吐、视力障碍、蛋白尿,往往被认为由妊娠毒血症引起,故容易忽视本病。PHEO/PGL 合并妊娠的危险性很高,产前、产后、分娩或麻醉过程中可因各种因素的刺激而骤然发生高血压危象或休克,或是高血压与低血压交替出现,出现休克者可被误诊为子宫破裂。

PHEO/PGL 合并妊娠的诊断和定位较为困难,对于妊娠期高血压患者有糖尿病而无水肿,不可解释的高血压、不稳定的高血压或体位性高血压,均应考虑 PHEO/PGL 的可能性,应对患者进行相关检查以便做出正确的诊断,并反复测定血、尿 CA 或 24 h 尿 VMA。

4. 膀胱 PGL 膀胱 PGL 少见,占 PHEO/PGL 的 0.38%~1.56%,占 PGL 的 10%。膀胱 PGL 为膀胱非上皮性肿瘤,占所有膀胱肿瘤的 0.06%~0.5%。Zimmerman 于 1953 年首次报道了膀胱 PGL,绝大多数膀胱 PGL 为良性肿瘤,肿瘤多单发,18%左右为多发。发病可见于各年龄,高发年龄为 20~40 岁。女性发病率高于男性,男女之比为 1∶3。

(1) 病理:膀胱 PGL 来自膀胱壁副交感神经节或主动脉旁的副交感神经组织,随交感神经埋于膀胱壁中,肿瘤在该组织的嗜铬组织上发生。膀胱 PGL 多局限于膀胱壁或仅向壁外生长,90%以上累及肌层,37%可浸润膀胱全层或侵犯盆壁。肉眼见瘤体直径大多小于 4 cm,个别病例最大可达 15 cm。肿瘤呈结节状或息肉状,质地偏硬,与正常膀胱组织有明显边限,但邻近的膀胱肌层大多被破坏,肿瘤表面黏膜可有溃疡。肿瘤切面呈均质状,外观呈褐色或黄褐色(图 15-36)。镜下见肿瘤细胞排列成索状和片状,形成特征性的 zellballen 结构(图 15-37(a))。电镜观察,细胞质中有致密核心的神经内分泌颗粒,细胞之间有细胞连接。免疫组织化学显示肿瘤细胞 NSE、Syn 和 chromogranin A 阳性(图 15-37(b))。

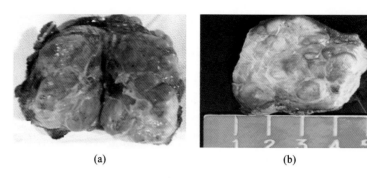

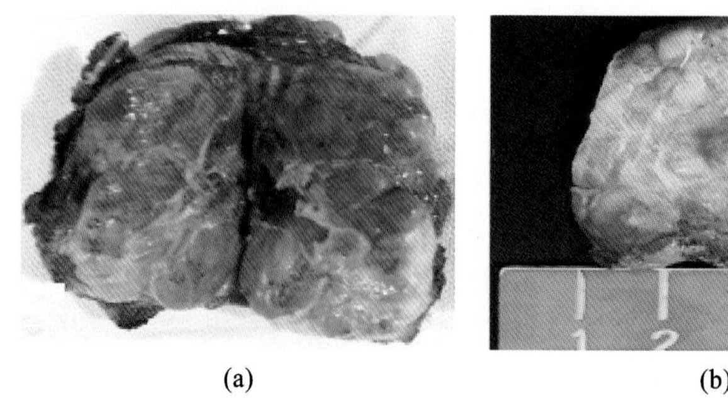

(a) (b)

图 15-36 膀胱 PGL 手术切除标本

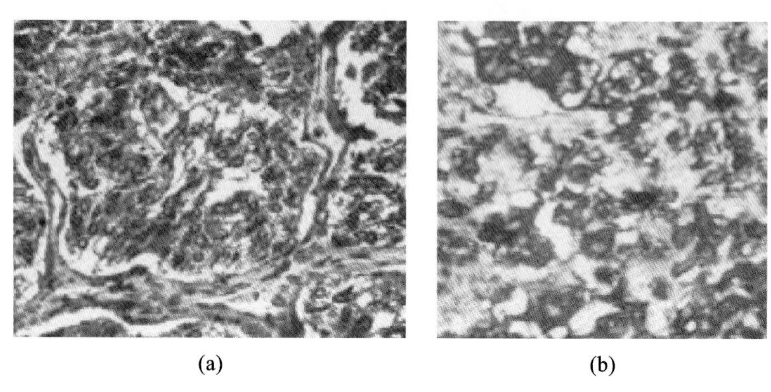

(a) (b)

图 15-37 膀胱 PGL

(a)组织学特征;(b)chromogranin A 阳性

值得注意的是,膀胱 PGL 恶性倾向性较高,占膀胱 PGL 的 15%～17%。良、恶性 PHEO/PGL 在生化方面及细胞学上并无明显特征,主要靠观察组织是否浸润包膜外,邻近组织及血管内有无瘤栓,或膀胱外的非嗜铬组织有无转移病灶来鉴别。

(2) 症状:80%的膀胱 PGL 有内分泌功能,在膀胱逼尿肌收缩时,肿瘤受到挤压出现分泌作用,释放大量的儿茶酚胺类物质。典型症状为排尿时或排尿后出现头痛、心慌、面色苍白、多汗和血压升高,甚至昏厥。若肿瘤穿透膀胱黏膜,即可有膀胱刺激症状,约占 50%。也有以血尿为主诉,膀胱镜检时发现肿块而被误诊为膀胱肿瘤的。

(3) 诊断:VMA 和 CA 测定是诊断膀胱 PGL 的重要依据,特别是排尿前 3 h 及排尿后 3 h 尿 CA 水平的对比有诊断价值。血中多巴或多巴胺超过正常水平时,常提示为恶性肿瘤。

膀胱镜检对膀胱 PGL 的定位诊断很重要。肿瘤可发生于膀胱壁的各个层次、任何部位,以膀胱前部、后壁及顶部多见。在膀胱镜下,肿瘤部位的膀胱黏膜可以正常,亦可向膀胱腔内突出,基底部宽、呈实性,或可见到局部扩张及怒张的血管(图 15-38);小肿瘤在膀胱镜检时常不易被发现。当肿瘤巨大,出现局部淋巴管阻塞时,可见到黏膜水疱状水肿。如果进行膀胱镜检有困难,则可进行膀胱造影。必须注意的是,无论何种检查,均可引起血压升高。因此,在操作时应轻柔,并要有一定的预防措施。

B 超、CT、MRI 和 PET/CT 检查可以确定膀胱 PGL 的大小及是否有转移病灶,并可帮助确定手术方案(图 15-39 至图 15-42)。

无功能性膀胱 PGL 临床少见,约占膀胱 PGL 的 20%,临床无症状出现,常被误诊为膀胱肿瘤而手术,常于术后病理检查时确定诊断。所谓无症状是指有膀胱 PGL 的存在,而临床无高血压症状。一般认为肿瘤无内分泌功能,亦有认为肿瘤具有潜在的内分泌功能。

5. 儿童 PHEO/PGL 儿童患本病者较少,占 10%～30%,其中 10%有家族性。临床表现非常明显,早期即可有血管病理变化。肿瘤常为多发性,可侵及两侧肾上腺,亦可发生于肾上腺

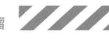

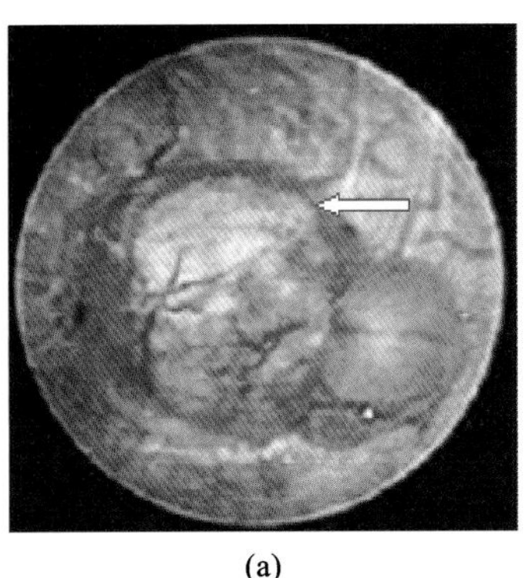
(a)

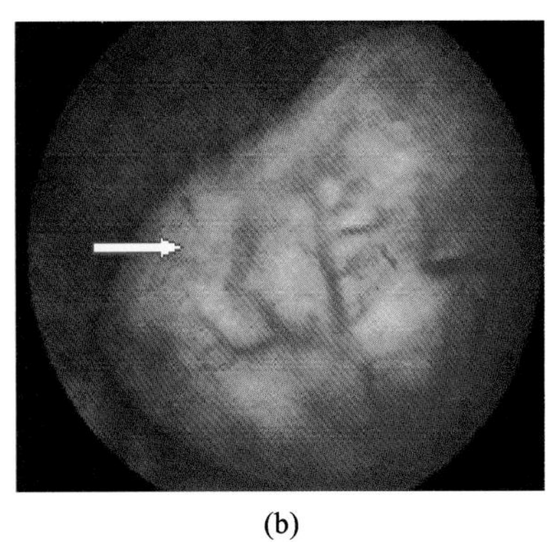
(b)

图 15-38 膀胱镜检显示肿瘤位于黏膜下，基底部宽、呈实性，表面血管扩张

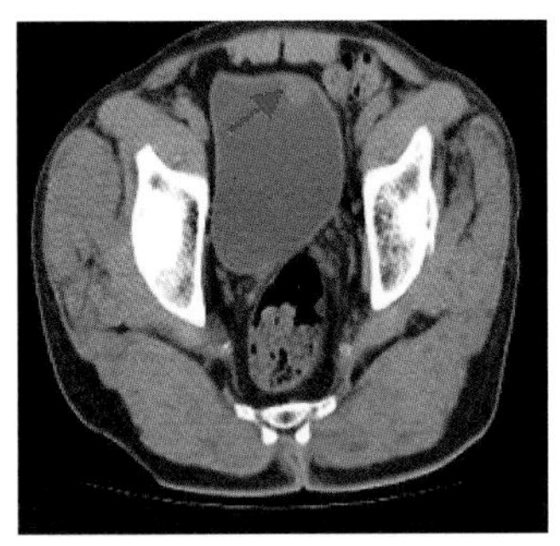

图 15-39 CT 显示膀胱顶部肿块(PGL)

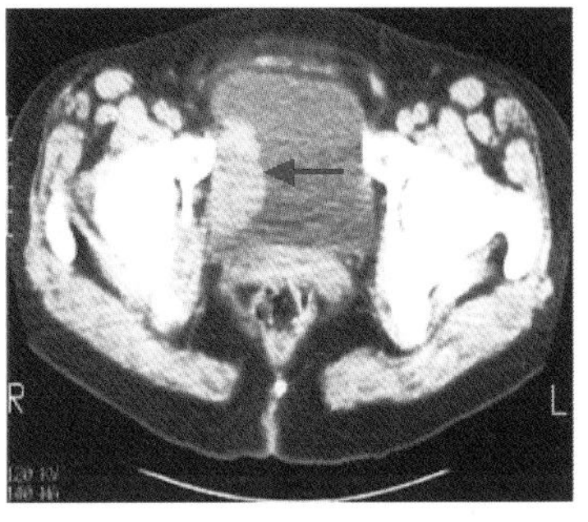

图 15-40 CT 显示膀胱右侧壁肿块(PGL)，约 2.7 cm，密度均匀

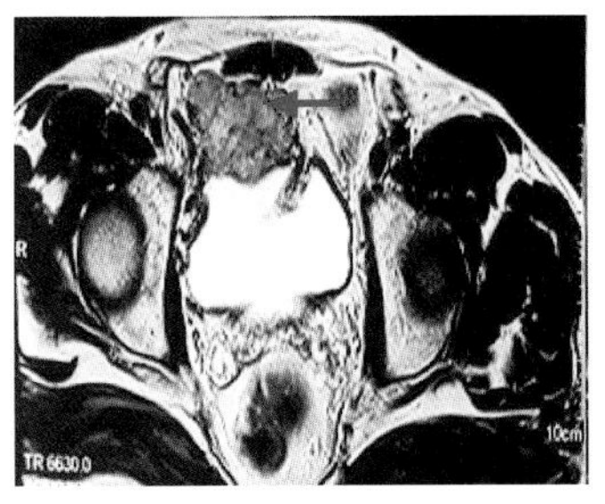

图 15-41 MRI T2 加权像显示膀胱顶部肿块(PGL)

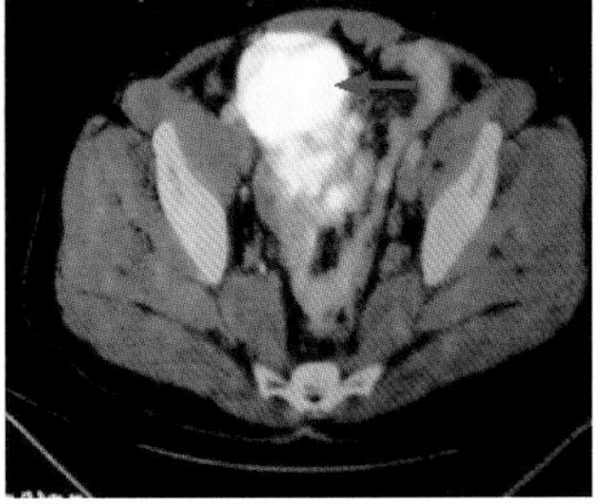

图 15-42 FDG PET/CT 显示肿瘤高摄取，SUV=94.9

外嗜铬组织、腹膜后肾上腺附近或在腹部大血管附近，主要表现为持续性高血压伴有阵发性高血压危象发作。血压甚高，需与肾脏疾病和肾动脉狭窄等相鉴别。尿及血中 CA 及其代谢产物测定具有诊断意义。

6. 静止型 PHEO 静止型 PHEO 指激素沉默，平时无高血压或其他临床症状，实验室亦无任何典型 PHEO 的证据，但病理组织学和免疫组织化学特征表现出与分化良好的特定谱系腺瘤一致。尸检发现率为 1/1000，1%～10%为偶发性 PHEO；部分病例常于术中发现，发生率为 1.5%～23%。

静止型 PHEO 并不代表无内分泌功能，术前很难预测无高血压史的 PHEO 患者在手术等应激状态下是否会出现血压急骤升高。一般有两种表现形式：①隐匿功能性 PHEO：隐匿功能性 PHEO 患者平时未表现出高血压等征象，但在严重外伤、感染、手术等应激条件下血压可急骤上升；②无功能性 PHEO：围手术期无血压波动。静止型 PHEO 不产生临床症状，可能有以下原因：①瘤体不具有内分泌功能或内分泌功能低下；②大部分去甲肾上腺素分泌后储存在肿瘤的内部，很少进入血液循环；③肿瘤分泌较多的多巴及多巴胺抢占了受体，由于多巴具有降压作用,对抗肾上腺素和去甲肾上腺素的作用而不发生高血压;④机体对儿茶酚胺类物质具有耐受性;⑤静止型 PHEO 瘤体相对较大,肿瘤内部更容易出血、坏死,其功能受到影响;⑥虽然肿瘤内含大量儿茶酚胺类物质,但大多在肿瘤内部代谢,而相对少量的血管活性物质和大量无活性代谢产物进入血液循环。

静止型 PHEO 本质上属于肾上腺偶发瘤,影像学无特异性,发生率为 10%,术前明确诊断较困难,内分泌检查对静止型 PHEO 的作用有限。对临床怀疑静止型 PHEO 的患者,可以进行激发试验。文献报道,胰高血糖素刺激试验可以发现一些隐匿功能性 PHEO。一些 CA 正常的静止型 PHEO,FDG-MIBG 或 ^{18}F-FDG PET/CT 检查中 FDG 可表现为高摄取,有助于诊断。对于瘤体较大、性质不明确的肾上腺肿瘤,应高度警觉,无论有无高血压或有无阳性实验室检查结果,术前应按照非静止型 PHEO 常规准备,以减少手术危险性。

7. 一侧 PHEO 合并同侧或对侧肾细胞癌(图 15-43) 临床罕见,一侧 PHEO 多为静止型,两种肿瘤同时存在者与内分泌有关。术前易误诊为肾上腺转移瘤,应提高对静止型 PHEO 的认识,^{18}F-FDG PET/CT 有助于诊断。

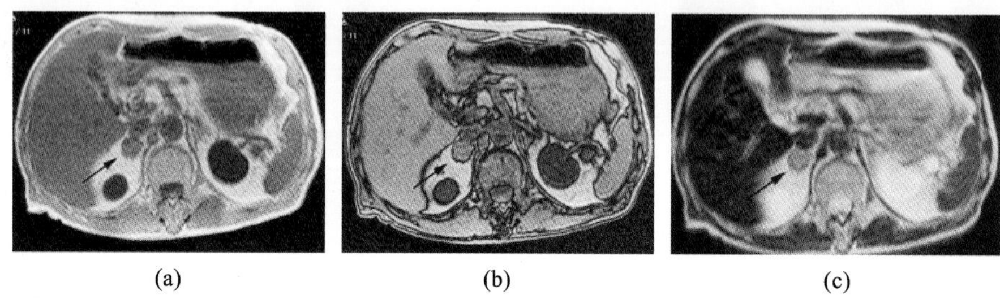

(a) (b) (c)

图 15-43 右侧 PHEO 合并同侧肾细胞癌:MRI 图像显示右侧肾上腺肿块,右侧肾肿块

8. 复发性 PHEO/PGL PHEO/PGL 术后复发率为 4.6%~10%,肾上腺外、儿童、多发性 PHEO 复发率较高,平均复发时间为 6 年。复发的部位既可以是肾上腺组织,也可以是肾上腺外嗜铬体,但大多为肾上腺外组织,与肿瘤呈多中心发生、同时或异时发生有关,如一侧肾上腺 PHEO 术后对侧出现肿瘤,或一侧肾上腺 PHEO 术后出现肾上腺外 PGL,有时病例可出现多次原位复发。

肾上腺外恶性 PGL 生物学特性活跃,易多发、复发、恶性变或发生转移,常见的转移部位为肝、骨等;切除后局部复发浸润者常为恶性。

复发性 PHEO/PGL 大部分病例出现与原发病相同的临床症状。根据病史,结合 24 h 尿 CA、VMA、B 超、CT、MRI、^{131}I-MIBG 和 ^{18}F-FDG PET/CT 不难做出诊断。通常,PHEO 转移癌无儿茶酚胺增多表现,^{18}F-FDG PET/CT 具有较高的诊断价值。

9. 多发性 PHEO/PGL 多发性 PHEO 占所有 PHEO 的 10%左右,一般有两种形式:①肾上腺多发性 PHEO,表现为双侧肾上腺肿瘤或一侧肾上腺多个肿瘤;②肾上腺外多发性 PGL,肿瘤都位于肾上腺外的嗜铬体中。家族性 PHEO 为多发性内分泌肿瘤,VHL 病双侧多发。

多发性 PHEO 的诊断与一般 PHEO 的诊断相同,但腹膜后肾上腺外多发性 PGL 由于发生范围广泛,肿瘤大小不一,B 超、CT、MRI 检查难以确定肿瘤的具体数目,^{18}F-FDG PET/CT 的功能优于 CT 和 MRI。

10. 腹膜后肾上腺外 PGL 见第三十四章。

(三) 鉴别诊断

1. 腹膜后肿瘤 腹膜后肾上腺外 PGL 需与腹膜后其他肿瘤进行鉴别。腹膜后神经源性肿瘤多位于脊柱两侧、腹主动脉周围,边界清楚,可发生坏死、囊性变,这与 PGL 相似,但神经源性肿瘤血供不及 PGL,CT 强化程度明显较低。

较大的腹膜后 PGL 的表现可与腹膜后肉瘤类似,侵袭性明显,边界不清,形态欠规则,增强

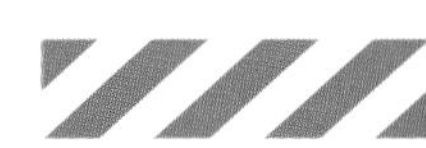

亦呈现不均匀、延迟强化特点，术前诊断较为困难，可谨慎选择FNAC，借助病理诊断进行鉴别。

2. 巨大淋巴结增生症 本病又称卡斯尔曼病(Castleman disease，CD)，是一种少见的原因不明的慢性淋巴增生性疾病，它有很多描述性的类似名，包括滤泡淋巴网状内皮细胞瘤、血管滤泡淋巴结增生、良性巨大淋巴瘤以及淋巴样错构瘤等。好发部位在纵隔和肺门旁，病灶内密度通常较均匀，极少有囊性变坏死，部分病灶内可见特征性分支样钙化，增大的淋巴结CT增强的强化方式与PHEO相似，可见包膜延迟强化，但内部密度较PGL均匀，其形态多呈肾形。由于是淋巴结良性增生，FDG摄取SUV一般较低。患者多无高血压及代谢异常方面的改变。

3. 原发性高血压 原发性高血压患者有高肾上腺素的特征，如心动过速、出汗、心输出量增加和焦虑发作伴有血压增高，CA及其代谢产物测定和药理学实验有助于鉴别。

目前，我国继发性高血压患者占所有高血压患者的5%～10%。有些疾病与高血压的因果关系明确，诊断并不困难；但有些继发性高血压病因诊断难度大，容易误诊为原发性高血压。

4. 肾血管性高血压 主要与肾动脉狭窄相鉴别，鉴别要点如下：①两侧血压或双肾大小明显不对称；②上腹部或肾区听到杂音；③当患者有主动脉或周围动脉粥样硬化，或下肢有症状性动脉粥样硬化狭窄时，15%～25%伴有肾动脉狭窄；④用血管紧张素转换酶抑制剂(ACEI)后，肾功能迅速恶化。值得注意的是，要与PHEO合并肾动脉狭窄相鉴别。

5. 原发性醛固酮增多症 患者血压呈持续性良性升高，常伴有低血钾(血钾多小于3 mmol/L)，夜尿多，并有周期性瘫痪史，心电图呈低钾性表现，24 h尿钾增高。临床较难控制的高血压在接受螺内酯治疗后反应良好。

6. 库欣综合征 起病缓慢，常伴高血压，有向心性肥胖等特征性体征，其他特征包括性功能障碍、骨质疏松、易感染、乏力、激动等。诊断方法：24 h尿17-OHCS、17-KS及游离皮质醇测定显示皮质醇昼夜节律消失；小剂量地塞米松抑制试验可确定是否存在库欣综合征；大剂量地塞米松抑制试验、血促肾上腺皮质激素测定、美替拉酮抑制试验、促肾上腺皮质激素释放激素兴奋试验、岩下窦取血检测促肾上腺皮质激素，垂体及肾上腺CT、MRI或^{18}F-FDG PET/CT等检查，可进一步鉴别库欣综合征的病因。

7. 颅内损害 尤其是颅后窝肿瘤或蛛网膜下腔出血可伴有高血压，CA及其代谢产物增高。PHEO可引起继发性蛛网膜下腔出血或颅内出血，需予以鉴别。间脑病变或自主性癫痫可能伴有阵发性小发作、高血压和血CA的增高，这种罕见情况很难与PHEO鉴别，但异常脑电图以及对抗惊厥药物反应良好可提示诊断。

8. 肾上腺黑色腺瘤 原发性色素性PHEO为PHEO的一种变异型，极为罕见，多为功能性。临床表现与通常的PHEO相同，以发作性高血压为典型症状。病理组织学和免疫组织化学有助于鉴别诊断。

9. 神经鞘瘤和神经纤维瘤病 腹膜后神经鞘瘤和神经纤维瘤病常发生于脊柱两旁，可单发或多发，增强后强化程度及幅度不及PGL，在椎管内外形成哑铃状时容易鉴别。

10. 巨大肾上腺囊肿 肾上腺肿瘤囊性变是指肾上腺肿瘤内出血或坏死液化而形成以囊性变为主的病灶，是假性囊肿的一种，多见于PHEO，故PHEO巨大无功能性囊性变需与巨大肾上腺囊肿鉴别。由于囊壁薄而均匀，影像学表现缺乏特异性，临床上术前与巨大肾上腺囊肿鉴别较困难(图15-44)。确定诊断有赖于术后病理组织学和免疫组织化学检查(图15-45)。

此外，尚需与肾上腺皮质癌、肾上腺淋巴瘤、肾上腺类癌、肾上腺神经母细胞瘤、肾上腺横纹肌样肉瘤、肾上腺神经内分泌癌、甲状腺功能亢进、绝经期症候群、原发性高血压、阵发性心动过速、冠状动脉供血不足、偏头痛及紧张性头痛等相鉴别。

八、用于治疗PHEO的药物

适应证：①作为术前准备控制高血压；②PHEO有严重并发症不能耐受手术者；③恶性肿

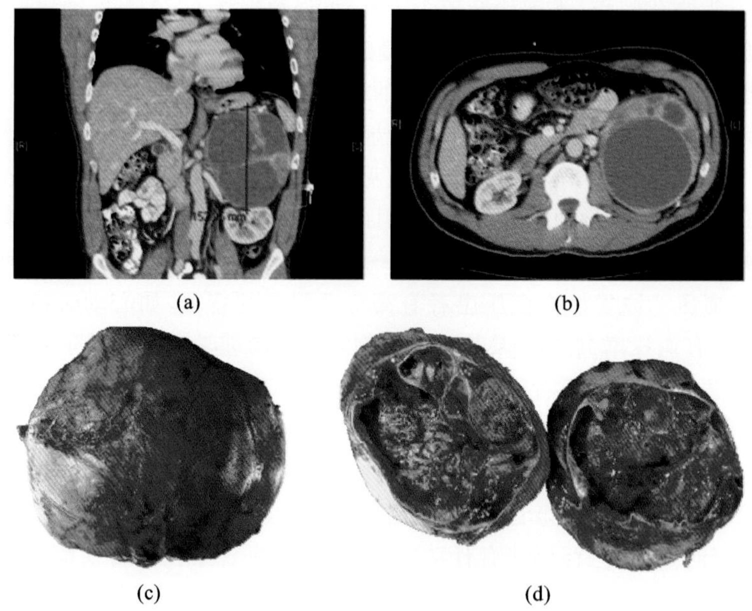

图 15-44 左侧 PHEO 巨大无功能性囊性变 CT 图像、手术切除标本及剖面

(a)(b)左侧 PHEO 巨大无功能性囊性变 CT 图像;(c)手术切除标本为球形囊性肿块,包膜完整,肿瘤约 18 cm ×14 cm×13 cm,重 1450 g;(d)剖面可见大的囊腔和多发性小囊腔,囊壁见实性结节

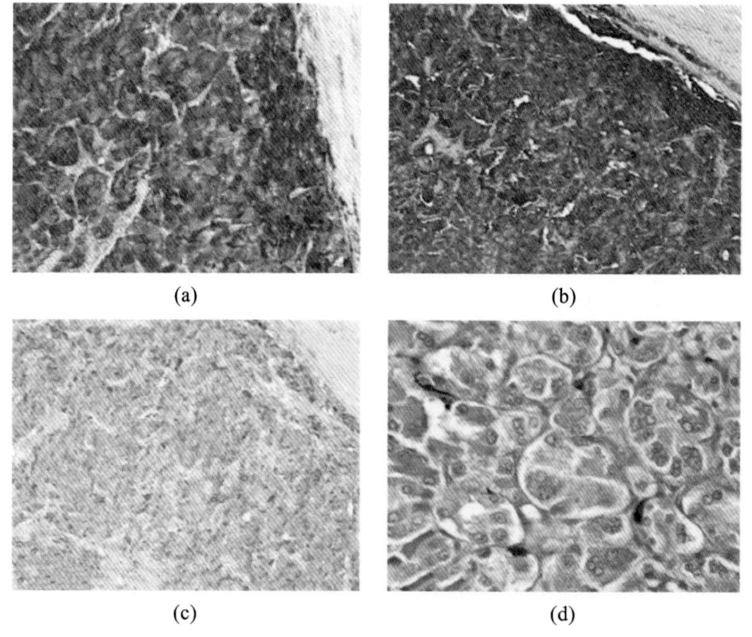

图 15-45 左侧 PHEO 巨大无功能性囊性变免疫组织化学

(a)NSE 强阳性;(b)(c)chromogranin(嗜铬粒蛋白)和 Syn 弱阳性;(d)S-100 强阳性

瘤已发生转移者。

1. 肾上腺素能受体阻滞剂 主要用于术前准备。

1) α 受体阻滞剂 指征:①血压>200/130 mmHg(>21/17 kPa);②红细胞容积>50%(低血容量);③频繁、严重和难以控制的高血压发作或危象。α 受体阻滞剂可对抗 CA 的作用,从而缓解全身血管收缩所致的高血压,故可控制 PHEO/PGL 引起的症状。

(1) 酚苄明:选择性 α 受体阻滞剂,对 α_1 受体的作用比 α_2 受体强 100 倍。初始常用剂量为每 12 小时 10 mg,隔数日递增 10～20 mg 直到血压得到控制和阵发性发作消失。大多数病例

每日需要量为 40～80 mg，血压正常后可改为维持量。术前酚苄明至少用药 10 天。由于阻滞并不完全，术中仍有 75%患者出现严重高血压。

(2) 酚妥拉明：对 α_1 和 α_2 受体具有同等的阻滞效应，主要用于阵发性高血压发作、控制高血压危象以及术中应用。静脉注射 30 s 之内即起作用，高峰在 5 min 之内，有效时间为 30～60 min。PHEO 高血压危象时，为了避免血压骤降，初始静脉注射 1～5 mg，以后采用静脉滴注，每小时 20～50 mg。常以 10 mg 加入 500 ml 5%葡萄糖溶液中静脉滴注，滴注速度则根据血压调整。用药期间要密切观察患者的血压变化。

2) β 受体阻滞剂　应用 α 受体阻滞剂后发生心动过速者，可用 β 受体阻滞剂。合理的初始剂量为普萘洛尔 10 mg，每日 3～4 次。剂量根据心率调整，需要时可增加剂量，以维持心率正常或接近正常。此外，对 CA 诱发的，尤其是麻醉药引起的心律失常效果很好。

β 受体阻滞剂可加重支气管的痉挛，有哮喘史者不宜应用。β 受体阻滞剂使心脏收缩能力降低，可诱发心力衰竭，宜采用较小的剂量，对于有心力衰竭或潜在心力衰竭者更需注意。

2. 儿茶酚胺合成阻滞剂　α-甲基对位酪氨酸抑制酪氨酸羟化酶，使酪氨酸形成多巴受到抑制，从而直接减少或阻滞儿茶酚胺的合成。剂量为 300～600 mg，每天 2 次。最初数月效果显著，继续应用效果渐差。用药后，尿儿茶酚胺代谢产物排出量明显减少，出汗及便秘等各种症状均可消失，糖耐量改善。

3. 钙阻滞剂　儿茶酚胺的释放取决于 Ca^{2+} 进入嗜铬细胞的浓度。正常情况下，儿茶酚胺与 ATP 嗜铬粒蛋白相结合储存于嗜铬细胞内，通过弥散与膜裂分泌向外释放时，Ca^{2+} 内流，使细胞质内的 Ca^{2+} 浓度增高，故阻断 Ca^{2+} 进入嗜铬细胞可抑制儿茶酚胺的释放。常用的药物有硝苯地平、维拉帕米、尼卡地平、硝苯吡啶等，若硝苯地平单独应用效果欠满意，可加用其他药物以控制血压。

硝普钠也是一类降压药物，能可靠地降低 PHEO 患者的血压，偶可选择性应用。

九、外科治疗

凡已确定诊断者，手术切除肿瘤是治疗 PHEO/PGL 的唯一方法。随着麻醉技术的进步以及术前、术后处理的完善，手术死亡率和并发症显著下降。

对于一侧 PHEO，可行肿瘤切除术。肿瘤切除后，经仔细探查肾上腺。外观正常，未发现其他肿瘤者，术中应常规进行肾上腺活检，以了解有无肾上腺髓质增生或体积甚小的肾上腺肿瘤未使肾上腺外观变形。若活检为肾上腺髓质增生，则应切除一侧肾上腺，另一侧做肾上腺部分切除术。对多发性 PHEO，应切除所有病灶。双侧 PHEO 需要行肾上腺全切除术，虽有原位保留部分肾上腺皮质成功的报道，但有可能因此导致局部复发，多为残留肿瘤或残留的髓质重新形成肿瘤。为了保存肾上腺皮质功能，可将部分肾上腺皮质移植到手术易于接近的部位，如腹壁、前臂或背部皮下。

1. 术前准备　PHEO/PGL 患者术前准备的要求：①控制血压达正常或接近正常范围；②心率不超过 90 次/分；③红细胞容积<45%。

由于肿瘤分泌大量 CA，机体血管床处于持续收缩状态，血压升高，血容量也相应减少 20%。为此，术前在使用 α 受体阻滞剂时与足量盐类联合应用，可使减少的血容量恢复到正常，并适当补充血容量，使术中或术后不发生低血压，以保证手术成功及术后平稳恢复。对心率过快者，同时应用 β 受体阻滞剂。

2. 术式选择　根据病情及肿瘤的大小、部位及与周围血管的关系和术者的经验合理选择腹腔镜手术或开放性手术。充分暴露肿瘤及周围脏器，减少术中损伤和手术所致的各种并发症，是复杂 PHEO/PGL 选择手术径路的关键。手术过程中，减少手术操作对肿瘤的刺激，避免产生大量儿茶酚胺而导致高血压危象的发生，是手术安全的重要保障。

术前 CTA、三维动态磁共振血管成像重建技术能显示肿瘤在各方位上的血供及其与大血管和周围脏器的关系，对术式的选择、开放性手术切口的确定、麻醉的选择有极其重要的作用。根据三维影像提供的信息，术中在肿瘤的主要供血管的相应部位放置无损伤血管钳阻断肿瘤的主要血供，可使渗血量明显减少，避免患者失血过多，并能在术中保持清晰的视野，从而顺利切除肿瘤，避免损伤周围脏器及血管。

PHEO/PGL 诊断和治疗流程见图 15-46。

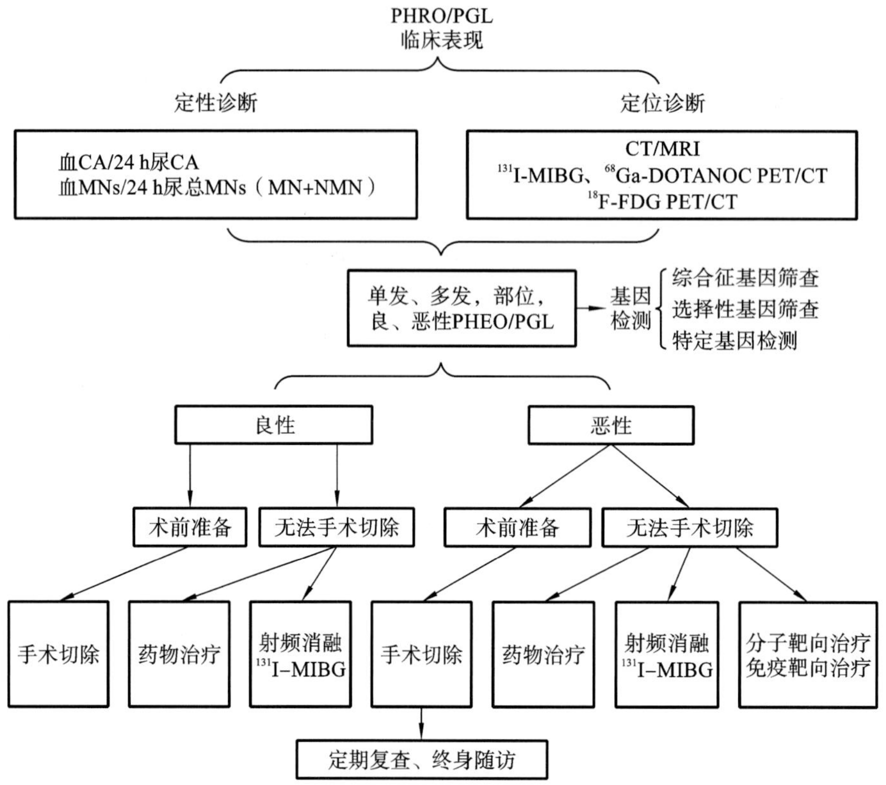

图 15-46　PHEO/PGL 诊断和治疗流程

1）腹腔镜手术(图 15-47 至图 15-49)　与开放性手术相比，腹腔镜 PHEO 切除术具有术中 CA 释放少、血压波动幅度小、创伤小、术后恢复快、住院时间短等优点，是 PHEO 首选的手术方式。其选择主要取决于肿瘤包膜是否完整，有无局部重要脏器、大血管浸润和粘连，以及术者的经验。但肿瘤大小并非绝对限制因素，多数学者推荐肿瘤直径＜6 cm 为宜，但也有肿瘤直径＞11 cm 而施行腹腔镜手术成功者。

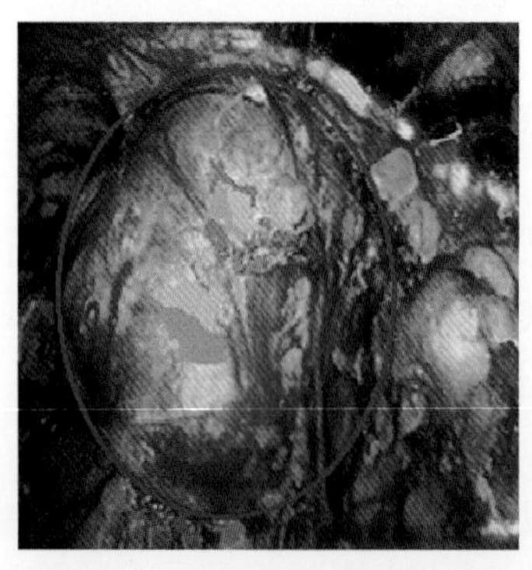

图 15-47　右侧 PHEO 腹腔镜下所见

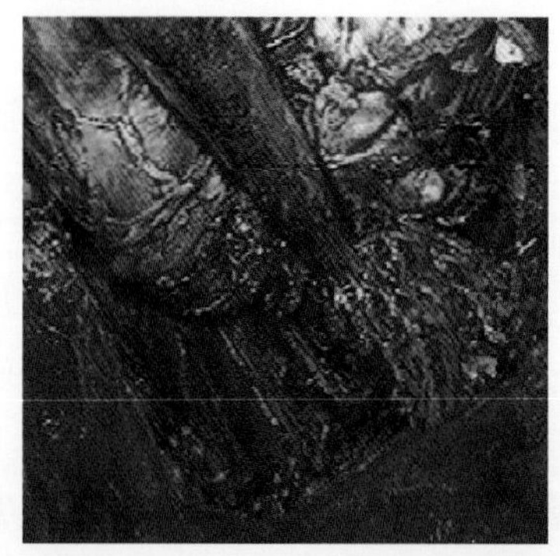

图 15-48　右侧 PHEO 腹腔镜切除术

(1) 经腹膜后路径腹腔镜切除术：腹膜后路径对腹腔的干扰较小，其术后恢复时间较经腹

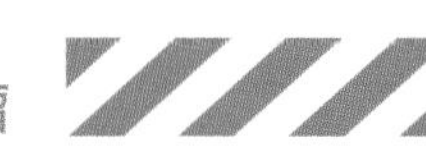

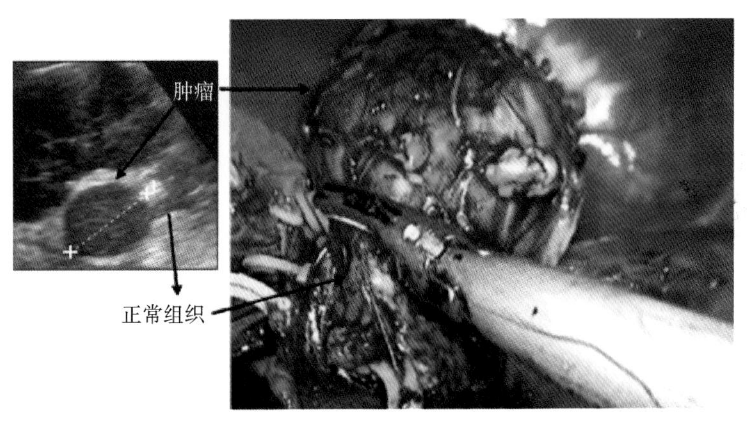

图 15-49 右侧 PHEO 腹腔镜切除术：术中超声和腹腔镜下所见

腔路径短。但其手术空间相对狭小，视野受限，并且不能进行对侧肾上腺和其他部位的探查，因此，适用于单侧肾上腺的中、小肿瘤。Walz 等认为若肿瘤位于肾上腺区域，则宜采用经腹膜后路径腹腔镜手术；若肿瘤接近肾脏血管或位于肾脏以下部位，则应采用经腹腔路径腹腔镜手术。

（2）经腹腔路径腹腔镜切除术：经腹腔路径由于相对于经腹膜后路径的手术空间更大，视野更清楚，对肾上腺中央静脉的控制更为容易，因此，手术操作更方便，可避免因肿瘤过大而导致显露不清、术中可能过多触碰或挤压肿瘤造成儿茶酚胺大量释放。并且其可以同时探查对侧肾上腺及主动脉旁组织，适用于体积较大、双侧 PHEO 或伴发肾上腺外 PGL。

2）开放性手术　肿瘤巨大、疑恶性、肾上腺外 PGL、多发病灶需探查的复杂 PHEO/PGL，宜采用开放性手术（图 15-50、图 15-51），原因如下：①肿瘤内分泌功能强，术中血压波动剧烈；②肿瘤体积大，二氧化碳气腹可引起肿瘤释放更多的儿茶酚胺；③肿瘤体积越大，与周围组织粘连越紧密，并且周围组织、器官受肿瘤压迫移位，无法建立重要的解剖标识；④肿瘤血供丰富，术中渗血较多，无法保持清晰视野，很难全方位地控制出血；⑤肿瘤越大，恶性程度越高，切除时易出现肿瘤种植转移；⑥术后需要扩大切口取出肿瘤，故不宜选择行腹腔镜手术切除。

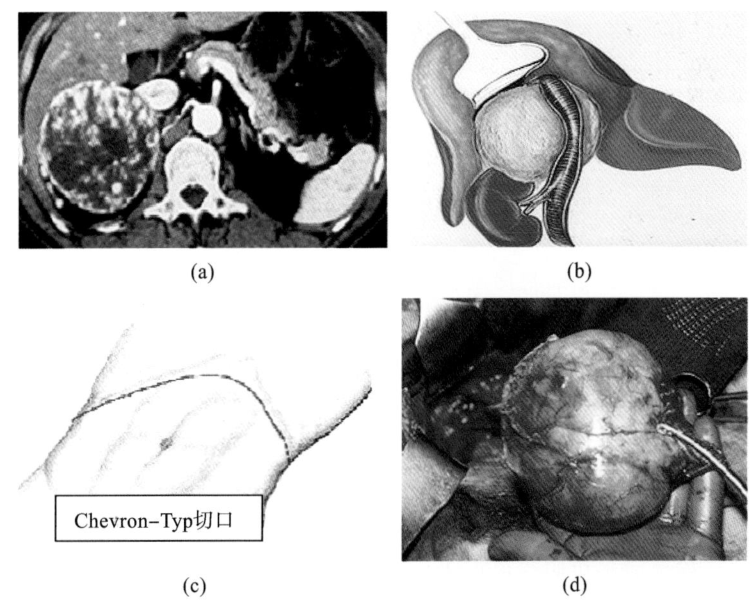

图 15-50 右侧巨大 PHEO 延伸至下腔静脉后方并超越，行开放性肾上腺肿瘤切除术

3. 术中应注意的问题　术中监测包括连续的动脉压、中心静脉压以及心电图的记录。足量的补液非常关键，术中低血压对足量补充血容量的反应较应用缩血管药物更好。高血压和心

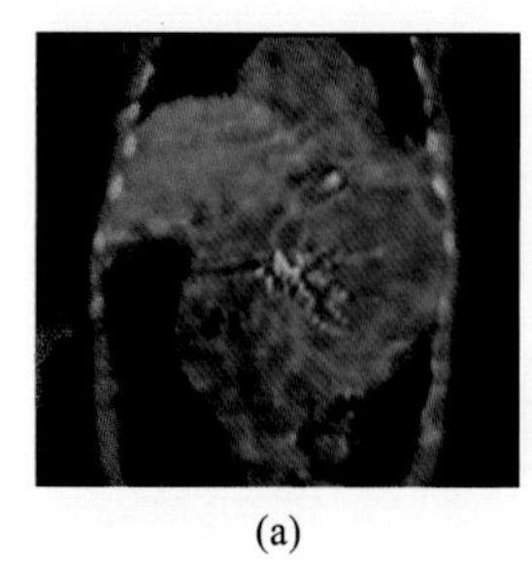
(a)

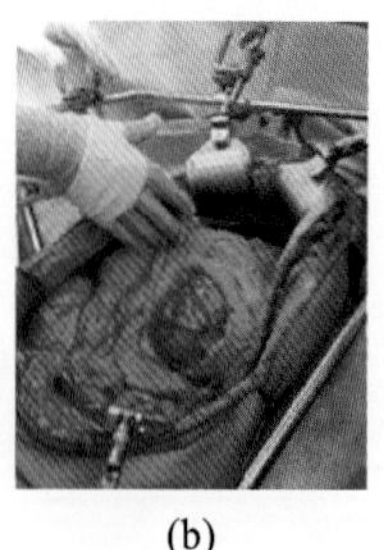
(b)

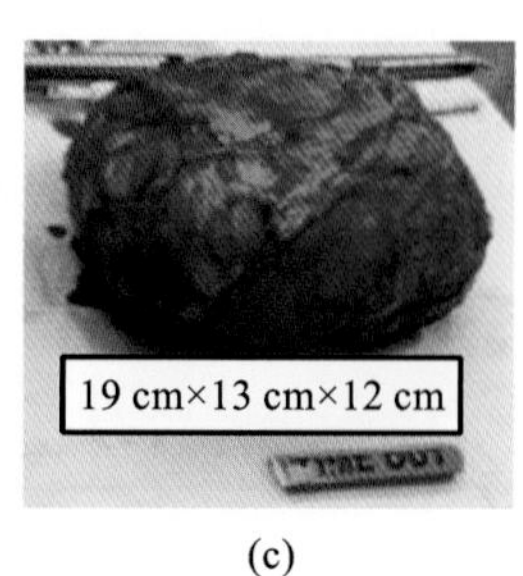

(c)

图 15-51　左侧巨大 PHEO 行开放性肾上腺肿瘤切除术

律失常容易发生在麻醉诱导期、插管及切除肿瘤的过程中，静脉应用酚妥拉明可有效控制血压，但有时亦可能需用硝普钠。处理心动过速或室性异位节律时可用普萘洛尔。

在分离肿瘤时，操作要轻柔，避免挤压或粗暴地剥离肿瘤，以免引起大出血。手术时应尽量先从肿瘤内侧游离，切断、结扎肾上腺中央静脉，以减少肿瘤内激素进入血液。切除右侧肿瘤时，应特别注意防止损伤下腔静脉。结扎肾上腺中央静脉前在酚妥拉明维持下将血容量补足并准备好升压药物，结扎后患者血压可在 1～3 min 由较高水平迅速下降至 90 mmHg(12.0 kPa)，这表明无另一种肿瘤存在，应立即采取升压措施，以免发生休克。如果肿瘤切除后血压不下降，应注意多发肿瘤或转移癌的可能，需进一步探查。

对良性 PHEO 患者，手术时应酌情尽量保留正常肾上腺组织，但残留的肾上腺组织有复发的风险(10%～17%)。

4. 术后处理　待患者麻醉作用完全消失，血压、心律和呼吸平稳后，调节好去甲肾上腺素溶液滴注速度，轻巧地搬动患者，回监护室后应密切观察，发现问题及时处理。

术后去甲肾上腺素的应用：术后静脉滴注去甲肾上腺素，6～12 h 逐步降低浓度，减少用量，一般在 24～36 h 停药。

术后补充血容量：肿瘤被切除后，血中 CA 急剧下降，加上术前 α 受体阻滞剂的残留影响和术中失血等因素会导致术后低血容量，应迅速充分补充血容量。通过中心静脉压和患者对输液的反应调节输液的量和速度。若心率快、血压降低、尿量少、一般情况欠佳，可能是血容量不足，应予以补充，并给予氢化可的松 100 mg。如血压略低，患者一般情况尚好，尿量正常，可不必使用升压药物，继续观察。

术后高血压：术后血压仍高，可能有残留的肿瘤存在、补液过多或有原发性高血压肾损害等，应进一步检查和处理。术后 2～3 天常规复查 24 h 尿 VMA，如果在正常范围，血压也正常，则为手术治愈。

低血糖症：由 CA 调节的 β 细胞抑制被终止以及应用非选择性 β 受体阻滞剂，术后可能出现低血糖，因此术后应注意补充含糖液体。

补充糖皮质激素：双侧肾上腺全切除者，术中及术后均应注意补充糖皮质激素。

十、PHEO/PGL 特殊类型的处理

1. PHEO/PGL 合并肾动脉狭窄的处理　术前准备除应用 α 受体阻滞剂外，尚须口服卡托普利。治疗原则：①肾动脉狭窄明显且切除 PHEO/PGL 后仍有明显的压力梯度，可行肾血管体外成形术、自体肾移植或经皮腔内成形术；②若肾动脉近于闭塞、肾脏明显萎缩或肾动脉与肿瘤粘连难以解剖，可一并行肾切除术。

下列情况可不需手术：①动脉造影显示肾动脉轻度狭窄；②切除 PHEO/PGL 后腹主动脉与肾动脉远端无明显压力梯度；③PHEO/PGL 肿瘤切除后血压恢复或接近正常。

2. PHEO/PGL合并妊娠的处理 若妊娠早期发现PHEO/PGL，确定诊断后即可行肿瘤切除术，可不必终止妊娠，但手术过程本身可导致流产。第3个月左右可应用肾上腺素能受体阻滞剂酚苄明控制血压至足月，施行剖宫产并随之切除肿瘤。但是，原则上妊娠3个月以内，最好是先采取人工流产，再处理原发病灶。

妊娠中期诊断PHEO/PGL者宜用药物控制病情，等待足月分娩。一般不主张阴道分娩，因其可诱发致命的高血压发作。足月时首选剖宫产，条件许可时可一并手术切除肿瘤。术前、术中和术后须严密监护，术前和术中应合理应用α及β受体阻滞剂，但用量不宜过大，因血压过低对胎儿有伤害。

若妊娠后期发现PHEO/PGL，患者容易发生高血压危象或休克，对母婴均有很大危害。主张等候自行足月分娩，严密观察，避免剖宫产，待产后再手术切除肿瘤；亦可术前应用酚苄明2周后手术，临产时采用剖宫产，同时探查腹膜后，如有肿瘤即刻手术切除；未发现肿瘤者，以后可重点检查肾上腺或肾上腺外其他部位。

3. 膀胱PGL的处理 膀胱PGL术前必须有充分的准备，应用α及β受体阻滞剂控制高血压和心律失常。如发生高血压危象，除应用α及β受体阻滞剂外，还须留置导尿管，排空膀胱，不使膀胱充盈膨胀。

膀胱PGL的治疗以手术为主，可选择腹腔镜或开放性膀胱部分切除术（图15-52、图15-53），单纯肿瘤切除术容易局部复发。对无功能性膀胱PGL、无明显临床症状、肿瘤体积或基底部较小者，可选择腹腔镜膀胱PGL部分切除术。对肿瘤范围广泛、肿瘤位于三角区附近或浸润邻近组织和毗邻器官者，应行全膀胱切除术，疑为恶性者酌情行盆腔淋巴结清扫术。

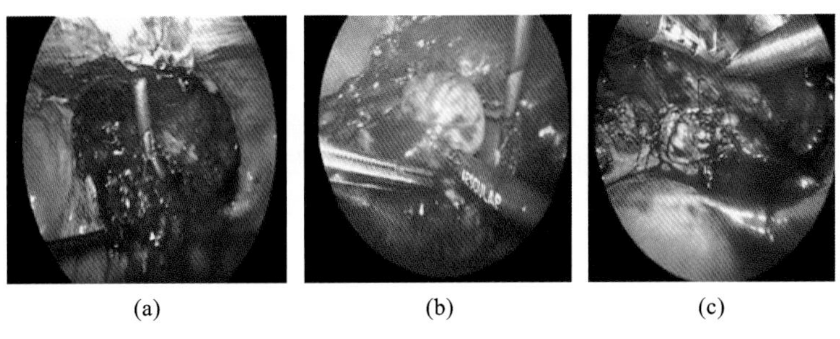

(a) (b) (c)

图15-52 腹腔镜膀胱PGL部分切除术

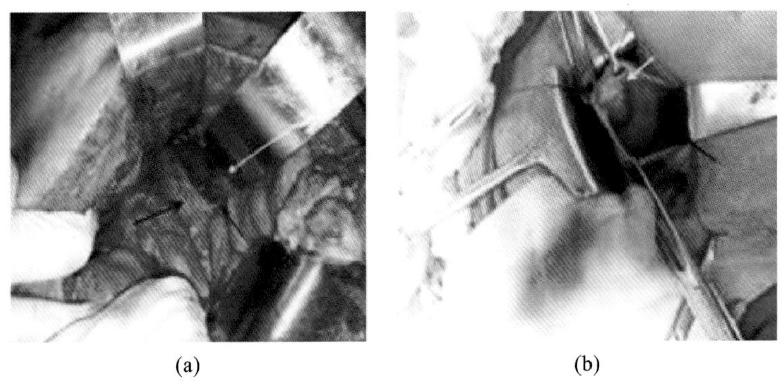

(a) (b)

图15-53 膀胱PGL开放性手术

对无法切除或已有广泛转移的膀胱恶性PGL，除给予酚苄明等缓解高血压外，可进行^{131}I-MIBG治疗。其机制是^{131}I-MIBG进入恶性PGL的细胞内产生β射线，对肿瘤细胞起到内照射的作用，但疗效一般不理想。膀胱PGL对化疗和放疗均不敏感。

4. 儿童PHEO/PGL的处理 儿童PHEO/PGL高血压较成人严重，易发生心力衰竭、脑病等并发症而死亡。手术死亡率较高,为10%~15%,手术时或手术后最重要的死亡原因是遗留未发现的肿瘤。因此,术前和手术过程中要有充分准备,以免发生意外。

5. 复发性PHEO/PGL的处理 局部复发性PHEO/PGL,仍可手术切除,包括切除淋巴结转移病灶。不能完整切除的病灶,可选择性应用肿瘤动脉血管栓塞、射频消融等治疗,^{131}I-MIBG治疗可以缓解肿瘤转移所带来的骨骼疼痛。PHEO/PGL远处器官转移不能手术切除者,可根据二代基因测序结果制订个体化精准治疗方案,合理应用免疫靶向治疗或分子靶向药物治疗。

6. 一侧PHEO合并同侧或对侧肾细胞癌的处理 手术切除是两种肿瘤并存的唯一选择,合理选择腹腔镜手术或开放性手术,术中应警惕肾上腺危象的发生。

7. 多发性PHEO/PGL的处理 应该做好充分的术前准备,降压,扩充血容量。双侧肾上腺肿瘤的切除最好选择腹部切口。首先切除体积较小、安全且容易切除的肿瘤。术中应该注意保留正常肾上腺组织,以防止术后肾上腺皮质功能低下。对于双侧肾上腺PHEO,需切除双侧肾上腺者,应充分做好肾上腺功能不全的防治。腹膜后多发性PGL也应选择腹部切口,以利于术中探查。

术中切除肿瘤之后,血压下降不明显的病例,要考虑多发性PHEO/PGL的可能,应常规探查腹膜后交感神经节、嗜铬体这些肿瘤好发部位。

8. 恶性PHEO/PGL的处理 见第九章恶性嗜铬细胞瘤/副神经节瘤。

9. 腹膜后肾上腺外PGL的处理 见第三十四章腹膜后肾上腺外PGL。

十一、预后

手术死亡率低于2%,死亡原因为心搏骤停、不能控制的下腔静脉和髂总静脉大出血。PHEO/PGL的预后与年龄,肿瘤的良、恶性以及有无家族史有关。肿瘤切除后,血压很快恢复正常,患者的一切代谢亢进症状均很快缓解。肿瘤切除后,血中CA水平急剧下降,但血和尿CA完全恢复至正常水平需要10~14天。与遗传有关的双侧PHEO以及PGL,可给预后带来不利影响。良性肿瘤术后5年生存率在95%以上,复发率约为3%。复发性PHEO/PGL的5年生存率为32%~60%。恶性PHEO/PGL术后5年生存率低于50%。肿瘤完全切除后,约3/4患者的高血压可完全治愈,未治愈者可能与合并原发性高血压或不可逆转的血管病变而引起的持续性高血压有关,但用常规的降压药物能很好地控制。多发性PHEO/PGL的预后与肿瘤发生的部位、数目密切相关,多发性肾上腺外PGL预后较差。

十二、随访

1. 随访目的 ①判断有无肿瘤残留;②病理很难鉴别良性或恶性,主要根据临床是否出现转移判断;③容易复发,且多发,尤其是家族性发病者,需密切随访。

2. 随访内容和方案(表15-9) 术后10~14天复查血、尿生化指标,判断肿瘤有无残留、有无转移等。散发性PHEO单侧肾上腺切除者每年复查一次生化指标、B超或CT,以判定肿瘤是否复发或有无转移。当症状再次出现时,应测定CA及其代谢产物的水平。即使患者持续无症状,亦应每年检测CA水平,至少持续10年。高危群体(SDHB突变、PGL、肿瘤体积巨大)和遗传性PHEO/PGL基因突变者应每6~12个月复查一次临床和生化指标,终身随访。

对于MEN-Ⅱ型、VHL病、家族性PGL和NFⅠ型PHEO/PGL患者的家庭成员,应监控PHEO/PGL发生的可能,每1~2年检查一次24 h尿VMA、血和尿CA,酌情进行^{18}F-FDG PET/CT检查。

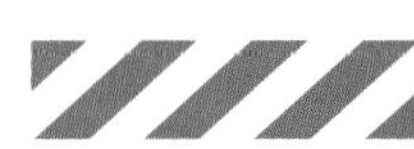

表 15-9 PHEO/PGL 术后的随访方案

检查项目	检查时间间隔/月			
	1 年	2 年后	3～5 年	5 年以上
全身体格检查 实验室检查(血和尿儿茶酚胺、24 h 尿 VMA 等生化检查) 合并肾细胞癌者:血常规、血沉、尿常规、肝功能、肾功能、AKP 胸片或胸部 CT 腹部超声检查 腹部 CT	3	6	12	12
^{18}F-FDG PET/CT(恶性 PHEO/PGL)	3	6	12	12

对一侧 PHEO 合并同侧或对侧肾细胞癌除按照 PHEO 的随访内容和方案外,宜增加肾细胞癌术后的随访方案。

(曾 进 陈 忠)

参考文献

[1] 那彦群,叶章群,孙颖浩,等. 2014 版中国泌尿外科疾病诊断治疗指南[M]. 北京:人民卫生出版社,2013.

[2] Fishbein L,Leshchiner I,Walter V,et al. Comprehensive molecular characterization of pheochromocytoma and paraganglioma[J]. Cancer Cell,2017,31(2):181-193.

[3] Patócs A,Lendvai N K,Butz H,et al. Novel *SDHB* and *TMEM127* mutations in patients with pheochromocytoma/paraganglioma syndrome[J]. Pathol Oncol Res,2016,22(4):673-679.

[4] Sjursen W,Halvorsen H,Hofsli E,et al. Mutation screening in a Norwegian cohort with pheochromocytoma[J]. Fam Cancer,2013,12(3):529-535.

[5] Liu P, Li M, Guan X, et al. Clinical syndromes and genetic screening strategies of pheochromocytoma and paraganglioma[J]. J Kidney Cancer VHL,2018,5(4):14-22.

[6] Jain A, Baracco R, Kapur G. Pheochromocytoma and paraganglioma—an update on diagnosis, evaluation, and management[J]. Pediatr Nephrol,2019,35(4):581-594.

[7] Jochmanová I,Zhuang Z,Pacak K. Pheochromocytoma:gasping for air[J]. Horm Cancer,2015,6(5-6):191-205.

[8] Saeger W. Neues aus der Tumorpathologie der Nebenniere[J]. Pathologe,2015,36(3):301-309.

[9] Lorenzo F R,Yang C,Ng Tang Fui M,et al. A novel *EPAS1*/*HIF2A* germline mutation in a congenital polycythemia with paraganglioma[J]. J Mol Med(Berl),2013,91(4):507-512.

[10] Zhuang Z P,Yang C Z,Felipe L,et al. Somatic *HIF2A* gain-of-function mutations in paraganglioma with polycythemia[J]. N Engl J Med,2012,367(10):922-930.

[11] Brito J P, Asi N, Bancos I, et al. Testing for germline mutations in sporadic

pheochromocytoma/paraganglioma: a systematic review[J]. Clin Endocrinol (Oxf), 2015, 82(3): 338-345.

[12] Maison N, Korpershoek E, Eisenhofer G, et al. Somatic RET mutation in a patient with pigmented adrenal pheochromocytoma[J]. Endocrinol Diabetes Metab Case Rep, 2016, 2016: 150117.

[13] Gendy R, Rashid P. Incidental adrenal masses—a primary care approach[J]. Aust Fam Physician, 2017, 46(6): 385-390.

[14] Dahia P L M. The genetic landscape of pheochromocytomas and paraganglioma: somatic mutations take center stage[J]. J Clin Endocrinol Metab, 2013, 98(7): 2679-2681.

[15] Dahia P L M. Pheochromocytomas and paragangliomas, genetically diverse and minimalist, all at once! [J]. Cancer Cell, 2017, 31(2): 159-161.

[16] Gruber L M, Erickson D, Babovic-Vuksanovic D, et al. Pheochromocytoma and paraganglioma in patients with neurofibromatosis type 1[J]. Clin Endocrinol (Oxf), 2017, 86(1): 141-149.

[17] Hernandez K G, Ezzat S, Morel C F, et al. Familial pheochromocytoma and renal cell carcinoma syndrome: *TMEM127* as a novel candidate gene for the association[J]. Virchows Arch, 2015, 466(6): 727-732.

[18] Min J W, Park Y J, Kim H J, et al. Bilateral adrenal pheochromocytoma with a germline L790F mutation in the *RET* oncogene[J]. J Korean Surg Soc, 2012, 82(3): 185-189.

[19] Clark G R, Sciacovelli M, Gaude E, et al. Germline *FH* mutations presenting with pheochromocytoma[J]. J Clin Endocrinol Metab, 2014, 99(10): E2046-E2050.

[20] Babic B, Patel D, Aufforth R, et al. Pediatric patients with pheochromocytoma and paraganglioma should have routine preoperative genetic testing for common susceptibility genes in addition to imaging to detect extra-adrenal and metastatic tumors [J]. Surgery, 2017, 161(1): 220-227.

[21] 戚晓平，曹治列，李峰. 2 型多发性内分泌腺瘤早期诊治策略：实践、困境与展望[J]. 中华医学杂志，2017，97(8)：564-568.

[22] Kong C, Ellard S, Johnston C, et al. Multiple endocrine neoplasia type 1 burin from mauritius: a novel *MEN1* mutation[J]. J Endocrinol Invest, 2001, 24(10): 806-810.

[23] Goroshi M, Bandgar T, Lila A R, et al. Multiple endocrine neoplasia type 1 syndrome: single centre experience from western India[J]. Fam Cancer, 2016, 15(4): 617-624.

[24] Shin Y R, Kim K A. Imaging features of various adrenal neoplasticl lesions on radiologic and nuclear medicine imaging[J]. AJR, 2015, 205(3): 554-563.

[25] Vaganovs P, Bokums K, Miklaševics E, et al. Von Hippel-Lindau syndrome: diagnosis and management of hemangioblastoma and pheochromocytoma[J]. Case Rep Urol, 2013, 2013: 624096.

[26] Chou A, Toon C, Pickett J, et al. Von Hippel-Lindau syndrome[J]. Front Horm Res, 2013, 41: 30-49.

[27] Cascón A, Montero-Conde C, Ruiz-Llorente S, et al. Gross *SDHB* deletions in patients with paraganglioma detected by multiplex PCR: a possible hot spot? [J]. Genes Chromosomes Cancer, 2006, 45(3): 213-219.

[28] Jafri M, Maher E R. The genetics of phaeochromocytoma: using clinical features to guide genetic testing[J]. Eur J Endocrinol, 2012, 166(2): 151-158.

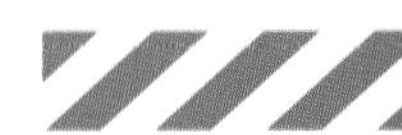

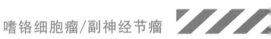

[29] Kakkar A,Kaur K,Kumar T,et al. Pigmented pheochromocytoma:an unusual variant of a common tumor[J]. Endocr Pathol,2016,27(1):42-45.

[30] Handa U,Khullar U,Mohan H. Pigmented pheochromocytoma:report of a case with diagnosis by fine needle aspiration[J]. Acta Cytol,2005,49(4):421-423.

[31] McHenry C M, Hunter S J, McCormick M T, et al. Evaluation of the clonidine suppression test in the diagnosis of phaeochromocytoma[J]. J Hum Hypertens,2011,25(7):451-456.

[32] Leung K, Stamm M, Raja A, et al. Pheochromocytoma: the range of appearances on ultrasound,CT,MRI,and functional imaging[J]. AJR,2013,200(2):370-378.

[33] Castellani M R,Aktolun C,Buzzoni R,et al. Iodine-131 metaiodobenzylguanidine(I-131 MIBG) diagnosis and therapy of pheochromocytoma and paraganglioma: current problems,critical issues and presentation of a sample case[J]. Q J Nucl Med Mol Imaging,2013,57(2):146-152.

[34] Schieda N, Alrashed A, Flood T A, et al. Comparison of quantitative MRI and CT washout analysis for differentiation of adrenal pheochromocytoma from adrenal adenoma[J]. AJR,2016,206(6):1141-1148.

[35] Pan Z G, Repertinger S, Deng C S, et al. A giant cystic pheochromocytoma of the adrenal gland[J]. Endocr Pathol,2008,19(2):133-138.

[36] Sharma P,Dhull V S,Jeph S,et al. Can hybrid SPECT-CT overcome the limitations associated with poor imaging properties of ^{131}I-MIBG? Comparison with planar scintigraphy and SPECT in pheochromocytoma[J]. Clin Nucl Med, 2013, 38(9): e346-e353.

[37] Sharma P,Dhull V S,Arora S,et al. Diagnostic accuracy of ^{68}Ga-DOTANOC PET/CT imaging in pheochromocytoma[J]. Eur J Nucl Med Mol Imaging,2014,41(3):494-504.

[38] Parenti G, Zampetti B, Rapizzi E, et al. Updated and new perspectives on diagnosis, prognosis,and therapy of malignant pheochromocytoma/paraganglioma[J]. J Oncol, 2012,2012:872713.

[39] Bishnoi K, Bora G S, Mavuduru R S, et al. Bladder paraganglioma: safe and feasible management with robot assisted surgery[J]. J Robot Surg,2016,10(3):275-278.

[40] Sherwani P, Anand R, Narula M K, et al. Concurrent nonfunctional paraganglioma of the retroperitoneum and urinary bladder:a case report with literature review[J]. Indian J Radiol Imaging,2015,25(2):198-201.

[41] Pahwa H S,Kumar A,Srivastava R,et al. Urinary bladder paraganglioma—a case series with proposed treating algorithm based on our experience and review of literature[J]. Indian J Surg Oncol,2013,4(3):294-297.

[42] Kulis T,Knezevic N,Pekez M,et al. Laparoscopic adrenalectomy:lessons learned from 306 cases[J]. J Laparoendosc Adv Surg Tech A,2012,22(1):22-26.

[43] Butz J J, Yan Q, McKenzie T J, et al. Perioperative outcomes of syndromic paraganglioma and pheochromocytoma resection in patients with von Hippel-Lindau disease,multiple endocrine neoplasia type 2,or neurofibromatosis type 1[J]. Surgery, 2017,162(6):1259-1269.

[44] Gimenez-Roqueplo A P,Lehnert H,Mannelli M,et al. Phaeochromocytoma,new genes and screening strategies[J]. Clin Endocrinol(Oxf),2006,65(6):699-705.

[45] Falhammar H,Kjellman M,Calissendorff J. Initial clinical presentation and spectrum of pheochromocytoma:a study of 94 cases from a single center[J]. Endocr Connect,2018,7(1):186-192.

[46] Hasassri M E,Pandian T K,Bobr A A,et al. Pheochromocytoma with synchronous ipsilateral adrenal cortical adenoma[J]. World J Surg,2017,41(12):3147-3153.

[47] Gunawardane P T K,Grossman A. Phaeochromocytoma and paraganglioma[J]. Adv Exp Med Biol,2017,956:239-259.

[48] Ozawa N,Okamura T,Koyama K,et al. Usefulness of F-18 FDG-PET in a long-term hemodialysis patient with renal cell carcinoma and pheochromocytoma[J]. Ann Nucl Med,2007,21(4):239-243.

[49] Taffurelli G,Ricci C,Casadei R,et al. Open adrenalectomy in the era of laparoscopic surgery:a review[J]. Updates Surg,2017,69(2):135-143.

[50] Lam A K Y. Update on adrenal tumours in 2017 World Health Organization (WHO) of endocrine tumours[J]. Endocr Pathol,2017,28(3):213-227.

[51] 中华医学会内分泌学分会肾上腺学组.嗜铬细胞瘤和副神经节瘤诊断治疗的专家共识[J].中华内分泌代谢杂志,2016,32(3):181-187.

[52] Igaki J,Nishi A,Sato T,et al. A pediatric case of pheochromocytoma without apparent hypertension associated with von Hippel-Lindau disease[J]. Clin Pediatr Endocrinol,2018,27(2):87-93.

[53] Alguire C,Chbat J,Forest I,et al. Unusual presentation of pheochromocytoma:thirteen years of anxiety requiring psychiatric treatment[J]. Endocrinol Diabetes Metab Case Rep,2018,2018:17-0176.

[54] Marques R R,Bello C T,Rafael A A,et al. Paraganglioma or pheochromocytoma? A peculiar diagnosis[J]. J Surg Case Rep,2018,2018(4):rjy060.

[55] Aggeli C, Nixon A M, Parianos C, et al. Surgery for pheochromocytoma: a 20-year experience of a single institution[J]. Hormones(Athens),2017,16(4):388-395.

[56] Endo Y, Kitago M, Miyajima A, et al. Two-stage resection of a bilateral pheochromocytoma and pancreatic neuroendocrine tumor in a patient with von Hippel-Lindau disease:a case report[J]. Int J Surg Case Rep,2018,44:139-142.

[57] Lopes R I,Dénes F T,Bissoli J,et al. Laparoscopic adrenalectomy in children[J]. J Pediatr Urol,2012,8(4):379-385.

[58] Maccora D,Walls G V,Sadler G P,et al. Bilateral adrenalectomy:a review of 10 years' experience[J]. Ann R Coll Surg Engl,2017,99(2):119-122.

[59] Afaneh A,Yang M,Hamza A,et al. Surgical management of a giant pheochromocytoma[J]. In Vivo,2018,32(3):703-706.

[60] Nar A. Unusual long survival with a giant invasive pheochromocytoma of an incompatible patient[J]. Cureus,2018,10(3):e2319.

[61] 曾进,陈忠.现代泌尿肿瘤学[M].北京:人民卫生出版社,2023.

第十六章

肾上腺神经母细胞瘤、节细胞神经母细胞瘤和神经节细胞瘤

神经母细胞瘤(neuroblastoma,NB)又称成神经细胞瘤,属于神经内分泌性肿瘤,起源于交感神经系统,是发生于肾上腺髓质或交感神经节的原始细胞,即未成熟神经母细胞(嗜铬母细胞或交感神经母细胞)的恶性肿瘤,身体各个部位均可发生。

节细胞神经母细胞瘤和神经节细胞瘤是神经母细胞瘤发展中的一个阶段,即神经母细胞瘤→节细胞神经母细胞瘤→神经节细胞瘤(细胞分化成熟为良性肿瘤)。实际上,单纯由一种类型细胞组成的肿瘤甚为少见,一般以未成熟或成熟细胞为主而分类为神经母细胞瘤、节细胞神经母细胞瘤和神经节细胞瘤。

第一节 肾上腺神经母细胞瘤

一、流行病学与病因

神经母细胞瘤是婴儿和儿童中仅次于白血病、淋巴瘤及中枢神经系统肿瘤的常见恶性肿瘤。2019 年 Perrino C 总结英文文献后指出,3 个月以内的婴儿尸检偶然发现神经母细胞瘤的概率为 0.4%～2.5%。神经母细胞瘤年发病率为 10/100 万,占儿童恶性肿瘤的 6%～10%,占儿童恶性肿瘤死亡人数的 15%。对于神经母细胞瘤,0～4 岁婴幼儿年死亡率为 10/100 万,4～9 岁儿童年死亡率为 4/100 万。一些高发地区如法国、以色列、瑞士、新西兰等,年发病率为 11/100万(0～15 岁);中国和印度的年发病率低于 5/100 万。2017 年 Lacayo NJ 报道,美国神经母细胞瘤约占儿童恶性肿瘤的 7.8%,儿童年发病率为 9.5/100 万。明确诊断的病例中,1 岁以内者占 40%,1～2 岁者占 35%,2 岁以上者占 25%。96%的病例于 10 岁前发病,平均发病年龄为 23 月龄;发病高峰为 0～4 岁,约占 85%。男性婴幼儿和儿童的发病率高于女性,比例为 1.2∶1。有时可见于少年,≥20 岁以上成人神经母细胞瘤罕见。

肾上腺神经母细胞瘤(图 16-1)大多数为意外发现,且多为个案报道。

通常,神经母细胞瘤最常见的部位为肾上腺,约占 50%;约 25%发生于腹部交感神经节,20%发生于胸椎和纵隔,颈部和盆腔分别为 1%和 4%(图 16-2)。2017 年 Berthold F 等报道,神经母细胞瘤约 50%位于肾上腺、29%位于腹膜后(包括盆腔)、16%位于胸腔、4%位于颈部,位于其他部位的约占 1%。

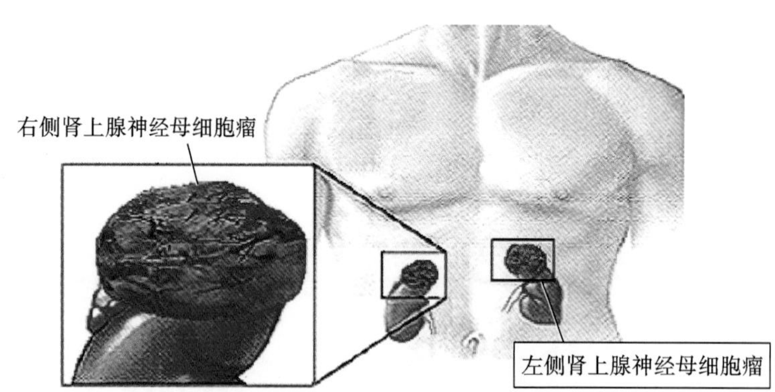

图 16-1 成人肾上腺神经母细胞瘤示意图

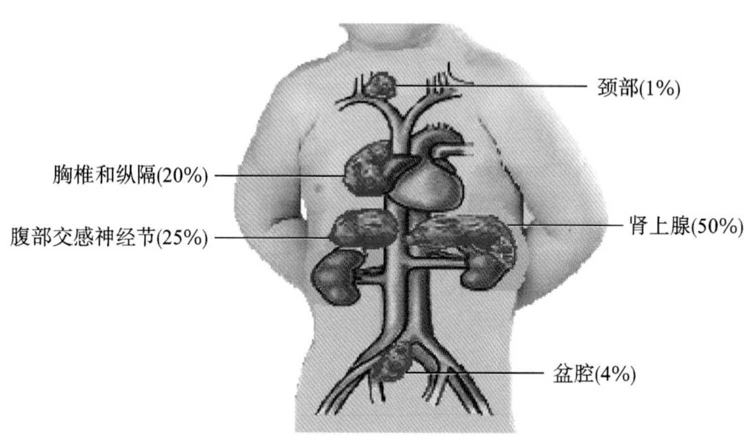

图 16-2 神经母细胞瘤发生部位示意图

通常，约 50％病例原发于一侧肾上腺髓质，原发性双侧肾上腺神经母细胞瘤不足 1％。神经母细胞瘤原发于多个部位的病例(多灶病例)，即一侧或双侧肾上腺肿瘤伴一处或多处肾上腺外肿瘤较为少见。

在确诊时未发生转移的神经母细胞瘤病例中，约 40％原发于肾上腺，已经发生转移的确诊病例中，约 60％原发于肾上腺。临床上初诊时约 2/3 病例已发生转移，80％以上病例在确诊时的年龄小于 2 岁，90％以上病例在确诊时的年龄小于 5 岁，97％的病例在确诊时的年龄小于 10 岁。1％～2％为家族性，通常是同胞间多个发病，如果双子女中一人患此病，另一人也常患此病。

遗传因素，环境污染，母亲孕期感染、吸烟、接触酒精、接触化学危险品和孕期用药等，可能是儿童神经母细胞瘤发病的高危因素，但目前尚无明确的结论。

二、肿瘤自然消退

恶性肿瘤有进展恶化的倾向，也有自然消退的趋势。自然消退是指在极少甚至未进行系统治疗的情况下肿瘤自行缩小乃至消失的现象，是自然界普遍存在的一个现象。然而，肿瘤的自然消退并非仅是某一种恶性肿瘤的特殊现象，多种肿瘤(包括一些临床上认为恶性程度高、进展迅速、预后不良的肿瘤)也会出现自然消退。目前，肿瘤自然消退的判断标准如下：①病理组织学确诊为恶性肿瘤；②未接受过系统有效的治疗；③临床上有肿瘤明显缩小与消退的影像学证据；④活检证实肿瘤确实消退以及患者长期无瘤生存。关于肿瘤自然消退的病理组织学特征有以下几点：①肿瘤细胞分化成熟转变为相应的良性病变或正常组织；②肿瘤组织内广泛出血、坏死，继而纤维化、钙化、骨化和瘢痕形成；③肿瘤组织出现明显炎症反应，消退的肿瘤旁淋巴细

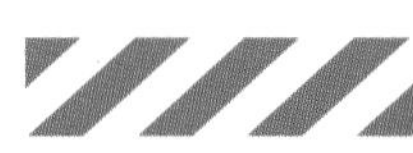

胞、浆细胞或巨噬细胞明显增多,亦可有中性粒细胞、嗜酸性粒细胞浸润。

迄今为止,已知有少数几种人类肿瘤可自然消退或经治疗后从未分化的恶性肿瘤退变为完全良性的肿瘤。神经母细胞瘤属于其中之一,自然退化、痊愈的最多,自然消退率占全身恶性肿瘤的首位。而且,1 岁以内患儿的肿瘤自然消退倾向较为常见,约占 50%。Ⅰ~Ⅱ期肿瘤自然消退率约为 62%。神经母细胞瘤自然消退的机制可能与下列因素有关:①神经营养因子(Trk)明显匮乏(神经生长因子 NGF 受体 TrkA 缺乏),促使细胞凋亡;②体液免疫和细胞免疫:抗神经母细胞瘤抗体免疫调节 NK 细胞的杀伤作用;③端粒酶活性丢失,引起细胞凋亡;④表观遗传修饰:通过基因表达的改变产生启动子甲基化、组蛋白修饰或染色质重塑和其他未知的自然消退机制(图 16-3)。由于人体内在机制的调节作用,分化、凋亡和增殖三者相互制约,凋亡增加,增殖减少,当凋亡速度>增殖速度,肿瘤会发生自然消退。神经母细胞瘤增殖指数小于 13%,凋亡指数大于 9%。肾上腺神经母细胞瘤的自然病程变化较常见,肿瘤细胞可以迅速死亡引起瘤体消失,甚至完全消失。

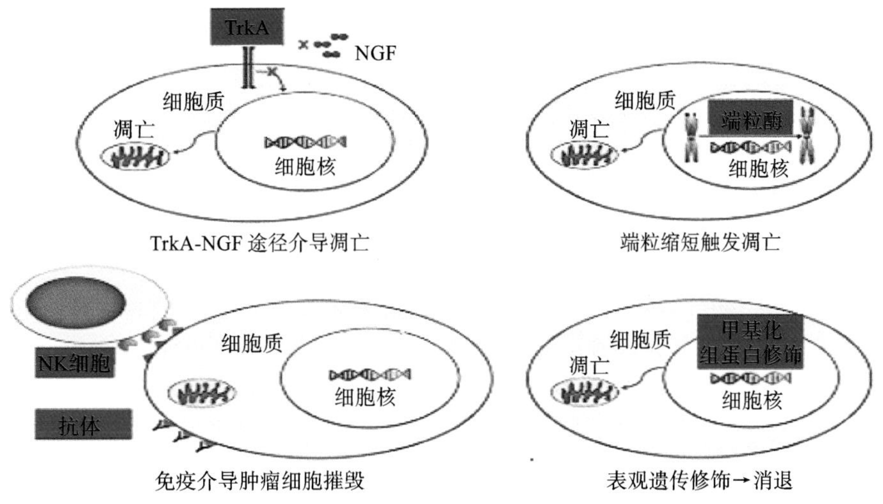

图 16-3 神经母细胞瘤自然消退机制示意图

三、分子生物学

目前,神经母细胞瘤分子机制尚不明确。研究发现,神经母细胞瘤存在 1p、2p、11p、3p、4p、6p、6q、11q、17q 等染色体获得或缺失变异。遗传学研究表明,神经母细胞瘤这种胚胎性质的肿瘤大多是 1 号染色体(1p32)杂合子缺失或短臂异常,占 70%~80%;其次是 17 号染色体结构和数目的异常,包括染色体短臂(1p)杂合子缺失或伴随染色体长臂(1q)缺失或基因重组。1%~2%神经母细胞瘤病例有家族史,1p36 或 11q23 杂合子缺失与家族性神经母细胞瘤有关,其中 20%病例诊断时的平均年龄为 9 月龄,且均为多发性原位神经母细胞瘤。个别病例几乎全部常染色体结构和数目异常。发病年龄小于 18 月龄者,染色体畸变的比例更高。另外,还发现典型的分带聚集染色体呈均匀染色,目前已证实基因扩增在这个位点。DNA 倍体类型研究结果证实,神经母细胞瘤二倍体的治疗效果较多倍体好。

高危基因主要为人类肿瘤中被频繁激活的癌基因。研究发现,神经母细胞瘤可出现多种细胞遗传学上的改变,易感基因已超过 40 个。基因测序常见的相关突变基因是 Bcl-2 (18q21.3)、p53 (17p13.1)、Trk (1q23.1)、MYCN(2p24.3)、CTNNB1(3p22.1)、TERT (5p15.33)、SEMA6C(1q21.3)、SLIT1(10q24.1)、PCDHGA4(5q31.3)、ALK(2p23.2-p23.1)、PHOX2B(11q13.4)、KIF1B(1p36.22)、NF1(17q11.2)、PTPN11(12q24.13)、ATRX(Xq21.1)、ARID1A(1p36.11)、ARID1B(6q25.3)、NRAS(1p13.2)、SP4(7p15.3)、BARD1(2q35)、LMO1(11p15)、LIN28B(6q16)、HACE1

(6q16)、CASC15/NBAT-1(6p22)、DDX4(5q11.2)、IL31RA(5q11.2)、HSD17B12(11p11.2)、NET1(10p 15.1)、NBPF3(1p36.12)、NBPF10(1q21.1)、HBB2/HBB(11p15.4)、DUSP12(1q23.3)、HSD17B12(11p11.2)、DDX4-IL31RA(5q11.2)、LINC00340(6p22.3)、FLJ44180(6p22.3)、PTPRD(9p24.1)和CSMD1(8p23.2)等。一些突变基因富集在轴突导向信号通路、MAPK信号通路和Wnt信号通路，如ALK、SEMA6C、SLIT1和NRAS等基因。2014年Brodeur G M等报道，神经母细胞瘤中MYCN(23.7%)和ALK(12.6%)基因突变较常见，其他依次为PTPN11(2.9%)、ATRX(2.5%)、ARID1A/B(2%～3%)、NRAS(1%～3%)、MLL-FOXR1或PAFAH1B-FOXR1(1.3%)。Tsubota S等(2018)报道，240例高风险神经母细胞瘤基因测序发现体细胞突变(ALK(9.2%)、PTPN11(2.9%)、ATRX(2.5%，另外有7.1%显示局部缺失))和染色体畸变(MYCN扩增(32.1%)、染色体17q获得(80.4%)和11q23杂合子缺失(47.5%))。SP4和ZNF304基因与肿瘤早期转移，SEMA6C和PCDHGA4基因与肿瘤晚期转移有关。基因突变在年龄大的患者中更为常见，而ATRX基因突变的神经母细胞瘤患者，通常是老年患者或者进展缓慢的青少年患者。

家族性神经母细胞瘤(<2%)遗传了胚系突变的肿瘤易感基因，PHOX2B(5%)和ALK(75%)常累及信号通路；全基因组研究数个单核苷酸多态性可引起基因突变，如KIF1B、LINC00340、LOC729177(FLJ44180)、BARD1、LMO1、DUSP12、HSD17B12、DDX4-IL31RA、HACE1、LIN28B等基因与神经母细胞瘤的进展有关。

文献报道，散发性神经母细胞瘤的原发和对应复发或转移的肿瘤是同一克隆起源并呈现不同程度的异质性，不同分级的神经母细胞瘤呈现基因组多态性。位于染色体6p22.3区域的FLJ22536、FLJ44180，2q35区域的BARD1及11p15.4区域的LMO1等基因的异常均已被证实与神经母细胞瘤的早期转移及预后密切相关。此外，多药耐药性(multiple drug resistance，MDR)的发生与p53基因的缺失及耐药基因MRP1(16p13.11)、P-gP(7q21.1)的过度表达有关。

MYCN基因的异常激活会引发癌症。Trk基因家族(TrkA、TrkB和TrkC)异常和MYCN基因扩增与神经母细胞瘤的发生密切相关(图16-4)，MYCN基因扩增很有可能会促使肿瘤更快转移。神经母细胞瘤原发于肾上腺者，其MYCN扩增的风险要大于原发于腹部其他部位者。2019年Perrino C等报道，散发性神经母细胞瘤发病可能同时由胚系突变和体细胞突变引起，ALK突变发生率为6%～10%，3%～4%有ALK扩增的高风险；MYCN扩增发生率约为22%，与肿瘤恶性程度、进展速度和不良预后密切相关。ATRX突变在散发性神经母细胞瘤中最为常见，但不足以引起肿瘤发生。在已发生肿瘤转移的病例中，不足18月龄(多处于Ⅳ期)无ATRX基因突变者，具有更好的预后；17%的儿童(18月龄至12岁)处于Ⅳ期，44%的ATRX基因突变的12岁以上儿童，预后很差。

在神经母细胞瘤病例中，肿瘤细胞往往存在MYCN编码基因的额外拷贝，有些是3～10倍，有些甚至高达100～300倍，故MYCN可作为预后的指标。在初期可见MYCN基因扩增，而且除单个基因复制以外，高数目的MYCN基因扩增常提示预后不良。通常，遗传信息的扩增和过度表达发生于2号染色体短臂的原癌基因MYCN，β-catenin(CTNNB1)的高异常表达可能与β-catenin基因第三外显子的突变有关(图16-5)。23%的高分期神经母细胞瘤病例染色体重排引起端粒酶逆转录酶(TERT)基因活性增加，且TERT重排的神经母细胞瘤细胞系的端粒酶比没有这种重排的神经母细胞瘤细胞系的端粒酶具有更高酶活性。研究证实，染色体碎裂(chromothripsis)，即当一次细胞危机引起几十个或数百个基因重排时就有可能导致癌症突发，这可能是驱动神经母细胞瘤形成的因素；在高风险神经母细胞瘤病例中常影响ATRX、PTPRD和CSMD1基因突变。

研究发现，ALK是神经母细胞瘤中一种常见的易感基因。大多数家族性神经母细胞瘤患

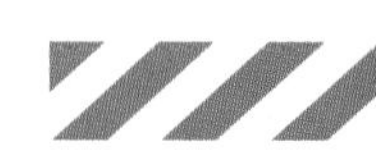

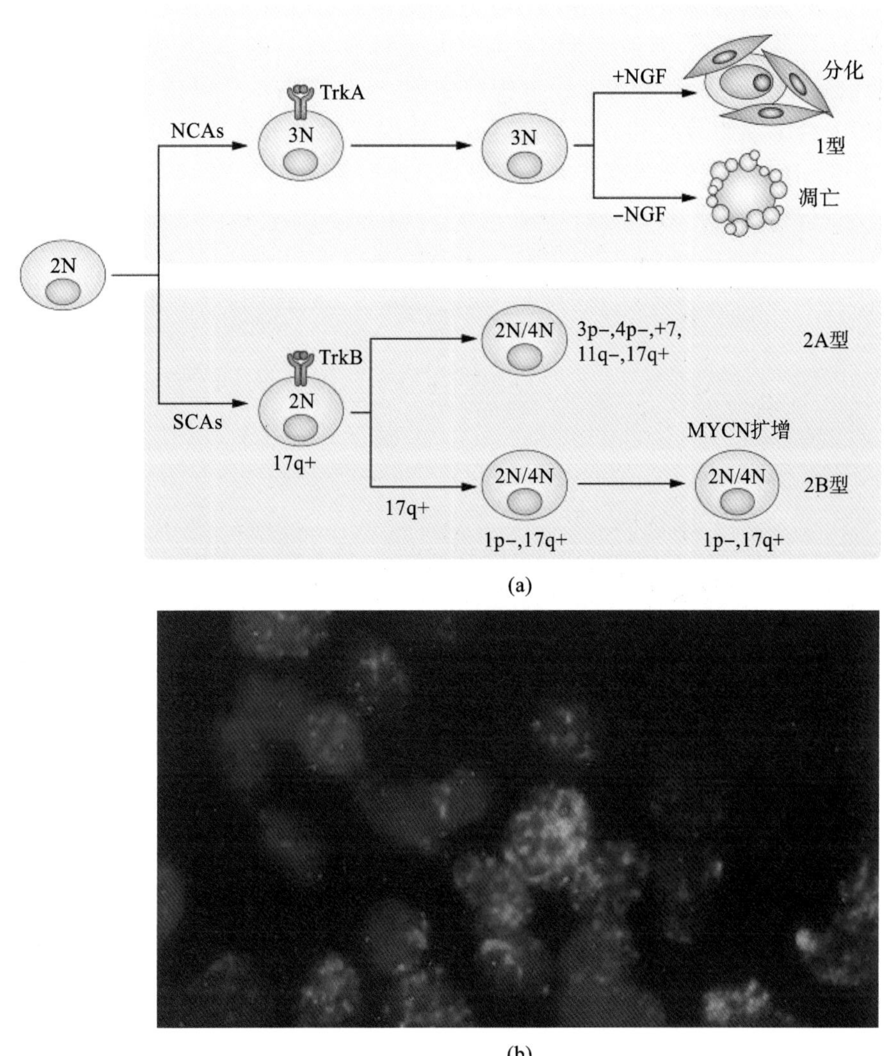

图 16-4　神经母细胞瘤基因突变模型示意图及 MYCN 基因扩增

(a)神经母细胞瘤基因突变模型示意图；(b)MYCN 基因扩增

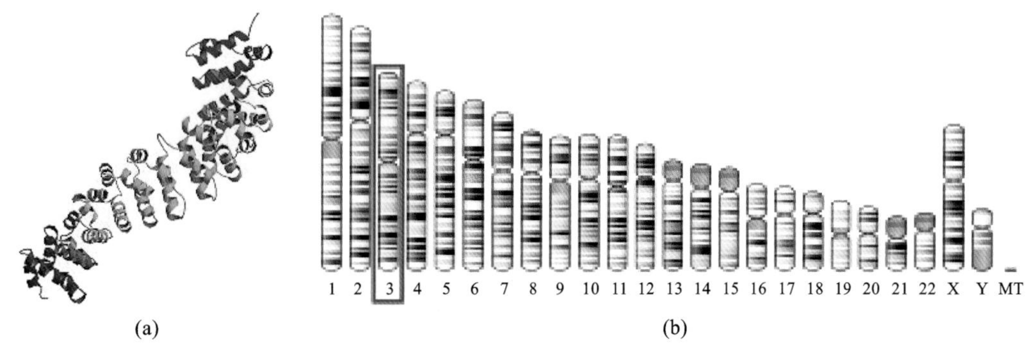

图 16-5　CTNNB1 基因结构及染色体定位

(a)CTNNB1 基因结构；(b)CTNNB1 基因定位于染色体 3p22.1

者中存在 ALK 基因点突变和基因扩增，与肿瘤进展或侵袭有关。文献报道，50％神经母细胞瘤病例存在 ALK 异常表达。ALK 异常表现为基因点突变、扩增及蛋白水平异常，ALK 基因和蛋白异常均可活化下游 Akt-mTOR 信号转导通路。ALK 基因点突变可见于 15％的散发性神经母细胞瘤患者，其中 3％～4％具有高频率 ALK 基因扩增。ALK(I1250T)基因突变(图16-6)

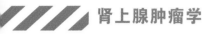

有助于提高 ALK 激酶自身激活，在体内可改变细胞和显示出致瘤活性。而且，ALK 突变的同时常伴有 MYCN 基因扩增，对神经母细胞瘤患儿进行 MYCN 和 ALK 基因检测，不仅能判断神经母细胞瘤患儿的预后，还能为神经母细胞瘤的 ALK 靶向治疗提供理论基础。已知 let-7 miRNA 家族参与干细胞分化和肿瘤发展，let-7 基因遗传丢失是神经母细胞瘤产生的关键，MYCN 的扩增与 let-7 遗传丢失在肿瘤发生中具有协同叠加效应(图 16-7)。

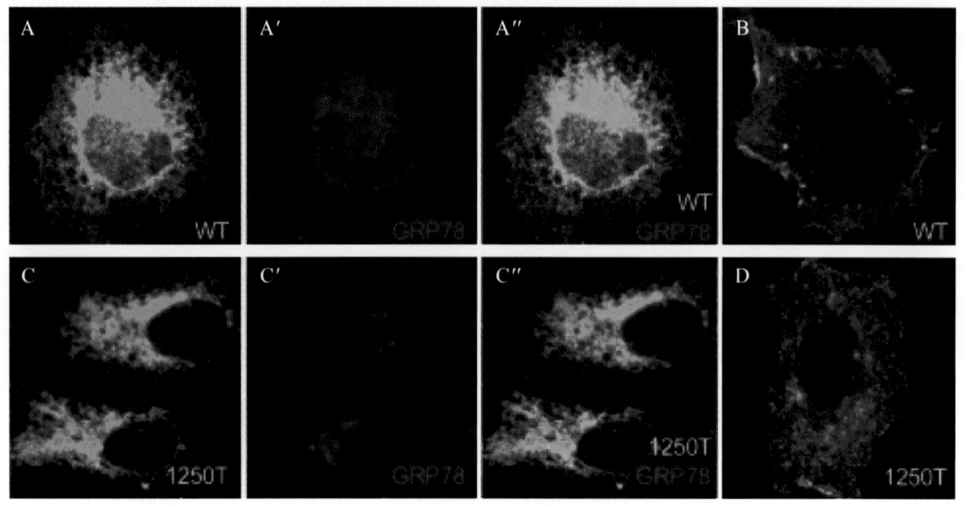

图 16-6 ALK(I1250T)基因突变

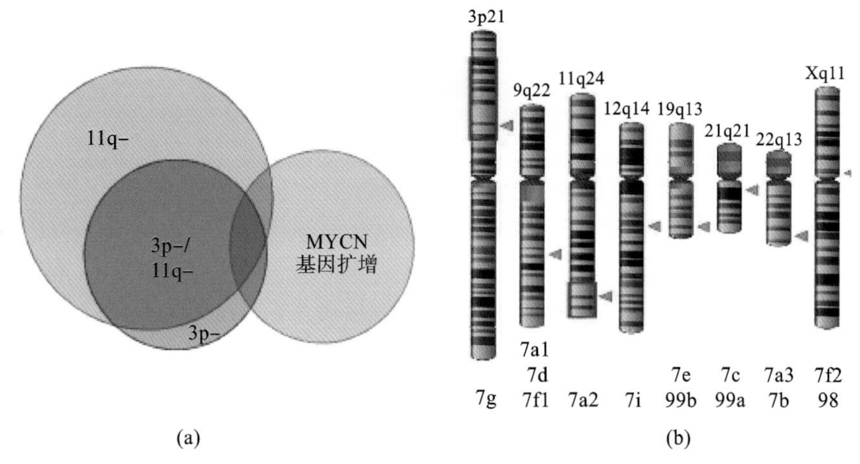

图 16-7 在神经母细胞瘤中多种机制破坏了 let-7 miRNA 家族

(a)let-7a2(11q24.1)和 let-7g(3p21.1-21.2)丢失在神经母细胞瘤中常见，伴有 MYCN 基因扩增；(b)let-7 miRNA 定位于 3p21.1-21.2

目前，神经母细胞瘤基因分型主要分为 3 大类：①基因组稳定型(S)；②基因组部分扩增缺失型(P)；③全基因组扩增缺失型(W)，其中 P1a 型患者会发生更多的体细胞突变。研究发现，神经母细胞瘤与 3 个信号通路有关：①轴突导向信号通路；②Wnt 信号通路；③MAPK 信号通路。三个信号通路均参与神经母细胞瘤的发生、发展，且不同分级的神经母细胞瘤呈现不同基因组多态性。

四、病理、生理与组织学分级

(一) 病理

(1) 肾上腺神经母细胞瘤：由低分化的神经母细胞组成，是恶性肿瘤。

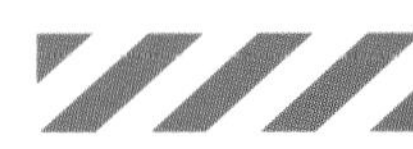

(2) 肾上腺节细胞神经母细胞瘤：由未分化的神经母细胞和分化成熟的神经节细胞组成，其恶性程度介于肾上腺神经母细胞瘤与肾上腺神经节细胞瘤之间。

(3) 肾上腺神经节细胞瘤：由分化成熟的神经节细胞组成，是良性肿瘤。

这三个病理类型反映了肾上腺神经母细胞瘤的分化、成熟过程。

Shimada 分类将肾上腺神经母细胞瘤分为 4 个亚型：①神经母细胞瘤（少基质型）；②节细胞神经母细胞瘤混合型（基质丰富型）；③神经节细胞瘤成熟型（基质占优势）；④神经节细胞瘤结节型（包括少基质型和基质丰富型）。前三型代表了神经母细胞瘤的成熟过程，最后一型则为多克隆性。

大体肉眼观肿瘤大小、形状不定，小者仅数毫米，大者可占据整个腹腔。早期有完整包膜，呈分叶状，有结节，表面血管丰富（图 16-8）。神经母细胞瘤的特点是恶性程度高，生长迅速，往往在短期内即可突破包膜，浸润周围组织和毗邻器官，如肾脏、腹膜后淋巴结等；靠近脊柱的肿瘤可以穿过椎间孔形成哑铃状；肿瘤体积往往较大，有包膜、实质性、中等硬度；表面不光滑、呈分叶状。肿瘤切面呈粉红色或黄色，常合并钙化、出血、坏死，约 40% 的病例可发生囊性变（图 16-9）。

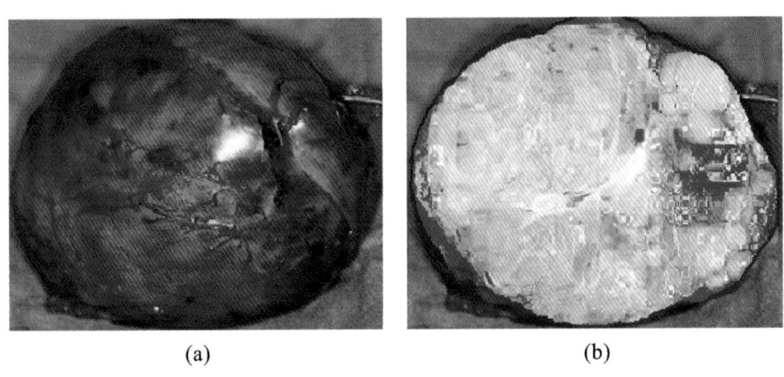

(a)　　(b)

图 16-8　左侧肾上腺神经母细胞瘤手术切除标本及其剖面

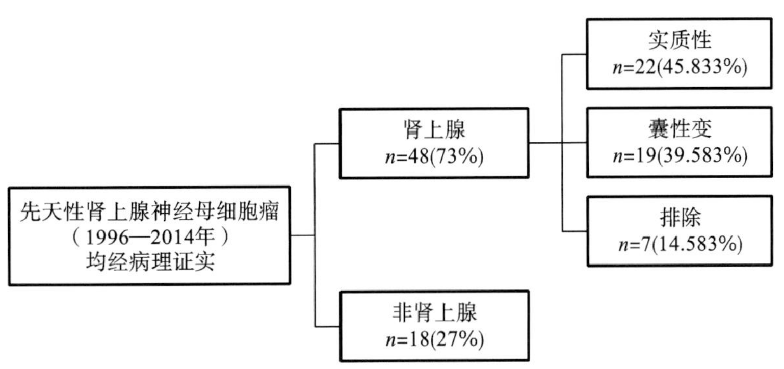

图 16-9　66 例肾上腺神经母细胞瘤整体研究流程图

根据肾上腺神经母细胞瘤分化的程度，显微镜下可有不同的表现。肿瘤由小的卵圆形、细胞质甚少的神经母细胞组成，呈玫瑰花环样密集排列，中心部位含有神经元纤维。若一部分神经母细胞进一步分化，体积增大，成熟并产生神经轴突，则在神经母细胞瘤内出现神经节细胞，其特点为细胞核大且细胞质丰富；如果肿瘤内含有分化良好的神经节细胞（≥5%以上），则称为节细胞神经母细胞瘤。完全分化的肿瘤则称为神经节细胞瘤（良性），由成熟的节细胞、神经纤维网及施万细胞组成。由于肿瘤不同部位细胞的分化程度和结构有所区别，检查时应多处切片观察，以利于对肿瘤的性质做出正确的判断。电子显微镜观察，肿瘤细胞质内含有致密的神经内分泌颗粒，是神经母细胞瘤的特征。在神经纤维网中有微丝和平行排列的微管。

免疫组织化学：NSE、CD57、CD56、PGP9.5、Leu7、GD2、NB84、Syn、chromogranin、S-100、 vimentin、神经丝蛋白(neurofilament protein)阳性,ALK1(>90%)、PHOX2B 和 GFAP 阳性(图 16-10)。

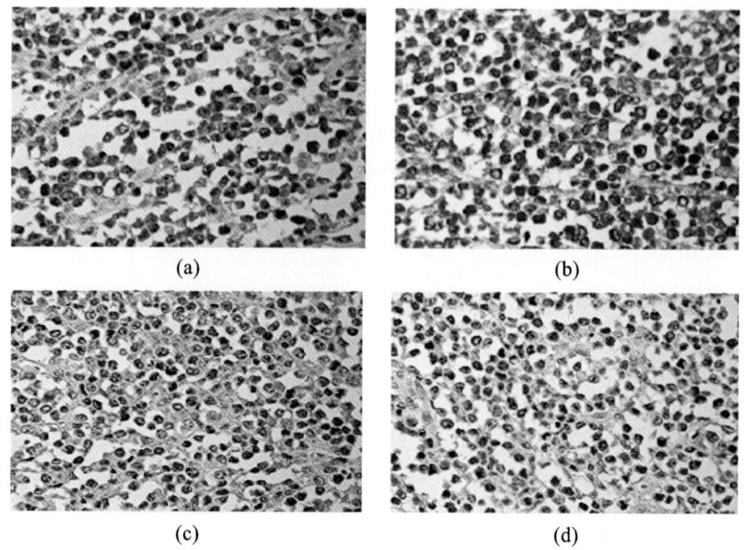

图 16-10 左侧肾上腺神经母细胞瘤免疫组织化学

(a)NSE 阳性;(b)vimentin 阳性;(c)Syn 阳性;(d)S-100 阳性

(二)生理

目前已证实肾上腺神经母细胞具有分泌多种 CA 类化合物的功能。24 h 尿 VMA 水平大多增高,但一般不引起内分泌方面的症状,其原因可能是肿瘤细胞产生 CA 后,即在细胞内进行代谢,产生不具有生物活性的 3-甲氧基-4-羟基苯乙二醇(MHPG)。MHPG 释放进入血液后,再代谢成 VMA,故患者尿中 MHPG 也增高。

肾上腺神经母细胞瘤除可产生肾上腺素、去甲肾上腺素及其代谢产物外,还可产生其前体物质多巴、多巴胺及其最终代谢产物 HVA,因此尿中多巴胺和 HVA 常增高。研究表明,肿瘤细胞越是原始,越有可能产生肾上腺素、去甲肾上腺素的前体物质及其代谢产物。前体物质多巴除具有降低血压的作用外,尚有拮抗 CA 的升压作用,这也可能是肾上腺神经母细胞瘤虽可产生 CA,而高血压却不多见的原因。

肾上腺神经母细胞瘤病例往往有腹泻,而儿茶酚胺增多症一般不引起腹泻,表明这种肿瘤有可能还产生其他的生物活性物质。研究证实,肿瘤内可测到前列腺素,可能与腹泻有关。

(三)组织学分型

肾上腺神经母细胞瘤组织学分型见表 16-1。肾上腺神经母细胞瘤根据细胞分化程度分为 3 个亚型,即未分化、分化不良、分化(表 16-2)。根据细胞的核分裂核碎裂指数(MKI)分为低、中、高 3 级。

表 16-1 肾上腺神经母细胞瘤的组织学分型

恶性程度	组织学特征
G1	神经节母细胞瘤:神经母细胞间常混有成熟的神经节细胞
G2	未分化的神经母细胞和少数单个部分分化的神经节细胞
G3	未分化、小的卵圆形神经母细胞
G4	典型的神经母细胞组织学特征同时存在(G1~3),肿瘤缺乏神经母细胞瘤的组织学特征,但有大量多形细胞核,常见不典型的核分裂象

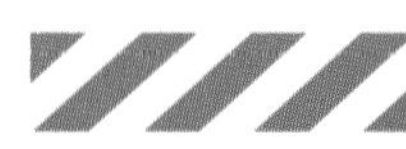

表 16-2 肾上腺神经母细胞瘤细胞分化标准(Perrino C,2019)

分　级	组织学特征
未分化	由一致的小细胞组成,少数细胞质不可分辨,细胞质边界模糊;核呈圆形到细长形,黑白相间交织,核仁明显;可见神经纤维网
分化不良	存在神经纤维网,分化的神经母细胞占比≤5%
分化	有大量成熟的神经纤维网,分化的神经母细胞占比≥5%;大量的成熟施万基质,成熟的节细胞占比<50%,存在神经母细胞过渡带

五、肿瘤分期、风险分类、预后因素和肿瘤转移

(一) 肿瘤分期

根据肿瘤直径、有无淋巴结转移对肾上腺神经母细胞瘤进行 TNM 分期(图 16-11、表 16-3、表 16-4),目前多采用国际神经母细胞瘤分期系统(INSS)(表 16-5)。原发于肾上腺的病例分期为Ⅳ期的比例更大。18 周以内的婴儿,虽然肿瘤有转移,但肿瘤有自我消退的可能,30%~40%病例有治愈的可能,所以这种特殊情况称为Ⅳ-S 期。

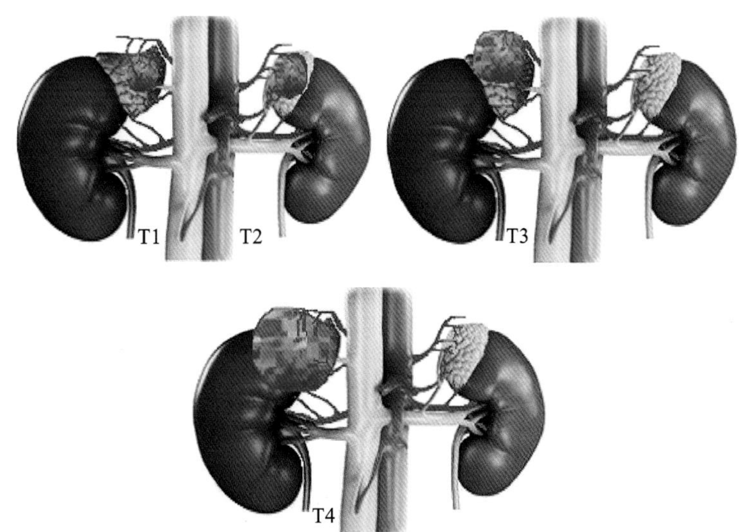

图 16-11 肾上腺神经母细胞瘤 TNM 分期

表 16-3 肾上腺神经母细胞瘤 TNM 分期(Miles B J,2016)

TNM 分期	具体描述
T1	肿瘤直径≤5 cm
T2	肿瘤直径>5 cm
T3	肿瘤侵犯肾上腺周围脂肪组织
T4	肿瘤侵犯邻近器官
N0	无区域淋巴结转移
N1	有区域淋巴结转移
M0	无远处转移
M1	有远处转移

表 16-4　肾上腺神经母细胞瘤临床分期(Miles B J,2016)

临床分期	T	N	M
Ⅰ期	T1	N0	M0
Ⅱ期	T2	N0	M0
Ⅲ期	T1～2	N1	M0
	T3	N0	M0
Ⅳ期	T3～4	N1	M0
	T1～4	N0～1	M1

表 16-5　肾上腺神经母细胞瘤 INSS 分期(Perrino C,2019)

分　期	描　述
Ⅰ期	局限于原发器官,可完全切除,有或没有显微残余肿瘤,无淋巴结转移
ⅡA 期	局限性肿瘤,不能完全切除,无同侧淋巴结转移
ⅡB 期	局限性肿瘤,可完全切除或不能完全切除,同侧淋巴结转移,对侧淋巴结增大但无转移
Ⅲ期	不能被完全切除的肿瘤侵袭超越中线,伴随或未伴随区域淋巴结转移;或者一侧肿瘤伴有对侧淋巴结转移;或跨中线生长的肿瘤广泛浸润(不能切除)并伴有淋巴结转移
Ⅳ期	原发性肿瘤转移至远处淋巴结、骨、骨髓、肝、皮肤或其他器官(Ⅳ-S 除外)
Ⅳ-S 期	1 岁以下患儿;肿瘤局限于原发器官(Ⅰ、ⅡA 或ⅡB 期);肿瘤扩散局限于肝脏、皮肤和/或骨髓(肿瘤细胞少于 10%的骨髓有核细胞)

注:1 岁以下病例,Ⅰ期、ⅡA 期、ⅡB 期、Ⅲ期 4 年总生存率为 98.5%,Ⅳ期 4 年总生存率为 73%。

(二) 风险分类

1. INRG 风险分类　根据肾上腺神经母细胞瘤风险程度的不同,结合术前评估、影像学特征对其进行 INRG 风险分类(表 16-6)。

表 16-6　肾上腺神经母细胞瘤 INRG 风险分类体系(Perrino C,2019)

风险程度	特　征
L1	肿瘤局限,无确定的影像学危险因素(image-defined risk factor,IDRF)
L2	肿瘤局限,一个或多个确定的 IDRF
M	远处转移(MS 除外)
MS	年龄<18 月龄,皮肤、肝和/或骨髓转移

2. 儿童肾上腺神经母细胞瘤风险分级　根据年龄、INSS 分期、MYCN、DNA 倍体、组织学特征将儿童肾上腺神经母细胞瘤分为低危组、中危组和高危组。

(1) 低危组:①所有Ⅰ期;②<1 岁,所有Ⅱ期;③>1 岁,MYCN 未扩增Ⅱ期;④>1 岁,MYCN 虽扩增但组织学为预后良好的Ⅱ期;⑤MYCN 未扩增,组织学为预后良好组且 DNA 为多倍体的Ⅳ-S 期。

(2) 中危组:①<1 岁,MYCN 未扩增的Ⅲ期;②>1 岁,MYCN 未扩增且组织学为预后良好的Ⅲ期;③<18 月龄,MYCN 未扩增的Ⅳ期;④MYCN 未扩增,DNA 为二倍体的Ⅳ-S 期;⑤MYCN 未扩增且组织学为预后良好的Ⅳ-S 期。

(3) 高危组:①>1 岁,MYCN 扩增,组织学为预后不良的Ⅱ期;②<1 岁,MYCN 扩增的Ⅲ期;③>1 岁,MYCN 未扩增但组织学为预后不良的Ⅲ期;④>1 岁,MYCN 扩增的Ⅲ期或Ⅳ期;⑤>18 月龄的所有Ⅳ期;⑥MYCN 扩增的Ⅳ-S 期。

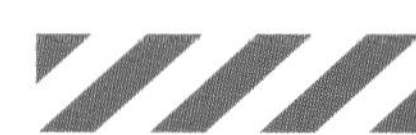

3. INRG风险分级(表16-7)　根据INRG风险分类、诊断时年龄、组织学类型、肿瘤分化程度、MYCN扩增状态、染色体11q状态和DNA倍体类型，将肾上腺神经母细胞瘤分为极低危、低危、中危以及高危四个风险等级。

表16-7　肾上腺神经母细胞瘤INRG风险分级

INRG分级	诊断年龄/月	组织学类型	肿瘤分化程度	MYCN扩增状态	11q畸变	DNA倍性	治疗前风险分级
L1/L2		GN成熟型、GNB混合型					A极低危
L1		任何型，GN成熟型或GNB混合型除外		不扩增			B极低危
				扩增			K高危
L2	<18	任何型，GN成熟型或GNB混合型除外		不扩增	无		D低危
					有		G中危
	≥18	GNB结节型 NB	分化	不扩增	无		E低危
					有		H中危
			低分化或未分化	不扩增			
				扩增			N高危
M	<18			不扩增		多倍体	F低危
	<12			不扩增		二倍体	I中危
	12～<18			不扩增		二倍体	J中危
	<18			扩增			O高危
	≥18						P高危
MS	<18			不扩增	无		C极低危
					有		O高危
				扩增			R高危

（三）预后因素

1. 预后良好组和预后不良组　Shimada分类综合肿瘤分化程度、MKI和年龄，将神经母细胞瘤分为预后良好组和预后不良组。预后良好组包括：①神经母细胞瘤，MKI为低中度，年龄<1.5岁；②分化的神经母细胞瘤，MKI为低度，年龄为1.5～5岁；③节细胞神经母细胞瘤混合型；④神经节细胞瘤。预后不良组包括：①神经母细胞瘤，MKI为高度；②神经母细胞瘤，MKI为中度，年龄为1.5～5岁；③未分化或分化不良的神经母细胞瘤，年龄为1.5～5岁；④年龄为5岁以上，所有的神经母细胞瘤；⑤节细胞神经母细胞瘤结节型。

INPC在2003年肯定了这一预后标准，提出此预后标准可能会对临床治疗和预后评价提供更为准确的评估依据。

2. 其他预后因素(Perrino C,2019)

(1) 预后良好因素：大量的淋巴细胞浸润，局限于颈部、胸腔和盆腔。

(2) 预后不良因素：MYCN扩增10倍以上，ALK扩增，染色体1p6.3或11q23缺失，<18月龄转移者DNA为近二倍体，年龄较大。

（四）肿瘤转移

主要转移途径为淋巴结转移及血行转移。肾上腺神经母细胞瘤恶性程度高、进展快，具有早期转移的特征。20％～25％的病例肿瘤局限于肾上腺，50％以上的病例在诊断时已经发生转移，15％～35％的病例直接侵犯邻近组织或扩散到区域淋巴结，7％发现远处扩散转移。远处转移方式常为通过癌栓经淋巴结和血行广泛转移到身体各个部位，首先转移到骨骼系统、骨髓及区域淋巴结；其次为肝、皮肤、肺、胸膜、脑、乳腺等其他脏器(图 16-12)。

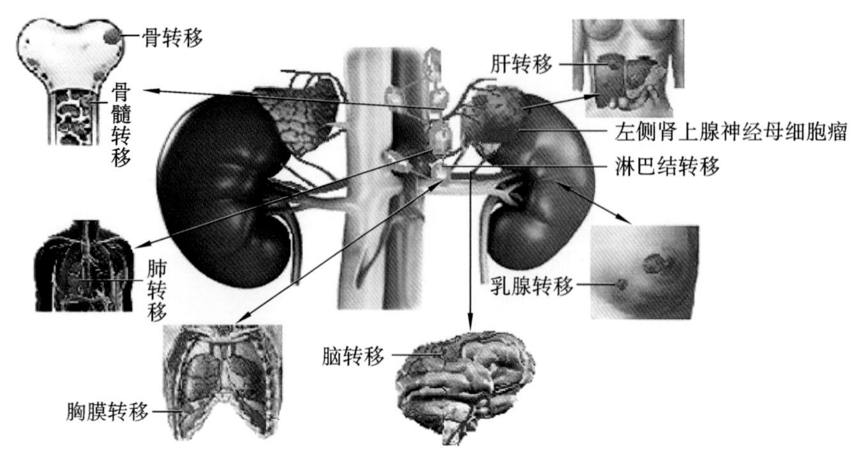

图 16-12　肾上腺神经母细胞瘤转移部位示意图

婴幼儿病例就诊时局限性病变、局部淋巴结转移、播散性病变发生率分别为 39％、18％和43％；在大龄儿童中分别为 19％、13％和 68％，即大多数病例就诊时已处于肿瘤晚期。对于Ⅳ期病例，常见的转移部位依次为骨髓(87％)、骨骼(66％)、淋巴结(19％)和肝(17％)；另外，也可能转移到肺(5％)或脑(较少见)等部位。对于Ⅳ-S 期的病例，常见的转移部位为肝(76％)、骨髓(61％)和皮肤(12％)等。18 月龄以下的病例转移到肝和皮肤相对常见。

六、临床表现

肾上腺神经母细胞瘤发病率低，早期症状不明显，所以很难在发病初期发现，无症状者可因常规体检或其他疾病检查时偶然发现。有症状者的症状往往取决于肿瘤的原发部位或肿瘤扩散转移的部位。由于神经母细胞瘤可发生于多处，转移病灶广泛，因而临床表现变化多样，但早期症状缺乏特异性。因此，就诊时 60％～70％的病例为Ⅲ～Ⅳ期，已经有转移存在。

临床症状和代谢紊乱可因肿瘤浸润程度不同而不同。常见的症状是腹部肿块，占 47％～72％，质地坚硬，表面有大结节，常呈分叶状；因肿瘤生长迅速，发现时往往肿块已经固定，可能已超越身体的中线。其他症状有发热(11％～43％)、腹部疼痛(3％～55％，疼痛常提示存在肿瘤转移)、贫血(40％～65％)、体重减轻和消瘦(3％～31％)、胃肠道症状(23％)、腹泻综合征(约占 6％)、顽固性腹泻(肿瘤分泌血管活性肠肽，4％)。发生于颈部(5％)者，可引起霍纳综合征(Horner 综合征)；发生于胸腔(19％)者，可引起呼吸困难；发生于盆腔(2％)者，可引起小肠或膀胱功能障碍。罕见的具有特征性的临床表现包括脊髓横断性病变(脊髓压迫，5％)、共济失调(肿瘤旁分泌，1.3％)。部分病例可出现与 CA 增多有关的症状，如发作性或持续性高血压(肾动脉受压或 CA 分泌增加，1.3％)、多汗、心悸、苍白。出现这些症状者 CA 及其代谢产物排出量增多，但排出量增高者不一定出现这些症状。

肿瘤并发出血时可引起疼痛和体积突然增大，也会发生腹腔内出血。大的肿瘤常使肾脏被推移，肿块压迫输尿管引起肾积水、肾功能受损；压迫下腔静脉或淋巴引流可引起下肢肿胀。

约 60％的病例在诊断时已出现广泛转移，因转移病灶而就诊。患者因转移部位的不同而

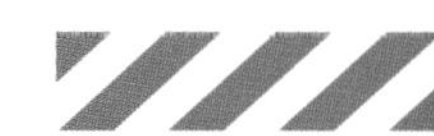

出现相应的肿瘤转移症状：骨或骨髓转移，可引起疼痛和发热；淋巴结转移时，颈、腋、腹股沟淋巴结肿大；颅骨转移可致颅骨局部骨性隆起；眼眶转移较为常见，表现为眼眶上部出血和眼球突出，可引起典型的眼眶周围瘀斑（类似浣熊眼）、上眼睑下垂和眼球突出；肿瘤转移到颈部者，可出现声音嘶哑（压迫喉返神经）；纵隔受压可造成呼吸困难；有的病例可发生肌痉挛，腱反射开始亢进，继而减弱或消失；年龄较大的儿童可诉背痛、腿痛；皮肤转移者可出现全身无压痛的丘疹或结节；脑转移者可出现眼球突出、失语失明、面瘫、肢瘫或神志不清。晚期可出现肺、肝转移症状，肝可因转移病灶而明显增大。骨骼转移者可出现疼痛或病理性骨折等。

斜视性眼阵挛-肌阵挛-共济失调综合征（opsoclonus-myoclonus-ataxia 综合征，OMA 综合征）非常罕见，1962 年由 Kinsbourne 首次报道，年发病率约为 1/1000 万，儿童和成人均可发病，在儿童期常伴发神经母细胞瘤，临床特征性表现为快速眼球运动、小脑共济失调和不规则的肌肉运动（躯干和四肢的肌肉抽搐）。

七、诊断和鉴别诊断

1. 实验室检查 CA 的代谢产物测定对诊断有重要意义（表 16-8）。VMA 测定阳性率很高，80%左右病例升高。儿童留 24 h 尿有困难，可留一次尿测定 VMA 与肌酐比值，正常值可因年龄不同而有差别，其比值随年龄增长而逐渐降低，15 岁时接近正常成人（表 16-9）。尿 VMA 和 HVA 不仅对诊断有帮助，而且对于判断疗效、了解是否复发亦有重要的价值。

表 16-8 儿童腹部肿瘤 CA 值

肿 瘤	CA 值	多巴	去甲肾上腺素	肾上腺素	VMA	HVA
神经母细胞瘤	+	+	+	正常	+	++
神经节细胞瘤	+	+	+	正常	+	正常/+
嗜铬细胞瘤	+++	正常	+	+	++	正常/+
Willms 瘤	正常	正常	正常	正常	正常	正常

表 16-9 儿童尿 VMA 与肌酐比值

年 龄	尿 VMA 与肌酐比值的平均值/(μg/mg)
1～12 月龄	6.9
1～<2 岁	4.6
2～<5 岁	3.95
5～<10 岁	3.3
10～<15 岁	1.9
15～18 岁	1.3

血管活性肠肽（VIP）检测：6%的肾上腺神经母细胞瘤病例有顽固性腹泻（腹泻综合征），原因与 VIP 分泌过多有关，免疫化学技术证实 VIP 存在于肿瘤组织中。因此，对原因不明的顽固性腹泻病例应检测 VIP。

胱硫醚不存在于正常人尿中，但在高达 1/2 的肾上腺神经母细胞瘤病例的尿中可测到。如果能排除先天性胱硫醚尿症和原发性肝癌，尿胱硫醚可作为肾上腺神经母细胞瘤有价值的标志物，若发现这种物质，则提示肿瘤已有转移。非特异性肿瘤标志物神经元特异性烯醇化酶（NSE）、铁蛋白（ferritin）以及 LDH 也有预后意义。血浆癌胚抗原对估计预后亦有一定价值，其增加表明预后较差。

2. 影像学检查 腹部平片、IVU、B 超检查、CT、MRI 及 ^{131}I-MIBG 对诊断神经母细胞瘤有一定的价值，尤其是 ^{131}I-MIBG 有助于诊断转移病灶，对骨转移的诊断比 X 线更具敏感性。淋

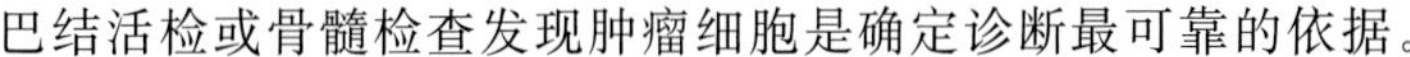

巴结活检或骨髓检查发现肿瘤细胞是确定诊断最可靠的依据。

(1) 腹部平片:可发现肿块阴影内有散在的呈斑点状的钙化影。脊椎摄片可显示椎间孔增大,椎管变阔。骨转移者 X 线片上呈现骨质破坏的征象,其特点是骨皮质呈溶骨变化,而骨膜下有新骨形成。

(2) IVU:显示肾脏集合系统的移位而非扭曲变形,有利于与 Willms 瘤鉴别。畸胎瘤为良性,生长缓慢,多数有囊性组织。

(3) B 超检查:可辨别囊性或实质性肿块,呈圆形或类圆形、边界清晰、不光滑。肿块内回声强弱不等,光点粗,分布不均匀,内见多个斑片状强回声区(图 16-13)。CDFI:肿块内可探及粗大血流信号,以低速低阻力静脉血流为主。

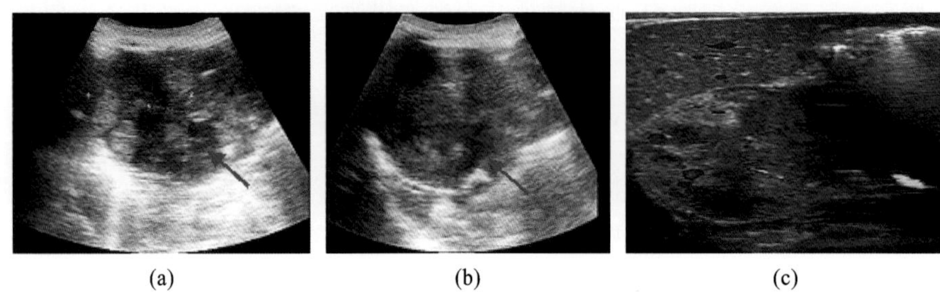

图 16-13　左侧肾上腺神经母细胞瘤 B 超图像

(4) CT:能清楚显示肿瘤的大小、范围及与周围组织和毗邻器官的关系,并显示有无淋巴结转移。一般,CT 平扫见肿瘤多起源于肾前上方,脊柱旁及腹膜后中线部位者少见(图 16-14、图 16-15)。可见大的不规则肿块,无明确包膜,呈浸润性生长,新生儿期肿瘤易出血、坏死或囊性变。常有斑状或点状钙化,肿块常跨越中线向对侧延伸,包绕腹膜后大血管,或侵入椎管内或肝。增强扫描见肿块不均匀强化,肾轮廓完整,大多被肿瘤压迫向后外侧移位,少数病例患侧肾受浸润,并可发生肾积水。

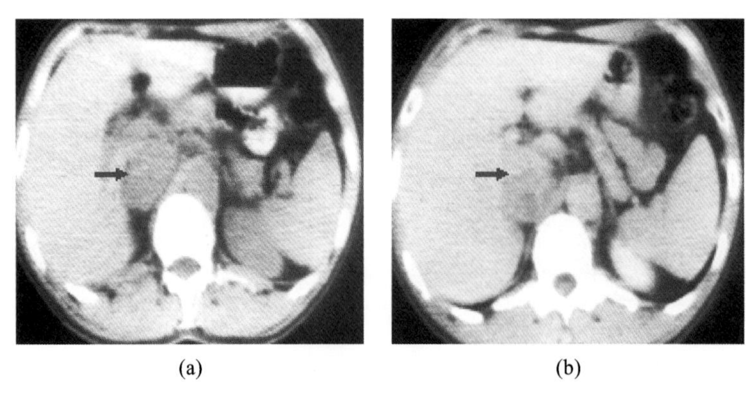

图 16-14　右侧肾上腺神经母细胞 CT 图像(增强后肿瘤强化)

(5) MRI:常表现为均匀或混杂信号,后者提示肿瘤内出血、坏死(图 16-16)。大钙化灶表现为低信号,小钙化灶不易分辨。在 T1 加权像或 IR 序列中肿瘤信号与肾髓质相仿,稍低于肌肉、肝和肾皮质。T2 加权像中,信号比肝稍高,但和肾相仿。应用三维直接扫描,病变部位和范围显示得更清楚,可见肾移位,肾上极侵犯、可累及肾门区,腹膜后淋巴结转移,腹部大血管移位、伸长、阻塞、消失等征象。尤其是可显示大血管的异常行径,有利于手术径路方案的选择。由于肾周围脂肪在 T1 加权像上呈高信号,与周围组织形成自然对比,所以冠状位扫描能较明确地辨别肿瘤是源于肾上腺还是肾。

(6) ^{18}F-FDG PET/CT:PET/CT 是将 PET 和 CT 两种影像学检查技术相融合的现代医学分子影像新技术,一次成像可获得 PET 的功能代谢图像、CT 的解剖图像及 PET 与 CT 的融合

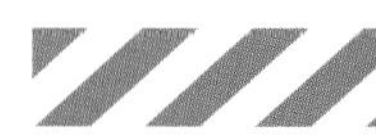

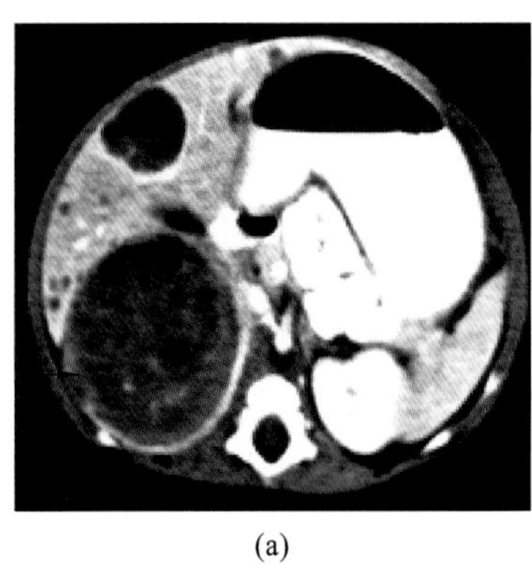

(a)

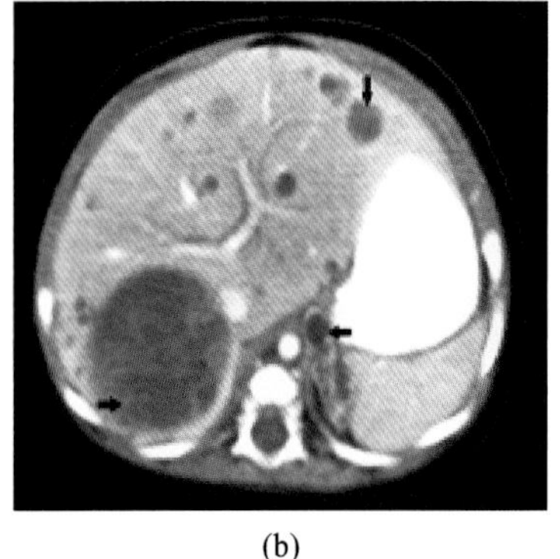

(b)

图 16-15　两侧肾上腺囊性神经母细胞瘤(CT 显示肿瘤呈囊性改变,增强后肿瘤不均匀强化,伴随肝转移)

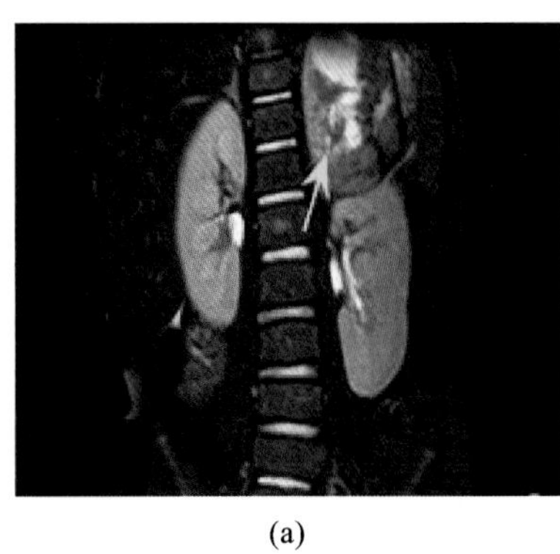

(a)

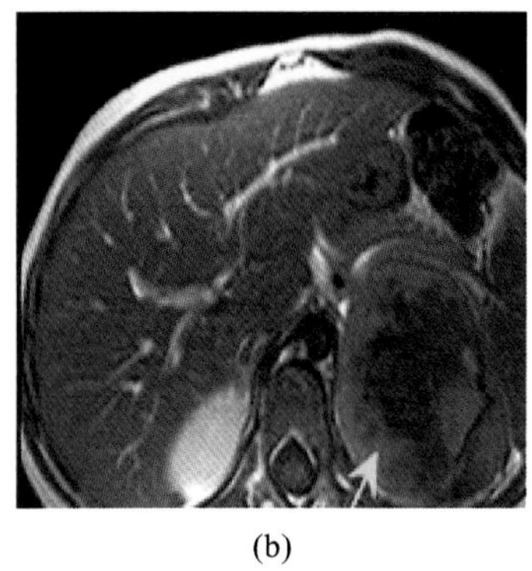

(b)

图 16-16　左侧肾上腺神经母细胞瘤 MRI 图像

(a)左侧肾上腺巨大肿瘤,中央见大片高信号坏死;(b)肿瘤实质部分不均匀强化

图像。主要用于良、恶性鉴别,肿瘤分期、分型、复发、转移的早期诊断和鉴别诊断,抗治疗现象的检测与监测,治疗方案的选择和疗效监测以及恶变过程的观察与基础研究等。^{18}F-FDG PET/CT 对神经母细胞瘤的诊断有明确价值,有助于定位诊断和发现下腔静脉癌栓以及转移病灶(图 16-17),敏感性、特异性和诊断准确性均达 100%。

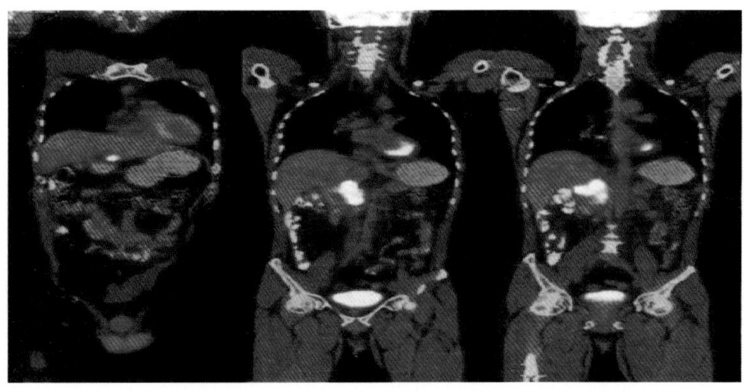

图 16-17　右侧肾上腺神经母细胞瘤^{18}F-FDG PET/CT 图像

^{18}F-FDG PET/CT 显示肝转移、下腔静脉癌栓,FDG 高摄取

3. 鉴别诊断

(1) 肾上腺出血:Ⅰ期肾上腺神经母细胞瘤可为实性、囊性或混合性,因此应与新生儿及婴幼儿肾上腺出血相鉴别。区别是肾上腺出血多为双侧性。CT 显示软组织肿块的 CT 值与出血时间有关,1 周后肿物缩小,出现边缘钙化,随着出血的吸收,钙化收缩,肾上腺形态恢复,不同

于肾上腺神经母细胞瘤。但有些肾上腺出血发生在神经母细胞瘤中(图 16-18),出血性肾上腺囊肿壁衬有肿瘤细胞,值得注意。

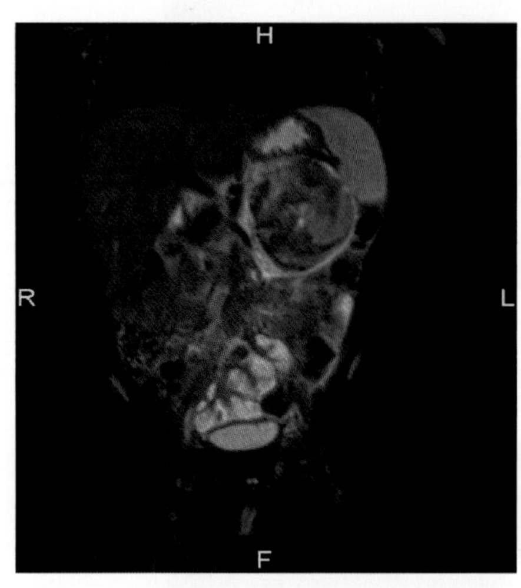

图 16-18　左侧肾上腺神经母细胞瘤 MRI 显示不均匀肿块,约 5.9 cm×6.0 cm×7.4 cm,边界清楚,可见囊性和出血

(2) 节细胞神经母细胞瘤、神经节细胞瘤:与本病同源,前者恶性程度低于神经母细胞瘤,属于中间过渡型;后者为良性肿瘤。影像学表现与肾上腺神经母细胞瘤相似。节细胞神经母细胞瘤中 80%位于腹部或肾上腺,20%位于胸腔;75%～85%发生于 4 岁以内。神经节细胞瘤多见于肾上腺以外部位及年长儿,偶尔引起脊髓压迫症状。

(3) 嗜铬细胞瘤:多见于 6～14 岁小儿,但也有婴儿发病的病例报道。70%～75%起源于肾上腺髓质的嗜铬细胞,尿中 VMA、HVA 阳性,需与肾上腺神经母细胞瘤相鉴别。嗜铬细胞瘤与肾上腺神经母细胞瘤的不同点如下:CT 检查显示肿瘤直径通常为 2～4 cm,相对较小,肿瘤呈边界清楚的实性或厚壁囊性改变,钙化较少。良性居多,30%～70%为双侧性。临床上常以高血压就诊。

(4) 肾上腺皮质癌:临床表现为库欣综合征、女性男性化或男性假性性早熟,女孩多见。CT 检查显示肾前上方软组织密度肿块,边缘清楚,可为圆形或分叶状,内含低密度的坏死区,少数有钙化及囊性变而呈现混杂密度。一般不超过中线,淋巴结肿大,血管包埋少见,不同于肾上腺神经母细胞瘤。

(5) 肾上腺囊性神经母细胞瘤,易被误认为肾上腺非肿瘤性之类的囊性病,值得警惕,动态影像学观察有助于鉴别。

(6) 其他肾上腺肿瘤:如肾上腺腺瘤,无功能性肾上腺肿瘤极为罕见。

此外,肾上腺神经母细胞瘤在病理组织学上尚需与促结缔组织增生性肾上腺小圆细胞肿瘤、肾上腺 Ewing 肉瘤/原始神经外胚层瘤、肾上腺淋巴瘤、肾上腺黑色素瘤以及伴有神经母细胞瘤样特征的肾上腺神经鞘瘤等相鉴别。

病理组织学检查是诊断肾上腺神经母细胞瘤的最重要手段,有时需结合免疫组织化学、电镜检查以明确诊断。

4. 基因检测　包括 MYCN 基因扩增、ALK 基因扩增、染色体 1p36.3 和 11q 缺失检测等。MYCN 基因是目前用以判断神经母细胞瘤预后的标志物,20%的神经母细胞瘤病例中可检测到 MYCN 基因扩增;高危患者中 MYCN 基因扩增与肿瘤进展相关,扩增 10 倍以上为预后不良因素。染色体 1p36.3 缺失预示肿瘤复发风险增加,18 月龄以下的患儿 11q 杂合子缺失提示预后不良。全基因组测序靶点基因检测有助于确定神经母细胞瘤治疗的新靶点,如 ALK 基因突变,对于携带这一突变的亚群,可针对遗传图谱提供有效的个体化治疗策略。

八、治疗

肾上腺神经母细胞瘤患者的预后较差,需积极治疗。经适当治疗后,生存时间可延长,部分病例可缓解。产前诊断、1 岁以下 MYCN 基因无扩增的Ⅳ期病例,有 47%的自然消退的可能性,在密切观察的前提下可暂时不手术。

（一）手术

手术切除是治疗肾上腺神经母细胞瘤最有效的方法，应争取尽早手术切除。在可切除的情况下，尽早手术是进展期肾上腺神经母细胞瘤手术时机选择的基本原则。一般，早期局限性肿瘤行一期手术切除为首选方法，进展期肿瘤术前则需先进行新辅助化疗，化疗后再行延期手术切除。手术有两个目的：①诊断和判断肿瘤的恶性程度，即切除肿瘤的部分组织进行病理组织学和免疫组织化学检查；②完整切除肿瘤，如根治性手术＋区域淋巴结清扫术。首选腹腔镜手术（图 16-19），酌情选择开放性手术。不管选择哪种手术方式，都必须进行肿瘤组织和区域淋巴结病理检查，这是判断肿瘤恶性程度的必要措施和标准。

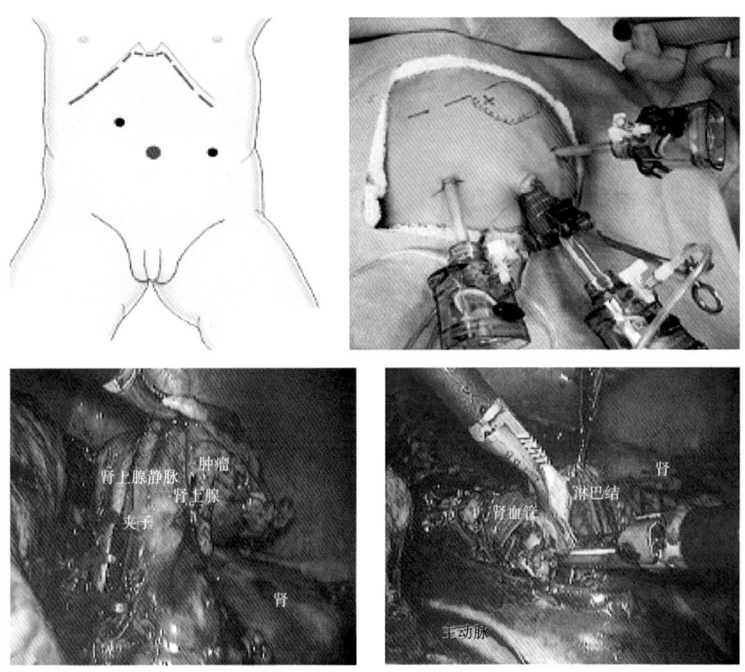

图 16-19　经腹腹腔镜左侧肾上腺神经母细胞瘤切除术（Iwanaka T，2008）

对肾上腺神经母细胞瘤局限于原发部位或已扩展但未超越中线者，应施行根治性切除术。手术时若发现肿瘤已侵入毗邻器官、组织、血管、神经等，则均应尽可能地切除受累器官等。肾静脉瘤栓不是根治性切除术的禁忌，行根治性切除术的同时，应积极行手术切除肾静脉瘤栓。

对于不能手术切除者，首次手术仅行活检，术后系统化疗或放疗后再次手术可成功切除。对于较大的肿瘤，可先做系统化疗或放疗，使肿瘤细胞发生变性、坏死，血供减少，肿瘤体积缩小，争取二次手术切除，以提高手术完整切除率。对于术前已证实有转移的病例，应争取切除原发病灶，因为切除原发病灶有利于放疗和化疗控制转移病灶。有时多发性病变并非转移，而是多中心肿瘤，故宜手术治疗。

二次手术指征：①肿瘤性质不明确，术中活检病理确诊为神经母细胞瘤而不能一期切除者；②原来临床判断有切除可能，手术不能完全切除，化疗或局部放疗后，CT、超声检查仍提示有肿瘤残余者；③肿瘤部分切除，化疗或放疗后肿瘤消失，但 CT 和超声检查仍提示区域淋巴结肿大，VMA 水平持续增高者。

肾上腺神经母细胞瘤可切除性的判断与很多因素有关，主要是肿瘤侵犯周围组织和毗邻器官的程度，尤其是腹腔内大血管，其次是手术者的经验和技术手段。与其他胚胎性肿瘤不同，肾上腺神经母细胞瘤往往侵犯被包埋的血管壁，很难在肿瘤中分离出被包埋的血管，但随着手术经验的积累及有关技术和设备的应用，即使大血管被包埋也并不排除肉眼完全切除的可能性，但应充分做好血管手术的准备。一般，应从远离肿瘤的髂血管开始，进行“血管骨骼化”

(vascular bone mineralization)处理,即经髂血管解剖,依次将腹膜后所有重要血管逐一显露、保护。对与肿瘤关系密切、切除后不构成并发症者,则予以切断结扎。以主要血管为经纬线,在血管骨骼化的基础上,逐步分块切除肿瘤,此方法是目前临床上广泛采用的手术技巧。Warmann S W 等(2011)报道的 41 例腹部神经母细胞瘤病例中,有 18 例(43.9%)肿瘤包埋腹腔内大血管,14 例获得肉眼完全切除,其中 5 例患儿术中进行了 6 次血管修补和吻合;术后并发症包括肾动、静脉血栓形成各 1 例,输尿管梗阻 1 例,肾动脉狭窄 3 例。Rich B S 等(2011)报道的 207 例肾上腺神经母细胞瘤中,肉眼完全切除率为 94%,并发症发生率为 34.8%,5 年总生存率为 59%;术后单纯血管并发症 2 例,单纯胃肠道并发症 9 例,因血管因素继发肾脏并发症 59 例、胃肠道并发症 2 例。

对Ⅰ～Ⅱ期肾上腺神经母细胞瘤病例,手术切除肿瘤后,根据血浆和尿中 CA、VMA、HVA 水平下降与否,判断肿瘤是否切除彻底、体内有无转移病灶以及有无肿瘤复发等。根据肿瘤分期、手术切除的彻底程度,有无远处转移以及测定的 CA 及其代谢产物水平等,决定手术是否需要配合化疗或放疗。一般,对Ⅰ期肾上腺神经母细胞瘤行根治性手术后 VMA 水平降至正常者,不必辅助化疗或放疗。对Ⅱ～Ⅲ期肾上腺神经母细胞瘤患者,手术切除后应酌情配合化疗或放疗,或其他治疗(表 16-10)。

表 16-10　肾上腺神经母细胞瘤的治疗方案

分　期	治疗选择
Ⅰ期	根治性手术
Ⅱ期	手术切除肿瘤,术后化疗
Ⅲ期	MYCN 基因无扩增,手术完整切除肿瘤,可停止术后化疗 MYCN 基因扩增,手术完整切除肿瘤,术后按照高危组治疗
Ⅳ期	系统化疗或放疗后再次切除肿瘤

(二) 放疗或化疗

虽然神经母细胞瘤是对放疗极为敏感的肿瘤之一,但单独应用罕有治愈者。配合手术和化疗,对肿瘤扩散已超越中线或远处转移的病例,放疗最有价值,其对痛性骨转移也有很好的姑息疗效。剂量根据年龄而定,一般为 25～40 Gy。文献报道,CT 三维重建技术可以在短时间内形成器官、血管以及骨骼的高质量三维影像。在患儿放疗时,可利用 CT 三维重建技术精准定位肿瘤,调整放射束,最大限度地避免放疗对患儿器官的伤害。根据患儿不同的情况与治疗方案,亦可酌情考虑其他放疗技术,如外照射治疗、全骨髓放疗(TMI 或 Tomo 治疗)、质子放疗、伽马刀、术中放疗(IORT)、调强放疗(IMRT)等。

化疗不能明显影响预后。常用的化疗药物有环磷酰胺、阿霉素、长春新碱等。联合应用环磷酰胺及长春新碱或二药交替使用有一定的治疗作用。肿瘤对化疗的反应表现为肿瘤体积缩小、变性坏死、纤维化、钙化、分化、血供减少。

近年来,应用^{131}I-MIBG 治疗神经母细胞瘤已成为一种一线治疗方法。当^{131}I 与 MIBG 结合时,便可在神经母细胞瘤病灶区集聚,靶向递送放射物,从而摧毁肿瘤细胞。临床上其可独立应用或联合应用,其辐射效应和化疗药物的生化效应的协同作用将会成为最佳的临床治疗手段。使用这种联合疗法将有可能治愈早期或进展期的神经母细胞瘤患者,从而避免采用那些更具毒性和侵袭性的治疗方法。

(三) 治疗方式的选择

根据 INRG 风险分级,治疗方式的选择有所不同。

低危组:允许进行观察,疾病进展或者有变化后再进行干预;或者进行手术治疗,往往可以

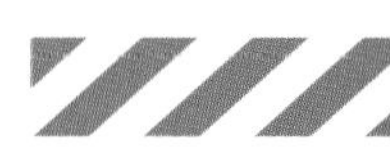

治愈。特别是对Ⅰ期、Ⅱ期肾上腺神经母细胞瘤患者及MYCN基因无扩增的婴儿，可在肿瘤完整切除术后常规化疗。对部分无法施行手术的患者，先进行低剂量化疗（长春新碱、环磷酰胺等，对于不能耐受的个体，可在短期内调低剂量或更换药物），待肿瘤变小后再进行手术治疗。

中危组：包括INSS分期为Ⅳ期的肾上腺神经母细胞瘤的婴儿及Ⅲ期肾上腺神经母细胞瘤的年长儿。手术切除肿瘤后辅以化疗。手术应尽可能完全切除肿瘤组织，但需保护脏器和神经功能。

高危组：包括MYCN基因扩增患儿及年长的Ⅳ期肾上腺神经母细胞瘤患者。通常，肿瘤有侵犯毗邻器官和血管的现象，多有远处转移，治疗前需要进行活检来判定神经母细胞瘤的恶性程度。一般情况下，外科手术进行肿瘤全切除的困难程度很高，需要配合大剂量化疗、放疗、骨髓/造血干细胞移植、异维A酸生物治疗、粒细胞-巨噬细胞集落刺激因子（GM-CSF）和IL-2的免疫治疗或抗GD2单克隆抗体免疫靶向治疗联合GM-CSF治疗。

高危组病例肿瘤具有转移或不良的生物学特征，目前对于手术治疗的作用尚有争议。原则上尽量将原发性肿瘤和局部转移病变肉眼完全切除，对需行干细胞移植支持下大剂量化疗和全身放疗的病例，也应尽可能多地切除肿瘤组织。

对于发生远处转移的病例，须对转移病灶进行放射消融，结合大剂量的化疗，以二期手术为目标。手术方式为在尽量保存毗邻器官的前提下完整切除肿瘤，并行区域淋巴结清扫术。术后辅以中等剂量的化疗，并视患者情况辅以包括干细胞移植在内的一系列综合治疗。

（四）诱导、巩固和维持治疗

目前，不断有新的治疗方法或临床试验加入，治疗模式处于不断动态修正过程中，治疗过程分为三个阶段，即诱导、巩固和维持治疗。

诱导治疗阶段：目的是尽可能降低肿瘤负荷，包括原发病灶和转移病灶，争取达到或接近完全缓解。进行4个疗程左右的化疗后手术，术后再进行1～2个疗程化疗。放疗一般放在化疗结束后进行。治疗期间择期采集自体造血干细胞冻存，备用于造血干细胞移植。

异维A酸（13-顺式视黄酸）是一种维生素A衍生物，可以阻止神经母细胞瘤细胞生长，诱导神经母细胞瘤细胞向成熟神经节细胞的分化，促进恶性的、异常的肿瘤细胞转变为良性的、正常的细胞。1998年，研究人员进行了一项为期5年的随机临床试验（CCG-3891）。试验结果表明，使用高剂量的异维A酸可以延长患儿疾病缓解后的无事件生存时间（EFS）。其中，低风险患儿4年无事件生存率为100%，1岁或大于1岁的Ⅲ期患儿为54%。目前，异维A酸在美国广泛用于高风险神经母细胞瘤的诱导分化治疗。

巩固治疗阶段：目的是消灭诱导治疗阶段遗留的耐药细胞和残留肿瘤病灶。通常采用自体造血干细胞移植，安全性高，目的在于重新建立造血功能和免疫功能，提高患者的治疗成功率和长期生存率。自体造血干细胞移植的并发症有较长期的造血功能和免疫功能抑制、间质性肺炎、肝静脉闭塞病、出血性膀胱炎、脑白质病等。因此，自体造血干细胞是否需要CD34分离纯化尚有争议。

维持治疗阶段：持续监测，目的在于消灭微小残留肿瘤病灶。方法包括诱导分化及凋亡治疗，药物为异维A酸（口服诱导剂），维持时间6个月，而后，应用抗GD2单克隆抗体＋细胞因子（IL-2、GM-CSF）继续维持治疗。

（五）靶向治疗

外科手术对早期实体瘤患者较为有效，对晚期和有微小肿瘤残留或出现远处转移病灶的患者则达不到治疗目的。放疗和化疗对后者有一定的效果，但同时也带来严重的毒副作用。近年来，靶向治疗及分子生物学（即基因学）治疗的相关研究不断取得新的进展。靶向治疗是靶向性地与肿瘤的不同特异性位点发生作用，从而杀死肿瘤细胞，减少对正常组织的影响，为肾上腺神

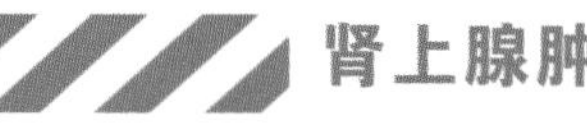

经母细胞瘤患者提供更加安全有效的治疗方案。

1. 免疫靶向治疗

(1) 抗 GD2 单克隆抗体(dinutuximab,地努妥昔单抗):神经母细胞瘤发病早、恶性程度高,诱导化疗后仍有 10%～20%的患儿发展为难治性神经母细胞瘤。目前,免疫靶向治疗在神经母细胞瘤中取得了较好的效果。

地努妥昔单抗是一种用于靶向神经母细胞瘤细胞上的特异性抗原 GD2 的单克隆嵌合抗体,作为一线治疗药物的一部分,其是首个专门治疗神经母细胞瘤高危患者的药物。近期研究发现,GD2 在所有神经母细胞瘤的细胞膜中呈高密度表达,且表达稳定,是免疫治疗最适宜的靶点。免疫治疗在巩固治疗阶段使用效果更显著,已成为有效治疗神经母细胞瘤的新型疗法。抗 GD2 单克隆抗体靶向治疗神经母细胞瘤效果明显,展现出良好的前景。通过基因工程技术,单克隆抗体与神经母细胞瘤组织中的 GD2 结合,使自身免疫系统对其产生攻击,即让宿主的 T 细胞表达 GD2 受体,携带 GD2 受体的 T 细胞与神经母细胞瘤细胞相遇,进而攻击、杀伤肿瘤细胞(图 16-20),在某些情况下,抗体还会引发身体长期的免疫反应。目前该治疗没有发现副作用,而且可导致肿瘤萎缩、消退。GD2-CAR 细胞免疫治疗能更安全有效地应用于临床治疗,从而达到改善高危患儿以及难治性患儿预后、提高远期生存率的目的。

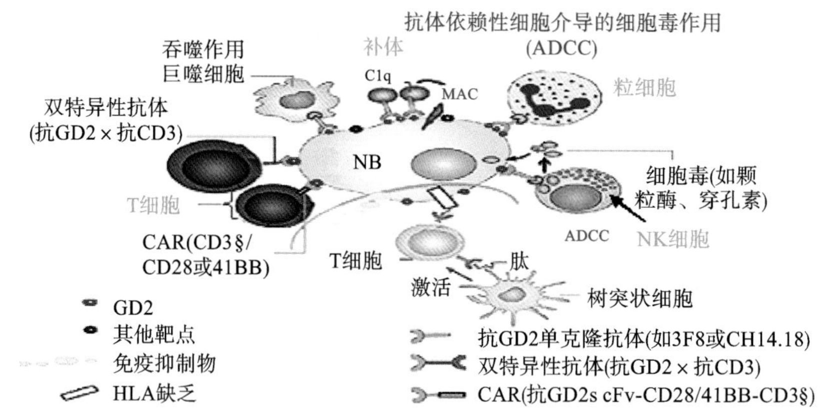

图 16-20 抗 GD2 单克隆抗体靶向治疗肾上腺神经母细胞瘤示意图

(2) 单克隆抗体 CH14.18:这是一种嵌合型单克隆抗体,它可以结合到神经母细胞瘤细胞表面。其常联合 GM-CSF、IL-2 与异维 A 酸治疗神经母细胞瘤高危患儿,可以提高患儿的 EFS 与整体生存时间(OS)。

(3) CH14.18/CHO(地努妥昔单抗 β):这是一种用于靶向神经母细胞瘤细胞的特异性抗原 GD2 的单克隆嵌合抗体,用于高风险神经母细胞瘤的治疗,具有重要的临床价值。其可以单独应用或与现有疗法联合应用,为复发性或难治性神经母细胞瘤患儿带来了新的治疗希望。

(4) 单克隆抗体 hu14.18K322A:其可通过识别并结合多数神经母细胞瘤细胞表面的抗原来激活机体抵御肿瘤细胞的免疫反应,可以成为有效治疗晚期神经母细胞瘤的新型药物。80%新诊断的神经母细胞瘤高危年轻患者应用此药后肿瘤出现萎缩。目前,其正在进行Ⅱ期临床试验。

2. 基因靶向治疗 神经母细胞瘤细胞都具有遗传学异质性,所以它们很难有共同的药物作用靶点,风险较高的患者基本很难幸存。经过多年的研究,人类对于癌症的认识已经进入一个平台期。目前,神经母细胞瘤新的基因靶向治疗药物的出现,就是分子生物学等基础研究进步的结果,在临床疗效方面取得了令人瞩目的突破。

1) 受体酪氨酸激酶抑制剂 如索拉非尼、拉帕替尼和舒尼替尼等作为靶向治疗药物已在临床广泛应用,其可用于治疗难治性或复发的神经母细胞瘤。通过对受体酪氨酸激酶活性(可

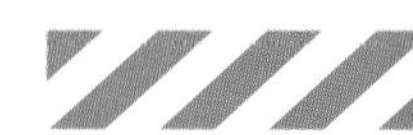

逆或不可逆)的抑制,其可阻断细胞表面受体与配体结合后的胞内区活化信号,从而抑制信号转导通路的最终生物学效应。此外,其能促使神经母细胞瘤细胞凋亡并增强肿瘤细胞的化疗敏感性。

2) ALK 靶向治疗(ALK-targeted therapy)

(1) 第一代 ALK 靶向药物克唑替尼(crizotinib):其于 2011 年获准上市,主要针对 ALK、ROS1 和 C-Met 三个靶点。该药是一种口服受体酪氨酸激酶抑制剂,联合应用二线药物 mTOR 抑制剂(依维莫司、雷帕霉素等),可以通过同时抑制 MYCN 和 ALK 基因扩增,阻止神经母细胞瘤生长。对于携带两种遗传改变的侵袭性神经母细胞瘤患者,这可能是一种有效的个体化治疗策略。存在 ALK 基因突变的患者使用克唑替尼的中位 PFS 约为 9.7 个月。导致克唑替尼产生耐药性的原因有以下几种:ALK 激酶域继发性耐药突变、ALK 融合基因扩增、旁路和下游通路的激活、上皮间质转化等。

(2) 第二代 ALK 抑制剂:主要有色瑞替尼(ceritinib)、艾乐替尼(alectinib)、布加替尼(brigatinib)和恩沙替尼(ensartinib,X-396),克唑替尼耐药后可以使用。

色瑞替尼的活性是克唑替尼的 20 倍,对表达 EML4-ALK、NPM-ALK 融合蛋白的细胞有抑制作用,能够克服克唑替尼的耐药性。

艾乐替尼是一种以 ALK 和 RET 酪氨酸激酶为作用靶点的抑制剂,其效力比克唑替尼强 10 倍,能有效对抗大多数 ALK 激酶区突变。针对有明确脑转移病灶的患者,其有效率为 81%。

布加替尼是一种新型的 ALK 和 EGFR 双重抑制剂,可强效抑制 ALK 的 L1196M 突变和 EGFR 的 T790M 突变,具有抑制参与基因重排驱动肿瘤生长和生存的 ALK 的活性,治疗反应明显、PFS 稳定,安全性特征可接受。

恩沙替尼是一种新型的、有效的、特异的 ALK 小分子酪氨酸激酶抑制剂,对 MET、Abl、Axl、EPHA2、LTK、ROS1 和 SLK 也有活性作用,具有较强的抗肿瘤活性,对 ALK 融合基因扩增的脑转移具有有效的活性作用。

(3) 第三代 ALK 靶向药物劳拉替尼(lorlatinib,PF-06463922):该药几乎可以抑制导致克唑替尼耐药的所有耐药位点,主要靶向 ALK 和 ROS1。研究发现,ALK 的 L1198F 突变可导致劳拉替尼耐药,但是这一耐药位点可以重新用克唑替尼抑制。劳拉替尼被视为 ALK 靶点的最后一张王牌,因为该药能抑制克唑替尼的所有耐药位点。需要注意的是,对劳拉替尼耐药者,应根据二代基因测序检测结果谨慎分析和对待。

(六) 复发和转移的治疗

肾上腺神经母细胞瘤恶性程度高、治疗难度大,术后有局部复发和远处转移的可能,其处理较为棘手。由于术后出现复发和转移的时间及部位不同、临床表现各异,故迄今为止尚无标准的治疗方案。

应行 ^{18}F-FDG PET/CT 检查评估是否有全身其他部位的转移、转移瘤的大小和浸润范围等状况,从而制订相对有效的治疗方案。仅局部复发的病例,可以酌情考虑再次手术切除;局部复发并有远处转移的病例,亦应争取切除复发灶,术后视患者情况辅以上述一系列综合治疗。局部复发不能手术切除的病例如果没有其他部位远处转移,可以考虑放疗;倘若有远处转移,可尝试继续化疗,应用伊立替康或拓扑替康(喜树碱类)等二线药物作为姑息性治疗手段,临床获益率为 42.9%。亦可酌情联合应用抗 GD2 单克隆抗体、ALK 靶向药物克唑替尼等或辅助中药人参皂苷 Rh2,有可能取得较好的疗效。

九、预后

肾上腺神经母细胞瘤患者预后较差,长期生存率较低,可能与肾上腺肿瘤不易被发现,且早期已转移有关。通常,有转移者尤其是有骨转移者预后差。

肿瘤INSS分期、INRG风险分级、组织学分类、细胞分化程度、ALK和MYCN基因是否扩增、染色体1p36.3或11q23缺失与否以及DNA倍性等是影响神经母细胞瘤患者预后重要的因素。除少数病例自然消退外,大多数病例预后不良。未经治疗且病程短者生存时间仅2个月。肿瘤INSS分期和确诊时的年龄是重要的预后因素(表16-11)。一般,Ⅰ期和Ⅱ期预后良好,Ⅳ期和Ⅳ-S期预后不良。在少有的肾上腺神经母细胞瘤分期中,婴儿可有70%～75%生存且肿瘤不复发,1～2岁患儿中占25%～30%,儿童中占10%～15%。

表16-11　神经母细胞瘤的发病率、术后5年生存率与肿瘤INSS分期的关系

分　期	发　病　率	5年生存率
Ⅰ期	5%～10%	90%
Ⅱa期+Ⅱb期	10%	70%～80%
Ⅲ期	20%～30%	40%～70%
Ⅳ期	40%～60%	<1岁,≤30% 1～2岁,≤20% >2岁,≤10%
Ⅳ-S期	5%～10%	>80%

根据Shimada分类,神经母细胞瘤中临床预后良好组(FS)和预后不良组(US)的无进展生存率分别为85%和41%。5年生存率与诊断时的年龄有关,<1岁者90%,1～4岁者68%,5～9岁者52%,10～14岁者66%。若患儿年龄<5岁,病理上属于节细胞神经母细胞瘤,一般归于预后良好组。经治疗后,低危组患者治愈率超过90%,中危组患者治愈率为70%～90%,而高危组患者的治愈率仅为30%左右。2009年,INRG统计得到,极低危组5年无瘤生存率超过85%,低危组5年无瘤生存率为75%～85%,中危组5年无瘤生存率为50%～75%,高危组5年无瘤生存率小于50%。近年来,随着免疫靶向和基因靶向药物的广泛应用,预后有所改善,高危组患者的预后有一定的提高。

肿瘤部位也是影响预后的一个重要因素。原发部位在肾上腺的神经母细胞瘤与不良的预后特征密切相关。与其他病例相比,原发于肾上腺的病例分期为Ⅳ期的比例更大,患者发病时年龄小于18月龄,染色体畸变的比例也更高。神经母细胞瘤原发于肾上腺时,其MYCN基因扩增的风险大于原发于腹部其他部位的神经母细胞瘤。MYCN基因扩增是影响神经母细胞瘤患者预后的因素,MYCN基因扩增10倍以上为预后不良因素。无MYCN基因扩增患者的4年生存率为99%,3～10倍扩增的患者为89%,10倍以上扩增的患者为53%。

染色体1p36.3是肿瘤复发的影响因素,1p36区含有肿瘤抑制因子CHD5,即使无MYCN基因扩增,1p36.3杂合子缺失仍有意义。染色体17q的获得与肿瘤高度恶性、广泛转移有关,预后较差。此外,存在ARID1A和ARID1B基因突变的儿童生存率较低。11q23杂合性缺失、ALK基因扩增和近二倍体均与预后不良有关。

长期以来,神经母细胞瘤治疗效果差,预后不佳,几乎占全部儿童癌症死亡人数的15%。因此,神经母细胞瘤被称为"儿童肿瘤之王"。近年来,通过采用联合化疗、放疗、手术切除、自体造血干细胞移植和靶向治疗等多学科综合治疗方案,神经母细胞瘤患者的5年生存率明显提高。值得注意的是,目前,中国常规治疗方法的5年生存率仅为10%～20%,部分医院可达到40%。然而,Smith M A等(2014)报道,美国1岁以下患儿的5年生存率由86%上升至95%,1～14岁的5年生存率由34%上升至68%,其中免疫靶向治疗将高危患者造血干细胞移植手术后的2年EFS从46%提高至66%。Berthold F等(2017)报道,Ⅰ～Ⅲ期神经母细胞瘤患者的10年总生存率从83%上升至91%,Ⅳ～Ⅳ-S期从80%上升至85%。而且,18月龄及以上Ⅳ期患儿的10年生存率从2%上升至38%。中国与美国神经母细胞瘤病例生存率差异巨大的原因

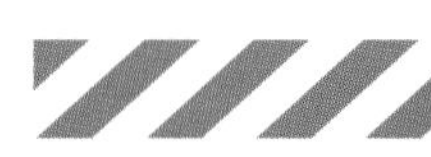

与肿瘤靶点基因检测个体化精准治疗的临床应用广泛性有关，也与中国目前缺乏免疫靶向或基因靶向治疗的药物有一定的关系。

十、随访

肾上腺神经母细胞瘤患者行手术和辅助治疗后应长期密切随访，定期复查（图 16-21、表 16-12）。治疗后 1 年内每 2～3 个月复查一次，第 2～4 年每 6 个月复查一次，之后每年复查一次。随访内容包括体格检查，胸部 X 线、腹部超声、腹部 CT 检查，血 NSE、24 h 尿 VMA/HVA 测定等，尚应对放疗、化疗可能造成的并发症进行定期检查，如血常规、肝功能、肾功能等；酌情进行 ^{18}F-FDG PET/CT 检查，以便早期发现局部复发以及是否有全身其他部位的转移。

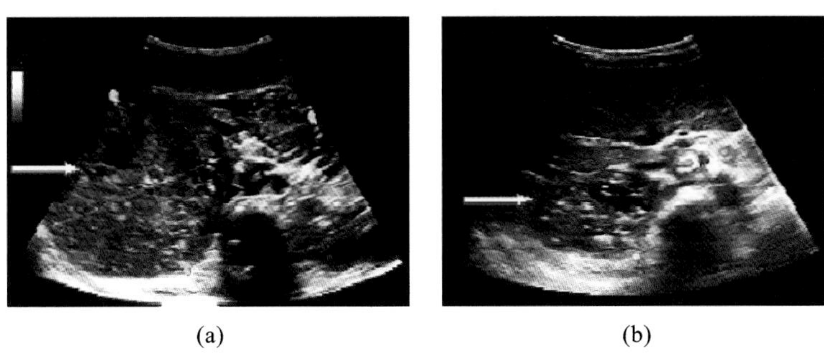

(a)　　　　(b)

图 16-21　右侧肾上腺神经母细胞瘤化疗后随访复查超声图像

(a)治疗前肿瘤约 14.3 cm×9.5 cm；(b)治疗后肿瘤明显缩小，约 7.4 cm×4.7 cm，可见散在性钙化

表 16-12　肾上腺神经母细胞瘤术后和辅助治疗的随访方案

检查项目	检查时间间隔/月		
	治疗后 1 年	治疗后 2～4 年	治疗后 5～10 年
全身体格检查 实验室检查（血常规、肝功能、肾功能、血和尿皮质醇、血肾素和醛固酮、血 NSE、24 h 尿 VMA/HVA） CTC 检测 腹部超声检查 胸部 X 线、胸部 CT 或 MRI 检查 腹部 CT 或 MRI 检查	2～3	6	12
^{18}F-FDG PET/CT 检查	3	6	12

第二节　肾上腺节细胞神经母细胞瘤

一、发病情况

在神经母细胞瘤与神经节细胞瘤之间有各种不同成熟程度的中间类型，称为节细胞神经母细胞瘤（ganglioneuroblastoma，GNB）。该瘤是近年来被重新认识并从神经母细胞瘤中独立出来的少见的组织学亚型，病理组织学上以神经母细胞瘤组织中出现未成熟神经母细胞、成熟神经节细胞和施万基质丰富为特征。该瘤分化程度介于神经母细胞瘤与神经节细胞瘤之间，恶性程度低于神经母细胞瘤，属于中间过渡型。该瘤可与其他组织学类型相互转化，如由神经母细

胞瘤分化成熟而来或转化为神经节细胞瘤，是显著生物学异质性及分化成熟潜能的重要表现形式。经典的病理学分类将神经母细胞瘤分成三个基本组织学类型，即神经母细胞瘤、节细胞神经母细胞瘤和神经节细胞瘤。

80%的节细胞神经母细胞瘤位于腹膜后或肾上腺，20%位于胸腔。肾上腺节细胞神经母细胞瘤（图 16-22）由肾上腺神经母细胞瘤分化而来，即肾上腺神经母细胞瘤→肾上腺节细胞神经母细胞瘤→肾上腺神经节细胞瘤。

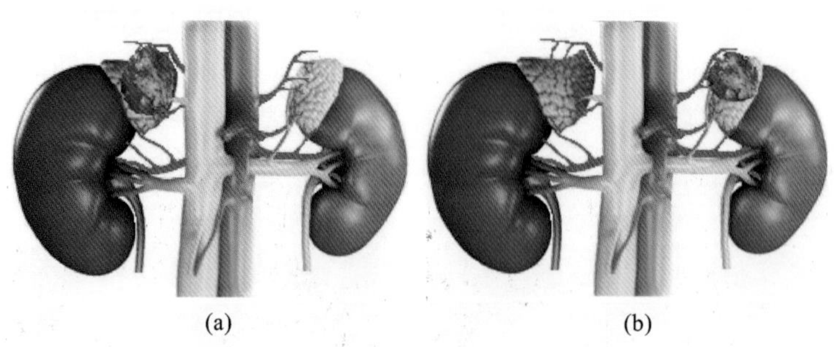

(a)　　(b)

图 16-22　肾上腺节细胞神经母细胞瘤示意图

75%～85%的肾上腺节细胞神经母细胞瘤发生于 4 岁以内，男女发病率无差异。成人中肾上腺节细胞神经母细胞瘤罕见，发病率为 0.3%～2.0%。成人发病年龄为 20～67 岁，平均 39 岁；男性稍多于女性。多为单侧、单发，双侧者极其罕见。

二、基因特征

肾上腺节细胞神经母细胞瘤的发生机制十分复杂，可能是多环节调节异常的结果。研究证实，只有部分肾上腺节细胞神经母细胞瘤病例存在 ALK 基因突变（图 16-23）。单核苷酸多态性分析显示，MYCN 基因突变仅发生于少数肾上腺节细胞神经母细胞瘤病例中（图 16-24）。目前认为，基质丰富型和结节型与肿瘤的单克隆异质性有关。

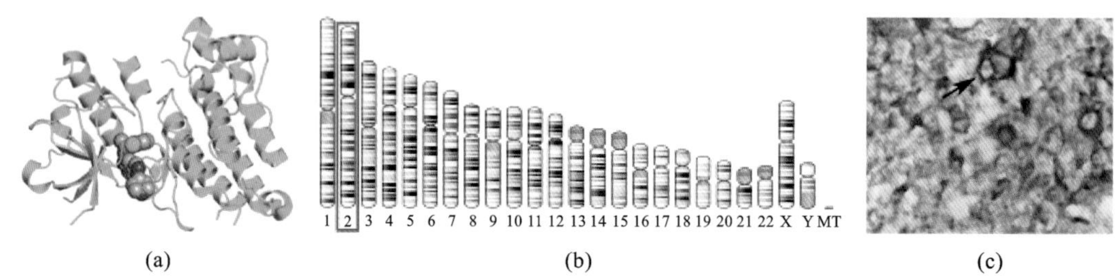

(a)　　(b)　　(c)

图 16-23　ALK 基因

(a) ALK 基因结构；(b) ALK 基因定位于染色体 2p23.2-p23.1；(c) ALK 基因阳性表达

三、病理组织学和 Shimada 分类

Shimada 分类（1984）和 1999 年新修订的国际神经母细胞瘤病理学分类（international neuroblastoma pathology classification，INPC）将神经母细胞瘤分为 4 个亚型：①神经母细胞瘤型（少基质型）；②节细胞神经母细胞瘤混合型（基质丰富型）；③神经节细胞瘤成熟型（基质占优势）；④神经节细胞瘤结节型（包括少基质型和基质丰富型）。Shimada 分类系统进一步体现了神经母细胞瘤与神经母细胞分化过程相一致的生物学行为特性，并且具有年龄相关性临床预后意义。前三型代表了神经母细胞瘤的成熟过程，而最后一型则为多克隆型。依据肿瘤内神经节细胞与神经母细胞的比例和分布不同，改良 Shimada 分类将节细胞神经母细胞瘤分为下列 5 个亚型：①基质丰富型：大量的施万基质。②分化良好型：大量的成熟神经节细胞和神经母细胞，

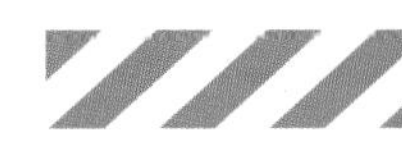

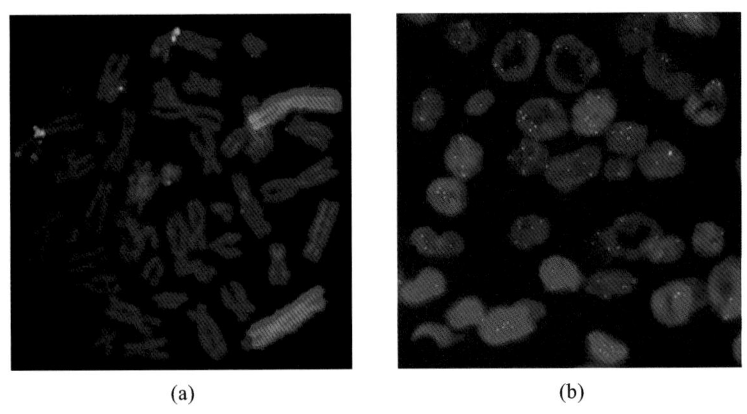

图 16-24 肾上腺节细胞神经母细胞瘤

MYCN(2p24)/AFF3(2q11)杂交组合显示 MYCN 基因扩增位于 13 号和 15 号染色体

仅有少量未成熟的神经母细胞，无巢状结构。③混杂型：神经节细胞和神经母细胞散在分布、边界清楚，包膜不完整，可见变异分化的神经母细胞。④结节型(图 16-25)：较大的成熟可辨认的结节，结节中基质成分较少，包膜完整。⑤少基质型：神经母细胞被纤维血管组织分隔。

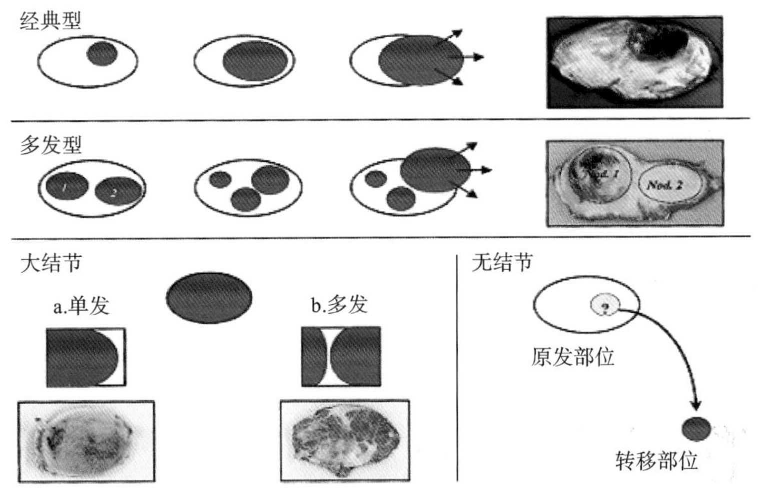

图 16-25 结节型节细胞神经母细胞瘤

肿瘤细胞分化标准：①未分化：分化成分占比<5%。②分化：分化成分占比≥5%。节细胞神经母细胞瘤的分化程度处于高度恶性的神经母细胞瘤和良性的神经节细胞瘤之间。年龄分组：<1.5 岁，1.5～5 岁，>5 岁。

随机对镜下的 5000 个细胞进行计数，计算核分裂核碎裂指数(mitosis-karyorrhexis index，MKI)，即核分裂比例：低，MKI<100；中，MKI 100～200；高，MKI>200。

按照 Shimada 分类结合上述年龄分组、MKI 和分化程度，肾上腺节细胞神经母细胞瘤基质丰富型和少基质型可分为预后良好(FS)组和预后不良(US)组两个组(表 16-13)，结节型节细胞神经母细胞瘤亦可分为预后良好组和预后不良组两个预后组(表 16-14)。在肾上腺节细胞神经母细胞瘤的病理分型和预后评价中，MKI 是一个显著的预后评价指标，上述预后评价标准可能可以对肾上腺节细胞神经母细胞瘤的临床治疗和预后提供更为准确的组织学依据。

表 16-13 基质丰富型和少基质型节细胞神经母细胞瘤预后的评价标准(Perrino C，2019)

分 类	预后良好(FS)组	预后不良(US)组
基质丰富型	分化良好型 混杂型	结节型

续表

分　　类	预后良好(FS)组	预后不良(US)组
少基质型	1. <1.5 岁,成熟细胞,MKI<200 2. 1.5～5 岁,分化,MKI<100	1. <1.5 岁,成熟细胞,MKI>200 2. 1.5～5 岁,未分化,任何 MKI 3. >5 岁,成熟细胞,任何 MKI

表 16-14　结节型节细胞神经母细胞瘤预后的评价标准(Perrino C,2019)

标　　准	预后良好(FS)组	预后不良(US)组
组织学	组织结构良好的结节 施万基质丰富 基质占优势	组织结构不良的结节
其他	1. 低分化或分化,MKI≤200,<1.5 岁 2. 分化,MKI<100,1.5～5 岁	1. 任何神经母细胞,MKI>200,任何年龄 2. 任何神经母细胞,MKI 100～200,>1.5 岁 3. 神经母细胞未分化,任何年龄 4. 神经母细胞低分化,>1.5 岁 5. 任何神经母细胞,>5 岁

节细胞神经母细胞瘤属于恶性肿瘤,但其恶性程度低于神经母细胞瘤。INPC 将节细胞神经母细胞瘤分为两个类型:①结节型节细胞神经母细胞瘤,肿瘤由肉眼可见的结节组成,有不规则的纤维间隔在结节内,通常为混合性节细胞神经母细胞瘤(富含基质)或节细胞神经瘤(含有基质)组成,常见出血和/或坏死;②混合型节细胞神经母细胞瘤,由神经母细胞和神经节细胞混合组成。50%以上的肿瘤外观与节细胞神经瘤相似。

大体观,肿瘤直径为 5～18 cm,平均 10.4 cm;肿瘤呈椭圆形,表面光滑,包膜完整。切面呈灰白色或暗红色,大部分病例有纤维性包膜,厚 0.3～0.6 cm;可见出血、坏死和钙化,质软脆(图 16-26)。

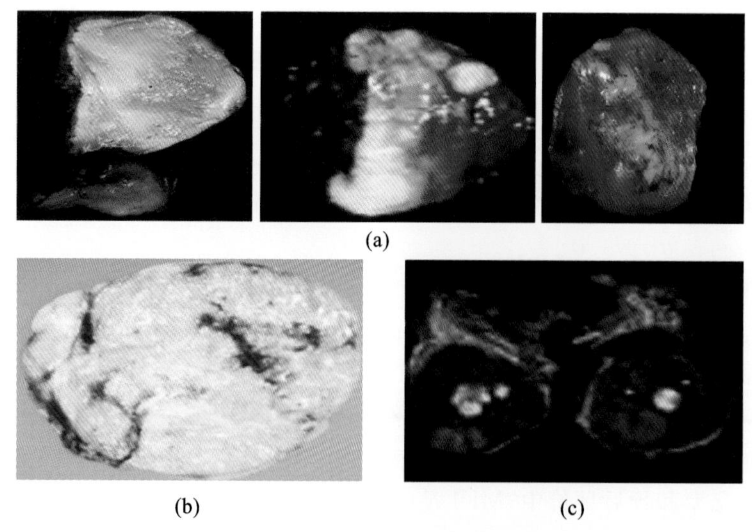

图 16-26　肾上腺节细胞神经母细胞瘤标本(Perrino C,2019)

(a)结节型亚型:基质丰富结节型;(b)边缘清晰,切面可见出血和多发性钙化点;(c)治疗后变化

镜下可见 4 种主要成分:①神经母细胞;②神经节细胞;③施万基质(图 16-27);④神经纤维。在肾上腺同一肿瘤中见到未成熟的神经母细胞和分化成熟的神经节细胞,即为肾上腺节细

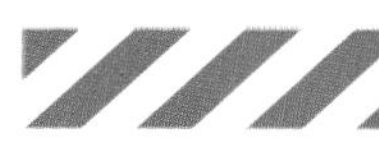

胞神经母细胞瘤。该病主要由大量分化成熟的神经节细胞和施万基质组成。细胞致密深染、呈卵圆形，胞质稀少。

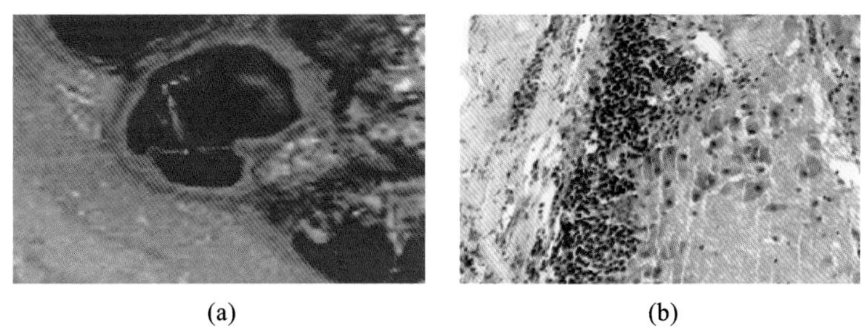

(a)　　(b)

图 16-27　肾上腺节细胞神经母细胞瘤镜下观(Perrino C,2019)

(a)结节型，基质丰富；(b)分化的神经节细胞

免疫组织化学染色：①神经母细胞区：NSE、CD57、CD56、蛋白质基因产物(PGP9.5)、Leu7、GD2、NB84、Syn、嗜铬粒蛋白(chromogranin)、神经丝蛋白(neurofilament protein，NFP)、PHOX2B 和半乳糖凝集素 3(galectin-3)阳性，90%以上 ALK1 阳性。②施万基质区：S-100和半乳糖凝集素 3 阳性。③神经节细胞区：S-100、Syn、NFP、胶质纤维酸性蛋白(GFAP)、PGP9.5 和Ⅳ型胶原蛋白阳性(图 16-28)。

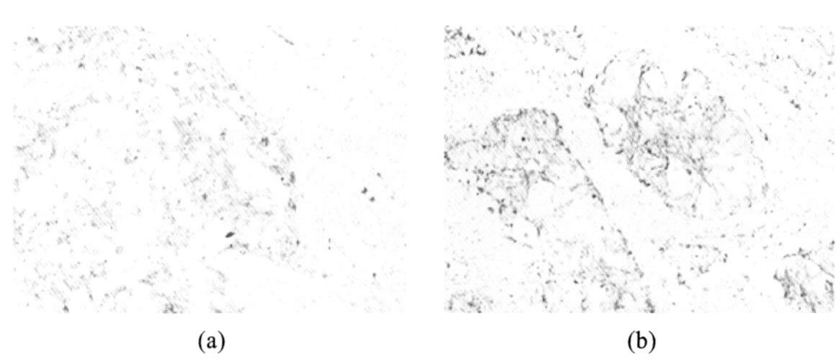

(a)　　(b)

图 16-28　肾上腺节细胞神经母细胞瘤免疫组织化学染色结果(Qiu W 等,2015)

(a)神经母细胞区 Syn 阳性；(b)神经节细胞区 NFP 阳性，×400

四、INSS 临床分期和 INRG 风险分类体系

肾上腺节细胞神经母细胞瘤的 INSS 临床分期和 INRG 风险分类体系分别见表 16-15、表 16-16。预后良好组组织学病变常为Ⅰ、Ⅱ、Ⅲ期，预后不良组中 50%以上的病例已存在远处转移(Ⅳ期)。

表 16-15　肾上腺节细胞神经母细胞瘤的 INSS 临床分期(Perrino C,2019)

分　期	具体标准
Ⅰ期	局限于原发器官，可完全切除，有或没有显微残余肿瘤，无淋巴结转移
ⅡA 期	局限性肿瘤，不能完全切除，无同侧淋巴结转移
ⅡB 期	局限性肿瘤，可完全切除或不能完全切除，有同侧淋巴结转移，对侧淋巴结增大但无转移
Ⅲ期	不能被完全切除的肿瘤侵袭超越中线，伴随或未伴随局部淋巴结转移；或一侧肿瘤伴有对侧淋巴结转移；或跨中线生长的肿瘤广泛浸润(不能切除)并伴有淋巴结转移
Ⅳ期	肿瘤播散到远处淋巴结、骨、骨髓、肝和/或其他器官(Ⅳ-S 除外)
Ⅳ-S 期	1 岁以下患儿；肿瘤局限于原发器官(Ⅰ、ⅡA 或ⅡB 期)；肿瘤扩散局限于肝、皮肤和/或骨髓(肿瘤细胞少于 10%的骨髓有核细胞)

表 16-16　肾上腺节细胞神经母细胞瘤 INRG 风险分类体系(Perrino C,2019)

分　类	具体标准
L1	肿瘤局限,无确定的影像学危险因素(IDRF)
L2	肿瘤局限,一个或多个确定的 IDRF
M	远处转移(MS 除外)
MS	年龄<18 月龄,皮肤、肝和/或骨髓转移

注:也可根据 INRG 风险分类体系、发病年龄、肿瘤级别、MYCN 基因扩增状态、染色体 11q 不均衡突变以及多核型因素将肾上腺节细胞神经母细胞瘤分为极低危组、低危组、中危组以及高危组。

五、临床表现和诊断

患者早期无症状,多为偶然发现。部分病例有水样腹泻。肿瘤较大时,腰腹部可触及肿块。儿童就诊时 60%～70%处于进展期(Ⅲ、Ⅳ期)或诊断时已经发生转移。肿瘤压迫脊髓可导致神经源性膀胱或引起肾、输尿管移位和梗阻。成人中转移发生率为 35%,转移部位为骨髓(17%)、淋巴结(11%)和肝(11%)。

实验室检查:尿 CA(24 h 尿 HVA、VMA)水平升高,血/尿多巴胺水平升高。

影像学检查:超声检查可发现强回声肾上腺占位。CT 检查显示肾上腺肿瘤边缘清晰,密度较高(图 16-29 至图 16-31)。MRI T1WI 迅速强化,T2WI 呈高信号强度(图 16-32)。^{18}F-FDG PET/CT 检查有助于肿瘤定位,可显示肿瘤与周围组织和毗邻器官的关系,具有发现常规影像学诊断技术不能发现的转移病灶的能力。

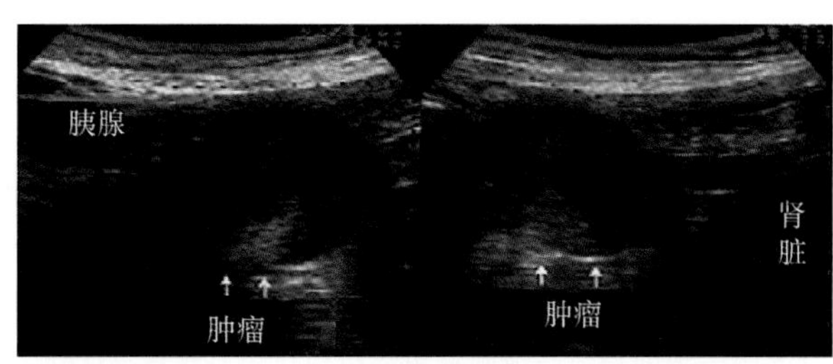

图 16-29　左侧肾上腺节细胞神经母细胞瘤超声图像,肿瘤大小约 3 cm×2.5 cm,实性

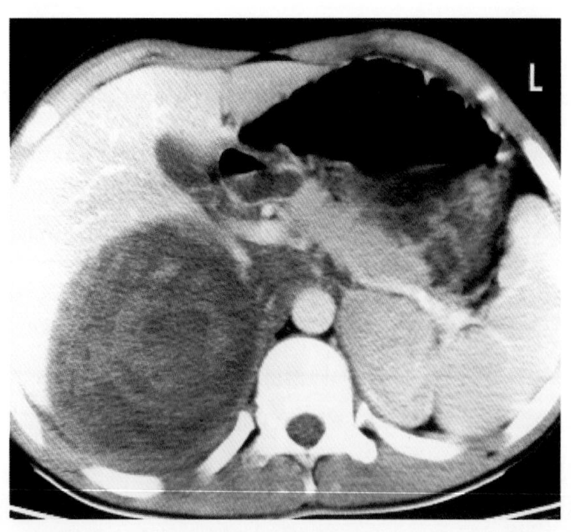

图 16-30　双侧肾上腺节细胞神经母细胞瘤 CT 图像,肿瘤边缘清晰

鉴别诊断:肾上腺节细胞神经母细胞瘤容易被误诊为 PHEO、神经母细胞瘤、神经节细胞瘤等,尤其是与其他肾上腺肿瘤囊性变较难鉴别,应注意鉴别。此外,在病理组织学上,该瘤尚需

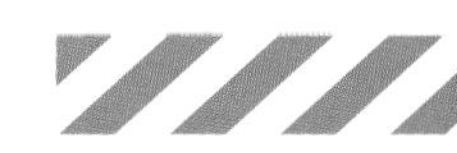

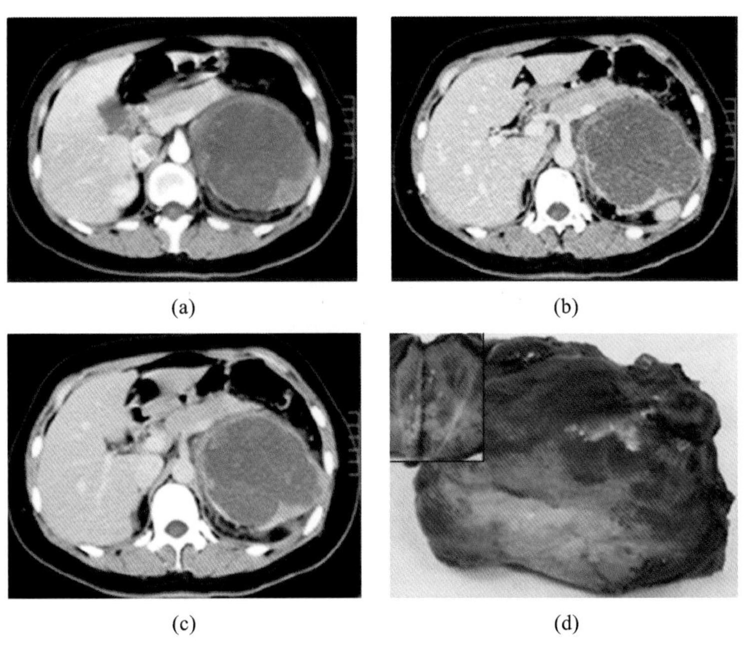

(a) (b) (c) (d)

图 16-31 左侧肾上腺节细胞神经母细胞瘤(Qiu W 等,2015)

(a)～(c)CT 图像,(a)动脉期;(b)静脉期;(c)延迟期;(d)大体标本和剖面,肿瘤约 11.0 cm×9.0 cm×7.8 cm,呈结节状

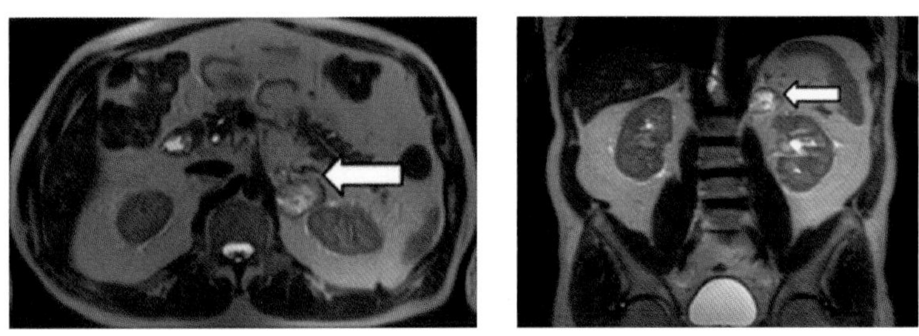

图 16-32 左侧肾上腺节细胞神经母细胞瘤 MRI 图像,高信号结节状肿瘤,约 4.5 cm(Bolzacchini E 等,2015)

与促结缔组织增生性肾上腺小圆细胞瘤、肾上腺 Ewing 肉瘤/原始神经外胚层瘤、肾上腺恶性淋巴瘤、肾上腺黑色素瘤、肾上腺淋巴瘤、恶性横纹肌样瘤、肾上腺转移瘤以及伴有神经母细胞瘤样特征的肾上腺神经鞘瘤等相鉴别。病理组织学检查是诊断肾上腺节细胞神经母细胞瘤的重要手段,需结合免疫组织化学、电镜检查以明确诊断。

六、治疗

肾上腺节细胞神经母细胞瘤的治疗以手术切除为主,首选腹腔镜手术,酌情选择开放性手术。手术中若发现肿瘤已侵入毗邻器官,应尽可能切除受累器官。合并肾静脉瘤栓者行根治性肾上腺切除术的同时,积极予以手术切除肾静脉瘤栓。由于肿瘤往往侵犯被包埋的血管,有时很难在肿瘤中分离出被包埋的血管,此种情况应从远离肿瘤的髂血管开始,进行"血管骨骼化"处理。在"血管骨骼化"的基础上,逐步分块切除肿瘤,争取获得肉眼完全切除。对于局部复发的病例,应再次进行手术切除;对于局部复发并有远处转移的病例,亦应争取切除复发病灶和转移病灶(图 16-33)。

肾上腺节细胞神经母细胞瘤起病隐匿,临床表现多样,缺乏有效的早期诊断指标,发现时多为Ⅲ期或Ⅳ期,目前多采用术前化疗→手术→术后放化疗→自体造血干细胞移植模式联合治疗。

按照 2008 年 INRG 的危险度分组,肾上腺节细胞神经母细胞瘤可分为低危组、中危组和高

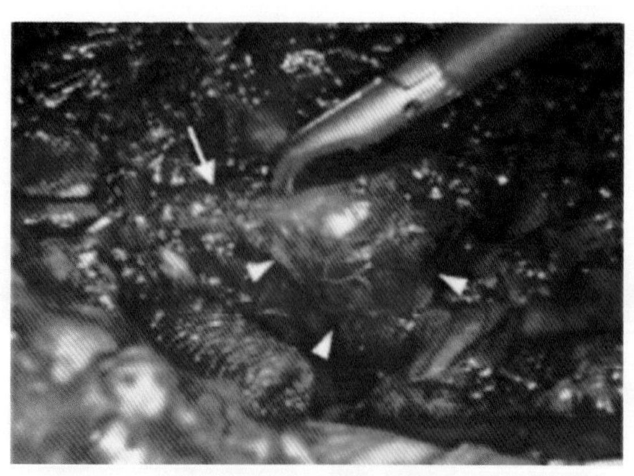

图 16-33　肾上腺节细胞神经母细胞瘤术中所见

开放性手术术后复发，肿瘤约 1.8 cm×1.3 cm，位于主动脉、腰肌和脊柱附近，施行腹腔镜手术切除

危组。目前，多根据 INRG 危险度分组决定治疗方案。

1. 低危组　对早期局限性肿瘤，一期手术切除为首选方法，化疗仅适用于肿瘤不能切除者或肿瘤压迫脊髓、呼吸道或肠道损害者。Perrino C(2017)提出，对某些肾上腺肿瘤较小的婴幼儿患者、局限性或无症状Ⅳ-S 期患者可酌情观察等待。

2. 中危组　手术切除，术后辅以适当的化疗。放疗仅适用于术后肿瘤进展或对化疗耐药者，但放疗效果不理想。Ⅲ期患儿年龄超过 1 岁、MYCN 基因扩增阳性或存在其他不利的病理因素如淋巴结阳性者，放疗可改善局部控制情况。对于化疗后有残余病灶者，放疗可提高生存率。

3. 高危组　加强化疗、手术切除或放疗。近年来，加强化疗后行全身照射(total-body irradiation，TBI)联合自体骨髓移植(autologous bone marrow transplantation，ABMT)，使肾上腺节细胞神经母细胞瘤的治疗效果有所提高。也可进行肿瘤靶点基因检测，以制订精准个体化治疗方案，如免疫靶向抗 GD2 单克隆抗体治疗或采用 ALK 靶向药物克唑替尼等，有利于提高疗效，延长生存时间。

七、预后

肾上腺节细胞神经母细胞瘤患者的预后与确诊年龄、临床分期、病理分型、组织学特征、分化程度和 MYCN 基因扩增状态有关，ALK 阳性、染色体 1p 丢失、染色体 17q 扩增、S-100 和半乳糖凝集素 3 阳性、DNA 倍性等与预后有密切的关系(表 16-17)。

表 16-17　肾上腺节细胞神经母细胞瘤患者预后的影响因素(Perrino C，2019)

预　　后	因　　素
预后良好	肿瘤分期Ⅰ、Ⅱ、Ⅳ-S S-100 阳性 半乳糖凝集素 3 阳性
预后不良	临床进展期 S-100 丢失 ALK 基因扩增 N-myc(MYCN)基因扩增 染色体 1p 丢失 染色体 17q 扩增 近二倍体 DNA

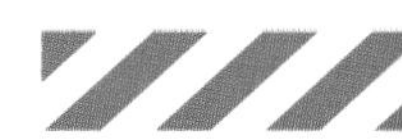

预后与肾上腺节细胞神经母细胞瘤的临床分期有关，Ⅰ、Ⅱ、Ⅳ-S 期患者预后良好。肿瘤的组织学特征和分化程度是重要的预后因素，肿瘤分化程度高(分化≥5%)的患者预后比未分化(分化<5%)者好。预后与神经母细胞和神经节细胞的比例有关：如果神经母细胞成分较少，神经节细胞成分较多，则预后较好，反之则差。确诊年龄在 18 月龄以上，肿瘤未分化或分化差的病例无瘤生存率较低。

确诊年龄是重要的预后因素。INRG 统计的 3425 例Ⅳ期病例中，确诊年龄<18 月龄的患者，5 年无瘤生存率为 63%±2%，总生存率为 68%±2%；而确诊年龄>18 月龄的患者，5 年无瘤生存率为 23%±1%，总生存率为 31%±1%。对于结节型节细胞神经母细胞瘤病例，确诊年龄<18 月龄是预后的有利因素。在确诊年龄>18 月龄的患者中，血清铁蛋白浓度高于 92 ng/ml也预示着较差的生存状况。研究发现，肾上腺节细胞神经母细胞瘤成年患者预后较差，大多数患者术后生存时间为 3～30 个月，个别病例达到 3.5～5 年(表 16-18)。2018 年 Kumata H 等报道了 4 例肾上腺节细胞神经母细胞瘤病例，确诊年龄分别为 58 岁、47 岁、45 岁和 73 岁，术后生存时间分别为 3.5 年、3 个月、5 年和 3 个月。

表 16-18　17 例肾上腺节细胞神经母细胞瘤病例相关资料(Bolzacchini E 等，2015)

第一作者(年份)	年龄/岁	性别	肿瘤大小/cm	转移部位	治疗	生存时间
Butz(1940)	25	M	—	肝	—	—
Cameron(1967)	58	F	—	无	手术	3.5 年
Takahashi(1988)	21	M	8.8	淋巴结	手术、放疗、化疗	8 个月
Koizumi(1992)	47	F	9	骨髓	—	3 个月
Kishikawa(1992)	29	M	11	骨	手术	—
Higuchi(1993)	29	M	11	骨	手术	10 个月
Hiroshige(1995)	35	M	10	无	手术	24 个月
Mehta(1997)	22	M	9	—	手术	—
Rousseau(1998)	—	F	—	肝	手术、放疗、化疗	—
Fujiwara(2000)	25	M	—	无	手术	5 年
Leavitt(2000)	67	M	—	无	手术	—
Slapa(2002)	20	F	18	无	手术	12 个月
Koike(2003)	50	M	4.5	—	手术	30 个月
Gunlusoy(2004)	59	M	17	淋巴结	手术	—
Mizuno(2006)	53	M	11	脊柱	手术	30 个月
Gupta(2007)	40	M	—	无	手术	—
Bolzacchini(2015)	63	M	5	无	手术	6 个月

注：—表示无资料；M 表示男性；F 表示女性。

MYCN 基因扩增与否也是重要的预后因素。确诊年龄<18 月龄的Ⅳ期患者中，MYCN 基因无扩增者的无瘤生存率为 83%±2%，而扩增者只有 26%±4%。确诊年龄<18 月龄的 MYCN 基因无扩增的Ⅳ期患者中，DNA 倍性也和预后相关，DNA 指数大于 1.0 者的无瘤生存率为 85%±3%，等于或小于 1.0 者为 71%±10%。对于非Ⅳ期病例而言，MYCN 基因无扩增者 5 年无瘤生存率为 87%±1%，总生存率为 95%±1%；而扩增者 5 年无瘤生存率为 46%±4%，总生存率为 53%±4%。MYCN 基因扩增的非Ⅳ期病例中，血清乳酸脱氢酶(LDH)的水平进一步决定了预后。血清 LDH 的临界值为 587 U/L，当血清 LDH 水平低于 587 U/L 时，生存状况较好。

对于Ⅱ期和Ⅲ期病例，确诊年龄<18 月龄时，无瘤生存率较高，为 88%±1%；确诊年龄>18 月龄时为 69%±3%。确诊年龄<18 月龄、MYCN 基因无扩增的Ⅱ期和Ⅲ期患者中，染色体 11q 的畸变是重要的预后因素。11q 畸变者无瘤生存率和总生存率分别为 60%±20%和 84%±14%，无 11q 畸变者无瘤生存率和总生存率分别为 83%±5%和 98%±2%。

Peuchmaur M 等报道，肾上腺节细胞神经母细胞瘤预后良好组和预后不良组的 8 年无瘤生存率分别为 86.1%和 32.2%，总生存率分别为 90.5%和 33.2%。结合年龄及 MKI 和肿瘤分化程度，预后良好组和预后不良组的肿瘤无进展生存率分别为 85%和 41%。此外，S-100 和半乳糖凝集素 3 阳性提示预后较好；ALK 基因扩增、MYCN 基因扩增、染色体 1p 丢失、染色体 17q 扩增和近二倍体 DNA 均提示预后不良。

八、随访

节细胞神经母细胞瘤患者术后应终身随访，随访方案同神经母细胞瘤。一般，治疗后 1 年内每 3 个月随访一次，第 2 年每 6 个月随访一次，之后每年随访一次。随访内容包括体格检查，胸片、B 超/CT 检查，血 NSE、24 h 尿 VMA/HVA 测定等，进行放疗、化疗者，应同时检查血常规、肝功能、肾功能等。肾上腺节细胞神经母细胞瘤患者大多在术后 2 年内复发，故术后 1～2 年每 6 个月进行一次 MIBG 检查。预后不良组应进行 ^{18}F-FDG PET/CT 检查，以便早期发现是否有全身其他部位的转移。

第三节　肾上腺神经节细胞瘤

一、发病情况

肾上腺神经节细胞瘤(adrenal ganglioneuroma)起源于原始神经嵴成熟细胞的单克隆增殖，发生于胸、腹部的交感神经节，是罕见的良性肿瘤(图 16-34)，占所有神经节细胞瘤的 20%～30%。其有家族性发病倾向，部分病例伴特纳综合征和多发性内分泌肿瘤Ⅱ型(Perrino C，2017)。Majbar A M 等(2014)报道，后纵隔(41.5%)、腹膜后(37.5%)、肾上腺髓质(21.0%)为常发部位。该瘤多为偶然发现，偶然发现率为 0.3%～2.0%。

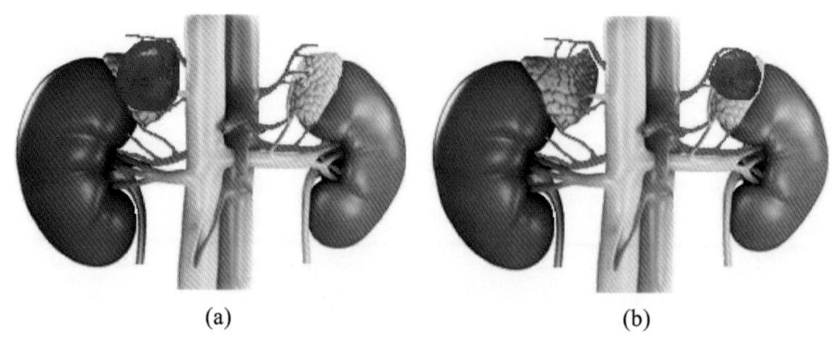

图 16-34　肾上腺神经节细胞瘤示意图

儿童和成人均可发病，儿童中男性和女性发病率无差异。1/3 见于 2 岁以内，1/2 见于 3 岁以内，4/5 见于 10 岁以内，20 岁以后少见。Xie J 等(2018)报道的 42 例肾上腺神经节细胞瘤中，66.6%为偶然发现；发病年龄 13～59 岁，平均年龄 35.3 岁；男性发病率为 69%，女性发病率为 31%；左侧 47.6%，右侧 52.4%。

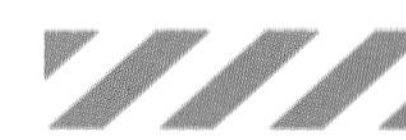

二、基因特征

肾上腺神经节细胞瘤中存在 ALK 基因扩增(50%～80%)、RET 基因突变和 p53(17p 13.1)杂合性丢失,MEN2A 和 MEN2B 基因突变罕见。Mylonas K S 等(2017)报道,ERBB3 基因是肾上腺神经节细胞瘤中最常见的表达上调基因,GATA3 基因(10p14)突变高达 100%(图 16-35),可作为非常可靠的标志物。肾上腺神经节细胞瘤与神经母细胞瘤共存的病例,存在 11q14.1～23.3 半合子缺失。此外,该瘤尚与 NCAM1 基因(1p21.2)和 CADM 基因(11q23.3)突变有关。目前,尚未发现 MYCN 基因扩增。

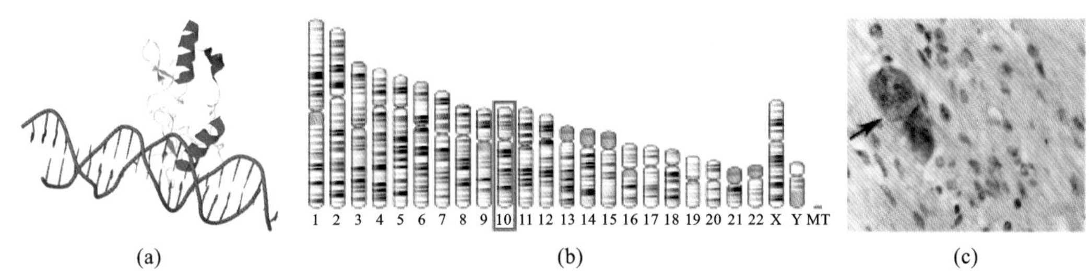

(a)　(b)　(c)

图 16-35　GATA3 基因

(a)GATA3 基因结构;(b)GATA3 基因定位于 10p14;(c)GATA3 基因阳性表达

三、病理组织学

根据肿瘤中神经节细胞数目的多少、是否含有神经母细胞,可将神经节细胞瘤分为三型:①A型:较常见,肿瘤组织以增生的神经纤维为主,仅含少量神经节细胞。②B 型:肿瘤组织所含神经节细胞和神经纤维的比例相同。③C 型:少见,肿瘤组织除含上述两种成分外,还含有神经母细胞。

肿瘤直径一般为 2.2～17 cm,平均(6.0±2.6)cm。肉眼外观,肿瘤质稍硬,分化良好者有包膜,边界清楚,灰红色;切面呈灰白色或淡黄色(图 16-36、图 16-37),局部可见囊性变、出血或钙化(约占 20%)。神经节细胞瘤由成熟的神经节细胞、神经纤维网及施万细胞组成。光镜下,肿瘤由成熟的神经节细胞和突起构成(图 16-38),神经节细胞分布不规则,单核、双核或多核,有核仁,胞质内有尼氏体;肿瘤组织内混杂有施万细胞和神经纤维网。电镜观察肿瘤细胞可见突触前小泡和突触结构、神经管和神经丝,致密核心颗粒直径小于 200 nm。

免疫组织化学染色:施万细胞/基质区 S-100、Syn 和 NF 阳性。神经节细胞区 S-100、Syn、嗜铬粒蛋白(chromogranin A)、NF、GFAP、PGP9.5、Ⅳ型胶原蛋白和 VIP 阳性,EMA、细胞角蛋白(cytokeratin)、HMB-45、WT-1、CD99、CD45、结蛋白(desmin)和肌源性标志物阴性(Perrino C 等,2019)。

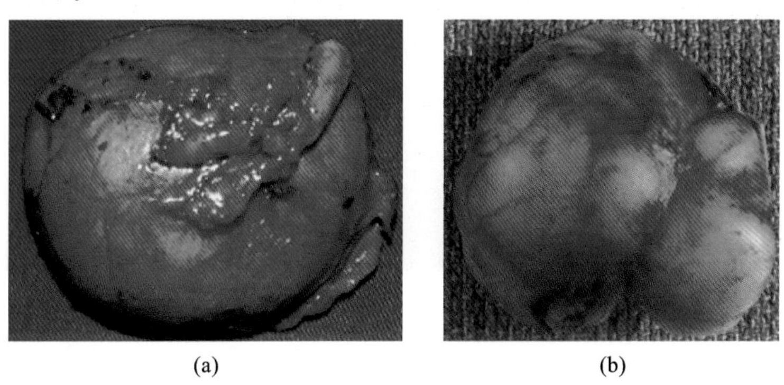

(a)　(b)

图 16-36　肾上腺神经节细胞瘤手术标本(Martins M B 等,2009;Perrino C 等,2019)

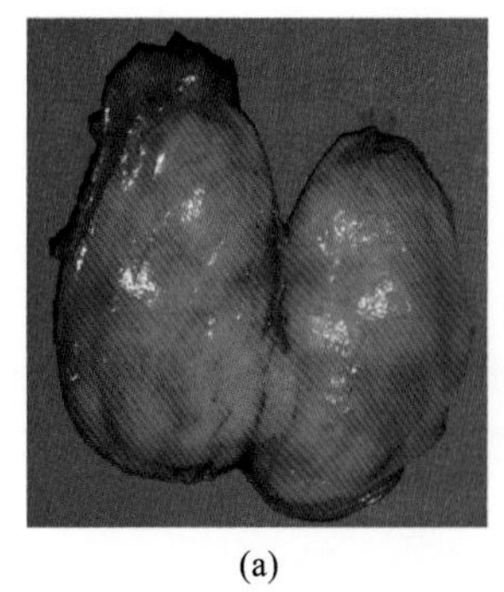

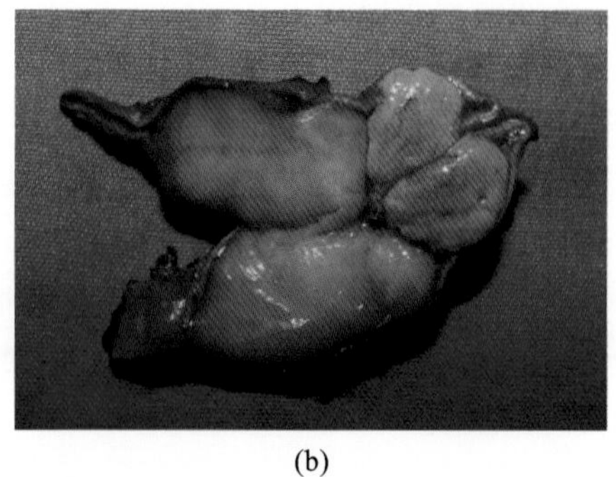

(a) (b)

图 16-37 肾上腺神经节细胞瘤剖面(Iacobone M 等,2017)

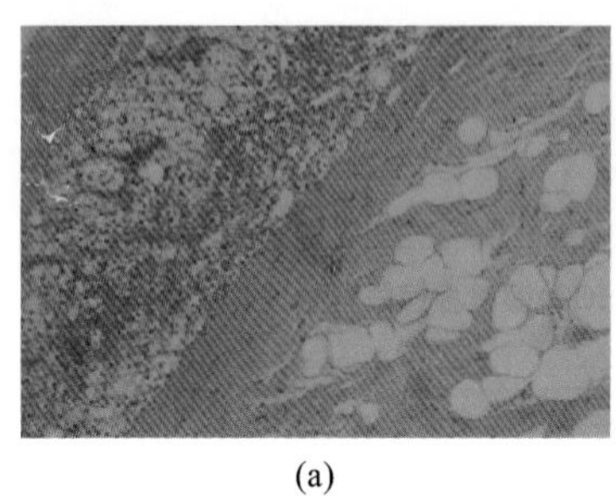

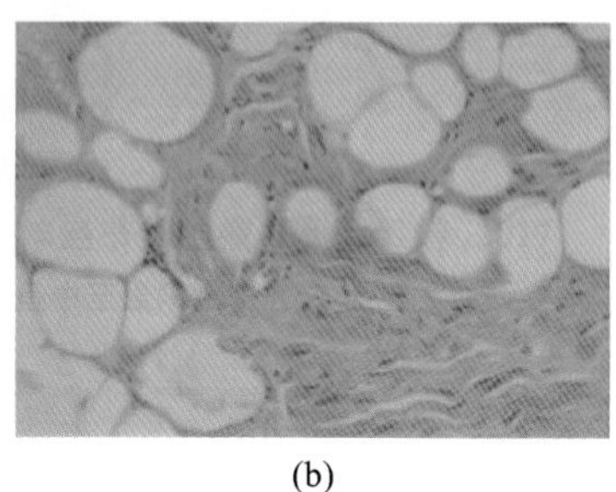

(a) (b)

图 16-38 肾上腺神经节细胞瘤组织学特征显示分化成熟的神经节细胞伴随施万细胞(Mylonas K S 等,2017)

(a)HE,×100;(b)HE,×400

四、临床表现和诊断

临床症状取决于肿瘤的部位和大小,除局部肿块以外,一般无明显症状,通常在常规健康体检或因其他疾病检查时偶然发现(66.6%)。肿瘤生长缓慢,当肿瘤生长较大后开始出现症状,故临床所见瘤体常在 5 cm 以上。主要症状为腰腹部不适(23.8%)、高血压、头痛、心慌和月经紊乱。肿瘤压迫脊髓可导致神经源性膀胱或引起肾、输尿管移位和梗阻。一般认为,91.9%的神经节细胞瘤为无功能性肿瘤,少数肿瘤可分泌 CA,故尿 VMA 和 HVA 水平可能升高,但其值低于神经母细胞瘤者。

影像学检查是该病的主要诊断依据。

超声检查:主要表现为肾上腺区均匀实质性低回声占位性病变,边缘清晰,包膜完整。CDFI 显示肿瘤内低血流或无血流信号(图 16-39),这是由于肿瘤内含有大量脂肪、间质内液体积聚以及合并有囊性变。

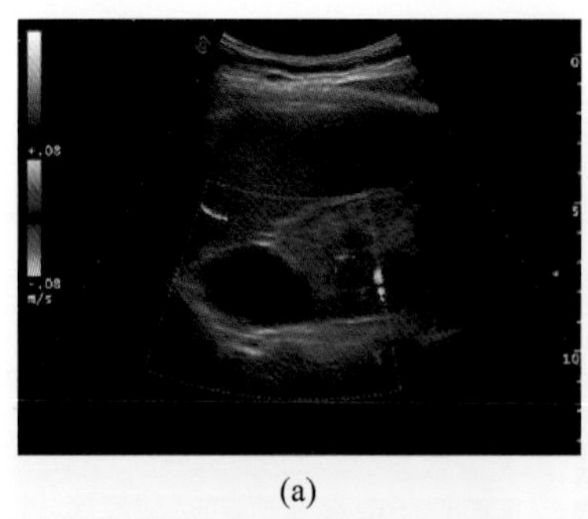

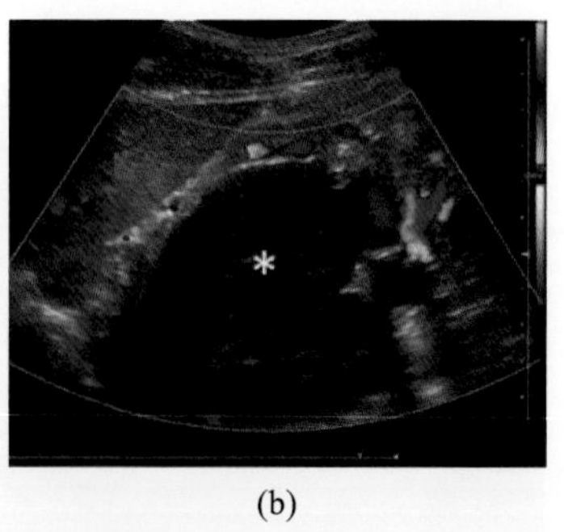

(a) (b)

图 16-39 肾上腺神经节细胞瘤超声图像(Xie J 等,2018;Maciel C A 等,2016)

KUB 与 IVP 显示肾上腺区有钙化灶,同侧肾受压下移。

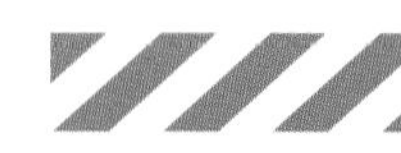

CT 检查：对于肿瘤的解剖定位有较好的价值。CT 显示肿瘤边界清晰、钙化率为 40%～60%，低密度肿瘤表现为均匀或轻度不均匀，CT 值<40 HU。增强扫描后强化程度不一，多为轻、中度强化（图 16-40）。一般，肾上腺良性腺瘤 CT 值<18 HU，因此对于肾上腺无功能性肿瘤，当 CT 值>18 HU 时应考虑肾上腺神经节细胞瘤的可能。

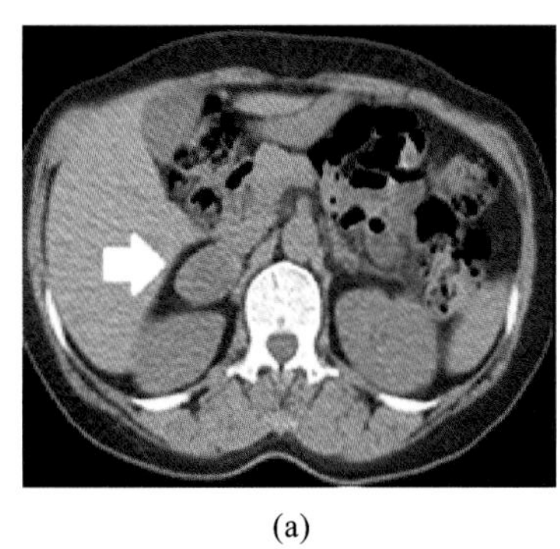
(a)

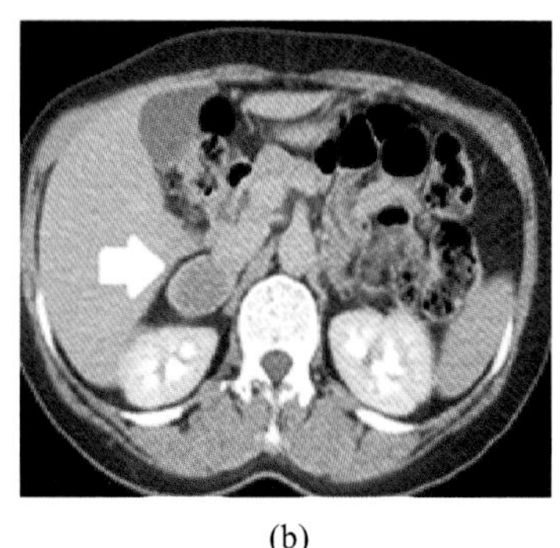
(b)

图 16-40　右侧肾上腺神经节细胞瘤 CT 图像（Lee J H 等，2016）

（a）CT 显示右侧肾上腺均匀性肿块；（b）增强扫描后轻度强化

MRI 检查：可以较好地显示肿瘤的位置、累及范围，清楚地显示巨大肿瘤与周围血管和毗邻器官的关系（图 16-41、图 16-42）。T1WI 呈较均匀低信号，T2WI 呈不均匀高信号，伴有低信号片状影，有时 T1WI 和/或 T2WI 可见漩涡状表现，相当于交错带状分布的施万细胞与胶原纤维。肾上腺动脉造影可见血管分布较少。

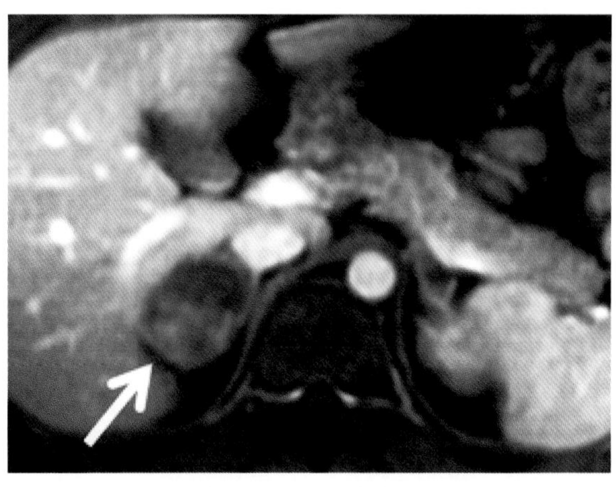

图 16-41　右侧肾上腺神经节细胞瘤 MRI 图像显示肿瘤不均匀强化

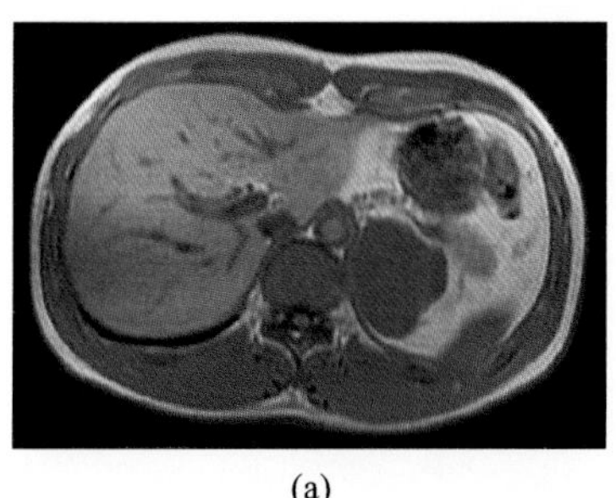
(a)

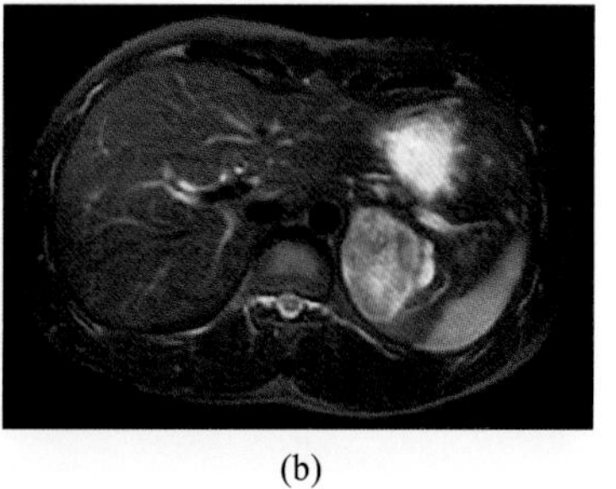
(b)

图 16-42　左侧肾上腺神经节细胞瘤 MRI 图像（Xie J 等，2018）

^{18}F-FDG PET/CT 检查：其比 CT 或 MRI 检查具有更高的敏感性和特异性。一般，肾上腺神经节细胞瘤 FDG 摄取不均匀，SUV 稍低，有助于良性或恶性肾上腺肿瘤的定位诊断和鉴别诊断（图 16-43）。

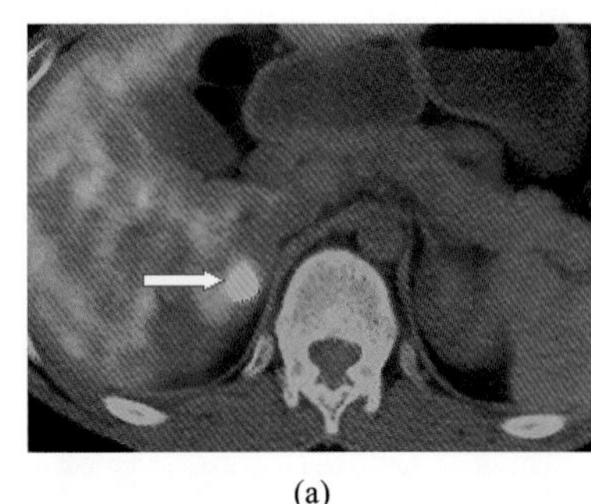

(a)

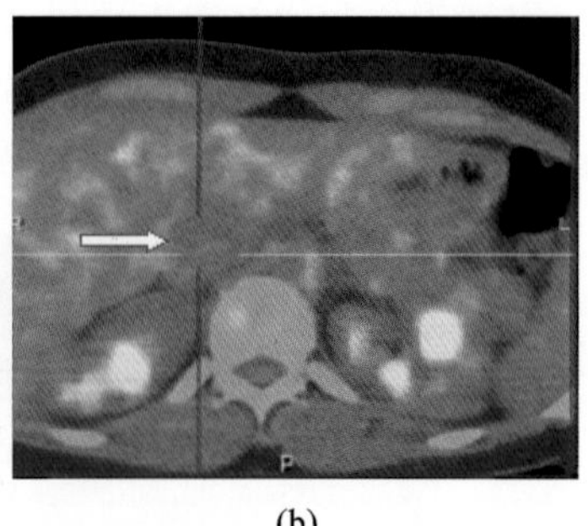

(b)

图 16-43　右侧肾上腺神经节细胞瘤[18]F-FDG PET/CT 图像(Dong A S 等,2014;Iacobone M 等,2017)

(a)肿瘤 FDG 摄取不均匀,SUV 为 4.2;(b)无 FDG 摄取

鉴别诊断:肾上腺神经节细胞瘤需与神经母细胞瘤、肾上腺腺瘤、嗜铬细胞瘤、肾上腺皮质癌相鉴别。①神经母细胞瘤:常见于更小年龄组。组织学上,神经母细胞瘤由原始的神经母细胞组成,类似于胎儿的肾上腺髓质细胞;神经母细胞瘤常发生转移,如局部淋巴结、骨、肝转移。影像学上,神经母细胞瘤与神经节细胞瘤相比更具侵袭性,可侵及邻近的器官和血管,因而轮廓多不规则。②肾上腺腺瘤:影像学上肾上腺腺瘤表现为早期轻度强化,然后迅速衰减。③嗜铬细胞瘤:嗜铬细胞瘤表现为早期强化,之后缓慢衰减。④肾上腺皮质癌:[18]F-FDG PET/CT 显示 FDG 高摄取,有助于肾上腺皮质癌的诊断和鉴别诊断。术前诊断有疑问时,可酌情考虑进行超声或 CT 引导下的细针抽吸活检(FNAB,又称为细针吸取细胞学检查)。最终确诊有赖于术后病理组织学和免疫组织化学检查。

五、治疗

手术切除是治疗肾上腺神经节细胞瘤的主要方法,首选腹腔镜或机器人辅助腹腔镜手术(图 16-44)。个别病例肿瘤侵犯毗邻器官或肾静脉,应切除受累器官或肾静脉瘤栓。

近年来,随着腹腔镜技术在泌尿外科领域应用的日益成熟,在腹腔镜下切除肾上腺肿瘤具有恢复快、创伤小等优点。术中如遇到出血或血管显露,用超声刀进行电凝止血,必要时可切除部分肾周脂肪。肿瘤的游离方法应根据瘤体大小决定。若肿瘤较小、边界清楚,可单纯行肿瘤切除;若肿瘤较大、与肾上腺紧贴而分离困难,可连同肾上腺一并切除。切除肾上腺肿瘤时,应先游离中央静脉,用钛夹或 Hem-o-lok 多重夹闭,特别是处理右侧肾上腺中央静脉时,应动作轻柔,游离仔细,避免损伤下腔静脉。若肿瘤较大,与周围组织血管粘连紧密而行腹腔镜切除有困难或有大量活动性出血时,应及时转用经第 11 肋间切口或经上腹部切口开放性手术。

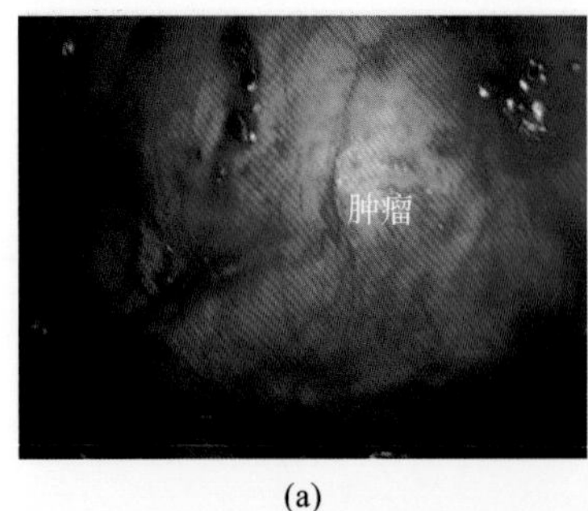

(a)

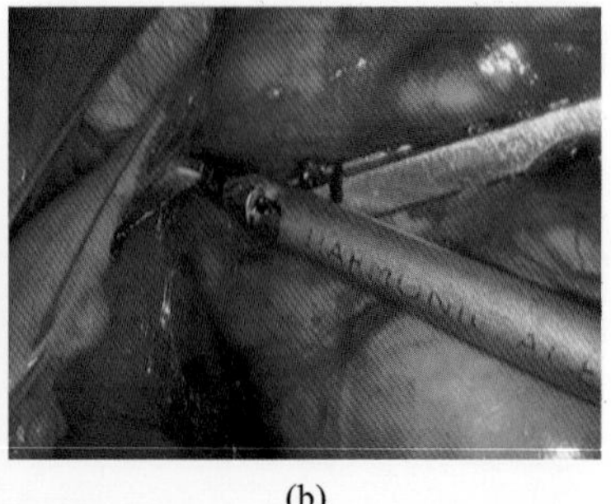

(b)

图 16-44　左侧巨大肾上腺神经节细胞瘤腹腔镜手术图像,肿瘤约 17 cm×11 cm×7.5 cm(Abraham G P 等,2014)

(a)术中所见肿瘤;(b)使用超声刀切除肿瘤

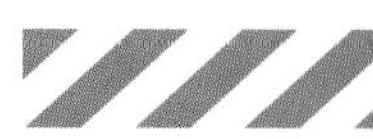

六、预后和随访

肾上腺神经节细胞瘤为良性肿瘤，预后较好。

术后应长期密切随访(表 16-19)。通常，治疗后 1 年内每 3 个月随访一次，第 2 年每 6 个月随访一次，之后每年随访一次，至少随访 10 年。随访内容包括体格检查，24 h 尿 VMA/HVA 测定、腹部超声/CT 检查等。

表 16-19　肾上腺神经节细胞瘤术后和辅助治疗的随访方案

检查项目	随访检查间隔时间/月		
	治疗后 1 年	治疗后 2 年	治疗后 3～10 年
全身体格检查 实验室检查(24 h 尿 VMA/HVA) 腹部超声检查 腹部 CT 或 MRI 检查	3	6	12

（曾　进　潘　炜）

参考文献

[1] Aslan M, Alis D, Kalyoncu A U, et al. Bilateral cystic adrenal neuroblastoma with cystic liver metastasis[J]. APSP J Case Rep, 2017, 8(1): 1.

[2] Berthold F, Spix C, Kaatsch P, et al. Incidence, survival, and treatment of localized and metastatic neuroblastoma in Germany 1979—2015[J]. Pediatr Drugs, 2017, 19(6): 577-593.

[3] Brodeur G M, Bagatell R. Mechanisms of neuroblastoma regression[J]. Nat Rev Clin Oncol, 2014, 11(12): 704-713.

[4] 曾进，徐浩，刘征. 肾上腺节细胞神经母细胞瘤的临床及分子特征[J]. 现代泌尿生殖肿瘤杂志，2020，12(2)：65-69.

[5] Gupta P, Maiti A, Aich R K, et al. Adrenal neuroblastoma in an adult[J]. J Cancer Res Ther, 2013, 9(1): 96-98.

[6] Hallett A, Traunecker H. A review and update on neuroblastoma[J]. Paediatri Child Health, 2012, 22(3): 103-107.

[7] Maman S, Sagi-Assif O, Yuan W, et al. The beta subunit of hemoglobin (HBB2/HBB) suppresses neuroblastoma growth and metastasis[J]. Cancer Res, 2017, 77(1): 14-26.

[8] Li Y Y, Ohira M, Zhou Y, et al. Genomic analysis-integrated whole-exome sequencing of neuroblastomas identifies genetic mutations in axon guidance pathway[J]. Oncotarget, 2017, 8(34): 56684-56697.

[9] Brodeur G M. Spontaneous regression of neuroblastoma[J]. Cell Tissue Res, 2018, 372(2): 277-286.

[10] Tsubota S, Kadomatsu K. Origin and initiation mechanisms of neuroblastoma[J]. Cell Tissue Res, 2018, 372(2): 211-221.

[11] Schönherr C, Ruuth K, Eriksson T, et al. The neuroblastoma ALK(I1250T) mutation is a kinase-dead RTK in vitro and in vivo[J]. Transl Oncol, 2011, 4(4): 258-265.

[12] Pasqualini C, Dufour C, Goma G, et al. Tandem high-dose chemotherapy with thiotepa and busulfan-melphalan and autologous stem cell transplantation in very high-risk neuroblastoma patients[J]. Bone Marrow Transplant, 2016, 51(2): 227-231.

[13] DuBois S G, Groshen S, Park J R, et al. Phase Ⅰ study of vorinostat as a radiation sensitizer with ^{131}I-metaiodobenzylguanidine (^{131}I-MIBG) for patients with relapsed or refractory neuroblastoma[J]. Clin Cancer Res, 2015, 21(12): 2715-2721.

[14] Polishchuk A L, Dubois S G, Haas-Kogan D, et al. Response, survival, and toxicity after iodine-131-metaiodobenzylguanidine therapy for neuroblastoma in preadolescents, adolescents, and adults[J]. Cancer, 2011, 117(18): 4286-4693.

[15] Ikizoglu H T, Ayan I, Tokat F, et al. Immune thrombocytopenia in a child with neuroblastoma[J]. Case Rep Pediatr, 2017, 2017: 1329489.

[16] Chacko J, Karl S, Sen S, et al. Bilateral cystic adrenal neuroblastoma with cystic metastasis in the liver[J]. J Pediat Surg, 2007, 42(2): E11-E13.

[17] Cozzi D A, Mele E, Ceccanti S, et al. Long-term follow-up of the "wait and see" approach to localized perinatal adrenal neuroblastoma[J]. World J Surg, 2013, 37(2): 459-465.

[18] Cohn S L, Pearson A D J, London W B, et al. The International Neuroblastoma Risk Group (INRG) classification system: an INRG Task Force report[J]. J Clin Oncol, 2009, 27(2): 289-297.

[19] Mittal D, Mandelia A, Bajpai M, et al, Adrenal neuroblastoma with metastatic mandibular mass: an unusual presentation[J]. J Cancer Res Ther, 2015, 11(3): 645.

[20] Hwang S M, Yoo S Y, Kim J H, et al. Congenital adrenal neuroblastoma with and without cystic change: differentiating features with an emphasis on the of value of ultrasound[J]. AJR, 2016, 207(5): 1105-1111.

[21] Eo H, Kim J H, Jang K M, et al. Comparison of clinico-radiological features between congenital cystic neuroblastoma and neonatal adrenal hemorrhagic pseudocyst [J]. Korean J Radiol, 2011, 12(1): 52-58.

[22] Erol O, Süren D, Erol M B. Prenatal diagnosis of adrenal neuroblastoma: a case report with a brief review of the literature[J]. Case Rep Obstet Gynecol, 2013, 2013: 506490.

[23] Genc F A, Aksoy M, Kapran Y, et al. Adrenal neuroblastoma in an adult: report of a case[J]. Surg Today, 2003, 33(11): 879-881.

[24] Mattioli G, Avanzini S, Pini Prato A, et al. Laparoscopic resection of adrenal neuroblastoma without image-defined risk factors: a prospective study on 21 consecutive pediatric patients[J]. Pediatr Surg Int, 2014, 30(4): 387-394.

[25] Simth M A, Altekruse S F, Adamson P C, et al. Declining childhood and adolescent cancer mortality[J]. Cancer, 2014, 120(16): 2497-2506.

[26] Parsons K, Bernhardt B, Strickland B. Targeted immunotherapy for high-risk neuroblastoma—the role of monoclonal antibodies[J]. Ann Pharmacother, 2013, 47(2): 210-218.

[27] Warmann S W, Seitz G, Schaefer J F, et al. Vascular encasement as element of risk stratification in abdominal neuroblastoma[J]. Surg Oncol, 2011, 20(4): 231-235.

[28] Rich B S, McEvoy M P, Kelly N E, et al. Resectability and operative morbidity after chemotherapy in neuroblastoma patients with encasement of major visceral arteries[J]. J Pediat Surg, 2011, 46(1): 103-107.

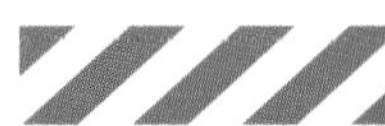

[29] Salazar B M, Balczewski E A, Ung C Y, et al. Neuroblastoma, a paradigm for big data science in pediatric oncology[J]. Int J Mol Sci, 2016, 18(1): 37.

[30] Newick K, O'Brien S, Moon E, et al. CAR T cell therapy for solid tumors[J]. Annu Rev Med, 2017, 68: 139-152.

[31] Yang R K, Sondel P M. Anti-GD2 strategy in the treatment of neuroblastoma[J]. Drugs Future, 2010, 35(8): 665.

[32] Cheung N K, Dyer M A. Neuroblastoma: developmental biology, cancer genomics and immunotherapy[J]. Nat Rev Cancer, 2013, 13(6): 397-411.

[33] Zhang L, Baruchel S. Advances in ALK targeted therapy for neuroblastoma[J]. J Oncol Transl Res, 2017, 3: 114-117.

[34] Oderda M, Cattaneo E, Soria F, et al. Adrenal ganglioneuroma with multifocal retroperitoneal extension: a challenging diagnosis[J]. Sci World J, 2011, 11: 1548-1553.

[35] Easton J C, Gomez S, Asdahl P H, et al. Survival of high-risk pediatric neuroblastoma patients in a developing country[J]. Pediatr Transplant, 2016, 20(6): 825-830.

[36] Kurokawa S, Mizuno K, Nakane A, et al. Adrenal neuroblastoma in an adult: effect of radiotherapy on local progression after surgical removal[J]. Case Rep Urol, 2016, 2016: 2657632.

[37] Challagundla K B, Wise P M, Neviani P, et al. Exosome-mediated transfer of microRNAs within the tumor microenvironment and neuroblastoma resistance to chemotherapy[J]. J Natl Cancer Inst, 2015, 107(7): djv135.

[38] Titos García A, Ramírez Plaza C P, Ruiz Diéguez P, et al. Ganglioneuroma como causa infrecuente de tumor suprarrenal[J]. Endocrinol Nutr, 2011, 58(8): 443-445.

[39] Heidari Z, Kaykhaei M A, Jahantigh M, et al. Adrenal ganglioneuroblastoma in an adult: a rare case report[J]. Int J Endocrinol Metab, 2018, 16(1): e63055.

[40] Nonaka D, Wang B Y, Edmondson D, et al. A study of gata3 and phox2b expression in tumors of the autonomic nervous system[J]. Am J Surg Pathol, 2013, 37(8): 1236-1241.

[41] Qiu W, Li T, Sun X D, et al. Onset of adrenal ganglioneuroblastoma in an adult after delivery[J]. Ann Surg Treat Res, 2015, 89(4): 220-223.

[42] Lonie J, Boles R, Boldery J. Adrenal ganglioneuroblastoma in an adult[J]. ANZ J Surg, 2019, 89(1-2): 129-130.

[43] Kumata H, Nishimura R, Nakanishi C, et al. Surgical strategy for an adult patient with a catecholamine-producing ganglioneuroblastoma and a cerebral aneurysm: a case report [J]. Surg Case Rep, 2018, 4(1): 119.

[44] Majbar A M, Elmouhadi S, Elaloui M, et al. Imaging features of adrenal ganglioneuroma: a case report[J]. BMC Res Notes, 2014, 7: 791.

[45] Economopoulos K P, Mylonas K S, Stamou A A, et al. Laparoscopic versus robotic adrenalectomy: a comprehensive meta-analysis[J]. Int J Surg, 2017, 38: 95-104.

[46] Alimoglu O, Caliskan M, Acar A, et al. Laparoscopic excision of a retroperitoneal ganglioneuroma[J]. JSLS, 2012, 16(4): 668-670.

[47] Zografos G N, Kothonidis K, Ageli C, et al. Laparoscopic resection of large adrenal ganglioneuroma[J]. JSLS, 2007, 11(4): 487-492.

[48] Abraham G P, Siddaiah A T, Das K, et al. Laparoscopic extirpation of giant adrenal

ganglioneuroma[J]. J Minim Access Surg,2014,10(1):45-47.

[49] Burttet L M,Abreu F J D S,Varaschin G A,et al. Robotic assisted laparoscopic excision of a retroperitoneal ganglioneuroma[J]. Int Braz J Urol,2017,43(5):997.

[50] Iacobone M,Torresan F,Citton M,et al. Adrenal ganglioneuroma:the padua ebdocrine surgery unit experience[J]. Int J Surg,2017,41(Suppl 1):S103-S108.

[51] Mylonas K S,Schizas D,Economopoulos K P. Adrenal ganglioneuroma:what you need to know[J]. World J Clin Cases,2017,5(10),373-377.

[52] Shiohama T,Fujii K,Hino M,et al. Coexistence of neuroblastoma and ganglioneuroma in a girl with a hemizygous deletion of chromosome 11q14. 1-23. 3[J]. Am J Med Genet A,2016,170A(2):492-497.

[53] Lee J H,Chai Y J,Kim T H,et al. Clinicopathological features of ganglioneuroma originating from the adrenal glands[J]. World J Surg,2016,40(12):2970-2975.

[54] Xie J,Dai J,Zhou W L,et al. Adrenal ganglioneuroma:features and outcomes of 42 cases in a Chinese population[J]. World J Surg,2018,42(8):2469-2475.

[55] Vrielink O M,Wevers K P,Kist J W,et al. Laparoscopic anterior versus endoscopic posterior approach for adrenalectomy:a shift to a new golden standard? [J]. Langenbecks Arch Surg,2017,402(5):767-773.

[56] Bolzacchini E,Martinelli B,Pinotti G. Adult onset of ganglioneuroblastoma of the adrenal gland:case report and review of the literature[J]. Surg Case Rep,2015,1:79.

[57] 曾进,陈忠. 现代泌尿肿瘤学[M]. 北京:人民卫生出版社,2023.

第十七章 复合型肾上腺肿瘤

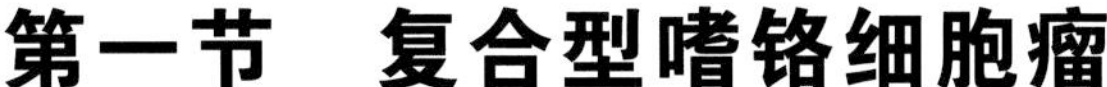

第一节 复合型嗜铬细胞瘤

一、发病情况

复合型嗜铬细胞瘤(composite pheochromocytoma)是指 PHEO 和/或 PGL 与发育相关的神经源性肿瘤如肾上腺神经母细胞瘤、节细胞神经母细胞瘤、神经节细胞瘤或外周神经鞘瘤相混合的肿瘤,临床仅报道 80 余例(图 17-1)。文献报道复合型肾上腺髓质肿瘤中超过 70%为复合型 PHEO,复合型 PHEO/PGL 占 3%~8.7%。2017 年 Gupta S 等总结英文文献,发现在全部 PHEO/PGL 病例中,复合型 PHEO 约占 2.5%;复合型 PGL 约占 0.4%,多数发生于腹膜后和膀胱。复合型嗜铬细胞瘤最常见的混合成分为肾上腺神经节细胞瘤,即复合型 PHEO/PGL-肾上腺神经节细胞瘤;其次为肾上腺节细胞神经母细胞瘤,即复合型 PHEO/PGL-肾上腺节细胞神经母细胞瘤;复合型 PHEO/PGL-肾上腺神经母细胞瘤则相对罕见。

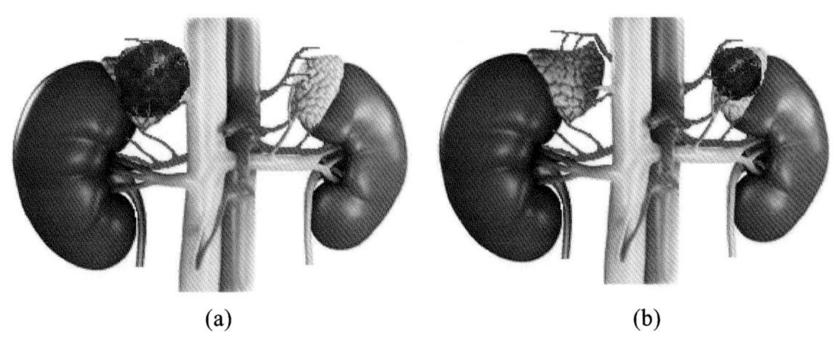

图 17-1 复合型 PHEO/PGL 示意图

复合型 PHEO 发病年龄为 53~68 岁,平均年龄为 67 岁,儿童罕见,发病无性别倾向。复合型 PGL 较为罕见,发病年龄宽泛(15 月龄至 81 岁)。

二、发病机制

迄今为止,关于复合型 PHEO/PGL-肾上腺神经节细胞瘤的发病机制尚未完全阐明,可能与肾上腺髓质的同源性相关。在胚胎发育过程中,交感神经胚细胞分化成嗜铬母细胞和嗜铬细胞;其还可分化成交感神经母细胞,进一步成熟为交感神经节细胞。因此,交感神经胚细胞的异常分化可导致肾上腺髓质出现 PHEO/PGL,与神经母细胞瘤、节细胞神经母细胞瘤、神经节细胞瘤相混合。2017 年 Gupta S 等报道了 8 例复合型 PHEO/PGL-肾上腺神经节细胞瘤,在两种不同类型的细胞区域，琥珀酸脱氢酶(SDHB)呈中至强阳性表达，阳性率达100%(图17-2)；Ki-67指数为0.3%～4%，平均为2%。DNA测序发现，伴有Ⅰ型神经纤维瘤(NFⅠ)的复合型PHEO/PGL-肾上腺神经节细胞瘤的病例中，23%存在NFⅠ(17q11.2)基因的缺失，神经纤维瘤蛋白的缺乏可能诱发复合型PHEO/PGL-肾上腺神经节细胞瘤中施万细胞的增殖；伴有MEN2A的复合型PHEO/PGL-肾上腺神经节细胞瘤的患者中存在MIB-1(18q11.2)基因表达呈强阳性(图17-3)，可能涉及复合型肿瘤的发生机制。

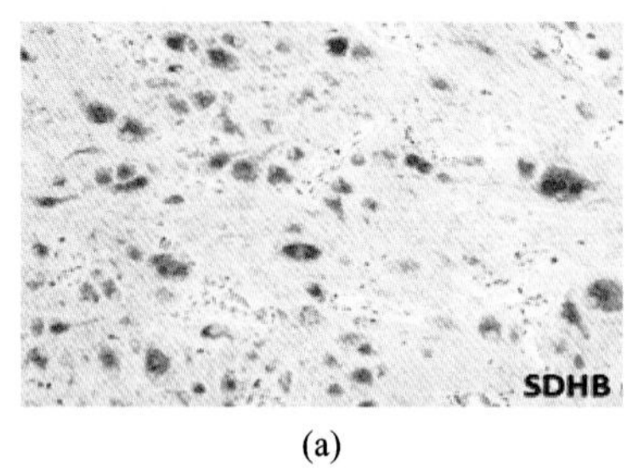

(a)

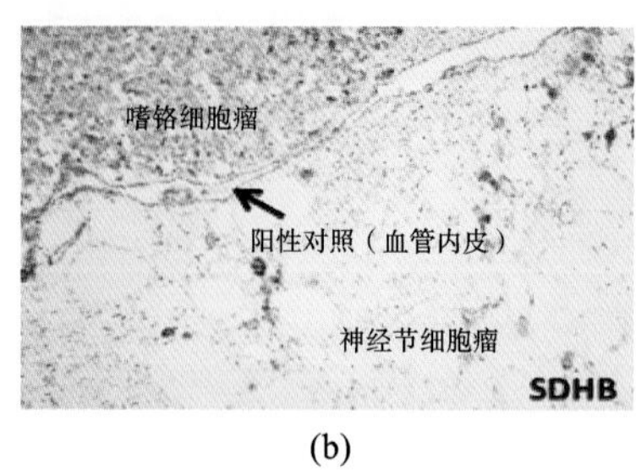

(b)

图17-2　复合型PHEO/PGL-肾上腺神经节细胞瘤(Gupta S等，2017)

琥珀酸脱氢酶(SDHB)呈中至强阳性表达

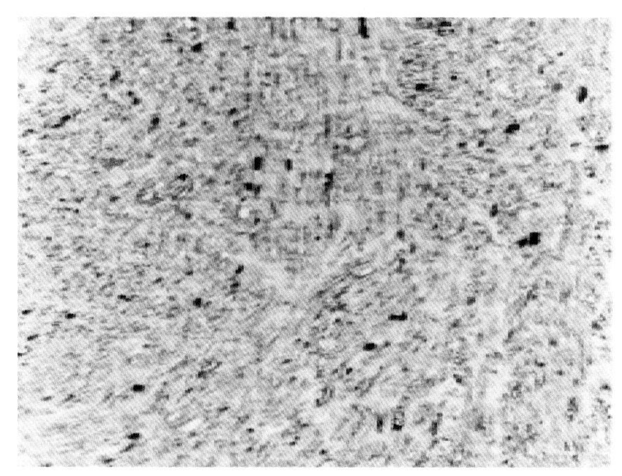

图17-3　复合型PHEO/PGL-肾上腺神经节细胞瘤施万细胞区MIB-1强阳性表达(Brady S等，1997)

近来研究发现，细胞外信号调节激酶5(extracellular signal-regulated kinase 5，ERK5)在调控细胞增殖和分化中起着重要的作用(Ras/Raf/MEK/ERK信号转导通路)，参与复合型PHEO/PGL-肾上腺神经节细胞瘤的发生和发展(图17-4)。此外，在复合型恶性PHEO中存在ATRX(Xq21.1)基因突变(图17-5)，ATRX体细胞突变可能在散发性PHEO/PGL或复合型肾上腺髓质肿瘤的发生和发展中起重要的驱动作用。

三、病理组织学

大体观察，大多数肿瘤直径为3.0～4.0 cm，平均3.6 cm。复合型PHEO/PGL-肾上腺神经节细胞瘤切面呈灰黄色，可见灰红色或黑红色出血，主要由神经节细胞瘤组成(图17-6)。光镜下观察，肿瘤中可见两个不同类型的肿瘤细胞区域，彼此相邻，界限清楚(图17-7)：PHEO/PGL区肿瘤细胞排列成不规则巢团状，以小巢团为主，核圆形或卵圆形，胞质细颗粒状、嗜碱性或者双嗜性，核分裂象罕见。神经节细胞瘤区5%～50%由神经节细胞成分组成，以成熟神经节细胞为特征；束状及编织状排列的施万细胞及其基质丰富的背景下，细胞散在分布，聚集分布着怪异、多核性神经节细胞，核仁明显；局部可见出血。

免疫组织化学染色：PHEO/PGL区嗜铬粒蛋白(chromogranin)、Syn强阳性。神经节细胞瘤区NF、S-100强阳性(图17-8(a))。间质细胞中S-100阳性。

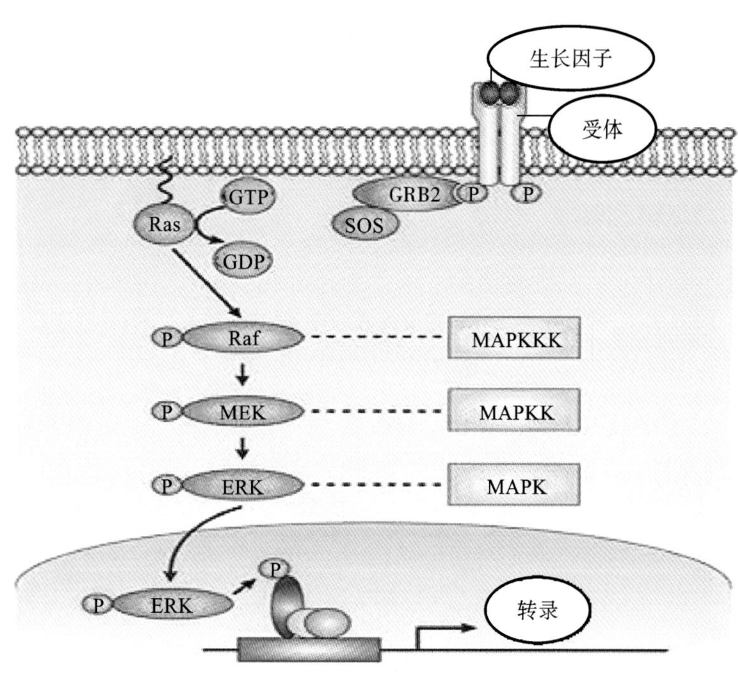

图 17-4 Ras/Raf/MEK/ERK 信号转导通路

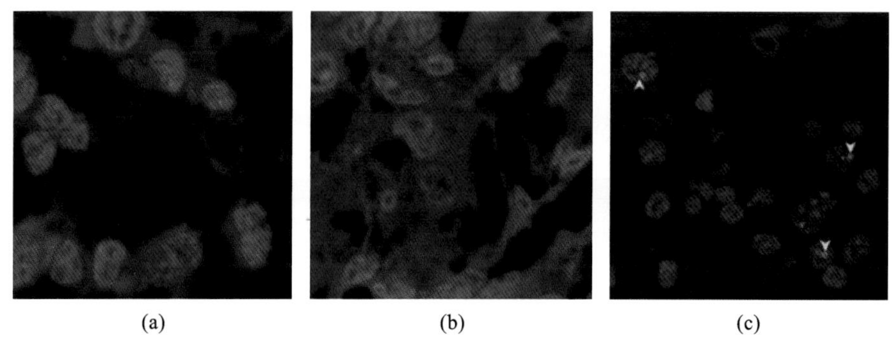

图 17-5 FISH 检测显示复合型恶性 PHEO 中存在 ATRX 基因突变(Comino-Méndez I 等,2016)

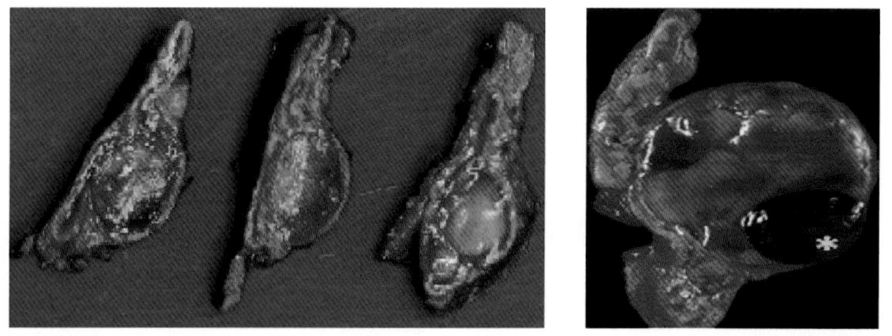

图 17-6 复合型 PHEO/PGL-肾上腺神经节细胞瘤切面(Permick N A,2019;Gupta S 等,2017)

* 为黑红色出血区

四、临床表现和诊断

临床表现与 PHEO/PGL 类似,多数为有功能的肿瘤,88%的复合型 PHEO/PGL-肾上腺神经节细胞瘤具有功能性。常见临床症状包括水样腹泻、低钾血症、胃酸缺乏等。与遗传性综合征有关的复合型 PHEO/PGL 或复合型恶性 PHEO/PGL,也会发生转移。

实验室检查:血 CA、24 h 尿肾上腺素、去甲肾上腺素和 24 h 尿 VMA/HVA 升高。

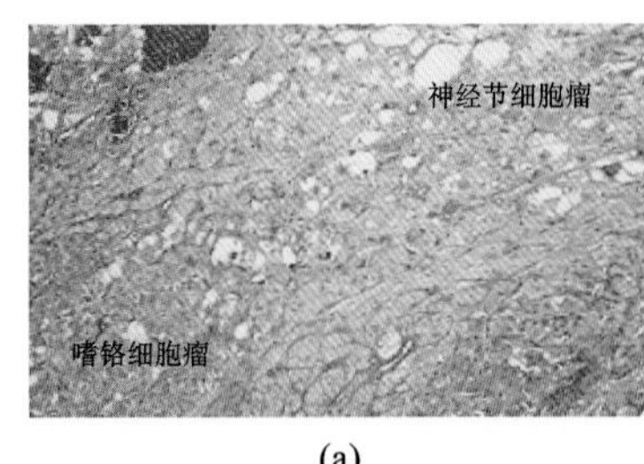

(a)

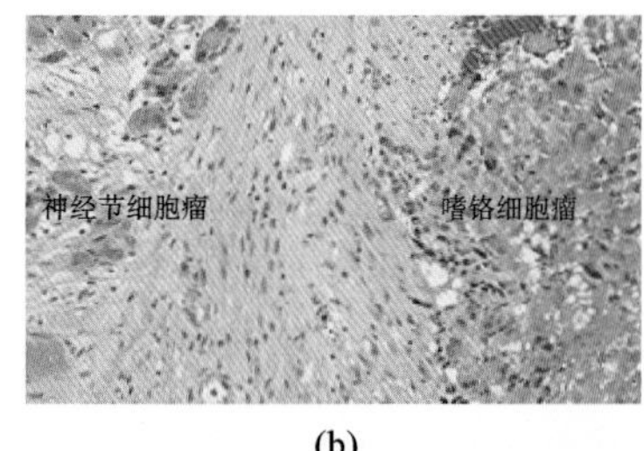

(b)

图 17-7　复合型 PHEO/PGL-肾上腺神经节细胞瘤由两种成分构成，彼此相邻、界限清楚(Gupta S 等，2017)

(a)HE，×100；(b)HE，×200

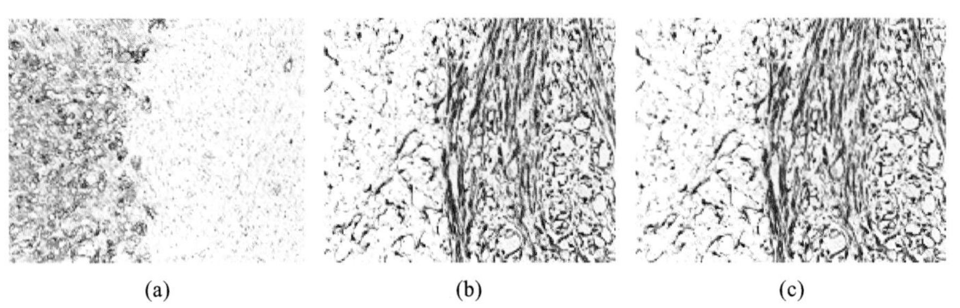
(a)　(b)　(c)

图 17-8　复合型 PHEO/PGL 免疫组织化学染色结果(Permick N A，2019)

(a)嗜铬粒蛋白(chromogranin)阳性；(b)NF 阳性；(c)S-100 阳性

B 超检查显示肾上腺区低回声区肿块，边界清，有包膜。CT 检查显示肾上腺区不均匀低密度肿块，边界清楚，增强扫描实性成分呈中度强化，内见无强化低密度肿块，静脉期明显强化(图 17-9)。MRI 检查显示肾上腺区不均匀肿块，T2WI 呈略高强度信号(图 17-10)。

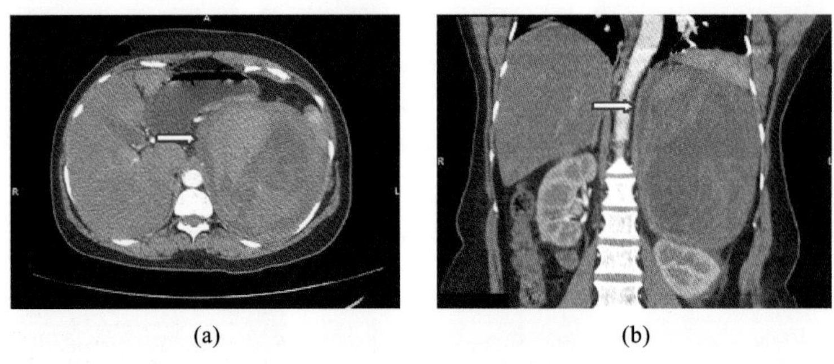
(a)　(b)

图 17-9　左侧复合型 PHEO/PGL-肾上腺神经节细胞瘤 CT 图像，肿瘤大小约 18 cm×14 cm×6.0 cm(Rai R 等，2012)

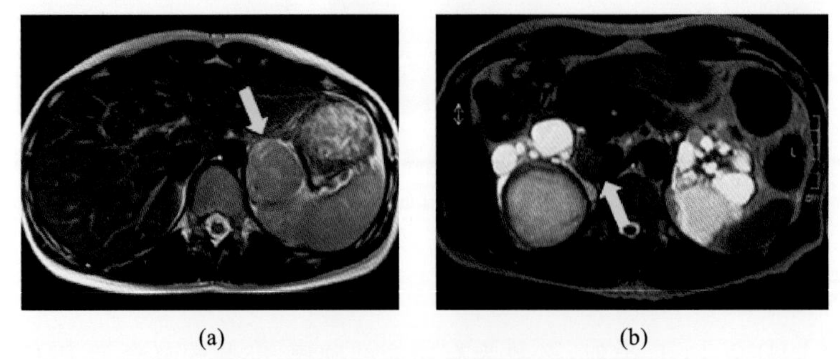
(a)　(b)

图 17-10　复合型 PHEO/PGL-肾上腺神经节细胞瘤 MRI 图像(Shida Y 等，2015)

(a)左侧不均匀肿块；(b)右侧肾囊肿和右侧肾上腺肿块

影像学检查仅能提示肾上腺实质性占位图像，并不能做出定性诊断。

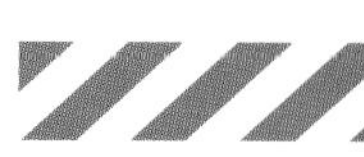

复合型 PHEO/PGL 需与经典的 PHEO、肾上腺皮质腺瘤、肾上腺结节型增生、肾上腺神经母细胞瘤、肾上腺节细胞神经母细胞瘤、肾上腺神经节细胞瘤以及肾上腺碰撞瘤等相鉴别，病理组织学和免疫组织化学检查是目前唯一的准确诊断手段。

五、治疗

手术切除是治疗的最佳选择，首选腹腔镜手术。根据病理组织学提示，决定术后的进一步辅助治疗方案（参考相关章节）。

六、预后

复合型 PHEO/PGL 的生物学行为很难预测。预后取决于混合瘤的成分是良性还是恶性，如恶性 PHEO/肾上腺神经母细胞瘤或肾上腺节细胞神经母细胞瘤的预后参考相关章节。2017 年 Gupta S 等报道了 8 例复合型 PHEO/PGL-肾上腺神经节细胞瘤，术后平均随访 22 个月（1～47 个月），没有发现肿瘤复发和转移。

七、随访

术后需长期密切随访，应根据肿瘤的复合成分（良性或恶性）采取相应的随访策略。

复合型良性 PHEO/PGL-肾上腺神经节细胞瘤术后 10～14 天复查血尿生化指标，判断肿瘤有无残留等。散发性复合型 PHEO/PGL 单侧肾上腺切除术者每年复查一次血尿生化指标、腹部超声或 CT 检查，以判定肿瘤是否复发或转移。当症状再度出现时，应测定 CA 及其代谢产物的水平。即使患者持续无症状，亦应每年检测 CA 水平，至少连续 10 年（表 17-1）。

表 17-1　复合型良性 PHEO/PGL 术后的随访方案

检查项目	随访检查间隔时间/月		
	术后 1 年	术后 2 年	术后 3～10 年
全身体格检查 实验室检查（血和尿 CA、24 h 尿 VMA） 腹部超声检查 腹部 CT 检查	3	6	12

复合型 PHEO/PGL-肾上腺节细胞神经母细胞瘤和复合型 PHEO/PGL-肾上腺神经母细胞瘤患者术后和辅助治疗后应终身随访。术后 10～14 天复查血尿生化指标，判断肿瘤是否残留或转移等。治疗后一年内每 3 个月复查一次，第二年每 6 个月复查一次，之后每年复查一次。随访内容包括体格检查、胸片、超声/CT、血 CA、血 NSE、24 h 尿 VMA/HVA 等；进行放、化疗者，应同时检查血常规、肝功能、肾功能等。预后不良者应进行 ^{18}F-FDG PET/CT 检查，以便早期发现是否有全身其他部位的转移（表 17-2）。

表 17-2　复合型恶性 PHEO/PGL 术后和辅助治疗后的随访方案

检查项目	随访检查间隔时间/月		
	治疗后 1 年	治疗后 2 年	治疗后 3～10 年
全身体格检查 实验室检查（血和尿 CA、24 h 尿 VMA，血常规、肝功能、肾功能（放、化疗者）） 腹部超声检查 CTC 检测 胸部 CT 或 MRI 检查 腹部 CT 或 MRI 检查 ^{18}F-FDG PET/CT（预后不良组）	3	6	12

第二节　混合型肾上腺皮髓质肿瘤

一、发病情况

混合型肾上腺皮髓质腺瘤或癌，即肾上腺皮质、髓质同时发生的肿瘤，亦称为皮髓质混合肿瘤(corticomedullary mixed tumor)。这种类型的肿瘤极其罕见(图 17-11)。2020 年有研究者总结英文文献后得出，混合型肾上腺皮髓质肿瘤的报道不足 20 例。混合型肾上腺皮髓质癌(mixed corticomedullary adrenal carcinoma)则更为罕见，临床仅见个案报道，至 2017 年仅报道有 3 例。

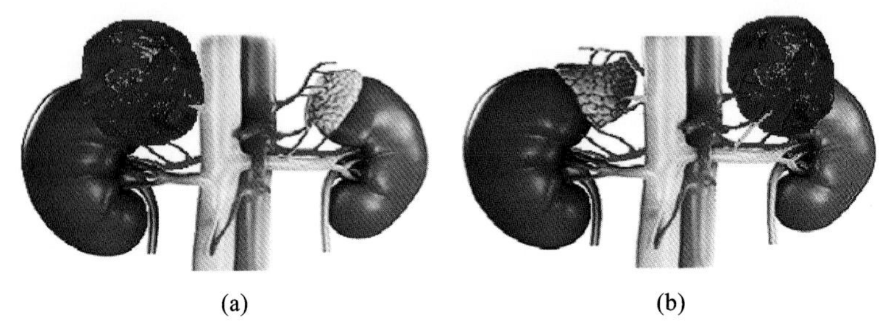

图 17-11　混合型肾上腺皮髓质肿瘤示意图

发病年龄为 25～66 岁，平均年龄为(47.2±12.6)岁。女性多见，女性与男性的比例为 14∶1(93.3%/6.7%)。

二、发病机制

发病机制尚不清楚，目前有下列 2 种理论：①最常见的理论为肿瘤碰撞学说，两者基于不同的胚胎发育起源，肾上腺皮质起源于中胚层，肾上腺髓质起源于神经嵴/外胚层，两者在致瘤因素条件下同时形成肿瘤并发生碰撞；②PHEO 混合了肾上腺皮质组织，嗜铬细胞产生 ACTH 或 CA，刺激垂体促肾上腺皮质激素细胞分泌 ACTH，进而导致肾上腺皮质肿瘤形成。近来认为，肿瘤干细胞可能与混合型肾上腺皮髓质肿瘤的发生和进展有关。目前，尚未见到分子生物学和基因分析的报道。

三、病理组织学

大体观察，良性混合型肾上腺皮髓质腺瘤呈圆形或椭圆形，一般直径为 2.5～9 cm，重量 22～65 g。肿瘤呈深棕色或橘黄色，实性；切面呈黄色、淡黄色、深棕色或斑点灰色，边缘清楚(图 17-12)。镜下见肿瘤由肾上腺皮质细胞和嗜铬细胞密切混杂在一起。皮质成分的透明细胞核均匀致密，胞质呈透明状、轻度嗜酸性，排列成巢状和绳状；髓质成分的嗜铬细胞呈多边形，细胞核较大，以嗜铬细胞瘤的典型生长模式排列，同侧或对侧肾上腺存在共存肿瘤的高发病率(骨髓脂肪瘤、神经节细胞瘤、梭形细胞肉瘤)。

混合型肾上腺皮髓质肿瘤直径为 8.0～22 cm，重量 125～2100 g。切面可见坏死和局部出血(图 17-12)。镜下见局部坏死区，肿瘤细胞呈明显多形性，包膜浸润，淋巴血管侵犯，具有高核

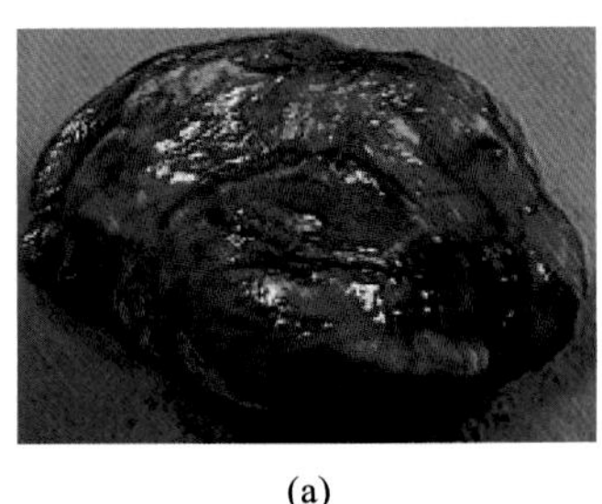
(a)

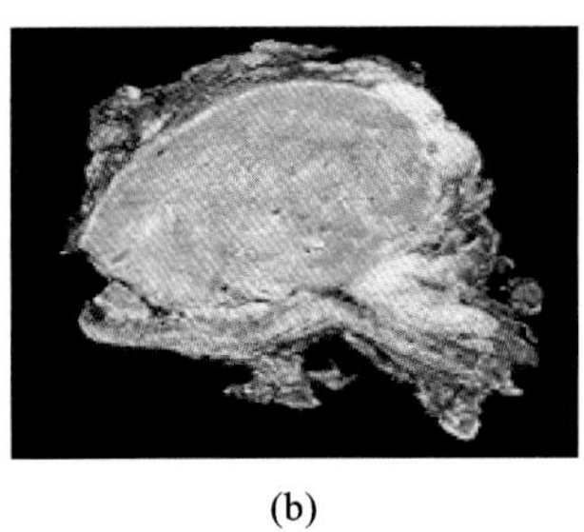
(b)

图 17-12 混合型肾上腺皮髓质肿瘤(Michalopoulos N 等,2013;Perrino C 等,2019)

(a)右侧混合型肾上腺皮髓质肿瘤手术切除标本,肿瘤大小约 8.0 cm×7.5 cm×4.5 cm;(b)良性混合型肾上腺皮髓质腺瘤切面

分裂率和非典型核分裂象。

电镜:肾上腺皮质细胞富含类脂空泡、线粒体管泡状嵴和细胞质内溶酶体;髓质细胞内有大量致密核心颗粒,有些充满了电子密度高的分泌物。混合型肾上腺皮髓质肿瘤细胞核畸形,核仁大,可见核内包涵体等。

免疫组织化学染色:皮质成分中,抑制素-α(inhibin-α)、melan-A、Syn、钙网膜蛋白(calretinin)阳性,线粒体抗原 113-1 和 P450C21 阳性;髓质成分中,chromogranin 和 Syn 阳性;间质细胞中,S-100 阳性(图 17-13)。其中 chromogranin、Syn、melan-A 和 inhibin-α 的阳性率分别为 92.3%、77.0%、30.8%和 53.8%。

四、临床表现和诊断

混合型肾上腺皮髓质腺瘤或癌的临床表现多样,与激素的活性有关。临床表现并不是简单的两者相加或叠加,既可表现为皮质、髓质功能联合亢进症候群,如皮质醇-儿茶酚胺增多症、醛固酮-儿茶酚胺增多症;也可表现为单独的皮质或髓质亢进症候群,亦可表现为皮质、髓质混合表现且以皮质或髓质表现为主;甚至无内分泌功能,无明显临床表现。绝大多数病例症状与激素分泌亢进有关,高血压和糖尿病分别占 80%和 40%,库欣综合征约占 53.33%。如果临床上出现独立的皮质肿瘤或髓质肿瘤不能解释的临床现象,如既有皮质醇症的表现或有原醛症的表现,同时又有儿茶酚胺增多症的特点时,应警惕混合型肾上腺皮髓质腺瘤或癌的可能。所有病例根据肿瘤的类型及其临床表现均应常规进行肾上腺皮髓质腺瘤或癌的相应实验室生化相关检查。

影像学检查仅能提示肾上腺区占位图像,但不能做出定性诊断(图 17-14、图 17-15)。

混合型肾上腺皮髓质腺瘤或癌需与 PHEO、肾上腺皮质腺瘤伴髓质增生症、肾上腺皮质癌、肾上腺皮质癌伴髓质增生症、复合型 PHEO/PGL-肾上腺神经母细胞瘤、复合型 PHEO/PGL-肾上腺节细胞神经母细胞瘤、复合型 PHEO/PGL-肾上腺神经节细胞瘤、PHEO 伴肾上腺皮质增生症以及同侧肾上腺嗜铬细胞瘤与肾上腺皮质腺瘤并存等相鉴别,最终确诊需依靠病理组织学、免疫组织化学和超微结构检查。

五、治疗

目前,混合型肾上腺皮髓质腺瘤或癌尚无标准的治疗方案,手术为主要治疗手段。围手术期应按儿茶酚胺增多症准备,控制临床症状的方法同内科治疗方法。术前根据病理生理状态的变化采取相应的药物控制血压,纠正代谢紊乱。术前和术后血压的控制和监测十分重要,尤其

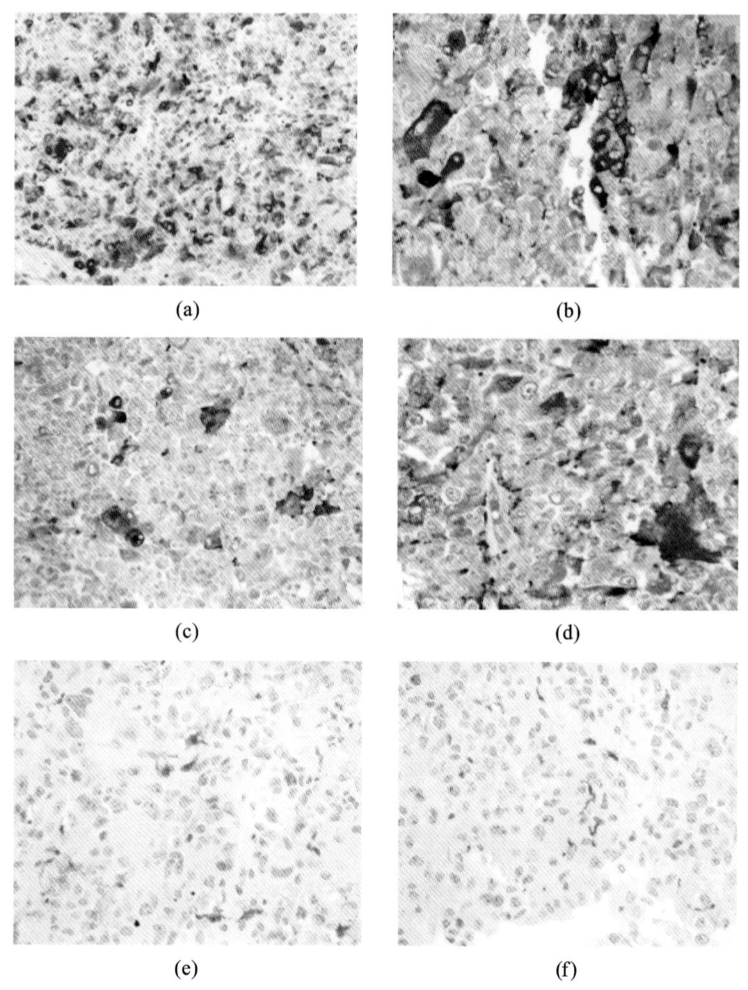

图 17-13　混合型肾上腺皮髓质癌免疫组织化学染色结果(Alsabek M B 等,2017)

(a)inhibin-α 阳性;(b)(c)chromogranin 阳性;(d)calretinin 阳性;(e)(f)S-100 阳性

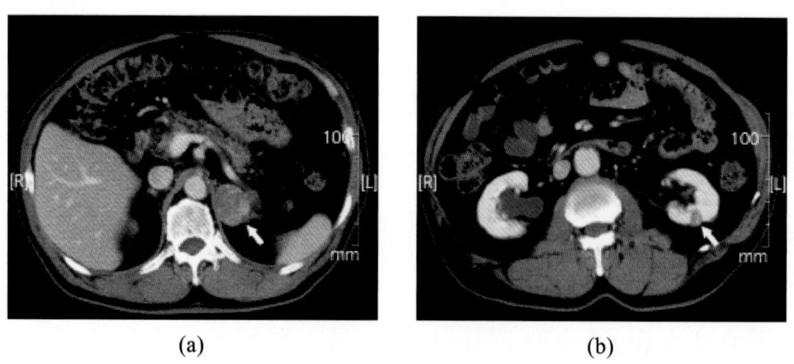

图 17-14　混合型肾上腺皮髓质腺瘤 CT 图像(Kaneko T 等,2012)

是对血压不稳定者。首选腹腔镜手术,肿瘤较大时应酌情考虑开放性手术(图 17-16)。混合型肾上腺皮髓质癌术后治疗参考第七章肾上腺皮质癌。

六、预后

混合型肾上腺皮髓质腺瘤预后良好,混合型肾上腺皮髓质癌预后较差。Michalopoulos N 等(2013)报道了 1 例混合型肾上腺皮髓质癌,于最初诊断 18 个月后因多发性肺转移和肝转移死亡。

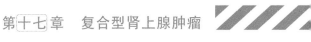

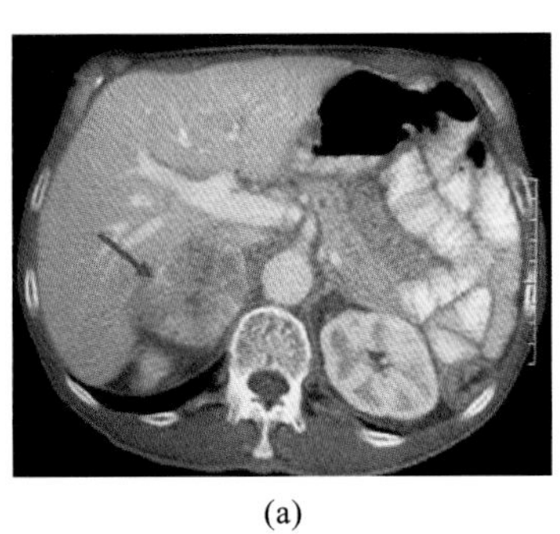
(a)

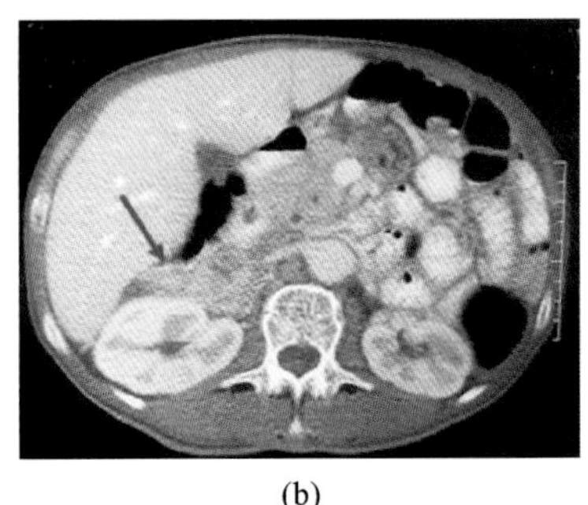
(b)

图 17-15　右侧混合型肾上腺皮髓质癌 CT 和 MRI 图像，肿瘤大小约 8.0 cm×7.5 cm×4.5 cm（Michalopoulos N 等，2013）

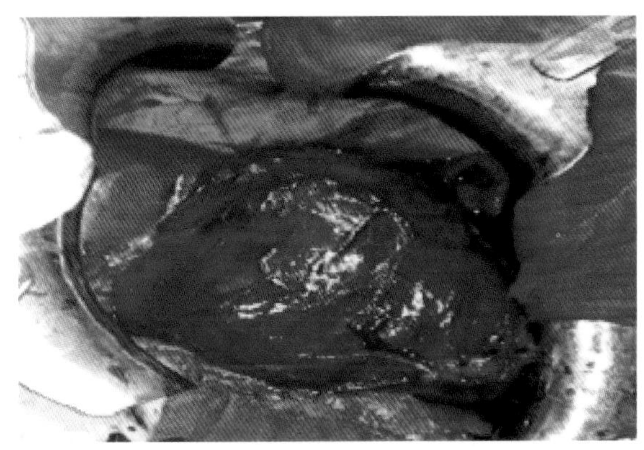

图 17-16　左侧混合型肾上腺皮髓质癌术中所见（免疫组织化学检查证实），肿瘤大小约 22 cm（Alsabek M B 等，2017）

七、随访

术后应长期密切随访，根据肿瘤的混合成分（良性或恶性）采取相应的随访策略。

混合型肾上腺皮髓质腺瘤患者术后 10～14 天针对性复查血尿生化指标，判断肿瘤是否残留。通常，第 1 年每 6 个月随访一次，2 年后每年复查一次相关生化指标、腹部超声或 CT，以判定肿瘤是否复发（表 17-3）。

表 17-3　混合型肾上腺皮髓质腺瘤术后的随访方案

检查项目	随访检查间隔时间/月		
	术后 1 年	术后 2 年	术后 5～10 年
全身体格检查 实验室检查（血和尿皮质醇、血和尿 CA、24 h 尿 VMA 或血肾素、醛固酮或性激素） 腹部超声检查 腹部 CT 检查	6	12	12

混合型肾上腺皮髓质癌患者需终身随访，术后 10～14 天针对性复查血尿生化指标，判断肿瘤是否残留或转移，以便能够及时发现和确定复发，从而制订后续的治疗方案（表 17-4）。

表 17-4　混合型肾上腺皮髓质癌术后和辅助治疗后的随访方案

检查项目	随访检查间隔时间/月		
	治疗后 1～2 年	治疗后 2～4 年	治疗后 5～10 年
全身体格检查 实验室检查（血和尿皮质醇、血和尿 CA、24 h 尿 VMA 或血肾素、醛固酮或性激素、血常规、肝功能、肾功能） CTC 检测 腹部超声检查 胸部 CT 或 MRI 检查 腹部 CT 或 MRI 检查 同位素全身骨扫描	3～6	4～6	6～12
^{18}F-FDG PET/CT	3	4～6	12

（曾　进　袁敬东）

参考文献

[1] 苏鹏，刘志艳，Giordano T J. 2017 版 WHO 肾上腺肿瘤分类解读[J]. 中华病理学杂志，2018，47(10)：804-807.

[2] Gupta S, Zhang J, Erickson L A. Composite pheochromocytoma/paraganglioma ganglioneuroma: a clinicopathologic study of eight cases with analysis of succinate dehydrogenase[J]. Endocr Pathol，2017，28(3)：269-275.

[3] Brady S, Lechan R M, Schwaitzberg S D, et al. Composite pheochromocytoma/ganglioneuroma of the adrenal gland associated with multiple endocrine neoplasia 2A: case report with immunohistochemical analysis[J]. Am J Surg Pathol, 1997, 21(1): 102-108.

[4] Kimura N, Watanabe T, Fukase M, et al. Neurofibromin and NF1 gene analysis in composite pheochromocytoma and tumors associated with von Recklinghausen's disease [J]. Mod Pathol，2002，15(3)：183-188.

[5] Lam A K. Update on adrenal tumours in 2017 World Health Organization (WHO) of endocrine tumours[J]. Endocri Pathol，2017，28(3)：213-227.

[6] Charfi S, Ayadi L, Ellouze S, et al. Composite pheochromocytoma associated with multiple endocrine neoplasia type 2B[J]. Ann Pathol，2008，28(3)：225-228.

[7] Comino-Méndez I, Tejera Á M, Currás-Freixes M, et al. ATRX driver mutation in a composite malignant pheochromocytoma[J]. Cancer Genet，2016，209(6)：272-277.

[8] Rai R，Gajanthody S，Jayaram J，et al. Composite pheochromocytoma[J]. South Asian J Cancer，2012，1(2)：98-99.

[9] Shida Y，Igawa T，Abe K，et al. Composite pheochromocytoma of the adrenal gland: a case series[J]. BMC Res Notes，2015，8：257.

[10] Suenaga S，Ichiyanagi O，Ito H，et al. Expression of extracellular signal-regulated kinase 5 and ankyrin repeat domain 1 in composite pheochromocytoma and ganglioneuroblastoma detected incidentally in the adult adrenal gland [J]. Intern Med, 2016, 55 (24):

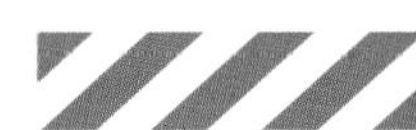

3611-3621.

[11] Robinet G,Rioux-Leclercq N,Manunta A,et al. Composite pheochromocytoma:a rare adrenal tumor[J]. Ann Pathol,2017,37(2):158-161.

[12] Rao R N, Singla N, Yadav K. Composite pheochromocytoma-ganglioneuroma of the adrenal gland:a case report with immunohistochemical study[J]. Urol Ann,2013,5(2):115-118.

[13] Menon S,Mahajan P,Desai S B. Composite adrenal medullary tumor:a rare cause of hypertension in a young male[J]. Urol Ann,2011,3(1):36-38.

[14] Comstock J M,Willmore-Payne C,Holden J A,et al. Composite pheochromocytoma:a clinicopathologic and molecular comparison with ordinary pheochromocytoma and neuroblastoma[J]. Am J Clin Pathol,2009,132(1):69-73.

[15] 朱志坚,于燕妮,缪作华,等. 肾上腺混合性嗜铬细胞瘤一例[J]. 中华病理学杂志,2017,46(7):503-504.

[16] Wieneke J A, Thompson L D, Heffess C S. Corticomedullary mixed tumor of the adrenal gland[J]. Ann Diagn Pathol,2001,5(5):304-308.

[17] Lee P, Bradbury R A, Sy J, et al. Phaeochromocytoma and mixed corticomedullary tumour—a rare cause of Cushing's syndrome and labile hypertension in a primigravid woman postpartum[J]. Clin Endocrinol(Oxf),2008,68(3):492-494.

[18] Ma W Y,Yang A H,Chang Y H,et al. Coexistence of adrenal Cushing syndrome and pheochromocytoma in a"corticomedullary adenoma":a case report and review of the literature[J]. Endocrin ogist,2007,17(6):341-345.

[19] Zhang B Y, Zhao M F, Li B Z, et al. Diverse proportion in composite pheochromocytoma-ganglioneuroma may induce varied clinical symptom:comparison of two cases[J]. Int J Clin Pathol,2015,8(11):15369-15374.

[20] Turk A T,Asad H,Trapasso J,et al. Mixed corticomedullary carcinoma of the adrenal gland:a case report[J]. Endocr Pract,2012,18(3):37-42.

[21] Kaneko T, Matsushima H, Homma Y. Dopamine-secreting corticomedullary mixed tumor of the adrenal gland[J]. Int J Urol,2012,19(12):1123-1124.

[22] Michalopoulos N, Pazaitou-Panayiotou K, Boudina M, et al. Mixed corticomedullary adrenal carcinoma[J]. Surg Today,2013,43(11):1232-1239.

[23] Alsabek M B, Alhmaidi R, Ghazzawi B, et al. Mixed corticomedullary adrenal carcinoma—case report:comparison in features,treatment and prognosis with the other two reported cases[J]. Int J Surg Case Rep,2017,31:254-261.

[24] Duan L,Fang F,Fu W L. Corticomedullary mixed tumour resembling a small adrenal gland-involvement of cancer stem cells:case report[J]. BMC Endocr Disord,2017,17(1):9.

[25] Ramírez-Rentería C,Espinosa-De-Los-Monteros A L,Etual E C,et al. From ACTH-dependent to ACTH-independent Cushing's syndrome from a malignant mixed corticomedullary adrenal tumor:potential role of embryonic stem cells[J]. Case Rep Endocrinol,2020,2020:4768281.

第十八章 肾上腺髓性脂肪瘤

一、发病情况

1866 年 Arnold 首次将肾上腺髓性脂肪瘤(adrenal myelolipoma,AML)描述为"adrenal lipoma"(肾上腺脂肪瘤)。1904 年 Marchetti 认为可能是髓性脂肪瘤,1905 年 Gierke 对骨髓成分出现在肾上腺内进行了细致的组织学描述,1929 年 Oberling 将成熟的脂肪成分和骨髓成分出现在肾上腺内这一现象命名为肾上腺"myelolipoma"(髓性脂肪瘤)。

肾上腺髓性脂肪瘤是一种良性的皮质肿瘤,较为少见(图 18-1),肿瘤不具有内分泌功能。绝大多数在尸检时偶然发现,其发现率为 0.03%～0.8%。临床发现,肾上腺髓性脂肪瘤约占肾上腺偶发瘤的 1.4%,占所有肾上腺肿瘤的 1.1%。近年来,随着高分辨率影像学技术的发展,其检出率显著增高,已成为并不少见的临床病症,且能在术前做出正确诊断的病例逐渐增多,占所有原发性肾上腺肿瘤的 2%～5%。2016 年,Mallappa A 和 Merke D P 报道,该肿瘤占所有肾上腺肿瘤的 1.5%～15%,其中 6%伴有先天性肾上腺皮质增生。髓性脂肪瘤也可极为罕见地发生于身体其他部位,即肾上腺外髓性脂肪瘤,可见于腹膜后、肾、肝、胃、纵隔、骶前区域和盆腔,其中 1/2 发生在骶前区域。

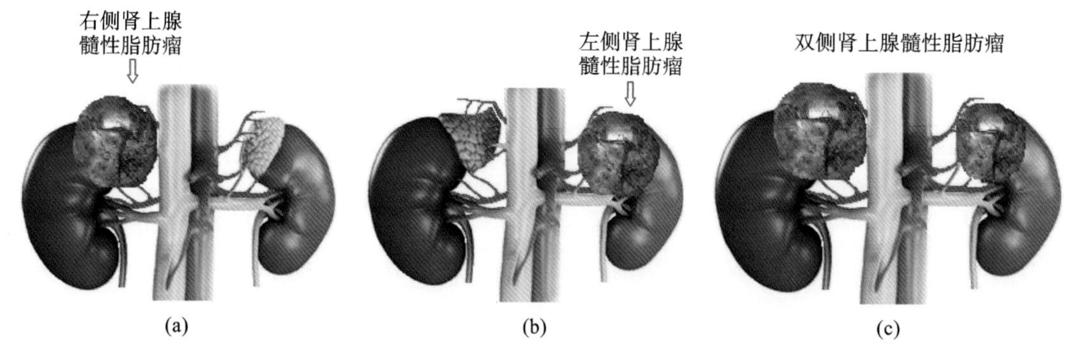

图 18-1 肾上腺髓性脂肪瘤示意图

本病发病年龄从 11～93 岁不等,大多数在 50～70 岁,男性与女性之间的发病率无明显差异。肿瘤大部分为单侧,右侧更好发;双侧少见。2018 年 Posses S P 总结英文文献后报道,共发现双侧肾上腺髓性脂肪瘤 40 例。

二、病因

肿瘤起源于肾上腺皮质或髓质,由脂肪和骨髓成分按不同比例混合而成,其病因众说纷纭,目前有以下几种假说:①肾上腺内原始间质成分的胚胎残基异常发育,在某些物理因素刺激下分化为骨髓和脂肪成分;②肾上腺皮质网状内皮细胞化生或肾上腺皮质细胞在某种因素刺激下

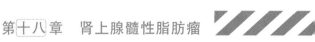

分化为脂肪和骨髓成分；③骨髓栓子寄生在肾上腺内；④肾上腺慢性感染、外伤、贫血及脂肪代谢障碍。有人认为该肿瘤是多种因素作用的结果，包括组织坏死、肾上腺皮质激素的分泌增加、雄激素过量等。一般认为，肾上腺髓性脂肪瘤是由组织坏死、感染或挤压等因素刺激肾上腺皮质细胞中毛细血管网状上皮细胞化生所致(Gellert L L，2019)。近来研究证实，骨髓和脂肪成分为单克隆起源，支持髓性脂肪瘤是肿瘤病变的假说。2014 年 Joy P S 等发现，肾上腺髓性脂肪瘤存在染色体(3；21)(q25；p11)易位。2015 年 Shenoy V G 等报道，p53 基因低表达可能与肾上腺髓性脂肪瘤的发生有关。

组织学检查表明，肿瘤既可灶性分布于脂肪组织内的造血组织，又有不同生长程度的髓样细胞，提示肾上腺髓性脂肪瘤可能不是单一原因作用的结果。给大鼠注射甲基睾酮和垂体前叶提取物，可引起肾上腺皮质细胞演变成典型的骨髓细胞，所诱发的疾病与人类肾上腺髓性脂肪瘤十分相似。甲基睾酮能单独使肾上腺皮质细胞化生成特殊形态的脂肪细胞，此变化过程经垂体的作用加强，垂体切除后便消失。因此认为，ACTH 是肾上腺皮质细胞发生变化的重要介质。电镜下可见，肾上腺皮质细胞可转化为满含脂肪的细胞。

先天性肾上腺皮质增生症(congenital adrenal hyperplasia，CAH)合并肾上腺髓性脂肪瘤罕见，其确切的机制尚不清楚，但长期高 ACTH 血症在肾上腺髓性脂肪瘤的形成中起到了重要作用。发病机制可能与 21-羟化酶缺陷(21-OHD)和 17α-羟化酶缺陷(17α-OHD)有关，部分病例基因突变类型为 p. R440C、P450c 17(CYP17)、p. Q318X、I2G/p. I172N、p. Q318X/I2G、I172N/I2G、纯合子 I2G、复合杂合点突变(p. E351V 和外显子 6 丛集的突变(p. I236N、p. V237E和 p. M239K))。2014 年 Almeida M Q 等报道，CAH 合并双侧巨大肾上腺髓性脂肪瘤患者存在 MC2R(ACTHR，18p11. 21)和 AR(NR3C4，Xq11-12)过表达。MC2R 的表达与 SF-1 mRNA 水平相关，MC2R mRNA 水平在肾上腺池(adrenal pool)中明显升高，由此推测长期的 ACTH 和雄激素慢性刺激在调控不良的 CAH 合并肾上腺髓性脂肪瘤患者中起重要的作用。此外，性染色体失活类型分析研究发现，肿瘤的多克隆起源的刺激效应可促使肿瘤的发生和进展。

三、病理

肾上腺髓性脂肪瘤起源于肾上腺皮质，表面由被压缩的肾上腺皮质球状带和束状带组成假包膜。肿瘤主要由脂肪组织和骨髓造血组织构成，也可出现钙化和骨化。

(一) 大体标本分型

由于脂肪组织和骨髓造血组织的含量、分布比例不同，大体标本可呈橘黄色或灰红色，由此将肾上腺髓性脂肪瘤分为两型：①Ⅰ型：橘黄色，主要由脂肪组织构成，内含少量的骨髓造血组织。②Ⅱ型：灰红色，主要为分布于脂肪组织中的丰富的骨髓造血组织。含丰富骨髓造血组织的肿瘤有发生肿瘤内出血或破裂的趋向。

(二) 病理分型

根据病变的性质分为三型：①单纯性肾上腺髓性脂肪瘤，临床常见；②肾上腺髓性脂肪瘤合并肿瘤内出血，瘤体较大，较为常见；③肾上腺髓性脂肪瘤合并其他性质的肾上腺病灶，临床少见。

肿瘤大小不一，外周可见正常的肾上腺组织。临床发现时肿瘤已较大，直径大多在 8 cm 左右；个别病例可以非常大，可达到 38 cm。肿瘤呈圆形或类圆形，质软、与周围组织易于分离，界限清楚。切面可呈彩色样改变，橘黄色、灰红色到棕色，其色泽取决于脂肪、血液和骨髓成分的分布比例(图 18-2)。

肿瘤由骨髓造血组织和成熟的脂肪组织组成。镜下观(图 18-3)，可见正常的肾上腺细胞、

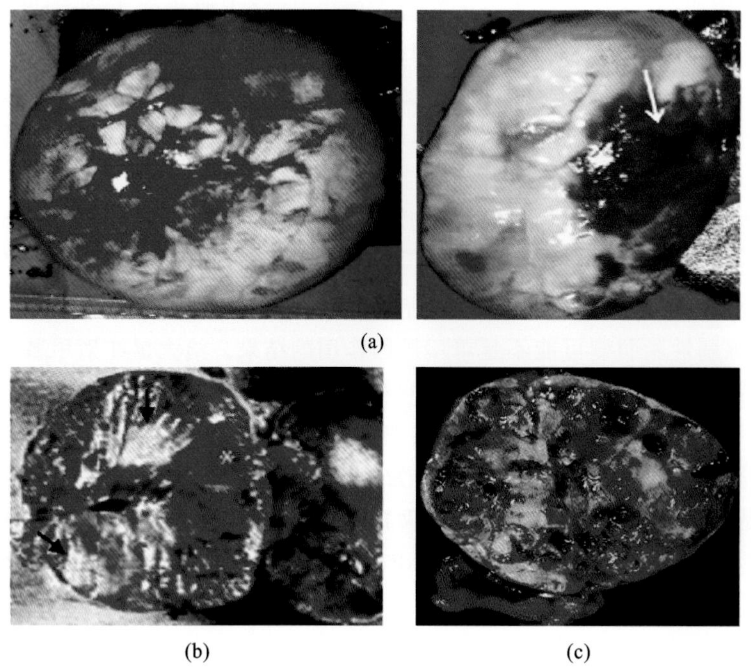

图 18-2 肾上腺髓性脂肪瘤大体标本和剖面(Shenoy V G 等,2015;Otal P 等,1999;Gellert L L,2019)

(a)大体标本和切面,箭头所示为骨髓成分;(b)*所示为软组织,箭头所示为脂肪成分;(c)切面呈彩色样改变

大量分化好的脂肪细胞、部分不同分化程度的骨髓造血干细胞和骨髓前体细胞;大的肿瘤可见脂肪坏死、出血,钙化和囊性变,罕见纤维肌样变性。

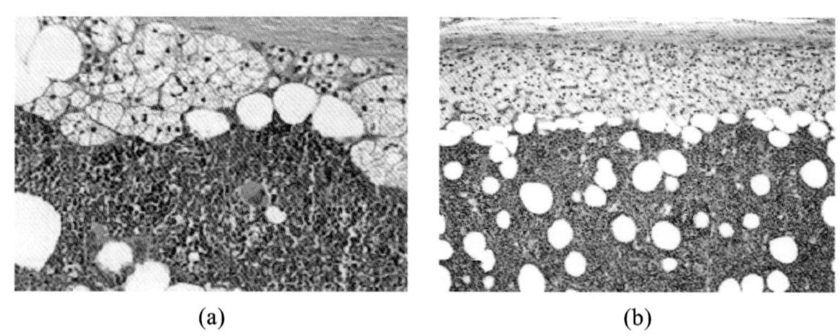

图 18-3 肾上腺髓性脂肪瘤(Thompson L D R,2006;Mondal A,2017)

镜下可见正常的肾上腺细胞、脂肪细胞和骨髓前体细胞,以脂肪细胞为主

细胞学检查发现骨髓造血干细胞混合了脂肪细胞,特别是发现巨核细胞和不成熟的粒细胞,结合病变的部位,是诊断肾上腺髓性脂肪瘤的可靠依据。

四、临床表现

早期无特殊的临床症状,约占 80%,往往因体检或其他疾病进行腹部影像学检查时偶然发现。肾上腺髓性脂肪瘤和其他腹膜后肿瘤一样,可由于肿瘤内出血或肿瘤生长较大时推移及压迫邻近器官而引起症状。1/3 的病例有上腹部疼痛或腰背痛、血尿或高血压,高血压多由较大肿瘤压迫肾血管所致,也可能与醛固酮过量分泌有关。疼痛是最常见并持续存在的症状,一般由肿瘤内出血引起。肿瘤自发性或外伤性破裂而大出血时,则有剧烈疼痛、恶心、呕吐、腹肌紧张、腹部压痛、肠鸣音减弱,甚至虚脱或休克。

本病可合并糖尿病、库欣综合征、原发性醛固酮增多症、PHEO、肾上腺皮质腺瘤和 CAH,但临床较为少见。2015 年 Shenoy V G 等报道的 1231 例肾上腺髓性脂肪瘤患者中,合并内分泌功能紊乱者约占 7%。对有上述合并症的患者,应常规进行相关的内分泌功能检查,进一步

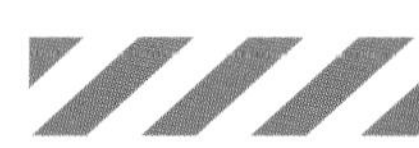

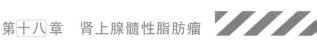

明确诊断并了解是否合并肾上腺其他病变。

五、影像学诊断

（一）超声检查

超声检查为常用的筛查方法，其声像图取决于脂肪和骨髓造血组织的分布比例。大多数为边界清楚、包膜完整的强回声肿块，部分肿块以强回声为主，夹杂不规则回声区。瘤体较大、出血坏死或含骨髓成分较多时，则显示回声密集的光团或不均质实性暗区，部分病例肿瘤包膜不完整（图 18-4）。超声检查对肾上腺髓性脂肪瘤虽能做出诊断，但其特异性不如 CT 和 MRI 检查，因后两者均能对脂肪组织做出极为准确的判定，所以诊断准确性较高。临床上可根据患者情况，酌情选择 CT 或 MRI 检查。

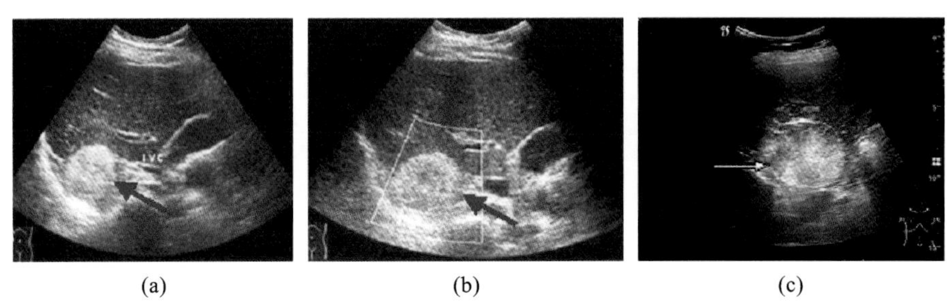

(a) (b) (c)

图 18-4 肾上腺髓性脂肪瘤超声图像，肿瘤内未见血流信号

（二）CT 检查

CT 检查为确诊本病的主要方法。肿块与周围组织分界清楚，呈圆形或类圆形的混杂密度团块影，包膜边缘清楚（图 18-5 至图 18-7）。CT 值为－30～－20 HU，20%～24%的病例中可见斑点状及壳状钙化灶。肿块内脂肪区域的 CT 值（－20～－100 HU）符合含脂性病变的肿块 CT 值范围，骨髓造血组织的 CT 值多大于 15 HU。肿块大小不等，一般直径大于 3 cm，增强扫描肿块无明显强化。由此可见，肾上腺区含脂肪密度肿块而又无强化现象是肾上腺髓性脂肪瘤的特征性 CT 表现，特异性达 100%。肿块较大时可伴有肝、胰腺及下腔静脉受压移位。若合并出血感染，可出现包膜强化。螺旋 CT 的多平面重建技术对肿瘤的起源及鉴别诊断有很大的帮助。

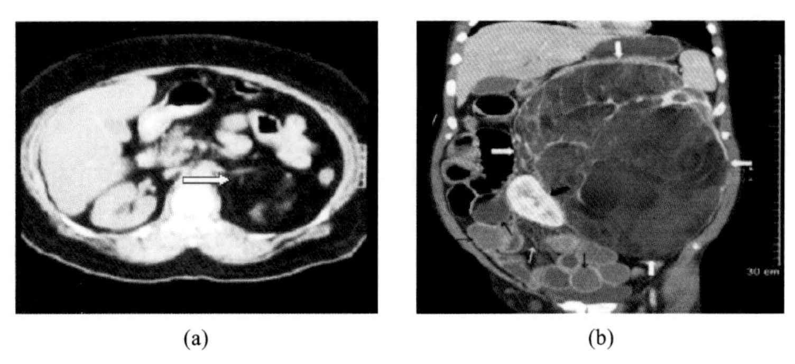

(a) (b)

图 18-5 左侧肾上腺髓性脂肪瘤 CT 图像（Falahatkar S 等，2011；Alvarez J F 等，2014）

（三）MRI 检查

MRI 检查对肿瘤的定位及与毗邻器官的关系显示更为清楚，对诊断肾上腺髓性脂肪瘤有一定的优越性，由脂肪形成的高信号强度及增强后无强化使其 MRI 具有特征性表现，易与低信号强度的肾上腺腺瘤相鉴别。MRI 表现为肾上腺区高脂肪信号占位，T1WI 表现为病灶低信号强度，与皮下脂肪信号相似或略低；病灶内伴不等量的条索状、团块状低信号。T2WI 显示病灶

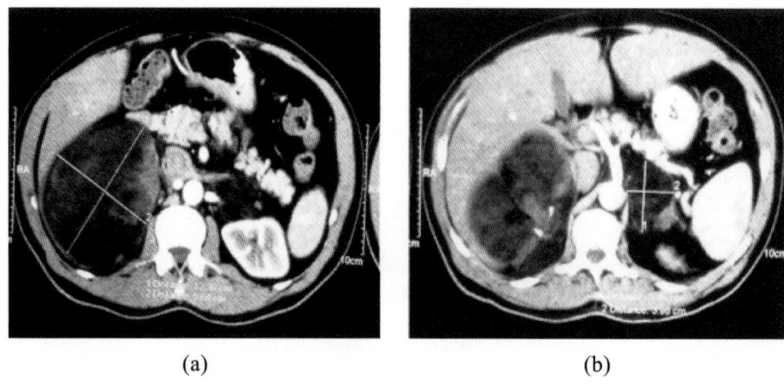

(a) (b)

图 18-6　双侧肾上腺髓性脂肪瘤 CT 图像(Mondal A 等,2017)

(a)右侧肿瘤大小约 13 cm×12.5 cm×9.9 cm,斑片状钙化;(b)左侧肿瘤大小约 5 cm×4.9 cm×3.5 cm

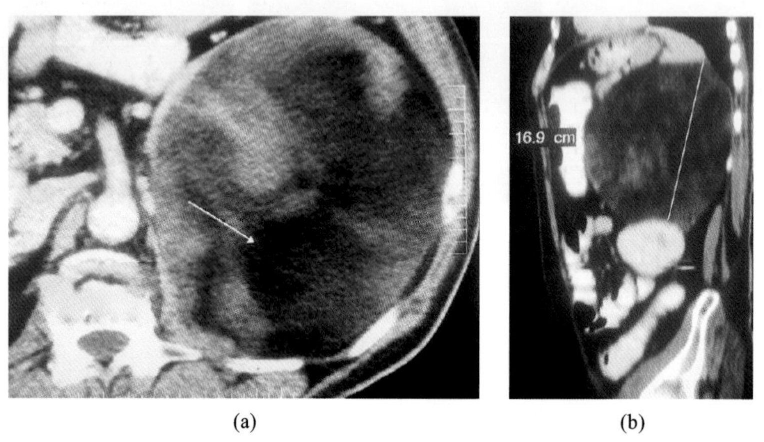

(a) (b)

图 18-7　肾上腺髓性脂肪瘤 CT 图像,CT 值为−77 HU(Shenoy V G 等,2015)

呈中等信号强度或高信号强度;病灶轮廓较清晰,增强后肿块均无明显强化。冠状位、矢状位图像显示肿块位于肾上腺区,腹膜后无肿大淋巴结(图 18-8、图 18-9)。MRI 检查有助于在术前对肾上腺髓性脂肪瘤做出正确诊断,诊断准确率可达 100%。

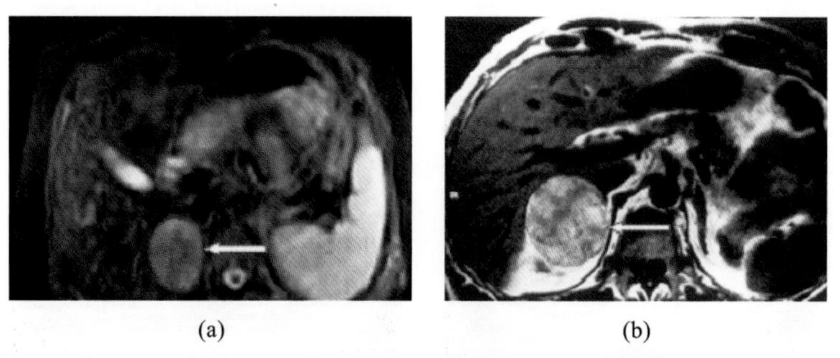

(a) (b)

图 18-8　右侧肾上腺髓性脂肪瘤 MRI 图像

(a)T1WI 显示右侧肾上腺区低信号强度;(b)T2WI 显示右侧肾上腺区高信号强度

(四) ^{18}F-FDG PET/CT 检查

大多数肾上腺髓性脂肪瘤有明显的脂肪成分,^{18}F-FDG PET/CT 检查显示其 FDG 摄取少于肝,肾上腺皮质腺瘤合并髓性脂肪瘤罕见(图 18-10)。

六、鉴别诊断

通常,肾上腺髓性脂肪瘤多于偶然发现,绝大多数(90%)有 CT 或 MRI 的特征性表现,诊

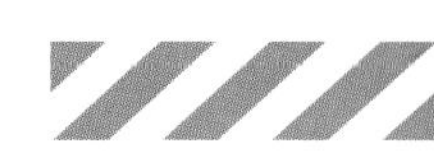

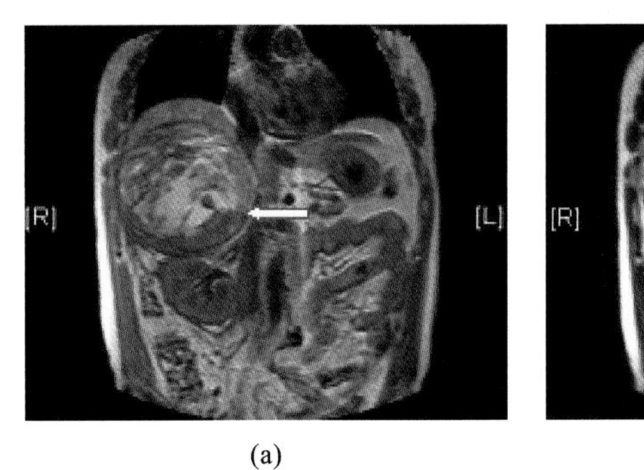

(a)

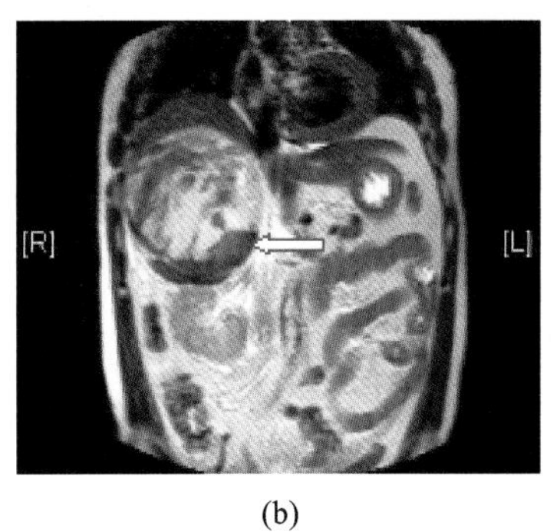

(b)

图 18-9　右侧肾上腺髓性脂肪瘤 MRI 图像，肿瘤大小约 14 cm×10 cm×7.0 cm(Hsu S W 等，2012)

(a)T1WI 显示低信号强度；(b)T2WI 显示中等信号强度

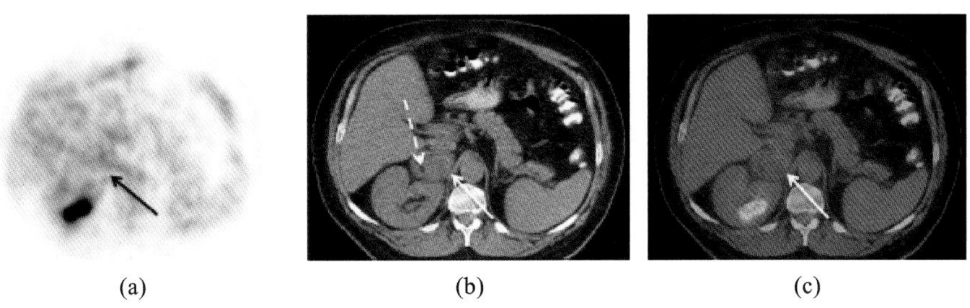

(a)　(b)　(c)

图 18-10　右侧肾上腺皮质腺瘤合并髓性脂肪瘤^{18}F-FDG PET/CT 图像(Wale D J 等，2017)

FDG 摄取低于肝，SUV 为 1.5，虚线箭头显示肿瘤局部可见脂肪密度

断不难。2015 年 Shenoy V G 等报道，少数肾上腺髓性脂肪瘤在影像学上常被误诊为肾上腺临界淋巴瘤、肾上腺畸胎瘤、肾上腺脂肪肉瘤、肾上腺嗜铬细胞瘤、肾上腺腺瘤、肾上腺神经节细胞瘤、肾上腺皮质癌、肾上腺出血性囊肿和肾上腺转移瘤等。因此，其需要与包括肾上腺区域和腹膜后的各种含脂肪成分的肿瘤进行鉴别。

1. 原发性腹膜后脂肪肉瘤　不同类型的脂肪肉瘤的 CT 表现主要取决于肿瘤内脂肪成分含量的多少、分化程度及其分布。其与肾上腺髓性脂肪瘤的鉴别主要依靠分化不良的脂肪与成熟脂肪 CT 值的差别和脂肪成分含量不同而造成的密度上的差异，脂肪肉瘤因同时与其他组织混合存在，CT 值常高于水样密度；而髓性脂肪瘤内的成熟脂肪，虽含有骨髓成分，但是散在分布而不是混合存在，测其低密度区的 CT 值在－25～－20 HU 之间，此特点在脂肪肉瘤中很少见到。注射造影剂后，肾上腺髓性脂肪瘤内部无强化；而脂肪肉瘤增强扫描后，内部明显不均匀强化和出现不同程度的侵袭征象，有助于鉴别诊断。但是，当肾上腺髓性脂肪瘤以骨髓成分为主、脂肪成分含量少时，则与原发性腹膜后脂肪肉瘤的鉴别有一定难度，必要时可进行超声或 CT 引导下的细针吸取细胞学检查(fine-needle aspiration cytology，FNAC)。

2. 肾上腺脂肪肉瘤　罕见，仅占腹膜后肉瘤的 14%。由脂肪组织组成，肉眼可见肿瘤体积巨大。肾上腺脂肪肉瘤与肾上腺髓性脂肪瘤较难鉴别。如果影像学诊断存在疑问，可酌情考虑进行超声或 CT 引导下的 FNAC，以明确诊断。肿瘤病变保持稳定超过 3 年，提示肾上腺髓性脂肪瘤的诊断可能性较大。

3. 肾血管平滑肌脂肪瘤　这是最常见的肾内脂肪性肿块。对位于肾上极突入肾上腺区的巨大血管平滑肌脂肪瘤，鉴别关键在于定位。如果确定病灶在肾上腺，则肯定为髓样脂肪瘤；如起源于肾，则为肾血管平滑肌脂肪瘤。

该肿瘤的 CT 表现因肿瘤内各种成分的比例不同和有无出血、坏死和钙化而不同。但肾血管平滑肌脂肪瘤的肿块一定位于肾内，表现为边缘光滑的软组织和脂肪密度的多房有分隔的肿块，在不同层面均可见与肾实质的关系密切；肿瘤虽大，但由于生长缓慢，使肾盂、肾盏推移变形而无破坏中断。肿瘤往往将肾向下方推移,肾内结构如肾盂、肾盏无改变。注射造影剂后,脂肪区域不强化,而软组织块影普遍强化。肿瘤内可有出血,且常出现钙化。鉴别有困难时可做CT血管造影。肾血管平滑肌脂肪瘤的血管丰富,供应肿瘤的血管增粗、周围的动脉扭曲、可出现多数细小的动脉瘤和扩张的血池,但无动静脉瘘形成。肾上腺髓性脂肪瘤表现为一种少血管性、与肾截然分开的肿块影。

4. 肾上腺腺瘤 原发性醛固酮增多症和库欣综合征的腺瘤的CT值可为负值,但腺瘤仍以实性密度为主,CT值一般在−20 HU左右,与部分含脂肪成分少的肾上腺髓性脂肪瘤的CT表现相似。原发性醛固酮增多症肿块一般较小,实验室检查可见尿钾升高、血钾降低、血浆醛固酮升高。库欣综合征多伴有典型的临床内分泌症状,实验室检查有助于鉴别。

5. 位于肾上腺和肾外的局限性脂肪肿块 ①腹膜后脂肪瘤:多呈边界清楚的均一脂肪密度,增强多无强化,与同侧肾上腺间有明确分界。②血管脂肪瘤:肿瘤密度较高,其CT值在−30～60 HU之间,容易与肾上腺髓性脂肪瘤相鉴别。③淋巴管瘤:一般是淋巴管的弥漫性增生或淋巴管局限性扩张形成的淋巴管囊肿。若其中脂肪含量丰富,CT表现类似脂肪瘤;大多数淋巴管囊肿表现为水样密度,很少出现CT值为负值,不难与肾上腺髓性脂肪瘤相鉴别。

文献报道,肾上腺髓性脂肪瘤尚须与罕见的含脂性肾上腺皮质癌和极其罕见的肾上腺畸胎瘤、肾上腺黏液纤维肉瘤和腹膜后肾上腺外髓性脂肪瘤等相鉴别。定位诊断有困难时,可考虑行^{18}F-FDG PET/CT检查。定性诊断有困难时,可考虑进行超声或CT引导下的FNAC,其敏感性和阴性预测值分别为73%和60%。

七、治疗

目前,公认的手术指征如下:①直径大于4 cm的无症状偶发性肿瘤;②有症状或功能性肿瘤,则不论肿瘤大小;③影像学检查显示可疑恶性肿瘤。本病属良性病变,肿瘤生长缓慢,部分病例终生带瘤且无症状而不被发现,迄今尚未见肾上腺髓性脂肪瘤恶变的报道。因此,临床上若诊断明确,对于肿瘤直径<4 cm的无症状偶发性肾上腺髓性脂肪瘤,可临床观察,暂不手术。但是,必须每3～6个月定期随访一次。肿瘤直径大于4 cm、肿瘤生长较快或合并出血时,应尽早手术完整切除。肿瘤直径大于3.5 cm,伴有症状或伴有内分泌功能障碍者应积极手术。对有压迫症状、肿瘤体积较大但无症状或肿瘤生长迅速者,均应手术治疗。对双侧肾上腺髓性脂肪瘤,完整切除脂肪组织、保留正常肾上腺组织是必要的,可避免术后类固醇激素替代治疗。必须注意,对诊断可疑者,随访时间不宜太久,应尽早手术,术中可做快速冰冻切片以明确肿瘤性质(图18-11)。

对诊断明确者,手术行单纯肿瘤切除术即可。腹腔镜手术创伤小、恢复快、疗效满意,已成为肾上腺髓性脂肪瘤的首选治疗方法(图18-12)。但对于巨大肿瘤、术前诊断不明确者,可酌情考虑经第11肋间切口或经腹途径行开放性手术(图18-13)。

术中注意要点如下。

(1) 手术时应连同包膜完整地切除肿瘤,勿使肿瘤组织破碎或残留部分肿瘤组织,避免术后复发。

(2) 剥离切除大肿瘤时,切勿伤及大血管及内脏,止血要完善仔细,防止术后出血。

(3) 剥离挤压肿瘤时,如果突发血压升高、脉搏加速等,有"静止性嗜铬细胞瘤"的可能,应及时给予有关控制儿茶酚胺的处理,以安全完成手术治疗。

肿瘤滋养血管可发自下腔静脉和右侧肾上腺血管,少数病例肿瘤自发性或外伤性破裂大出血可导致休克,在积极抢救的同时应考虑行选择性血管栓塞治疗或急诊手术。

八、预后

肾上腺髓性脂肪瘤是少见的良性病变,手术切除肿瘤后,预后良好。肿瘤完整切除无残留者,术后无复发。

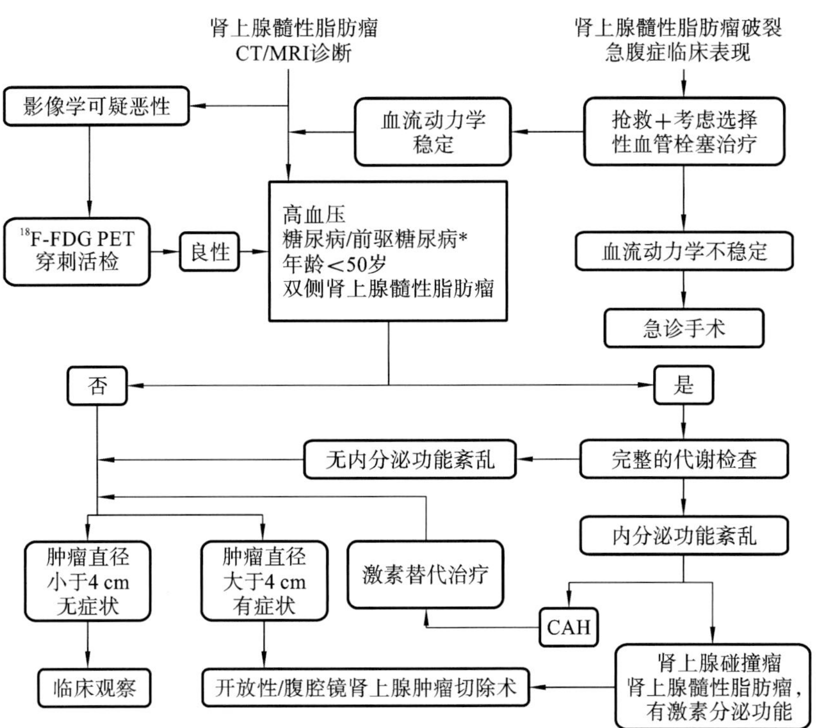

图 18-11 肾上腺髓性脂肪瘤诊断和治疗流程图(Shenoy V G 等,2015)

* 表示未达到标准的 2 型糖尿病的诊断标准

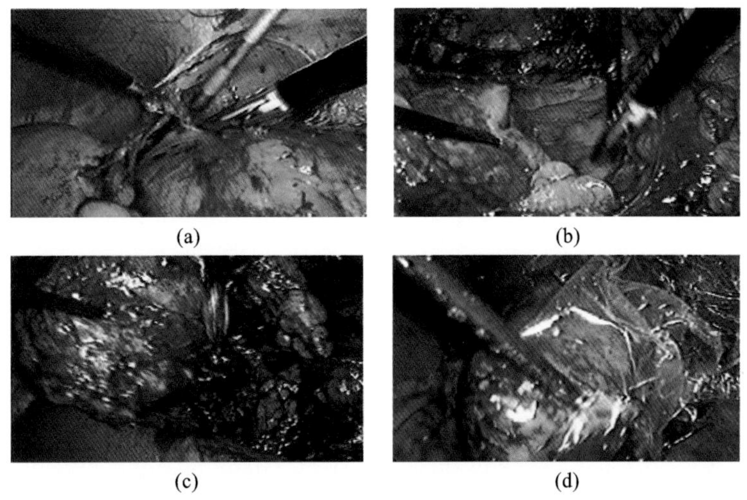

图 18-12 左侧肾上腺髓性脂肪瘤腹腔镜手术图像(Falahatkar S 等,2011)

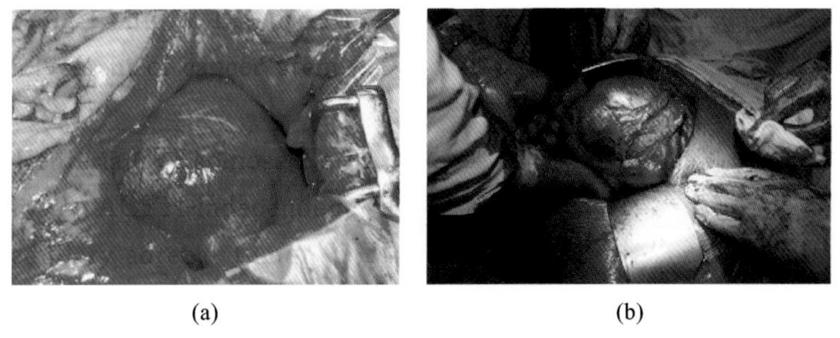

图 18-13 肾上腺髓性脂肪瘤经腹途径开放性手术图像(Nakayama Y 等,2018;Gellert L L,2019)

(a)左侧肾上腺肿瘤大小约 20 cm×18 cm×10 cm;(b)右侧肾上腺肿瘤大小约 38 cm×20 cm×16 cm

九、随访

术后应定期随访复查，术后 6 个月复查一次，1 年后每年复查一次至术后 5 年。随访复查内容包括体格检查、腹部超声和/或 CT 检查；内分泌功能紊乱者，应针对性进行相关的肾上腺内分泌功能检查。

（曾　进　魏　敏）

参考文献

[1] Lam A K. Update on adrenal tumours in 2017 World Health Organization（WHO）of endocrine tumours[J]. Endocr Pathol，2017，28(3)：213-227.

[2] Lam A K. Lipomatous tumours in adrenal gland：WHO updates and clinical implications [J]. Endocr Relat Cancer，2017，24(3)：65-79.

[3] Omura D，Nakano Y，Takase R，et al. Symptomatic adrenal myelolipoma[J]. Intern Med，2019，58(8)：1181.

[4] Rafiq B，Mghari G E. Adrenal myelolipoma：about a case[J]. Pan Afr Med J，2017，28：153.

[5] Decmann Á，Perge P，Tóth M，et al. Adrenal myelolipoma：a comprehensive review[J]. Endocrine，2018，59(1)：7-15.

[6] Almeida M Q，Kaupert L C，Brito L P，et al. Increased expression of ACTH（MC2R）and androgen（AR）receptors in giant bilateral myelolipomas from patients with congenital adrenal hyperplasia[J]. BMC Endocr Disord，2014，14：42.

[7] Barman S，Mandal K C，Mukhopadhyay M. Adrenal myelolipoma：an incidental and rare benign tumor in children[J]. J Indian Assoc Pediatr Surg，2014，19(4)：236-238.

[8] Bovo G，Picozzi S C，Viganò P，et al. Giant adrenal myelolipoma：report of a case and review of the literature[J]. Minerva Urol Nefrol，2007，59(4)：455-458.

[9] Otal P，Escourrou G，Mazerolles C，et al. Imaging features of uncommon adrenal masses with histopathologic correlation[J]. 1999，19(3)：569-581.

[10] Al-Bahri S，Tariq A，Lowentritt B，et al. Giant bilateral adrenal myelolipoma with congenital adrenal hyperplasia[J]. Case Rep Surg，2014，2014：728198.

[11] McGeoch S C，Olson S，Krukowski Z H，et al. Giant bilateral myelolipomas in a man with congenital adrenal hyperplasia[J]. J Clin Endocrinol Metab，2012，97(2)：343-344.

[12] Bano S，Yadav S N，Chaudhary V，et al. Symptomatic giant adrenal myelolipoma associated with cholelithiasis：two case reports[J]. Urol Ann，2012，4(1)：55-60.

[13] Ioannidis O，Papaemmanouil S，Chatzopoulos S，et al. Giant bilateral symptomatic adrenal myelolipomas associated with congenital adrenal hyperplasia[J]. Pathol Oncol Res，2011，17(3)：775-778.

[14] Wale D J，Wong K K，Viglianti B L，et al. Contemporary imaging of incidentally discovered adrenal masses[J]. Biomed Pharmacother，2017，87：256-262.

[15] Dong A，Cui Y，Wang Y，et al. ^{18}F-FDG PET/CT of adrenal lesions[J]. AJR，2014，203(2)：245-252.

[16] Agarwal A，Chirindel A，Shah B A，et al. Evolving role of FDG PCT/CT in multiple myeloma imaging and management[J]. AJR，2013，200(4)：884-890.

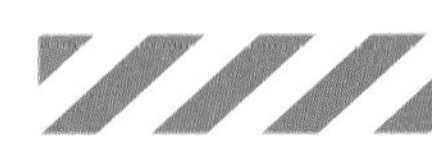

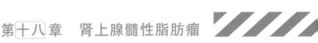

[17] Castinetti F, Verschueren A, Cassagneau P, et al. Adrenal myelolipoma: an unusual cause of bilateral highly 18F-FDG-avid adrenal masses[J]. J Clin Endocrinol Metab, 2012,97(8):2577-2578.

[18] Shenoy V G, Thota A, Shankar R, et al. Adrenal myelolipoma: controversies in its management[J]. Indian J Urol,2015,31(2):94-101.

[19] Gupta S S,Kupfer Y. Giant bilateral adrenal myelolipoma[J]. Balkan Med J,2017,34(5):476-477.

[20] Hobart M G,Gill I S,Schweizer D,et al. Laparoscopic adrenalectomy for arge-volume (≥5 cm)adrenal masses[J]. J Endourol,2000,14(2):149-154.

[21] Falahatkar S, Enshael A, Esmaeili S, et al. Laparoscopic surgery in a patient with bilateral adrenal myelolipoma[J]. Urotoday Int J,2011,4(3):art40.

[22] Bokhari M R,Zulfiqar H,Garla V V. Adrenal myelolipoma[M]. Treasure Island(FL): StatPearls Publishing,2020.

[23] Jung S I,Kim S O, Kang T W, et al. Bilateral adrenal myelolipoma associated with hyperaldosteronism:report of a case and review of the literature[J]. Urol,2007,70(6): 1223. e11-e13.

[24] Feng C C,Jiang H W,Ding Q,et al. Adrenal myelolipoma:a mingle of progenitor cells? [J]. Med Hypotheses,2013,80(6):819-822.

[25] Mondal A,Chakrabarti D K,Basu A,et al. Bilateral adrenal myelolipoma:a case report [J]. Hellenic J Surg,2017,89(3-4):160-162.

[26] Tamidari H,Mishra A K,Gupta S,et al. Catecholamine secreting adrenal myelolipoma [J]. Indian J Med Sci,2006,60(8):331-333.

[27] Hsu S W, Shu K, Lee W C, et al. Adrenal myelolipoma: a 10-year single-center experience and literature review[J]. Kaohsiung J Med Sci,2012,28(7):377-382.

[28] Nabi J,Rafiq D,Authoy F N,et al. Incidental detection of adrenal myelolipoma:a case report and review of literature[J]. Case Rep in Urol,2013,2013:789481.

[29] Ramirez M,Misra S. Adrenal myelolipoma:to operate or not? A case report and review of the literature[J]. Int J Surg Case Rep,2014,5(8):494-496.

[30] Hasan M,Siddiqui F,Al-Ajmi M. FNA diagnosis of adrenal myelolipoma:a rare entity [J]. Diagn Cytopathol,2008,36(12):925-926.

[31] Meyer A,Behrend M. Presentation and therapy of myelolipoma[J]. Int J Urol,2005,12(3):239-243.

[32] MacGillivray D C, Whalen G F, Malchoff C D, et al. Laparoscopic resection of large adrenal tumors[J]. Ann Surg Oncol,2002,9(5):480-485.

[33] Castillo O A, Vitagliano G, Cortes O, et al. Laparoscopic adrenalectomy for adrenal myelolipoma[J]. Arch Esp Urol,2007,60(2):217-221.

[34] Kumar N,Kapur N. Laparoscopic resection of giant myelolipoma on the right adrenal gland[J]. Hellenic J Surg,2016,88(5):356-359.

[35] Yamashita S, Ito K, Furushima K, et al. Laparoscopic versus open adrenalectomy for adrenal myelolipoma[J]. Ann Med Surg(Lond),2014,3(2):34-38.

[36] Joy P S, Marak C P, Nashed N S, et al. Giant adrenal myelolipoma masquerading as heart failure[J]. Case Rep Oncol,2014,7(1):182-187.

[37] Yang Y,Ye L Y,Yu B,et al. Two case reports of bilateral adrenal myelolipomas[J].

World J Clin Cases,2015,3(9):853-860.

[38] Alvarez J F, Goldstein L, Samreen N, et al. Giant adrenal myelolipoma [J]. J Gastrointest Surg,2014,18(9):1716-1718.

[39] Tanner J,Malhotra S,El-Daly H,et al. Case 243:extramedullary hematopoiesis in an adrenal myelolipoma[J]. Radiology,2017,284(1):292-296.

[40] Taffurelli G,Ricci C,Casadei R,et al. Open adrenalectomy in the era of laparoscopic surgery:a review[J]. Updates Surg,2017,69(2):135-143.

[41] Posses S P,Prado B C,Bechara G R,et al. Giant bilateral adrenal myelolipoma:case presentation and a brief literature review[J]. Urol Case Rep,2018,18:67-69.

[42] Nakayama Y,Matayoshi N,Akiyama M,et al. Giant adrenal myelolipoma in a patient without endocrine disorder:a case report and a review of the literature[J]. Case Rep Surg,2018,2018:4854368.

[43] Cochetti G,Paladini A,Boni A,et al. Robotic treatment of giant adrenal myelolipoma:a case report and review of the literature[J]. Mol Clin Oncol,2019,10(5):492-496.

[44] 曾进,陈忠. 现代泌尿肿瘤学[M]. 北京:人民卫生出版社,2023.

第十九章 肾上腺囊肿

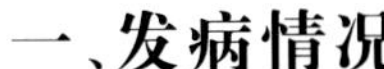

一、发病情况

肾上腺囊肿(adrenal gland cyst)泛指肾上腺囊性病变,临床上比较少见(图 19-1),多为无功能性囊肿,很少有内分泌紊乱表现。自 1670 年 Greiselius 首次报道以来,随着高分辨影像学技术的发展,其检出率显著增高,国内外文献报道例数有增加的趋势。文献报道,肾上腺囊肿的发病率为 0.07%。临床中其发病率为 0.06%,尸检发现率为 0.18%。

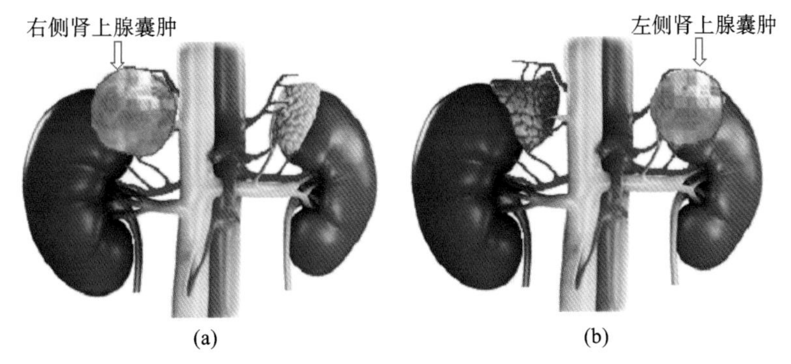

图 19-1 肾上腺囊肿示意图

肾上腺囊肿在临床上常常是隐匿的,绝大多数在其他器官的超声或 CT 检查等影像学检查中偶然发现,占肾上腺疾病的 5.1%~6%。

此病可发生于任何年龄,发病年龄范围为 18~77 岁,以 40~50 岁多见,平均年龄为 43.8~46.4 岁。女性多于男性,其比例为(1.6~3):1。

肾上腺囊肿中 92%为单侧,两侧无明显差异。婴幼儿中约 1/2 为双侧病变;左侧较右侧多见,比例约为 2:1。

二、病因和病理组织学

绝大多数肾上腺囊肿为单发,多发罕见。囊肿多为单房性,多房性少见。囊肿呈黄色或浅红色(图 19-2),大小不等,小者小于 1 cm,大者可达 30~35 cm。囊内液体多少不等,多者可达 11000 ml;囊内可见出血(图 19-3)。囊肿壁的厚度一般为 0.1~0.2 cm,假性囊肿亦有达 3 cm 者(图 19-4)。

肾上腺囊肿的病因和病理组织学类型见表 19-1、图 19-5。2019 年 Gellert L L 总结英文文献后得出,肾上腺囊肿根据起源分为内皮性囊肿(45%)、假性囊肿(39%)、上皮性囊肿(9%)和寄生虫性囊肿(7%)。

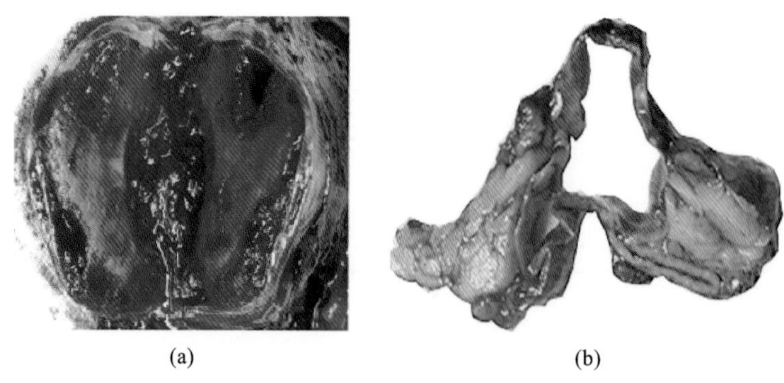

图 19-2　肾上腺囊肿(Zheng W 等,2018)

(a)肾上腺血管瘤性囊肿;(b)肾上腺淋巴瘤性囊肿

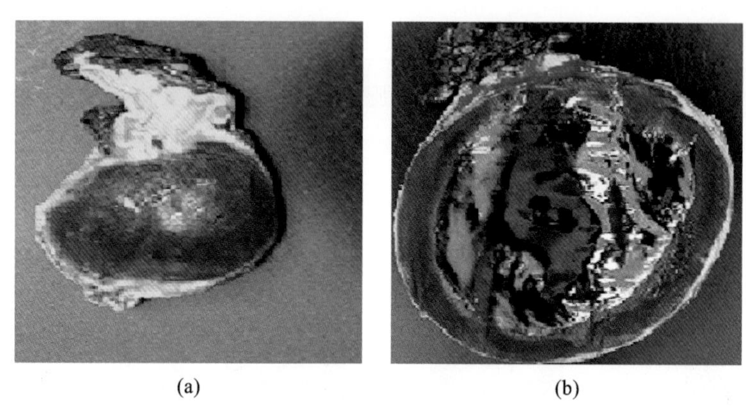

图 19-3　肾上腺囊肿出血(Gellert L L,2019)

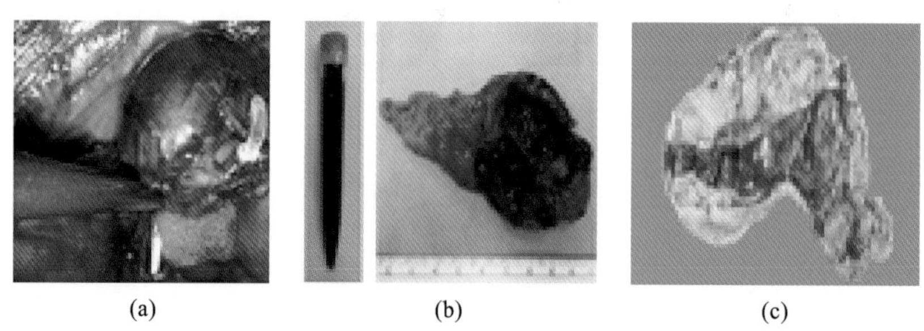

图 19-4　肾上腺假性囊肿(Gellert L L,2019)

表 19-1　肾上腺囊肿的病理组织学类型和发病率

病理组织学类型	发病率		
	Lyu X(2014)	de Bree E(1998)	Pogorzelski R(2018)
内皮性囊肿	50%	45%(淋巴瘤性,42%;血管瘤性,3%)	48.2%
假性囊肿	34%	39%(肾上腺梗死或出血,32%;肾上腺良性或恶性肿瘤,7%)	22.2%
上皮性囊肿(真性囊肿)	4%	9%	22.2%
寄生虫性囊肿		7%	
嗜铬细胞瘤囊性变	4%		

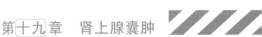

续表

病理组织学类型	发病率		
	Lyu X(2014)	de Bree E(1998)	Pogorzelski R(2018)
皮质腺瘤性囊肿或囊性变	4%		
肾上腺支气管性囊肿	2%		3.7%
肾上腺肺隔离症	2%		
未分类			3.7%
总计	100%	100%	100%

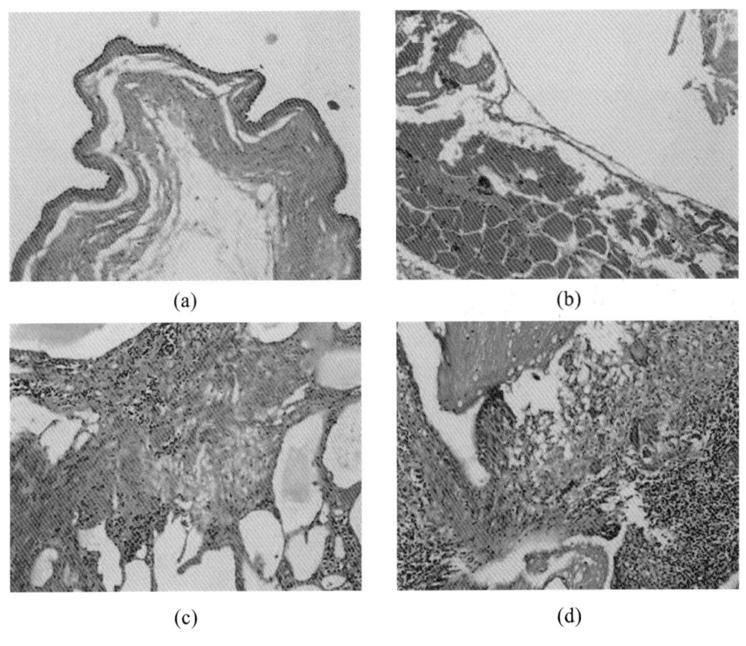

图 19-5 肾上腺囊肿类型(Lyu X 等,2014)

(a)肾上腺内皮性囊肿,囊壁内衬单层、扁平内皮细胞;(b)肾上腺假性囊肿,缺乏内皮细胞;(c)肾上腺淋巴瘤性囊肿,淋巴管扩张;(d)肾上腺支气管源性囊肿,囊壁内衬良性假复层纤毛柱状上皮细胞;HE,×200

1. 肾上腺内皮性囊肿 临床上最为常见,约占肾上腺囊肿的45%,多见于女性。大多数为单侧,双侧约占8%。内皮性囊肿起源于肾上腺正常或发育不全的淋巴管、血管或堵塞的肾上腺淋巴管,囊壁内衬以光滑和单层、扁平的内皮细胞为其特点。其按组织成分又分为淋巴瘤性和血管瘤性两类,其中约42%为肾上腺淋巴瘤性囊肿(图19-6),约3%为肾上腺血管瘤性囊肿。显微镜下可观察到囊壁有弹性纤维及肌纤维,囊壁邻近淋巴管或血管扩张,这是其与肾上腺假性囊肿的鉴别要点。

2. 肾上腺假性囊肿 临床上较为常见,约占39%,多见于女性。多数囊肿是单发的,双侧或多发性罕见。32%的假性囊肿多因肾上腺正常组织出血、血肿或梗阻坏死而形成,如外伤、产伤、出血性疾病、休克、严重感染、中毒、异型血输入等。假性囊肿也可继发于肾上腺良、恶性肿瘤,如嗜铬细胞瘤出血后形成的假性囊肿(图19-7)。所有肾上腺囊性病灶中,约7%继发于肾上腺恶性肿瘤。其他病变有肾上腺髓质增生出血后所形成的假性囊肿,肾上腺结核引起的囊性变等。此类囊肿囊壁较厚但缺乏淋巴管或血管。此类囊肿常与毗邻器官紧密粘连,手术时切除较为困难。

囊内多为血性液体,呈棕色、咖啡色或黑色,合并感染时囊内液体混浊。囊壁多有钙盐沉积,此是病理诊断的要点。囊壁较厚,由纤维组织构成;囊壁内衬以肉芽组织,无内皮细胞和上

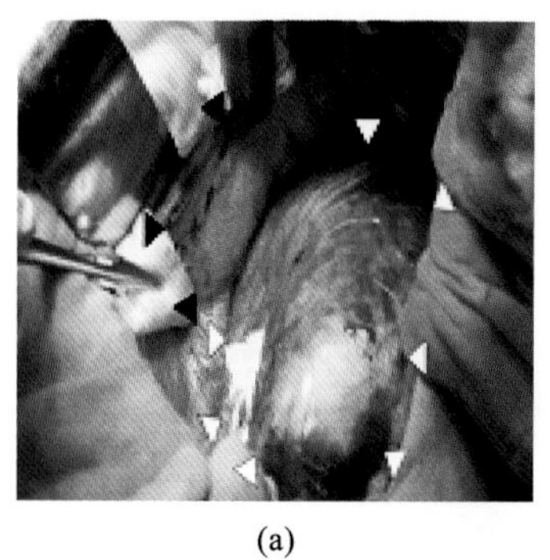
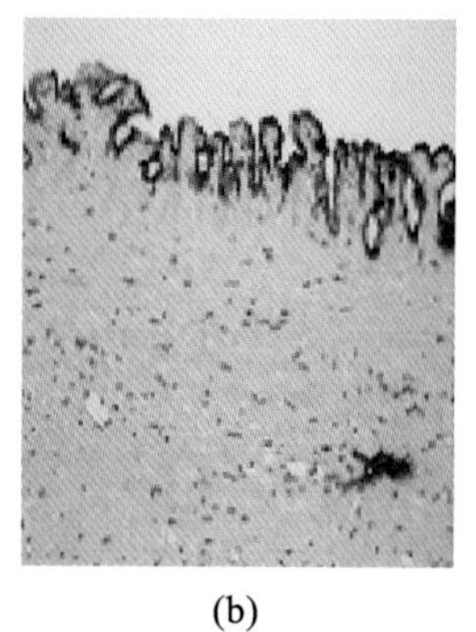
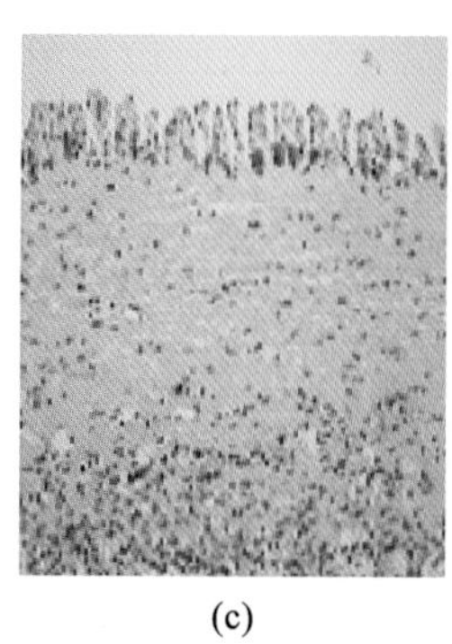

(a) (b) (c)

图 19-6 左侧肾上腺巨大淋巴瘤性囊肿(Furihata M 等,2015)

(a)术中;(b)D2-40 阳性;(c)钙网膜蛋白(calretinin)阳性,囊肿壁来源于淋巴管

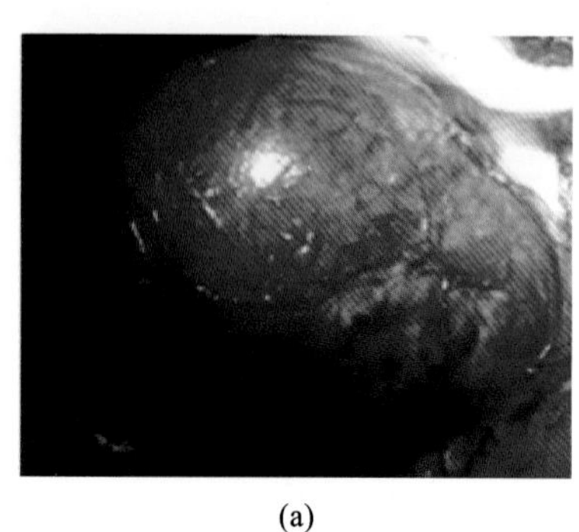
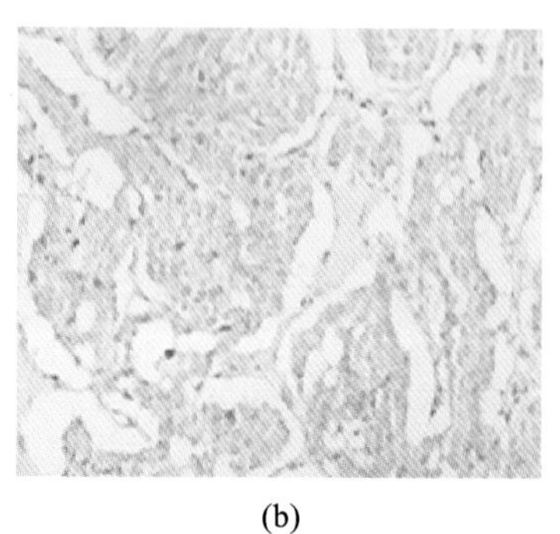

(a) (b)

图 19-7 左侧巨大嗜铬细胞瘤假性囊肿(Gupta A 等,2016)

(a)术中图像;(b)免疫组织化学检查显示 NSE 阳性

皮细胞覆盖。

3. 肾上腺上皮性囊肿 又称为真性囊肿,约占肾上腺囊肿的 9%。囊肿体积较大,可达 20 cm。囊壁较薄,内衬以腺上皮或内皮细胞。囊肿内含有头节和薄层透明的内囊;液体为黄色透明样,合并囊内出血或感染时囊壁可增厚或钙化。肾上腺上皮性囊肿可分为以下三种。

(1) 胚胎性囊肿:罕见,属于胚胎性残余。囊壁由肾上腺组织以外的细胞所覆盖,内有纤毛柱状上皮衬附。

(2) 皮质腺瘤性囊肿:由于肾上腺皮质腺瘤中心出血、坏死,细胞间质液潴留而形成囊肿。囊壁为腺瘤组织所包绕,形成腺瘤性囊肿或腺瘤性囊性变。

(3) 腺性潴留性囊肿:此类囊肿由微小囊肿及腺泡构成。50%以上的早产儿和新生儿可发生此类囊肿,可能与应激反应有关。

4. 肾上腺寄生虫性囊肿 约占肾上腺囊肿的 7%。寄生虫性囊肿由包虫(棘球蚴,图 19-8、图 19-9)、猪囊虫和舌形虫毛蚴等感染所致,但以包虫性囊肿较为多见。囊肿外壁较厚,15%可有钙化,并可见头节;囊肿内有子囊、孙囊。其病理组织学特征见图 19-10。

免疫组织化学染色:根据肾上腺囊肿原发病的生物学特性而有所不同,如肾上腺皮质肿瘤囊性变时抑制素(inhibin)和 melan-A 阳性;PHEO 假性囊肿中 NSE、Syn 和嗜铬粒蛋白(chromogranin)阳性;肾上腺血管瘤性囊肿中 CD31、CD34、ERG 和 D2-40 阳性;肾上腺淋巴瘤性囊肿中 D2-40 和钙网膜蛋白(calretinin)阳性(图 19-11)。

三、临床表现

肾上腺囊肿患者的临床表现与囊肿的大小有关。囊肿较小者可无任何典型的症状和体征,常因体检或因其他疾病行超声或 CT 检查时偶然发现。

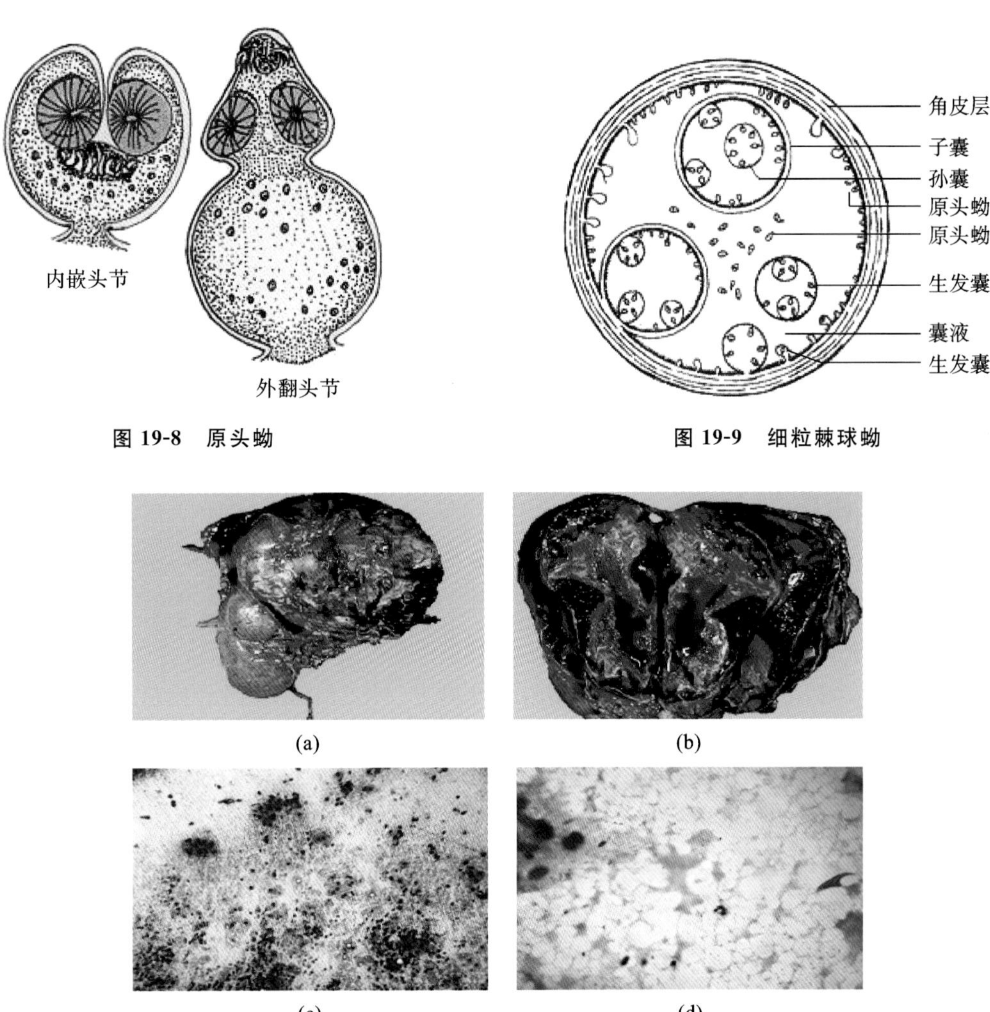

图 19-8 原头蚴

图 19-9 细粒棘球蚴

图 19-10 肾上腺寄生虫性囊肿大体标本和病理组织学特征(Kumar S 等,2014)

(a)(b)大体标本和切面;(c)肾上腺皮质细胞呈簇状和散在性轻微坏死(MGG 染色,×400);(d)可见棘球蚴小钩,伴随有多核巨细胞(Ziehl-Neelsen 染色,×400)

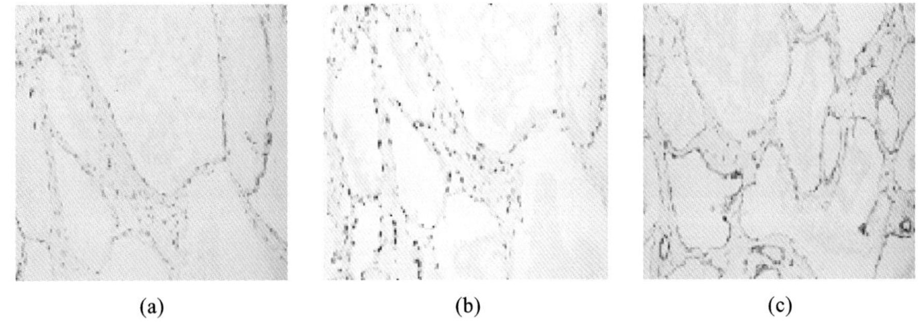

图 19-11 肾上腺内皮性囊肿免疫组织化学染色结果(Zheng W 等,2018)

(a)D2-40 阳性;(b)ERG 阳性;(c)CD31 阳性

有症状者囊肿体积较无症状者大(7.2 cm vs 4.4 cm)。囊肿体积较大时,可压迫毗邻器官引起症状,如压迫胃肠道可出现胃部不适、食欲减退、恶心、呕吐、腹胀、便秘,甚至发生肠梗阻。消化道钡剂检查可显示胃、十二指肠及结肠受压或推移的征象。压迫腹膜后或膈肌可出现疼痛,主要位于腰背部或上腹部,多为胀痛或钝痛,有时可牵扯到肩背部;其他可有乏力、消瘦、贫血等。

囊肿破裂或出血时则有剧烈疼痛、恶心、呕吐、腹肌紧张、腹部压痛、肠鸣音减弱，甚至虚脱。合并囊内感染时则可引起发热、白细胞计数增高等。

由于本病不产生激素，成人患肾上腺囊肿时一般无内分泌紊乱的征象，但少数新生儿可发生肾上腺功能不全。

肾上腺囊肿体积较大时，可出现上腹部肿块，有时患者自己无意间摸到。体格检查时，患侧上腹部可扪及光滑、圆形、囊性感、边界清楚的肿块，可有压痛；有时可触及患侧被挤压推移的肾或患侧肾的中下部分。

由于大的肾上腺囊肿挤压肾，肾出现缺血，导致肾素的分泌量增加，引起血压升高。50%以上的患者会出现高血压。

血尿也是肾上腺囊肿一个比较主要的症状，表现为镜下血尿或肉眼血尿，且血尿常呈周期性。囊肿的供应血管因拉扯或挤压而破裂，血液进入集合系统而导致血尿。

四、诊断和鉴别诊断

1. 诊断　部分病例常规体检仅能发现腰部或上腹部肿块，但确切的位置和性质常难以判断。一般，血压、血浆和尿液中的代谢产物以及电解质测定可排除肾上腺实质性肿瘤。影像学检查有助于诊断。

(1) 肾、输尿管及膀胱(KUB)平片和静脉尿路造影(IVU)：KUB平片可显示肾上方肾上腺区域的阴影，约半数可见到囊壁有弧形钙化影，为肾上腺囊肿的特征。IVU或逆行肾盂造影显示肾受囊肿挤压向下、向外或旋转，但肾的轮廓、肾盂或肾盏集合系统无明显改变，受压严重者可影响同侧肾的功能。

(2) 超声检查(图19-12、图19-13)：超声检查是肾上腺囊肿的首选检查手段，经济、无痛、安全，又可大大提高诊断率，同时也为患者提供了诊断和治疗的最佳时机。超声检查可检出1 cm以上的肾上腺囊肿，敏感性为89%，准确率为84.6%。超声图像表现可分为以下三类：①单纯囊肿型；②囊内散在光点型；③囊壁钙化型。肾上腺囊肿的超声表现为无回声区伴后方回声增强，壁薄而光滑，边界清，部分伴分隔及钙化。囊内有出血或较多蛋白质渗出者，可表现为囊实性回声或低回声。所有肾上腺囊肿内均无血流信号。

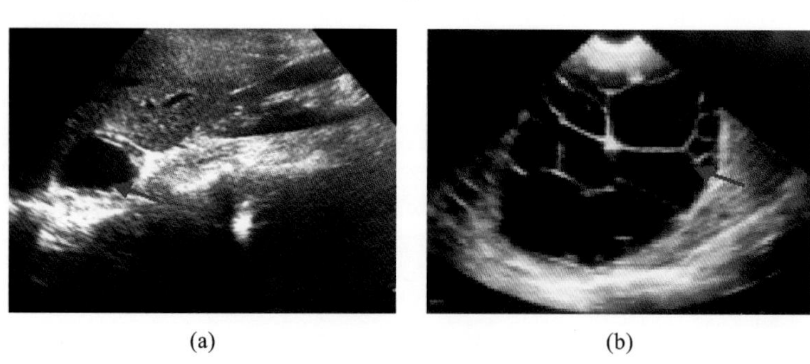

(a)　　(b)

图19-12　右侧肾上腺单纯性囊肿超声图像(Otal P等,1999)

(a)右侧肾上腺棘球蚴囊肿；(b)超声显示呈蜂窝状

囊肿较小时，诊断多无困难，可分辨出囊性肿块或实质性肿块。由于肾上腺与毗邻器官肾、胰腺尾部、肝等关系密切，当囊肿较大时超声检查确定肿物来源有一定困难，尤其是靠近胰腺尾部的囊肿。

(3) CT检查：CT检查可提高诊断的准确性，可分辨出囊性肿块或实质性肿块，在判断周围关系方面优于超声检查。典型的CT表现为肾上腺区边界清楚的圆形或类圆形影，内为水样密度，壁薄，无增强或轻度增强(图19-14、图19-15)。绝大部分病例通过超声和CT联合检查可明确诊断，CT检查对肾上腺囊肿的敏感性为98%。

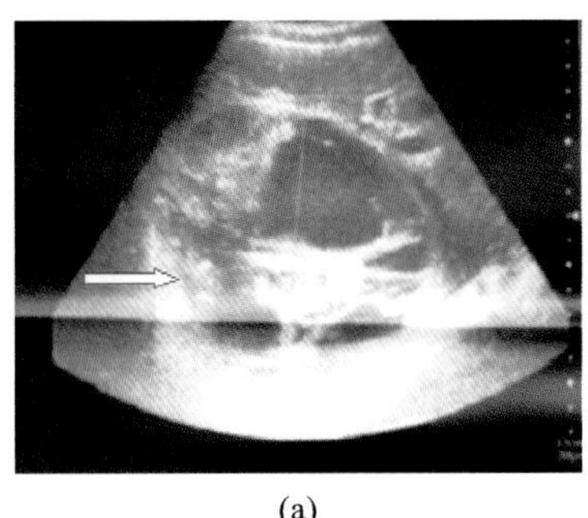
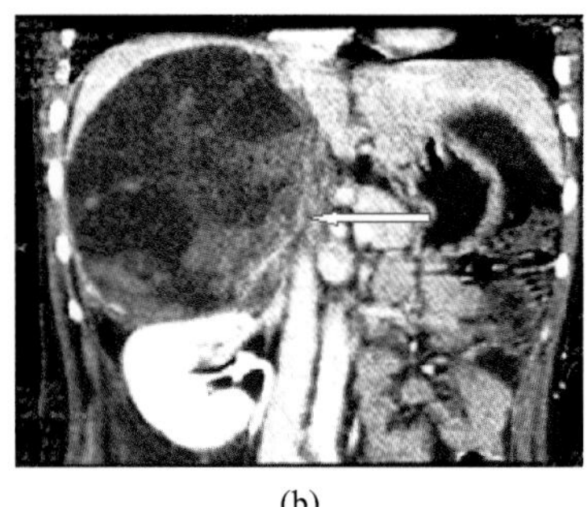

(a)　(b)

图 19-13　超声和 CT 检查显示右侧肾上腺囊肿合并出血(da Silva E C 等,2012)

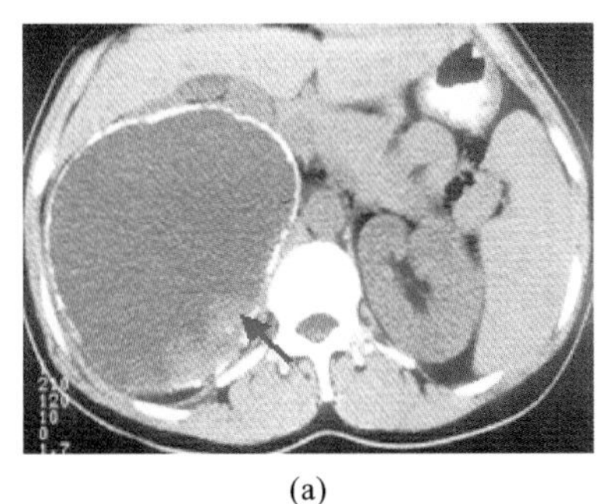
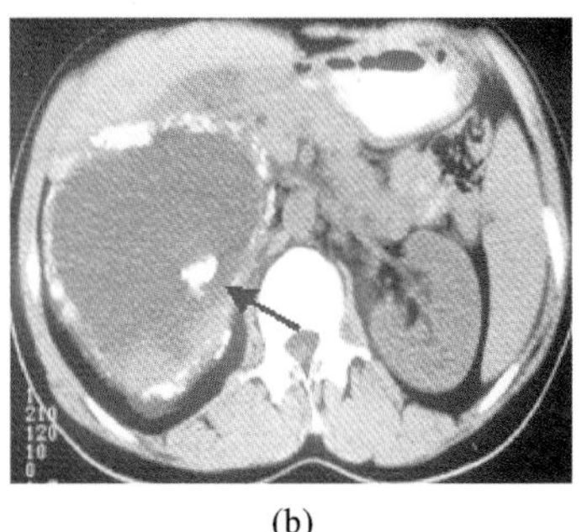

(a)　(b)

图 19-14　CT 检查显示右侧肾上腺囊肿,包壳状钙化

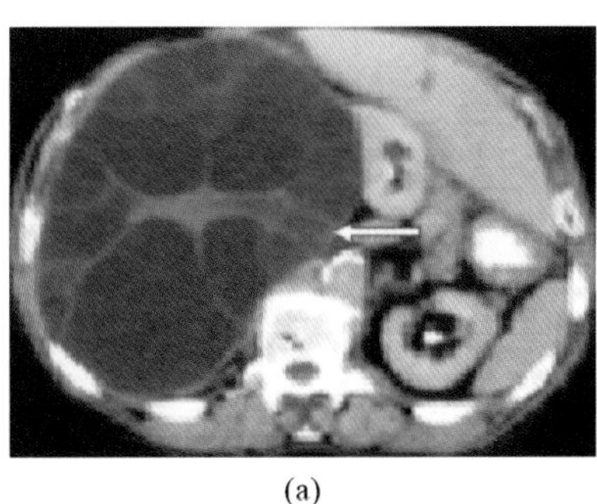
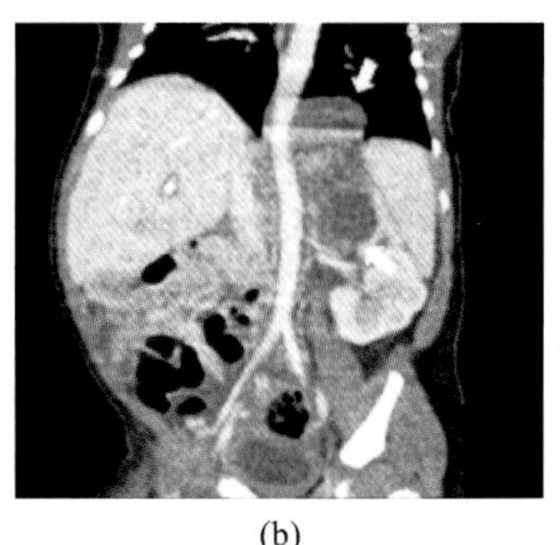

(a)　(b)

图 19-15　肾上腺囊肿 CT 图像(Otal P 等,1999;Moon S B 等,2010)

(a)右侧肾上腺棘球蚴囊肿,CT 检查显示呈多子囊型;(b)左侧肾上腺肺隔离症,CT 检查显示左侧肾上腺区囊实性长柱状肿块

(4) MRI 检查:亦可做出明确的诊断(图 19-16),并能观察到囊壁的厚度及囊肿与周围组织和毗邻器官的关系等。

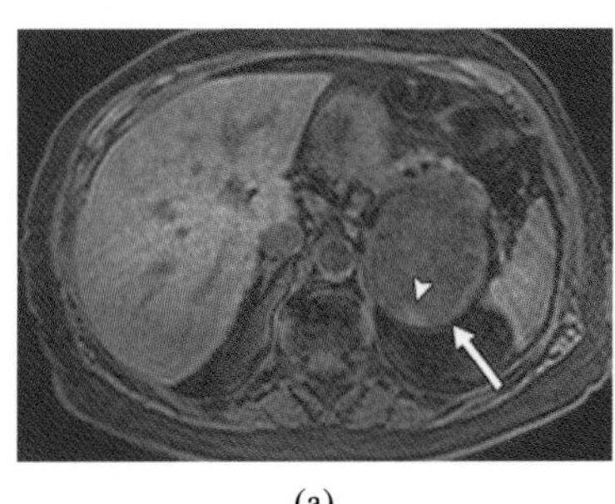
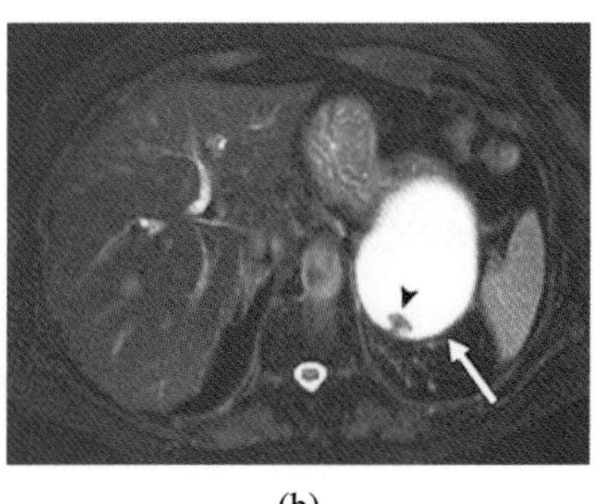

(a)　(b)

图 19-16　左侧肾上腺囊肿 MRI 图像(Ricci Z 等,2013)

(a)T1WI 显示低信号囊肿,其边缘可见一高信号结节;(b)T2WI 显示高信号囊肿,结节呈低信号

然而，对于较大的肾上腺囊肿，无论超声、CT 还是 MRI 检查，诊断时都可能与毗邻脏器的囊性病变如肝囊肿、肾囊肿及胰腺囊肿混淆。此外，肾上腺囊肿是少见病变，容易被临床忽略，亦是误诊原因之一。因此，对于上腹部腹膜后的囊性病变，应考虑是否来源于肾上腺。

2. 鉴别诊断 肾上腺囊肿须与上腹部的囊性病变包括肝、脾、肾以及胰腺囊肿相鉴别，有时尚须与肾上极囊性肾细胞癌相鉴别，尤其是与肾上腺无症状皮质肿瘤囊性变相鉴别（inhibin 和 melan-A 阳性）。肾上腺恶性肿瘤囊性变约占所有肾上腺肿瘤囊性变的 7%，须引起重视。诊断确有困难时，酌情考虑行超声或 CT 引导下的囊肿细针吸取细胞学检查（fine-needle aspiration cytology，FNAC），以提高确诊率，FNAC 敏感性为 85%。同时应进行免疫组织化学检查，以确定囊肿的类型和性质。

五、治疗

1. 治疗方案的选择 肾上腺囊肿大多为良性，极少具有内分泌功能，其处理原则主要依据患者的症状、囊肿是否有内分泌功能、囊肿的大小以及病理检查而定。一般要考虑下列 3 个因素：①囊肿是否有功能；②意外的恶性肿瘤囊性改变；③潜在的合并症，如囊内出血。

单纯性囊肿直径小于 4 cm、无临床症状，可不必进行治疗。以动态观察为主，超声或 CT 密切随访；定期检查囊肿是否有增大的趋势。目前认为，下列情况应考虑手术：①有内分泌功能的囊肿，应行手术治疗；②无内分泌功能、无临床症状，直径小于 6 cm 的单纯性囊肿，可临床动态观察，随访期间若囊肿增大或出现症状再行手术治疗；③有囊肿压迫症状、囊肿内出血或囊肿直径大于 6 cm，皆应手术；④包虫性囊肿、肿瘤性囊肿一经确诊，需及早手术治疗；⑤无法确定囊肿来源或性质不确定者，应手术探查（图 19-17）。

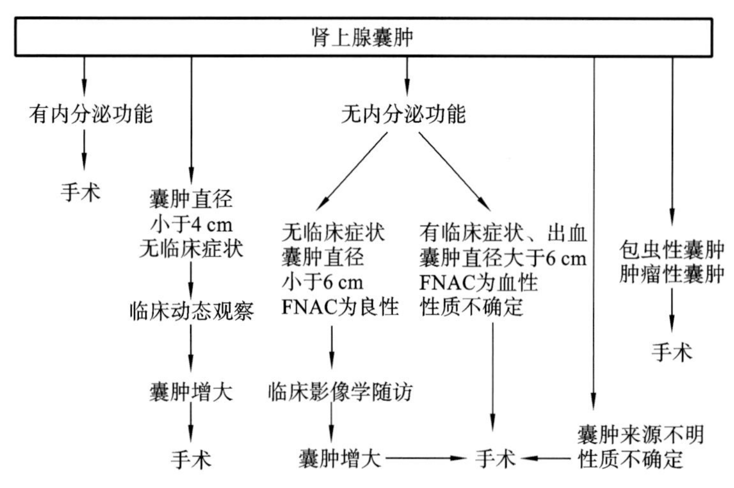

图 19-17 肾上腺囊肿的处理流程图

2. 术式选择 肾上腺囊肿的手术方式包括开放性手术，经腹腹腔镜或后腹腔镜下肾上腺囊肿去顶术、囊肿切除术，肾上腺部分切除术和肾上腺全切除术（表 19-2、图 19-18 至图 19-20）。肾上腺囊肿的术式选择需根据囊肿的可能病变性质、大小以及有关的症状来决定。若囊肿较大，可先抽取囊液，而后行囊肿切除术（图 19-21）。后腹腔镜手术与开放性手术疗效相似，且具有创伤小、术中出血少、术后伤口疼痛轻、恢复快及住院时间短的优点，已成为治疗肾上腺囊肿的首选，可完全代替开放性手术，成为肾上腺囊肿手术的"金标准"。

表 19-2 47 例肾上腺囊肿病例的相关信息和术式选择（Lyu X 等，2014）

病例资料	数值
年龄/岁	43.8(18～77)

续表

病例资料	数值
囊肿大小/cm	5.0(1.4～12)
性别	
男性	18(38.3%)
女性	29(61.7%)
囊肿分布	
右侧	21(44.7%)
左侧	26(55.3%)
术式选择/例数(构成比)	
FNA	1(2.13%)
开放性手术	13(27.66%)
囊肿切除术	8(17.02%)
肾上腺切除术	5(10.64%)
腹腔镜手术	33(70.21%)
囊肿去顶术	8(17.02%)
肾上腺切除术	4(8.51%)
囊肿切除术	21(44.68)

注:FNA,肾上腺细针穿刺。

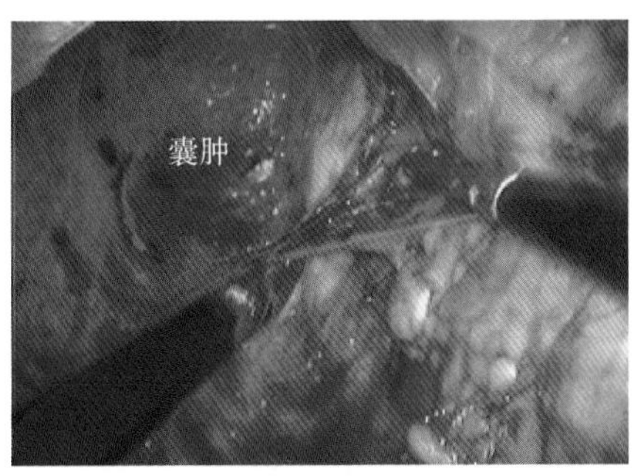

图 19-18 右侧肾上腺囊肿腹腔镜手术切除游离囊肿

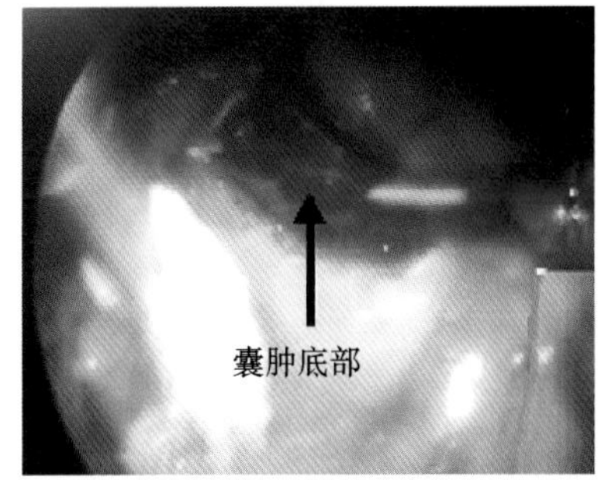

图 19-19 囊肿切除术后囊底视野

肾上腺巨大单纯性良性囊肿不是后腹腔镜手术的绝对禁忌,手术时需充分考虑到手术的难度。如果囊壁与邻近器官或大血管如主动脉或下腔静脉紧密粘连,可考虑行囊壁大部分切除术或囊肿去顶术,以防损伤邻近器官或大血管;单纯性囊肿壁较厚时,可行囊肿去顶术。酌情做好开放性手术的准备,可选择经第 11 肋间切口或腹部切口径路。然而,对于有潜在的囊肿残留组织出血和复发危险者、肾上腺肿瘤囊性变特别是嗜铬细胞瘤出血囊性变者,选择囊肿去顶术应慎重。

根据肾上腺囊肿的病理学特征和性质的不同,手术时应注意下列几个问题。

(1) 单纯性囊肿皆有完整包膜,可将囊肿完整摘除,保留正常的肾上腺。方法与肾上腺腺瘤摘除术相同。囊壁较厚难以完整摘除者,可找到囊肿后,在距离囊肿约 1 cm 处切除肾上腺组织。

(2) 肿瘤性囊肿且肾上腺病变广泛时,应行肾上腺囊肿和肾上腺全切除术。行肾上腺切除术时,宜先处理肾上腺中央静脉,再切除囊肿。

(3) 包虫性囊肿,严密保护周围组织后,先行穿刺确诊,抽吸出一定量的包虫囊液后,注入

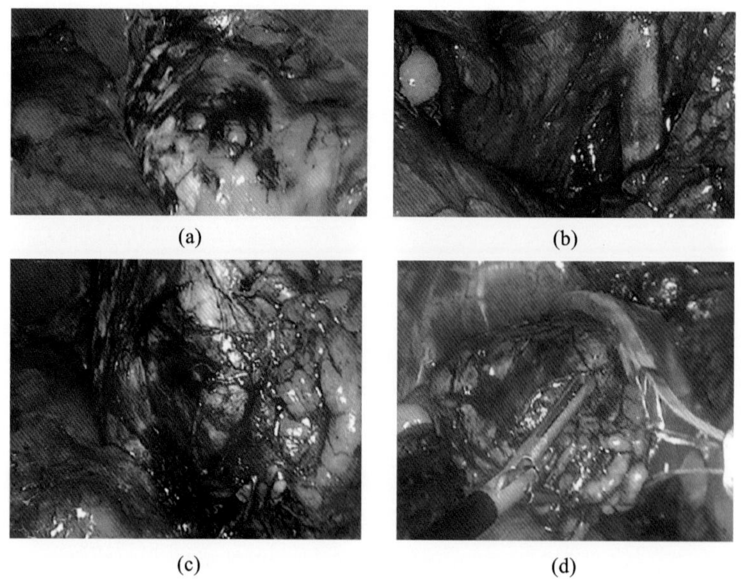

图 19-20 左侧肾上腺包虫性囊肿腹腔镜手术(Nardi W 等,2015)

(a)左侧肾上腺囊肿术中所见;(b)显露左侧肾上腺静脉;(c)分离和结扎左侧肾上腺静脉,游离囊肿;(d)囊肿完整切除后放入提取袋,囊肿大小约 5.5 cm×3.0 cm

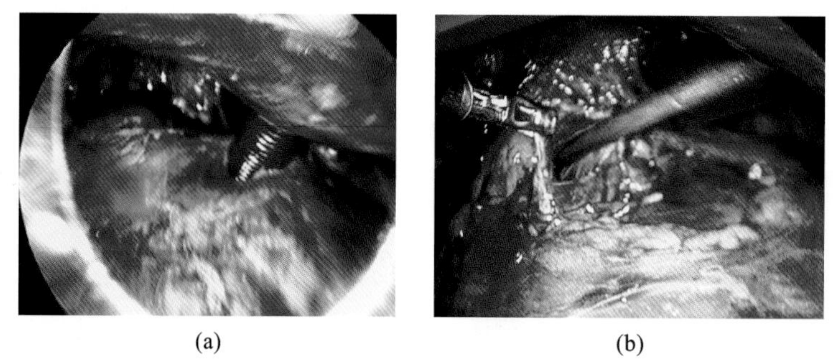

图 19-21 左侧肾上腺囊肿(包囊虫)腹腔镜下抽取囊液、减压后囊肿切除术(Kumar S 等,2014)

4%甲醛溶液,待杀死囊内头节后,切开外囊,清除子囊、孙囊,再以 10%甲醛溶液或浓苯酚溶液涂抹烧灼囊内壁,再切除大部分外囊壁。

(4) 出血性假性囊肿多较大,先穿刺抽吸囊液、减压,然后与毗邻脏器剥离,至不能分离时,切除大部分游离的囊壁。

(5) 囊壁切除后,囊壁的基底和残留的囊壁边缘需彻底电灼止血,或以 3-0 可吸收缝线连续缝合,以完全止血和使囊底部完全裸露。残留囊内壁必须用 10%甲醛溶液、浓苯酚溶液或无水乙醇涂抹烧灼。

(6) 不要刻意强求将囊肿全部切除,术中根据情况仅采取囊肿去顶术即可。值得注意的是,囊肿去顶术术后残腔的囊壁细胞仍有一定的分泌功能,沉积于残腔的囊液未被完全吸收时,将会产生新的囊肿。囊肿去顶术后 23 个月和 67 个月时的复发率分别为 5.9%和 19%。因此,术毕应在囊底或残留的囊腔内充分填塞带蒂脂肪和/或可吸收止血纱布(图 19-22)、医用明胶海绵(图19-23)。术后局部常规放置引流管,但引流管不可拔除过早,由此可以有效地预防肾上腺囊肿术后复发。

对于直径大于 4 cm 的单纯性囊肿,囊壁薄、无感染且无出血时,可在超声或 CT 引导下行经皮肾上腺囊肿穿刺术,吸出囊液送生化和细胞学检查。排除肿瘤性囊肿后,可向囊腔内注入适量硬化剂,如四环素鱼肝油酸钠或无水乙醇。此术式用于巨大囊肿时囊液难以抽尽,有时须

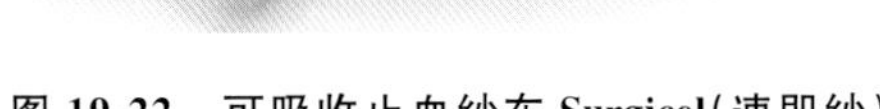

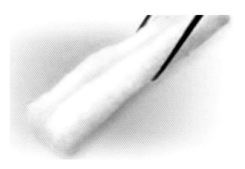

图 19-22 可吸收止血纱布 Surgicel(速即纱)

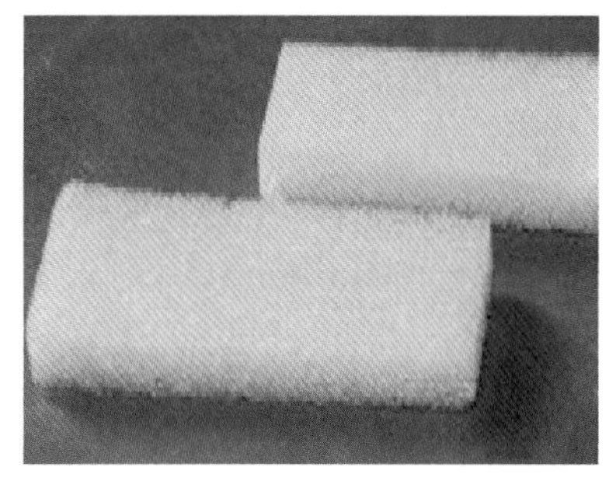

图 19-23 医用明胶海绵

经皮置管引流。须注意经皮肾上腺囊肿穿刺术所致的并发症,尤其是右侧肾上腺囊肿。年老体衰,心、脑疾病或不愿意接受其他手术治疗的单纯性肾上腺囊肿患者,可酌情选择经皮肾上腺囊肿穿刺术。术后常规应用广谱抗生素预防感染。经皮肾上腺囊肿穿刺术术后容易复发,应注意随访观察。一旦复发,则按照肾上腺囊肿的处理原则进行治疗。

六、预后和随访

大多数肾上腺囊肿为良性病变,预后良好。一些特殊的肾上腺囊肿如肾上腺寄生虫性囊肿、PHEO 囊性变和转移肿瘤囊性变等肿瘤性囊肿,应根据其原发病的生物学特性进行治疗。

术后要定期随访复查,至少每年进行一次超声或 CT 检查。对于肾上腺肿瘤性囊肿,应进行密切随访。对于肾上腺恶性肿瘤所致肿瘤囊性变,应定期进行 ^{18}F-FDG PET/CT 检查(表 19-3)。

表 19-3 肾上腺肿瘤性囊肿术后的随访方案

检查项目	随访检查间隔时间/月			
	术后 1 年	术后 2 年	术后 2~4 年	术后 5~10 年
全身体格检查 实验室检查(血和尿 CA、24 h 尿 VMA、血常规、肝功能、肾功能) 腹部超声检查 腹部 CT 检查 ^{18}F-FDG PET/CT(恶性肿瘤)	3	6	6	12

(曾 进 潘 炜)

参考文献

[1] Walsh P C,Retik A B,Vaughan E D,et al. 坎贝尔泌尿外科学(英文影印版)[M]. 北京:科学出版社,2001.

[2] Janevska V,Janevski V,Stankov O,et al. Non-tumor cystic lesions of the adrenal gland [J]. Pril(Makedon Akad Nauk Umet Odd Med Nauki),2015,6(3):51-59.

[3] Gupta A,Bains L,Agarwal M K,et al. Giant cystic pheochromocytoma:a silent entity [J]. Urol Annals,2016,8(3):384-386.

[4] Pradeep P V,Mishra A K,Aggarwal V,et al. Adrenal cysts:an institutional experience [J]. World J Surg,2006,30(10):1817-1820.

[5] de Bree E, Schoretsanitis G, Melissas J, et al. Cysts of the adrenal gland: diagnosis and management[J]. Int Urol Nephrol, 1998, 30(4): 369-376.

[6] Zheng W, Fung K M, Cheng L, et al. Benign vascular tumors, cysts and pseudocysts of the adrenal gland: a contemporary multi-institutional clinicopathologic analysis of 55 cases[J]. Hum Pathol, 2018, 82: 95-102.

[7] Patnaik S, Htut A, Wang P, et al. All those liver masses are not necessarily from the liver: a case of a giant adrenal pseudocyst mimicking a hepatic cyst[J]. Am J Case Rep, 2015, 16: 333-337.

[8] Furihata M, Iida Y, Furihata T, et al. A giant lymphatic cyst of the adrenal gland: report of a rare case and review of the literature[J]. Int Surg, 2015, 100(1): 2-8.

[9] Lyu X, Liu L, Tang L, et al. Surgical management of adrenal cysts: a single-institution experience[J]. Int Braz J Urol, 2014, 40(5): 656-665.

[10] Lal T G, Kaulback K R, Bombonati A, et al. Surgical management of adrenal cysts[J]. Am Surg, 2003, 69(9): 812-814.

[11] da Silva E C, Viamontez F, Silva V S, et al. Haemorrhagic adrenal cyst[J]. Einstein(Sao Paulo), 2012, 10(1): 96-99.

[12] Sebastiano C, Zhao X R, Deng F M, et al. Cystic lesions of the adrenal gland: our experience over the last 20 years[J]. Hum Pathol, 2013, 44(9): 1797-1803.

[13] Carvounis E, Marinis A, Arkadopoulos N, et al. Vascular adrenal cysts: a brief review of the literature[J]. Arch Pathol Lab Med, 2006, 130(11): 1722-1724.

[14] Otal P, Escourrou G, Mazerolles C, et al. Imaging features of uncommon adrenal masses with histopathologic correlation[J]. Radiographics, 1999, 19(3): 569-581.

[15] Ricci Z, Chernyak V, Hsu K, et al. Adrenal cysts: natural history by long-term imaging follow-up[J]. AJR, 2013, 201(5): 1009-1016.

[16] Major P, Pędziwiatr M, Matłok M, et al. Cystic adrenal lesions—analysis of indications and results of trentment[J]. Polski Przegl Chir, 2012, 84(4): 184-189.

[17] Koksoy F N, Yucel O, Celik A, et al. Laparoscopic management of a giant adrenal cyst: case report[J]. Surg Laparosc Endosc Percutan Tech, 2001, 11(6): 379-381.

[18] Castillo O A, Litvak J P, Kerkebe L M, et al. Laparoscopic management of symptomatic and large adrenal cysts[J]. J Urol, 2005, 173(3): 915-917.

[19] Akhan O, Canyigit M, Kaya D, et al. Long-term follow-up of the percutaneous treatment of hydatid cyst in the adrenal gland: a case report and review of the literature[J]. Cardiovascular Intervent Radiol, 2011, 34(Suppl 2): S256-S259.

[20] Kumar S, Nanjappa B, Gowda K K. Laparoscopic management of a hydatid cyst of the adrenal gland[J]. Korean J Urol, 2014, 55(7): 493-495.

[21] Pogorzelski R, Toutounchi S, Krajewska E, et al. Laparoscopic treatment of adrenal cysts—own research and literature review[J]. Endokrynol Polska, 2015, 66(5): 469-472.

[22] Pogorzelski R, Toutounchi S, Krajewska E, et al. Adrenal cysts—optimal laparoscopic treatment[J]. Wideochir Inne Tech Maloinwazyjne, 2018, 13(3): 288-291.

[23] Taffurelli G, Ricci C, Casadei R, et al. Open adrenalectomy in the era of laparoscopic surgery: a review[J]. Updates Surg, 2017, 69(2): 135-143.

[24] Dioning G, Carrafiello G, Recaldini C, et al. Laparoscopic resection of a primary hydatid

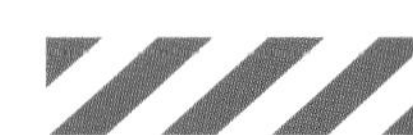

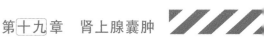

cyst of the adrenal gland: a case report[J]. J Med Case Rep, 2007, 1: 61.

[25] Salemis N S, Nisotakis K. Giant adrenal pseudocyst: laparoscopic management[J]. ANZ J Surg, 2011, 81(3): 185-186.

[26] Nardi W, Buero A, Lozano S, et al. Laparoscopic resection of a bulky primary adrenal hydatid cyst[J]. J Minimal Access Surg, 2015, 11(4): 279-281.

[27] Kodama K, Takase Y, Niikura S, et al. Laparoscopic management of a complex adrenal cyst[J]. Case Rep Urol, 2015, 2015: 234592.

[28] Akbulut S. Incidentally detected hydatid cyst of the adrenal gland: a case report[J]. World J Clin Cases, 2016, 4(9): 269-272.

[29] 曾进,陈忠. 现代泌尿肿瘤学[M]. 北京:人民卫生出版社,2023.

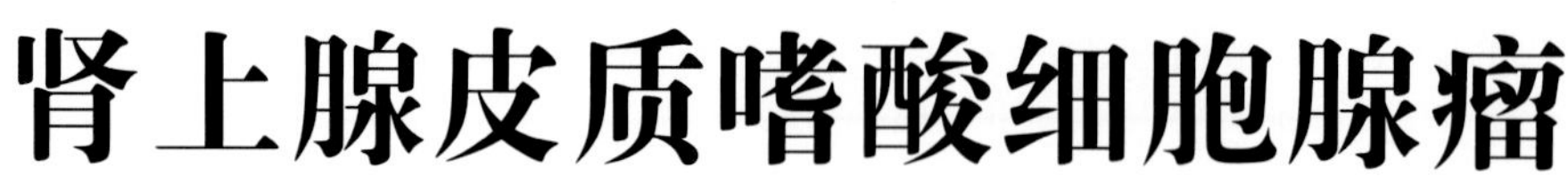

第二十章

肾上腺皮质嗜酸细胞腺瘤

一、发病情况

2017 年，WHO 病理组织学分类中肾上腺皮质腺瘤涉及两种亚型：①肾上腺黑色腺瘤(adrenal black adenoma)；②肾上腺皮质嗜酸细胞腺瘤(adrenocortical oncocytoma)。肾上腺皮质嗜酸细胞腺瘤(图 20-1)是以伴有嗜酸性粒细胞为特征的肿瘤，临床较少见，2019 年 Gellert L L 和 Zynger D 总结英文文献，共获得已报道病例 132 例。其中色素性肾上腺皮质嗜酸细胞腺瘤极其罕见，约占肾上腺肿瘤的 1.8%。肿瘤起源于肾上腺皮质或异位肾上腺组织(ectopic adrenal tissue)，如马尾、腹膜后、脊髓神经根和椎管等部位。

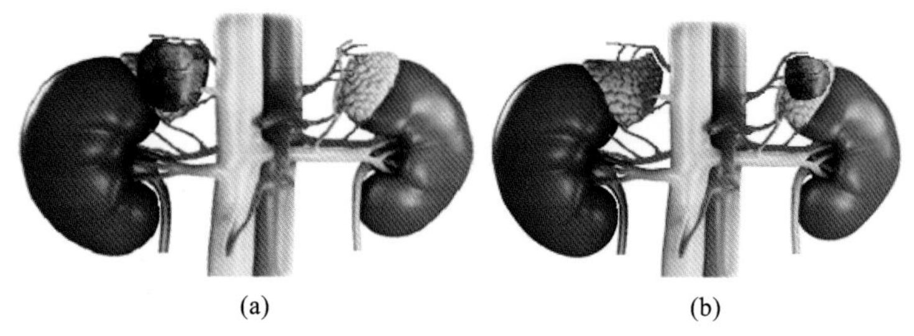

(a)　　(b)

图 20-1　肾上腺皮质嗜酸细胞腺瘤示意图

2017 年 Costanzo P R 等报道肾上腺皮质嗜酸细胞腺瘤中良性肿瘤约占 38.3%，交界性(恶性潜能肿瘤)约占 39.3%，恶性肿瘤约占 22.4%，且肿瘤生长迅速(表 20-1)。56.2%发生在左侧，右侧 38.9%，两侧 0.6%，腹膜后约 4.3%。2018 年 Peynirci H 等报道的 11 例肾上腺皮质嗜酸细胞腺瘤中，54.5%为女性，45.5%为男性，发病年龄为 31～76 岁。2019 年 Gellert L L 和 Zynger D 报道，肾上腺皮质嗜酸细胞腺瘤发病年龄为 20～70 岁，恶性肾上腺皮质嗜酸细胞腺瘤发病年龄为 39～71 岁。女性明显多于男性，良性、交界性和恶性肾上腺皮质嗜酸细胞腺瘤中女性与男性的比例分别为 3.375∶1、1.517∶1 和 1.158∶1。

表 20-1　183 例肾上腺皮质嗜酸细胞腺瘤的生物学行为特征(Costanzo P R 等，2017)

参　数	良性肿瘤	交界性肿瘤	恶性肿瘤
病例数(构成比)	70(38.3%)	72(39.3%)	41(22.4%)
年龄/岁	43.1±16.7	44.9±15.4	48.7±15.1
性别(男/女)	16/54(23%/77%)	29/43(40%/60%)	19/22(46%/54%)
功能性*	26(37.1%)	11(15.3%)	14(34.1%)

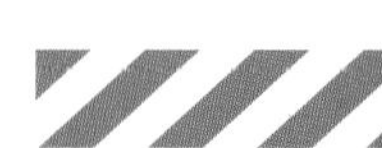

续表

参　数	良性肿瘤	交界性肿瘤	恶性肿瘤
肿瘤大小/cm	5.1±2.1	11.3±4.7	13.0±6.1
肿瘤重量/g	61.4±53.1	600.0±556.6	940.0±1544.9

注：* 肿瘤具有内分泌功能。

二、分子生物学

病因和发病机制目前尚不清楚，可能与炎症、变性及细胞老化有关。亦有学者认为，肿瘤与基因突变导致线粒体的异常增殖有关，是对各种原因引起的功能损害的补偿，线粒体增多是细胞功能障碍的代偿反应，其原因可能是线粒体自身的特征蛋白 DNA 编码而相应的 RNA 没有转录，从而导致细胞内线粒体过度增多。高能输出的细胞分化反映了细胞能量产生存在缺陷，是肾上腺皮质嗜酸细胞腺瘤发病机制的另外一种解释。有关功能性肾上腺皮质嗜酸细胞腺瘤的激素过度分泌及潜在的作用机制，尚需进一步深入研究。

2017 年 WHO 提到，肾上腺皮质嗜酸细胞腺瘤中醛固酮分泌腺瘤基因的突变主要为 KCNJ5、ATP1A1、ATP2B3 和 CACNA1D 基因体细胞突变和移位。皮质醇分泌腺瘤表现为 PRKACA 基因突变，PRKAR1A 基因拷贝数异常。此外，无功能性腺瘤中 β-联蛋白（β-catenin）的核定位编码基因 CTNNB1 突变导致 Wnt 信号转导通路异常激活，从而促使腺瘤发生。

交界性肿瘤是一种介于良性和恶性之间的肿瘤，是指组织形态和生物学行为介于良性与恶性之间的肿瘤，也称为中间性（或中间型）肿瘤。文献报道，良性和交界性肾上腺皮质嗜酸细胞腺瘤中 p53 表达缺乏。肾上腺皮质嗜酸细胞腺癌中存在 p53 表达、17p 杂合子缺失，在复发伴卵巢转移的病例中还发现 p53 基因位点染色体臂封装，表明 p53 在肾上腺皮质嗜酸细胞腺瘤的恶性转化中起重要的作用。p53 和 Ki-67 可作为生物学行为预测指标，但对肾上腺皮质嗜酸细胞腺瘤良恶性的判断尚存在不确定性。

三、病理组织学

肾上腺皮质嗜酸细胞腺瘤的肿瘤大小一般为 3～15 cm，重量一般为 30～865 g。2016 年 Yilmaz T U 等报道了 1 例巨大肿瘤，最大径达 28 cm。通常，肿瘤位于肾上腺皮质内，包膜完整，呈非浸润性生长；切面呈黄褐色、灰褐色或深棕色，呈鱼肉状，无出血及坏死灶（图 20-2(a)）。肾上腺皮质嗜酸细胞腺癌的肿瘤直径为 8.5～17 cm，最大可达 23 cm。肿瘤呈多发性结节状，切面呈棕黄色或灰黄色，肿瘤中心可见坏死（图 20-2(b)）。色素性肾上腺皮质嗜酸细胞腺瘤的肿瘤切面呈脂褐素沉积所致的黑色或黑褐色（图 20-3）。

肿瘤由大量的嗜酸性粒细胞组成，关于其确切的数量尚有争议。光镜下肿瘤细胞大部分呈弥散实性分布，小部分呈梁索状及腺泡状排列。肿瘤细胞间有纤细的纤维间隔，其中有少量的淋巴细胞集聚；血管血窦丰富。胞质内含丰富的嗜酸性颗粒，细胞无明显异型性，核分裂象罕见。超微结构观察可见具有丰富粒状细胞质的肿瘤细胞，胞质内有大量异常增殖线粒体堆积，核仁明显，核周可见粗糙的内质网状组织，胞质内可见脂肪滴（图 20-4）。

免疫组织化学染色：绝大多数肾上腺皮质嗜酸细胞腺瘤病例中 Syn、NSE、抑制素、波形蛋白（vimentin）和 melan-A 阳性；GLUT1 阳性、Ki-67 局灶阳性（图 20-5）；部分病例 CK8、CK18 和 AE1/AE3 强阳性，钙网膜蛋白（calretinin）弱阳性（图 20-6）；CD10、EMA 和 CAM5.2 罕见阳性。肾上腺皮质嗜酸细胞腺癌病例中 AE1/AE3 和 CAM5.2 阳性，抑制素可能阳性（图 20-7）。

根据肾上腺皮质嗜酸细胞腺瘤的生物学行为，其分为良性、交界性和恶性三类，良性与恶性的鉴别主要根据改良 Lin-Weiss-Bisceglia 标准（表 20-2）。

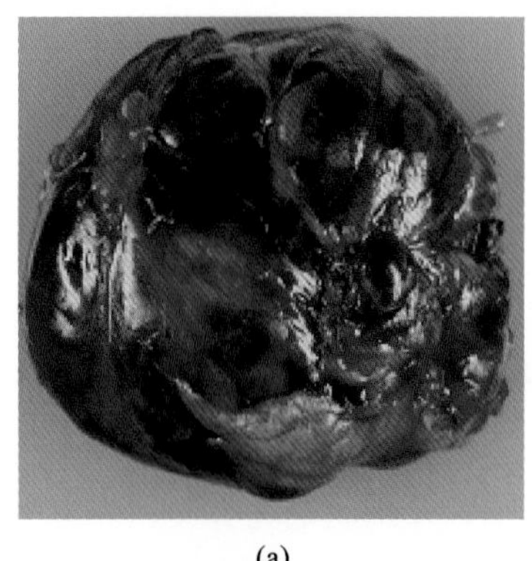

(a)

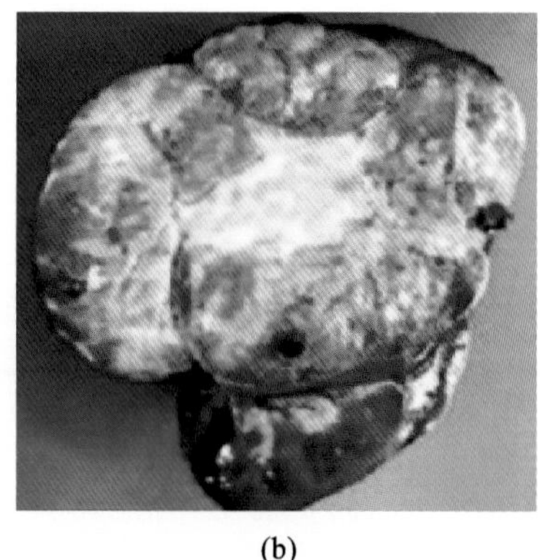

(b)

图 20-2　肾上腺皮质嗜酸粒细胞腺瘤大体标本(a)和肾上腺皮质嗜酸细胞腺癌切面观(b)(Surrey L F 等,2012;Hoang M 等,2002)

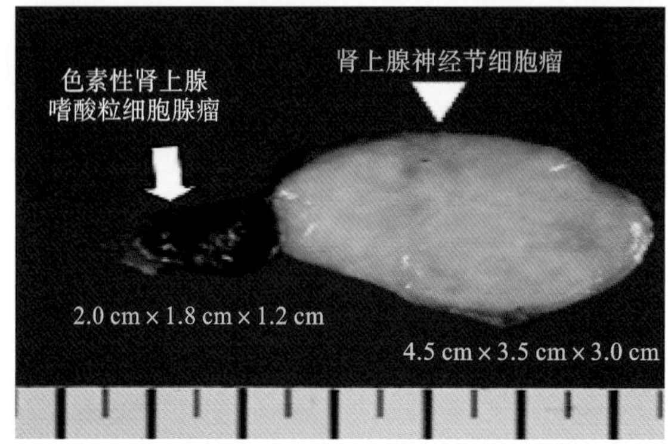

图 20-3　色素性肾上腺皮质嗜酸细胞腺瘤-神经节细胞瘤碰撞瘤(Lee H S 等,2016)

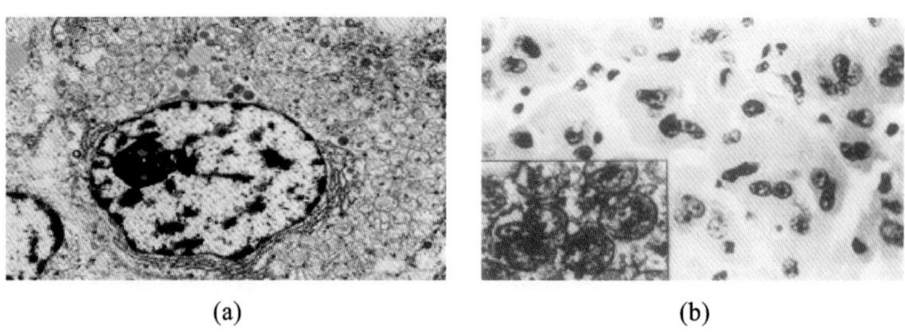

(a)　(b)

图 20-4　肾上腺皮质嗜酸细胞腺癌或腺瘤超微结构(Hoang M 等,2002;Perrino C 等,2019)

(a)肾上腺皮质嗜酸细胞腺癌;(b)肾上腺皮质嗜酸细胞腺瘤,胞质内充满线粒体

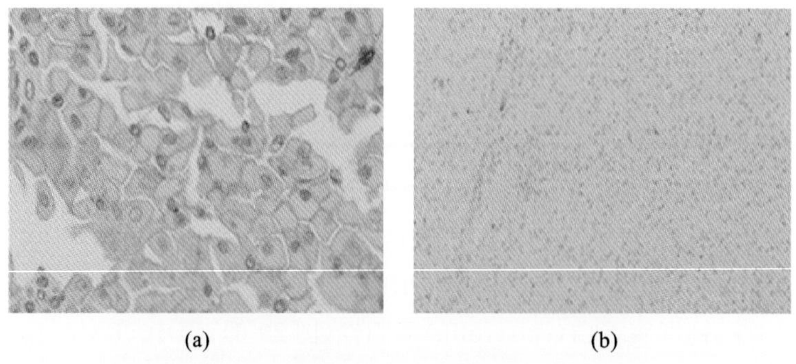

(a)　(b)

图 20-5　肾上腺皮质嗜酸细胞腺瘤免疫组织化学染色结果(Sato N 等,2014)

(a)GLUT1 阳性,×40;(b)Ki-67 阳性率小于 1.5%,×40

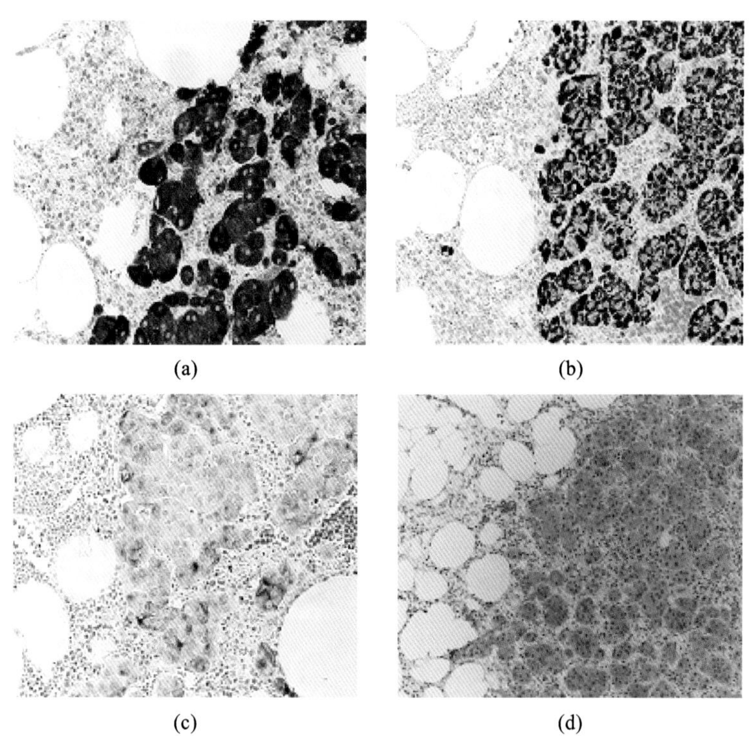

(a) (b) (c) (d)

图 20-6 肾上腺皮质嗜酸细胞腺瘤免疫组织化学染色结果(Surrey L F 等,2012)

(a)抑制素强阳性,×200;(b)melan-A 强阳性,×200;(c)Syn 弱阳性,×200;(d)钙网膜蛋白弱阳性,×100

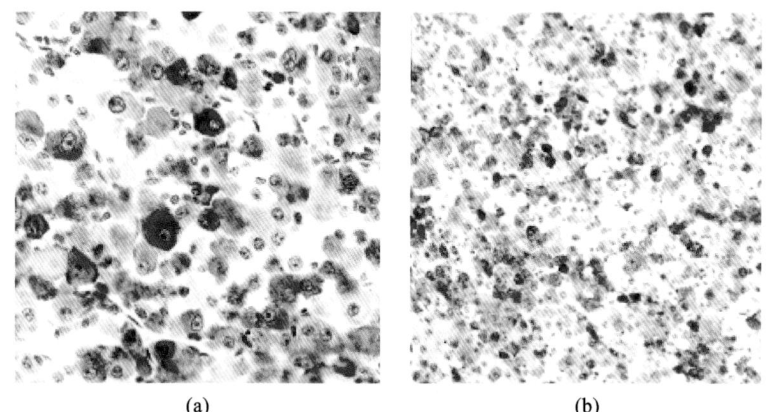

(a) (b)

图 20-7 肾上腺皮质嗜酸细胞腺癌中 AE1/AE3、抑制素强阳性(Hoang M 等,2002)

表 20-2 肾上腺皮质嗜酸细胞腺瘤诊断的改良 Lin-Weiss-Bisceglia 标准(Panizzo V 等,2018)

分　类	诊断标准
恶性	符合任何一项主要标准(核分裂指数>5/50 HP、不典型有丝分裂象,静脉浸润)
恶性潜能(交界性)	符合任何一项次要标准(肿瘤直径大于 10 cm 和/或重量大于 200 g、组织坏死、肿瘤包膜浸润、血窦浸润)
良性	不符合任何一项主要标准和次要标准

(1) 主要标准:①核分裂指数>5/50 HP;②不典型有丝分裂象;③静脉浸润。此三项是典型的病理组织学恶性指标。

(2) 次要标准:①组织坏死;②血窦浸润;③肿瘤包膜浸润;④肿瘤直径大于 10 cm 和/或重量大于 200 g。

在组织学上符合任何一项主要标准，可诊断为恶性肿瘤；符合任何一项次要标准，考虑为恶性潜能（交界性）；不符合任何一项主要标准和次要标准，则诊断为良性肿瘤。Hoang M 等报道了 4 例肾上腺皮质嗜酸细胞腺癌，其中 3 例包膜外扩散、2 例血管浸润，4 例均有肿瘤组织坏死，其中 1 例发生远处转移。2019 年 Perrino C 和 Zynger D 发现，判断肾上腺皮质嗜酸细胞腺瘤良恶性的其他主要特征为肿瘤的重量和大小：肿瘤直径不小于 6.5 cm 可能是恶性的；恶性肿瘤多大于 100 g，尤其是大于 500 g 的肿瘤很可能是恶性的。

四、临床表现和诊断

（一）临床表现

该病症状隐匿，患者可无任何临床表现，大多在体检或因其他疾病行影像学检查时偶然发现。27.9%～31.5%的患者有内分泌功能障碍，表现为库欣综合征的症状和体征，如满月脸、水牛背、向心性肥胖、多血质外貌、皮肤紫纹、面部痤疮、闭经、糖耐量改变等。极少数患者表现为原发性醛固酮增多症，可有低血钾、高尿钾、夜尿增多等。个别患者亦可表现为女性男性化、男性女性化或假青春期早熟。临床表现为高血压的患者，易被误诊为嗜铬细胞瘤。所有患者均应常规进行肾上腺肿瘤系列生化检查。

（二）诊断

1. CT 检查 CT 检查显示肾上腺区圆形或类圆形软组织密度肿块影，密度不均匀或相对均匀，内可见多发片状低密度区及软组织密度分隔，肿块边界清楚，可伴有钙化。CT 值为 20～40 HU，增强扫描后轻、中度强化（图 20-8）。

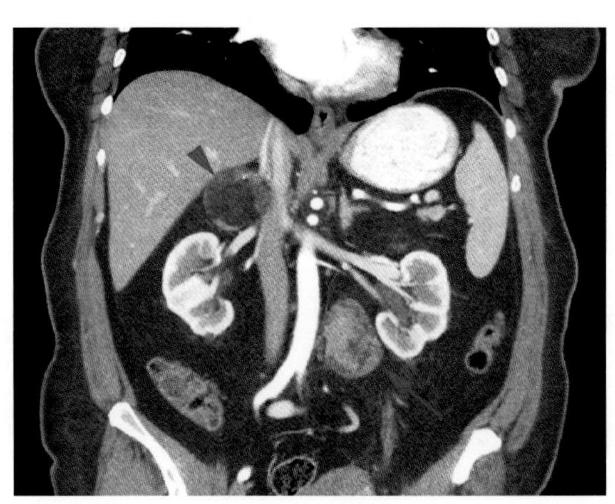

图 20-8 肾上腺皮质嗜酸细胞腺瘤（Perrini C 等，2019）

右侧肿瘤大小约 5.5 cm，伴钙化；左侧腹膜后主动脉旁（异位）约 7 cm 为肾上腺嗜酸粒细胞腺瘤

2. MRI 检查 MRI 检查显示肾上腺区可见圆形或类圆形 T1、T2 等信号影（图 20-9），其内信号不均，可见多发斑片状 T1、T2 长信号影，DWI 为高信号。增强扫描时由于嗜铬细胞瘤血供丰富，多呈明显强化，边缘增强更明显（图 20-10）。肾上腺皮质嗜酸细胞腺瘤没有显著的影像学特征，术前很难做出定性诊断。

色素性肾上腺皮质嗜酸细胞腺瘤的 CT 和 MRI 图像同普通肾上腺皮质嗜酸细胞腺瘤，没有显著的影像学特征（图 20-11）。

3. ^{18}F-FDG PET/CT ^{18}F-FDG PET/CT 有助于肾上腺良性、恶性肿瘤的诊断，有研究报道恶性肿瘤 FDG 摄取的平均 SUV 为 7.4，而良性肿瘤的 SUV 为 0.8。该法敏感性为 100%，特异性为 94%，准确率达到 96%（图 20-12）。但是，^{18}F-FDG PET/CT 对肾上腺皮质嗜酸细胞腺瘤的诊断有一定的假阳性，对肾上腺交界性嗜酸粒细胞腺瘤难以做出准确的诊断。

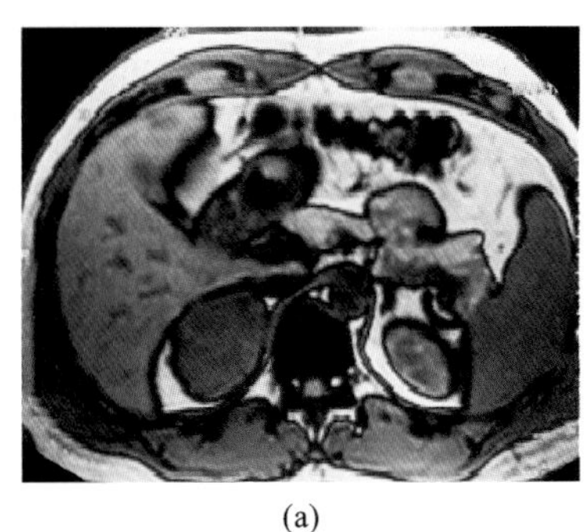

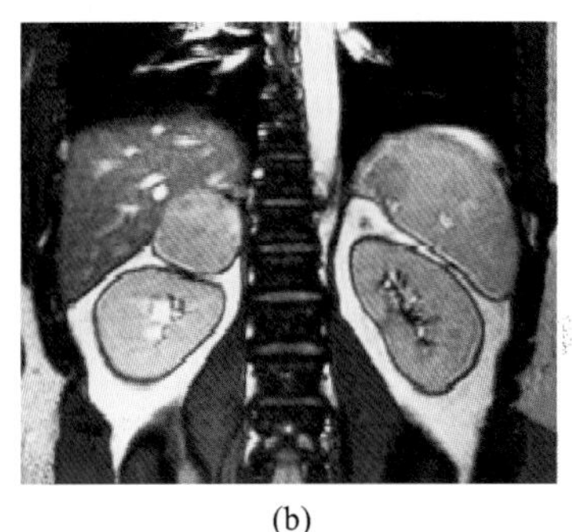

(a)　　(b)

图 20-9　右侧肾上腺皮质嗜酸细胞腺瘤 CT 图像，增强后轻度强化(Kekis P 等，2012)

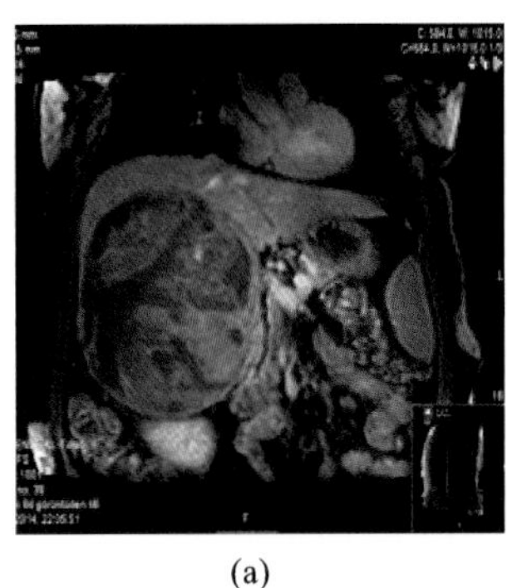

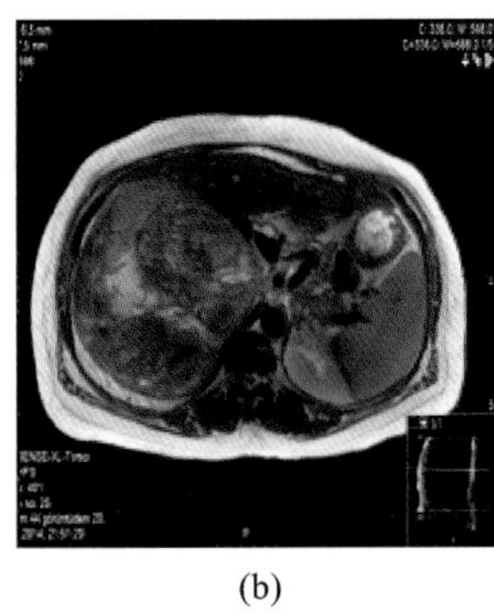

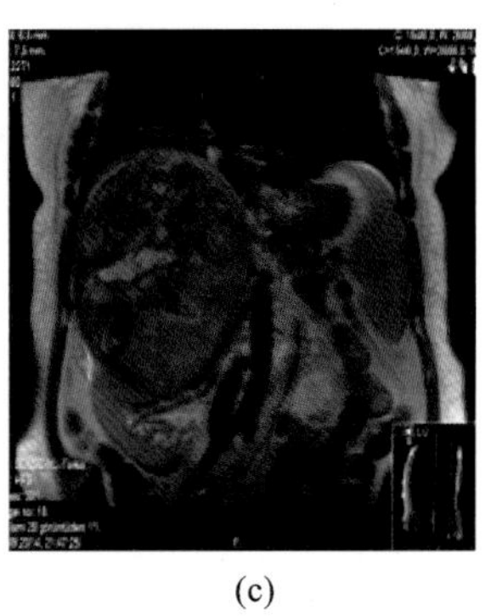

(a)　　(b)　　(c)

图 20-10　右侧肾上腺皮质嗜酸细胞腺癌 MRI 图像，肿瘤大小约 28 cm×12 cm×10 cm(Yilmaz T U 等，2016)

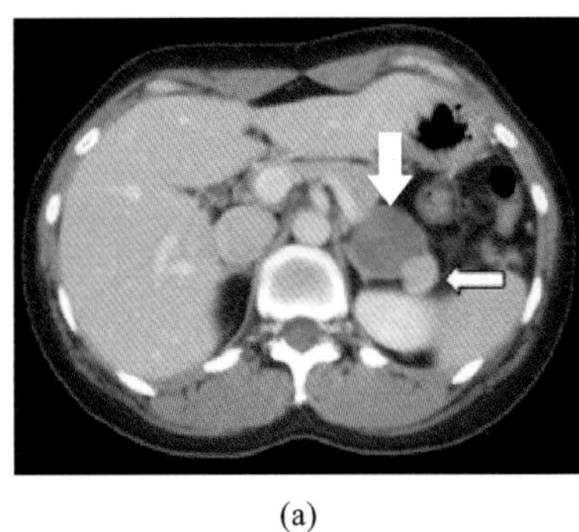

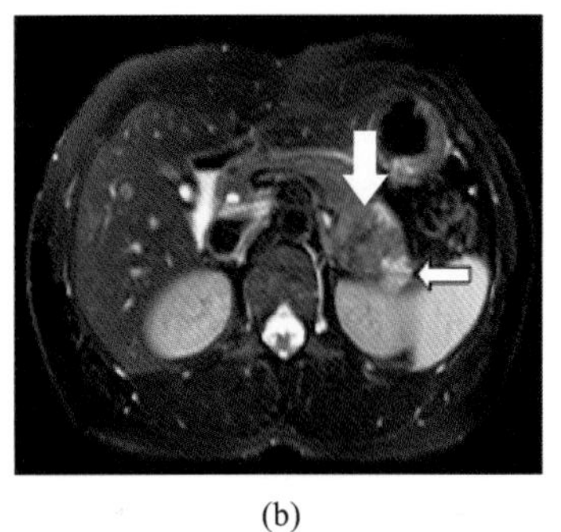

(a)　　(b)

图 20-11　左侧色素性肾上腺皮质嗜酸细胞腺瘤-神经节细胞瘤碰撞瘤的 CT 和 MRI 图像(Lee H S 等，2016)

(a)CT 检查显示左侧肾上腺有两个肿块，箭头所示 4 cm 低密度肿块为色素性肾上腺皮质嗜酸细胞腺瘤，1.8 cm 增强肿块为神经节细胞瘤；(b)MRI T2 像显示(箭头所示)4 cm 等信号密度肿块和延迟增强的与脾密度相似的 1.8 cm 肿块

(三) 鉴别诊断

肾上腺皮质嗜酸细胞腺瘤的临床表现和影像学表现均无特异性，影像学特点主要为血管成分少、脂肪含量少、无明显的坏死征象等，术前难以明确诊断。其应与肾上腺皮质腺瘤、具有嗜酸性特征的肾上腺皮质癌、肾上腺上皮样血管平滑肌脂肪瘤、嗜酸性嫌色肾细胞瘤、局灶性嗜酸性特征的肾细胞瘤、肾嗜酸粒细胞瘤相鉴别，尤其是右侧肾上腺皮质嗜酸细胞腺瘤须与嗜酸性特征的肝细胞癌、肾上腺皮质嗜酸细胞腺瘤高血压患者须与嗜酸性 PHEO 相鉴别。

肾上腺皮质嗜酸细胞腺瘤的诊断和鉴别诊断一直是难点，术前很难做出定性诊断。因此，

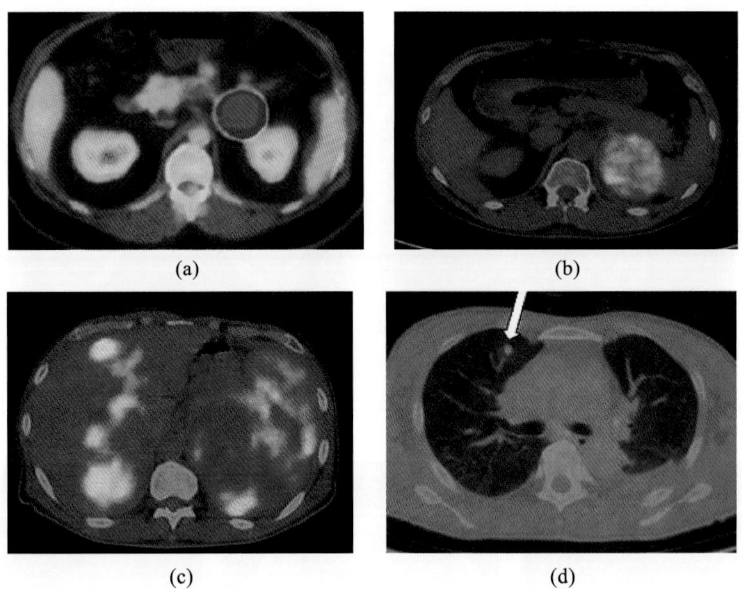

图 20-12 肾上腺皮质嗜酸细胞腺瘤或腺癌^{18}F-FDG PET/CT 图像(Sato N 等，2014;Son S H 等，2014)

(a)左侧肾上腺嗜酸粒细胞瘤，FDG 高摄取，SUV 为 46.8;(b)左侧肾上腺皮质嗜酸细胞腺瘤，SUV 为 8.6;(c)(d)术后 4 年 PET/CT 检查显示左侧肾上腺区高摄取肿块、肝多发性转移病灶 FDG 高摄取和右侧肺上叶转移性结节 FDG 高摄取

当临床与影像学表现均不典型时，鉴别诊断还需依赖超声或 CT 引导下的细针穿刺活检，但最终确诊仍需依靠术后病理和免疫组织化学检查。

五、治疗

肾上腺皮质嗜酸细胞腺瘤的术前生物学行为难以预测，术中可酌情进行快速冰冻切片以便选择合适的术式。首选腹腔镜肾上腺肿瘤切除术，对于包膜完整、周围无浸润的肿瘤，后腹腔镜手术是安全可行的(图 20-13)。腹腔镜肾上腺肿瘤切除术＋患侧肾上腺部分切除术或肾上腺全切除术，是一种可选择的手术方式。肿瘤较大或周围浸润而切除有困难时，选择开放性手术为宜。对肾上腺皮质嗜酸细胞腺癌患者，宜同时行区域淋巴结清扫术。如果术后病理检查提示为恶性，术后需辅以放疗、化疗、分子靶向治疗或免疫靶向治疗。

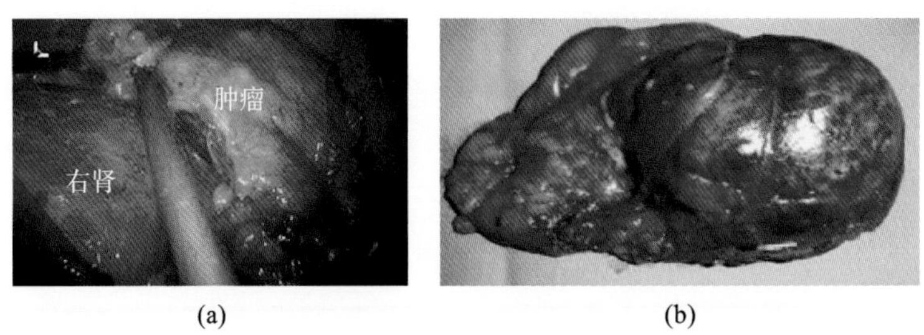

图 20-13 右侧肾上腺皮质嗜酸细胞腺瘤腹腔镜手术(Kekis P 等，2012)

(a)术中图像;(b)肿瘤标本，约 7.5 cm×6.5 cm×5.2 cm

六、预后和随访

肾上腺皮质嗜酸细胞腺瘤的预后与其良恶性有关。大多数病例为良性肿瘤，术后预后良好。肾上腺皮质嗜酸细胞腺癌预后不良，术后平均复发时间为 17.5 个月;生存时间为 20～59 个月，平均 38 个月。

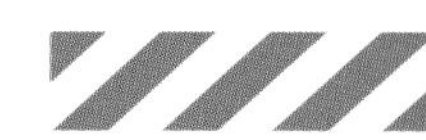

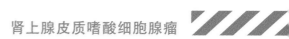

肿瘤有潜在的恶性倾向，术后应进行长期而密切的随访。无功能性肾上腺皮质嗜酸细胞腺瘤患者术后第1年每3～6个月随访一次，2年后每6～12个月随访一次，5年后每年随访一次至第10年。功能性肾上腺皮质嗜酸细胞腺瘤患者术后4～6周进行第一次随访，主要评估血压、电解质、相关肾上腺激素水平以及有无手术并发症，第1年每3～6个月随访一次，2年后每6～12个月随访一次，5年后每年随访一次，随访期限至少10年。随访时的检查内容包括肾上腺、肾和肝超声，肾上腺、胸部和腹部CT等(表20-3)。

表20-3　肾上腺皮质嗜酸细胞腺瘤术后的随访方案

检查项目	随访检查间隔时间/月			
	术后1年	术后2年	术后2～4年	术后5～10年
全身体格检查 实验室检查(血、尿皮质醇，血肾素、醛固酮、性激素) 腹部超声检查 腹部CT检查	3～6	6～12	6～12	12
^{18}F-FDG PET/CT(肾上腺皮质嗜酸细胞腺癌)	3	3	4～6	12

肾上腺皮质嗜酸细胞腺癌的随访参考第七章肾上腺皮质癌，根据术后复发风险确定随访时间。中危风险或高危风险复发患者2年内应每3个月随访一次，2年后每4个月随访一次；低危风险患者每6个月随访一次。要获取随访患者无瘤生存的证据，5年后每12个月随访一次。疑有远处转移时，应进行^{18}F-FDG PET/CT检查，此检查对肾上腺皮质嗜酸细胞腺癌患者可作为常规检查。

(曾　进　潘　炜)

参考文献

[1]　Surrey L F，Thaker A A，Zhang P J，et al. Ectopic functioning adrenocortical oncocytic adenoma (oncocytoma) with myelolipoma causing virilization[J]. Case Rep Pathol，2012，2012：326418.

[2]　Tirkes T，Gokaslan T，McCrea J，et al. Oncocytic neoplasms of the adrenal gland[J]. AJR，2011，196(3)：592-596.

[3]　Sato N，Nakamura Y，Takanami K，et al. Case report：adrenal oncocytoma associated with markedly increased FDG uptake and immunohistochemically positive for GLUT1[J]. Endocr Pathol，2014，25(4)：410-415.

[4]　Qureshi A H，Junejo N N，Siddiqui K，et al. Adrenocortical oncocytoma[J]. J Coll Physicians Surg Pak，2014，24(12)：947-948.

[5]　Bisceglia M，Ludovico O，Di Mattia A，et al. Adrenocortical oncocytic tumors：report of 10 cases and review of the literature[J]. Int J Surg Pathol，2004，12(3)：231-243.

[6]　Selivanova L S，Abdulkhabirova F M，Voronkova I A，et al. Adrenocortical oncocytoma[J]. Arkh Patol，2015，77(1)：55-59.

[7]　Poretti D，Mazzarol G，Bonomo G，et al. Adrenocortical oncocytoma[J]. Clini Imaging，2003，27(6)：426-430.

[8] Lam A K. Update on adrenal tumours in 2017 World Health Organization(WHO) of endocrine tumours[J]. Endocri Pathol,2017,28(3):213-227.

[9] Geller J L,Azer P C,Weiss L M,et al. Pigmented adrenocortical carcinoma:case report and review[J]. Endocr Pathol,2006,17(3):297-304.

[10] Lee H S,Choi Y J,Kim C,et al. Adrenal collision tumor: coexistence of pigmented adrenal cortical oncocytoma and ganglioneuroma [J]. Case Rep Surg, 2016, 2016:5790645.

[11] Yilmaz T U,Trabzonlu L,Güler S A. Giant malignant oncocytic tumor srising from right darenal gland[J]. Kocaeli Med J,2016,5(1):64-68.

[12] Wong D D,Spagnolo D V,Bisceglia M,et al. Oncocytic adrenocortical neoplasms—a clinicopathologic study of 13 new cases emphasizing the importance of their recognition [J]. Hum Pathol,2011,42(4):489-499.

[13] Hoang M, Ayala A G, Albores-Saavedra J. Oncocytic adrenocortical carcinoma: a morphologic,immunohistochemical and ultrastructural study of four cases[J]. Mod pathol,2002,15(9):973-978.

[14] Rosenkrantz A B,Do R K G,Hajdu C H. Imaging appearance of bulk fat with in an oncocytic adrenocortical neoplasm, a rare and potentially malignant tumour[J]. Br J Radiol,2010,83(994):e204-e207.

[15] Son S H,Lee S W,Song B I,et al. Recurrence of a functional adrenocortical oncocytoma of borderline malignant potential showing high FDG uptake on ^{18}F-FDG PET/CT[J]. Ann Nucl Med,2014,28(1):69-73.

[16] Botsios D,Blouhos K,Vasiliadis K,et al. Adrenocortical oncocytoma—a rare tumor of undefined malignant potential:report of a case[J]. Surg Today,2007,37(7):612-617.

[17] Kekis P, Seretis C, Lagoudianakis E, et al. Laparoscopic approach to a Large adrenocortical oncocytoma:a case report and review of the literature[J]. Int J Surg Case Rep,2012,3(7):279-282.

[18] Ahmed M A,SureshKannan K S,Raouf Z R,et al. Adrenal oncocytic neoplasm with uncertain malignant Potential[J]. Sultan Qaboos Univ Med J,2013,13(2):E334-E338.

[19] Shenouda M, Brown L G, Denning K L, et al. A case of oncocytic adrenocortical neoplasm of borderline(uncertain)malignant potential[J]. Cureus,2016,8(6):e638.

[20] Harbin A C, Chen A, Bhattacharyya S, et al. Oncocytic adrenocortical neoplasm diagnosed after robot-assisted adrenalectomy[J]. Case Rep Urol,2015,2015:515071.

[21] Sumner E,Acar B C,Acker M R. Oncocytic adrenocortical carcinoma: a rare adrenal tumor subtype[J]. Can J Urol,2017,24(3):8865-8867.

[22] Alamoudi O,Alsulaiman W,Aldhaam N,et al. Incidental finding of adrenal oncocytoma after right robotic adrenalectomy:case report and literature review[J]. Urol Case Rep, 2017,12:14-16.

[23] Hoang M, Ayala A G, Albores-Saavedra J. Oncocytic adrenocortical carcinoma: a morphologic,immunohistochemical and ultrastructural study of four cases[J]. Mod Pathol,2002,15(9):973-978.

[24] Hong Y,Hao Y,Hu J,et al. Adrenocortical oncocytoma:11 case reports and review of the literature[J]. Medicine(Baltimore),2017,96(48):e8750.

[25] Runderawala H, Shah S, Manked A. Adrenal oncocytoma—a rare functional tumor

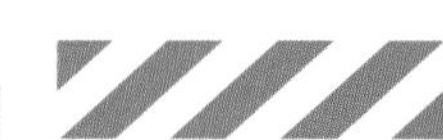

presenting as Cushing syndrome[J]. J Assoc Physicians India,2017,65(12):100-101.

[26] Costanzo P R, Paissan A L, Knoblovits P. Functional plurihormonal adrenal oncocytoma:case report and literature review[J]. Clin Case Rep,2017,6(1):37-44.

[27] Peynirci H, Taskiran B, Dik N, et al. Oncocytic neoplasms; rare adrenocortical tumours—a report of eleven patients[J]. Endokrynol Pol,2018,69(6):682-687.

[28] Panizzo V, Rubino B, Piozzi G N, et al. Laparoscopic trans-abdominal right adrenalectomy for a large primitive adrenal oncocytic carcinoma: a case report and review of literature[J]. Am J Case Rep,2018,19:1096-110.

[29] Renaudin K,Smati S,Wargny M,et al. Clinicopathological description of 43 oncocytic adrenocortical tumors: importance of Ki-67 in histoprognostic evaluation[J]. Mod Pathol,2018,31(11):1708-1716.

[30] Mills J K,Khalil M,Pasieka J,et al. Oncocytic subtypes of adrenal cortical carcinoma: aggressive in appearance yet more indolent in behavior? [J]. Surgery,2019,166(4):524-533.

第二十一章

肾上腺黑色腺瘤

一、发病情况

肾上腺黑色腺瘤(adrenal black adenoma)因其细胞内含大量脂褐素或黑色素颗粒，肉眼观呈黑色或褐色，临床上称其为黑色腺瘤，又称为色素性肾上腺皮质腺瘤（pigmented adrenocortical adenoma）。1912 年其由 Lucksch 首先报道，而具有内分泌功能的肾上腺黑色腺瘤则由 Symington 于 1969 年首次报道。肾上腺黑色腺瘤是一种罕见的独立的肾上腺良性肿瘤(图 21-1)，尸检发现率为 8.7%。临床多为个案报道，大多数于进行影像学检查偶然发现。

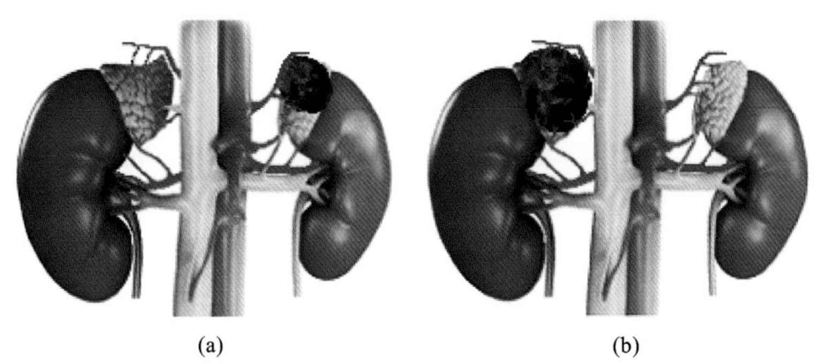

图 21-1　肾上腺黑色腺瘤示意图

肾上腺黑色腺瘤根据是否有内分泌功能分为功能性肾上腺黑色腺瘤和无功能性肾上腺黑色腺瘤两类。功能性肾上腺黑色腺瘤可分泌不同的皮质激素，并引起相应的内分泌功能紊乱和相关临床症状及体征；无功能性肾上腺黑色腺瘤常无内分泌生化检查异常，且无相应的内分泌功能紊乱的症状及体征。临床上，大部分肾上腺黑色腺瘤为无功能性肾上腺黑色腺瘤，只有少数为功能性肾上腺黑色腺瘤，其中大部分病例表现为库欣综合征，极少数病例表现为原发性醛固酮增多症。

肾上腺黑色腺瘤起源于肾上腺皮质网状带致密的颗粒细胞和网状带与束状带交界处，或肾上腺皮质与髓质交界处。目前，其发病原因尚不清楚，可能与线粒体功能缺陷有关，导致含脂色素颗粒(如脂褐素、神经黑色素颗粒)沉积。

该病女性多于男性，常见于成人。左侧和右侧发病率无差异，多为单侧。

二、病理组织学

大体观，肿瘤多呈黑色或棕褐色，多为单发，大多数肿瘤直径为 2.6～5 cm，最大可达 12.5 cm；重量小于 50 g。肿瘤呈圆形或卵圆形，实性，包膜完整，周围肾上腺明显萎缩。切面可见黑色或棕褐色结节为其组织学形态特征，局部可见小的黄色区域(图 21-2)。典型病理特征为细胞

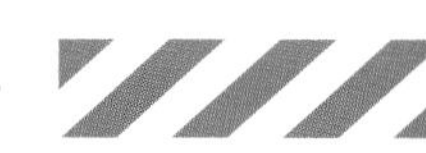

内富含大量脂褐素。镜下可见肿瘤主要由网状带或束状带细胞组成，细胞大小较一致，细胞内充满丰富的、大小不等的棕褐色或黑色素颗粒；肿瘤周边肾上腺皮质细胞萎缩，同时有肾上腺髓质脂肪化生；细胞边界清楚，排列成片状、巢状、索状或腺泡状，少数细胞核增大、可有轻度异型性但无核分裂（图 21-3）。电镜检查可见肿瘤细胞内有大量丰富的线粒体、内质网、溶酶体。

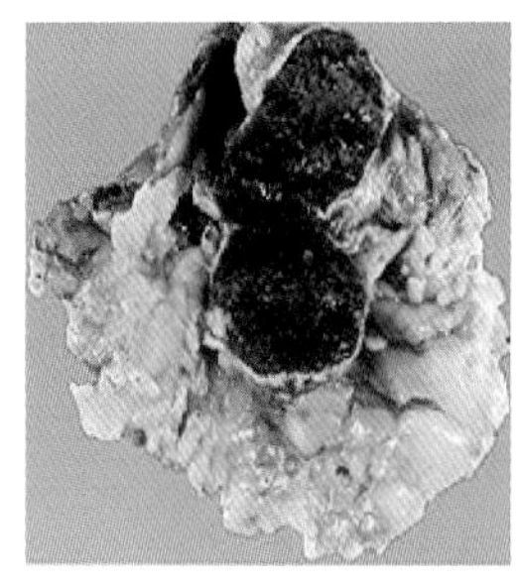
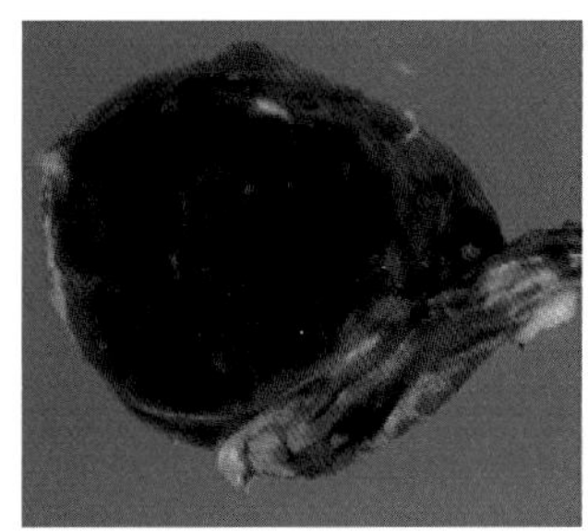
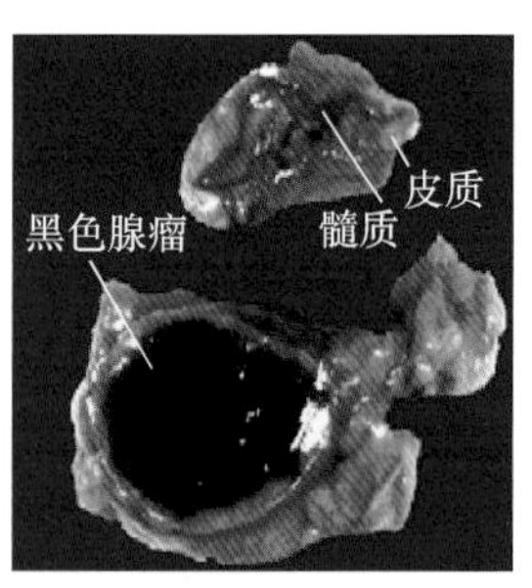

图 21-2　肾上腺黑色腺瘤切面（Nakajo M 等，2011；Lam A K，2017）

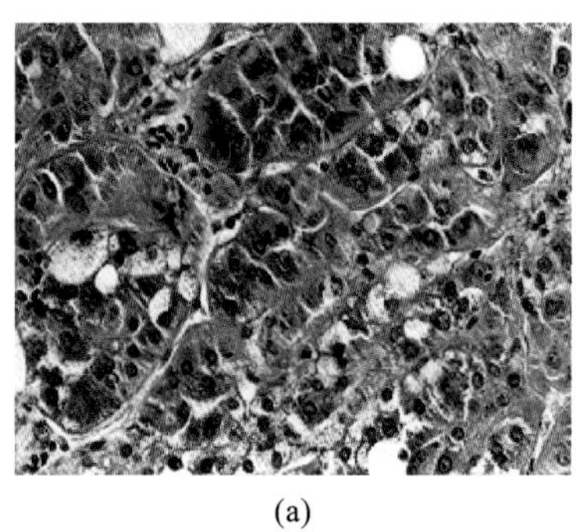
(a)
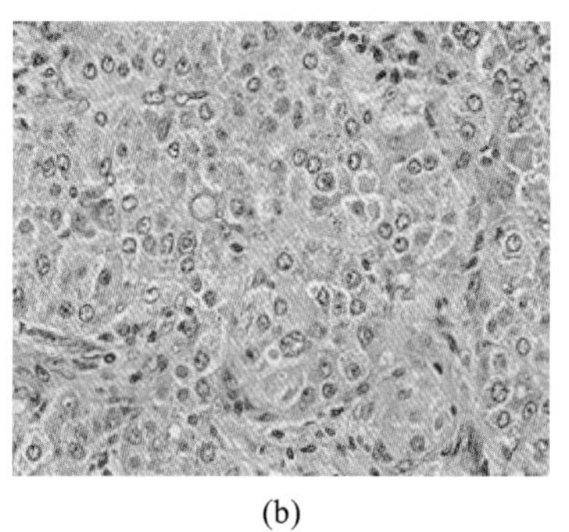
(b)

图 21-3　肾上腺黑色腺瘤组织学特征（Odanaka M 等，2003；Nakajo M 等，2011）

细胞内充满棕褐色颗粒，细胞排列成片状和索状，HE 染色分别为×400(a)、×200(b)

免疫组织化学染色：inhibin-α、SF-1、钙网膜蛋白（calretinin）、Bcl-2、D2-40 和黑色素（melanin）（HMB-45）阳性（图 21-4）；部分病例 Syn、NSE、AE1/AE3、CAM5.2 阳性；波形蛋白（vimentin）罕见阳性，Ki-67 指数<5%。

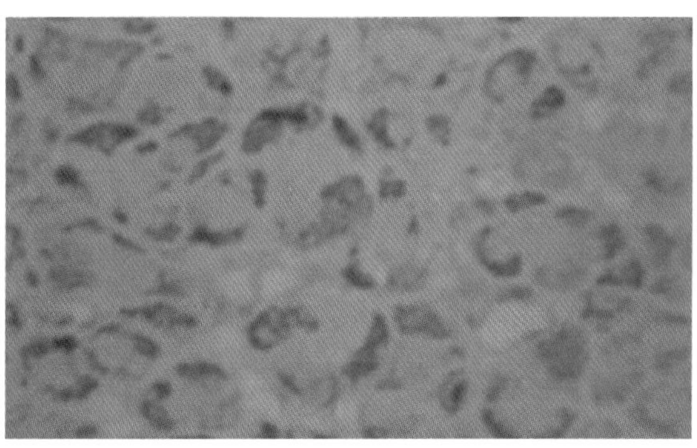

图 21-4　肾上腺黑色腺瘤免疫组织化学染色示 melanin（HMB 45）阳性（Kamalanathan S 等，2012）

三、临床表现和诊断

1. 临床表现　大多数肾上腺黑色腺瘤为无功能性肾上腺黑色腺瘤，患者常无典型的临床表现，多于进行影像学检查时偶然发现或手术探查或尸检时偶然发现。功能性肾上腺黑色腺瘤临床上极少见，少数病例可表现为库欣综合征的症状和体征，如满月脸、水牛背、向心性肥胖、多血质外貌、皮肤紫纹、面部痤疮、闭经、高血压、糖耐量改变等。极少数病例表现为原发性醛固酮增多症，可有低血钾、高血压、尿钾增多、夜尿增多等。少数病例可表现为女性男性化，个别病例可伴有睾酮水平低下。临床表现为高血压的患者，易被误诊为嗜铬细胞瘤。所有病例均应常规进行肾上腺肿瘤系列生化检查。

2. 诊断 超声检查显示肾上腺区低回声结节，边界清晰，内部回声不均匀。超声引导下细针吸取细胞学检查的敏感性、特异性、阳性预测值和阴性预测值分别为86％、97％、96％和89％(图21-5)。

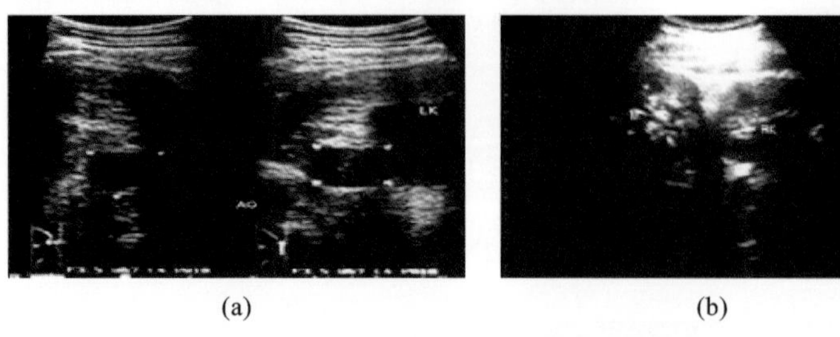

(a) (b)

图 21-5 肾上腺黑色腺瘤超声图像

(a)左侧肾上腺黑色腺瘤；(b)右侧肾上腺黑色腺瘤

CT检查显示肾上腺区圆形或类圆形软组织肿物，增强扫描可见较明显均匀强化，边缘清晰(图21-6)。MRI检查显示肾上腺区低密度信号(图21-7)。

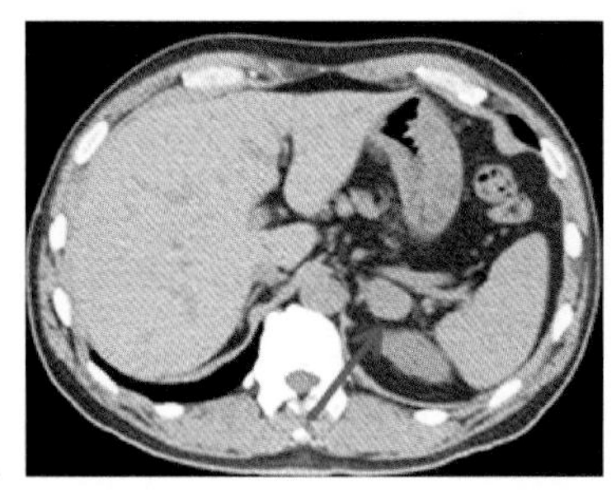

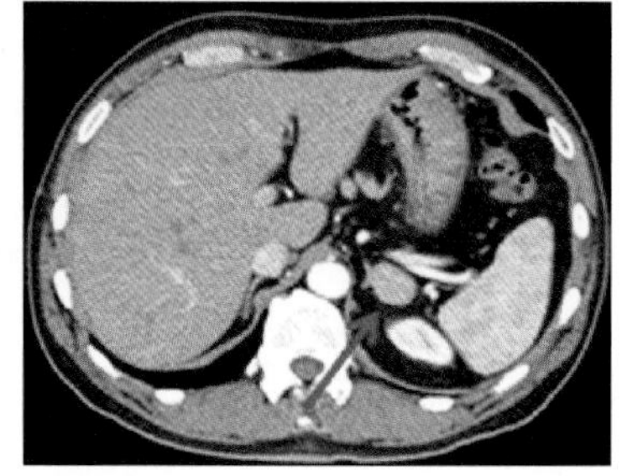

图 21-6 左侧肾上腺黑色腺瘤 CT 图像

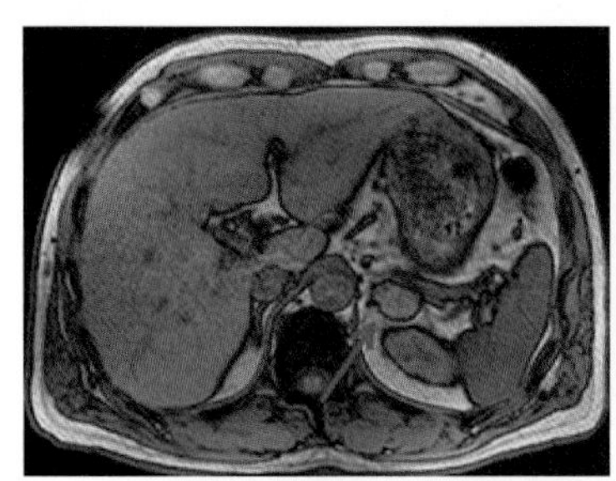

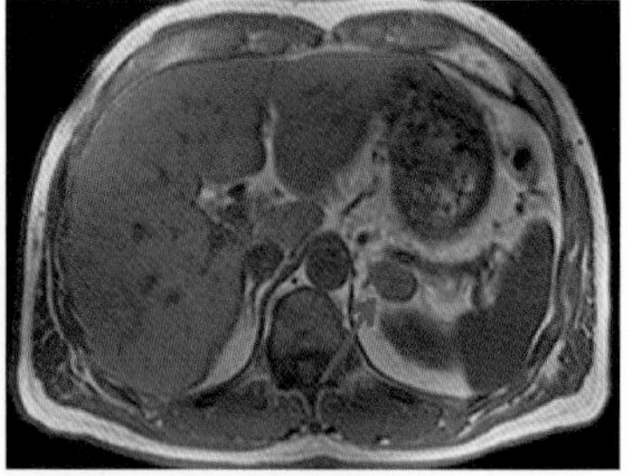

图 21-7 左侧肾上腺黑色腺瘤 MRI 图像

^{18}F-FDG PET/CT有助于肾上腺黑色腺瘤的诊断(图21-8)，敏感性和特异性分别为100％和94％。肾上腺肿瘤中FDG高摄取往往提示为恶性肿瘤，但是个别病例要注意假阳性结果(图21-9)。

术前超声、CT、MRI甚至^{18}F-FDG PET/CT检查难以鉴别肾上腺黑色腺瘤与其他良性肾上腺腺瘤，术前常难以明确诊断，需术后大体标本和行病理组织学检查确定诊断。肾上腺黑色腺瘤需与色素性嗜铬细胞瘤、原发性肾上腺色素性皮质结节状增生、色素性肾上腺皮质嗜酸细胞腺瘤、肾上腺黑色素性神经鞘瘤、原发性肾上腺恶性黑色素瘤和恶性黑色素瘤肾上腺转移以及肾上腺转移瘤相鉴别。

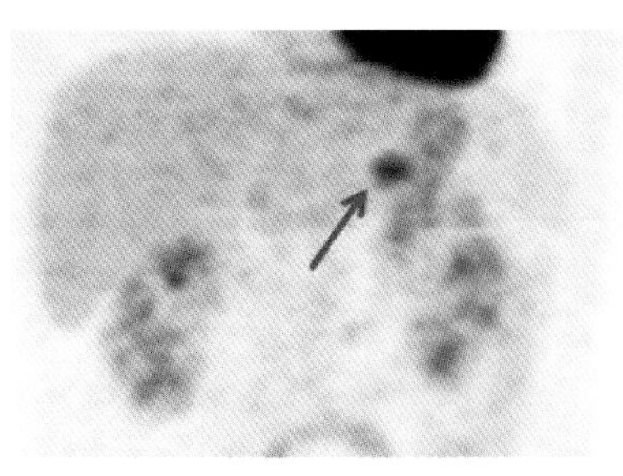

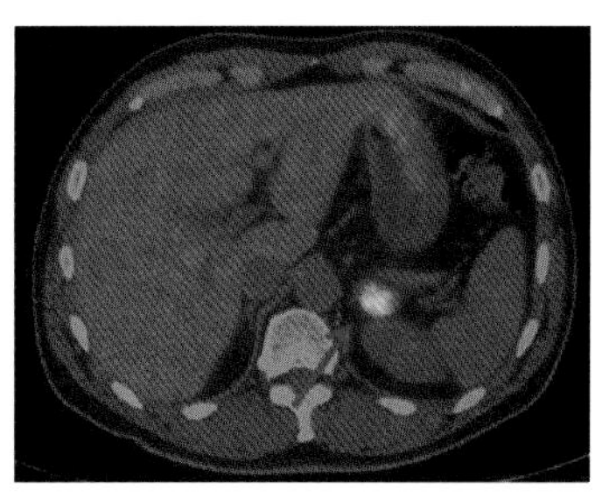

图 21-8 左侧肾上腺黑色腺瘤[18]F-FDG PET/CT 图像(Nakajo M 等,2011)

FDG 高摄取,SUV 为 5.6,延迟 2 h FDG 摄取的 SUV 为 8.3

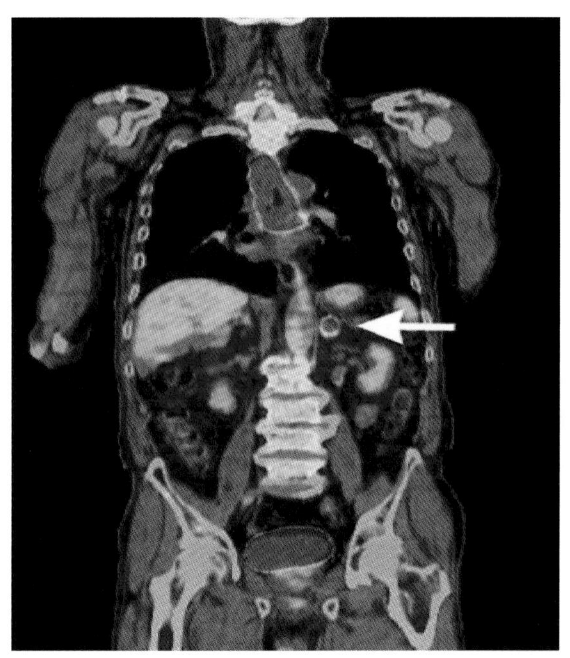

图 21-9 左侧肾上腺黑色腺瘤[18]F-FDG PET/CT 图像(Matsumoto S 等,2018)

FDG 高摄取,SUV 为 10.13,此值为假阳性结果;该病例同时发生食管癌,术前误诊为肾上腺转移瘤

四、治疗

首选腹腔镜手术,后腹腔镜下行肾上腺黑色腺瘤切除术微创、安全、有效。术中尽量保留患侧肾上腺组织,术后须注意预防肾上腺危象的发生,一般应用激素替代治疗,如泼尼松片口服,并且逐渐减量。激素替代治疗时间一般需要 6 个月以上,此后每 6～12 个月复查一次,根据检查结果酌情确定是否继续行激素替代治疗。

术后血压仍然偏高者,酌情应用降压药物控制血压。

五、预后和随访

本病预后良好,目前,国内外文献尚未有良性肾上腺黑色腺瘤治疗后复发或转移的病例报道。

术后应定期随访,对无功能性肾上腺黑色腺瘤患者术后第 1 年每 6 个月随访一次,2 年后每年随访一次至第 5 年。对功能性肾上腺黑色腺瘤患者术后 4～6 周进行第一次随访,主要评估血压、电解质、肾上腺相关激素水平以及有无手术并发症,第 1 年每 6 个月随访一次,2 年后每年随访一次,随访期限至少 5 年。随访的检查内容尚需包括肾上腺超声和腹部 CT 等(表 21-1)。

表 21-1 肾上腺黑色腺瘤术后的随访方案

检查项目	随访检查间隔时间/月		
	术后 1 年	术后 2 年	术后 3～5 年
全身体格检查 实验室检查(血、尿皮质醇,血肾素、醛固酮) 腹部超声检查 腹部 CT 检查	6	12	12

(曾 进 董 锐)

参考文献

[1] Lam A K. Update on adrenal tumours in 2017 World Health Organization(WHO) of endocrine tumours[J]. Endocr Pathol,2017,28(3):213-227.

[2] Lee H S, Choi Y J, Kim C, et al. Adrenal collision tumor: coexistence of pigmented adrenal cortical oncocytoma and ganglioneuroma [J]. Case Rep Surg, 2016, 2016:5790645.

[3] Kamalanathan S, Mahesh D M, Muruganandham K, et al. Black adrenal adenoma: distinction from PPNAD[J]. BMJ Case Rep,2012,2012:bcr0320126076.

[4] Odanaka M, Katabami T, Inoue M, et al. Adrenal black adenoma associated with preclinical Cushing's syndrome[J]. Pathol Int,2003,53(11):796-799.

[5] 冯莉,陈伟彬,刘爱东,等. 肾上腺皮质黑色腺瘤临床病理观察[J]. 诊断病理学杂志,2014,21(9):573-575.

[6] 张锐强,李汉忠,邓建华,等. 睾酮水平低下的黑色肾上腺皮质腺瘤一例报告并文献复习[J]. 中华泌尿外科杂志,2013,34(6):440-443.

[7] Fonseca J J,Pirola S. Black adenoma of the adrenal gland[J]. Int J Surg Pathol,2012,20(3):257-259.

[8] Young W F Jr. Clinical practice. The incidentally discovered adrenal mass[J]. N Engl J Med,2007,356(6):601-610.

[9] Nakajo M, Nakajo M, Kajiya Y, et al. A black adrenal adenoma difficult to be differentiated from a malignant adrenal tumor by CT,MRI,scintigraphy and FDG PET/CT examinations[J]. Ann Nucl Med,2011,25(10):812-817.

[10] Prince E A, Yoo D C, DeLellis R A, et al. CT and PET appearance of a pigmented "black" adrenal adenoma in a patient with lung cancer[J]. Clin Radiol,2007,62(12):1229-1231.

[11] Sienkowski I K, Watkins R W, Anderson V E. Primary tumorous aldosteronism due to a black adrenal adenoma: a light and electron microscopic study[J]. J Clin Pathol,1984,37(2):143-149.

[12] Blake M A, Cronin C G, Boland G W. Adrenal imaging [J]. AJR, 2010, 194 (6): 1450-1460.

[13] Inomoto C, Sato H, Kanai G, et al. Black adrenal adenoma causing preclinical Cushing's syndrome[J]. Tokai J Exp Clin Med,2010,35(2):57-61.

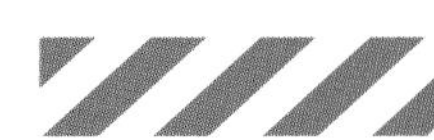

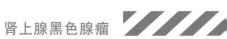

[14] Tokunaga H, Miyamura N, Sasaki K, et al. Preclinical Cushing's syndrome resulting from black adrenal adenoma. A case report[J]. Horm Res, 2004, 62(2): 60-66.

[15] Erem C, Hacihasanoglu A, Cinel A, et al. Adrenal black adenoma associated with cushing's syndrome[J]. Endocrine, 2004, 25(3): 252-257.

[16] Takahashi S, Iijima H, Moriwaki Y, et al. Functioning adrenal black adenoma with pulmonary and cutaneous cryptococcosis: a case report and review of english literature [J]. J Endocrinol Invest, 2001, 24(10): 816-819.

[17] Homma F, Wada N, Yoshioka N, et al. A case of preclinical Cushing's syndrome resulting from black adrenal adenoma incidentally discovered during evaluation of diabetic nephropathy[J]. J Japan Diabetes Society, 2007, 50(8): 627-630.

[18] Matsumoto S, Hosoya Y, Kawarai Lefora A, et al. A black adrenal adenoma with high FDG uptake on PET/CT scan in a patient with esophageal carcinoma: a case report[J]. Int J Surg Case Rep, 2018, 44: 118-121.

[19] Katanić D, Kafka D, Živojinov M, et al. Primary pigmented nodular adrenocortical disease: literature review and case report of a 6-year-old boy[J]. J Pediatr Endocrinol Metab, 2017, 30(5): 603-609.

第二十二章 黏液样肾上腺皮质腺瘤

一、发病情况

肾上腺皮质腺瘤是起源于肾上腺皮质的良性上皮性肿瘤，其黏液变性发生率仅为 2.7%，由 Tang C K 于 1979 年首次报道。黏液样肾上腺皮质腺瘤(myxoid adrenocortical adenoma)(图 22-1)极其罕见，文献报道不足 30 例。该瘤是肾上腺皮质腺瘤中一种罕见的组织学变异亚型，伴随有 10%及以上的黏液区(Perrino C 等，2020)。

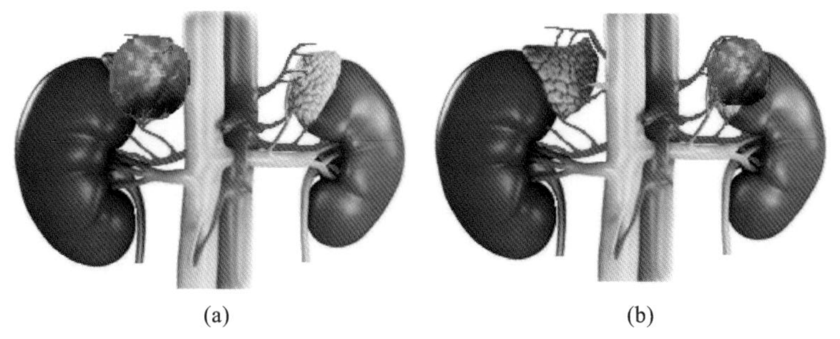

(a) (b)

图 22-1 黏液样肾上腺皮质腺瘤示意图

目前，关于黏液区的起源尚不清楚，其可能源于肿瘤组织本身的退变。尚未见分子生物学的研究报道。

肿瘤通常为单侧单发性，发病年龄为 6 周～74 岁，好发于中老年人，女性多于男性。

二、病理组织学

黏液样肾上腺皮质肿瘤根据病理组织学分为两个类型：①黏液样肾上腺皮质腺瘤；②黏液样肾上腺皮质腺癌，是肾上腺皮质腺癌罕见的亚型，可根据 Lin-Weiss-Bisceglia 标准进行良恶性的判断，见第七章肾上腺皮质癌。此外，Wieneke 诊断标准亦可用于黏液样肾上腺皮质肿瘤良恶性的判断。

黏液样肾上腺皮质腺瘤的 Wieneke 诊断标准：①肿瘤重量：>400 g；②肿瘤直径：>10.5 cm；③侵犯周围组织和/或邻近器官；④侵犯下腔静脉；⑤静脉浸润；⑥包膜浸润；⑦肿瘤坏死；⑧核分裂象>15/20 HP；⑨病理性核分裂。

评估：存在 4 项及以上提示恶性；存在 3 项不能确定肿瘤性质；存在 3 项以下提示良性。

肉眼大体观察，肿瘤边缘清楚，表面呈结节状，肾上腺皮质不同程度萎缩。肿瘤直径 2.0～11.0 cm，一般小于 7.5 cm，实性或囊实性，重量一般小于 100 g。切面呈黄绿色、灰红色或黄褐色，有黏液感，可见局灶性出血(图 22-2)。形态学上黏液样肾上腺皮质腺瘤完全不同于传统型

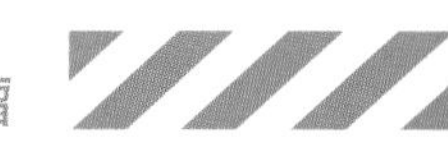

肾上腺皮质腺瘤，表现为间质内出现广泛且丰富的黏液样物质，占 10%～90%。肿瘤细胞体积小，核圆形，无核分裂象。细胞黏附性差，呈条索状、腺管状或伴假腺样结构巢状排列（内充满黏液样物质），显著的黏液样物质是该瘤的特征（图 22-3）。血管和包膜无肿瘤组织浸润。超微结构显示肿瘤细胞源于肾上腺皮质，肿瘤细胞间有无定形黏液样物质，胞质内可见丰富的线粒体、内质网，少数透明细胞胞质内可见脂滴。而且，黏液样物质在无功能性肿瘤中的比例明显高于功能性肿瘤。文献报道，个别黏液样肾上腺皮质腺瘤病例伴有交界性肿瘤的组织形态和生物学行为特征。

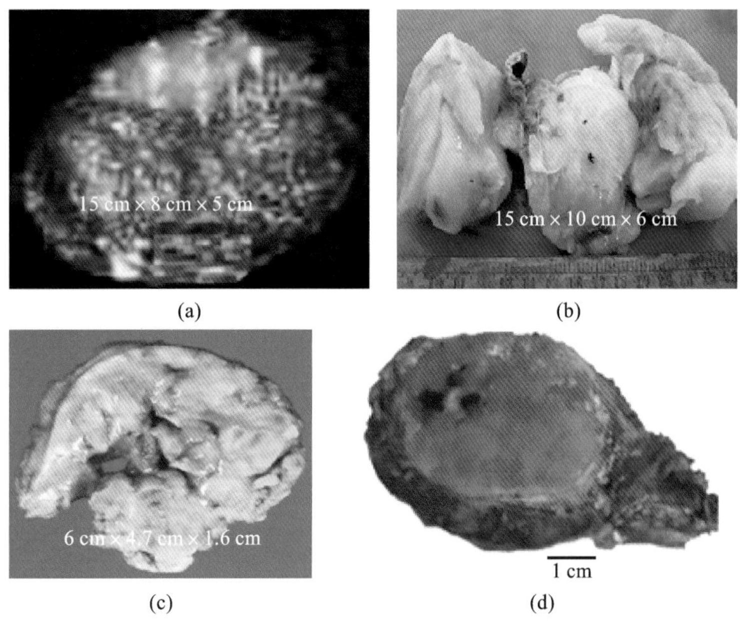

图 22-2　黏液样肾上腺皮质腺瘤大体标本切面（Kim T U 等，2014；武鸿美等，2018）

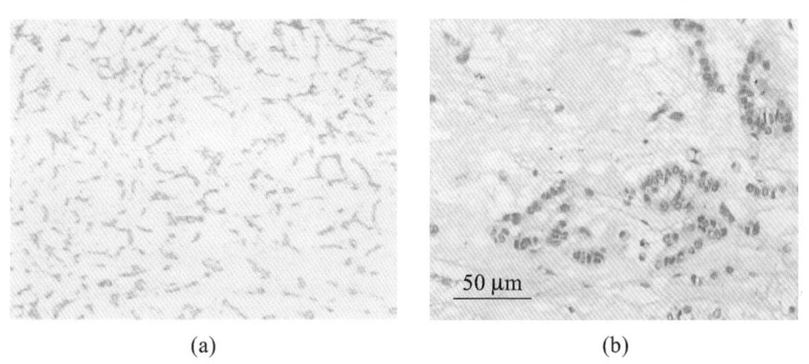

图 22-3　黏液样肾上腺皮质腺瘤病理组织学特征（Kim T U 等，2014；Lu H S 等，2008）

免疫组织化学染色：黏液样物质中阿尔辛蓝（alcian blue）染色阳性；肿瘤细胞中 inhibin-α、Syn、波形蛋白（vimentin）和 melan-A 弥漫性阳性，个别病例 CAM5.2 弥漫性阳性（图 22-4）。

三、临床表现

黏液样肾上腺皮质腺瘤病例的临床表现多样，其根据是否能分泌激素可分为两个类型：无功能性和功能性黏液样肾上腺皮质腺瘤。少数病例表现为无内分泌功能紊乱，无任何临床表现，往往因体检或其他疾病行影像学检查时偶然发现。部分病例可有库欣综合征和原发性醛固酮增多症的临床表现。

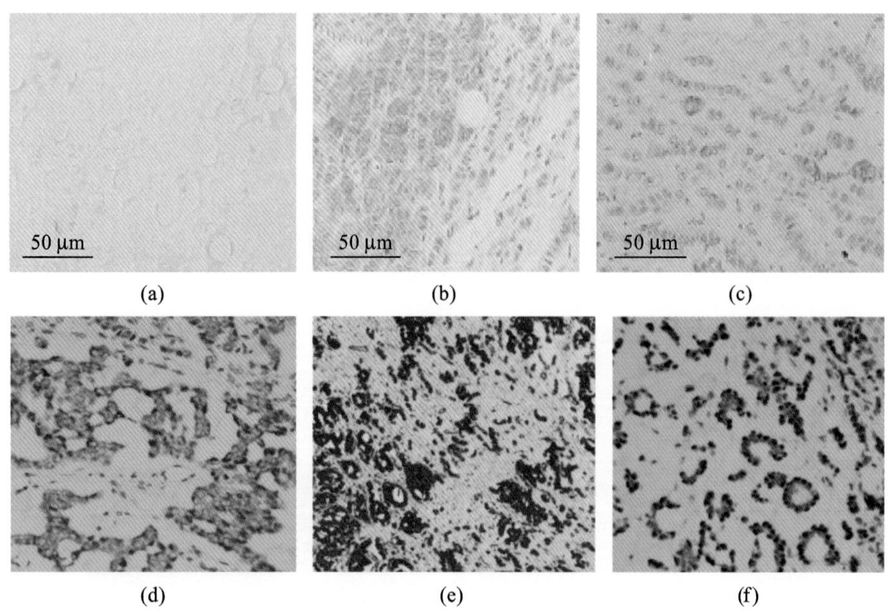

(a) (b) (c)

(d) (e) (f)

图 22-4　黏液样肾上腺皮质腺瘤免疫组织化学染色结果(Perrino C 等,2019;武鸿美等,2018)

(a)阿尔辛蓝染色阳性;(b)Syn 阳性;(c)inhibin-α 阳性;(d)melan-A 弥漫性阳性;(e)波形蛋白弥漫性阳性;(f)CAM5.2 弥漫性阳性

四、影像学检查

超声检查可提示肾上腺低回声实性结节,轮廓清,外形规则。

CT 检查提示肾上腺区肿物,增强扫描后瘤体无明显强化。肾上腺肿瘤术前很难鉴别其良恶性,CT 检查对其诊断有一定的辅助意义(图 22-5)。

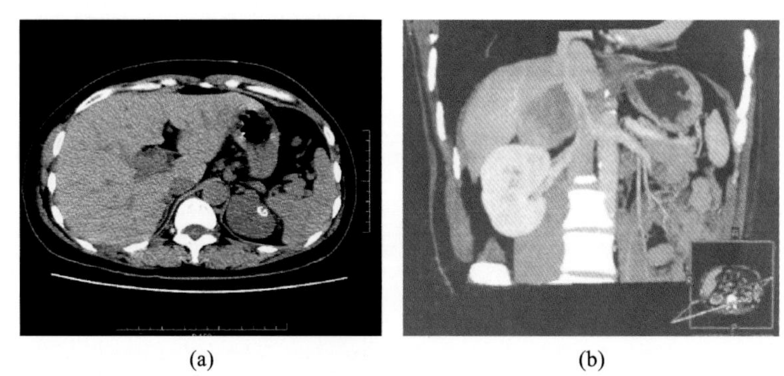

(a) (b)

图 22-5　黏液样肾上腺皮质腺瘤 CT 图像(Lu H S 等,2008;Zhu Y 等,2008)

(a)CT 显示左侧肾上腺肿瘤,约 1.2 cm×1.0 cm,局部可见钙化;(b)CTA 显示右侧肾上腺肿瘤,约 5.2 cm×5.0 cm,边界清楚,下腔静脉受压

MRI 检查显示 T2 呈高信号强度,T1 呈低信号强度(图 22-6)。

黏液样肾上腺皮质腺瘤需与黏液样肾上腺皮质腺癌、肾上腺转移瘤以及原发性腹膜后肿瘤如腹膜后软骨肉瘤、脊索瘤、平滑肌瘤、平滑肌肉瘤、脂肪瘤、脂肪肉瘤、黏液瘤、神经鞘瘤等相鉴别,这些肿瘤可伴有黏液变性,需注意鉴别(Perrino C 等,2019)。

五、治疗

首选腹腔镜手术,手术完整切除肿瘤为首选治疗。后腹腔镜下肿瘤切除术微创、安全、有效。术中尽量保留患侧肾上腺组织,因对侧肾上腺皮质有不同程度的萎缩,术后须注意预防肾

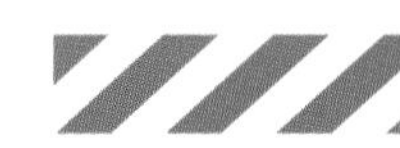

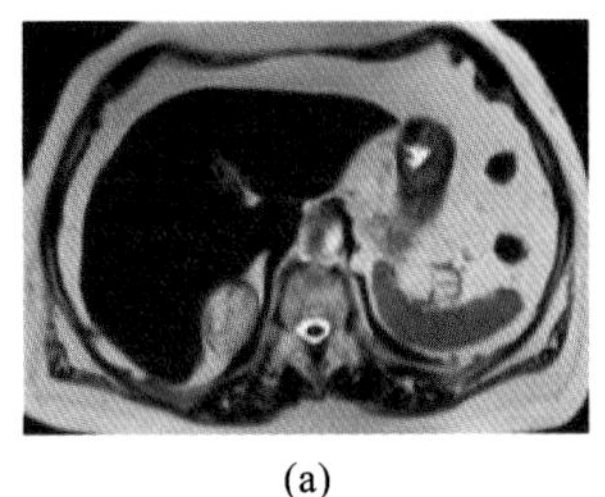
(a)
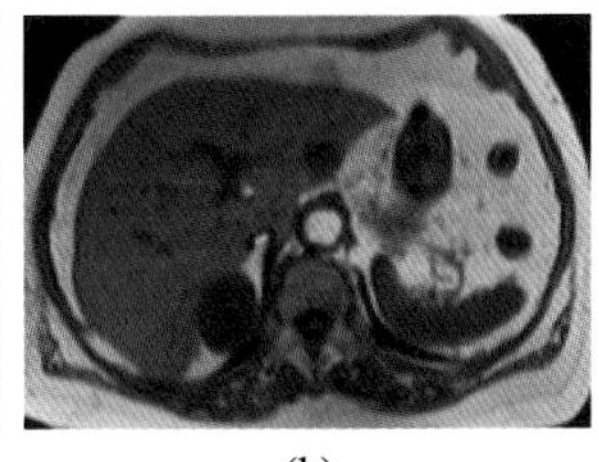
(b)
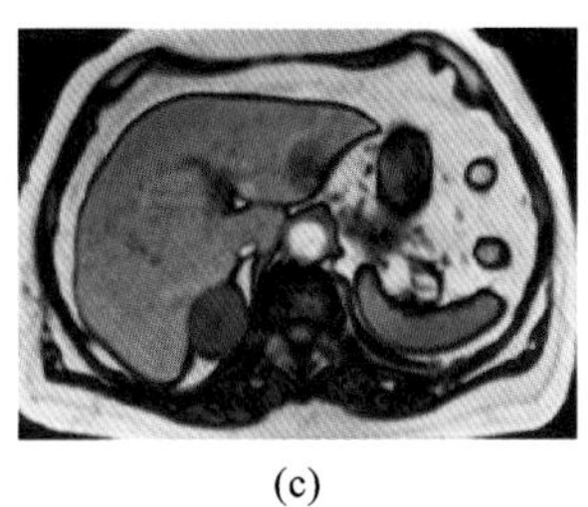
(c)

图 22-6 左侧黏液样肾上腺皮质腺瘤 MRI 图像(Kim T U 等,2014)

上腺危象的发生。一般应用皮质醇如泼尼松片口服行激素替代治疗,并且逐渐减量。激素替代治疗时间一般需要 6 个月以上,此后每 6~12 个月复查一次,根据检查结果酌情确定是否继续行激素替代治疗。

六、预后和随访

目前,国内外尚未发现黏液样肾上腺皮质腺瘤术后复发或转移的报道。

本病预后良好,5 年生存率可达 100%。术后应定期随访,随访的检查内容包括体格检查、电解质测定、肾上腺相关激素水平测定、肾上腺超声和腹部 CT 检查等。

无功能性黏液样肾上腺皮质腺瘤患者术后第 1 年每 6 个月随访一次,第 2 年及以后每年随访一次至第 5 年。功能性黏液样肾上腺皮质腺瘤患者术后 4~6 周进行第一次随访,主要评估血压、电解质、肾上腺相关激素水平以及有无手术并发症。第 1 年每 6 个月随访 1 次,第 2 年及以后每年随访一次,随访期限至少 5 年(表 22-1)。

表 22-1 黏液样肾上腺皮质腺瘤术后的随访方案

检查项目	随访检查间隔时间/月	
	术后 1 年	术后 2~5 年
全身体格检查 实验室检查(血、尿皮质醇,血肾素、醛固酮) 腹部超声检查 腹部 CT 检查	6	12

(曾 进 董 锐)

参考文献

[1] Brown F M,Gaffey T A,Wold L E,et al. Myxoid neoplasms of the adrenal cortex:a rare histologic variant[J]. Am J Surg Pathol,2000,24(3):396-401.

[2] 武鸿美,刘超,刘驯骅,等. 黏液样肾上腺皮质腺瘤的临床病理学分析[J]. 中华病理学杂志,2018,47(7):527-530.

[3] Wieneke J A,Thompson L D R,Heffess C S. Adrenal cortical neoplasms in the pediatric population:a clinicopathologic and immunophenotypic analysis of 83 patients[J]. Am J Surg Pathol,2003,27(7):867-881.

[4] Chatterjee G,Dasgupta S,Bhattacharya K,et al. Myxoid adrenal cortical adenoma in an infant:an unusual morphology[J]. J Cancer Res Ther,2015,11(4):1040.

[5] Lu H S,Gan M F,Chen H S,et al. Adrenal myelolipoma within myxoid cortical adenoma associated with Conn's syndrome[J]. J Zhejiang Univ Sci B,2008,9(6):500-505.

[6] Zhu Y, Wu Y X, Zhang C Y, et al. Myxoid cortical adenoma: a case report[J]. Chin Med J, 2008, 12(16): 1598-1600.

[7] Kim T U, Kim S, Lee J W, et al. Myxoid adrenocortical adenoma: magnetic resonance imaging and pathology correlation[J]. Korean J Radiol, 2014, 15(2): 245-249.

[8] Wu H, Zhang F, Chen Y, et al. Myxoid adrenocortical adenoma: a report of two cases and literature review[J]. Pathol Res Pract, 2017, 213(7): 857-859.

[9] 张红凯，杜强，冯向东，等. 粘液性肾上腺皮脂腺瘤——中国的第一例报道[J]. 中德临床肿瘤学杂志：英文版，2006，5(5)：383-384.

[10] 王彩霞，崔林. 伴假腺样结构的黏液性肾上腺皮质腺瘤[J]. 医药前沿，2018，8(36)：253-254.

[11] Erickson L A. Challenges in surgical pathology of adrenocortical tumours [J]. Histopathology, 2018, 72(1): 82-96.

第二十三章
肾上腺神经鞘瘤

一、发病情况

神经鞘瘤(neurilemmoma)又称施万细胞瘤(schwannoma),是神经鞘膜发生的良性肿瘤,可发生于全身各处的神经组织。颈神经和外周神经的神经干是好发部位,四肢屈侧、胃肠道、腹膜后、后纵隔等处也常发生,肾、膀胱和前列腺等器官也可发生。原发于肾上腺间叶组织的肿瘤罕见,如神经鞘瘤、神经纤维瘤。

原发性肾上腺神经鞘瘤(primary adrenal neurilemmoma,或称肾上腺施万细胞瘤,primary schwannoma of the adrenal gland)起源于肾上腺髓质的施万细胞,多为无功能性良性肿瘤,生长缓慢(图 23-1)。近年来,随着影像学检查的广泛应用及健康体检的人群不断增加,肾上腺神经鞘瘤的检出率有所增高。据统计,发生于腹膜后的神经鞘瘤占所有神经鞘瘤的 0.3%~3.2%,占全部腹膜后肿瘤的 1%~5%。2018 年 Shivalingaiah P H 等报道,肾上腺神经鞘瘤占肾上腺偶发瘤的 0.2%。

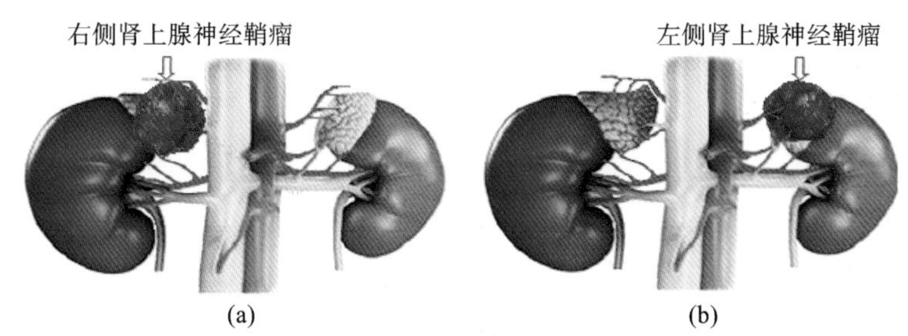

图 23-1 肾上腺神经鞘瘤示意图

肾上腺神经鞘瘤虽然为良性病变,但也有恶性神经鞘瘤肾上腺转移(继发性)的报道。一般,原发性肾上腺神经鞘瘤的恶变发生率较低,肿瘤进展缓慢,但恶性肾上腺神经鞘瘤术后仍然有较高的局部复发率,并可发生肺、肝、骨转移及淋巴结转移,文献仅见个案报道。

肾上腺神经鞘瘤左右侧发病率无明显差异,多发于单侧,双侧少见。可发生于任何年龄,好发于 14~89 岁,平均发病年龄为 49 岁,高峰发病期在 40~60 岁,主要发生于 20~30 岁和 50~60 岁 2 个年龄段。发病率女性多于男性,约 1.2∶1。

二、分子生物学

肾上腺神经鞘瘤的发生可能与 LZTR1(22q11.21)基因突变、SMARCB1(22q11.23)和 NF2(22q12.2)基因失活有关(图 23-2)。

三、病理组织学

肉眼大体观察,肿瘤多数为单发,大小不一,直径为 0.6~14.5 cm,平均 5.5 cm;呈圆形、类

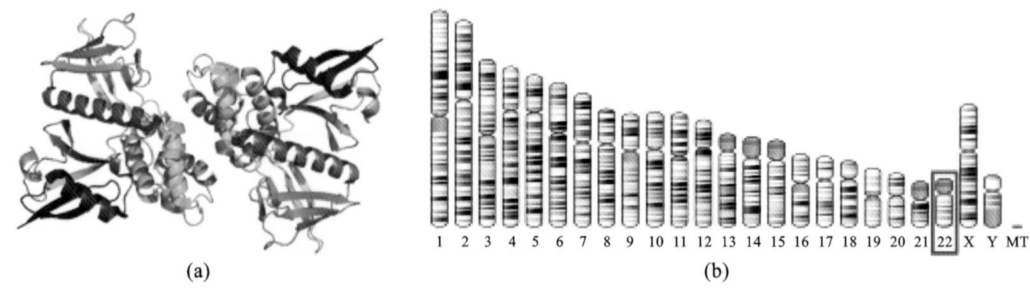

(a) (b)

图 23-2 NF2 的结构及其定位染色体 22q12.2

圆形或结节状不规则形，包膜完整，边界清楚。实性或囊实性多见，偶有瘤内出血。切面常呈灰白色、黄褐色或灰黄色，质韧（图 23-3）。肾上腺黑色素性神经鞘瘤极其罕见（图 23-4）。

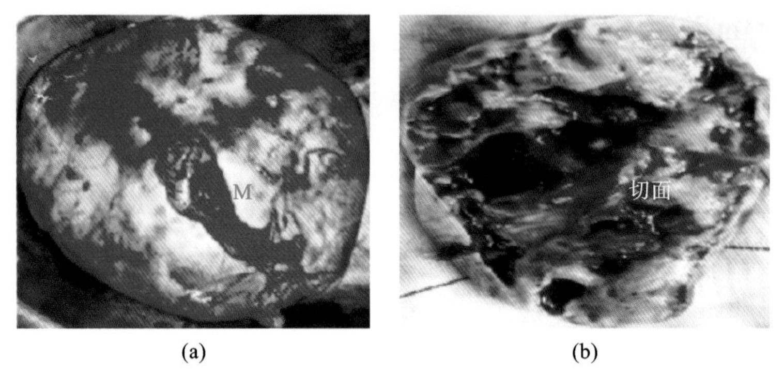

(a) (b)

图 23-3 右侧肾上腺神经鞘瘤（Kumar S 等，2016）

肿块呈类圆形，约 8.0 cm×7.0 cm×3.5 cm；切面呈结节状囊实性，实性部分呈灰黄色伴有出血

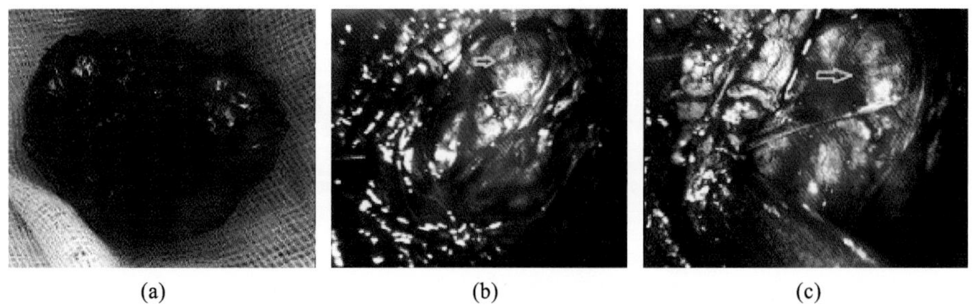

(a) (b) (c)

图 23-4 右侧肾上腺黑色素性神经鞘瘤大体标本和腹腔镜术中所见（Zafar F A 等，2013）

肿瘤约 4.5 cm×4.0 cm×3.0 cm，表面呈结节状

光镜下可见肿瘤细胞呈梭形，常排列成条索状、漩涡状或波浪状结构。细胞质丰富，核染色较深，但核分裂象不明显。肾上腺黑色素性神经鞘瘤的肿瘤内分布有黑色素，散在或遍及肿瘤。

神经鞘瘤分为两种病理类型，即 antoni A 和 antoni B：①antoni A 表现为肿瘤细胞呈紧密的束状排列，退行性变；②antoni B 表现为肿瘤细胞少，呈松散的网状排列，伴有微囊或间质明显黏液样变。两者可并处于一个肿瘤中，也可单独存在。瘤体较大，伴有坏死且不具有典型的 antoni A 和 antoni B 结构时，病理检查常误诊为恶性肿瘤。

免疫组织化学染色：CD68 强阳性、CD56 和波形蛋白（vimentin）阳性，CD34、SNA、MBP、LEU-7 反应较弱，特异性及敏感性均不高。Ki-67 指数<2%。S-100（施万细胞中）强阳性被认为是重要的诊断依据，并可据此与其他肾上腺肿瘤相鉴别（图 23-5）。

四、临床表现

肾上腺神经鞘瘤多为偶发性肿瘤，无肾上腺内分泌改变。患者一般无自觉症状，个别病例

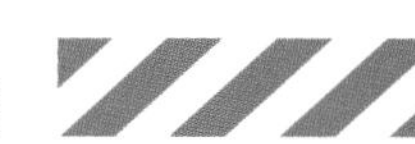

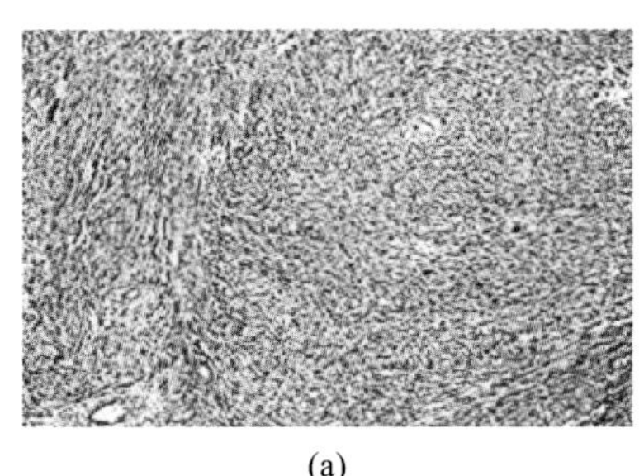
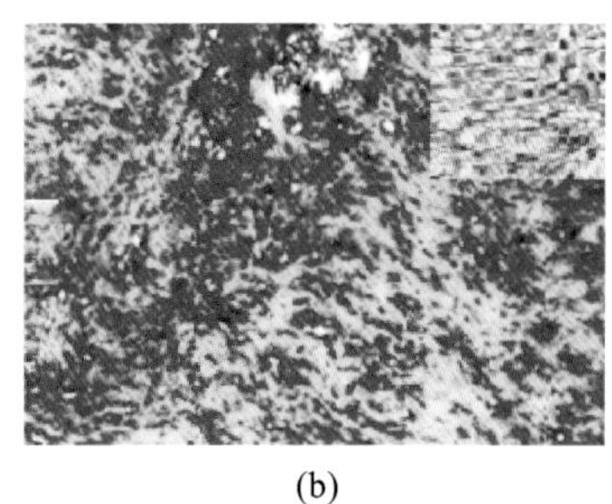

(a) (b)

图 23-5 左侧肾上腺神经鞘瘤免疫组织化学染色结果(来源:Adas M 等,2013;Kumar S 等,2016)

(a)波形蛋白阳性,×100;(b)S-100 强阳性且广泛,×40

因腰痛、腹痛(可能与病变的占位效应有关),或高血压就诊。若瘤体较大,则可能出现局部压迫症状,但不具有特异性。

肾上腺神经鞘瘤多为无功能性肿瘤,实验室检查尿儿茶酚胺、肾素、血管紧张素、醛固酮等无明显异常。个别病例可伴有醛固酮增多症(Babaya N 等,2017)。

五、影像学检查

1. 超声检查 肿块边界清晰,可见包膜回声,内部紊乱,实质性低回声内见透声差的液性暗区;彩色多普勒血流成像(CDFI)可见肿块内少许点状血流信号(图 23-6)。

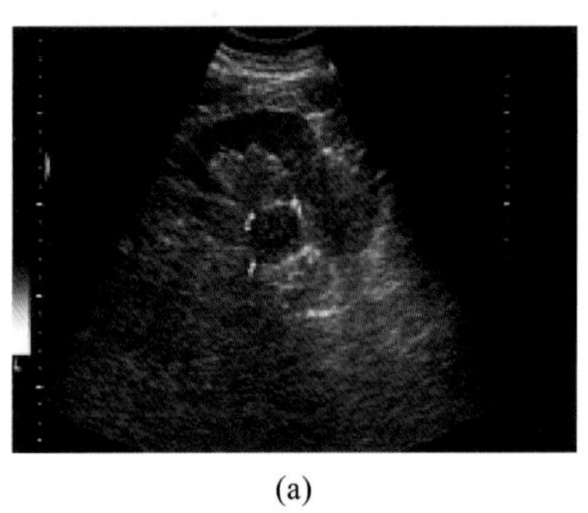
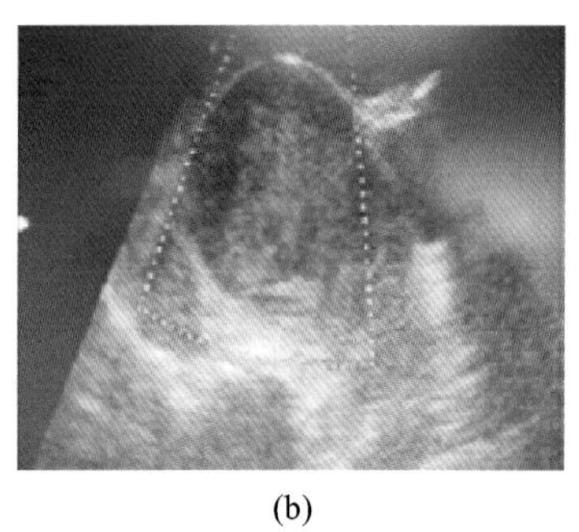

(a) (b)

图 23-6 超声检查显示左侧肾上腺肿瘤,回声不均匀,术后病理诊断为左侧恶性肾上腺神经鞘瘤(Târcoveanu E 等,2009)

2. 肾、输尿管及膀胱平片(KUB 平片)和静脉尿路造影(IVU) 肿瘤较大者,KUB 平片可见腹部较大肿块影,IVU 可见肾盂肾盏及输尿管受压、拉长。

3. CT 检查 肿块呈略低或低密度,圆形或类圆形,形态规则,边界清晰,可见囊状改变;肿块壁可见结节状,偶见弧形或点状钙化灶。增强扫描显示肿块不均匀轻度强化或延迟强化;CT 血管成像(CTA)可显示肿瘤的新血管来源并准确定位(图 23-7)。一般,CT 检查 antoni A 区多表现为实性部分,antoni B 区常为囊性变或多分隔部分。

CT 检查具有下列征象可作为诊断神经鞘瘤的较可靠证据:①临床症状轻微,体检时偶然发现的低密度肿块;②肿块边缘较光滑、锐利,包膜可强化;③肿瘤多呈囊实性病变,内有液化坏死,可轻度强化;少数实性瘤体密度均匀,近似肌肉密度,并有明显强化;④肿瘤内可见散在钙化征象。

4. MRI 检查 T1WI 呈低信号,T2WI 呈高信号,边缘清晰,周围脂肪间隙也可清晰显示(图 23-8)。主动脉旁淋巴结转移者,肿瘤边界往往不清晰(图 23-9)。有囊性改变时则表现为明显高信号。

5. ^{18}F-FDG PET/CT 通过病灶对 FDG 的摄取来反映其代谢变化,可以同时获得 CT 解剖图像和 PET 功能代谢图像,两种图像优势互补(图 23-10)。本法能早期、快速发现病灶,同时获

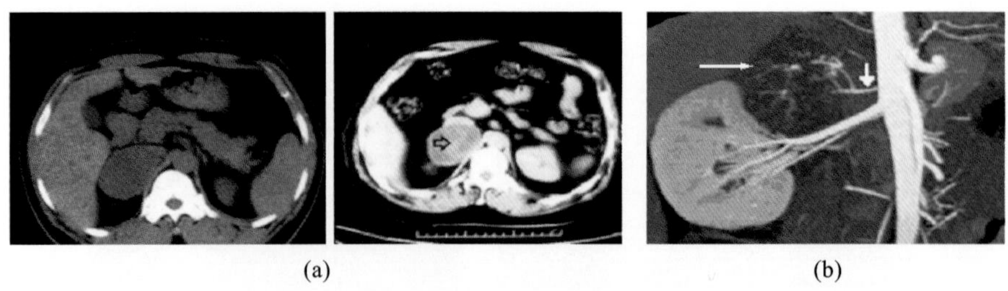

图 23-7　右侧肾上腺神经鞘瘤 CT 图像(Kumar S 等,2016)

(a)右侧肾上腺肿块(5.0 cm×4.0 cm),增强扫描呈不均匀强化;(b)肿瘤新血管来自腹主动脉

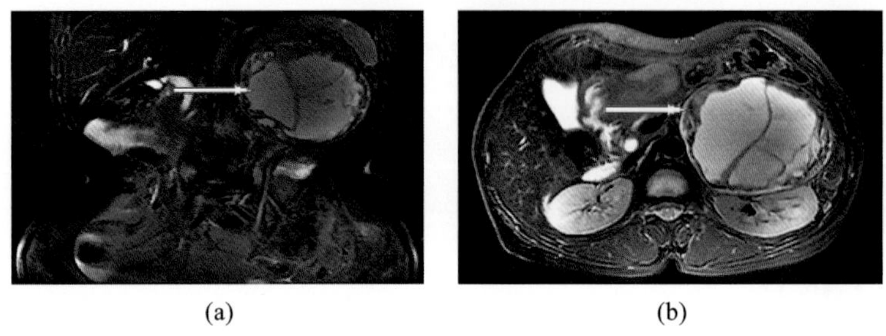

图 23-8　左侧肾上腺神经鞘瘤 MRI 图像,肿瘤约 13 cm×10 cm,边界清晰

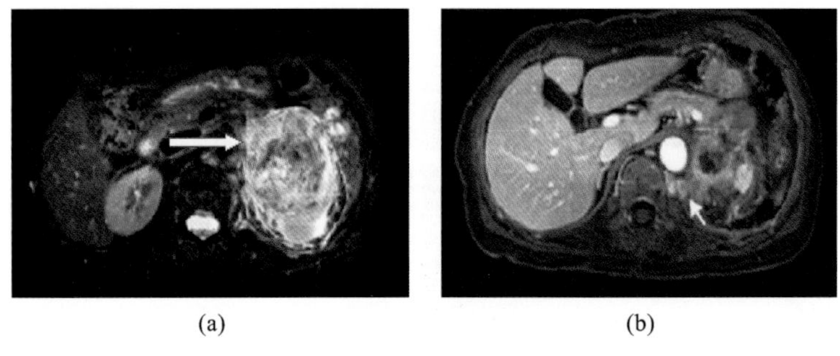

图 23-9　左侧恶性肾上腺神经鞘瘤 MRI 图像,肿瘤约 7.5 cm×5.0 cm×5.0 cm,边界不清晰,主动脉旁淋巴结转移(Shin Y S 等,2013)

得精准的解剖定位和对边界的确定,从而对疾病做出全面、准确的判断。本法对肾上腺肿瘤的良恶性定性和复发判定有重要的价值。其对恶性肿瘤病灶的敏感性为 93%～100%,特异性为 80%～100%。

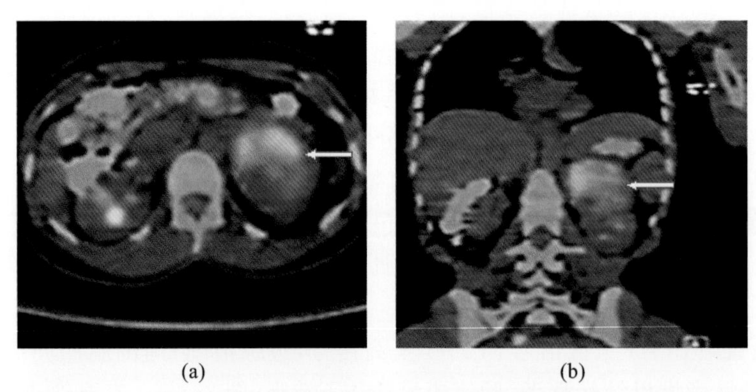

图 23-10　左侧恶性肾上腺神经鞘瘤 PET/CT 图像(Adas M 等,2013)

肿瘤约 9.5 cm×6.5 cm,^{18}F-FDG PET/CT 显示左侧肾上腺 FDG 异常摄取,SUV 为 9.5,提示为恶性肿瘤

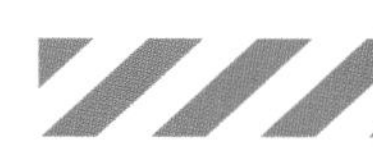

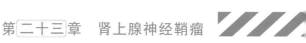

六、鉴别诊断

肾上腺神经鞘瘤由于症状隐匿，术前确定诊断较为困难。腹膜后最常见的良性肿瘤为良性神经鞘瘤，而恶性神经鞘瘤为腹膜后少见的恶性肿瘤，故良性和恶性之间的鉴别十分必要。肾上腺神经鞘瘤有时难以与无功能性肾上腺皮质腺瘤、肾上腺节细胞神经瘤、嗜铬细胞瘤、肾上腺转移瘤以及肾上腺来源的间质占位性病变如肾上腺囊肿、肾上腺脂肪瘤和肾上腺孤立性纤维肿瘤等相鉴别，使得肾上腺神经鞘瘤术前诊断率较低。值得注意的是，肾上腺转移瘤的诊断主要依靠原发性肿瘤病史，及双侧出现病变和影像学特点，诊断相对较容易。但如果单侧出现病灶或原发性肿瘤病史不明确，鉴别诊断较困难。

通常，CT 平扫及增强扫描、MRI 和^{18}F-FDG PET/CT 均能较好地显示肾上腺肿瘤病变的内部结构和影像学特点，反映病变的血供情况和病理特征，有助于肾上腺神经鞘瘤的诊断与鉴别诊断。影像学检查有助于定位，但不容易定性。术前诊断有困难时，可行超声或 CT 引导下的细针吸取细胞学检查以明确诊断。最终确诊仍有赖于术后病理学及免疫组织化学检查。

七、治疗

手术切除是主要的治疗方法，对于直径大于 4 cm 的无功能性肾上腺神经鞘瘤均应手术。术中冰冻切片检查有助于肾上腺神经鞘瘤的定性诊断，对手术方式的选择具有重要意义，可避免不必要的根治性肾上腺肿瘤切除术。术中冰冻切片病理诊断符合率为 91.7%。

由于肾上腺神经鞘瘤具有完整的包膜，手术切除相对容易，应尽量将肿瘤和周围粘连组织完全切除。手术方式应根据肿瘤的发生部位、大小、与周围组织和毗邻器官的关系酌情决定，包括肿瘤剜除术、肾上腺大部切除术和肾上腺全切除术。首选腹腔镜手术(图 23-11)或机器人辅助腹腔镜肿瘤切除术。对肿瘤较大者，必要时可酌情考虑开放性手术。

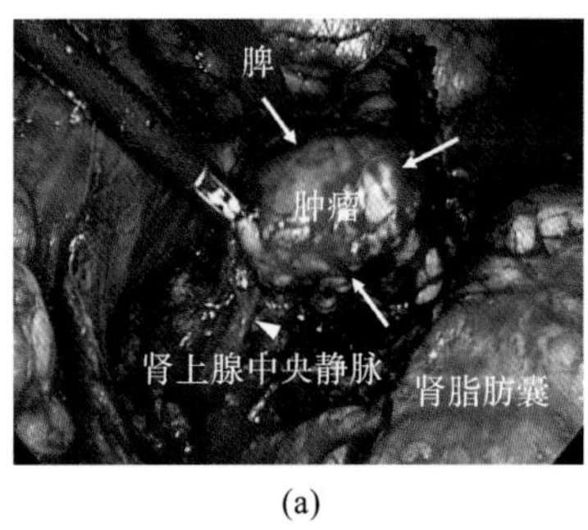

(a)

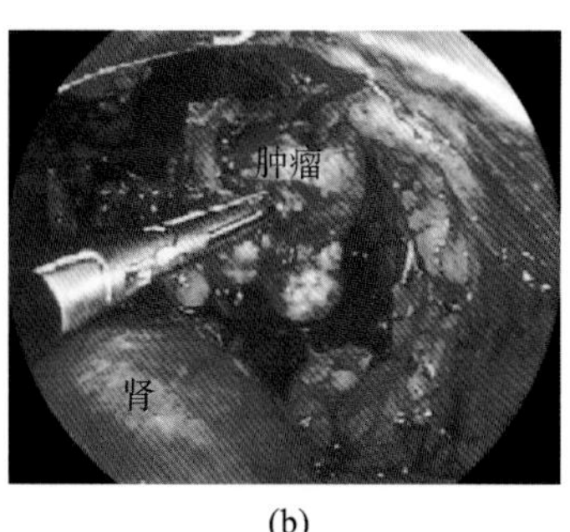

(b)

图 23-11 肾上腺神经鞘瘤腹腔镜肿瘤切除术术中所见(Onoda N 等，2008；Hsiao H L 等，2008)

(a)左侧肾上腺神经鞘瘤腹腔镜肿瘤切除术，显露左侧肾上腺静脉；(b)右侧肾上腺神经鞘瘤腹腔镜肿瘤切除术，肿瘤周围组织已分离完毕

恶性肾上腺神经鞘瘤术后可辅以放疗或化疗，但其疗效不肯定。无法早期手术切除或转移者，可考虑进行靶向基因检测以制订个体化精准治疗方案，选择性应用分子靶向药物或免疫靶向治疗。

八、预后

肾上腺神经鞘瘤合并高血压者，肿瘤完整切除后血压可恢复正常。良性肾上腺神经鞘瘤病例，早期彻底切除肿瘤后预后良好。

无法早期手术切除的恶性肾上腺神经鞘瘤患者，预后较差。恶性肾上腺神经鞘瘤患者的预后与是否并发神经纤维瘤有关。Ghosh B C 等(1973)报道，其他系统并发神经纤维瘤的恶性肾上腺神经鞘瘤患者 5 年生存率为 30%，而未合并神经纤维瘤患者 5 年和 10 年生存率分别为

53%和 34%。

九、随访

个别良性肾上腺神经鞘瘤病例有局部复发的可能，术后应进行长期随访，每年复查一次超声或 CT。恶性肾上腺神经鞘瘤患者术后有较高的局部复发率和转移率，应长期随访观察，术后每 6 个月复查一次超声或 CT 至术后 1 年，以后每年复查一次超声或 CT，随访期限至少 10 年。疑有转移时，应进行^{18}F-FDG PET/CT 检查。

（曾　进　袁敬东）

参考文献

[1] Shabana W, Raslan W, Hassan S, et al. Schwannoma masquerading as adrenocortical tumor:a case report and review of literature[J]. Urol Case Rep,2019,26:100926.

[2] 刘贤奎，孔垂泽，王平，等. 肾上腺神经鞘瘤四例报告[J]. 中华泌尿外科杂志，2003，24(3):130.

[3] Kumar S, Karthikevan V S, Manohar C S, et al. Adrenal schwannoma: a rare incidentaloma[J]. J Clin Diagn Res,2016,10(8):PD01-PD02.

[4] Jakowski J D,Wakely P E Jr,Jimenez R E. An uncommon type of adrenal incidentaloma: a case of report of a schmannoma of the adrenal medulla with cytological,histological, and ultrastructural correlation[J]. Ann Diagn Pathol,2008,12(5):356-361.

[5] Lee N J, Hruban R H, Fishman E K. Abdominal schwannomas: review of imaging findings and pathology[J]. Abdom Radiol(NY),2017,42(7):1864-1870.

[6] Piotrowski A, Xie J, Liu Y F, et al. Germline loss-of-function mutations in LZTR1 predispose to an inherited disorder of multiple schwannomas[J]. Nat Genet,2014,46(2): 182-187.

[7] Li S Q,Zhang Y S,Shi J,et al. Clinical features and retroperitoneal laparoscopic resection of adrenal schwannoma in 19 patients[J]. Endocr Pract,2015,21(4):323-329.

[8] Târcoveanu E,Dimofte G,Bradea C,et al. Adrenal schwannoma[J]. JSLS,2009,13(1): 116-119.

[9] Adas M,Ozulker F,Adas G,et al. A rare adrenal incidentaloma:adrenal schwannoma [J]. Case Rep Gastroenterol,2013,7(3):420-427.

[10] Shin Y S,Kim H J,Kim M K. Juxta-adrenal malignant schwannoma with lymph node metastases[J]. Canad Urol Assoc J,2013,7(9-10):E657-E659.

[11] Onoda N, Ishikawa T, Toyokawa T, et al. Adrenal schwannoma treated with laparoscopic surgery[J]. JSLS,2008,12(4):420-425.

[12] Liu Q Y,Gao M,Li H G,et al. Juxta-adrenal schwannoma:dynamic multi-slice CT and MRI findings[J]. Eur J Radiol,2011,81(4):794-799.

[13] Mohiuddin Y, Gilliland M G F. Adrenal schwannoma: a rare type of adrenal incidentaloma[J]. Arch Pathol Lab Med,2013,137(7):1009-1014.

[14] Damodaran S,Mahimairaj G,Velaichamy K. A case series of two cases of juxta-adrenal schwannoma presenting as adrenal mass lesion and review of the literature[J]. Urol Ann,2015,7(2):254-258.

[15] Babaya N, Makutani Y, Noso S, et al. Case report: schwannoma arising from the

unilateral adrenal area with bilateral hyperaldosteronism[J]. BMC Endocr Disord, 2017,17(1):74.

[16] Jeshtadi A, Govada N, Somalwar S B, et al. Schwannoma of the adrenal gland[J]. J Med Allied Sci, 2014, 4(2):77-80.

[17] Lau S K, Spagnolo D V, Weiss L M. Schwannoma of the adrenal gland: report of two cases[J]. Am J Surg Pathol, 2006, 30(5):630-634.

[18] Hsiao H L, Li C C, Lin H C, et al. Adrenal schwannoma treated with laparoscopic adrenalectomy: a case report[J]. Kaohsiung J Med Sci, 2008, 24(10):553-557.

[19] Gorgun M, Sezer T O, Kirdok O. Laparoscopic resection of retroperitoneal schwannoma near the inferior vena[J]. Ann Vasc Surg, 2010, 24(4):551-554.

[20] Richter K K, Premkumar R, Yoon H S. Laparoscopic adrenalectomy for a rare 14-cm adrenal schwannoma[J]. Surg Laparosc Endosc Percutan Tech, 2011, 21(6):e339-e343.

[21] Grasso E, Simone M. Adrenal schwannomas: rare tumor of the retroperitoneum[J]. Case Rep Surg, 2015, 2015:547287.

[22] Ghosh B C, Ghosh L, Huvos A G, et al. Malignant schwannoma. A clinico pathologic study[J]. Cancer, 1973, 31(1):184-190.

[23] Kleiman D A, Hughes D B, Joshi A R T. Surgical management of incidental adrenal schwannomas[J]. Am Surg, 2011, 77(5):E89-E90.

[24] Shivalingaiah P H, Kumar P, Bajoria S. Adrenal schwannoma treated with open adrenalectomy: a case report[J]. Indian J Surg Oncol, 2018, 9(1):83-85.

[25] 曾进,陈忠. 现代泌尿肿瘤学[M]. 北京:人民卫生出版社,2023.

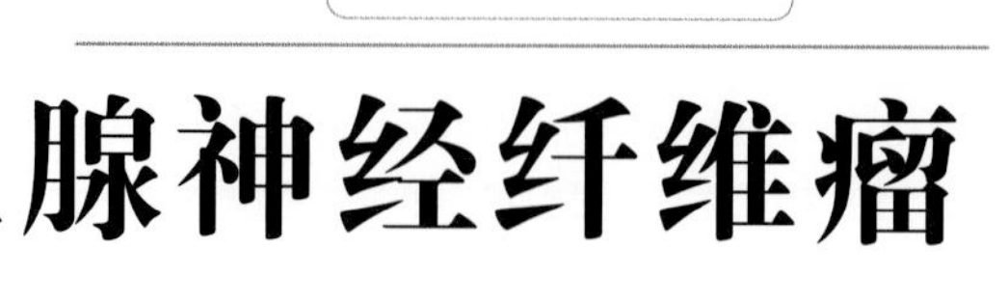

第二十四章

肾上腺神经纤维瘤

一、发病情况

肾上腺神经源性肿瘤中良性占多数，包括神经鞘瘤、神经纤维瘤和节细胞神经瘤。按照WHO肿瘤组织学分类及诊断标准，肾上腺神经纤维瘤(adrenal neurofibroma)又称为孤立性肾上腺神经纤维瘤(solitary neurofibroma of the adrenal gland)，属于肾上腺肿瘤组织学分类中罕见的间叶源性良性肿瘤，起源于神经主干或末梢神经轴索鞘的施万细胞及神经束膜细胞。在胚胎发育过程中，神经脊来源的交感神经原细胞分化为神经母细胞和嗜铬母细胞，沿着脊髓腹侧游走，逐渐形成交感神经节和副交感神经节及肾上腺髓质，肾上腺髓质内尚有少量交感神经节细胞。由此可见，肾上腺可以发生由神经母细胞分化而来的各种神经源性肿瘤。

原发性肾上腺神经纤维瘤(图 24-1)罕见，生长缓慢，有恶变的倾向，恶变概率为 10%～20%。该肿瘤可发生于任何年龄，以 20～30 岁多见，发病率男性稍高于女性，右侧肾上腺较左侧更容易发病。

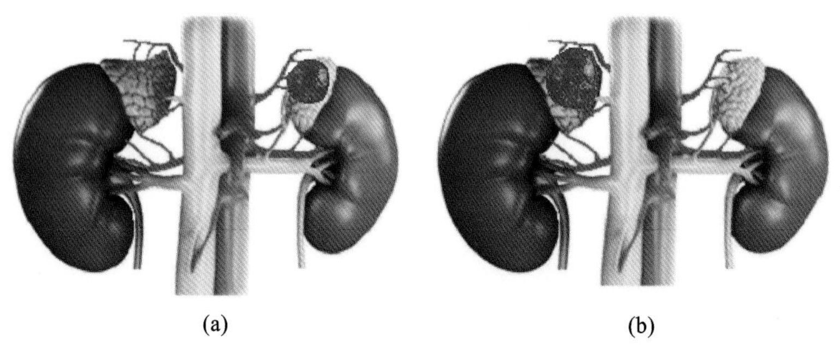

(a) (b)

图 24-1　原发性肾上腺神经纤维瘤示意图

二、病理组织学

肉眼观，肿瘤呈圆形或类圆形、实性，个别病例呈不规则形，边界清楚；直径为 3～7 cm，有包膜；切面呈灰白色或灰黄相间，质韧，部分区域出血或部分囊性(图 24-2)。镜下见肿瘤主要由细长的纤维束构成，分化成熟的肿瘤细胞排列成波纹状、束状或编织状，大小较均匀；可见大量的梭形细胞，细胞异型性不明显(图 24-3)。

免疫组织化学染色：NF 和波形蛋白(vimentin)阳性，S-100 弥漫性强阳性(图 24-4)。

三、临床表现和诊断

(一) 临床表现

肾上腺神经纤维瘤为良性肿瘤，生长缓慢，不具有内分泌功能，患者多无典型临床表现，常

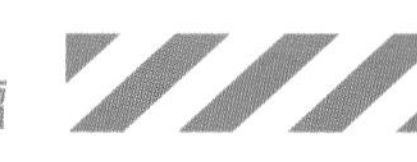

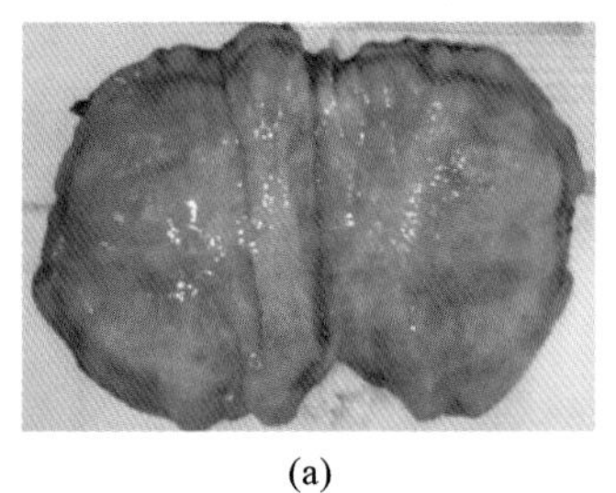

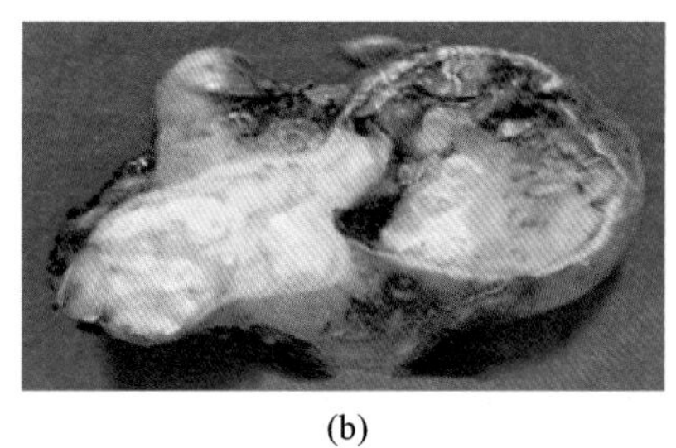

(a) (b)

图 24-2 原发性肾上腺神经纤维瘤大体标本切面(Palinrungi M A,2016;Gupta P 等,2015)

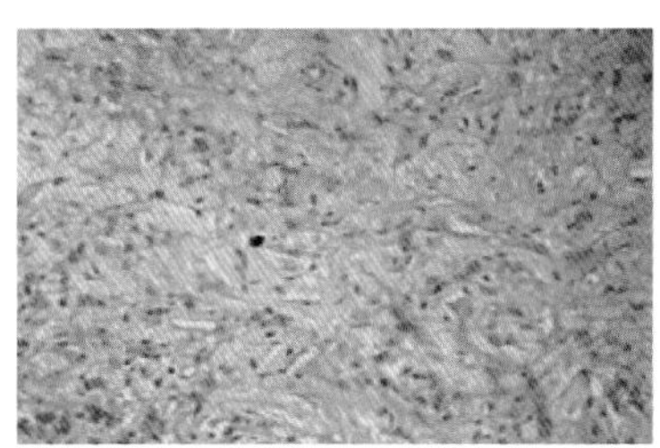

图 24-3 肾上腺神经纤维瘤组织学特征(Gupta P 等,2015)

HE,×200

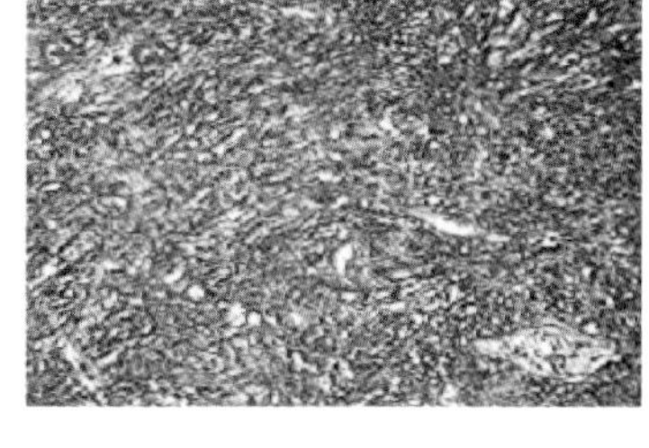

图 24-4 肾上腺神经纤维瘤免疫组织化学染色结果(Gupta P 等,2015)

S-100 弥漫性强阳性,×200

于体检或因其他疾病做影像学检查时偶然发现。当肿瘤较大时,可压迫推移周围组织和器官而引起腰痛或腹痛。此外,瘤内出血亦可导致腰腹部疼痛。

(二) 诊断

影像学检查是肾上腺神经纤维瘤的常规检查方法。

1. 超声检查 超声检查显示肾上腺区可见低回声不均匀肿块,多个点状强回声,边界清楚,肿块内有少许点状血流信号或无明显血流信号(图 24-5)。

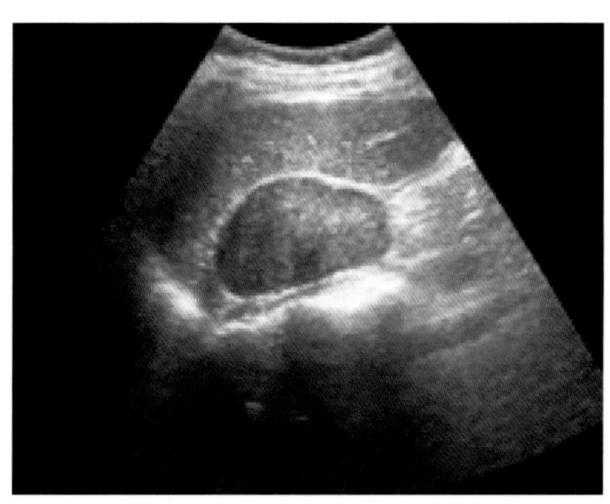

图 24-5 肾上腺神经纤维瘤超声图像

右侧肾上腺区实性肿块,无明显血流信号

2. CT 检查 肾上腺神经纤维瘤行 CT 平扫时 CT 值为 20~40 HU,与含脂质丰富的施万细胞有关。大多数病例中可见较大的软组织密度肿块影,其内密度多数较均匀,少数肿块内密度不均匀;肿块呈类圆形或圆形、巨大且与周围组织挤压时则可呈不规则形,包膜多完整,边界清晰,约 20%的病例肿瘤内见多发性点状或片状钙化灶;部分病例可囊性变为水样密度。增强扫描时 CT 值为 30~50 HU,与胶原质密集带有关。增强扫描时多数病例无明显强化,部分可表现为轻度、中度不均匀强化(图 24-6、图 24-7)。

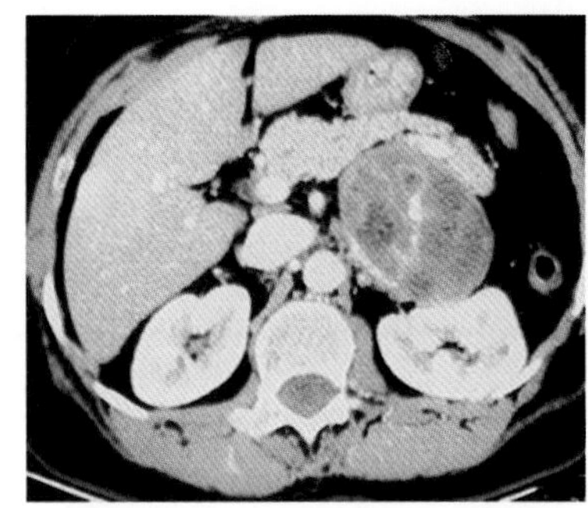

图 24-6　CT 检查显示左侧肾上腺肿块,可见钙化,增强扫描后可见强化(Gupta P 等,2015)

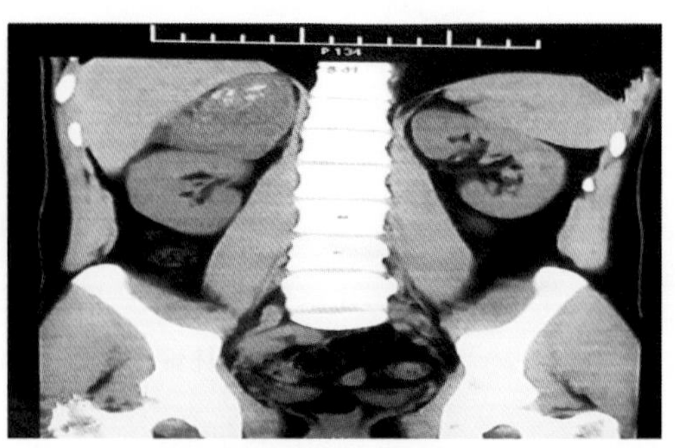

图 24-7　CT 检查显示右肾上极 10.3 cm×10.7 cm×4.2 cm 的肿块(Palinrungi M A,2016)

3. MRI 检查　MRI 检查能够全面准确地显示病灶分布,病变大小、形态和信号特征以及与毗邻组织结构的关系。MRI 检查显示肾上腺区 T1WI 呈均匀低信号或等信号,T2WI 呈不均匀高信号(与肝、脾相比),边界清楚(图 24-8)。

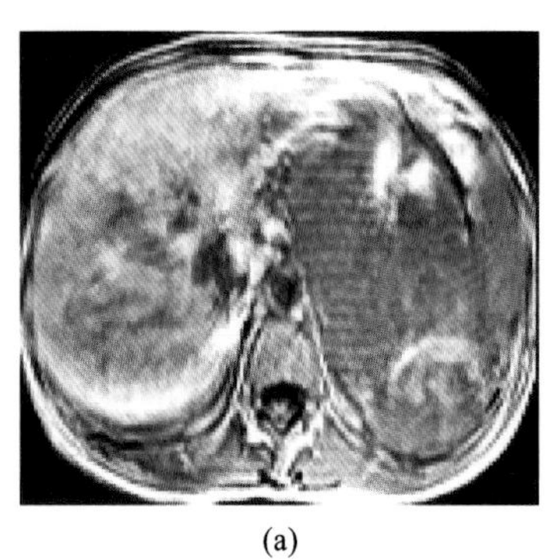

(a)

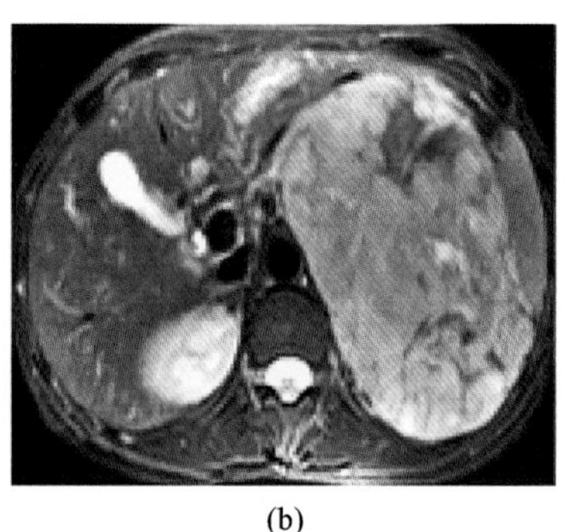

(b)

图 24-8　左侧肾上腺神经纤维瘤 MRI 图像

(三) 鉴别诊断

肾上腺神经鞘瘤术前确诊较为困难,需与肾上腺皮质癌、肾上腺皮质腺瘤、嗜铬细胞瘤、肾上腺神经母细胞瘤、肾上腺转移瘤、肾上腺髓性脂肪瘤、肾上腺囊肿等相鉴别。术前彩色多普勒超声、CT 及 MRI 检查均可发现病灶,一般情况下肾上腺神经纤维瘤与肾上腺皮质腺瘤、嗜铬细胞瘤及肾上腺转移瘤等鉴别不难,但若肾上腺神经纤维瘤囊性变,则与肾上腺囊肿鉴别较困难。相对于原发性肾上腺神经纤维瘤,腹膜后神经纤维瘤更为常见,两者不容易鉴别。因此,诊断原发性肾上腺神经纤维瘤时需结合术中所见,观察瘤体是否与肾上腺广泛紧密粘连。通常,术前影像学检查有助于定位,但对确定肾上腺神经纤维瘤的性质有一定的困难,可酌情行超声或 CT 引导下的细针吸取细胞学检查以明确诊断。最终确诊仍有赖于术后病理学及免疫组织化学检查。

四、治疗

目前认为,肾上腺神经纤维瘤应按照无功能性肾上腺肿瘤处理。肿瘤直径大于 6 cm 时,应高度怀疑为恶性肿瘤的可能,宜手术切除,首选腹腔镜肾上腺肿瘤切除术。术中应尽量彻底切除肿瘤,以预防局部复发和恶变,必要时可通过术中快速冰冻切片病理检查排除恶性肾上腺神经纤维瘤及确定切缘是否阴性。肿瘤直径小于 3 cm、无影像学恶性征象时,可定期行超声、CT 检查;如果瘤体有增大的趋势,则应手术。肿瘤直径界于 3～6 cm 者,若一般情况良好,无明显

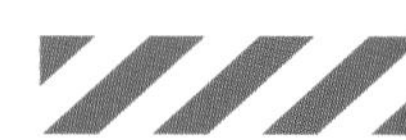

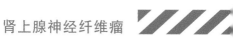

手术禁忌，应考虑手术切除肿瘤。恶变患者术后可辅以放疗及化疗，但效果不肯定，可酌情选择应用分子靶向药物或免疫治疗。

五、预后和随访

肾上腺神经纤维瘤手术切除效果较好，但术后有复发或恶变的可能，术后应长期定期随访、复查。一般，术后6个月复查一次超声或CT至术后1年，以后每年复查一次超声或CT；疑有转移时，酌情进行^{18}F-FDG PET/CT检查。

（曾 进 袁敬东）

参考文献

[1] Falahatkar S, Mohammadzadeh A, Nikpour S, et al. First reported case of adrenal neurofibroma in Iran[J]. Urol J, 2007, 4(4): 242-244.

[2] Gupta P, Aggarwal R, Sarangi R. Solitary neurofibroma of the adrenal gland not associated with type-1 neurofibromatosis[J]. Urol Ann, 2015, 7(1): 124-126.

[3] Kanthan R, Senger J L, Kanthan S. Three uncommon adrenal incidentalomas: a 13-year surgical pathology review[J]. World J Surg Oncol, 2012, 10: 64.

[4] Kawabata G, Mizuno Y, Okamoto Y, et al. Laparoscopic resection of retroperitoneal tumors: report of two cases[J]. Hinyokika Kiyo, 1999, 45(10): 691-694.

[5] 曾进，陈忠. 现代泌尿肿瘤学[M]. 北京：人民卫生出版社，2023.

第二十五章

肾上腺孤立性纤维瘤

一、发病情况

按照 2013 年 WHO 肿瘤组织学分类，肾上腺孤立性纤维瘤（adrenal solitary fibrous tumor）（图 25-1）是一种非常罕见的间叶源性肿瘤，仅见个案报道。最初其由 Klemperer 和 Rabin 于 1931 年报道，起源于树突状间质细胞，属于纤维母细胞/肌纤维母细胞来源的交界性肿瘤。2017 年 Kouba E 等总结英文文献，发现已报道的泌尿生殖系统孤立性纤维瘤仅有 11 例（位于肾上腺、肾、膀胱、前列腺和睾丸等）。Gellert L L 等（2020）统计英文文献，纳入的 5 例肾上腺孤立性纤维瘤中女性有 2 例、男性有 3 例。

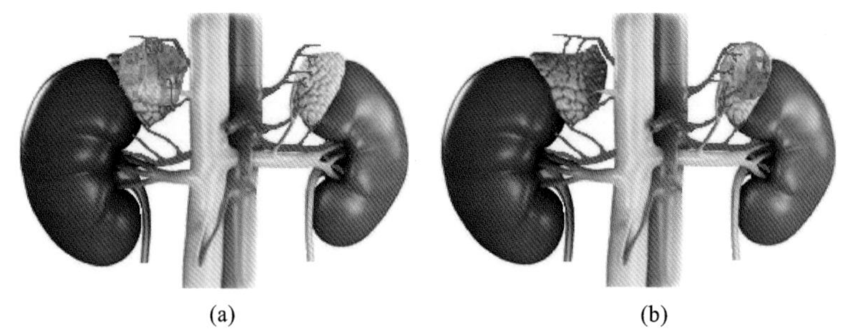

图 25-1　肾上腺孤立性纤维瘤示意图

该肿瘤生物学特征多为良性，但有可能发生恶变，其恶变率为 10%。

肾上腺孤立性纤维瘤发病年龄为 23～71 岁，平均发病年龄 45 岁。以青壮年多见，女性发病率稍高，女性和男性的比例为 3∶2。右侧肾上腺较左侧更容易发病，亦可两侧发生。

二、分子生物学

分子生物学研究显示，肾上腺孤立性纤维瘤存在特征性 NAB2-STAT6 融合基因和基因重排的特征（图 25-2、图 25-3）。EGR 相关代谢平衡由于 NAB2-STAT6 融合基因的出现而遭到破坏是肾上腺孤立性纤维瘤变异的诱因。此外，NF1（17q11.2）基因突变和 Bcl-2 基因的异常表达与肾上腺孤立性纤维瘤有关。

三、病理组织学

肿瘤呈圆形或类圆形，实性，大小不一，直径为 2.5～15.5 cm，个别病例达 18 cm，边缘清楚，包膜完整。剖面呈灰白色或灰黄相间（图 25-4）。镜下见肿瘤细胞呈梭形，弥散分布，大小较一致，疏密不均，呈束状排列，部分呈车轮状排列。恶性肾上腺孤立性纤维瘤的组织学表现包括细胞密度增加，核异型性明显，可见核分裂象（>4/10 HP）、出血和坏死，向周围组织浸润生长。

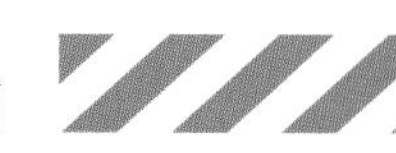

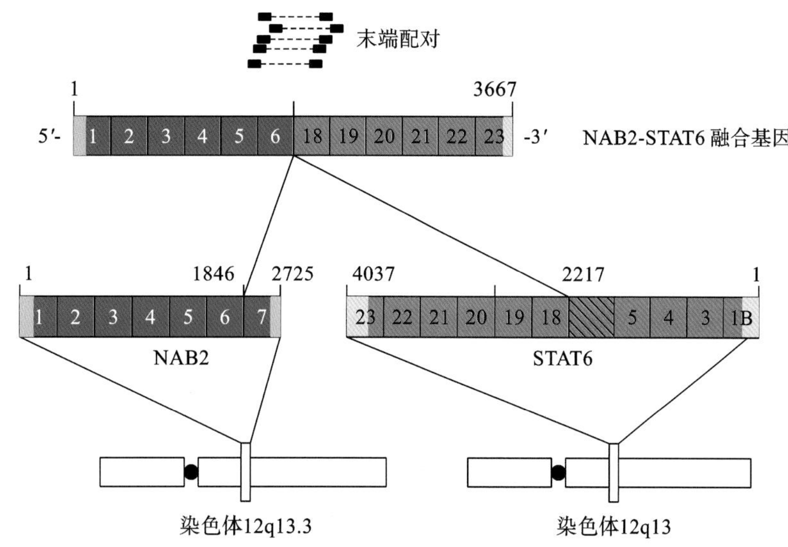

图 25-2 肾上腺孤立性纤维瘤基因整合测序显示 NAB2-STAT6 融合基因(Robinson D R 等,2013)

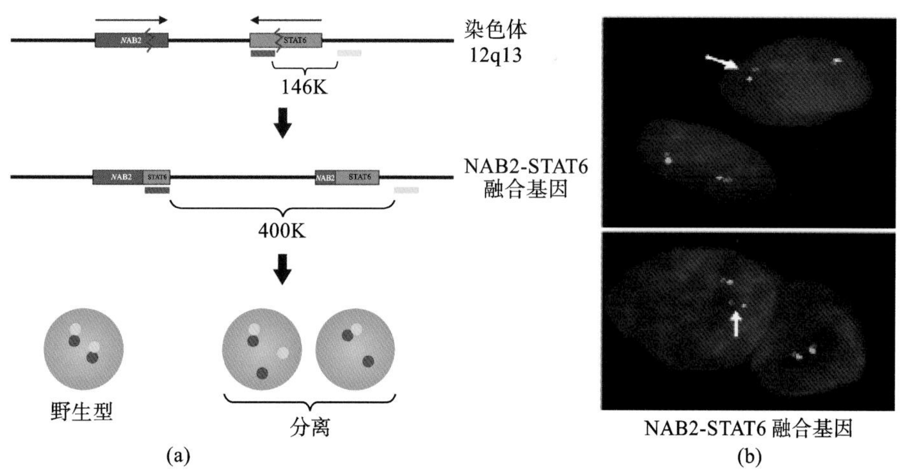

图 25-3 肾上腺孤立性纤维瘤 NAB2-STAT6 融合基因(Kouba E 等,2017)

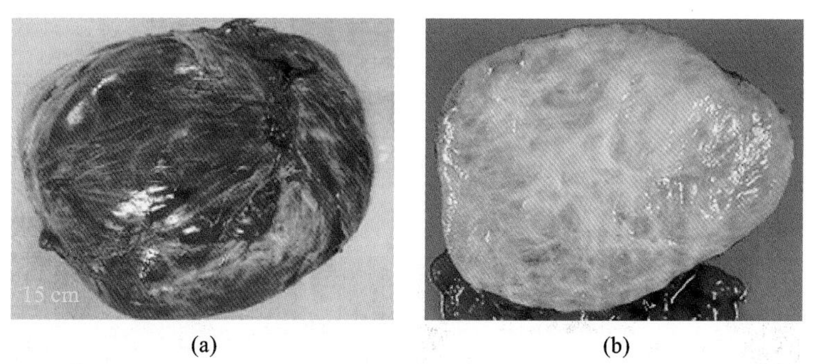

图 25-4 右侧肾上腺孤立性纤维瘤大体标本和左侧肾上腺孤立性纤维瘤剖面
(Toniato A 等,2014;Park S B 等,2011)

免疫组织化学染色:CD34、Bcl-2、STAT6、CD99 强阳性,少数病例 S-100 弥漫性阳性和细胞角蛋白 AE1/AE3 阳性(图 25-5、图 25-6)。

四、临床表现和诊断

肿瘤生长缓慢,不具有内分泌功能,患者多无明显症状,少数病例可表现为腰部胀痛和/或

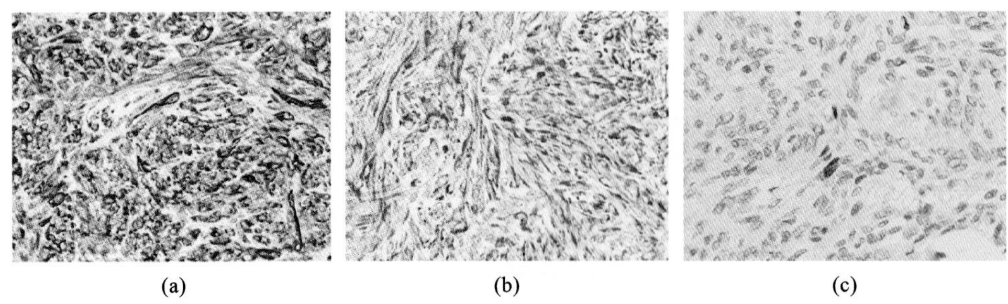

图 25-5 肾上腺孤立性纤维瘤免疫组织化学染色结果(Ho Y H 等,2010)

(a)CD34 强阳性,×600;(b)S-100 弥漫性阳性,×600;(c)AE1/AE3 散在阳性,×600

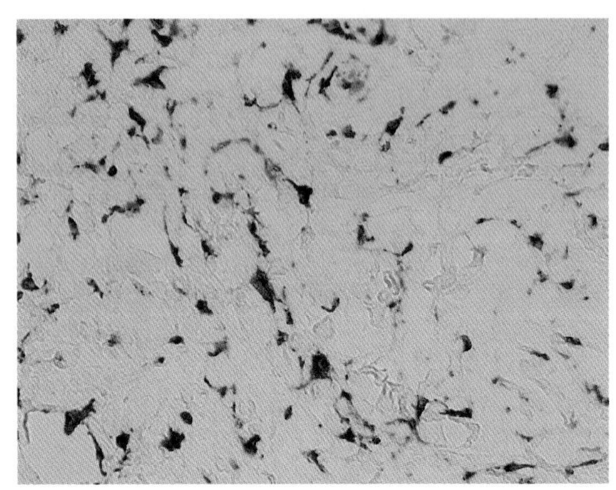

图 25-6 肾上腺孤立性纤维瘤免疫组织化学染色示 Bcl-2 阳性(Gellert L L 等,2019)

腹部肿块。常于进行超声或 CT 检查时偶然发现。肿瘤生长较大时可压迫推移周围组织而引起疼痛,瘤内出血亦可导致腰腹部疼痛。

肾上腺孤立性纤维瘤大部分为良性,影像学无特异性,常提示为肾上腺区占位性病变,容易被误诊为肾上腺皮质癌及其他肾上腺恶性肿瘤。

超声检查显示肿瘤边缘清楚,分叶不明显,呈圆形或类圆形低回声肿块,其内部及周围可见较丰富血流信号。

CT 平扫多数呈较大的软组织密度肿块影,其内密度多数较均匀。肿瘤呈圆形或类圆形,巨大而与周围组织挤压时则可呈不规则形,瘤体包膜多完整,密度不均匀,部分病例可囊性变为水样密度,少数病例出现钙化。增强扫描多数病例显示无明显强化,部分病例可表现为轻度不均匀强化(图 25-7)。CT 增强扫描可见迂曲匍行血管影,呈"快进慢出"的强化模式。恶性肾上腺孤立性纤维瘤中不规则低密度坏死区相对多见,坏死区面积一般很小。

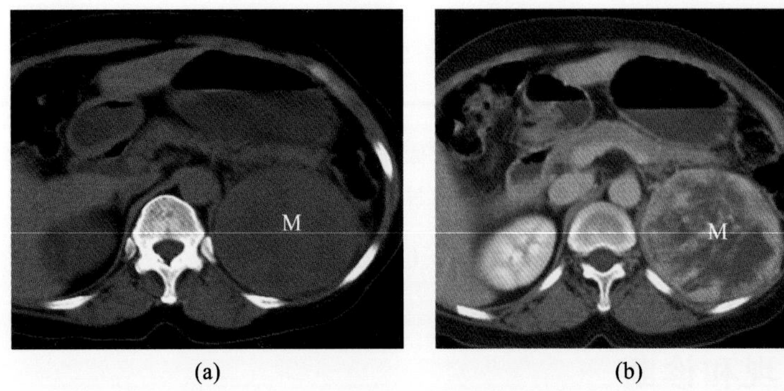

图 25-7 CT 检查显示左侧肾上腺占位性病变,增强扫描见不均匀强化(Park S B 等,2011)

MRI 检查对诊断肾上腺孤立性纤维瘤有一定的价值(图 25-8)。

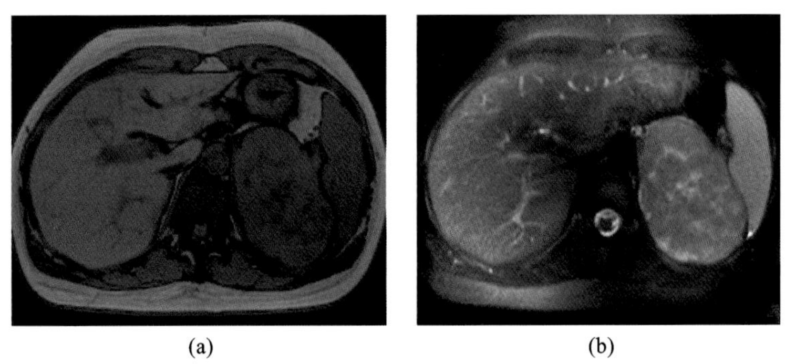

图 25-8 MRI 检查显示左侧肾上腺占位性病变(Kakihara D 等,2007)

肿瘤大小约 10 cm,T1WI 呈低信号,T2WI 呈不均匀高和等信号,延迟后强化

^{18}F-FDG PET/CT 检查有助于肾上腺孤立性纤维瘤的定位和判别肿瘤的良恶性及发现转移灶(图 25-9)。

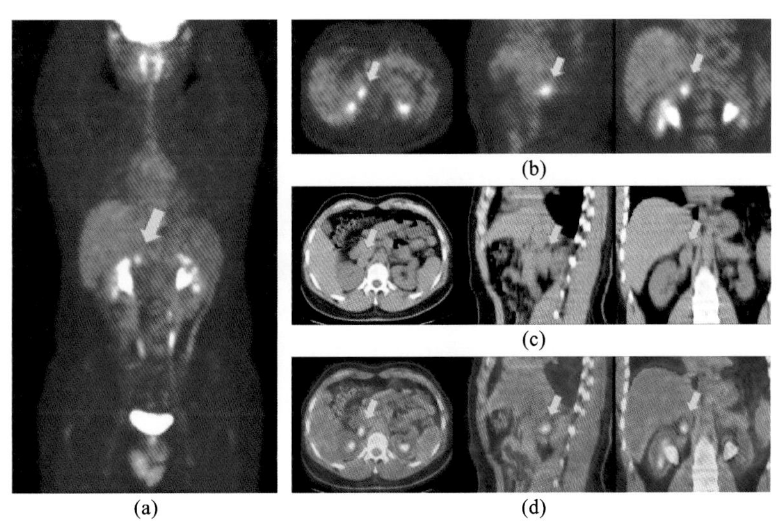

图 25-9 右侧肾上腺孤立性纤维瘤 ^{18}F-FDG PET/CT 图像(Treglia G 等,2014)

肿瘤大小约 2.5 cm,FDG 摄取的 SUV 为 2.5

术前彩色多普勒超声、CT 及 MRI 检查等影像学检查均可发现病灶,有助于定位诊断。一般情况下肾上腺孤立性纤维瘤与肾上腺皮质腺瘤、嗜铬细胞瘤、肾上腺神经节细胞瘤、肾上腺神经纤维瘤、肾上腺神经鞘瘤、肾上腺平滑肌瘤、肾上腺转移瘤及肾上腺滑膜肉瘤等鉴别不难,但肾上腺孤立性纤维瘤若发生囊性变,则与肾上腺囊肿鉴别较困难。因此,临床上对确定肾上腺孤立性纤维瘤性质有一定困难的病例,可酌情行超声或 CT 引导下的细针吸取细胞学检查以明确诊断。通常,临床上诊断肾上腺孤立性纤维瘤时需结合术中所见,观察瘤体是否与肾上腺广泛紧密粘连。确诊主要依靠术后病理组织学及免疫组织化学检查。

五、治疗

肾上腺孤立性纤维瘤宜采取手术治疗。首选腹腔镜手术,术中应尽量完整彻底切除肿瘤以预防局部复发和恶变,必要时可通过术中快速冰冻切片病理检查排除肾上腺恶性肿瘤及确定切缘是否阴性。若肿瘤较大或与毗邻器官严重粘连而无法完全切除,可选择姑息性肿瘤切除术。对肿瘤较大者,术前介入治疗栓塞肿瘤血管可减少术中出血。

六、预后

良性肾上腺孤立性纤维瘤手术完整切除者，预后较好。生存时间可达5年以上。

恶性肾上腺孤立性纤维瘤患者术后辅以化疗或局部病灶放疗，酌情应用分子靶向药物如舒尼替尼，可有较高的生存率。

七、随访

肾上腺孤立性纤维瘤的生物学行为不可预测，良性肾上腺孤立性纤维瘤术后有可能复发，且有潜在恶变的倾向。术后应长期随访，3年内每4个月随访一次，3～5年每8个月随访一次，5年后每年随访一次。随访内容包括超声和CT检查，怀疑有转移者酌情进行^{18}F-FDG PET/CT检查。

（曾　进　袁敬东）

参考文献

[1] 杨璞，肖文华，刘家宏，等. 误诊为肾上腺皮质癌的肾上腺恶性孤立性纤维性肿瘤报告并治疗体会[J]. 临床误诊误治，2016，29(1)：43-44.

[2] 陈汉忠，刘久敏，郑祥光，等. 肾上腺恶性孤立性纤维性肿瘤(1例报告并文献复习)[J]. 国际泌尿系统杂志，2014，34(5)：718-721.

[3] Fletcher C D M，Bridge J A，Hogendoorn P，et al. WHO classification of tumours of soft tissue and bone[M]. 4th ed. Geneva：WHO Press，2013.

[4] Thway K，Ng W，Noujaim J，et al. The current status of solitary fibrous tumor：diagnostic features，variants，and genetics[J]. Int J Surg Pathol，2016，24(4)：281-292.

[5] Kouba E，Simper N B，Chen S，et al. Solitary fibrous tumour of the genitourinary tract：a clinicopathological study of 11 cases and their association with the *NAB2-STAT6* fusion gene[J]. J Clin Pathol，2017，70(6)：508-514.

[6] Nakatani T，Tamada S，Iwal Y，et al. Solitary fibrous tumor in retroperitoneum：a case with infiltrative growth[J]. Hinyokika Kiyo，2002，48(10)：637-641.

[7] Prévot S，Penna C，Imbert J C，et al. Solitary fibrous tumor of the adrenal gland[J]. Mod Pathol，1996，9(12)：1170-1174.

[8] Kakihara D，Yoshimitsu K，Eto M，et al. MRI of retroperitoneal solitary fibrous tumor in the suprarenal region[J]. AJR，2007，188(6)：W512-W514.

[9] Ho Y H，Yap W M，Chuah K L. Solitary fibrous tumor of the adrenal gland with unusual immunophenotype：a potential diagnostic problem and a brief review of endocrine organ solitary fibrous tumor[J]. Endocr Pathol，2010，21(2)：125-129.

[10] Hashizume K，Matsumoto S，Nakazono S，et al. Solitary fibrous tumor of the adrenal gland with renal cell carcinoma and angiomyolipoma at the same：a case report[J]. Nihon Hinyokika Gakkai Zasshi，2012，103(3)：573-577.

[11] Robinson D R，Wu Y M，Kalyana-Sundaram S，et al. Identification of recurrent NAB2-STAT6 gene fusions in solitary fibrous tumor by integrative sequencing[J]. Nat Genet，2013，45(2)：180-185.

[12] Park S B，Park Y S，Kim J K，et al. Solitary fibrous tumor of the genitourinary tract[J]. AJR，2011，196(2)：W132-W137.

[13] Conzo G, Tartaglia E, Gambardella C, et al. Suprarenal solitary fibrous tumor associated with a NF1 gene mutation mimicking a kidney neoplasm: implications for surgical management[J]. World J Surg Oncol, 2014, 12:87.

[14] Treglia G, Oragano L, Fadda G, et al. A rare case of solitary fibrous tumor of the adrenal gland detected by ^{18}F-FDG PET/CT[J]. Clin Nucl Med, 2014, 39(5):475-477.

[15] Toniato A, Boschin I M, Pelizzo M R. A very rare bilateral adrenal tumor[J]. Endocrine, 2014, 45(3):502-503.

[16] Gebresellassie H W, Mohammed Y, Kotiso B, et al. A giant solitary fibrous tumor of the adrenal gland in a 13-year old: a case report and review of the literature[J]. J Med Case Rep, 2019, 13(1):246.

[17] 曾进,陈忠. 现代泌尿肿瘤学[M]. 北京:人民卫生出版社,2023.

第二十六章 肾上腺钙化性纤维性肿瘤和炎性肌纤维母细胞瘤

第一节　肾上腺钙化性纤维性肿瘤

一、发病情况

钙化性纤维性肿瘤(calcifying fibrous tumor,CFT)最初由 Rosenthal 和 Abtul-Karin 于 1988 年报道。2002 年 WHO 将其定义为一个新的肿瘤病种,2013 年 WHO 软组织及骨肿瘤病理学和遗传学分类将其划为纤维母细胞/肌纤维母细胞来源的一种新型良性肿瘤,并根据其临床病理学特点正式将其命名为 CFT。该瘤在身体的各个部位都有可能发生,多发生于四肢、躯干、颈部或腹股沟的皮下或深部软组织内,部分病例可发生于胃、纵隔、心、肺、肠系膜、胰腺、肾、肾上腺、大网膜、盆腔或阴囊。

肾上腺 CFT(图 26-1)是良性间叶源性肿瘤,又称为肾上腺钙化性纤维性假瘤(calcifying fibrous pseudotumor of the adrenal gland),临床上非常罕见,至 2023 年报道不足 10 例,左侧多于右侧。

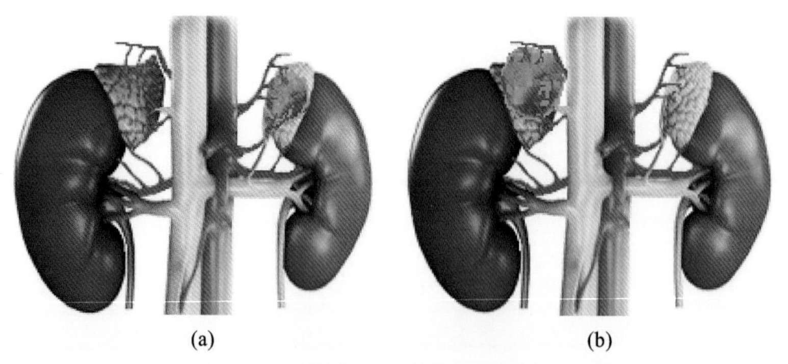

图 26-1　肾上腺 CFT 示意图

肾上腺 CFT 的发病年龄范围很广,从 5 周～84 岁均有报道,但其好发于儿童和青少年。平均发病年龄为 33.58 岁。女性发病率略高于男性,比例为 1.27∶1。

二、发病机制

CFT 的发病原因目前尚不清楚，其发病机制可能与免疫性修复有关。大多数学者研究发现 CFT 不表达 SMA 和 ALK1，CFT 与炎性肌纤维母细胞瘤并无直接的关系，而是独特的间叶源性肿瘤。

三、病理组织学

肉眼观肿瘤为边界清楚的灰白色或灰白黄相间的实性肿块。肿瘤大小不一，直径为 2.5～15 cm；多呈类圆形，亦可呈分叶状，无包膜或有薄层纤维性假包膜。切面呈白褐色，刀切时有砂砾感，肿瘤外可见薄层黄色的正常肾上腺组织（图 26-2）。

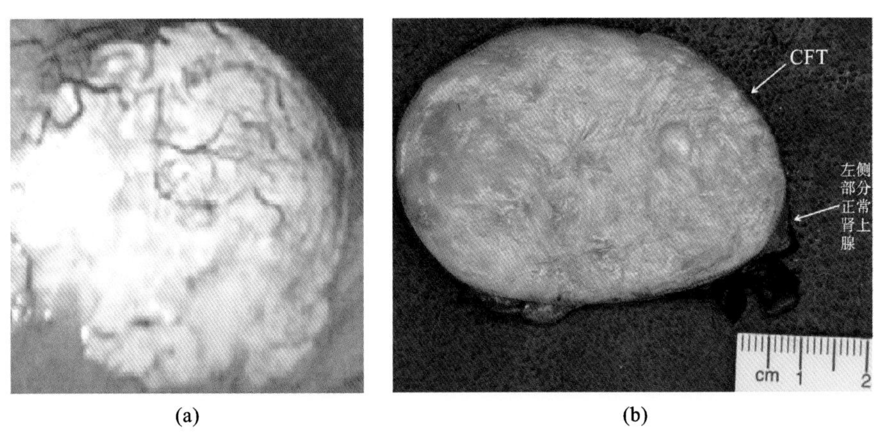

(a) (b)

图 26-2 肾上腺 CFT 术中所见和术后肿瘤切面，约 6.2 cm×5.9 cm×4.8 cm(Prochaska E C 等，2016)

肾上腺 CFT 的组织形态学改变有以下特点：①胶原纤维及少量梭形细胞呈玻璃样变，厚壁血管呈透明变性。根据免疫组织化学染色及超微结构观察，肿瘤内的梭形细胞系纤维母细胞来源。②散在分布的砂砾小体和/或营养不良性钙化可同时或单独存在，并随机分布，但胶原纤维中央或坏死区周围无钙化。砂砾小体钙化程度不一，呈点状、柱状或环状分布不均匀性钙化。营养不良性钙化边缘粗糙不平，形态不规则。③肿瘤间质内有数量不等的以淋巴细胞和浆细胞为主的慢性炎症细胞浸润，并可聚集成簇或形成生发中心（图 26-3(a)）。

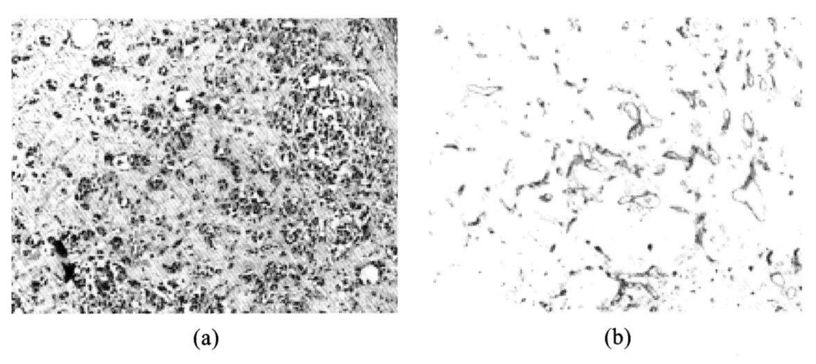

(a) (b)

图 26-3 肾上腺 CFT 病理组织学特征(Wu T 等，2016)

(a)炎症细胞浸润、间质纤维化和砂砾小体钙化；(b)CD34 阳性

免疫组织化学染色：波形蛋白（vimentin）、CD68、肌特异性肌动蛋白（50%）和平滑肌肌动蛋白（50%）阳性，少数病例 CD34 阳性（图 26-3(b)），IgG 和 IgG4 阳性（图 26-4）。肿瘤细胞不表达 S-100、ALK1、SMA、CD117、CD31、CD99、AE1/AE3、CD32、CD20、CD130、EMA、CD21、Bcl-2、ER、PR 和 CAM5.2，Ki-67 指数＜1%。

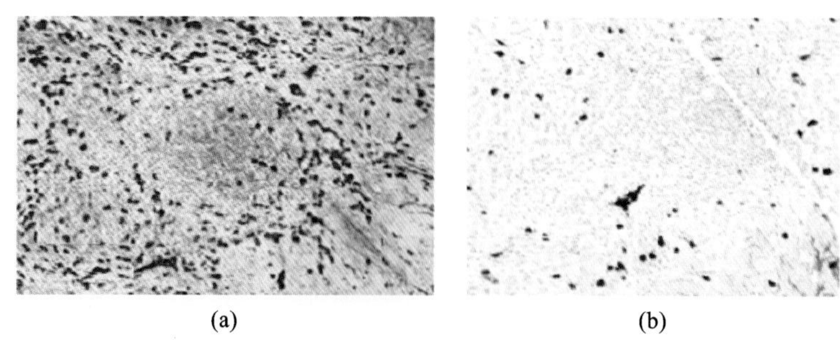

(a) (b)

图 26-4 免疫组织化学染色示 IgG 和 IgG4 均为阳性(×200)

四、临床表现和诊断

患者多无特异性症状,多于偶然或因其他原因手术或行影像学检查时被发现。部分病例可表现为腰痛。

X 线片显示肾上腺区域类圆形不均匀钙化灶。CT 检查显示肾上腺区占位性病变,边界清晰,肿瘤内和边缘可见高密度点状或环形钙化影(图 26-5)。CT 平扫肿瘤呈略高密度,增强扫描后具有逐渐强化的特点;MRI T1WI 及 T2WI 均呈低信号,DWI 呈相对低信号,这些都与肿瘤富含玻璃样变的胶原纤维有关;钙化灶则呈明显低信号(图 26-6)。Gd-DTPA 动态增强扫描显示,造影剂自肿瘤边缘逐渐向中央强化,这种延迟强化的特点也与肿瘤内富含玻璃样变的胶原纤维有关。

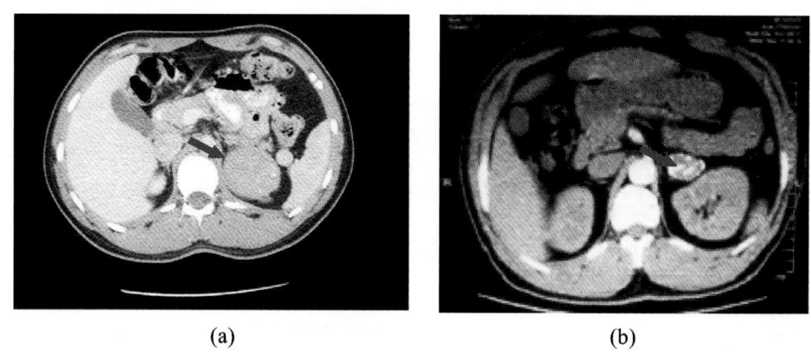

(a) (b)

图 26-5 左侧肾上腺 CFT 的 CT 图像

(a)肿瘤大小约 6.2 cm×5.9 cm×4.8 cm,可见钙化;(b)肿瘤大小约 3.5 cm,可见环形钙化影

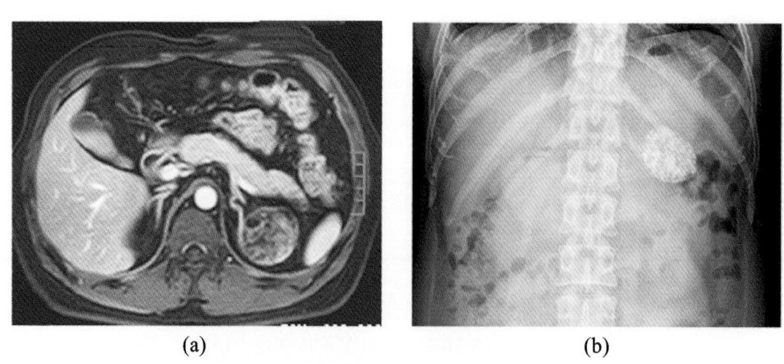

(a) (b)

图 26-6 肾上腺 CFT 的 MRI 和 X 线图像(Wu T 等,2016)

(a)MRI 检查显示左侧肾上腺区实性肿瘤,边界清楚,不均匀强化;(b)X 线检查显示左侧肾上腺区类圆形不均匀钙化灶

^{18}F-FDG PCT/CT 检查有助于肿瘤定位和判别肿瘤的良性或恶性。

肾上腺 CFT 应与肾上腺孤立性纤维瘤、肾上腺皮质癌、肾上腺神经节细胞瘤、肾上腺血管

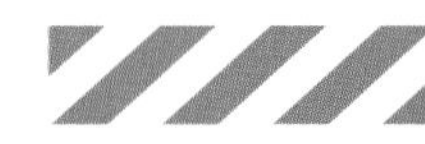

平滑肌脂肪瘤、肾上腺神经鞘瘤、肾上腺平滑肌瘤及某些肾上腺腺瘤等相鉴别，尤其是要与肾上腺炎性肌纤维母细胞瘤相鉴别。诊断有疑问时，可进行超声或CT引导下的细针吸取细胞学检查以明确诊断，最终诊断依赖病理组织学检查。

五、治疗

手术是唯一的治疗手段，首选腹腔镜肿瘤切除术，酌情选择开放性手术(图26-7)。

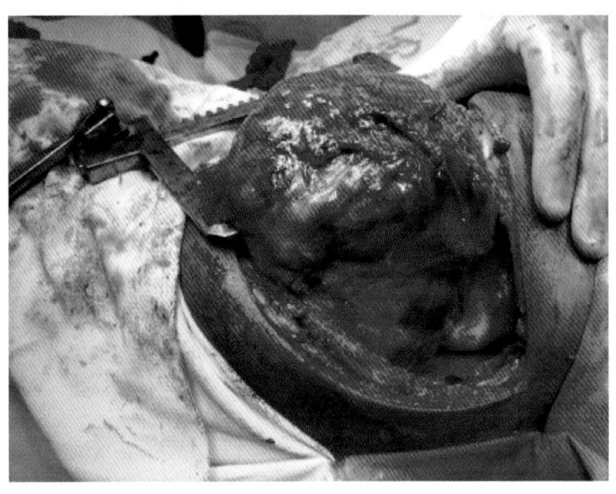

图 26-7 左侧肾上腺CFT术中所见(Beg M H等,2010)

六、预后和随访

肾上腺CFT的生物学行为属于良性，生长缓慢，术后预后良好。术后局部复发的风险较低，约10%。

肾上腺CFT具有潜在的恶变可能，术后应长期随访，至少每年随访一次。随访内容包括腹部超声和CT检查。

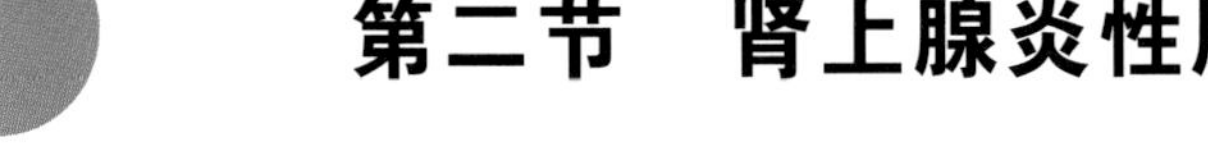

第二节 肾上腺炎性肌纤维母细胞瘤

一、发病情况

炎性肌纤维母细胞瘤(inflammatory myofibroblastic tumor,IMT)是一种少见而独特的间叶源性肿瘤，以往又称肌纤维母细胞瘤、浆细胞肉芽肿、纤维黄色肉芽肿、黏液样错构瘤、炎性纤维肉瘤及炎性假瘤等。1939年其由Brunn H首次报道，Day D L于1986年将其命名为IMT并沿用至今。目前，WHO将IMT定义为由分化的肌纤维母细胞性梭形细胞组成，并伴有大量浆细胞和淋巴细胞的一种肿瘤。按照WHO软组织肿瘤分类，其归类为纤维母细胞瘤/肌纤维母细胞瘤，性质为恶性潜能的交界性肿瘤(低度恶性)，偶可发生转移。

IMT可发生于全身任何部位，但发生于泌尿系统少见。泌尿系统中常见的发生部位依次为肾上腺、肾、膀胱、输尿管、前列腺和尿道等。

肾上腺IMT(图26-8)为肌纤维母细胞来源的低度恶性梭形细胞肿瘤，常被称为肾上腺炎性假瘤(inflammatory pseudotumor of the adrenal gland)，临床上非常罕见。Sannaa G A等(2016)总结英文文献共发现已报道病例6例，均为个案报道。

IMT可发生于任何年龄，发病年龄为28天～74岁，男性和女性发病率无差异。

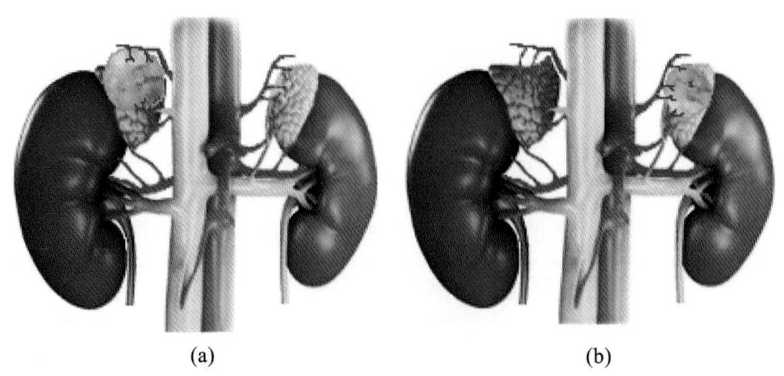

图 26-8　肾上腺 IMT 示意图

二、病因和分子生物学

肾上腺 IMT 的发病原因至今尚不清楚，可能与既往手术史、自身免疫机制和感染等有关，少数病例可继发于感染后的变态反应，但大多数是特发性的。近来研究显示，肾上腺 IMT 的发生可能与 EB 病毒感染有关。

目前大多数研究者认为 IMT 是一种真正的肿瘤，这已通过遗传学和分子学研究证实，但其分子学机制尚有待进一步研究。肾上腺 IMT 的组织学改变与肾上腺 CFT 有重叠之处，但两者具有不同的免疫表型，应视为两种不同的疾病。50％的 IMT 病例存在 ALK1(2p23.2～p23.1)基因突变和基因重排(图 26-9)。近来研究发现，IMT 的发病机制尚涉及 NTRK1(1q23.1)基因突变、ALK 和 ROS1(6q22.1)基因融合，并与 PDGFRB(5q32)基因重排和 RET(10q11.21)基因重排有关。

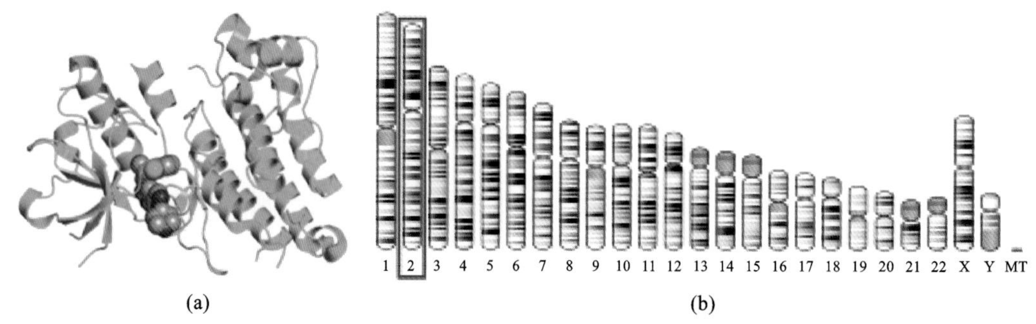

图 26-9　ALK 的结构及其定位染色体 2p23.2～p23.1

三、病理组织学

IMT 是炎性假瘤的主要类型，而且其肿瘤细胞是独立的细胞类型。一方面它具有平滑肌细胞的某些特点，另一方面其形态又颇似纤维母细胞。它是介于平滑肌细胞和纤维母细胞之间的一种独立的细胞类型。IMT 按病理组织学特征可分为下列类型：①无特殊型(难以确定其特性)；②感染型；③修复型；④肌纤维母细胞型；⑤滤泡树突细胞型。IMT 按照显微镜下表现分为三类：①黏液/血管密集型；②梭形细胞密集型；③纤维型。

大体观，肿瘤包膜完整，呈灰白色、粉红色或棕黄色；肿瘤大小不等，6.5～14.5 cm，平均9.2 cm；切面呈灰白色或灰黄色，质韧、表面光滑。显微镜下病理特点为梭形肌上皮细胞增殖和淋巴细胞浸润。镜下可见肿瘤由大量分化的肌纤维母细胞性梭形细胞组成，排列成编织状，间质有胶原纤维增生及淋巴细胞浸润，有时可见钙化。细胞有一定的异型性，可见核分裂象和坏死。

免疫组织化学染色：①波形蛋白(vimentin)弥散性强阳性；②ALK1(50％)强阳性、1/3 的

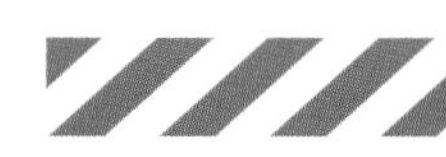

病例角蛋白(keratin)和结蛋白(desmin)阳性、Bcl-2 强阳性、肌肉特异性肌动蛋白和 α-平滑肌肌动蛋白(α-SMA,50%)弱阳性(图 26-10);③极少数病例细胞角蛋白(cytokeratin)、EMA、CD68、CD30 等阳性。

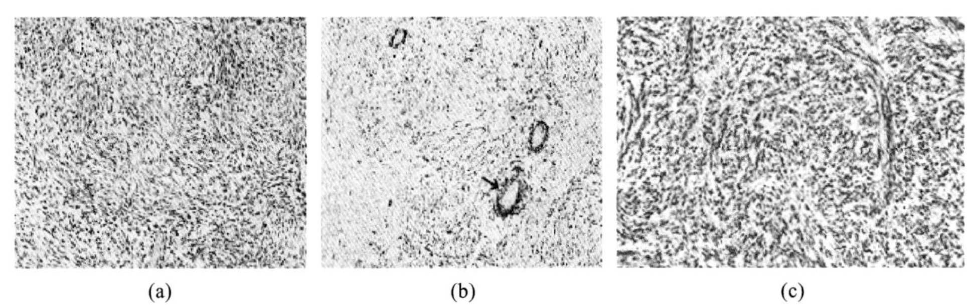

(a)　(b)　(c)

图 26-10　肾上腺 IMT 免疫组织化学染色结果(Tran-Dang M A 等,2014;Sannaa G A 等,2016)

(a)Bcl-2 强阳性;(b)α-SMA 弱阳性;(c)ALK1 弥散性强阳性

四、临床表现和诊断

患者可无任何临床症状,肿瘤较大时可引起腰腹部胀痛、腹部包块。部分患者可出现发热,发热是由瘤体本身引起的,故本病高热不是手术的禁忌,手术切除肿瘤后体温恢复正常。个别女性患者可表现为月经不调、虚弱、疲乏和体重减轻。本病由于临床表现无特异性,容易被误诊为恶性肿瘤。

超声检查显示右侧肾上腺区实性不均质低回声团,边界清晰,形态规则,包膜完整;CDFI 显示肿瘤周边可见血流信号。超声造影(contrast-enhanced ultrasound,CEUS)显示,瘤体表现为不均匀增强,呈低增强、缓慢增强、缓慢消退(图 26-11)。一般认为,超声检查对肾上腺 IMT 无特异性,可作为动态观察的首选方法,若通过影像学检查难以与其他肿瘤相鉴别时,动态观察肿块逐渐减小则提示为炎症可能。

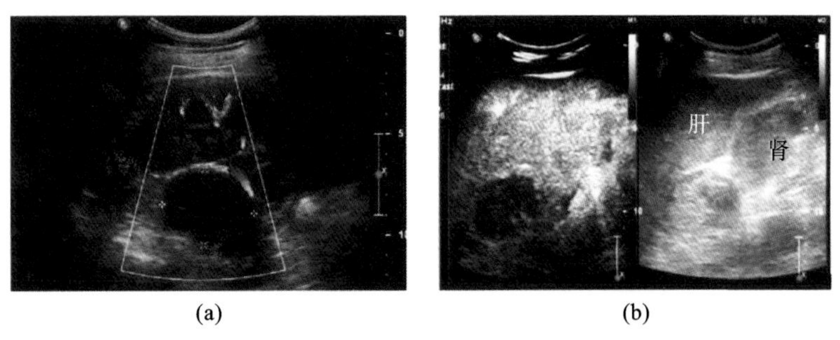

(a)　(b)

图 26-11　肾上腺 IMT 超声图像(丁炎等,2012)

(a)CDFI;(b)CEUS

CT 检查显示肾上腺占位性病变,边界清晰,部分边界可毛糙;瘤体表现为不均匀强化,呈渐进性强化(图 26-12)。

MRI 检查显示肾上腺区肿块,T1WI 和 T2WI 呈不均匀信号、边缘强化(图 26-13)。

影像学检查对于肾上腺 IMT 难以定性,^{18}F-FDG PCT/CT 检查有利于肿瘤的定位和判别肿瘤的良性或恶性,在肾上腺肿瘤的诊断中具有重要价值,敏感性高于 CT 检查。诊断有疑问时,可进行超声或 CT 引导下的细针吸取细胞学检查,对术前明确诊断有一定的帮助,以避免不必要的手术治疗。

肾上腺 IMT 容易误诊,需与肾上腺钙化性纤维性肿瘤、肾上腺皮质腺瘤、肾上腺皮质癌、嗜铬细胞瘤、肾上腺髓性脂肪瘤、肾上腺平滑肌瘤、肾上腺血管性囊肿、肾上腺低级别纤维肉瘤、肾

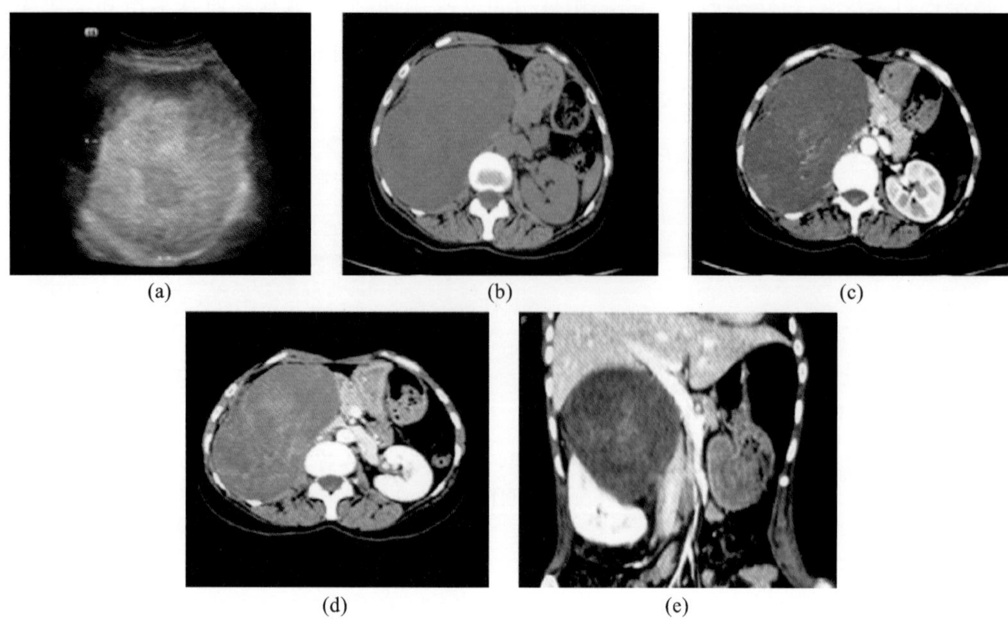

图 26-12　右侧肾上腺 IMT 影像学图像(赵志强,2017)

(a)超声显示右侧肾上腺区 14.4 cm×10.8 cm 的不均质强回声肿块;(b)CT 显示右侧肾上腺区密度增高影;(c)CT 显示肿瘤内可见较多迂曲血管影;(d)CT 显示肿瘤呈渐进性强化;(e)CT 冠状位显示肿瘤位于肝肾间隙,右肾被推挤

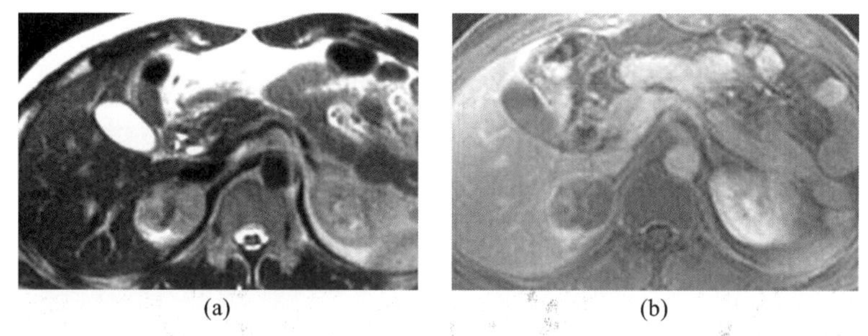

图 26-13　右侧肾上腺 IMT MRI 图像(Park S B 等,2008)

(a)T1WI;(b)T2WI

上腺恶性纤维组织细胞瘤、肾上腺平滑肌肉瘤或横纹肌样肉瘤等相鉴别,免疫组织化学染色在诊断和鉴别诊断中有重要的作用。

五、治疗

目前,肾上腺 IMT 尚无标准的治疗方案,主要原因在于本病罕见而且术前难以明确诊断。

肾上腺 IMT 为交界性肿瘤,完整切除肿瘤是主要的治疗措施,首选腹腔镜肿瘤切除术。IMT 对化疗不敏感,术后无须化疗或放疗。恶性肾上腺 IMT 局部复发或转移者,可进行靶向基因检测,制订个体化精准治疗方案,应用分子靶向药物或免疫治疗。

六、预后和随访

肿瘤完整切除者预后良好。肾上腺 IMT 的生物学行为很难预测,侵袭转移能力和复发率与瘤内梭形细胞核分裂象及异型性密切相关。术后 5%~25%的病例存在局部复发,原因可能与手术切除不彻底有关。5%以下的病例可发生转移(图 26-14)。

术后应长期随访,第 1 年每 3~6 个月随访一次,以后至少每年随访一次。随访内容包括超声和/或 CT 检查,术后复发或疑有转移者应进行 ^{18}F-FDG PET/CT 检查。

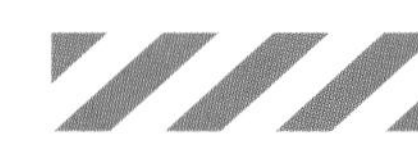

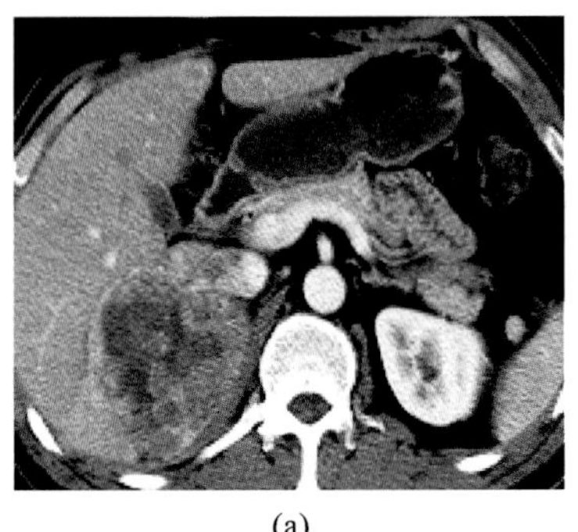

(a)

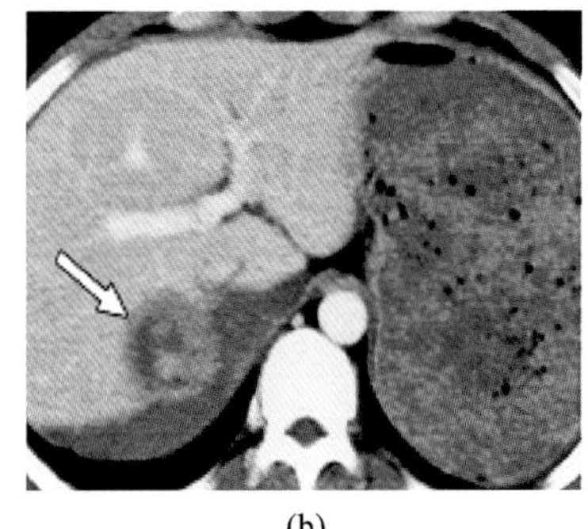

(b)

图 26-14 右侧肾上腺 IMT 术后 2 年复查 CT 显示肿瘤局部复发和肝转移，增强 CT 显示不均匀强化(Park S B 等，2008)

（曾 进 袁敬东）

参考文献

[1] 王坚，朱雄增. 2013 版 WHO 软组织肿瘤新分类解读[J]. 中华病理学杂志，2013，42(6)：363-365.

[2] Eftekhari F，Ater J L，Ayala A G，et al. Case report：calcifying fibrous pseudotumour of the adrenal gland[J]. Br J Radiol，2001，74(881)：452-454.

[3] Wu T，Zhu P Y，Duan X，et al. Calcifying fibrous pseudotumor of the adrenal gland：a rare case report[J]. Mol Clin Oncol，2016，5(3)：252-254.

[4] Lau S K，Weiss L M. Calcifying fibrous tumor of the adrenal gland[J]. Hum Pathol，2007，38(4)：656-659.

[5] Prochaska E C，Sciallis A P，Miller B S. Retroperitoneal calcifying fibrous tumor mimicking an adrenal tumor[J]. J Surg Case Rep，2016，2016(6)：rjw049.

[6] Beg M H，Khan S A，Ahmad R. Calcifying fibrous pseudo tumor arising from adrenal gland：a rare entity[J]. Indian J Thorac Cardiovasc Surg，2010，26(4)：273-274.

[7] Lynnhtun K，Achan A，Lam V. IgG4 related pseudotumour(calcifying fibrous tumour)of adrenal gland[J]. Pathology，2013，45(5)：519-521.

[8] Jaiswal S S，Agrawal A，Sahai K，et al. Large retroperitoneal calcifying fibrous tumor[J]. Med J Armed Forces India，2013，69(2)：184-186.

[9] Maki T，Fujino S，Misu K，et al. Integrally calcified solitary fibrous tumor in the retroperitoneum：a case report and review of the literature[J]. Surg Case Rep，2016；2(1)：14.

[10] Chorti A，Papavramidis T S，Michalopoulos A. Calcifying fibrous tumor：review of 157 patients reported in international literature [J]. Medicine (Baltimore)，2016，95(20)：e3690.

[11] Goto H，Hashimoto M，Akamatsu D，et al. Surgical resection and inferior vena cava reconstruction for treatment of the malignant tumor：technical success and outcomes [J]. Ann Vasc Dis，2014，7(2)：120-126.

[12] Kimura M，Kato H，Sekino S，et al. Radical resection of a giant retroperitoneal calcifying fibrous tumor combined with right hepatectomy and reconstruction of the inferior vena

cava and bilateral renal veins[J]. Surgical Case Rep,2018,4(1):7.

[13] Saeger W, Lohe B, Engels C L, et al. IgG4-associated adrenalis—a case report[J]. Endocr Pathol,2018,29(3):294-298.

[14] 王坚,范钦和. 软组织肿瘤病理诊断中的问题和挑战[J]. 中华病理学杂志,2016,45(1):6-9.

[15] 骆利康,申华峰,周素英,等. 肾上腺炎性肌纤维母细胞瘤1例[J]. 中华病理学杂志,2006,35(4):252-253.

[16] 丁炎,周锋盛,陈俊,等. 肾上腺炎性肌纤维母细胞瘤的CEUS表现1例[J]. 中国医学影像技术,2012,28(6):1249.

[17] 赵志强. 肾上腺炎性肌纤维母细胞瘤一例[J]. 临床放射学杂志,2017,36(1):155.

[18] Tran-Dang M A, Banga N, Khoo B, et al. Inflammatory myofibroblastic tumour arising in the adrenal gland: a case report[J]. J Med Case Rep,2014,8:411.

[19] Attili S V, Chandra C R, Hemant D K, et al. Retroperitoneal inflammatory myofibroblastic tumor[J]. World J Surg Oncol,2005,3:66.

[20] Antonescu C R, Suurmeijer A J, Zhang L, et al. Molecular characterization of inflammatory myofibroblastic tumors with frequent ALK and ROS1 fusions and rare novel RET gene rearranggement[J]. Am J Surg Pathol,2015,39(7):957-967.

[21] Park S B, Cho K S, Kim J K, et al. Inflammatory pseudotumor(myoblastic tumor) of the genitourinary tract[J]. AJR,2008,191(4):1255-1262.

[22] Wang T Y, Chou J W, Shih Y S. Inflammatory myofibroblastic tumor mimicking adrenal incidentaloma[J]. Inter Med,2011,50(2):165-166.

[23] Fragoso A C, Eloy C, Estevão-Costa F, et al. Abdominal inflammatory myofibroblastic tumor: a clinicopathologic study with reappraisal of biologic behavior[J]. Pediatr Surg,2011,46(11):2076-2082.

[24] Chawla A, Hameed Z, Mishra D, et al. Adrenal inflammatory myofibroblastic tumour[J]. BMJ Case Rep,2013,2013:bcr2013010122.

[25] Ansquer C, Scigliano S, Mirallié E, et al. ^{18}F-FDG PET/CT in the characterization and surgical decision concerning adrenal masses: a prospective muhicentre evaluation[J]. Eur J Nucl Med Mol Imaging,2010,37(9):1669-1678.

[26] Jacob S V, Reith J D, Kojima A Y, et al. An unusual case of systemic inflammatory myofibroblastic tumor with successful treatment with ALK-inhibitor[J]. Case Rep Pathol,2014,2014:470340.

[27] Sannaa G A, Wimmer J L, Ayala A G, et al. An isolated inflammatory myofibroblastic tumor of adrenal gland[J]. Ann Diagn Pathol,2016,25:33-36.

第二十七章

肾上腺平滑肌瘤

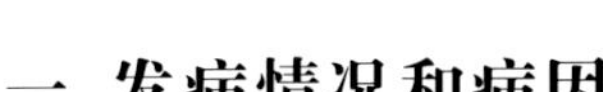

一、发病情况和病因

平滑肌瘤多发生于胃肠道和子宫，发生于肾上腺者在临床上罕见。肾上腺平滑肌瘤(adrenal leiomyoma)属于间叶源性肿瘤(图 27-1)，Alteer M 等(2013)总结英文文献共发现已报道病例不足 20 例。该瘤为不产生激素的良性无功能性肿瘤，起源于肾上腺静脉及其分支的平滑肌。

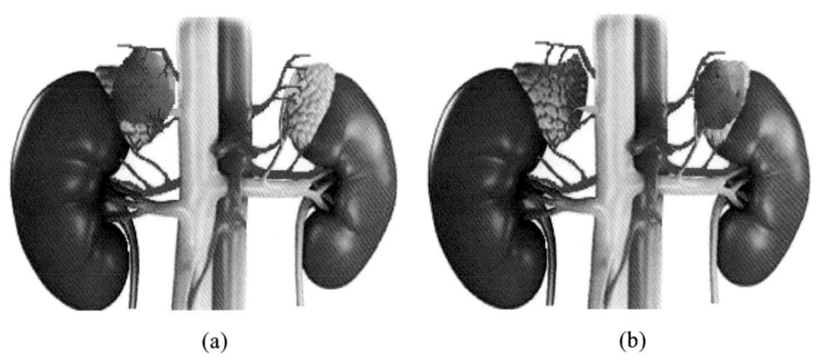

图 27-1　肾上腺平滑肌瘤示意图

该瘤两侧发病率无差异，多发生于单侧，双侧肾上腺平滑肌瘤仅见 3 例报道，均发生于儿童(7～11 岁)。

发病年龄为 2～72 岁，平均发病年龄为 38 岁。女性多见，女性与男性的比例约为 3.16∶1(Meher D 等，2015)。

研究发现，肾上腺平滑肌瘤的发生与 EB 病毒感染关系密切。人类免疫缺陷病毒/获得性免疫缺陷综合征(HIV/AIDS)和其他免疫功能低下者中肾上腺平滑肌瘤发病率比普通人群高，可能与 AIDS 患者更容易发生肿瘤有关。

二、病理组织学

大体观，肿瘤呈类圆形或不规则分叶状，实性；肿瘤大小不一，直径为 3～11 cm，大部分病例肿瘤直径小于 5.5 cm。切面呈灰白色(图 27-2、图 27-3)，可见钙化和囊性变。镜下可见肿瘤由梭形平滑肌细胞构成，呈编织状纹理，无细胞异型性和核分裂象。

免疫组织化学染色：平滑肌肌动蛋白(smooth muscle actin，SMA)弥散性强阳性，结蛋白(desmin)和波形蛋白(vimentin)阳性(图 27-4)。

三、临床表现和诊断

本病临床上一般无症状，多于体检或因其他疾病临床诊治时行影像学检查偶然发现。患者

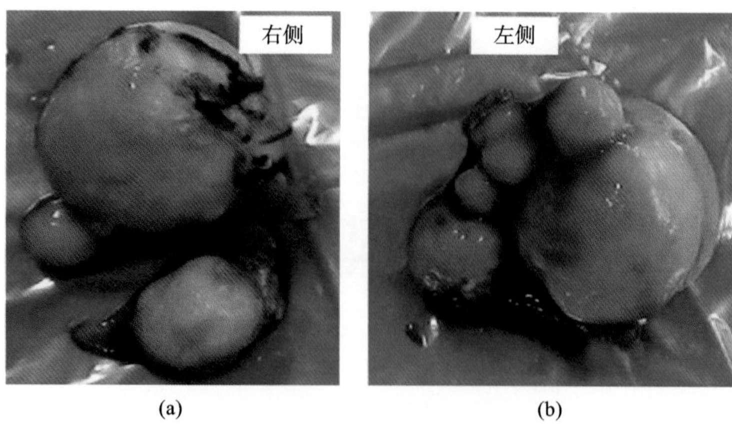

(a) (b)

图 27-2 两侧肾上腺平滑肌瘤手术切除标本(Parelkar S V 等,2013)

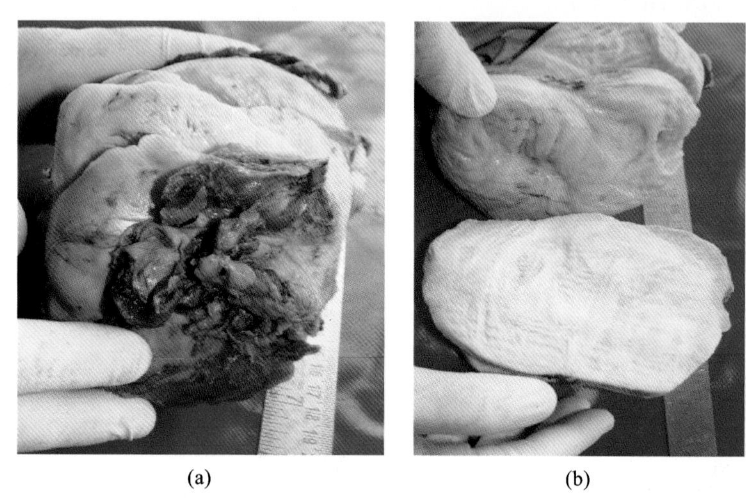

(a) (b)

图 27-3 左侧肾上腺平滑肌瘤手术切除标本和切面,12 cm×10 cm×8.0 cm(Meher D 等,2015)

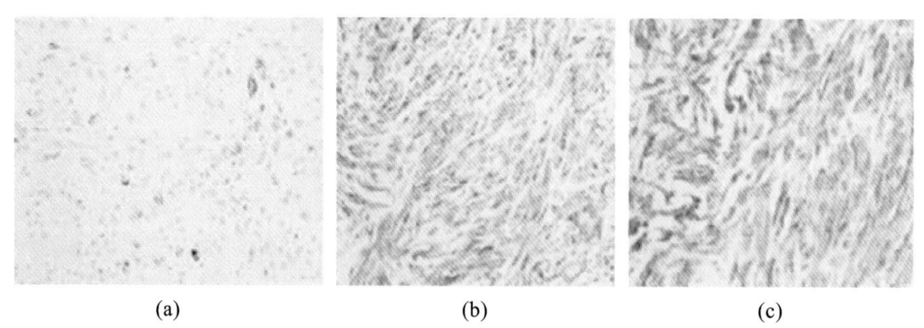

(a) (b) (c)

图 27-4 肾上腺平滑肌瘤免疫组织化学染色结果(Alteer M 等,2013)

(a)SMA 弥散性强阳性;(b)(c)desmin 阳性

血压正常,少数病例尿儿茶酚胺部分指标升高。当肿瘤增大压迫周围组织时可出现症状,血皮质醇、醛固酮及血、尿儿茶酚胺测定基本正常。

B 超检查显示肿块界限清晰,包膜完整,内部低回声不均匀。CT 检查是非常重要的检查,常表现为肾上腺区圆形或类圆形的实质性肿块,质地均匀、边界较清,部分病例可有钙化灶,强化不明显或不均匀强化(图 27-5)。MRI T2WI 显示肿瘤呈高信号,肿瘤中央可见坏死(图 27-6)。^{18}F-FDG PCT/CT 检查有助于肿瘤的定位和诊断,术前超声或 CT 引导下的细针吸取细胞学检查有助于诊断,但最终确诊依靠病理组织学检查。

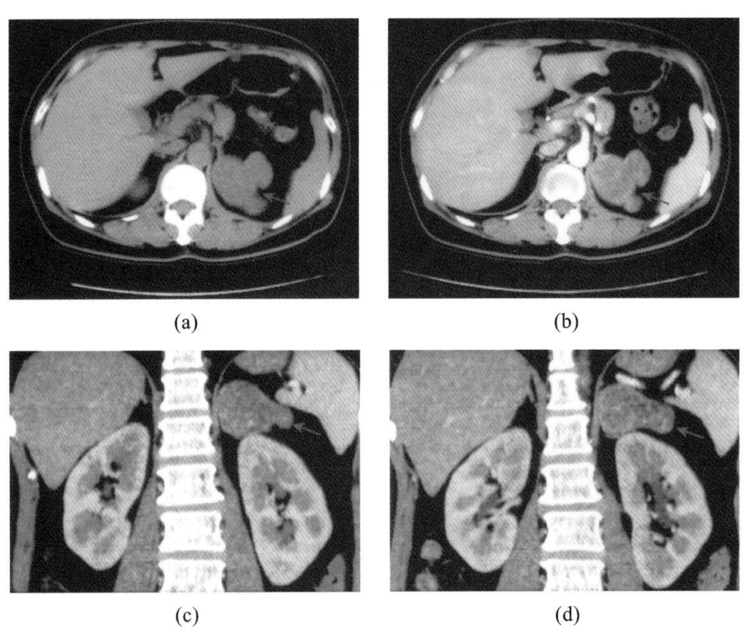

图 27-5 左侧肾上腺平滑肌瘤 CT 图像,肿瘤约 5.5 cm×4.5 cm×3.5 cm(Chang T H 等,2006)

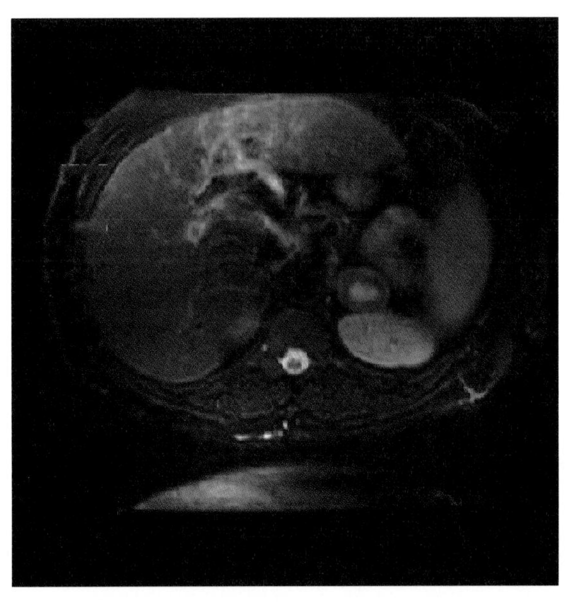

图 27-6 左侧肾上腺平滑肌瘤 MRI 图像,肿瘤约 4.1 cm×2.7 cm,T2WI 可见强化(Gibbs K E 等,2005)

四、治疗

对肾上腺平滑肌瘤,在病理检查明确诊断之前,应按肾上腺偶发瘤处理。对细针吸取细胞学检查已明确诊断为肾上腺平滑肌瘤患者,肿瘤直径小于 3.5 cm 时,可定期随访检查。肾上腺偶发瘤年轻患者中,恶性肿瘤相对多见,故对于年龄小于 40 岁者,即使肿瘤直径小于 3.5 cm,亦应积极手术。对肿瘤直径大于 3.5 cm 或肿瘤在短期内迅速增长者,则应争取尽早手术切除,因其虽为良性肿瘤,但有局部复发或恶变的可能。

手术切除肿瘤是其主要的治疗方法,首选腹腔镜肿瘤切除术。

五、预后和随访

肾上腺平滑肌瘤的生物学行为为良性，预后良好，术后可长期无症状生存。

值得注意的是，肾上腺平滑肌瘤具有潜在恶变的可能，术后应定期密切随访。至少每年随访一次，随访内容包括腹部超声和CT检查。

（曾 进 魏 敏）

参考文献

[1] Lin J M, Wasco M J, Korobkin M, et al. Leiomyoma of the adrenal gland presenting as a non-functioning adrenal incidentaloma: case report and review of the literature[J]. Endocr Pathol, 2007, 18(4): 239-243.

[2] Parelkar S V, Sampat N P, Sanghvi B V, et al. Case report of bilateral adrenal leiomyoma with review of literature[J]. Pediatr Surg Int, 2013, 29(6): 655-658.

[3] Alteer M, Ascott-Evans B H, Conradie M. Leiomyoma: a rare cause of adrenal incidentaloma[J]. JEMDSA, 2013, 18(1): 71-74.

[4] Monsefi N, Dehghani M, Nowshadi P A, et al. Leiomyoma of the adrenal gland presenting as an incidentaloma[J]. Arch Iran Med, 2011, 14(6): 419-422.

[5] Huei T J, Lip H T, Rahman M S, et al. Large adrenal leiomyoma presented as adrenal incidentaloma in an AIDS patient: a rare entity[J]. Med J Malaysia, 2017, 72(1): 65-67.

[6] Gibbs K E, White S, Kaleya R. Laparoscopic management of an adrenal leiomyoma in an AIDS patient. A case report and review of the literature[J]. JSLS, 2005, 9(3): 345-348.

[7] Meher D, Dutta D, Giri R, et al. Adrenal leiomyoma mimicking adrenal malignancy: diagnostic challenges and review of literature[J]. J Endocr Metab, 2015, 5(5): 304-308.

[8] Chura J C, Truskinovsky A M, Judson P L, et al. Positron emission technology and leiomyomas: clinicopathologic analysis of 3 cases of PET scan-postive leiomyomas and literature review[J]. Gynecol Oncol, 2007, 104(1): 247-252.

[9] Chang T H, Lee Y C, Liu C C, et al. Adrenal leiomyoma treated by hand-assisted laparoscopic adrenalectomy: a case report[J]. Kaohsiung J Med Sci, 2006, 22(11): 575-579.

[10] 刘泰荣，杨罗艳，王荫槐，等. 肾上腺平滑肌瘤二例[J]. 中华外科杂志，2006，44(22)：1583-1584.

[11] 陈晓震，谭立中，刘泰荣. 肾上腺平滑肌瘤的临床诊治[J]. 医学临床研究，2007，24(4)：541-543.

[12] 曾进，陈忠. 现代泌尿肿瘤学[M]. 北京：人民卫生出版社，2023.

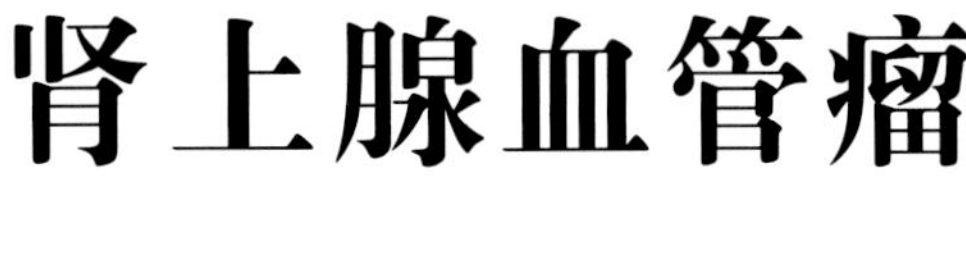

第二十八章 肾上腺血管瘤

一、发病情况

由血管组织发生的肿瘤称为血管瘤，血管瘤中80%属先天性的。其可以发生在身体各个部位，如皮肤、肌肉、骨骼、内脏，但发生于肾上腺则罕见。血管瘤属于良性肿瘤，生长缓慢，很少恶变。

肾上腺脉管源性良性肿瘤包括血管瘤、淋巴管瘤和脉管瘤。肾上腺血管瘤（adrenal hemangioma）是罕见的无功能性良性肿瘤，起源于肾上腺血管内皮细胞（图28-1）。该瘤多为单侧，双侧肾上腺血管瘤罕见。

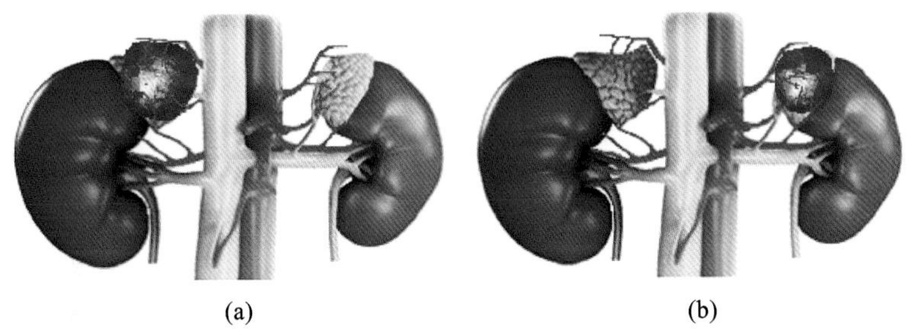

图 28-1　肾上腺血管瘤示意图

发病年龄为19～84岁，50～70岁为发病高峰，女性与男性的比例为2∶1。

二、发病机制

目前研究者认为，肾上腺血管瘤的发病原因与下列因素有关：①与遗传因素和血管扩张有关；②人体胚胎发育过程中，特别是在早期血管性组织分化阶段，其控制基因段出现小范围错构，导致其特定部位组织分化异常，并发展成血管瘤；③在胚胎早期（8～12周）胚胎组织遭受机械性损伤，局部组织出血造成部分造血干细胞分布到其他胚胎特性细胞中，其中一部分分化成为血管样组织，最终形成血管瘤。

三、病理组织学

血管瘤按病理组织学特征分为四个类型：①海绵状血管瘤；②蔓状血管瘤；③毛细血管瘤；④混合性血管瘤。肾上腺血管瘤以海绵状血管瘤多见。

大体观，肿瘤直径为2～42 cm不等，大多数病例的肿瘤直径为5.4～13.9 cm；重量为140～5000 g。肿瘤呈圆形或椭圆形，实性或囊实性，包膜完整，边界清晰。剖面可见出血、坏死和钙化，边缘可见少量扩张的血管组织（图28-2）。镜下见肿瘤由大量薄壁的扩张、吻合、外形不规则的血管构成，可见丰富的血窦和血窦栓塞、出血及玻璃样变性、钙化、纤维化等。肿瘤出现明

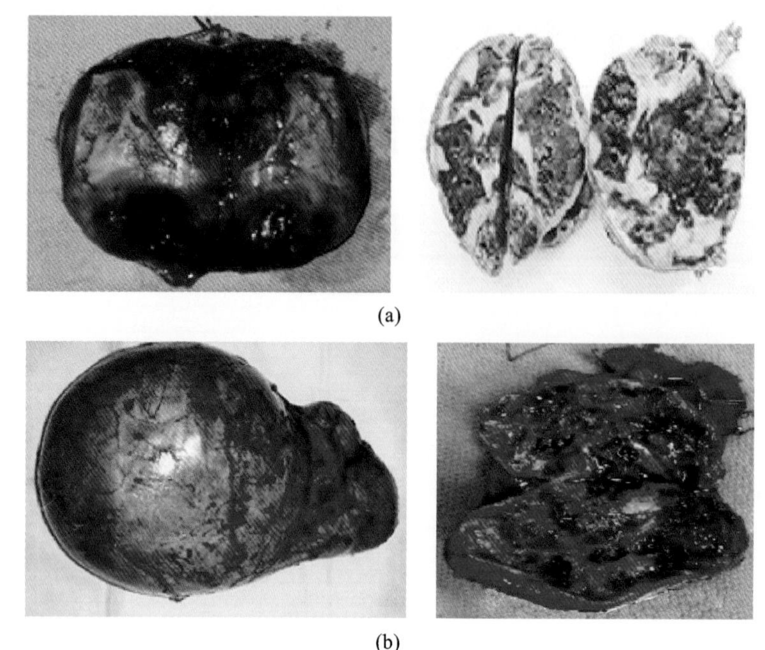

图 28-2　肾上腺血管瘤外观及切面(Oishi M 等,2012;Wang L 等,2014;Perrino A,2019)

(a)肾上腺海绵状血管瘤;(b)可见囊腔

显的出血、坏死时,内部结构可完全消失或呈囊状。

免疫组织化学染色:CD31、CD34 阳性,凝血因子Ⅷ阳性(图 28-3)。

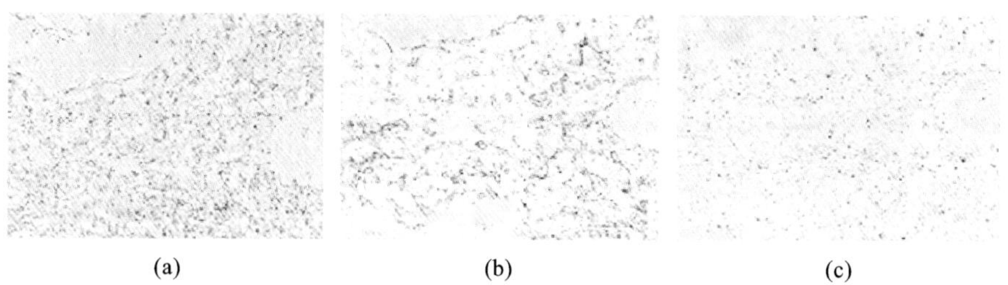

图 28-3　肾上腺海绵状血管瘤免疫组织化学染色结果(Wang L 等,2014)

(a)CD31 阳性;(b)CD34 阳性;(c)凝血因子阳性

四、临床表现和诊断

患者临床表现不明显,多于进行影像学检查时偶然发现。肿瘤较大时,可因挤压周围组织而感到上腹部疼痛。文献报道的肾上腺血管瘤中,仅 3 例有内分泌功能。

超声检查显示肿瘤边界清楚,内部低回声、不均匀,可见钙化(图 28-4)。

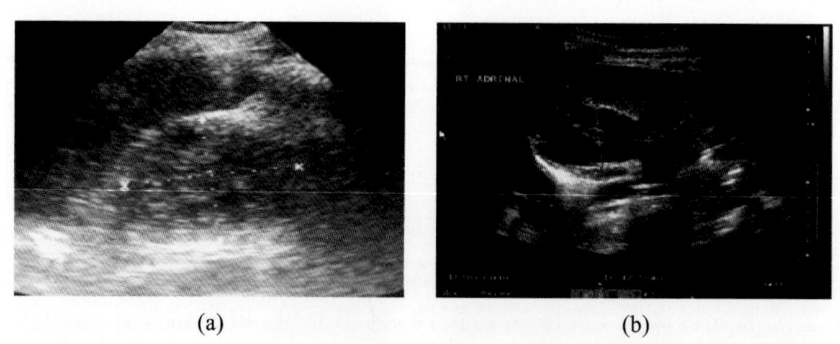

图 28-4　肾上腺血管瘤超声图像(Otal P 等,1999;Gellert L L,2019)

CT 检查显示肿瘤呈圆形或椭圆形，边界清楚，有包膜，呈囊实性或实性不均匀或低混杂密度肿块，可伴有钙化。增强扫描动脉早期肿瘤边缘可见结节状、条状强化，强化程度与动脉血管基本一致，个别病例的强化呈现“快进慢出”特点。静脉期肿瘤内有造影剂充填，有的肿瘤内仍可见条状或斑片状低密度区。囊性肿瘤的囊壁可有强化，中心区域不均匀强化（图 28-5、图 28-6）。

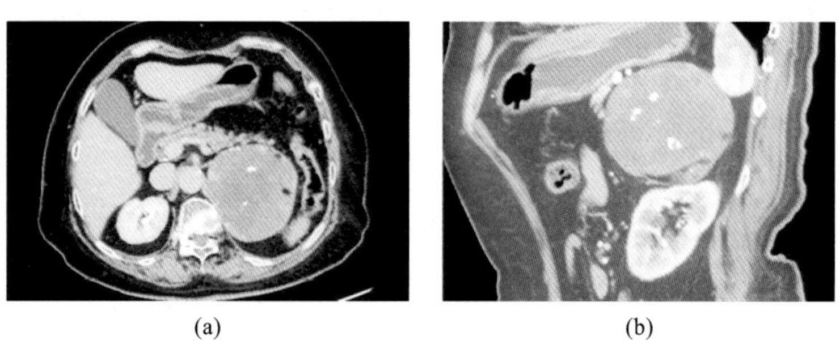

图 28-5 左侧肾上腺血管瘤 CT 图像（Pang C 等，2015）

（a）左侧肾上腺区类圆形肿块，9.4 cm×8.1 cm，边界清晰，内部可见散在点状钙化；（b）增强后轻度强化

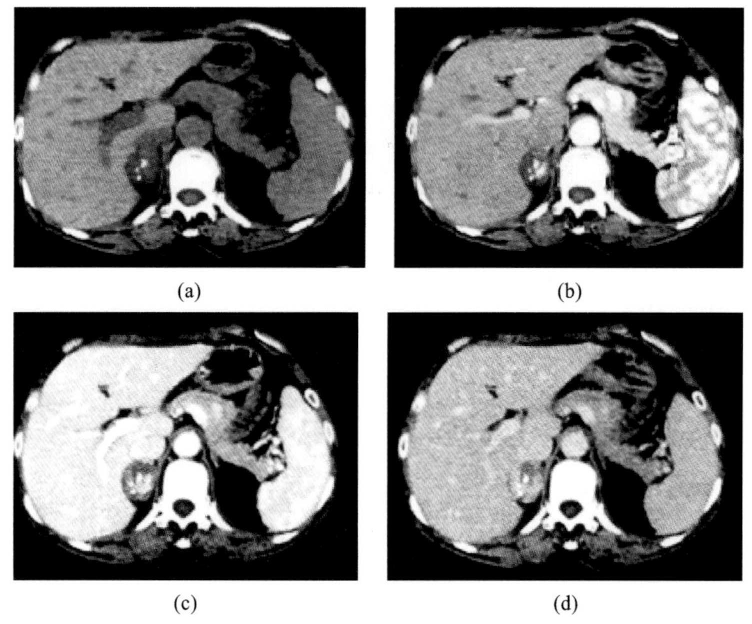

图 28-6 右侧肾上腺血管瘤 CT 图像（李才林等，2016）

肿瘤约 3.1 cm×2.8 cm，肿瘤内斑点状钙化，增强后不均匀明显强化，呈现“快进慢出”征象

MRI 检查显示肿瘤呈圆形或椭圆形，边界清晰。T1WI 呈低信号，T2WI 呈高信号。增强扫描显示肿瘤内星状低密度区明显强化（图 28-7）。

肾上腺血管瘤需与肾上腺皮质腺瘤、肾上腺神经鞘瘤、肾上腺神经节细胞瘤、肾上腺神经母细胞瘤、嗜铬细胞瘤、肾上腺皮质腺癌和肾上腺转移瘤等相鉴别。

五、治疗

肾上腺血管瘤患者的肿瘤直径大于 3.5 cm 时可酌情考虑手术治疗，首选腹腔镜肾上腺血管瘤切除术。对于直径大于 12 cm 的肾上腺血管瘤腹腔镜切除有困难时，选择开放性手术为宜（图 28-8）。

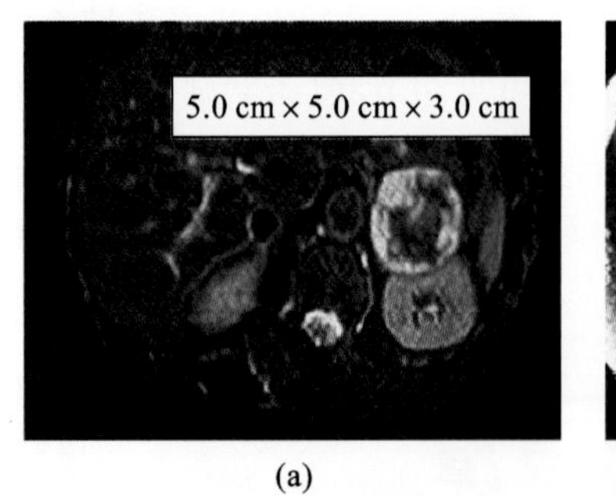

(a)

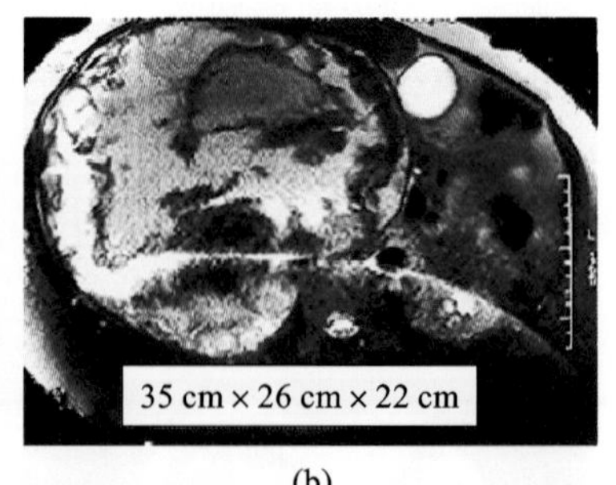

(b)

图 28-7　左侧肾上腺血管瘤 MRI 图像，T2WI 呈高信号密度肿块（Oishi M 等，2012；Gellert L L，2019）

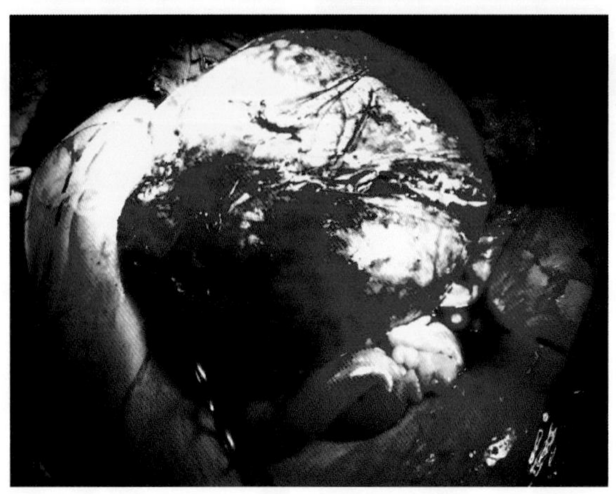

图 28-8　右侧肾上腺血管瘤开放性手术术中所见（肿瘤约 42 cm）（Tarchouli M 等，2015）

六、预后和随访

手术完整切除后效果满意，预后良好。

术后应定期密切随访。至少每年随访一次，随访内容包括超声和 CT 检查。

（曾　进　魏　敏）

参考文献

［1］ 姚淑芝，杨毅，赵文露，等. 右侧肾上腺脉管瘤伴出血及机化一例［J］. 中华医学杂志，2015，95(13)：1036.

［2］ 邱敏，赵中和，卢剑，等. 肾上腺脉管瘤的诊治探讨［J］. 北京大学学报（医学版），2016，48(5)：923-925.

［3］ 李才林，刘衡，吴应行. 肾上腺血管瘤 CT 表现（附 2 例报告及文献复习）［J］. 中国临床医学影像杂志，2016，27(10)：757-758.

［4］ Wang L，Dang Y W，He R K，et al. Rare cavernous hemangioma of adrenal gland：case report［J］. Sao Paulo Med J，2014，132(4)：249-252.

［5］ Oishi M，Ueda S，Honjo S，et al. Adrenal cavernous hemangioma with subclinical Cushing's syndrome：report of a case［J］. Surg Today，2012，42(10)：973-977.

［6］ Quildrian S D，Silberman E A，Vigovich F A，et al. Giant cavernous hemangioma of the adrenal gland［J］. Int J Surg Case Rep，2013，4(2)：219-221.

［7］ Otal P，Escourrou G，Mazerolles C，et al. Imaging features of uncommon adrenal masses

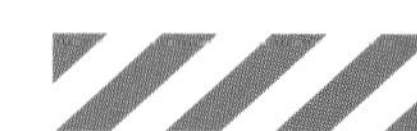

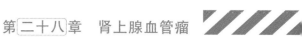

with histopathologic correlation[J]. Radiographics,1999,19(3):569-581.

[8] Edwards J P, Stuart H C, Urbanski S J, et al. A rare cavernous hemangioma of the adrenal gland[J]. Int J Surg Case Rep,2014,5(2):552-555.

[9] Tarchouli M,Boudhas A,Ratbi M B,et al. Giant adrenal hemangioma:unusual cause of huge abdominal mass[J]. Can Urol Assoc J,2015,9(11-12):E834-E836.

[10] Pang C,Wu P J,Zhu G. A rare cavernous hemangioma of the adrenal gland[J]. Urol Case Rep,2015,3(4):120-122.

[11] Zemni I, Haddad S, Hlali A, et al. Adrenal gland hemangioma: a rare case of the incidentaloma:case report[J]. Int J Surg Case Rep,2017,41:417-422.

[12] Njoumi N,Jakhlal N,Laaroussi M,et al. Adrenal gland hemangioma:about a case[J]. Pan Afr Med J,2017,28:172.

[13] Wilson B, Becker A, Estes T, et al. Adrenal hemangioma definite diagnosis on CT, MRI,and FDG PET in a patient with primary lung cancer[J]. Clin Nucl Med,2018,43(6):192-194.

[14] Agrusa A,Romano G,Salamone G,et al. Large cavernous hemangioma of the adrenal gland:laparoscopic treatment. Report of a case[J]. Int J Surg Case Rep, 2015, 16: 150-153.

[15] Johnson E,Sherif A,Bermudez F,et al. Hemorrhage; unusual presentation of adrenal hemangioma[J]. Am J Med Case Rep,2016,4(7):248-250.

[16] Kinebuchi Y,Daimon H,Kawaguchi K. Adrenal cavernous hemangioma associated with myelolipomatous metaplasia[J]. Int J Urol,2016,23(1):106-108.

[17] Hashimoto A, Yoshino H, Yoshikawa F, et al. Giant cavernous hemangioma of the adrenal gland in an elderly patient[J]. Intern Med,2018,57(9):1317-1319.

第二十九章

肾上腺淋巴管瘤

一、发病情况

淋巴管瘤由 Fink 于 1885 年首次报道，是发生在淋巴系统的较为少见的良性肿瘤，由大的淋巴管组成，肿瘤内可含有蛋白质，与邻近的正常淋巴系统无关。文献报道，淋巴管瘤常发生在颈部、腋部，大多数发生在纵隔(95%)；位于腹部的淋巴管瘤较为罕见，多位于肠系膜和腹膜后间隙，占所有淋巴管瘤 5%以下。

肾上腺淋巴管瘤(adrenal lymphangioma)属于肾上腺囊肿范畴，是一种罕见的良性真性肾上腺囊肿，来源于淋巴管内皮细胞(图 29-1)。肾上腺淋巴管瘤占腹部淋巴管瘤 1%以下，约占肾上腺囊肿的 42%。尸检意外发现率为 0.064%～0.18%。

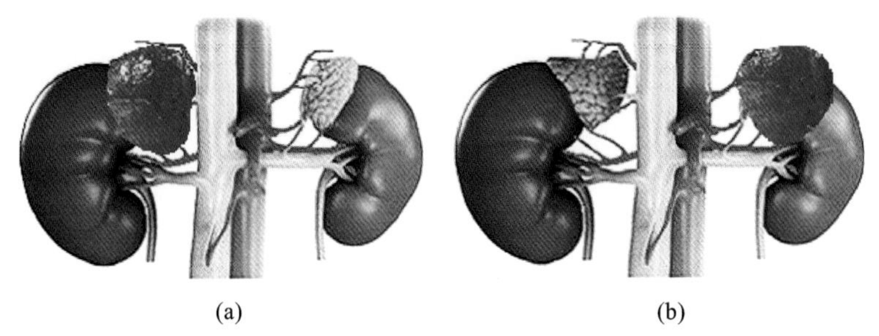

图 29-1　肾上腺淋巴管瘤示意图

发病年龄为 5～79 岁，发病高峰年龄为 30～60 岁，女性多于男性。单侧多见，左右比约为 1：2，双侧约为 10%。

二、发病机制

肾上腺淋巴管瘤发生原因不明，有学者认为其是淋巴组织在胚胎发育过程中的一种先天性畸形，是肿瘤和畸形之间的一种交界性病变。但大多数学者认为肾上腺淋巴管瘤是由淋巴管先天发育异常，原始淋巴囊不能向中央静脉引流，正常分化良好的淋巴管结构异常或未能与正常引流通道建立联系而隔离的淋巴管或淋巴囊异常增生扩大所致。损伤、感染、手术等原因引起的淋巴管阻塞、异常扩张主要由扩张的淋巴管组成，含有淋巴基质和光滑的内膜，并非真正的肿瘤。海绵状淋巴管瘤是一种由海绵状扩张的淋巴管组成的良性软组织肿瘤或畸形，可能起源于胚胎。目前一致认为，肾上腺淋巴管瘤起源于淋巴系统的淋巴管畸形或扩张。

三、病理组织学

肾上腺淋巴管瘤分为四类：①单纯性淋巴管瘤：又称为毛细淋巴管瘤。②海绵状淋巴管瘤：

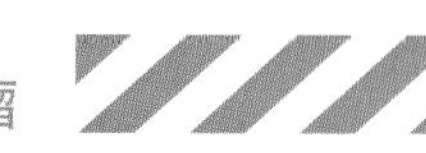

主要由扩张迂曲的淋巴管组成。③囊性淋巴管瘤：又称为囊状水瘤，是一种充满淋巴液的先天囊肿，是肿瘤和畸形之间的交界性病变。④血管淋巴管瘤：又称为脉管瘤，是淋巴管瘤的一种特殊类型，淋巴管瘤中混杂有血管瘤组织是其特征(图 29-2)。临床上这四型常混合存在。淋巴管瘤一般不会自行消退，通常继续生长而扩大。

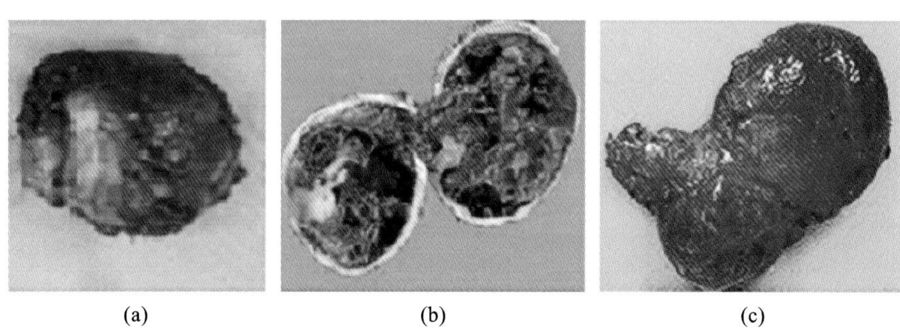

(a) (b) (c)

图 29-2 肾上腺淋巴管瘤

(a)(b)肾上腺海绵状淋巴管瘤大体标本及其剖面；(c)肾上腺囊性淋巴管瘤大体标本

肾上腺淋巴管瘤病理表现为囊性、乳头样、海绵状和血管淋巴管畸形 4 种结构。大体观，肿瘤呈囊性或囊实性，包膜完整，直径为 2.5～6.0 cm，最大约 13 cm×11 cm×12 cm，呈灰黄色。切面呈部分金黄色或灰黄褐色，可见单房或多发性囊性结构，囊腔大小不一，囊壁厚薄不均，有较薄的分隔，内壁光滑；部分病例囊壁可见点状钙化(图 29-3)；大多数病例囊腔内可见清澈的淡黄色或乳糜样液体，少数病例为暗褐色凝血。镜下见大小不一、扩张的淋巴管，内含平滑肌纤维、神经、脂肪、扁平内皮或立方上皮细胞，并有小而分散的成熟淋巴细胞聚集，含有不同比例的血管成分；可见炎症和囊壁纤维化，部分病例的囊壁可见含铁血黄素沉积。

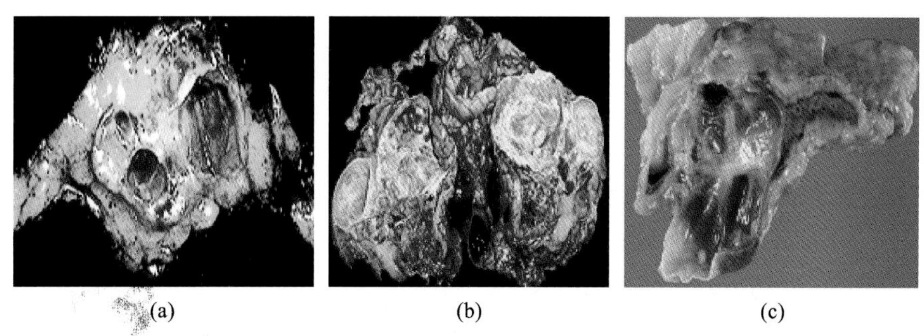

(a) (b) (c)

图 29-3 肾上腺淋巴管瘤剖面(Rowe S P 等，2016；Secil M 等，2013；Gellert L L，2019)

多发性囊腔分隔较薄，内壁光滑；可见实性结节

免疫组织化学染色：抗 D2-40 单克隆抗体是淋巴管源性病变的特异性标志物，对于肾上腺淋巴管瘤的诊断有重要价值。它是跨膜黏蛋白单克隆抗体，只存在于淋巴管内皮组织，反映淋巴管内皮细胞的免疫状态。肾上腺淋巴管瘤中 D2-40 表达均呈阳性(图 29-4)，PROX1 和 CD31 强阳性(29-5)。钙网膜蛋白(calretinin)、CD34 和 AE1/AE3 阴性。

四、临床表现和诊断

(一) 临床表现

患者常无临床症状，多于体检或因其他疾病行影像学检查时偶然发现。囊肿较大而压迫周围组织或毗邻脏器时会引起腰背部不适或腰部隐痛、腹部肿块、胃肠功能紊乱等症状。少数情况下，囊肿合并出血、破裂或感染时可表现为急腹症。

少数病例可有高血压，可能是肾上腺淋巴管瘤引起的解剖或功能异常所致。

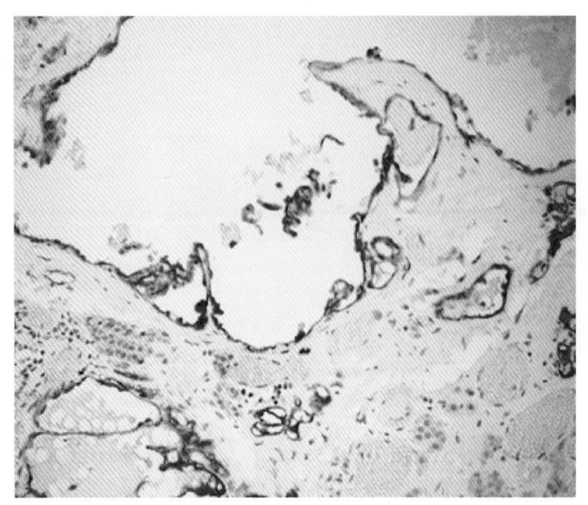

图 29-4　肾上腺淋巴管瘤免疫组织化学染色显示 D2-40 阳性（×200）(Saege W, 2015)

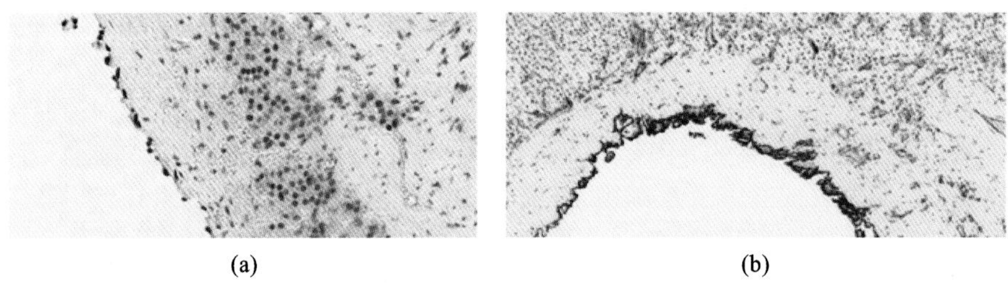

图 29-5　肾上腺淋巴管瘤免疫组织化学染色显示 PROX1(a)和 CD31(b)强阳性(×200)(Joliat G R 等, 2015)

（二）影像学检查

1. 超声检查　超声检查是一种首选、无创、价廉、敏感的检查方法，诊断囊肿的准确率可达95%，可明确囊肿的部位、大小、数目及与毗邻脏器的关系，并可显示分隔状囊性肿块（图 29-6）。

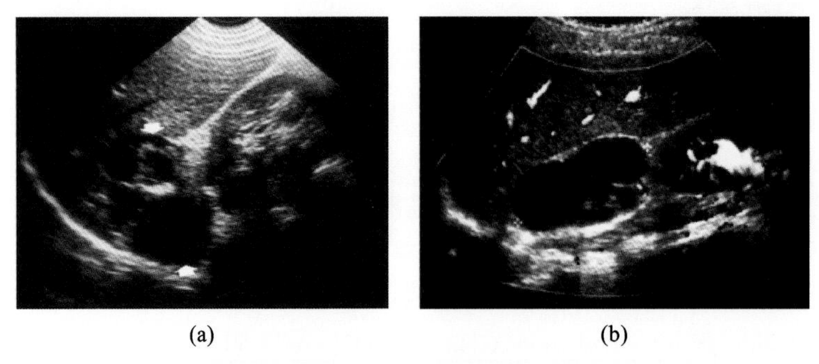

图 29-6　右侧肾上腺淋巴管瘤超声图像(Trojan J 等, 2000)

2. CT 检查　CT 检查可显示囊肿部位、大小及与毗邻脏器的解剖关系，囊肿有无钙化影等征象。CT 检查显示肿瘤呈类圆形或不规则、大小不等的囊状低密度影（0～20 HU）。部分病例呈多囊状改变，密度不均匀，囊壁和分隔可见形态多样的钙化灶。约 15%的病例肿瘤囊壁可见点状、斑块状、线条状、短棒状等形态不规则的钙化，而囊壁钙化是肾上腺囊性淋巴管瘤的典型 CT 征象。若囊壁及分隔无钙化，则厚度较薄，一般小于 3 mm（均匀一致）。增强扫描特别是延迟扫描可清晰显示分隔及瘤体的多囊结构，囊壁及分隔不强化或轻度强化（图 29-7、表 29-1）。

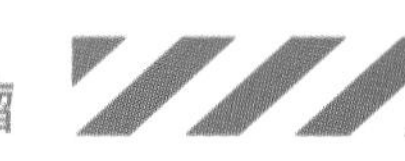

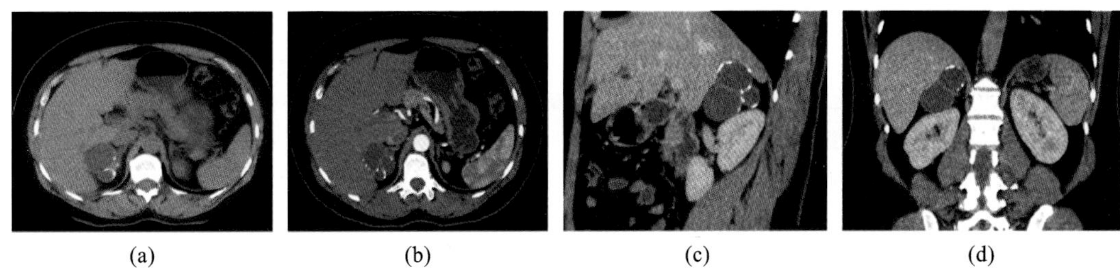

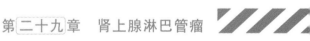

(a) (b) (c) (d)

图 29-7 肾上腺淋巴管瘤 CT 图像(Hadjkacem F 等,2015)

右侧肾上腺囊状低密度影,约 6.0 cm×5.0 cm,囊壁可见钙化灶;增强扫描静脉期多平面重组冠状面及矢状面显示囊壁轻度强化

表 29-1 7 例肾上腺淋巴管瘤病例的相关信息和 CT 特征(Rowe S P 等,2016)

病例	年龄/岁	性别	囊肿直径/cm	影像期平均 CT 值/HU				侧别	分隔	钙化	临床印象*
				平扫	动脉期	静脉期	延迟				
1	45	女	5.0	8.0		10	10	右侧	0	外周点状	不确定
2	46	男	5.0	15	10	12		右侧	0	无	腺瘤可能
3	45	男	3.7	NA				右侧	1	外周密集	腺瘤可能
4	37	女	2.8					右侧	0	外周密集和线条状	血肿可能
5	56	男	2.5	14	20		16	左侧	0	外周线条状	血肿或复杂性囊肿
6	48	女	4.9	9.0		13	15	右侧	2	外周点状	血肿可能
7	52	女	5.4	17				左侧	0	外周点状	不确定

注:NA 表示无效(数据不可靠);* 表示根据 CT 报告。

3. MRI MRI 显示肾上腺区类圆形不规则低密度影,密度均匀,边界清楚。通常,T1WI 为低信号,T2WI 为高信号。MRI 尤其是对 T1WI 和 T2WI 均呈高信号的囊肿内出血敏感性较高(图 29-8)。

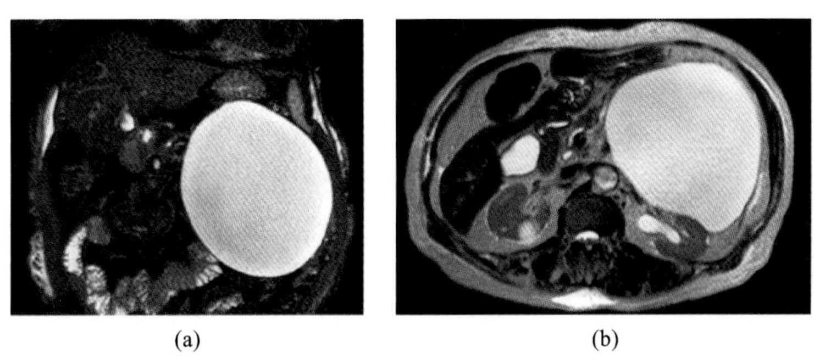

(a) (b)

图 29-8 左侧肾上腺淋巴管瘤 MRI 图像(Gellert L L,2019)

(三)鉴别诊断

肾上腺淋巴管瘤的 CT 表现具有一定的特征性,术前可用于定性诊断,但有一定的局限性。本瘤在临床上须与肾上腺结核、无功能性肾上腺腺瘤、良性肾上腺肿瘤囊性变、单纯性肾上腺囊肿、肾上腺假性囊肿等相鉴别。

1. 肾上腺结核 多具有较长的病史及结核症状,可引起原发性慢性肾上腺皮质功能减退症(Addison 病),多双侧发病。实验室检查显示血 ACTH 升高、血皮质醇下降、ACTH 刺激试验阳性、尿游离皮质醇下降以及电解质紊乱等,影像学检查有助于确定诊断。

2. 无功能性肾上腺腺瘤 腺瘤为实质性病变，通常肿瘤较小，直径多小于 2 cm，各项激素检查一般均在正常范围，CT 检查表现为等密度或低密度肿块。动态增强扫描表现为快速强化和迅速消退，而肾上腺淋巴管瘤仅囊壁轻度强化；MRI 反相位检查显示腺瘤内脂质丰富。

3. 良性肾上腺肿瘤囊性变 嗜铬细胞瘤囊性变较为常见，占 35.38%。多表现为圆形或椭圆形液性无回声区，囊的大小和个数不一，部分囊腔内飘浮细小光点回声，有时囊性部分甚大，形成肾上腺假性囊肿，但极少呈完全囊性变。大部分患者表现为持续性或阵发性高血压与代谢紊乱症候群。

4. 单纯性肾上腺囊肿和肾上腺假性囊肿 除极少数肿瘤源性肾上腺囊肿外，其他种类肾上腺囊肿并不影响肾上腺功能，实验室检查多无异常改变。单纯性肾上腺囊肿和肾上腺假性囊肿不伴有钙化时与肾上腺淋巴管瘤很容易鉴别。单纯性肾上腺囊肿边缘光滑，密度均匀，增强扫描无强化。但单纯性肾上腺囊肿和肾上腺假性囊肿伴有钙化时，与肾上腺淋巴管瘤的鉴别有一定困难。

5. 肾上腺血管性囊肿 影像学检查较难鉴别，免疫组织化学染色示 CD34 和 ERG 阳性有助于与肾上腺淋巴管瘤相鉴别。

此外，肾上腺淋巴管瘤尚需与肾上腺腺瘤样瘤、肾上腺寄生虫性囊肿、肾上腺海绵状毛细血管瘤、肾上腺多囊性间皮瘤、肾上腺恶性肿瘤囊性变（约占 7%）等相鉴别。

通常，CT 薄层扫描、增强扫描及三维重建可清楚显示其在 CT 图像上的特点，如肾上腺肿瘤出现囊性病变，部分呈多囊状结构伴均匀一致的分隔、囊壁钙化；增强扫描囊壁及间隔轻度强化，对肾上腺淋巴管瘤的诊断有一定的提示作用。

值得注意的是，当肾上腺淋巴管瘤体积较大时，应注意与肝囊肿、肾囊肿和胰腺囊肿相鉴别。因此，对于上腹部腹膜后的囊性病变也应考虑是否来源于肾上腺，超声检查是首选检查手段，CT 或 MRI 矢状位、冠状位扫描有助于定位。诊断有困难时，可酌情考虑进行超声或 CT 引导下的细针吸取细胞学检查及囊液检查，有助于肾上腺淋巴管瘤的诊断。术后病理组织学检查是确诊最可靠的方法。

五、治疗

目前，肾上腺淋巴管瘤尚无标准的治疗指南，主要有动态观察和外科手术，但哪些患者需要动态观察，哪些患者可以手术干预，尚存在争议。

Kasperlik-Zaluska 等认为手术应综合考虑肾上腺淋巴管瘤的性质、内分泌功能的征象及临床表现，如对于肾上腺淋巴管瘤直径不小于 5 cm、CT 值大于 10 HU、有功能以及有临床症状或肾上腺淋巴管瘤囊肿内出血、破裂、感染者，均应积极手术治疗。首选腹腔镜手术，经后腹腔镜肾上腺淋巴管瘤切除术或患侧肾上腺切除术是标准的手术方式，应尽量完整游离肾上腺囊性肿瘤，分离时避免损伤囊壁导致破裂，尽可能保留肾上腺实质组织，以降低术后肾上腺功能不全的发生率。注意肿瘤与肾上腺中央静脉的解剖关系，彻底止血。对于体积小、无功能且无临床症状的肾上腺淋巴管瘤，则可动态观察。但在观察过程中，若肾上腺淋巴管瘤生长速度快或出现内分泌功能的征象，则应积极手术处理。近来，机器人辅助腹腔镜肾上腺淋巴管瘤切除术取得了令人满意的临床效果。囊肿较大、浸润性生长、腹腔镜切除有困难时，选择开放性手术为宜（图29-9）。

值得注意的是，肾上腺淋巴管瘤术后有复发的可能（图 29-10）。行肾上腺淋巴管瘤囊肿切除术或仅行囊肿去顶术者，术毕须用 Surgicel（速即纱）和/或医用明胶海绵填塞囊腔或创面，可以有效地避免术后复发。

六、预后和随访

肾上腺淋巴管瘤手术完整切除者术后效果满意，预后良好，远期预后有待长期随访。肾上

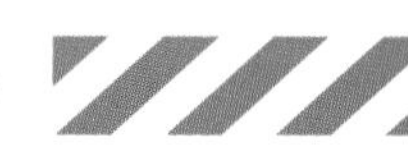

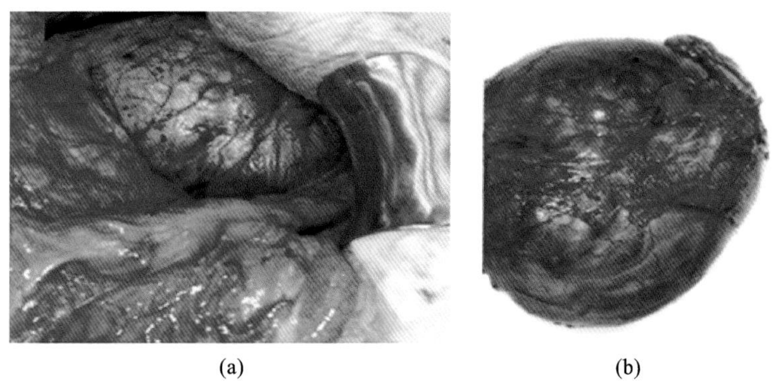

(a)　　(b)

图 29-9　左侧肾上腺淋巴管瘤开放性手术，囊肿约 12.5 cm(Liechti R 等，2018)

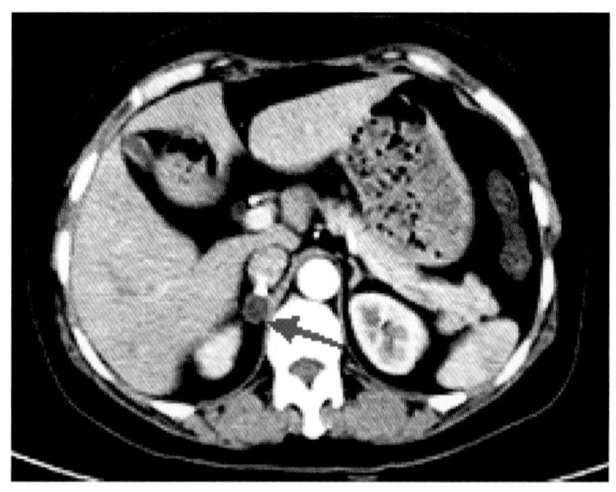

图 29-10　右侧肾上腺淋巴管瘤术后复发，囊肿 1.5～2.0 cm(箭头所示)

腺海绵状淋巴管瘤分为局限性和弥漫性两种；后者界限不清，常向周围浸润性生长，手术难以完整切除，术后有 10%～15%的复发率，故临床上应对肾上腺海绵状淋巴管瘤予以重视。

术后应长期密切随访，至少每年复查 1 次，随访内容包括超声和 CT 检查。

(曾　进　魏　敏)

参考文献

[1] Otal P, Escourrou G, Mazerolles C, et al. Imaging features of uncommon adrenal masses with histopathologic correlation[J]. Radiographics, 1999, 19(3): 569-581.

[2] Bosnalı O, Moralioğlu S, Celayir A C. Adrenal cystic lymphangioma[J]. West Indian Med J, 2015, 64(3): 311-312.

[3] Nasir A, Hubbard J G, Moonim M T. Adrenal lymphangioma presenting as a non-functional adrenal cyst[J]. Gland Surg, 2015, 4(6): 561-563.

[4] Kim K H, Lee J I, Bae J M. Significant growth of adrenal lymphangioma: a case report and review of the literature[J]. Int J Surg Case Rep, 2015, 17: 48-50.

[5] Joliat G R, Melloul E, Djafarrian R, et al. Cystic lymphangioma of the adrenal gland: report of a case and review of the literature[J]. World J Surg Oncol, 2015, 13: 58.

[6] Zhao M, Gu Q F, Li C S, et al. Cystic lymphangioma of adrenal gland: a clinicopathological study of 3 cases and review of literature[J]. Int J Clin Exp Pathol,

2014,7(8):5051-5056.

[7] Hadjkacem F,Ammar M,Maalej A,et al. Cystic lymphangioma of the adrenal gland:a case report and a review of the literature[J]. AJMS,2015,3(1):1-3.

[8] Ellis C L, Banerjee P, Carney E, et al. Adrenal lymphangioma: clinicopathologic and immunohistochemical characteristics of a rare lesion[J]. Hum Pathol, 2011, 42(7): 1013-1018.

[9] Akand M,Kucur M,Karabagli P,et al. Adrenal lymphangioma mimicking renal cyst:a case report and review of the literature[J]. Case Rep Urol,2013,2013:136459.

[10] Rowe S P, Bishop J A, Prescott J D, et al. CT appearance of adrenal cystic lymphangioma:radiologic-pathologic correlation[J]. AJR,2016,206(1):81-85.

[11] Ates L E,Kapran Y,Erbil Y,et al. Cystic lymphangioma of the right adrenal gland[J]. Pathol Oncol Res,2005,11(4):242-244.

[12] Liu B, Li Y Y, Wang S. Adrenal lymphangioma removed by a retroperitoneoscopic procedure[J]. Oncol Lett,2012,5(2):539-540.

[13] Kim K H,Lee J I,Bae J M. Significant growth of adrenal lymphangioma:a case report and review of the literature[J]. Int J Surg Case Rep,2015,17:48-50.

[14] Tanuma Y,Kimura M,Sakai S. Adrenal cyst:a review of the Japanese literature and report of a case[J]. Int J Urol,2001,8(9):500-503.

[15] Erickson L A,Lloyd R V,Hartman R,et al. Cystic adrenal neoplasms[J]. Cancer,2004, 101(7):1537-1544.

[16] Longo J M,Jafri S Z,Bis K B. Adrenal lymphangioma:a case report[J]. Clin Imaging, 2000,24(2):104-106.

[17] Białas M,Szczepański W,Szpor J,et al. Adenomatoid tumour of the adrenal gland:a case report and literature review[J]. Pol J Pathol,2010,61(2):97-102.

[18] Trojan J,Schwarz W,Zeuzem S,et al. Cystic adrenal lymphangioma:incidental diagnosis on abdominal sonography[J]. AJR,2000,174(4):1164-1165.

[19] Nouira K,Bedioui H,Belhiba H,et al. Cystic lymphangioma of the adrenal gland,from radiologic diagnosis to laparoscopic treatment. A case report[J]. Tunis Med,2007,85 (2):160-162.

[20] Garcia M,Louis L B 4th,Vernon S. Cystic adrenal lymphangioma[J]. Arch Pathol Lab Med,2004,128(6):713-714.

[21] Bettaïeb I,Mekni A,Bédioui H,et al. Huge cystic lymphangioma of the adrenal gland. A case report and review of the literature[J]. Pathologica,2007,99(1):19-21.

[22] Zhao M,Li C S,Zheng J J,et al. Cystic lymphangioma-like adenomatoid tumor of the adrenal gland: report of a rare case and review of the literature[J]. Int J Clin Exp Pathol,2013,6(5):943-950.

[23] Gao L, Zhang S, Wang H, et al. Clinical and pathological characteristics of adrenal lymphangioma treated by laparoscopy via a retroperitoneal approach: experience and analysis of 7 cases[J]. Int J Clin Exp Med,2015,8(3):4212-4219.

[24] Hirano D, Hasegawa R, Igarashi T, et al. Laparoscopic adrenalectomy for adrenal tumors:a 21-year single-institution experience[J]. Asian J Surg,2015,38(2):79-84.

[25] Secil M,Demir O,Yorukoglu K. MRI of adrenal lymphangioma:a case report[J]. Quant Imaging Med Surg,2013,3(6):347-348.

[26] Hirata K, Onoda N, Ishikawa T, et al. A case of laparascopy resection of an adrenal lymphangioma[J]. Nihon Rinsho Geka Gakkai Zasshi, 2011, 72(6): 1557-1560.

[27] Hodish I, Schmidt L, Moraitis A G. Adrenal lymphangioma masquerading as a catecholamine producing tumor[J]. Case Rep Endocrinol, 2015, 2015: 380151.

[28] Liechti R, Fourie L, Fischli S, et al. Symptomatic lymphangioma of the adrenal gland: a case report[J]. J Surg Case Rep, 2018, 2018(5): rjy106.

[29] Kafadar M T, Özyuvalı E, Miryaguboğlu A M, et al. Incidental giant adrenal lymphangioma presenting as nonfunctional cystic mass[J]. Turk J Surg, 2021, 37(3): 299-302.

[30] Bibi M, Sellami A, Taktak T, et al. Giant cystic lymphangioma of adrenal gland: a case report and review of the literature[J]. Urol Case Rep, 2019, 22: 6-7.

第三十章

肾上腺腺瘤样瘤

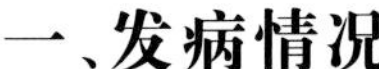

一、发病情况

腺瘤样瘤(adenomatoid tumor)是一种少见的良性间叶源性肿瘤,好发于肝、脾、胰腺、膀胱和生殖系统。男性多见于附睾、睾丸和精索,女性多见于子宫、输卵管和卵巢。男女发病率无差异,好发年龄为 30～50 岁。

肾上腺腺瘤样瘤(adenomatoid tumor of the adrenal gland)起源于间皮细胞,临床极为罕见(图 30-1)。单侧多见,多发生于左侧。

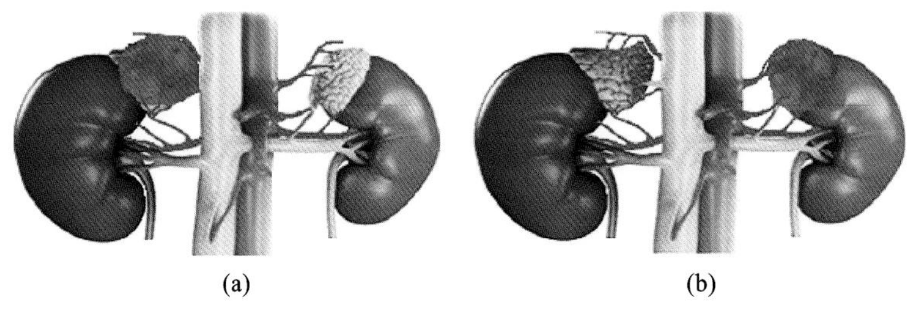

图 30-1　肾上腺腺瘤样瘤示意图

肾上腺腺瘤样瘤发病年龄为 31～64 岁,平均发病年龄为 41 岁,90%为男性。2005 年 Garg K 等报道的 3 例肾上腺腺瘤样瘤均发生于男性。

二、分子生物学

免疫组织化学和电镜检查证实肾上腺腺瘤样瘤细胞具有间皮细胞分化特征,但肾上腺腺瘤样瘤本身不存在间皮细胞,故其起源与肾上腺间皮残余有关,即与性腺米勒管相关的多潜能间充质干细胞有关。目前,关于该瘤的分子生物学研究报道极少。Limbach A L 等(2011)认为,肾上腺腺瘤样瘤存在 SDHD 基因突变,突变为胚系 P81L 基因(图 30-2)。

三、病理组织学

大体观,肿瘤呈灰红色,圆形或椭圆形,直径 1.2～19 cm 不等,多在 1～4 cm,包膜完整,无浸润性生长。切面呈灰白色或灰黄色,边缘清楚,实性,质稍韧;个别病例肿瘤为囊实性或囊性,切面可见点状钙化,无出血和坏死(图 30-3)。

镜下见肿瘤与周围肾上腺组织分界清晰,肿瘤组织由大量不规则扩张的腺样、微囊或囊状结构组成,其内衬上皮样、内皮样及间皮样细胞;部分管腔内含黏液,肿瘤细胞呈扁平或柱状,极少区域的肿瘤细胞呈合体细胞样或印戒状;肿瘤细胞胞质丰富,核呈圆形或卵圆形,无异型性,

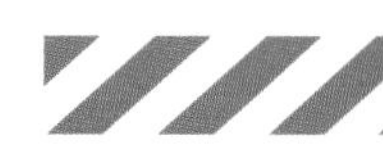

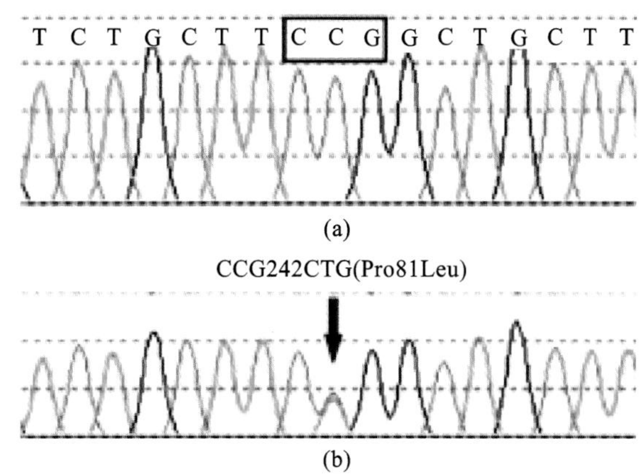

图 30-2　肾上腺腺瘤样瘤 SDHD 基因突变色谱图测序(Limbach A L 等,2011)

(a)野生型测序,基因突变在密码子 81 区域内;(b)在肿瘤衍生的 DNA 中发现 SDHD 杂合子 P81L 突变

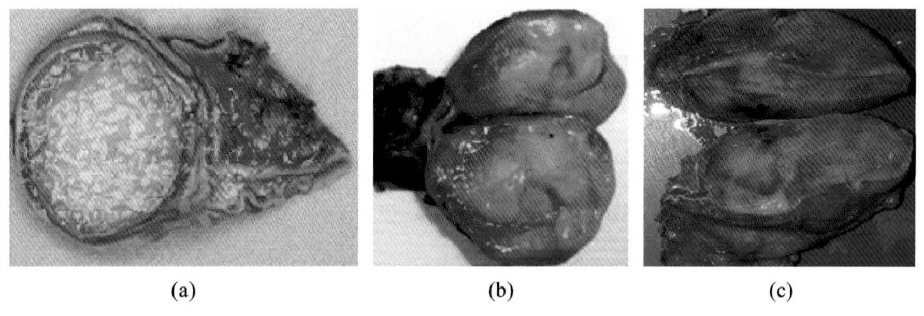

图 30-3　肾上腺腺瘤样瘤切面(Wojewoda C M 等,2008;Limbach A L 等,2011;Gellert L L,2019)

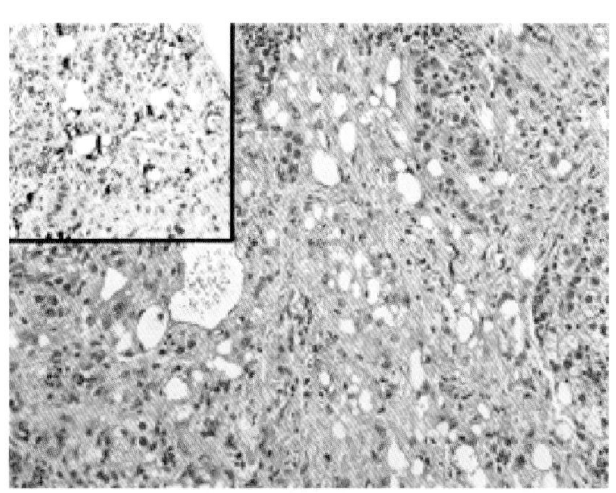

图 30-4　肾上腺腺瘤样瘤病理组织学图像(calretinin 阳性)

(Wojewoda C M 等,2008)

罕见核分裂象;肿瘤间质可见平滑肌纤维,淋巴细胞浸润伴淋巴滤泡形成(图 30-4)。超微结构显示细胞间有桥粒连接,腔面有丛状分支的细长微绒毛。

免疫组织化学染色:CAIX、CAM5.2、CK5/6、AE1/AE3、钙网膜蛋白(calretinin)、WT-1 阳性(图 30-5),CK7 灶性或弱阳性。MIB-1 增殖指数为 0.2%～2.7%,平均为 1.6%。

肾上腺间质和/或皮质、髓质同时发生肿瘤非常罕见,混合性肾上腺腺瘤样瘤的发病原因目前尚不清楚。混合性肾上腺腺瘤样瘤-髓性脂肪瘤、混合性肾上腺腺瘤样瘤-皮质腺瘤、混合性肾上腺腺瘤样瘤-节细胞神经母细胞瘤-髓性脂肪瘤-皮质结节性增生等具有独特的混合性病理组织学和免疫组织化学特征,临床仅见个案报道(图 30-6)。

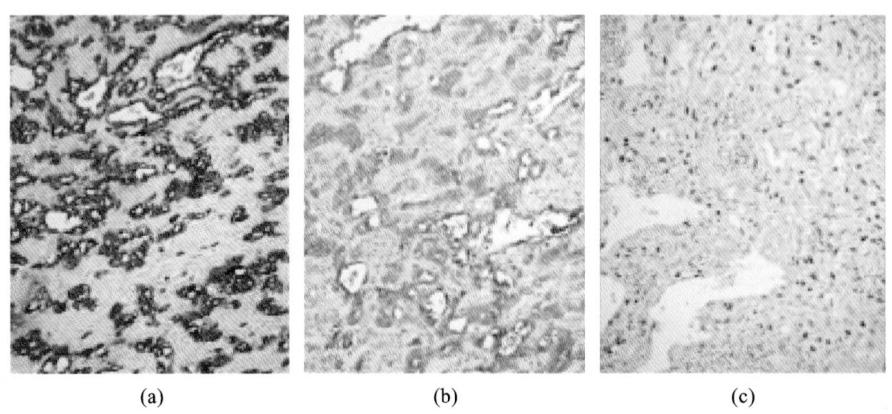

(a) (b) (c)

图 30-5　肾上腺腺瘤样瘤免疫组织化学染色结果(Limbach A L 等,2011)

(a)AE1/AE3 阳性;(b)calretinin 阳性;(c)WT-1 阳性

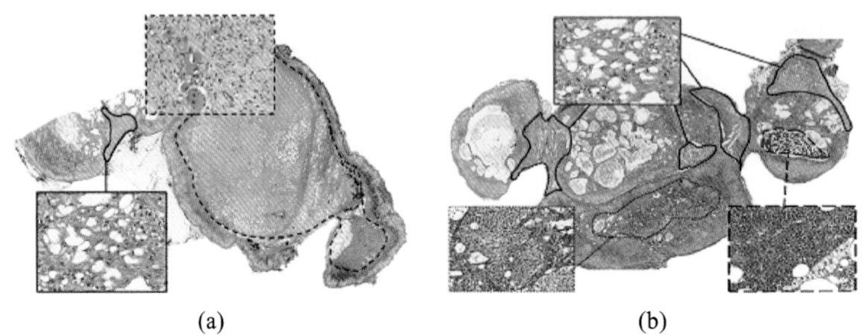

(a) (b)

图 30-6　混合性肾上腺腺瘤样瘤-节细胞神经母细胞瘤-髓性脂肪瘤-皮质结节性增生病理组织学特征(×200)(Duregon E 等,2017)

四、临床表现和诊断

大多数病例无临床表现,多于体检或因其他疾病行影像学检查时偶然发现。部分病例肿瘤较大时压迫周围组织或毗邻器官而出现腰腹部胀痛或腹部肿块。少数病例合并高血压,肿瘤切除后血压恢复正常。

超声检查显示肾上腺实质性肿块,边界清晰,包膜完整。内部回声不均匀,血流信号稀疏。

CT 检查显示肾上腺区低密度椭圆形肿块影,边界清楚。密度不均匀,肿瘤内见小点状钙化,个别病例呈囊性。增强扫描可见瘤体轻至中度不均匀强化(图 30-7)。

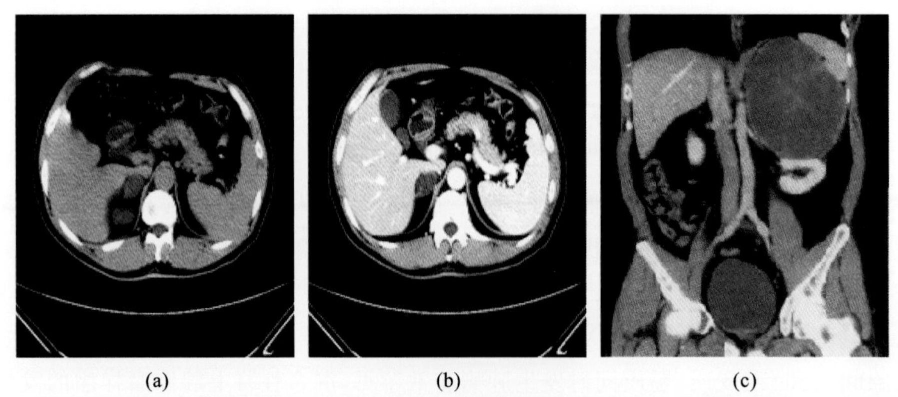

(a) (b) (c)

图 30-7　肾上腺腺瘤样瘤 CT 图像(Zhao M 等,2013;Liu Y Q 等,2010)

(a)(b)右侧肿瘤约 3.2 cm×2.8 cm×2.0 cm;(c)左侧囊性腺瘤样瘤约 17 cm×14 cm×12 cm

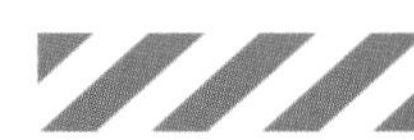

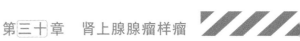

MRI 平扫显示肾上腺区一类圆形长 T1 长 T2 信号，边缘光滑，其内见小片状更长 T1、T2 信号；增强扫描可见病灶边缘强化明显，其内可见低信号区（图 30-8）。

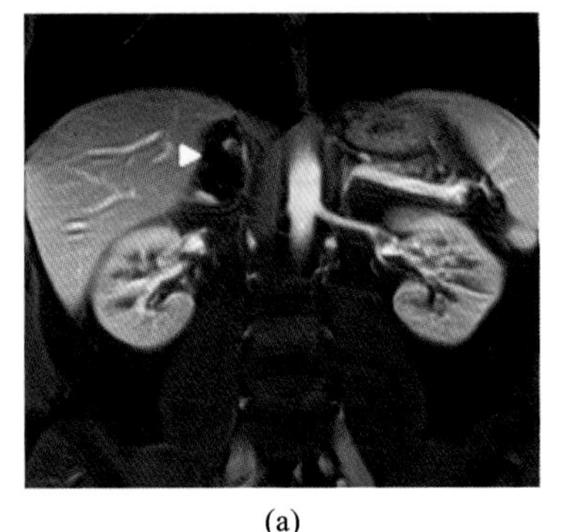

(a)

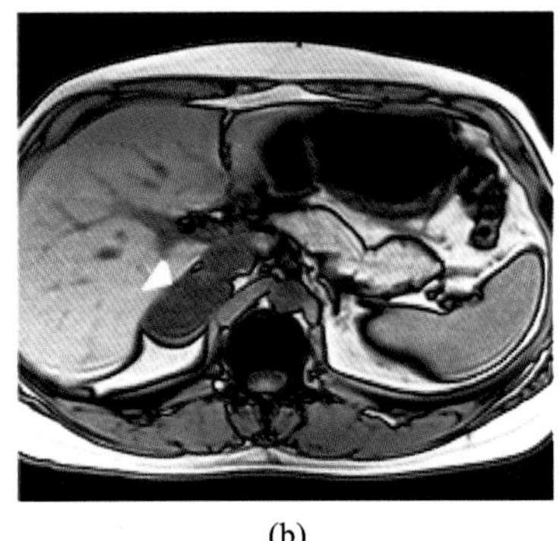

(b)

图 30-8 右侧肾上腺腺瘤样瘤 MRI 图像，肿瘤约 3.0 cm×5.1 cm×5.7 cm（Sağlican Y 等，2015）

肾上腺腺瘤样瘤的实验室和影像学检查无特征性改变，术前往往缺乏定性诊断，极容易导致误诊。临床上肾上腺腺瘤样瘤很难与肾上腺常见的肿瘤相鉴别，如肾上腺囊肿、黏液样肾上腺皮质腺瘤、肾上腺血管瘤、肾上腺血管肉瘤、嗜铬细胞瘤、肾上腺皮质腺瘤、肾上腺皮质癌、肾上腺脉管瘤、肾上腺淋巴管瘤、肾上腺恶性间皮瘤、肾上腺转移瘤和肾上腺卵黄囊瘤等，尤其是肾上腺转移性印戒细胞癌很难在 HE 染色上与肾上腺腺瘤样瘤相鉴别。超声或 CT 引导下的细针穿刺活检、病理组织学和免疫组织化学检查及超微结构特征等有助于明确诊断及了解其组织来源。

五、治疗

本病以手术治疗为主，即开放性或腹腔镜手术，首选腹腔镜肿瘤切除术或患侧肾上腺切除术。

六、预后和随访

肾上腺腺瘤样瘤或混合性肾上腺腺瘤样瘤的生物学行为属于良性，预后良好。迄今为止，尚无术后局部复发或远处转移的报道。

术后应长期密切随访。

（曾 进 董 锐）

参考文献

［1］ Lam A K. Update on adrenal tumours in 2017 World Health Organization（WHO）of endocrine tumours[J]. Endocr Pathol，2017，28(3)：213-227.

［2］ Garg K，Lee P，Ro J Y，et al. Adenomatoid tumor of the adrenal gland：a clinicopathologic study of 3 cases[J]. Ann Diag Pathol，2005，9(1)：11-15.

［3］ Isotalo P A，Keeney G L，Sebo T J，et al. Adenomatoid tumor of the adrenal gland：a clinicopathologic study of five cases and review of the literature[J]. Am J Surg Pathol，2003，27(7)：969-977.

［4］ Timonera E R，Paiva M E，Lopes J M，et al. Composite adenomatoid tumor and myelolipoma of adrenal gland：report of 2 cases[J]. Arch Pathol Lab Med，2008，132(2)：265-267.

[5] Taskin O C, Gucer H, Mete O. An unusual adrenal cortical nodule: composite adrenal cortical adenoma and adenomatoid tumor[J]. Endocr Pathol, 2015, 26(4): 370-373.

[6] Duregon E, Volante M, Guzzetti S, et al. Images in endocrine pathology: unique composite adrenal adenomatoid tumor, ganglioneuroma, myelolipoma, and cortical nodular hyperplasia[J]. Endocr Pathol, 2017, 28(3): 276-279.

[7] Wojewoda C M, Wasman J K, MacLennan G T. Adenomatoid tumor of the adrenal gland [J]. J Urol, 2008, 180(3): 1123.

[8] Hamamatsu A, Arai T, Iwamoto M, et al. Adenomatoid tumor of the adrenal gland: case report with immunohistochemical study[J]. Pathol Int, 2005, 55(10): 665-669.

[9] Sonal C, Sara L, Kia N, et al. Adenomatoid tumor of the adrenal gland: case report of a rare adrenal lesion[J]. Endocrinol, 2009, 19(5): 233-236.

[10] Limbach A L, Ni Y, Huang J, et al. Adenomatoid tumour of the adrenal gland in a patient with germline SDHD mutation: a case report and review of the literature[J]. Pathology, 2011, 43(5): 495-498.

[11] Białas M, Szczepański W, Szpor J, et al. Adenomatoid tumour of the adrenal gland: a case report and literature review[J]. Pol J Pathol, 2010, 61(2): 97-102.

[12] Hoffmann M, Yedibela S, Dimmler A, et al. Adenomatoid tumor of the adrenal gland mimicking an echinococcus cyst of the liver—a case report[J]. Int J Surg, 2008, 6(6): 485-487.

[13] Overstreet K, Wixom C, Shabaik A, et al. Adenomatoid tumor of the pancreas: a case report with comparison of histology and aspiration cytology[J]. Mod Pathol, 2003, 16 (6): 613-617.

[14] Schadde E, Meissner M, Kroetz M, et al. Adenomatoi der tumor der Nebenniere[J]. Chirurg, 2003, 74(3): 248-252.

[15] Fan S Q, Jiang Y, Li D, et al. Adenomatoid tumour of the left adrenal gland with concurrent left nephrolithiasis and left kidney cyst[J]. Pathology, 2005, 37(5): 398-400.

[16] Varkarakis I M, Mufarrij P, Studeman K D, et al. Adenomatoid tumor of the adrenal gland[J]. Urology, 2005, 65(1): 175.

[17] Chung-Park M, Yang J T, McHenry C R, et al. Adenomatoid tumor of the adrenal gland with micronodular adrenal cortical hyperplasia[J]. Hum Pathol, 2003, 34(8): 818-821.

[18] El-Daly H, Rao P, Palazzo F, et al. A rare entity of an unusual site: adenomatoid tumour of the adrenal gland: a case report and review of the literature[J]. Patholog Res Int, 2010, 2010: 702472.

[19] Li S Y, Wang X F, Zhang S. Adenomatoid tumor of adrenal gland: a rare case report[J]. Indian J Pathol Microbiol, 2013, 56(3): 319-321.

[20] Zhao M, Li C S, Zheng J J, et al. Cystic lymphangioma-like adenomatoid tumor of the adrenal gland: report of a rare case and review of the literature[J]. Int J Clin Exp Pathol, 2013, 6(5): 943-950.

[21] Glatz K, Wegmann W. Papillary adenomatoid tumour of the adrenal gland [J]. Histopathology, 2000, 37(4): 376-377.

[22] Bandier P C, Hansen A, Thorelius L. Adenomatoid tumour of the adrenal gland[J]. Ugeskr Laeger, 2009, 171(5): 306-308.

[23] Liu Y Q, Zhang H X, Wang G L, et al. A giant cystic adenomatoid tumor of the adrenal

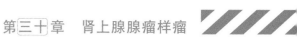

gland:a case report[J]. Chin Med J(Engl),2010,123(3):372-374.

[24] Sağlican Y,Kurtulmus N,Tunca F,et al. Mesothelial derived adenomatoid tumour in a location devoid of mesothelium:adrenal adenomatoid tumour[J]. BMJ Case Rep,2015,2015:bcr2015211147.

[25] Krstevska B,Mishevska S J,Jovanovic R. Adenomatoid tumor of the adrenal gland in young woman:from clinical and radiological to pathological study[J]. Rare Tumors,2016,8(4):6506.

第三十一章 肾上腺血管平滑肌脂肪瘤和上皮样血管平滑肌脂肪瘤

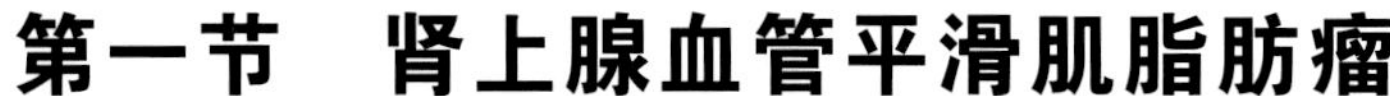

第一节　肾上腺血管平滑肌脂肪瘤

一、发病情况

血管平滑肌脂肪瘤(angiomyolipoma,AML)是间叶源性良性肿瘤(错构瘤),相对罕见,约占0.3%,常发生于肾、肝、肺等组织器官。男性和女性的比例为1∶(4～8),发病年龄为27～72岁,平均发病年龄为43岁。

肾上腺AML罕见(图31-1)。发病年龄以40～50岁多见,平均发病年龄为43岁。

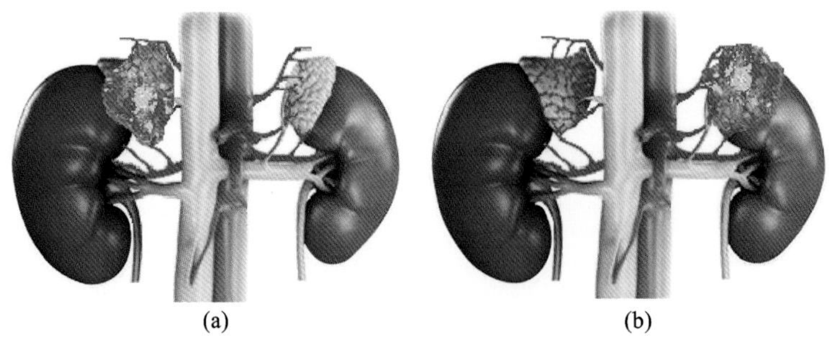

图31-1　肾上腺AML示意图

目前认为,肾上腺AML的发生机制为肾上腺皮质细胞化生(adrenocortical cell metaplasia),与刺激因素有关,如坏死、炎症感染或应激状态等。

二、病理组织学

大体观,肿瘤不规则,直径为4～15 cm,大多数病例肿瘤直径大于10 cm;边缘清晰,无明显包膜。切面呈灰黄色或灰褐色,质软;局部可见出血和坏死(图31-2)。

镜下见肿瘤大部分区域为厚壁血管、平滑肌细胞和成熟脂肪,细胞分化良好,似脂肪瘤表现,肾上腺皮质萎缩(图31-3)。

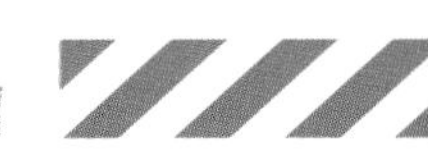

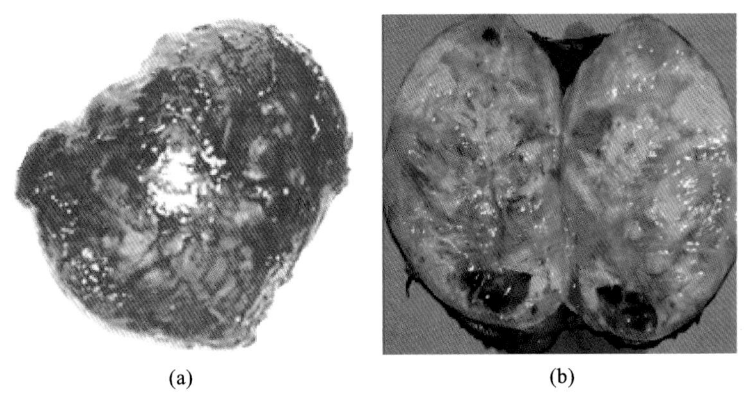

(a)　(b)

图 31-2　肾上腺 AML 切除标本和剖面(Hafeez Bhatti A B 等,2013;Godara R 等,2007)

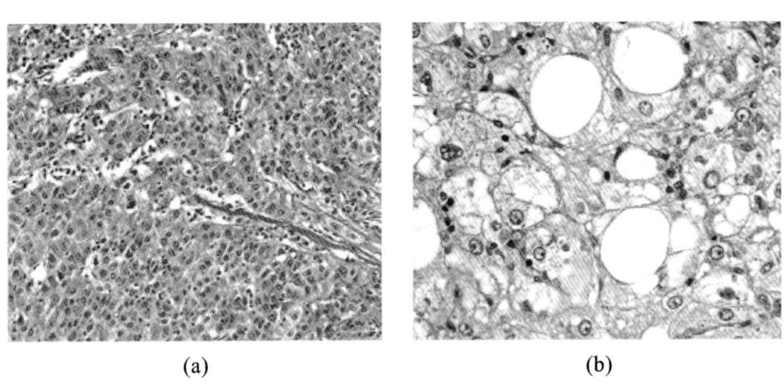

(a)　(b)

图 31-3　肾上腺 AML 病理组织学特征

(a)HE,×20;(b)HE,×40

免疫组织化学染色显示 HMB-45、melan-A 和 SMA 阳性(图 31-4)。

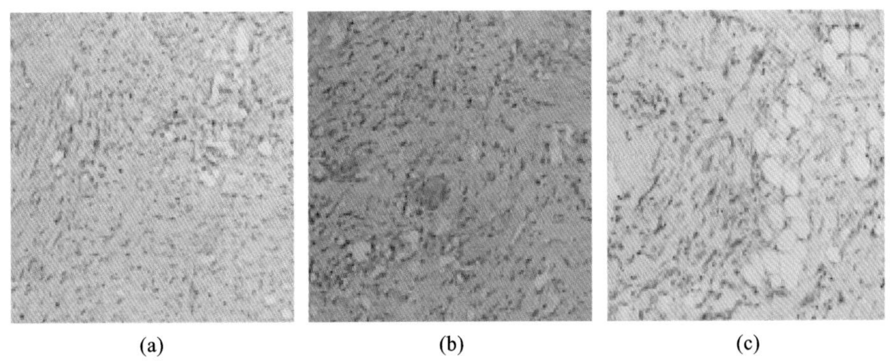

(a)　(b)　(c)

图 31-4　肾上腺 AML 免疫组织化学染色结果(Li W B 等,2015)

(a)HMB-45 阳性;(b)melan-A 阳性;(c)SMA 阳性

三、临床表现和诊断

52%的病例无症状,多于进行影像学检查时偶然发现,肿瘤直径大于 4 cm 时可有症状,部分病例表现为典型的腰腹部疼痛和血尿。

超声检查显示肾上腺区实性等回声肿块,边界清晰,形态规则,肿瘤内可见钙化。彩色多普勒血流成像(CDFI)显示肿瘤内和周边无明显血流信号。CT 检查显示类圆形软组织含脂肪混杂肿块影,界限清楚,病灶内可见斑点状或环状钙化影;增强后不均匀强化,脂肪无强化(图 31-5、图 31-6)。MRI 检查显示不均匀类似脂肪的信号(图 31-7)。影像学检查能够早期发现肾

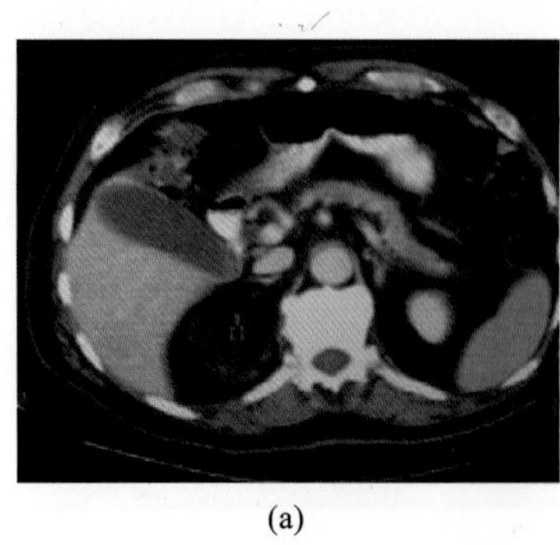
(a)

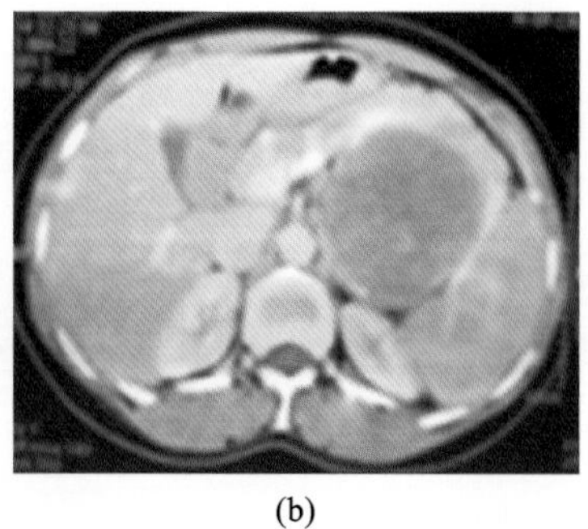
(b)

图 31-5 肾上腺 AML CT 图像(Yener O 等,2011;Godara R 等,2007)

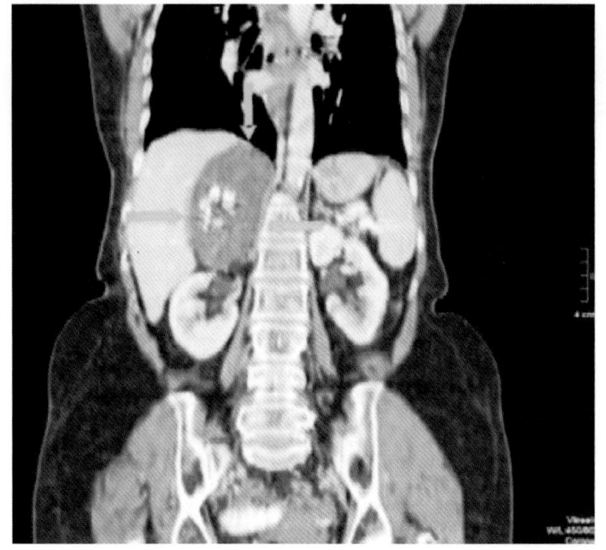
图 31-6 肾上腺 AML CT 图像(Hafeez Bhatti A B 等,2013)
右侧肾上腺肿瘤内有脂肪和钙化成分

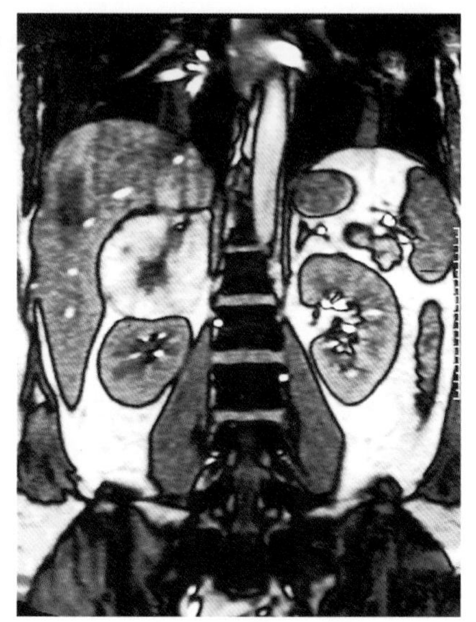
图 31-7 右侧肾上腺 AML MRI 图像,肿瘤约 9.5 cm×8.0 cm×2.0 cm (Goswami A 等,2014)

上腺病灶,结合病理表现是诊断的关键。

^{18}F-FDG PET/CT 检查显示,肾上腺 AML 多表现为 FDG 低摄取,是鉴别肾上腺 AML 与含脂肪肾上腺恶性肿瘤的有力手段。

肾上腺 AML 需与肾上腺上皮样血管平滑肌脂肪瘤、肾上腺脂肪瘤、肾上腺髓样脂肪瘤、肾上腺神经节细胞瘤和肾上极 AML 等相鉴别。

四、治疗

肾上腺 AML 首选腹腔镜肿瘤切除术(图 31-8),酌情选择开放性手术。

临床上诊断明确,肿瘤直径小于 5 cm 的无症状偶发性肾上腺 AML 患者,可临床观察,暂不手术者必须每 3~6 个月定期随访一次。对诊断可疑者,随访时间不宜太久,应尽早手术,术中可做快速冰冻切片以明确肿瘤性质。

对于肿瘤直径大于 5 cm 的无症状偶发性肾上腺 AML、影像学可疑恶性肿瘤和肿瘤直径大于 4 cm 的有症状者,应考虑手术。少数病例肿瘤自发性或外伤性破裂大出血可导致休克,在积极抢救的同时应考虑行选择性血管栓塞治疗或急诊手术。对肿瘤生长较快或肿瘤体积较大者,即使无症状,也应手术治疗。

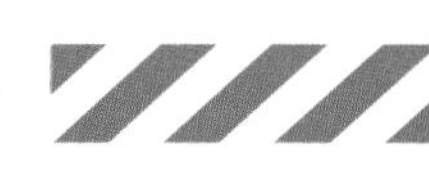

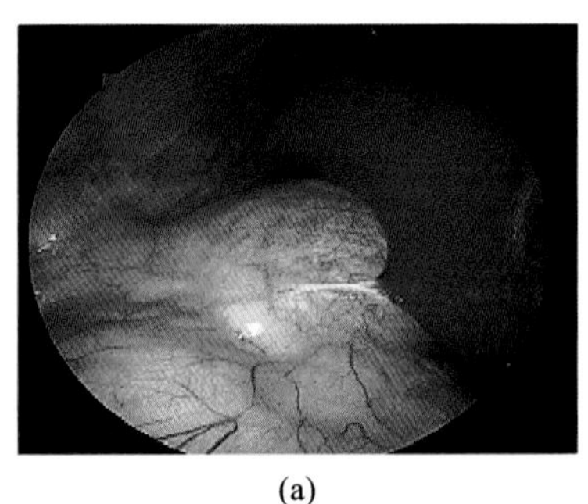

(a)

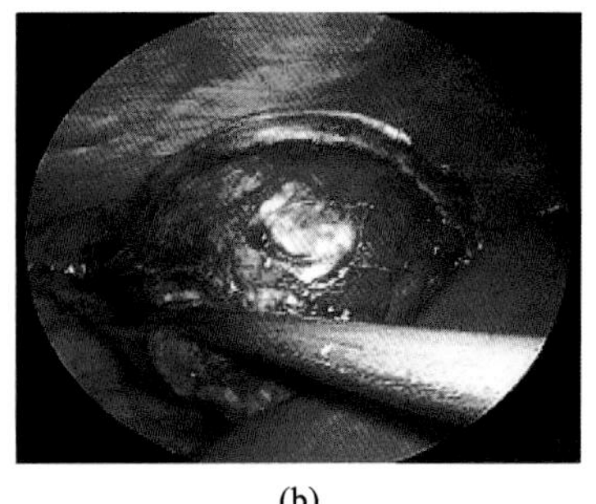

(b)

图 31-8　右侧肾上腺 AML 腹腔镜手术(Goswami A 等,2014)

(a)术中所见;(b)肿瘤切除

五、预后和随访

肾上腺 AML 属良性病变,预后良好。肿瘤生长缓慢,部分患者可终生带瘤无症状而不被发现。迄今尚未见肾上腺 AML 恶变的报道。

术后应长期随访。随访内容包括超声和 CT 检查,至少每年随访 1 次。

第二节　肾上腺上皮样血管平滑肌脂肪瘤

一、发病情况

上皮样血管平滑肌脂肪瘤(epithelioid angiomyolipoma,EAML)大多为良性,肿瘤内以增生的上皮样细胞为主,是血管平滑肌脂肪瘤的罕见亚型,属于血管周上皮样细胞肿瘤(PEComa)家族,生物学行为多变。EAML 亦称单形性 EAML 或不典型 AML,50%以上患者有结节性硬化症。2004 年 WHO 肿瘤分类中将 EAML 单独分类,定义为一种恶性潜能的间叶源性肿瘤。

肾上腺 EAML 极其罕见(图 31-9),具有多向分化、侵袭性生长、术后复发和转移的特征。发病年龄为 8～89 岁,平均发病年龄为 49 岁,以女性多见。

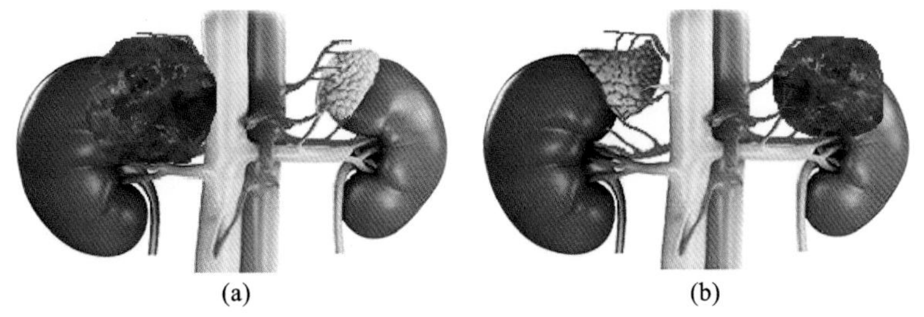

(a)　(b)

图 31-9　肾上腺 EAML 示意图

恶性肾上腺 EAML 存在 TSC1(9q34.13)或 TSC2(16p13.3)基因突变,可能在肾上腺 EAML 的恶性转化中起关键作用。

二、病理组织学

大体观,肿瘤体积较大,直径平均约为 8.6 cm,无明显包膜;切面呈灰黄色或灰褐色,质软,可伴出血或坏死(图 31-10)。有时肿瘤侵及肾上腺外组织或肾静脉/下腔静脉。

镜下见肿瘤由管壁厚薄不一、管腔大小不等的畸形血管、平滑肌束以及脂肪组织构成，部分血管腔内衬覆胞质透明、小圆形核的上皮样内皮细胞，上皮样内皮细胞在血管周围呈套袖样排列。部分区域可见胞质嗜伊红的平滑肌样细胞，胞质丰富，嗜酸性。可见细胞核间变、核分裂象、血管浸润、坏死和肾周脂肪组织浸润，常有明显的出血。病理组织学上的变异还包括肿瘤中可出现数量不等的透明细胞。目前，病理诊断标准尚未统一。2016 年 Kwazneski Ii D 等提出恶性肾上腺 EAML 的高危标准：①肿瘤直径大于 5 cm；②核分裂象大于 1/50 HP；③肿瘤坏死；④高分级；⑤血管浸润和浸润性生长（图 31-11）。

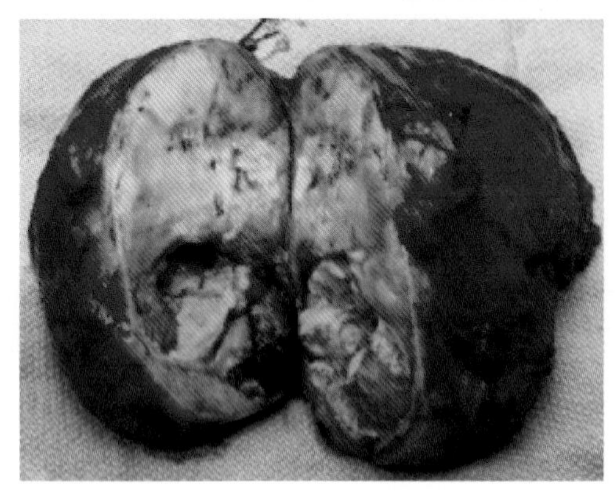

图 31-10　右侧肾上腺 EAML，肿瘤约 14.5 cm×12 cm×7.0 cm，伴坏死和出血

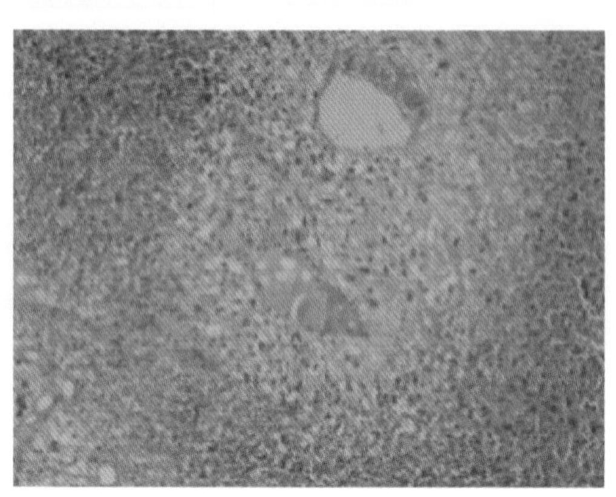

图 31-11　肿瘤坏死（Kwazneski Ii D 等，2016）

免疫组织化学染色：NKI-C3、Ki-67、melan-A 和 HMB-45 强阳性（图 31-12），AE1/AE3、CAM5.2、EMA、S-100 和结蛋白（desmin）阴性。Kwazneski Ii D 等（2016）报道，他们对 2 例恶性肾上腺 EAML 病例行免疫组织化学染色，结果显示 SMA、desmin 和 MITF 阳性，HMB-45、TFE3 和 pan-keratin 阴性。但他们指出 HMB-45 阴性罕见，在大多数肿瘤中呈阳性。

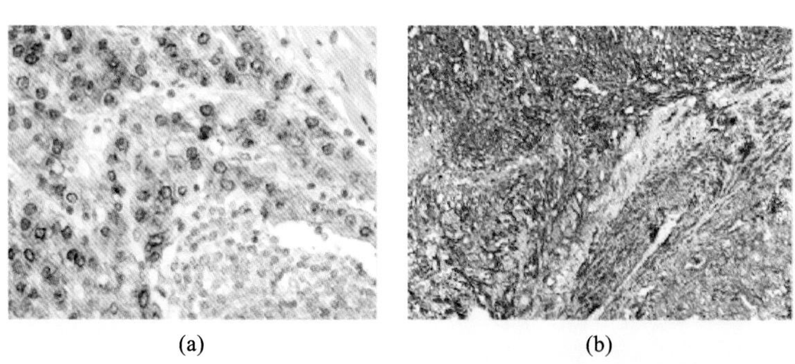

(a)　(b)

图 31-12　肾上腺 EAML 免疫组织化学染色结果（D'Antonio A 等，2009）

（a）HMB-45 阳性，×40；（b）Mart-1/melan-A 阳性，×20

三、诊断和鉴别诊断

临床上患者多无明显症状，可有腹部不适或腹部肿块等症状。

肾上腺 EAML 影像学诊断无特异性，CT 和 MRI 仅能显示肾上腺区肿块，但不能定性（图 31-13），容易误诊为肾上腺皮质癌、肾细胞癌（肾上极）和肾上腺恶性黑色素瘤（上皮样变异型）。^{18}F-FDG PET/CT 检查有助于判定肾上腺 EAML 的良恶性（图 31-14），最终确诊取决于病理组织学和免疫组织化学检查。

四、治疗

肾上腺 EAML 早期诊断及完整切除肿瘤是治疗的关键，首选腹腔镜根治性肾上腺肿瘤切

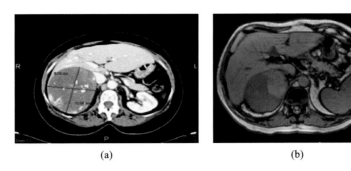

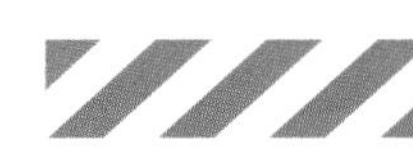

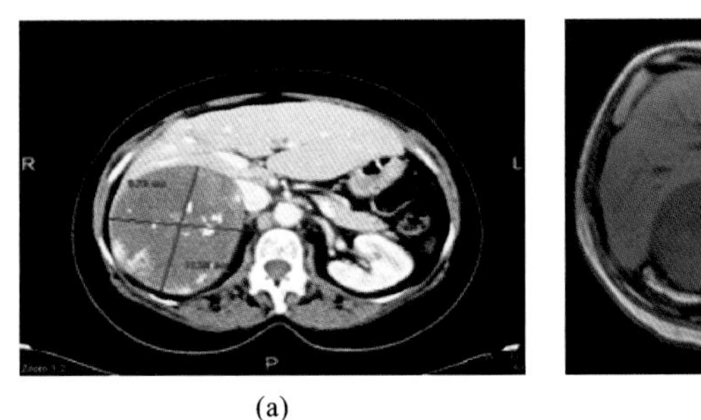

(a)　　(b)

图 31-13　右侧肾上腺 EAML 影像学图像(Kwazneski Ii D 等,2016)

(a)CT 显示肿瘤约 11.3 cm×9.7 cm,伴散在性钙化;(b)MRI 显示肿瘤无浸润的迹象

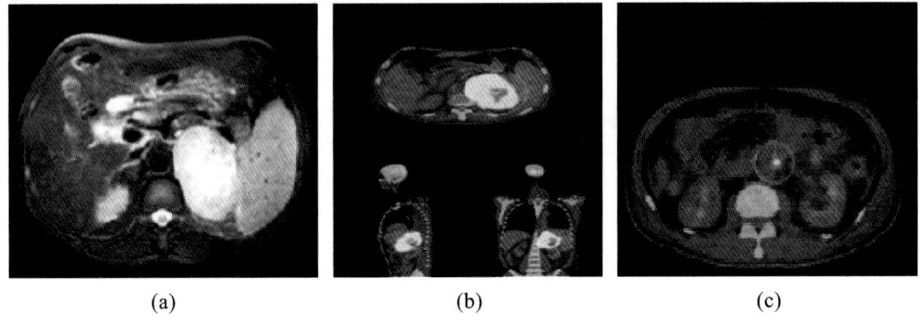

(a)　　(b)　　(c)

图 31-14　左侧恶性肾上腺 EAML MRI 和 ^{18}F-FDG PET/CT 图像(Li W B 等,2015)

(a)MRI 显示肿瘤约 9.0 cm×6.0 cm,不均匀,类似脂肪的信号;(b)^{18}F-FDG PET/CT 显示 FDG 高摄取,SUV 为 18.8;(c)转移病灶,SUV 为 5.8

除术。术后复发和/或转移的病例,可酌情应用分子靶向治疗或免疫靶向治疗。

五、预后和随访

肾上腺 EAML 的生物学行为属潜在性恶性病变,肿瘤中出现坏死、核分裂象、间变的细胞核和肾上腺外播散时,提示预后不佳。术后出现复发和/或转移者预后较差。

术后应长期密切随访,至少每年随访 1 次。随访内容包括超声和 CT 检查,怀疑有复发和/或转移者,酌情进行 ^{18}F-FDG PET/CT 检查。

(曾　进　董　锐)

参考文献

[1] Godara R, Vashist M G, Singla S L, et al. Adrenal angiomyolipoma: a rare entity[J]. Indian J Urol, 2007, 23(3): 319-320.

[2] Lam K Y, Lo C Y. Adrenal lipomatous tumours: a 30 years clinicopathological experience at a single institution[J]. J Clin Pathol, 2001(9), 54(9): 707-712.

[3] Hafeez Bhatti A B, Dar F S, Pervez M. Adrenal angiomyolipoma[J]. J Coll Physicians Surg Pak, 2013, 23(9): 663-664.

[4] Yener O, Ozçelik A. Angiomyolipoma of the right adrenal gland[J]. ISRN Surg, 2011, 2011: 102743.

[5] Hussain T, Al-Hamali S. Pathophysiology and management aspects of adrenal angiomyolipomas[J]. Ann R Coll Surg Engl, 2012, 94(4): 224-226.

[6] Sutter R, Boehler A, Willmann J K. Adrenal angiomyolipoma in lymphangioleiomyomatosis [J]. Eur Radiol, 2007, 17(2): 565-566.

[7] Antar A, Boyle A, Patel T. Angiomyolipoma of the adrenal gland: a case presentation and a review of adrenal lipomatous tumors[J]. Urol Case Rep, 2017, 12: 59-61.

[8] Elsayes K M, Narra V R, Lewis J S Jr, et al. Magnetic resonance imaging of adrenal angiomyolipoma[J]. J Comput Assist Tomogr, 2005, 29(1): 80-82.

[9] Goswami A, Sharma A, Khullar R, et al. Adrenal angiomyolipoma: a case report and review of literature[J]. J Minim Access Surg, 2014, 10(4): 213-215.

[10] Gupta P, Gulderia S. Adrenal angiomyolipoma: a case report and review literature[J]. Res J Med Sci, 2011, 5(5): 243-246.

[11] D'Antonio A, Caleo A, Caleo O, et al. Monotypic epithelioid angiomyolipoma of the adrenal gland: an unusual site for a rare extrarenal tumor[J]. Ann Diag Pathol, 2009, 13 (5): 347-350.

[12] Komarowska H, Bednarek-Rajewska K, Kański M, et al. Epithelioid angiomyolipoma mimicking adrenal cortical carcinoma: a diagnostic pitfall[J]. Oncol Lett, 2015, 10(4): 2130-2134.

[13] Lau S K. Malignant PEComa of the adrenal gland[J]. Pathol Res Pract, 2012, 208(2): 113-117.

[14] Li W B, Pang H, Cao Y D, et al. High ^{18}F-fluorodeoxyglucose uptake in adrenal angiomyolipoma: case report and review of literature[J]. Medcine(Baltimore), 2015, 94 (22): e900.

[15] Pant L, Kalita D, Chopra R, et al. Malignant perivascular epithelioid cell tumor (PEComa) of the adrenal gland: report of a rare case posing diagnostic challenge with the role of immunohistochemistry in the diagnosis[J]. Endocr Pathol, 2015, 26(2): 129-134.

[16] Kwazneski Ii D, Merrill M, Young J, et al. Angiomyolipoma and malignant PEComa: discussion of two rare adrenal tumors[J]. Case Rep Oncol Med, 2016, 2016: 5204092.

第三十二章

肾上腺碰撞瘤

一、发病情况

碰撞瘤为多中心独立起源的原发性肿瘤在生长过程中互相毗邻，相互碰撞或相互浸润而形成的肿瘤，即两种不同的肿瘤同时发生在同一部位。它们的成分独立存在，紧密并列，分界清晰，在交界处两种不同的病理成分没有混合，且均为原发性肿瘤。

肾上腺碰撞瘤(adrenal collision tumor 或 collision tumor of the adrenal gland，图 32-1)罕见，是由两种或两种以上组织结构、来源截然不同的肿瘤共存，两者之间没有本质上的组织学混合。两者可以是两种良性肿瘤、两种恶性肿瘤，或一种良性肿瘤和一种恶性肿瘤共存，具有各自的组织学特征。自 1919 年报道以来，肾上腺碰撞瘤迄今为止已经有 134 例，但实际的临床发病率尚不清楚。近年来，随着病理组织学研究的进展，其发现率逐渐增高，在肾上腺疾病中占 2.8%～12%。

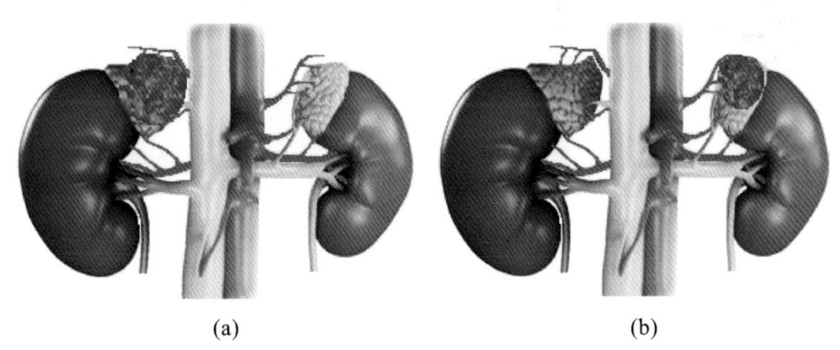

图 32-1　肾上腺碰撞瘤示意图

发病年龄为 25～66 岁，平均发病年龄为(47.2±12.6)岁。女性发病率明显高于男性，女性占比为 93.6%，男性为 6.4%，两者比例为 14∶1。左侧肾上腺皮质、髓质碰撞瘤发生率为 58.3%，右侧为 41.7%。

二、发病机制

肾上腺碰撞瘤常见的起源有来源于肾上腺皮质和髓质的肿瘤、肾上腺间质来源的肿瘤、肾上腺皮质腺瘤与转移瘤，肾上腺碰撞瘤中含良性成分的较为多见。一般，肾上腺碰撞瘤根据组织成分有 3 种类型：①良性肾上腺碰撞瘤：最为常见，如肾上腺皮质腺瘤-肾上腺髓性脂肪瘤碰撞瘤、PHEO-肾上腺皮质腺瘤碰撞瘤、肾上腺皮质嗜酸细胞腺瘤-肾上腺神经节细胞瘤碰撞瘤；良性肾上腺碰撞瘤的组成成分还有肾上腺血管瘤等。②良性-恶性肾上腺碰撞瘤：如良性 PHEO-肾上腺皮质癌碰撞瘤、肾上腺皮质腺瘤-肾上腺转移瘤碰撞瘤、肾上腺皮质腺瘤-肾上腺肉瘤样癌碰撞瘤、肾上腺髓性脂肪瘤-肾上腺霍奇金淋巴瘤或非霍奇金淋巴瘤碰撞瘤及肾上腺皮质腺瘤-肾上腺血管肉瘤碰撞瘤等。③恶性肾上腺碰撞瘤：两者成分均为恶性肿瘤，其中常见的有肾上腺皮质癌-肾上腺转移瘤碰撞瘤等，约占 2%。

肾上腺碰撞瘤的发病机制目前尚不清楚，一般认为有以下几种理论：①偶然并发，即两种原发性肿瘤偶然同时发生并相互毗邻；②具有同质或异质性的癌基因改变，表现为两种完全不同的组织学分化潜能，发展为并列的两种肿瘤类型；③多能干细胞可以向不同的方向分化，从而表现出不同的组织学类型；④先前已存在的肿瘤局部微环境改变，为第二种原发性肿瘤的发生或转移瘤的进展创造了理想的条件；⑤肾上腺体积较小，允许多种肿瘤相互毗邻。关于 PHEO-肾上腺皮质腺瘤或皮质癌碰撞瘤的发病机制目前有两种理论：①肿瘤碰撞理论：基于不同的胚胎发育起源，肾上腺皮质（中胚层）和髓质（神经脊/中胚层）两者的混乱状态因某种致瘤因素的影响而引起肿瘤发生；②嗜铬细胞和肾上腺皮质两种组织结构发生肿瘤，由嗜铬细胞产生 ACTH 或 CA，刺激脑垂体促肾上腺皮质激素分泌细胞产生 ACTH，各自异常增殖形成肿瘤。

三、肾上腺碰撞瘤 TNM 分期

良性-恶性肾上腺碰撞瘤或恶性肾上腺碰撞瘤 TNM 分期参考相关章节。

四、病理组织学

大体观，肿瘤呈实性、边界清楚、质软。肿瘤大小不一，直径为 2.5～9.0 cm；恶性肾上腺碰撞瘤直径大多为 8.0～10.0 cm，肿瘤直径最大约为 22 cm。切面呈深褐色或橙黄色，部分病例可见出血和坏死（图 32-2）。

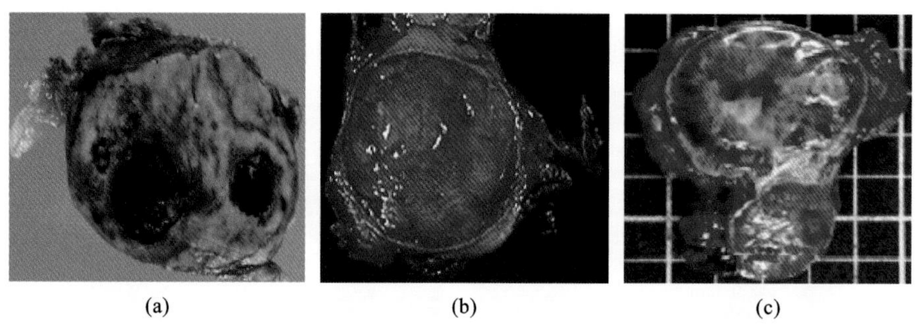

(a)　(b)　(c)

图 32-2　肾上腺碰撞瘤切面（Takizawa K 等，2017；Perrino C，2016；Ghander C 等，2012）

（a）肾上腺血管肉瘤-肾上腺皮质腺瘤碰撞瘤；（b）肾上腺皮髓质碰撞瘤；（c）库欣综合征-PHEO 碰撞瘤

镜下见碰撞瘤两种成分界限清晰，具有各自的病理组织学特征。例如，肾上腺皮质腺瘤-肾上腺髓性脂肪瘤碰撞瘤显微镜下可见：肾上腺髓性脂肪瘤有分化好的脂肪细胞及不同分化程度的骨髓造血干细胞，并可见脂肪坏死和出血，偶见钙化；骨髓造血干细胞混合了脂肪细胞，特别是巨核细胞和不成熟的粒细胞。肾上腺皮质腺瘤由大量的纤维组织、血管结构以及不规则的腺样、微囊或囊状结构组成；肿瘤细胞多为单层扁平或柱状细胞，核无异型性（图 32-3）。肾上腺皮质嗜酸细胞腺瘤-肾上腺神经节细胞瘤碰撞瘤为类圆形实性肿块，两种成分的肿瘤大小不等，肿瘤呈棕褐色和淡黄色。肾上腺皮质嗜酸细胞腺瘤-肾上腺神经节细胞瘤碰撞瘤镜下可见两种成分具有各自的组织学特征（图 32-4）。

免疫组织化学染色：皮质成分表现为抑制素、melan-A、Syn、钙网膜蛋白（calretinin）、线粒体抗原 113-1 和 P450C21 阳性；髓质成分表现为嗜铬粒蛋白（chromogranin A）、Syn 阳性；支持细胞 S-100 阳性。肾上腺碰撞瘤组织学特征明显，并表现出各自独立的免疫组织化学特征，如小细胞肺癌肾上腺转移瘤-肾上腺皮质腺瘤碰撞瘤，两种肿瘤成分界限清楚，TIF-1 和 chromogranin A 阳性（图 32-5）。

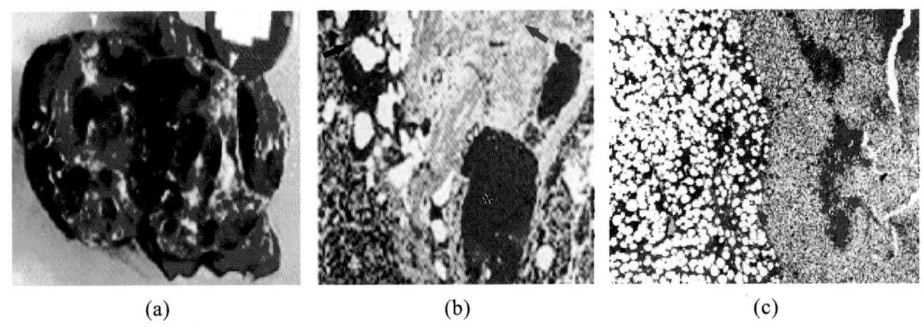

图 32-3 肾上腺皮质腺瘤-肾上腺髓性脂肪瘤碰撞瘤(Otal P 等,1999)

(a)肿瘤标本显示脂肪区呈黄色结节;(b)腺瘤组织(白色)、脂肪组织(黑色箭头)、纤维组织(红色箭头)和血管结构(黑色 *),HE,×400;(c)肾上腺皮质腺瘤(右)、肾上腺髓性脂肪瘤(左)两种成分界限清晰,HE,×40

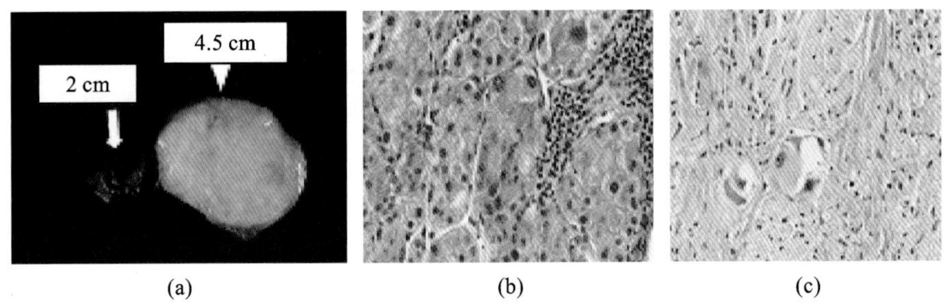

图 32-4 左侧肾上腺皮质嗜酸细胞腺瘤-肾上腺神经节细胞瘤碰撞瘤(Lee H S 等,2016)

(a)手术切除标本;(b)2 cm 肿瘤显示细胞质内含丰富的嗜酸性颗粒伴有变异的小型棕色色素颗粒;(c)4.5 cm 肿瘤显示施万细胞呈束状排列,HE,×40

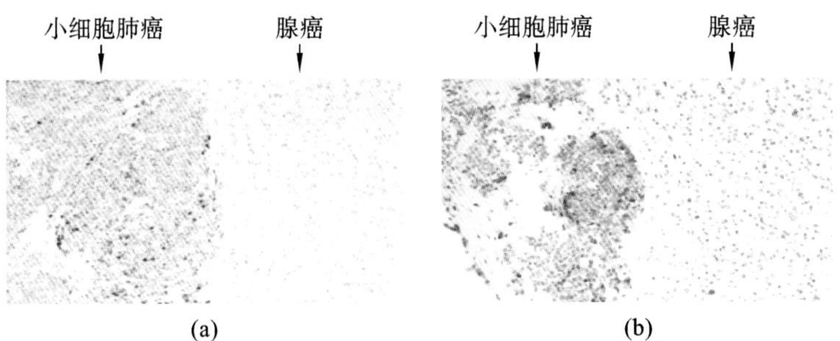

图 32-5 小细胞肺癌肾上腺转移瘤-肾上腺皮质腺瘤碰撞瘤免疫组织化学染色显示两种肿瘤成分界限清晰(Untch B R 等,2014)

(a)TIF-1 阳性;(b)chromogranin A 阳性

五、诊断和鉴别诊断

功能性肾上腺碰撞瘤诊断标准:①大多数患者年龄较轻,常有高血压,有肾上腺皮质和/或髓质肿瘤的临床表现;②血或尿中 CA 及其代谢产物水平增高,或伴有皮质醇、17-羟皮质类固醇、17-酮皮质类固醇增高;血醛固酮水平增高、钾水平降低;③CT 显示肾上腺占位性病变,均匀强化;MRI 增强扫描显示病灶不均匀强化。

一般,CT 检查是肾上腺碰撞瘤的首选检查方法(图 32-6 至图 32-8)。CT 图像可显示碰撞瘤中不同成分肿块各自的影像学特征(分界清晰),增强扫描显示它们有各自的强化特点,可利用肿瘤内的脂类含量和廓清特征区分碰撞瘤内的腺瘤成分和恶性病灶,CT 值≤10 HU 多诊断为肾上腺腺瘤,脂质成分缺乏的肾上腺腺瘤相对廓清率大于 40%、绝对廓清率大于 60%。然而,CT 检查诊断肾上腺碰撞瘤尚存在许多局限,如肾上腺外侧支或内侧支的轻微增厚常预示

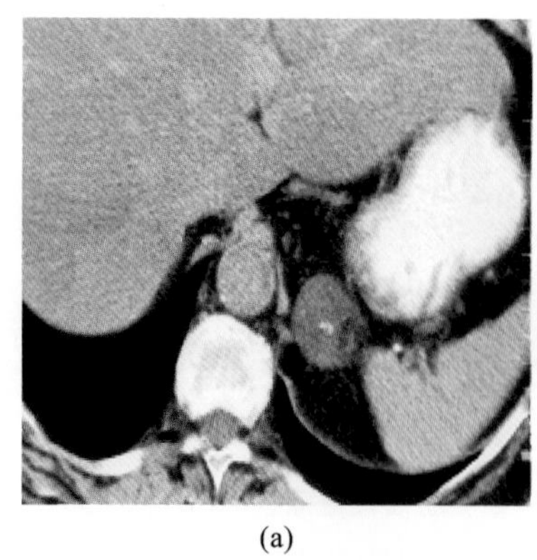

(a)

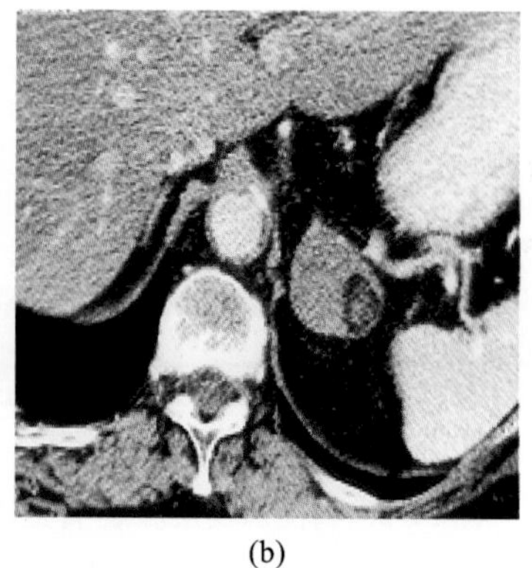

(b)

图 32-6　左侧肾上腺髓性脂肪瘤-肾上腺瘤碰撞瘤 CT 图像(Otal P 等,1999)

(a)CT 显示左侧肾上腺不均匀肿块,界限清晰,肿块内可见钙化和脂肪成分;(b)增强后肿瘤无强化征象

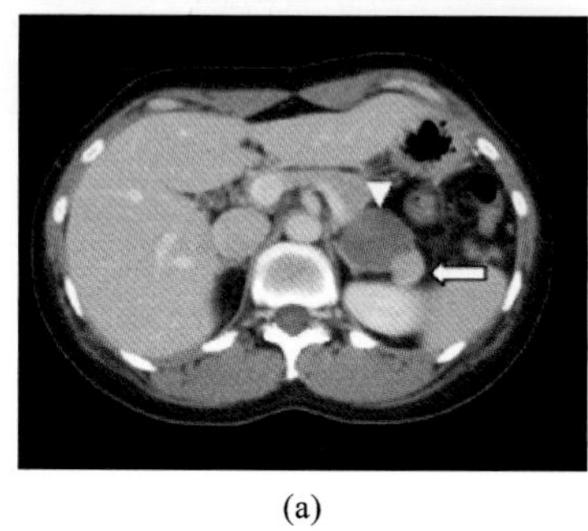

(a)

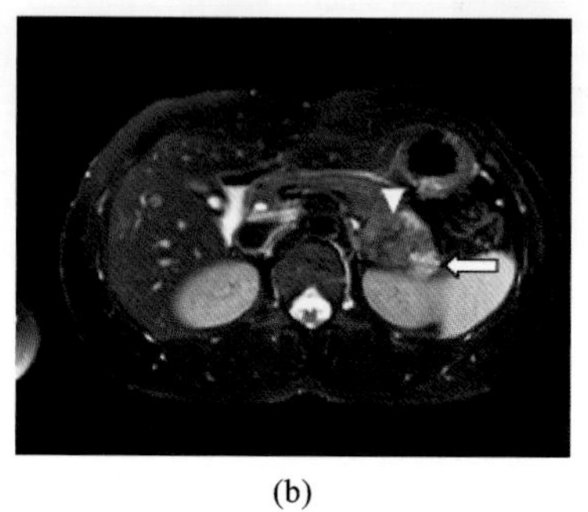

(b)

图 32-7　左侧肾上腺皮质嗜酸细胞腺瘤-肾上腺神经节细胞瘤碰撞瘤影像学图像(Lee H S 等,2016)

(a)CT 显示两个毗邻的圆形实性肿块,直径分别约 4 cm 和 1.8 cm;(b)MRI 图像

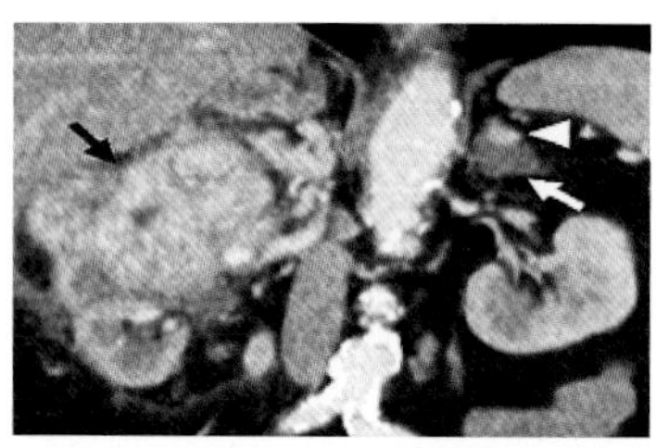

(a)

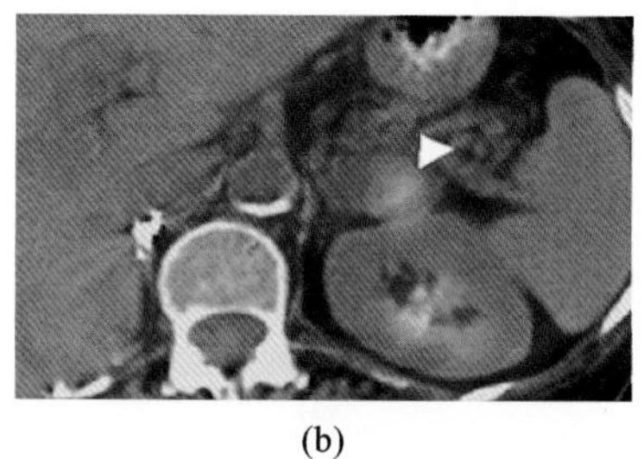

(b)

图 32-8　肾细胞癌(RCC)肾上腺转移瘤-肾上腺腺瘤碰撞瘤 CT 图像(Katabathina V S 等,2013)

(a)右侧 RCC,左侧肾上腺 RCC 转移瘤-肾上腺腺瘤碰撞瘤;(b)^{18}F-FDG PET/CT 显示转移瘤 FDG 高摄取

可能存在 CT 图像无法显示的转移性病变。

MRI 检查可以更准确地反映肾上腺碰撞瘤的特性,增强扫描在评价肾上腺病变中有重要意义。MRI 同相位图像显示肾上腺内高信号,在反相位上变为低信号,增强扫描病灶呈不均匀强化。腺瘤细胞内存在脂肪,良性腺瘤成分在反相位信号降低,而肾上腺转移瘤信号不降低。因此,MRI 检查对乏脂类腺瘤和细胞质内含脂类的肾上腺转移瘤的鉴别能力有限。尽管 MRI 增强扫描和廓清特点可用于肾上腺病变的定位、定性诊断,但其鉴别肾上腺良恶性病变的增强特性有一定的局限性。

^{18}F-FDG PET/CT 检查对诊断肾上腺碰撞瘤有很高的价值,可提供不同成分肿块各自的功能性特征,FDG 浓聚、高摄取常提示恶性肿瘤的可能(图 32-9)。^{18}F-FDG PET/CT 鉴别良性、恶性肾上腺肿瘤的敏感性和特异性分别为 94%～100%和 80%～100%。

值得注意的是,肾上腺病灶内含有两种不同成分时不一定都是碰撞瘤。肾上腺肿瘤病灶合

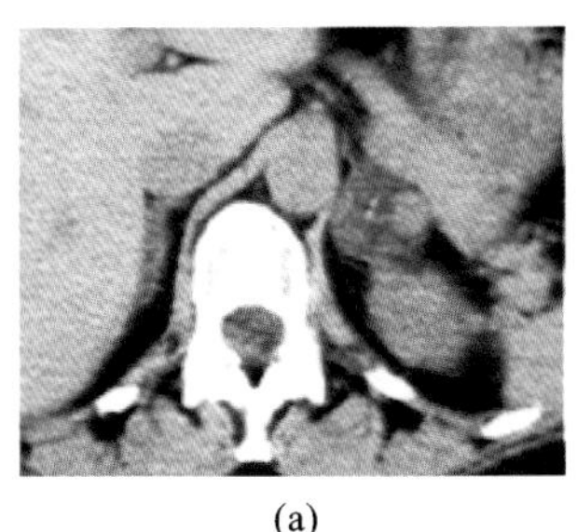
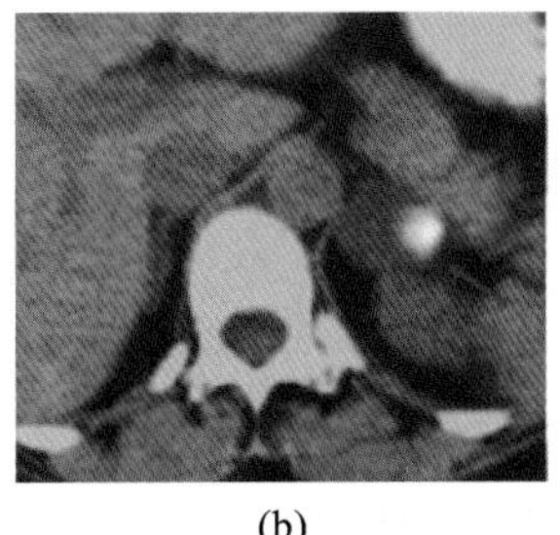
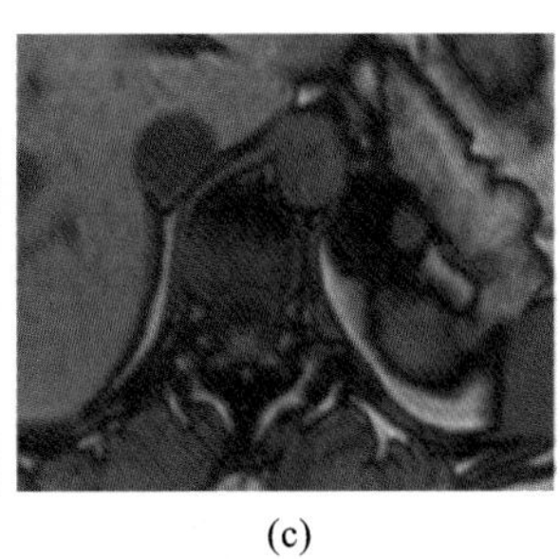

(a) (b) (c)

图 32-9 小细胞肺癌肾上腺转移瘤-左侧肾上腺皮质腺瘤碰撞瘤(Untch B R 等,2014)

(a)CT 显示左侧肾上腺肿瘤内有两个明显的病灶,低密度病灶约 2.9 cm×3.1 cm;高密度转移病灶约 1.2 cm ×1.4 cm,呈结节状,疑为转移瘤;(b)^{18}F-FDG PET/CT 显示左侧肾上腺 FDG 高摄取转移病灶,SUV 为 7.0;(c)MRI 显示左侧肾上腺皮质腺瘤低密度信号,其内 1.2 cm 的肿块为转移病灶

并出血、纤维化和脂肪变性亦可与肾上腺碰撞瘤相似,不易鉴别:①肾上腺肿瘤都有肿瘤内出血的可能,特别是体积较大的肿瘤。在不同的出血时期 CT 表现不同,所测得的 CT 值也不同,可有坏死和囊性变,且增强扫描无强化;^{18}F-FDG PET/CT 显示无异常摄取(图 32-10)。MRI 诊断肿瘤内脂肪和出血有独特优势,在血肿的不同时期可显示不同信号强度,且增强扫描无强化。若怀疑肾上腺肿瘤内出血,可在 3 个月后复查。如病灶有出血,复查图像可显示病灶体积减小和形态变化。②肾上腺腺瘤内纤维化也可与碰撞瘤相似,大的腺瘤可有纤维样变性,常表现为低密度肿块中有高密度灶,MSCT 和 MRI 增强扫描均显示纤维样变性部分无强化。③肾上腺肿瘤内的脂肪变性也可与肾上腺碰撞瘤相似,肾上腺肿瘤行经皮射频消融术治疗后,易出现肉眼可见的脂肪变性,易与肾上腺碰撞瘤混淆。④肾上腺腺瘤和肾上腺转移瘤组成的肾上腺碰撞瘤与肾上腺转移瘤、肾上腺淋巴瘤在诊断上不易鉴别,^{18}F-FDG PET/CT 检查有助于诊断和鉴别诊断,肾上腺转移瘤和肾上腺淋巴瘤多为 FDG 高摄取。

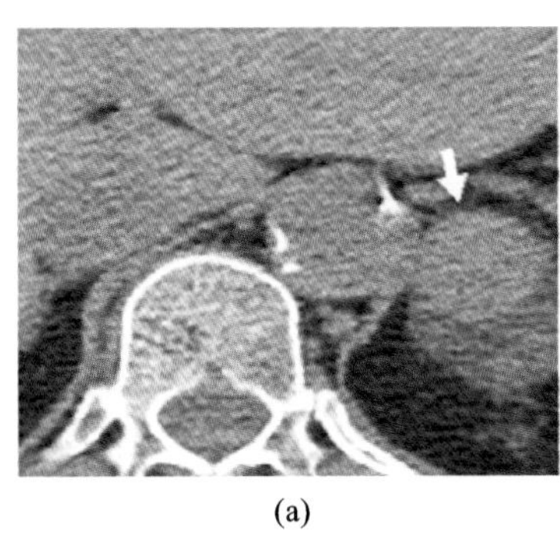
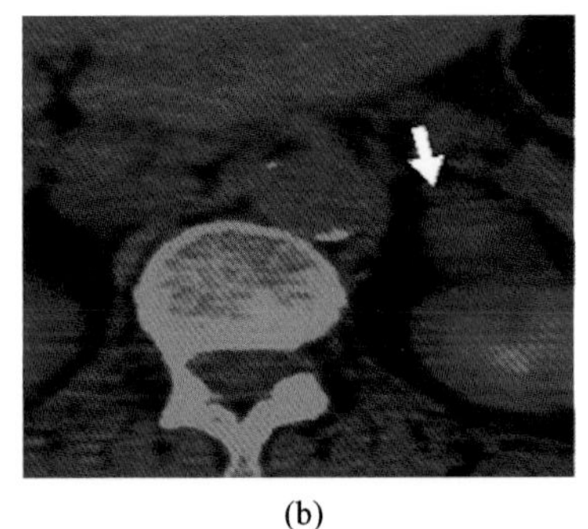

(a) (b)

图 32-10 左侧肾上腺腺瘤合并出血(Katabathina V S 等,2013)

(a)CT 增强扫描无强化;(b)^{18}F-FDG PET/CT 显示 FDG 摄取无异常

肾上腺碰撞瘤需与肾上腺皮质腺瘤-肾上腺髓质增生、混合性肾上腺皮质癌、复合性 PHEO(肾上腺神经母细胞瘤、节细胞神经母细胞瘤和节细胞瘤)、PHEO-肾上腺皮质增生、有症状的肾上腺皮质肿瘤和 PHEO 相鉴别。对诊断有疑问的患者,酌情考虑行超声或 CT 引导下的经皮细针穿刺术,对由不同成分组成的肾上腺肿块进行活检。对考虑肾上腺碰撞瘤可能的患者,行超声或 CT 引导下的细针穿刺活检时须确保从具有不同影像学特征的多个区域选取不同的样本,有利于提高病理组织学诊断的准确性。值得注意的是,对肾上腺碰撞瘤进行细针穿刺活检时一定要考虑到 PHEO 的可能,因穿刺可影响 PHEO 儿茶酚胺的分泌,可能造成血流动力学不稳定、高血压危象或难以控制的出血甚至死亡。

肾上腺碰撞瘤术前确诊率较低,常规检查的特异性差、误诊率极高,确定诊断主要依靠术后病理组织学和免疫组织化学检查。

此外，肾上腺碰撞瘤需与同侧肾上腺并存瘤相鉴别，如 PHEO-肾上腺皮质腺瘤碰撞瘤需与同侧、同时发生的 PHEO-肾上腺皮质腺瘤并存瘤（pheochromocytoma with synchronous ipsilateral adrenal cortical adenoma，PSCA）相鉴别。大多数 PSCA 病例以 PHEO 瘤体为主，两种肿瘤成分颜色区分明显、呈上下位关系、紧密毗邻、各自包膜完整（图 32-11）。影像学诊断中，MRI 或 ^{18}F-FDG PET/MRI 图像显示肾上腺皮质、髓质病变信号差异较明显，对诊断 PSCA 中两个不同组织来源的肿瘤更为敏感。

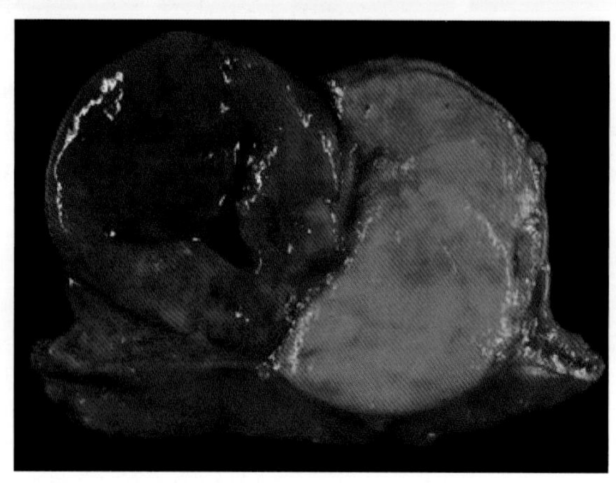

图 32-11　同侧、同时发生的 PHEO-肾上腺皮质腺瘤并存瘤（Hasassri M E 等，2017）

褐色肿瘤为 PHEO，约 2.5 cm×1.8 cm×1.5 cm；黄色肿瘤为肾上腺皮质腺瘤，约 4.4 cm×2.3 cm×1.3 cm

六、治疗

目前对肾上腺碰撞瘤的处理，倾向于采取积极主动的治疗措施，其治疗应遵循以下原则：①有激素分泌功能的肿瘤宜手术切除；②肿瘤直径≥4 cm 的良性肿瘤共存，应手术切除；③良性肿瘤和恶性肿瘤共存，应手术切除；④两种恶性肿瘤共存，应手术切除；⑤明确为转移瘤共存，只影响一侧肾上腺，对侧肾上腺及其他部位都未发现转移瘤者，应手术切除；⑥肿瘤直径＜4 cm，若无恶性肿瘤的影像学特征，也无激素分泌功能，酌情进行超声或 CT 引导下的细针穿刺活检；若为恶性肿瘤或转移瘤碰撞瘤，则手术切除或治疗原发癌。对良性肾上腺碰撞瘤患者可以随访观察，每 3 个月进行 1 次超声检查，每半年至 1 年进行 1 次 CT 和/或 MRI 检查。如果发现肿瘤有明显增大的趋势，或激素测定显示有激素分泌功能，应及时手术切除。

有手术指征的患者宜首选腹腔镜手术，创伤小、出血少、恢复快。肿瘤较大且怀疑是恶性肿瘤者，酌情选择开放性手术。良性-恶性肾上腺碰撞瘤或恶性肾上腺碰撞瘤术后的辅助治疗可参考相关章节。

七、预后

肾上腺碰撞瘤患者的预后取决于碰撞瘤的成分是良性还是恶性。一般而言，良性肾上腺碰撞瘤患者的预后良好，良性-恶性肾上腺碰撞瘤或恶性肾上腺碰撞瘤患者的预后较差（参考相关章节）。

八、随访

术后需长期密切随访，根据碰撞瘤的成分（良性或恶性）采取相应的随访策略（参考相关章节）。

（曾　进　董　锐）

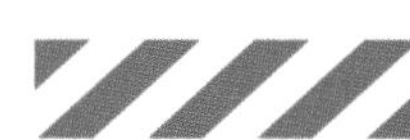

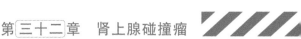

参考文献

[1] Bertolini P, Rossi G, Fiocchi F, et al. Primary adrenal gland carcinosarcoma associated with metastatic rectal cancer: a hitherto unreported collision tumor[J]. Tumori, 2011, 97(5): 27e-30e.

[2] Liu D Y, Kumar S A. An exceedingly rare adrenal collision tumor: adrenal adenoma-metastatic breast cancer-myelolipoma[J]. J Community Hosp Intern Med Perspect, 2017, 7(4): 241-244.

[3] Abdullazade S, Sahin I, Tezel G G. A rare case of collision tumor: coexistence of adrenocortical adenoma and pheochromocytoma in the same adrenal gland[J]. J Med Cases, 2012, 3(1): 63-67.

[4] Lee H S, Choi Y J, Kim C, et al. Adrenal collision tumor: coexistence of pigmented adrenal cortical oncocytoma and ganglioneuroma[J]. Case Rep Surg, 2016, 2016: 5790645.

[5] Alsabek M B, Alhmaidi R, Ghazzawi B, et al. Mixed corticomedullary adrenal carcinoma—case report: comparison in features, treatment and prognosis with the other two reported cases[J]. Int J Surg Case Rep, 2017, 31: 254-261.

[6] Sato N, Watanabe Y, Saga T, et al. Adrenalcortical adenoma containing a fat component: CT and MR image evaluation[J]. Abdom Imaging, 1995, 20(5): 489-490.

[7] 覃夏丽，温祖光，黄仲奎. 肾上腺碰撞瘤 CT 表现一例[J]. 影像诊断与介入放射学，2018，27(2): 162-164.

[8] Ukimura O, Inui E, Ochiai A, et al. Combined adrenal myelolipoma and pheochromocytoma[J]. J Urol, 1995, 154(4): 1470.

[9] Wieneke J A, Thompson L D, Heffess C S. Corticomedullary mixed tumor of the adrenal gland[J]. Ann Diagn Pathol, 2001, 5(5): 304-308.

[10] Untch B R, Shia J, Downey R J, et al. Imaging and management of a small cell lung cancer metastasis/adrenal adenoma collision tumor: a case report and review of the literature[J]. World J Surg Oncol, 2014, 12: 45.

[11] Rocher L, Youssef N, Tasu J P, et al. Adrenal pheochromocytoma and controlateral myelolipoma[J]. Clin Radiol, 2002, 57(6): 535-537.

[12] Ghander C, Tenenbaum F, Tissier F, et al. When adrenal Cushing's and phaeochromocytoma meet[J]. Lancet, 2012, 380(9854): 1683.

[13] Katabathina V S, Flaherty E, Kaza R, et al. Adrenal collision tumors and their minics: multimodality imaging findings[J]. Cancer Imaging, 2013, 13(4): 602-610.

[14] Shin Y R, Kim K A. Imaging features of various adrenal neoplastic lesions on radiologic and nuclear medicine imaging[J]. AJR, 2015, 205(3): 554-563.

[15] Hayashi T, Gucer H, Mete O. A mimic of sarcomatoid adrenal cortical carcinoma: epithelioid angiosarcoma occurring in adrenal cortical adenoma[J]. Endocr Pathol, 2014, 25(4): 404-409.

[16] Takizawa K, Kohashi K, Negishi T, et al. A exceptional collision tumor of primary adrenal angiosarcoma and non-functioning adrenocortical adenoma[J]. Pathol Res Pract, 2017, 213(6): 702-705.

[17] Hasassri M E, Pandian T K, Bobr A A, et al. Pheochromocytoma with synchronous

ipsilateral adrenal cortical adenoma[J]. World J Surg,2017,41(12):3147-3153.

[18] Piotrowski Z, Tomaszewski J J, Hartman A L, et al. Renal cell carcinoma and an incidental adrenal lesion:adrenal collision tumors[J]. Urology,2015,85(3):e17-e18.

[19] Zhang C X, Tian Y. Adrenal collision tumor composed of adrenocortical adenoma and pheochromocytoma[J]. Chin Med J(Engl),2018,131(3):374-375.

[20] Alsabek M B, Alhmaidi R, Ghazzawi B, et al. Mixed corticomedullary adrenal carcinoma—case report:comparison in features,treatment and prognosis with the other two reported cases[J]. Int J Surg Case Rep,2017,31:254-261.

[21] Lau S K, Chu P G, Weiss L M. Mixed cortical adenoma and composite pheochromocytoma-ganglioneuroma: an unusual corticomedullary tumor of the adrenal gland[J]. Ann Diagn Pathol,2011,15(3):185-189.

[22] Michalopoulos N, Pazaitou-Panayiotou K, Boudina M, et al. Mixed corticomedullary adrenal carcinoma[J]. Surg Today,2013,43(11):1232-1239.

[23] Donatini G. Editorial comment to dopamine-secreting corticomedullary mixed tumor of the adrenal gland[J]. Int J Urol,2012,19(12):1124-1125.

[24] Kaneko T, Matsushima H, Homma Y. Dopamine-secreting corticomedullary mixed tumor of the adrenal gland[J]. Int J Urol,2012,19(12):1123-1124.

[25] 曾进,陈忠. 现代泌尿肿瘤学[M]. 北京:人民卫生出版社,2023.

第三十三章 腹膜后肾上腺外神经节细胞瘤

一、发病情况

神经节细胞瘤(ganglioneuroma)又称为节细胞神经瘤,是一种少见的神经源性良性肿瘤,来源于神经嵴,起源于交感神经节细胞,好发于后纵隔及腹膜后脊柱两侧。国内外有关肾上腺神经节细胞瘤的报道较多,肾上腺外神经节细胞瘤(extra-adrenal ganglioneuroma)较罕见(图33-1),多见于腹膜后(32%~52%)、肾门区或盆腔。少数病例中该瘤有恶变的可能。

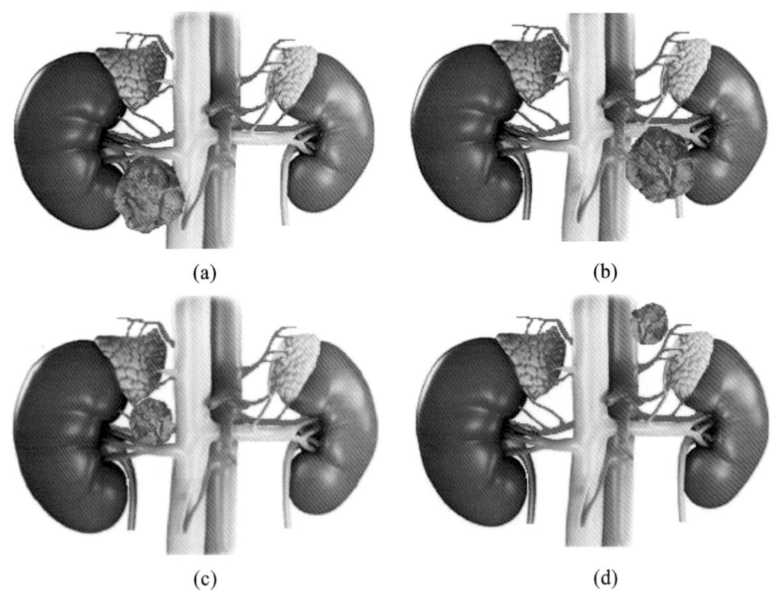

图 33-1 腹膜后肾上腺外神经节细胞瘤发生部位示意图

各年龄段均可发病,常见于儿童,发病年龄最小 4 个月。成人发病率较低,2/3 的病例发病年龄为 20 岁,60 岁以上罕见。

二、病理组织学

位于腹膜后的神经节细胞瘤的特征之一是大多数病例中肿瘤较大,肿瘤常沿周围器官间隙呈嵌入性生长,邻近大血管被包绕穿行于肿瘤之中或受压移位。大体观,肿瘤直径为 5~17 cm,实性,边界清晰,呈圆形、类圆形、椭圆形或分叶状,肿瘤周围有纤维性包膜,表面可见明显的大血管。切面呈淡黄色,鱼肉状(图 33-2)。镜下见肿瘤由较大的不规则细胞巢组成,细胞大小不均，细胞质嗜碱性。大量的黏液基质间散在神经纤维细胞、胞质丰富的成熟神经节细胞、施万细胞和毛细血管（图 33-3）。

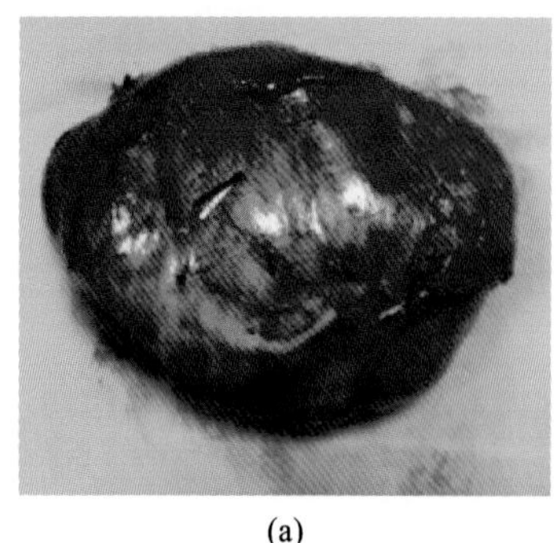
(a)

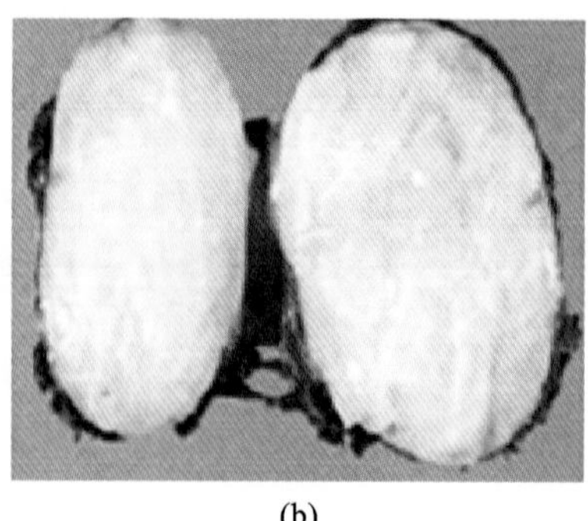
(b)

图 33-2　腹膜后肾上腺外神经节细胞瘤标本（Al-Hammadi A A A 等，2012；Vasiliadis K 等，2012）

（a）肿瘤标本外观，肿瘤约 8.0 cm×6.0 cm×5.5 cm；（b）肿瘤切面，肿瘤约 7.0 cm×4.0 cm×3.0 cm

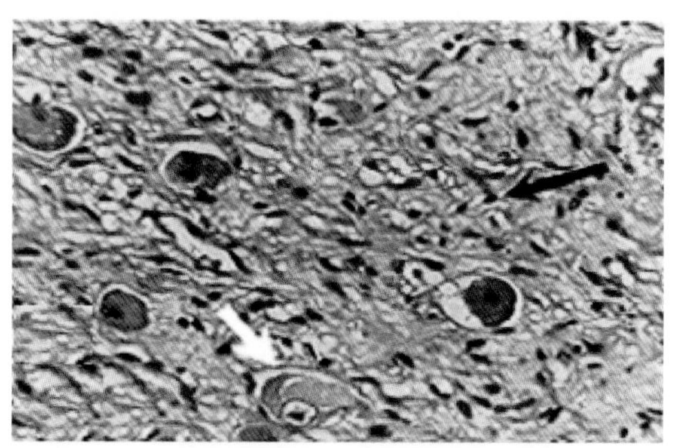

图 33-3　腹膜后肾上腺外神经节细胞瘤显微镜检查（Balaj C 等，2015）

白色箭头示施万细胞，黑色箭头示施万细胞内的基质，×40

免疫组织化学染色：施万细胞/基质区 S-100、Syn 和 NF 阳性，神经节细胞区 S-100、Syn、嗜铬粒蛋白 A（chromogranin A）阳性（图 33-4）。

三、诊断

临床症状常无特异性，多于进行影像学检查时偶然发现。临床诊断较为困难，容易误诊。

超声检查：腹膜后主动脉旁或肾门区可见低回声肿块，边界清晰、形态多不规则（图 33-5）。

CT 平扫：CT 值 22～38 HU，平均 29.5 HU。肿瘤密度低于肌肉，密度均匀或不均匀，肿瘤内可见点状钙化。增强扫描后肿瘤轻中度强化（图 33-6、图 33-7）。

MRI 检查：T1WI 显示肿瘤呈较均匀低信号；T2WI 呈不均匀高信号，内可见条状低信号影；增强扫描后局部可见絮状轻度强度，延迟期可见不均匀轻度或中度强化。

腹膜后肾上腺外神经节细胞瘤主要与神经母细胞瘤、节细胞神经母细胞瘤、淋巴管囊肿、神经鞘瘤和副神经节瘤等相鉴别。腹膜后肾上腺外神经节细胞瘤具有一定的特征性影像学表现，这些表现有助于其诊断。对于术前诊断有疑问的患者，酌情行超声或 CT 引导下的细针穿刺组织学检查（图 33-8），有助于诊断和鉴别诊断以及制订治疗方案。最终确定诊断依靠术后病理组织学和免疫组织化学检查。

四、治疗

目前，腹膜后肾上腺外神经节细胞瘤尚无标准的治疗指南。治疗以手术切除为主，首选腹腔镜肿瘤切除术（图 33-9）。恶性腹膜后肾上腺外神经节细胞瘤有局部侵犯的可能性，完整切除

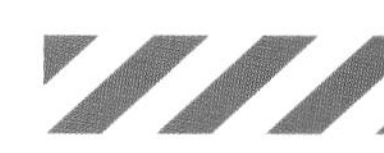

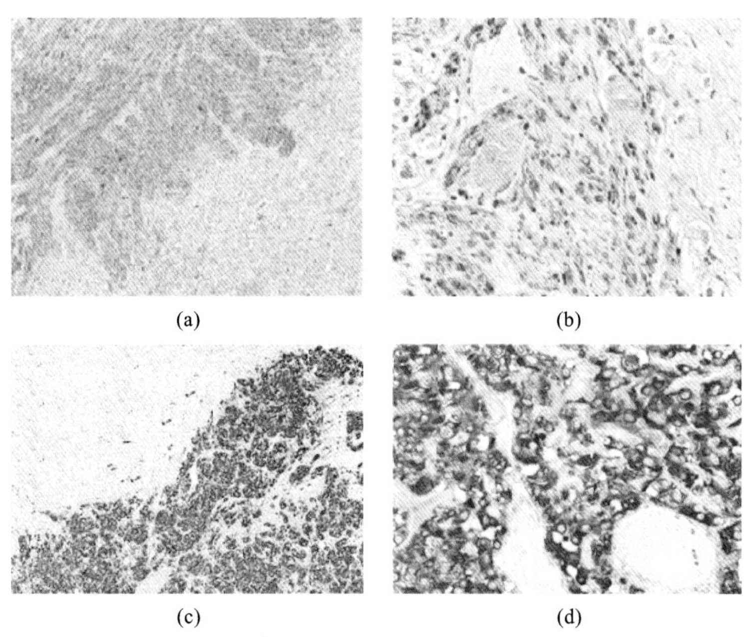

(a)　(b)　(c)　(d)

图 33-4　腹膜后肾上腺外混合性 PGL-神经节细胞瘤免疫组织化学染色结果(Inzani F 等,2009)

(a)(b)施万细胞区 NF 阳性、S-100 强阳性;(c)(d)神经节细胞区 Syn、chromogranin A 均阳性

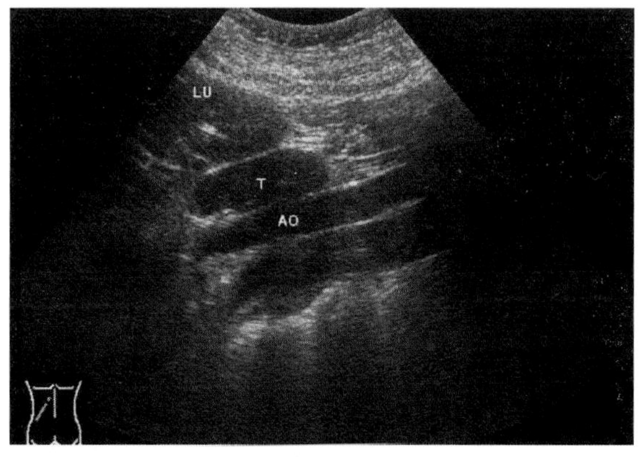

图 33-5　腹膜后肾上腺外神经节细胞瘤超声图像

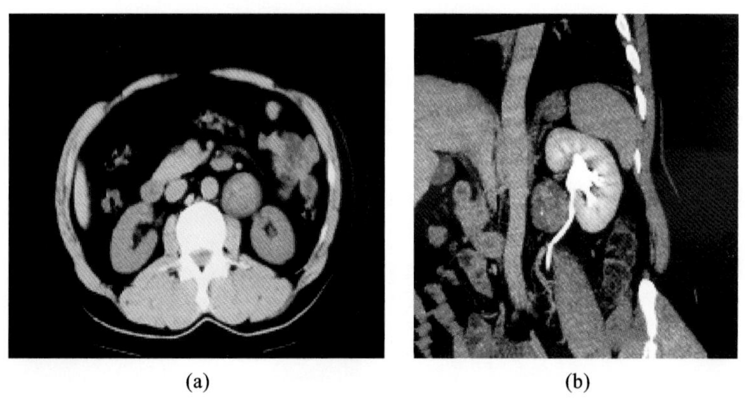

(a)　(b)

图 33-6　左侧肾门神经节细胞瘤 CT 图像

CT 显示肿块内可见点状钙化,增强扫描后轻度强化

较困难,切除困难程度取决于局部组织的侵犯程度。对于直径大于 12 cm 的肿瘤,腹腔镜切除有困难时,可选择开放性手术(图 33-10)。

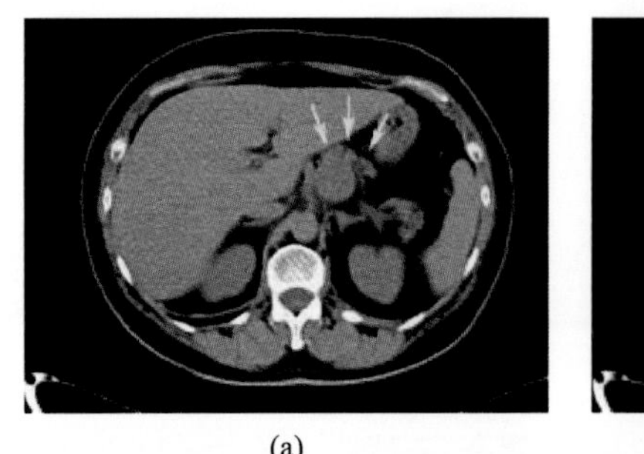
(a)

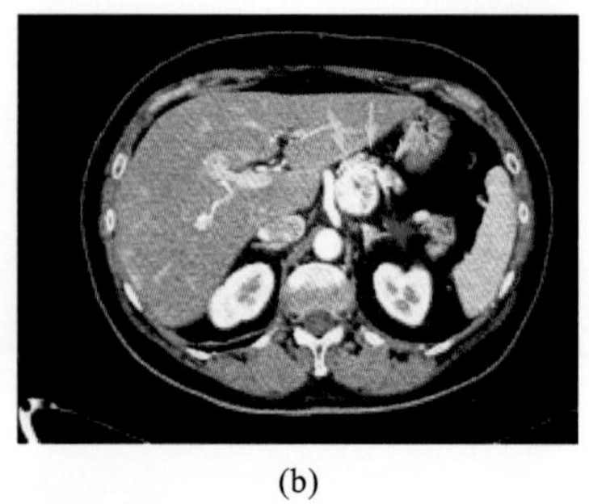
(b)

图 33-7 腹膜后肾上腺外混合性 PGL-神经节细胞瘤 CT 图像(Inzani F 等,2009)

CT 显示胰腺体尾部、左侧肾上腺上方肿瘤,增强扫描后可见强化

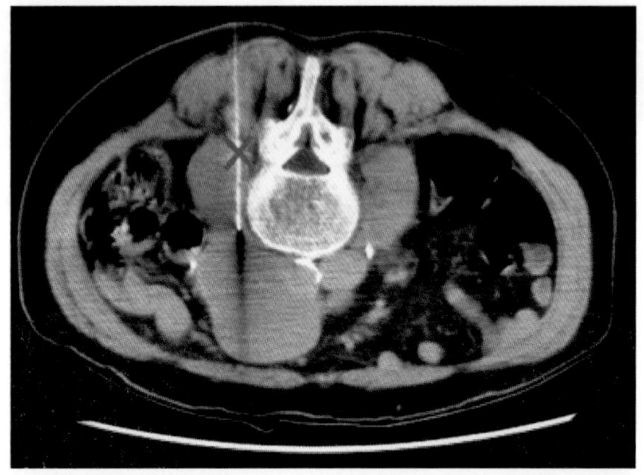

图 33-8 CT 引导下的腹膜后肾上腺外神经节细胞瘤细针穿刺图像(Sood S K 等,2007)

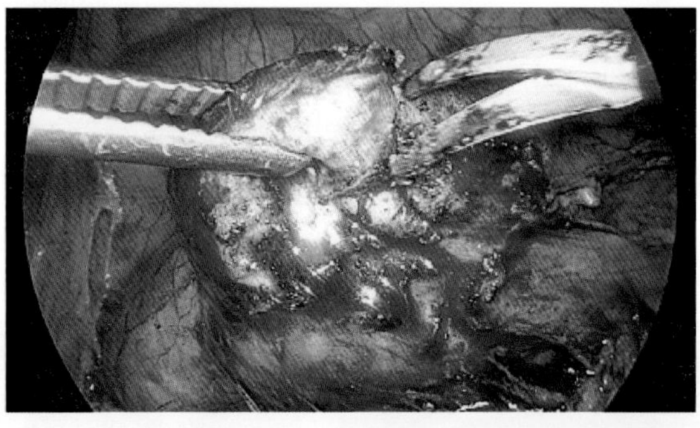

图 33-9 腹膜后肾上腺外神经节细胞瘤腹腔镜肿瘤切除术术中所见(Baldvinsdottir B 等,2015)

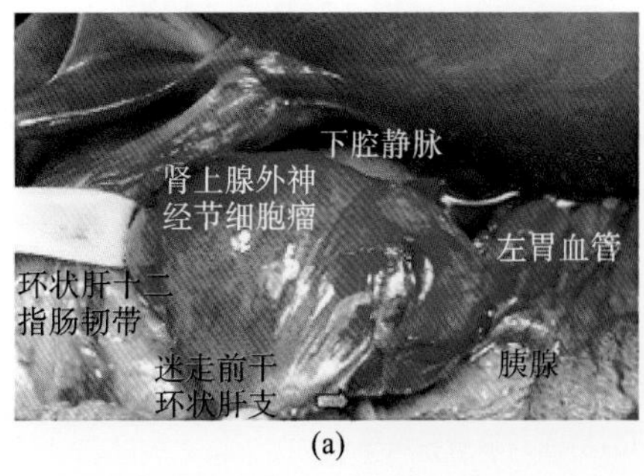

(a)

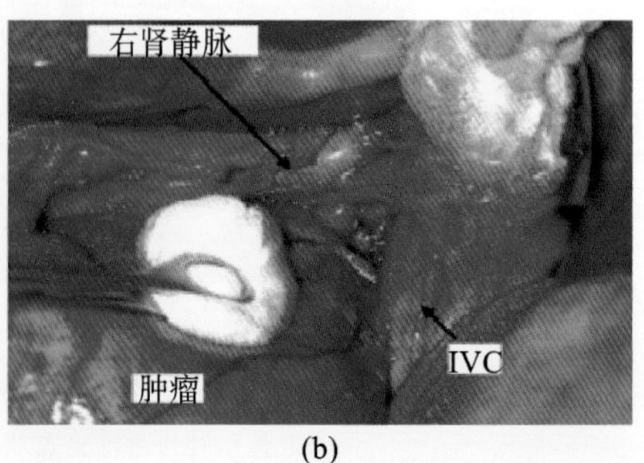

(b)

图 33-10 腹膜后肾上腺外神经节细胞瘤开放性手术术中所见(Vasiliadis K 等,2012;Cocieru A 等,2011)

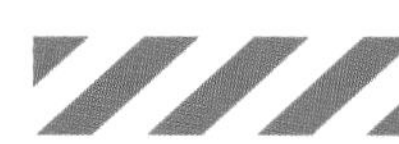

对于恶性腹膜后肾上腺外神经节细胞瘤，术后化疗和放疗通常没有作用，可酌情考虑进行基因靶点检测，选择性应用分子靶向治疗或免疫治疗。

五、预后和随访

肿瘤完整切除后，预后良好。腹膜后肾上腺外神经节细胞瘤术后有潜在的局部复发或恶变可能，应长期密切随访。一般，治疗后一年内每 3 个月随访一次，第二年每 6 个月随访一次，之后每年随访一次。随访内容包括体格检查、超声/CT 检查、24 h 尿 VMA/HVA 测定等。疑有转移时，酌情行 ^{18}F-FDG PET/CT 检查。

（曾 进 董 锐）

参考文献

[1] Cai J H, Zeng Y, Zeng H L, et al. Retroperitoneal ganglioneuroma in children: CT and MRI features with histologic correlation[J]. Eur J Radiol, 2010, 75(3): 315-320.

[2] Balaj C, Oliver A, Lemarie C, et al. Retroperitoneal ganglioneuroma revealed as an "incidentaloma" in a healthy volunteer[J]. Diagn Interv Imaging, 2015, 96(1): 93-96.

[3] Nelms J K, Diner E K, Lack E E, et al. Retroperitoneal ganglioneuroma encasing the celiac and superior mesenteric arteries[J]. Sci World J, 2004, 4: 974-977.

[4] Koktener A, Kosehan D, Akin K, et al. Incidentally found retroperitoneal ganglioneuroma in an adult[J]. Indian J Surg, 2015, 77(Suppl 1): 3-5.

[5] Cronin E M P, Coffey J C, Herlihy D, et al. Massive retroperitoneal ganglioneuroma presenting with small bowel obstruction 18 years following initial diagnosis[J]. Ir J Med Sci, 2005, 174(2): 63-66.

[6] Lee J H, Chai Y J, Kim T H, et al. Clinicopathological features of ganglioneuroma originating from the adrenal glands[J]. World J Surg, 2016, 40(12): 2970-2975.

[7] Sood S K, Balasubramanian S P, Harrison B J. Percutaneous biopsy of adrenal and extra-adrenal retroperitoneal lesions: beware of catecholamine secreting tumours! [J]. Surgeon, 2007, 5(5): 278-281.

[8] Inzani F, Rindi G, Tamborrino E, et al. Extra-adrenal composite paraganglioma with ganglioneuroma component presenting as a pancreatic mass[J]. Endocr Pathol, 2009, 20(3): 191-195.

[9] Alimoglu O, Caliskan M, Acar A, et al. Laparoscopic excision of a retroperitoneal ganglioneuroma[J]. JSLS, 2012, 16(4): 668-670.

[10] Burttet L M, Abreu F J D S, Varaschin C A, et al. Robotic assisted laparoscopic excision of a retroperitoneal ganglioneuroma[J]. Int Braz J Urol, 2017, 43(5): 997.

[11] Vasiliadis K, Papavasiliou C, Fachiridis D, et al. Retroperitoneal extra-adrenal ganglioneuroma involving the infrahepatic inferior vene cava, celiac axis and superior mesenteric artery: a case report[J]. Int J Surg Case Rep, 2012, 3(11): 541-543.

[12] Cocieru A, Saldinger P F. Images in surgery: retroperitoneal ganglioneurome[J]. Am J Surg, 2011, 201(1): e3-e4.

[13] Kumar S, Singh S, Chandna A. Organ preservation in a case of retroperitoneal

ganglioneuroma: a case report and review of literature[J]. Case Rep Surg, 2016, 2016:6597374.

[14] Dabrowska-Thing A, Rogowski W, Pacho R, et al. Retroperitoneal ganlioneuroma mimicking a kidney tumour case report[J]. Pol J Radiol, 2017, 82:283-286.

第三十四章

腹膜后肾上腺外副神经节瘤

一、发病情况

腹膜后肾上腺外副神经节瘤指肾上腺以外的嗜铬细胞瘤，亦称为副神经节瘤(paraganglioma，PGL)(图 34-1、图 34-2)，是少见的神经内分泌肿瘤，占全部嗜铬细胞瘤(pheochromocytoma，PHEO)的 10%～20%。近年来，国内外报道其发病率有上升的趋势，多数报道在 20%左右。PGL 可发生在身体的各个部位，多发生于头颈部、纵隔、腹膜后、盆腔及泌尿生殖系统等副神经节分布区域，如颈动脉旁约占 1.2%，膀胱约占 9.8%；PGL 常位于腹膜后主动脉旁两侧副神经节细胞分布处，约占 71%。腹膜后肾上腺外 PGL 起源于肾上腺外副神经节主细胞，与自主神经系统神经节有关，个别结构具有化学感受器的功能。文献报道，大部分 PGL 是良性肿瘤，恶性 PGL 占 10%～12%。肿瘤生长缓慢，倍增时间约为 4.2 年。

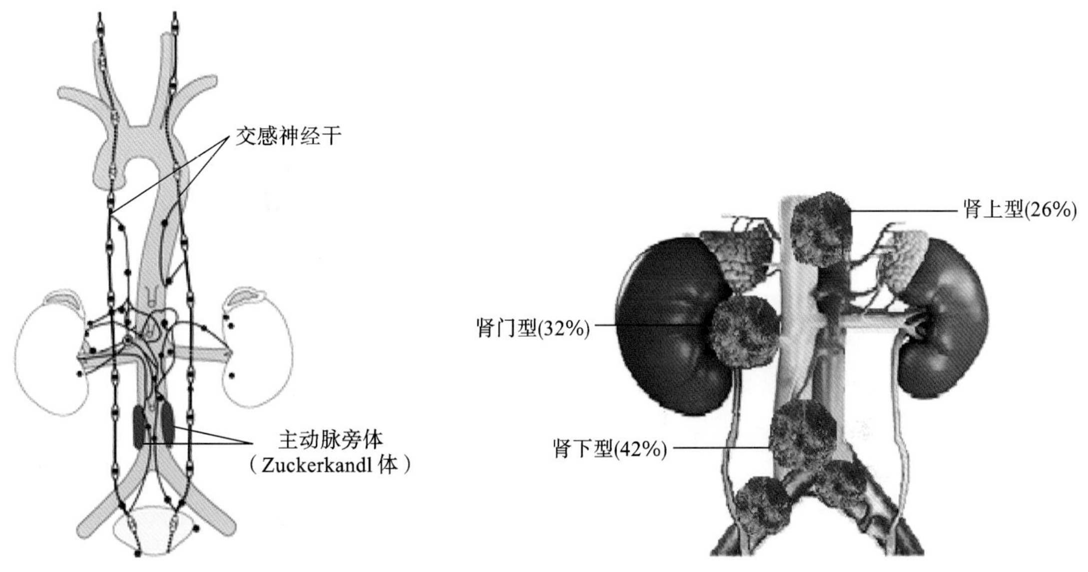

图 34-1 副神经节分布示意图(Lee K Y 等，2006)

图 34-2 腹膜后肾上腺外 PGL 发生部位、分型示意图

良性 PGL 发病年龄为 5～72 岁，平均为 37 岁，以 40～50 岁成人多见，10%发生于儿童；发病无性别差异。多为单发，多发者罕见，且多发者具有遗传倾向。恶性 PGL 发病年龄为 12～68 岁，平均为 39 岁；男性多见，约占 69%。少数恶性腹膜后肾上腺外 PGL 可伴发头颈部 PGL

且具有家族遗传性。

二、分子生物学

RET、VHL、NF1、SDHD、SDHB、SDHC 基因是大多数遗传性 PGL 的主要突变基因，其中 SDHD 基因(11q23.1)发生杂合性错义突变，位于第二外显子(W43X)。散发性 PGL 病例中大多数与 SDH 不同亚型的基因突变有关，约 40%的 SDHB 基因(1p36.13)突变患者会发生远处转移。有研究发现在散发性 PGL 病例中检测到 SDHB 基因第一外显子发生同义突变 A6A，有该突变的 PGL 病理上均为恶性，提示 A6A 可能影响 PGL 的表型。研究发现，PGL 患者中存在端粒酶逆转录酶基因(telomerase reverse transcriptase gene，TERT 基因)启动子区域 C228T 位点的突变。TERT 基因(图 34-3)的组织特异性改变与启动肿瘤发生的致癌基因(图 34-4)联合，足以促进肿瘤的发生和进展。此外，TERT 基因高频率的突变可能与患者的不良预后有关，故对所有腹膜后肾上腺外 PGL 患者均应进行 SDHB、SDHD 和 TERT 基因筛查。

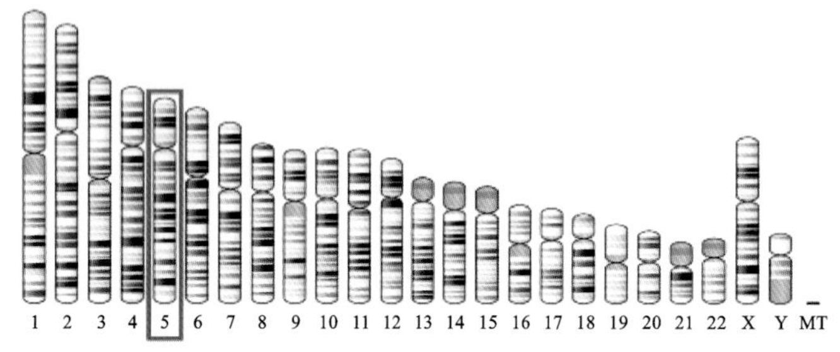

图 34-3　TERT 基因定位于染色体 5p15.33

图 34-4　致癌基因激活-肿瘤形成图解

三、病理组织学

大体观，肿瘤呈圆形或椭圆形，实性(图 34-5)，大小为 2.5～15 cm，部分病例肿瘤无包膜；肿瘤较大时常为分叶状，个别病例肿瘤直径可达 20 cm 以上。功能性 PGL 患者的肿瘤小于无功能性者，平均直径分别为 7 cm 和 12 cm。切面呈灰粉红色、棕色或淡黄色，局部可见局灶性出血、坏死或囊性变(图 34-6)。

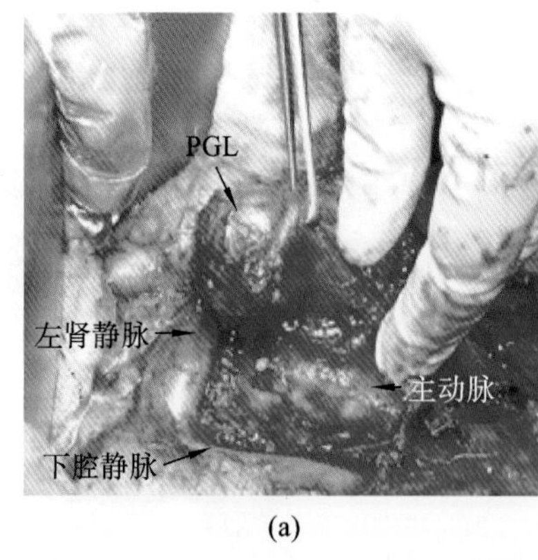

(a)

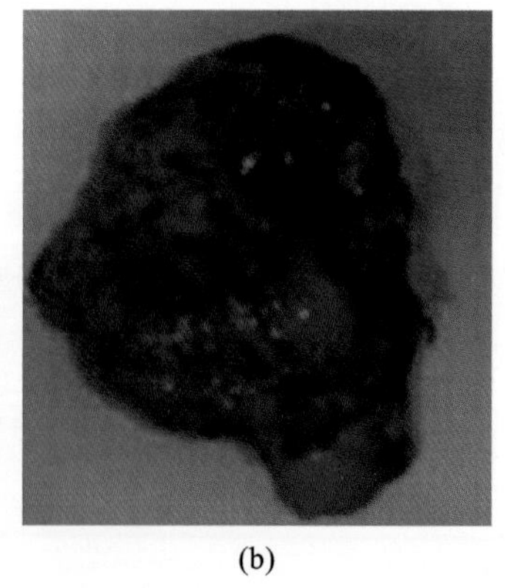

(b)

图 34-5　腹膜后肾上腺外 PGL(Ahmad S 等，2009)

(a)术中所见；(b)手术切除标本

组织学上肿瘤细胞形态类似肾上腺嗜铬细胞瘤，镜下可见主要由主细胞和支持细胞两种细胞组成；肿瘤细胞特征性地排列成巢状、束状、腺泡状或实体样结构，由富含血管的纤维间质和血窦分隔。细胞呈圆形、卵圆形或多边形，偶见梭形，大小一致或悬殊；细胞质丰富淡染、嗜碱性或嗜双色性；核呈圆形或卵圆形，核仁明显，可表现为多边形(图 34-7)，核分裂象罕见。恶性

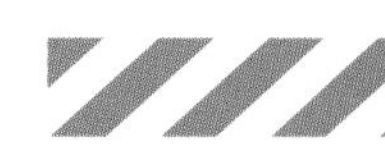

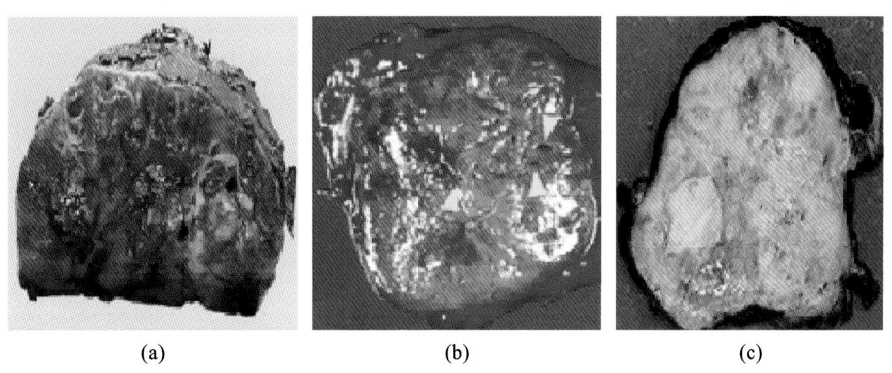

(a) (b) (c)

图 34-6 腹膜后肾上腺外 PGL 切面(Rosing J H 等,2009;Lee K Y 等,2006;Gellert L L 等,2019)

PGL 的肿瘤细胞异型性显著,核分裂象多见,并可见局灶性或融合性坏死,血管侵犯或包膜侵犯,常伴局部淋巴结转移。

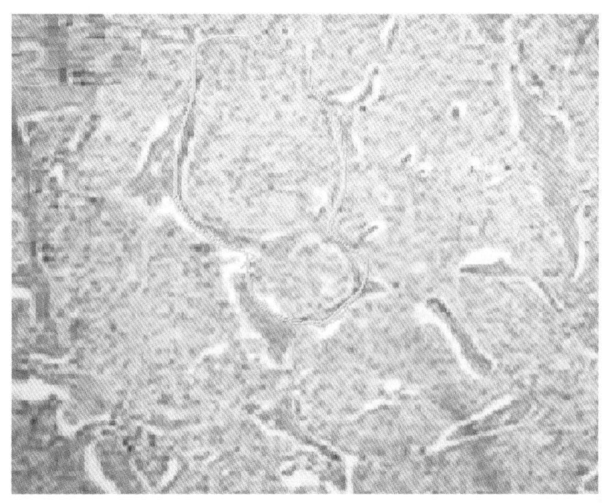

图 34-7 腹膜后肾上腺外 PGL 显微镜检查(Patricio G M 等,2013)

肿瘤细胞呈梭形、卵圆形,核染色后呈"盐和胡椒"状,并可见大量的细微颗粒状嗜碱性细胞质

免疫组织化学染色:嗜铬粒蛋白 A(chromogranin A)、Syn、S-100 阳性。恶性 PGL 中 NSE 阳性或 CgA 强阳性(图 34-8)。

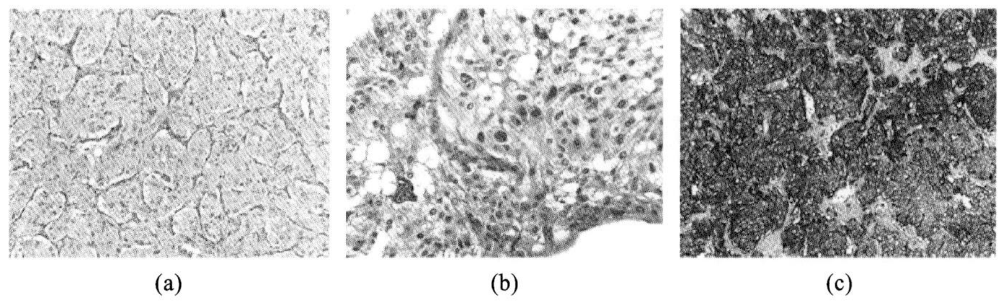

(a) (b) (c)

图 34-8 腹膜后肾上腺外 PGL 免疫组织化学染色结果(Rosing J H 等,2009)

(a)细胞排列成巢状;(b)存在核分裂象;(c)CgA 强阳性

良性和恶性 PGL 有相同的生物学表现,其鉴别缺乏可靠的生化指标。Ki-67 指数>3%、有丝分裂象>1/10 HP 和/或不典型核分裂象、有融合性坏死以及出现非整倍体,则极有可能是恶性肿瘤,至少具有很高的恶性潜能。DNA 的倍体分析可用于预测 PGL 的临床病程,但不能作为一种特别的恶性指标。在恶性 PGL 中端粒酶的活性明显增高,可资鉴别。嗜铬粒蛋白 A 有助于判断肿瘤的良、恶性。2002 年,Thompson L D 利用细胞学及组织学特征来诊断 PGL 是否

为恶性，即 PASS 评分。

PASS 评分标准：血管浸润评为 1 分；包膜浸润评为 1 分；周围脂肪组织浸润评为 2 分；细胞呈大的巢状排列或弥漫性生长评为 2 分；肿瘤局灶性或融合性坏死评为 2 分；大量的细胞结构评为 2 分；梭形肿瘤细胞评为 2 分；细胞单一评为 2 分；有丝分裂象增加（>3/10 HP）评为 2 分；不典型有丝分裂象评为 2 分；核多形性评为 1 分；染色过深评为 1 分。上述细胞学及组织学特征总计 20 分。PASS 评分<4 分为良性肿瘤，≥4 分即具很高的恶性潜能。目前，PASS 评分的广泛应用尚有待更多的临床病例不断进行修正。然而，病理组织学检查也不能完全确定 PGL 的良恶性，主要看其生物学行为是否有恶变倾向，肿瘤远处转移才是确诊恶性 PGL 最可靠的依据。临床上，恶性腹膜后肾上腺外 PGL 常见的转移部位为主动脉旁淋巴结、骨、肝、肺、脑（图 34-9）；也有转移至骨盆、胸膜、肠、皮肤、肌肉、甲状腺、颈、胰、脾或脊髓者，有相当一部分患者仅表现为骨转移。

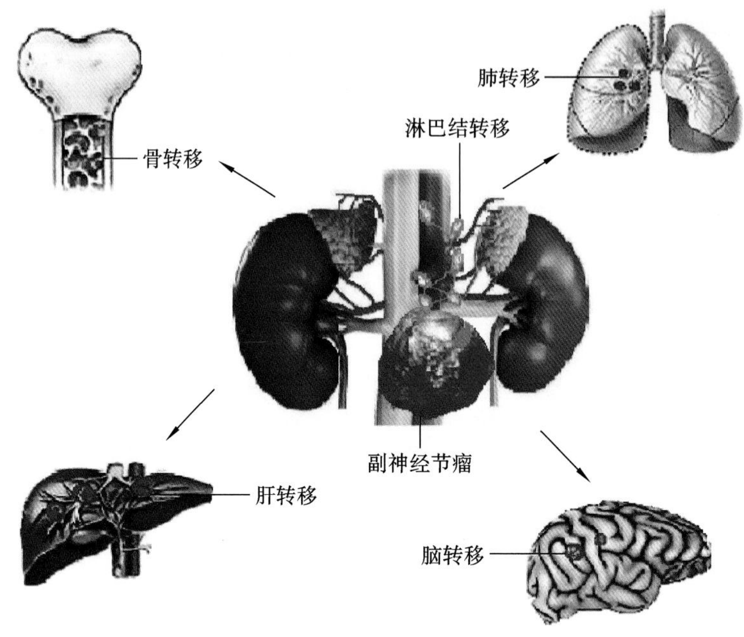

图 34-9　恶性腹膜后肾上腺外 PGL 常见的转移部位示意图

四、恶性腹膜后肾上腺外 PGL 的 TNM 分期

恶性腹膜后肾上腺外 PGL 的 TNM 分期和临床分期（表 34-1 和表 34-2）参考美国癌症联合会（AJCC）于 2017 年出版修订的第 8 版肾上腺皮质癌和恶性嗜铬细胞瘤/副神经节瘤 TNM 分期系统（Roman-Gonzalez A，2017）。

表 34-1　恶性腹膜后肾上腺外 PGL 的 TNM 分期

TNM 分期	具体描述
Tx	无法对原发性肿瘤做出评估
T0	未发现原发性肿瘤
T1	肿瘤直径≤5 cm，局限于肾上腺内
T2	肿瘤直径>5 cm，局限于肾上腺内
T3	无论肿瘤大小，伴有肾上腺外局部浸润，但未侵犯邻近器官*
T4	无论肿瘤大小，肿瘤侵犯邻近器官*

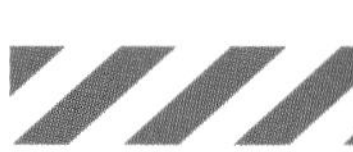

续表

TNM 分期	具体描述
Nx	无法对区域淋巴结转移做出评估
N0	无区域淋巴结转移
N1	有区域淋巴结转移
Mx	无法对远处转移做出评估
M0	无远处转移
M1	有远处转移

注：* 邻近器官包括肾、横膈膜、下腔静脉和肝。

表 34-2 恶性腹膜后肾上腺外 PGL 临床分期

临床分期	T	N	M
Ⅰ期	T1	N0	M0
Ⅱ期	T2	N0	M0
Ⅲ期	T1～2	N1	M0
	T3	N0	M0
Ⅳ期	T3	N1	M0
	T4	N0～1、Nx	M0
	T0～4、Tx	N0～1、Nx	M1

五、临床表现和诊断

（一）临床表现

临床表现取决于肿瘤部位和大小，大多数患者肿瘤无功能，少数患者肿瘤具有功能。非分泌类型肿瘤患者常以腹痛及腹部包块为临床首发表现。具有分泌功能的肿瘤患者常表现为阵发性高血压，为本病最主要的症状，发生率为 80％～100％。阵发性高血压为本病的特征，本病还具有嗜铬细胞瘤典型的三联征：心悸、头痛、大量出汗。患者平时血压不高，可因情绪激动、体位改变、吸烟、创伤、大小便、灌肠、造影、使用麻醉诱导剂等因素诱发。发作时血压骤升，收缩压可达 200～300 mmHg；舒张压升高明显，可达 130～180 mmHg；同时伴剧烈头痛、面色苍白、大汗、心动过速、胸闷、心绞痛、心律失常、焦躁等。患者高血压的表现形式多样，还有持续性高血压、持续性高血压阵发性加剧、高血压低血压交替、高血压危象、恶性高血压等。持续性高血压可由阵发性高血压演变而来，也有发病初即表现为持续性高血压，血压波动可能轻，不易被察觉，与原发性高血压鉴别困难。血压升高的同时患者可有迷走神经样张力增高表现，如皮肤潮红、流涎、瞳孔缩小等。肿瘤破裂后可导致急腹症症状，极易被误诊为其他疾病。

10％的恶性腹膜后肾上腺外 PGL 患者就诊时，肿瘤已发生局部或远处转移。

（二）实验室检查

功能性腹膜后肾上腺外 PGL 生化检查结果与肾上腺 PHEO 相同，包括血、尿儿茶酚胺测定结果。一般，无功能性腹膜后肾上腺外 PGL 生化检查没有特征性异常。

（三）影像学检查

1. 超声 常规检查项目，可初步了解肿瘤的大小和形态，可显示腹膜后主动脉旁回声不均匀肿块，边界清晰，形态不规则，肿块内部可见片状液化（图 34-10）；彩色多普勒超声显示，良性

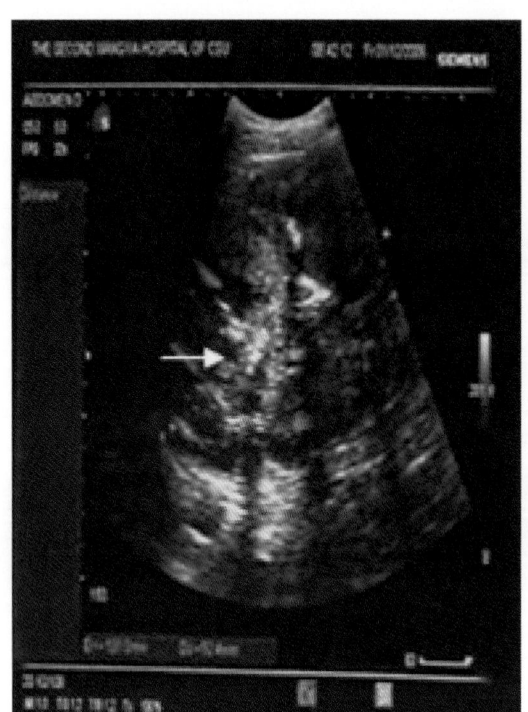

图 34-10 腹膜后肾上腺外 PGL 超声图像(He J 等,2013)

肿瘤位于左肾和脾之间,肿瘤约 10.5 cm×6.7 cm,不规则、内部回声不均匀,边界不明显

肿瘤内血流信号稀疏;恶性肿瘤内血流信号丰富,可探测到紊乱的彩色动脉信号。

2. CT 对于直径>1 cm 的肿瘤,其检出率接近 100%,可显示腹膜后主动脉旁不均匀类圆形或椭圆形肿块,可见小片状低密度区,边缘清楚,肿块内可见囊性变、坏死或钙化;增强扫描呈不均匀轻、中度强化(图 34-11、图 34-12)。根据 CT 表现,腹膜后肾上腺外 PGL 可分为肾上型、肾门型和肾下型。肾上型肿瘤位于上段腹主动脉旁,包括肾上腺周围区域,约占 26%。肾门型肿瘤位于肾门周围,约占 32%。肾下型肿瘤发病率最高,主要分布于肠系膜下动脉起始处,约占 42%。

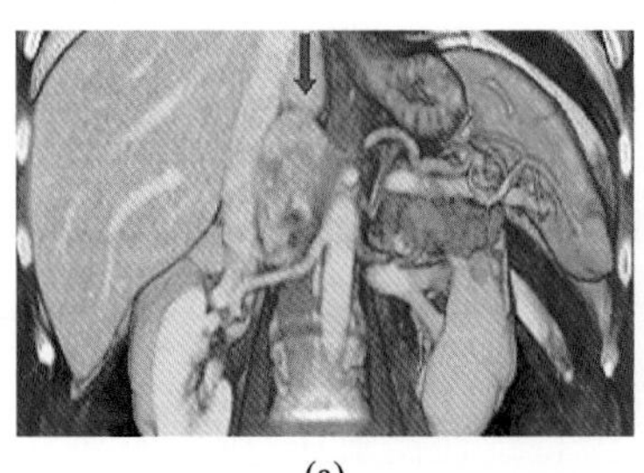

(a)

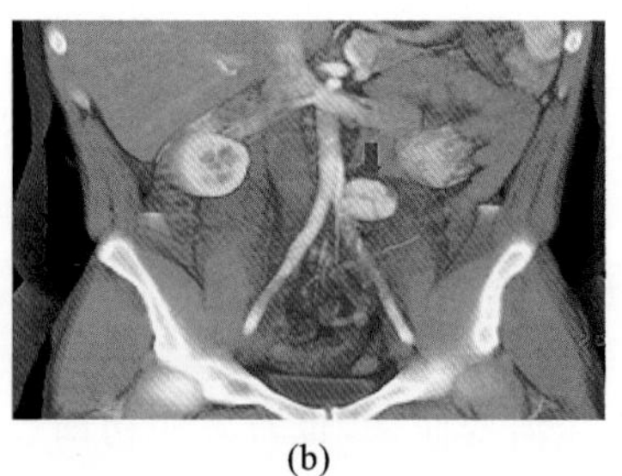

(b)

图 34-11 腹膜后肾上腺外 PGL(箭头所示)CT 4D 重建图像(Rodríguez-Hermosa J I 等,2010)

(a)下腔静脉旁右侧肿瘤增强扫描后强化,肿瘤大小约 6.0 cm×4.3 cm×3.0 cm;(b)肿瘤位于主动脉旁左侧,肿瘤大小约 4.0 cm×4.0 cm

3. MRI T1WI 呈中等偏低信号,T2WI 呈中等偏高信号,囊性变、坏死区呈长 T1、长 T2 信号;T1WI 增强扫描明显强化(图 34-13)。MRI 对于腹膜后肾上腺外 PGL 的诊断、局部复发判断、转移判断的准确性和敏感性均优于 CT。

4. 数字减影血管造影(DSA) 选择性动脉造影有助于确定肿瘤部位、大小,可了解肿瘤与邻近血管的关系、肿瘤血供情况,以判断切除肿瘤的可能性,并有利于术中栓塞肿瘤血管。必要时对肿瘤供血动脉进行术前栓塞,可减少术中出血和提高肿瘤切除率。DSA 属于有创检查,可

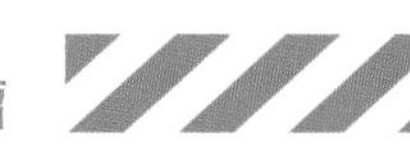

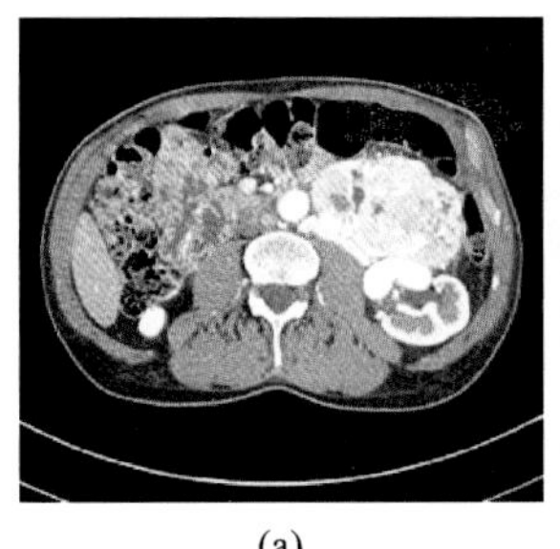
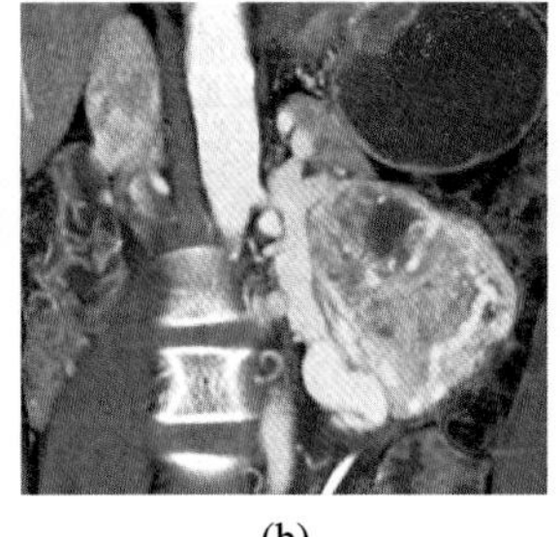
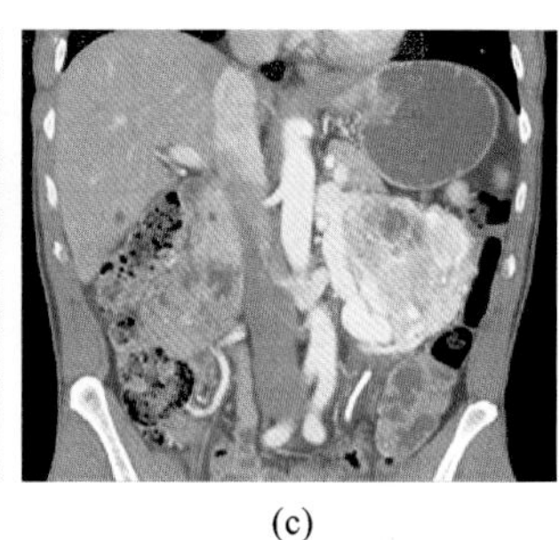

(a)　(b)　(c)

图 34-12　腹膜后肾上腺外 PGL CT 图像(Uchiyama S 等,2010)

腹主动脉旁左侧肿块,约 11 cm×7.0 cm×9.6 cm

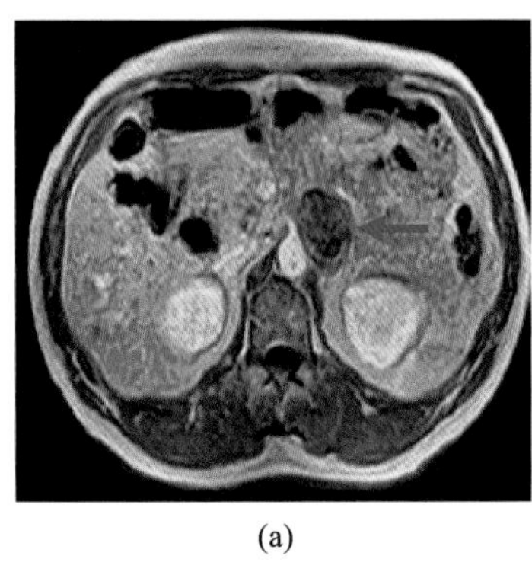
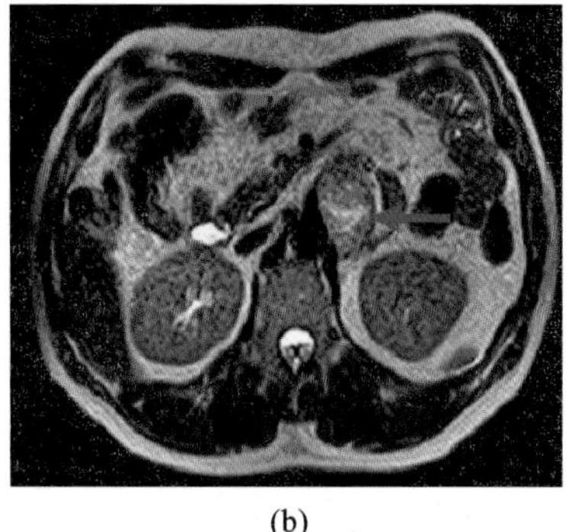

(a)　(b)

图 34-13　腹膜后肾上腺外 PGL MRI 图像(红色箭头),肿瘤约 3.7 cm×2.6 cm (Uchiyama S 等,2010)

以直观地看出是否有血管病变,这是诊断的金标准,但其为平面成像,不同角度摄片观察结果可能不一致。CT 血管成像(CTA)属于无创检查,其三维成像使血管结构更为直观和全面,能清晰地显示肿瘤与腹主动脉、肾动静脉及髂动静脉等重要血管的关系,比 DSA 更具有优越性。DSA 和 CTA 两者可以互补(图 34-14)。

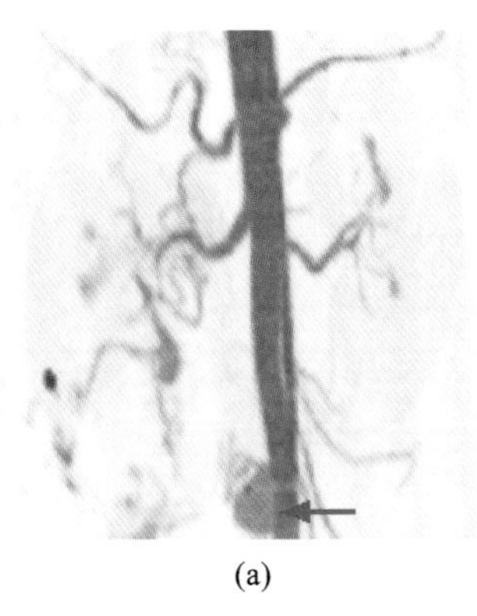
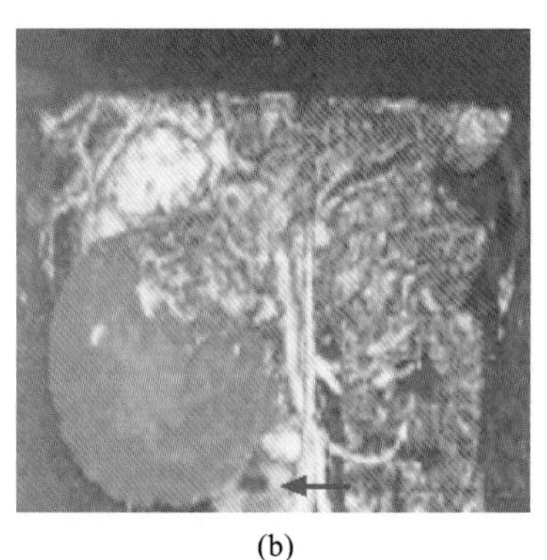

(a)　(b)

图 34-14　腹膜后肾上腺外 PGL 血管图像(魏军等,2014)

(a)DSA 显示有 2 支主要供血动脉,为右肾动脉分支及腹主动脉分支;(b)CTA 显示肿瘤血管及其与周围组织的关系

5. 功能影像学定位诊断　^{68}Ga-DOTATATE PET/CT 和^{18}F-FDG PET/CT(图 34-15)对寻找转移瘤原发病灶有重要价值,可同时做出定位和定性诊断,对腹膜后肾上腺外 PGL 的良性、恶性、转移性肿瘤的定位和定性较准确。它们的诊断敏感性和特异性均在 90%以上,分别为 96.2%和 91.4%;DOTATATE 和 FDG 摄取的平均 SUV 分别为 21 和 12.5。

腹膜后肾上腺外 PGL 需与腹膜后其他软组织肿瘤、类癌或肉瘤相鉴别,尤其是腹膜后神经源性肿瘤如神经鞘瘤和神经纤维瘤。腹膜后肾上腺外 PGL 完全囊性变后需与囊性淋巴管瘤、

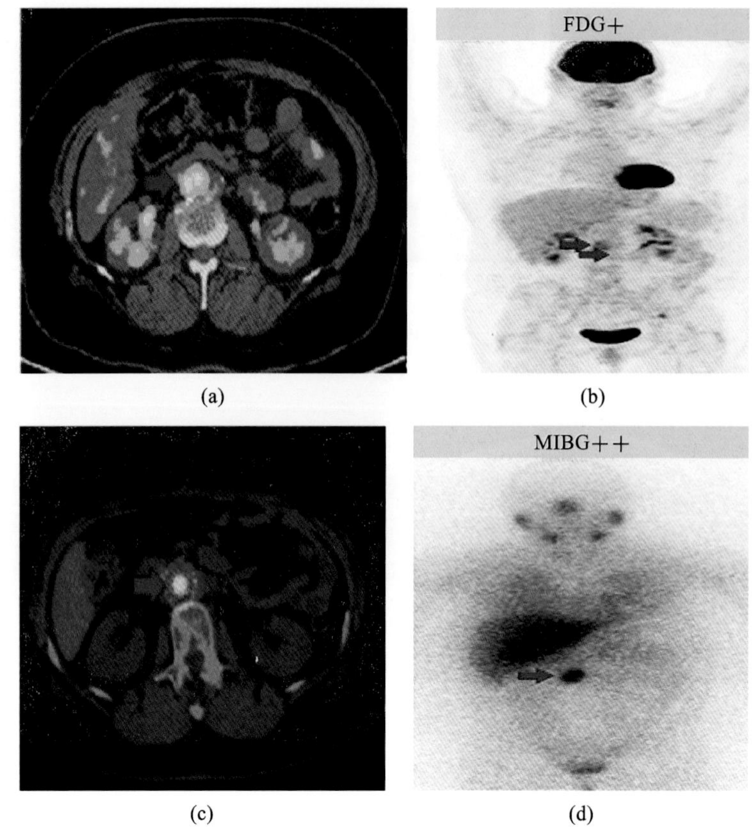

(a) (b) (c) (d)

图 34-15 腹膜后肾上腺外 PGL CT 检查显示腹膜后肿块，FDG 中度摄取，MIBG 高摄取（Chang C A 等，2016）

黏液囊腺瘤、囊性畸胎瘤、囊性间皮瘤、米勒管源性囊肿、表皮样囊肿等相鉴别。此外，应排除肾、肾上腺、肝来源的良性、恶性肿瘤。

六、治疗

无论良性还是恶性腹膜后肾上腺外 PGL，一旦诊断应积极手术，手术完整切除肿瘤是最好的选择，术前明确诊断有助于确定手术方式。通常，首选腹腔镜肿瘤切除术，对恶性 PGL 应行根治性肿瘤切除术＋区域淋巴结清扫术（图 34-16）。由于腹膜后肾上腺外 PGL 所处部位与血管关系密切，肿瘤较大者或肿瘤与周围组织粘连紧密而腹腔镜手术完整切除有困难者，酌情选择开放性手术。

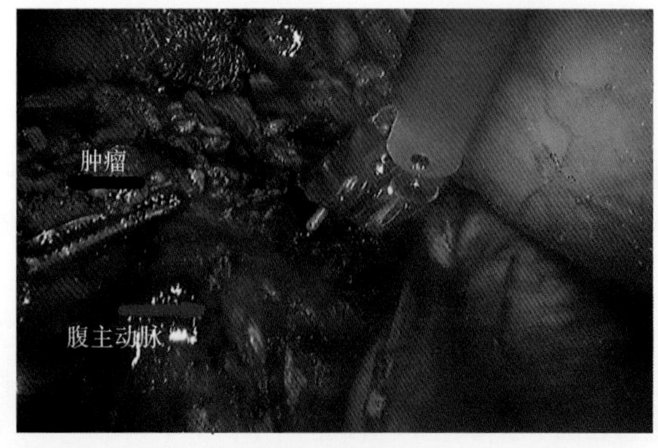

图 34-16 机器人辅助腹腔镜腹膜后肾上腺外腹主动脉旁 PGL 切除术术中所见（Liu Q 等，2014）

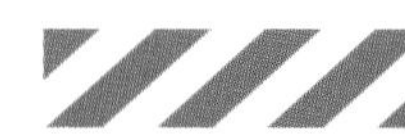

腹膜后多发性 PGL 或肿瘤较大而腹腔镜切除困难者，宜选择腹部 Chevron-Typ 切口，有利于术中探查(图 34-17)。复发病例可再次手术切除。对肿瘤较大而难以切除的腹膜后肾上腺外 PGL，可行姑息性选择性肿瘤血管栓塞(图 34-18)，其可使肿瘤缩小，自觉症状改善。对功能性腹膜后肾上腺外 PGL，为了减少术中心脑血管意外或者心脑血管并发症如心律失常、血流动力学不稳定，甚至高血压危象的发生，术前应控制血压，至少要服用非选择性 α_1 受体阻滞剂(酚苄明)或选择性 α_1 受体阻滞剂如特拉唑嗪 1～2 周。当服用 α_1 受体阻滞剂一段时间后，再加服 β 受体阻滞剂，可以预防儿茶酚胺导致的心律失常或者 α_1 受体阻滞后导致的反射性心动过速。行开放性手术时术中应尽量减少对肿瘤的挤压，避免因过度释放儿茶酚胺类物质而引起高血压危象。肿瘤切除后要及时补充血容量，避免低血压的发生。

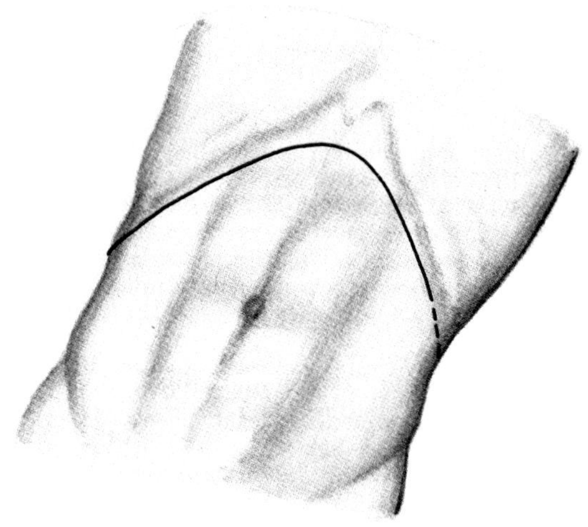

图 34-17　上腹部“人”字形切口(Chevron-Typ 切口)

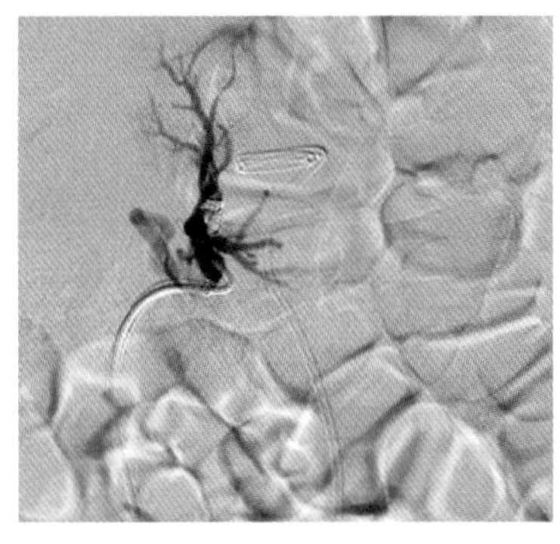
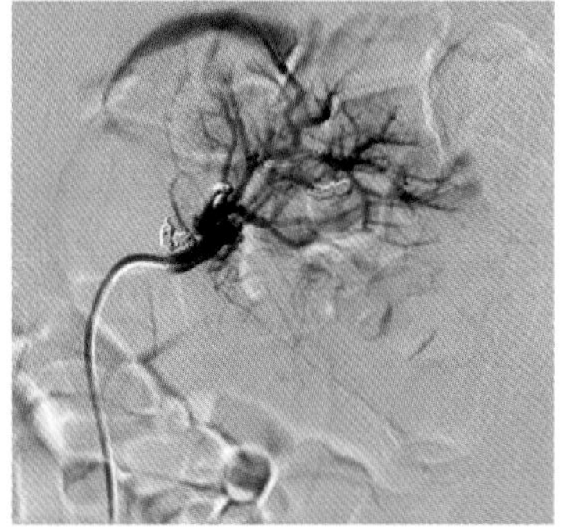

图 34-18　腹膜后肾上腺外 PGL 肿瘤血管栓塞，3 支肿瘤血管来自左肾动脉(Uchiyama S 等，2010)

恶性腹膜后肾上腺外 PGL 对放疗、化疗均不敏感，可进行靶点基因检测，制订个体化精准治疗方案，合理应用分子靶向药物治疗或免疫靶向治疗(参考恶性 PHEO/PGL 的靶向治疗，图 34-19)。

七、预后

腹膜后肾上腺外 PGL 术后生存时间取决于肿瘤是否发生淋巴结或远处转移。腹膜后肾上腺外 PGL 患者术后 3 年复发率约为 41.6%，5 年复发率高达 79.1%。腹膜后肾上腺外 PGL 患者 5 年总生存率约为 36%，良性者 5 年生存率大于 95%，恶性者 5 年生存率为 20%～50%。肝、肺转移者较骨转移者预后差，其中约 50%死于最初的 1～3 年。腹膜后肾上腺外多发性 PGL 患者预后较差。

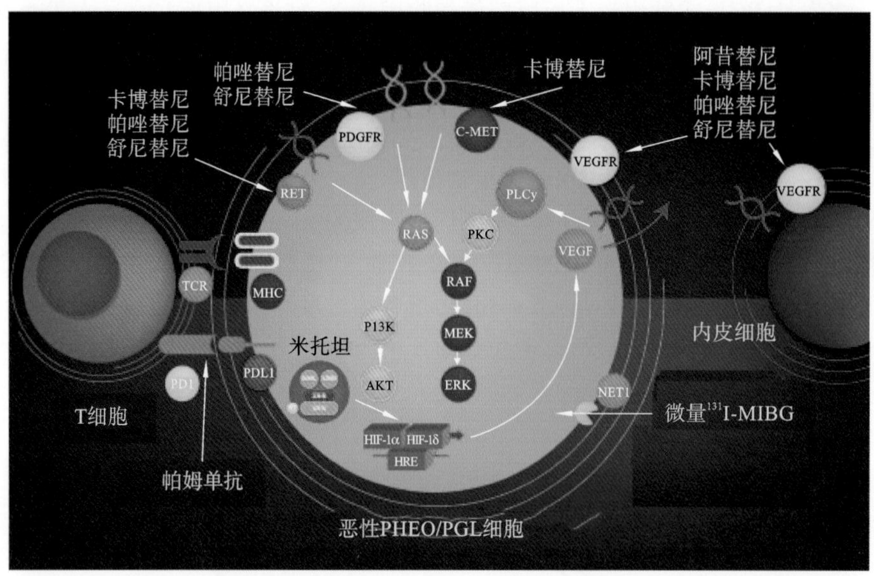

图 34-19　恶性 PHEO/PGL 复发或转移的靶向治疗及其机制示意图(Roman-Gonzalez A 等,2017)

八、随访

临床上应长期密切随访和进行相关检查。对于随访时间和内容,良性腹膜后肾上腺外PGL参考嗜铬细胞瘤/副神经节瘤,恶性腹膜后肾上腺外PGL参考恶性嗜铬细胞瘤/副神经节瘤。

(曾　进　董　锐)

参考文献

[1] Ahmad S,Cathy D,Sheikh M,et al. Retroperitoneal extra-adrenal paraganglioma:a rare but important diagnosis[J]. Ir J Med Sci,2009,178(2):211-214.

[2] Thompson L D. Pheochromocytoma of the adrenal gland scaled score(PASS)to separate benign from malignant neoplasms:a clinicopathologic and immunophenotypic study of 100 cases[J]. Ame J Surg Pathol,2002,26(5):551-566.

[3] Patricio G M, Alberto J, Luis U, et al. Retroperitoneal paraganglioma: clinical presentation and treatment outcomes in two patients[J]. World J Pathol,2013,178(2):83-87.

[4] He J,Wang X J,Zheng W,et al. Retroperitoneal paraganglioma with metastasis to the abdominal vertebra:a case report[J]. Diagn Pathol,2013,8:52-56.

[5] Rosing J H,Jeffrey R B,Longacre T A,et al. Massive extra-adrenal retroperitoneal paraganglioma:pre-operative embolization and resection[J]. Dig Dis Sci,2009,54(8):1621-1624.

[6] Lee K Y,Oh Y W,Noh H J,et al. Extraadrenal paragangliomas of the body:imaging features[J]. AJR,2006,187(2):492-504.

[7] Papathomas T G, Oudijk L, Zwarthoff E C, et al. Telomerase reverse transcriptase promoter mutations in tumors originating from the adrenal gland and extra-adrenal paraganglia[J]. Endocr Relat Cancer,2014,21(4):653-661.

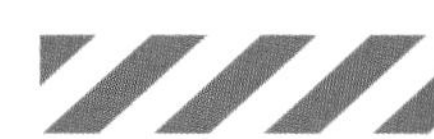

[8] Rodríguez-Hermosa J I, Roig-García J, Gironès-Vilà J, et al. Retroperitoneal paragangliomas in obese patients[J]. Obes Surg, 2010, 20(9): 1319-1322.

[9] Uchiyama S, Ikenaga N, Haruyama Y, et al. Asymptomatic extra-adrenal paraganglioma masquerading as retroperitoneal sarcoma[J]. Clin J Gastroenterol, 2010, 3(1): 13-17.

[10] 魏军,姚岚,刘飞,等. 腹膜后副神经节瘤1例报告[J]. 现代泌尿生殖肿瘤杂志,2014,6(6):371.

[11] 汪继洪,傅强,谷宝军,等. 腹膜后恶性副神经节瘤一例报道及文献复习[J]. 中华临床医师杂志(电子版),2012,6(22):7442-7444.

[12] Chang C A, Pattison D A, Tothill R W, et al. ^{68}Ga-DOTATATE and ^{18}F-FDG PET/CT in paraganglioma and pheochromocytoma: utility, patterns and heterogeneity[J]. Cancer Imaging, 2016, 16(1): 22.

[13] Kukla U, Łabuzek K, Chronowska J, et al. Antiangiogenic therapy of malignant pheochromocytoma and paraganglioma with the view to the recent scientific developments[J]. Pol Merkur Lekarski, 2015, 38(226): 191-195.

[14] Parenti G, Zampetti B, Rapizzi E, et al. Updated and new perspectives on diagnosis, prognosis, and therapy of malignant pheochromocytoma/paraganglioma[J]. J Oncol, 2012, 2012: 872713.

[15] Goers T A, Abdo M, Moley J F, et al. Outcomes of resection of extra-adrenal pheochromocytomas/paragangliomas in the laparoscopic era: a comparison with adrenal pheochromocytoma[J]. Surg Endosc, 2013, 27(2): 428-433.

[16] Liu Q, Wang X J, Shen B Y, et al. Preliminary experience of the robot-assisted laparoscopic excision of a retroperitoneal mass: a case report[J]. Oncol Lett, 2014, 8(6): 2399-2402.

[17] Roman-Gonzalez A, Jimenez C. Malignant pheochromocytoma-paraganglioma: pathogenesis, TNM staging, and current clinical trials[J]. Curr Opin Endocrinol Diabetes Obes, 2017, 24(3): 174-183.

[18] 曾进,陈忠. 现代泌尿肿瘤学[M]. 北京:人民卫生出版社,2023.

第三十五章 肾上腺淋巴瘤

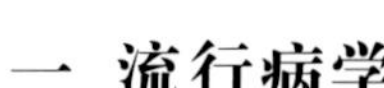

一、流行病学

淋巴瘤是成人最常见的恶性肿瘤，是一种临床和遗传异质性疾病，是我国发病率增速较快的肿瘤之一，现已居于各类癌症发病率和死亡率的第 10 位。淋巴瘤可以分为霍奇金淋巴瘤(Hodgkin lymphoma，HL)和非霍奇金淋巴瘤(non-Hodgkin lymphoma，NHL)。据文献报道，HL 约占淋巴瘤的 10%，NHL 约占 90%。弥漫性大 B 细胞淋巴瘤(diffuse large B-cell lymphoma，DLBCL)是 NHL 中发病率最高的类型，在西方国家中，DLBCL 占成人 NHL 的 25%～35%，发展中国家占比更高。

DLBCL 主要发生于年龄偏大的成人，中位年龄为 60～70 岁，亦可见于儿童和青少年，男性发病率高于女性。约 40%原发性 DLBCL 可见于结外任何部位，其中以胃肠道最常见，其他结外部位包括骨、脾、咽淋巴环、唾液腺、甲状腺、肝、肾、肾上腺和睾丸。2017 年版(第 4 版修订版)WHO 新分类按组织形态及部位将 DLBCL 分为四类：①DLBCL，非特殊类型；②其他 DLBCL，其中包括伴有 IRF4 基因重排(gene rearrangement)的大 B 细胞淋巴瘤；③介于 DLBCL 和经典 L 之间不能分类的 B 细胞淋巴瘤；④高级别 B 细胞淋巴瘤，根据有无 MYC、Bcl-2 和/或 Bcl-6 基因重排分为伴 MYC、Bcl-2 和/或 Bcl-6 基因重排的高级别 B 细胞淋巴瘤和非特殊类型高级别 B 细胞淋巴瘤(图 35-1)。

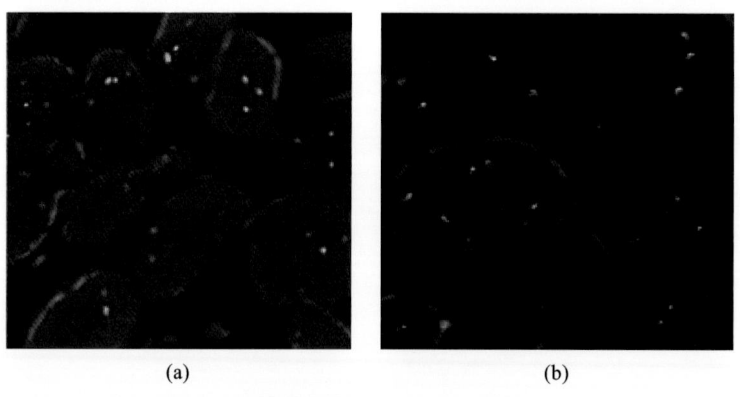

图 35-1　伴 MYC、Bcl-2 基因重排的弥漫性大 B 细胞淋巴瘤(易红梅，2018)

肾上腺淋巴瘤分为原发性肾上腺淋巴瘤(primary adrenal lymphoma)和继发性肾上腺淋巴瘤(secondary adrenal lymphoma)，其中继发性肾上腺淋巴瘤较常见，尸检发现约 25%的恶性淋巴瘤可累及肾上腺，故对于肾上腺淋巴瘤，一定要注意确定原发病灶。

原发性肾上腺淋巴瘤是指单独发生于肾上腺的淋巴瘤，而非系统性发生的淋巴瘤累及肾上腺。原发性肾上腺淋巴瘤在临床较罕见，占所有 NHL 病例的 0.2%以下，迄今为止发现的病例

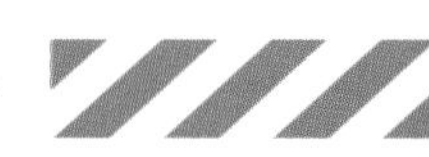

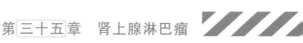

数少于200例。两侧原发性肾上腺淋巴瘤约占71%，一侧原发性肾上腺淋巴瘤占29%(图35-2)。肾上腺淋巴瘤恶性程度较高，进展快，约占全部内分泌腺结外恶性淋巴瘤的3%，约占NHL的1%。原发性肾上腺淋巴瘤多来源于B细胞(>90%)，90%的原发性肾上腺淋巴瘤病例为高级别B细胞淋巴瘤亚型，最常见的亚型为DLBCL。2008年WHO将原发性肾上腺淋巴瘤主要分为两种亚型：DLBCL(79%)和外周T细胞淋巴瘤(7%)，其次为小B细胞淋巴瘤等其他组织学类型(14%)。原发性肾上腺淋巴瘤属于结外淋巴瘤，病理类型以NHL为主。2013年Singh等总结65例原发性肾上腺淋巴瘤患者的资料发现，肿瘤的组织学类型以弥漫性大B细胞型为主(77%)，免疫分型以B细胞型为主(87%)。2018年Singh等总结文献指出，弥漫性大B细胞型占原发性肾上腺淋巴瘤病例的85%～91%，多累及两侧肾上腺。而且，多为两侧肾上腺巨大肿块，占50%～70%。

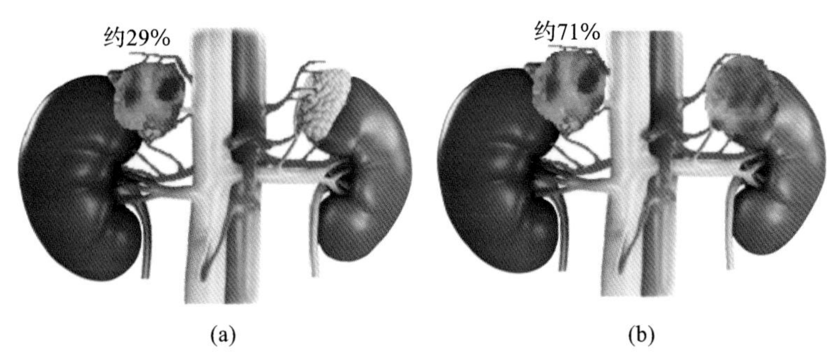

图35-2 肾上腺淋巴瘤示意图

(a)一侧原发性肾上腺淋巴瘤；(b)两侧原发性肾上腺淋巴瘤

原发性肾上腺淋巴瘤发病年龄为17～87岁，平均年龄为62岁。男性多于女性，男女比例为1.8∶1。合并Addison病者多见于老年患者，平均年龄为68岁，男性居多，男女比例为3∶1。

二、发病机制和分子生物学

肾上腺本身无淋巴组织，原发性肾上腺淋巴瘤的病因学和发病机制不明。可能来自血管周围的未分化多潜能间叶细胞，自身免疫功能失调是诱发因素之一。Kacem K等认为原发性肾上腺淋巴瘤与EB病毒(Epstein-Barr virus，EBV)感染有关，超过50%的病例EBV阳性，其中18%的EBV阳性者具有传播性。此外，环境污染导致的一些物理、化学损害可能是肾上腺淋巴瘤的诱发因素。

DLBCL在细胞起源、形态学、免疫组织化学表型、分子遗传学、累及部位、化疗反应及生存率等方面都表现出明显的异质性。DLBCL可进一步分为转录活化B细胞(ABC)和生发中心B细胞(GCB)亚型。基因表达谱可以分辨DLBCL的不同亚型，确定其细胞来源是GCB还是ABC。研究发现，GCB/ABC具有CDKN2A(9p21.3)基因缺失和相关基因组不稳定性，这可能与肿瘤的易感性有关。据文献报道，原发性肾上腺淋巴瘤涉及染色体8q24和14q32的异常。Mozos A等报道，83%的肾上腺DLBCL患者存在Bcl-6基因重排(3q27.3，图35-3)。Nakatsuka S等(2002)报道，肾上腺NHL存在p53(52.9%)、c-KIT(71.4%)、K-ras(7.1%)、β-catenin(25%)基因突变，这些基因突变在肾上腺淋巴瘤的发生和进展中可能起着重要的作用。原发性肾上腺淋巴瘤的瘤细胞经FISH检测可检测出EBV基因，表明EBV感染与肾上腺淋巴瘤的发生关系密切。

三、临床分期和TNM分期

肾上腺淋巴瘤临床分期除可用于确定病变范围以制订正确治疗方案外，还可以用于评估预后以及作为比较不同治疗方案疗效的统一标准。目前广泛沿用的恶性淋巴瘤临床分期标准是

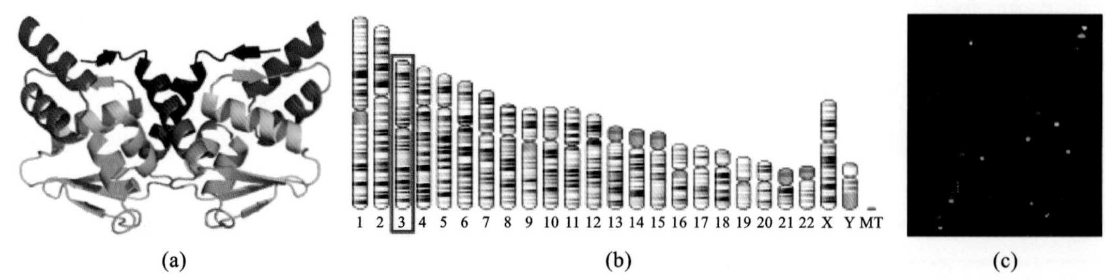

图 35-3 83%的肾上腺 DLBCL 患者存在 Bcl-基因重排(Mozos A 等,2009)

(a)Bcl-基因结构;(b)Bcl-基因定位于 3q27.3;(c)原发性肾上腺 DLBCL 非胚系生发中心 B 细胞表型,Bcl-基因重排

在 1965 年 Rye 会议上制定的 Ann Arbor 分期,1989 年英国 Cotswolds 会议对 Ann Arbor 分期进行了进一步修改和补充,后来此分期成为国际公认的恶性淋巴瘤分期标准。目前,美国癌症联合会(AJCC)和国际抗癌联盟(UICC)以 Ann Arbor 分期和 UICC 分期作为描述 HL 和 NHL 解剖学病变范围的正式分期系统。

迄今为止,原发性肾上腺淋巴瘤尚无标准的临床 TNM 分期,一般参考肾上腺皮质肿瘤 TNM 分期(表 35-1、表 35-2)、Ann Arbor 分期(表 35-3),以及 HL/NHL 临床分期(表 35-4)。

表 35-1 原发性肾上腺淋巴瘤 TNM 分期

TNM 分期	具体描述
Tx	无法对原发性肿瘤做出评估
T0	未发现原发性肿瘤
T1	肿瘤直径≤5 cm,局限于肾上腺内
T2	肿瘤直径>5 cm,局限于肾上腺内
T3	无论肿瘤大小,伴有肾上腺外局部浸润,但未侵犯邻近器官*
T4	无论肿瘤大小,肿瘤侵犯邻近器官*
Nx	无法对区域淋巴结转移做出评估
N0	无区域淋巴结转移
N1	有区域淋巴结转移
Mx	无法对远处转移做出评估
M0	无远处转移
M1	有远处转移

注:* 邻近器官包括肾、横膈膜、下腔静脉和肝。

表 35-2 原发性肾上腺淋巴瘤临床分期

临床分期	T	N	M
Ⅰ期	T1	N0	M0
Ⅱ期	T2	N0	M0
Ⅲ期	T1~2	N1	M0
	T3	N0	M0
Ⅳ期	T3	N1	M0
	T4	N0~1	M0
	T1~4	N0~1	M1

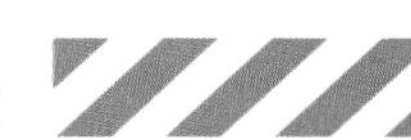

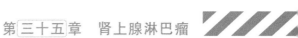

表 35-3 原发性肾上腺淋巴瘤临床分期(Ann Arbor 分期,1989)

分期	侵犯范围
Ⅰ期	局限性病变,未侵及区域性淋巴结,可完整切除
ⅠA	肿瘤局限于原发器官
ⅠB	肿瘤超出原发器官,但无区域淋巴结转移
Ⅱ期	区域性的,即肿瘤组织已有局部浸润,或局部淋巴结受侵
ⅡA	肉眼能辨认出的肿瘤已完整切除,但在显微镜下可见肿瘤残留
ⅡB	局部病变完整切除,但区域淋巴结或邻近器官已被侵犯
ⅡC	肉眼能辨认出的肿瘤及区域淋巴结已切除,但在显微镜下可见肿瘤残留
Ⅲ期	肿瘤未能完整切除或仅做活体组织检查,有肉眼可见肿瘤残存
Ⅳ期	已有远处转移

表 35-4 HL/NHL 临床分期*(UICC,2009)

分期	HL/NHL
Ⅰ期	单一区域淋巴结侵犯
ⅠE	单一结外器官或部位的局限性侵犯
Ⅱ期	横膈同侧的一个或多个淋巴结侵犯
ⅡE	横膈同侧的单一结外器官或部位的局限性侵犯±其他淋巴结区域侵犯
Ⅲ期	横膈上、下区域淋巴结侵犯
ⅢE	伴有受侵淋巴结邻近的局限性结外侵犯
ⅢS	或脾侵犯
ⅢS+E	或两者均受侵犯
Ⅳ期	播散性(多灶)的一个或多个结外淋巴器官侵犯±相关淋巴结侵犯; 孤立的结外淋巴器官侵犯,伴远处(非区域)淋巴结侵犯

注:* 仅适用于继发性肾上腺淋巴瘤。

四、病理组织学

肾上腺淋巴瘤属于结外淋巴瘤,超过 2/3 的病例累及双侧肾上腺,目前报道的病理类型以 NHL 为主。大体病理检查可见肿瘤巨大,平均直径均超过 8.0 cm,表面无包膜或包膜不完整。切面呈灰白色、鱼肉样,质脆易碎,局部可见出血(图 35-4)。镜下观察,肿瘤细胞呈弥漫、实性片状分布,细胞多呈圆形或卵圆形,细胞质少,核仁及核分裂象易见;可有畸形核或多叶核细胞,具有梭形细胞特征的淋巴瘤罕见。

免疫组织化学:肿瘤细胞 CD19、CD20、CD22、CD79a、Bcl-2 和 CD45 阳性(图 35-5),30%～60%的病例 CD10 阳性,60%～90%的病例 Bcl-6 阳性,35%～65%的病例 IRF4/MUM1 阳性,1/3 的病例 Bcl-6/CD10 阳性。

五、临床表现和诊断

根据患者有无全身症状,各期淋巴瘤均可分为 A、B 两类:无全身症状者为 A 类,有全身症状者为 B 类。全身症状(即 B 症状):①无法解释的发热(连续 3 天体温超过 38 ℃);②诊断前 6 个月内无法解释的体重减轻量超过平时体重的 10%;③盗汗。

原发性肾上腺淋巴瘤是高度恶性的淋巴瘤,具有下列典型特征:高度症状性、高度侵袭性、

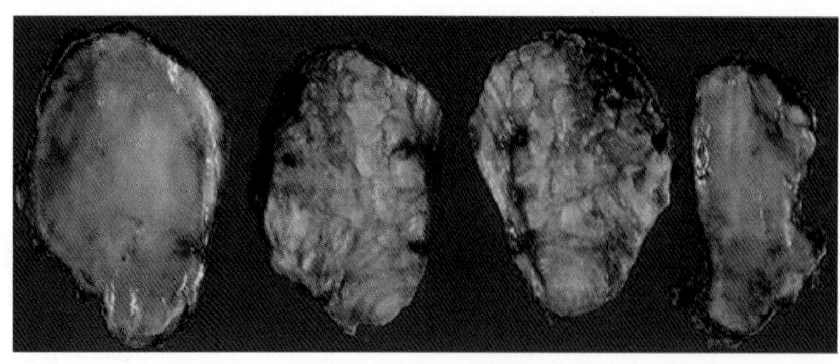

图 35-4 原发性肾上腺淋巴瘤(Nakazawa S 等,2015)

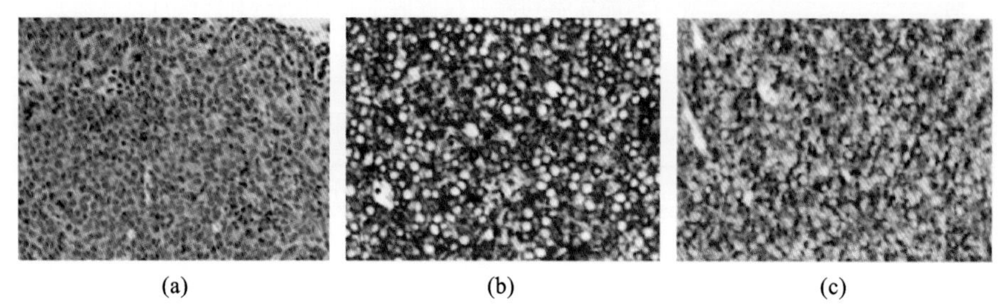

(a) (b) (c)

图 35-5 原发性肾上腺淋巴瘤(de Sousa Lages A 等,2016)

(a)DLBCL(HE 染色,×400);(b)CD20 阳性;(c)CD45 阳性,×400

高度新陈代谢;少血管、B 超回声不均匀、CT 增强示低密度(轻到中度强化)。大多数患者(61%～75%)有下列症状:肾上腺皮质功能不全(36%)、B 症状(68%)、乳酸脱氢酶升高(88%)。肝脾肿大、淋巴结病可同时发生或在免疫功能失调之前发生,骨髓通常不被累及。42%的患者出现腰背部、腹部疼痛或腰腹部肿块。病变累及双侧肾上腺,不少于 90%的肾上腺功能遭到破坏后,才会出现肾上腺皮质功能不全的临床表现(73%),多为发热、盗汗、体重下降、皮肤色素沉着、疲乏、性欲减退、低血钠、高血钾或浅表淋巴结肿大等。Ou 等报道,约 84%的日本原发性肾上腺淋巴瘤患者可有血清乳酸脱氢酶水平升高。少数患者(7%)无任何临床症状和体征,常于 B 超、CT 检查偶然发现。

CT、MRI 检查可以准确显示肿瘤累及的范围,为临床治疗提供有价值的信息。CT 平扫表现为单侧或双侧肾上腺区大小不等的卵圆形或类圆形肿块,密度均匀或不均匀,边界清晰;增强扫描示动脉期轻中度强化(80%),强化均匀或欠均匀,部分病例延迟强化(图 35-6 和图 35-7)。MRI 检查的 T1WI 多表现为软组织肿块影,肿瘤最大径为 2. 8～16. 5 cm。MRI 平扫病灶 T1WI 呈等信号或低信号,T2WI 呈高信号;增强后病灶轻度强化或中度强化。多数原发性肾上腺恶性淋巴瘤影像表现为双侧肾上腺区域铸形生长、密度(信号)均匀、无明显钙化、轻至中度强化的占位灶,肿瘤大者可侵犯相邻结构,具有一定的特征性。CT 和 MRI 平扫时肿块多较均匀,肿瘤较小时增强扫描多强化均匀或稍不均匀,肿瘤较大时内部可出现不均匀强化。

^{18}F-FDG PET/CT 融合了解剖学和功能显像,能够敏感、特异、准确地显示原发性肾上腺淋巴瘤病灶(放射性浓聚肿块影),并反映治疗前后病灶形态、大小及代谢程度的变化,同时可以显示其他器官有无受累(图 35-8 和图 35-9)。而且,可利用^{18}F-FDG PET/CT 进行疗效监测、判断,修正治疗方案,并提供预后信息。据文献报道,PET/CT 的敏感性为 95%～100%,优于常规 CT 检查(77%～90%)。PET/CT 和增强 CT 对于结外病灶的敏感性分别为 88%和 50%,特异性分别为 100%和 90%。对于判断淋巴结、脾、肺和骨骼等部位的侵犯,PET/CT 假阳性率

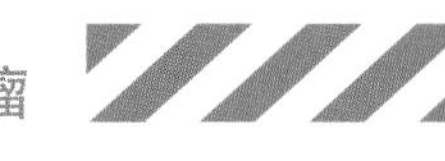

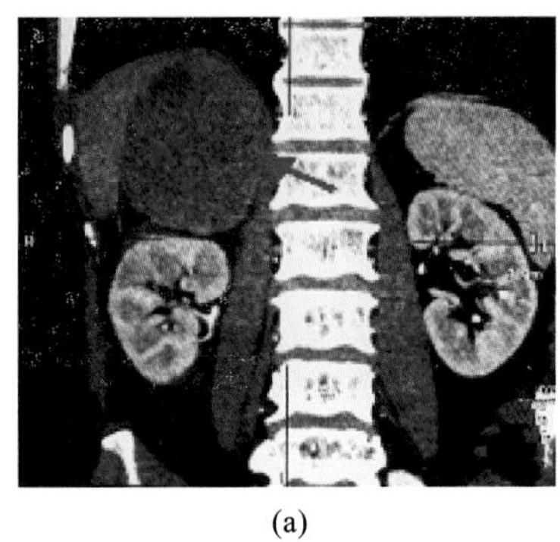

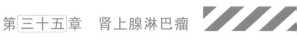

(a)

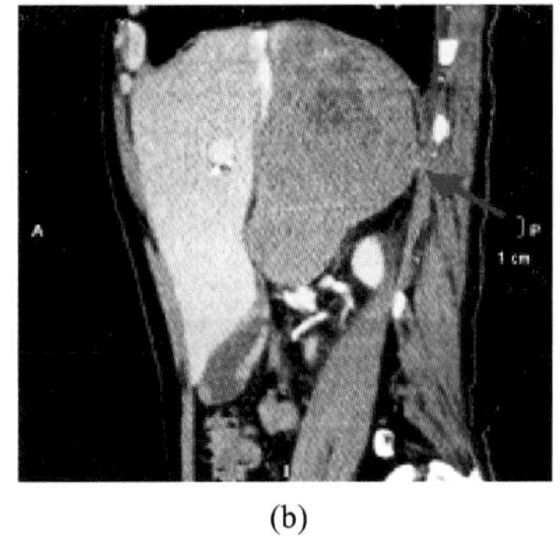

(b)

图 35-6　原发性肾上腺淋巴瘤

CT 显示右侧肾上腺 DLBCL

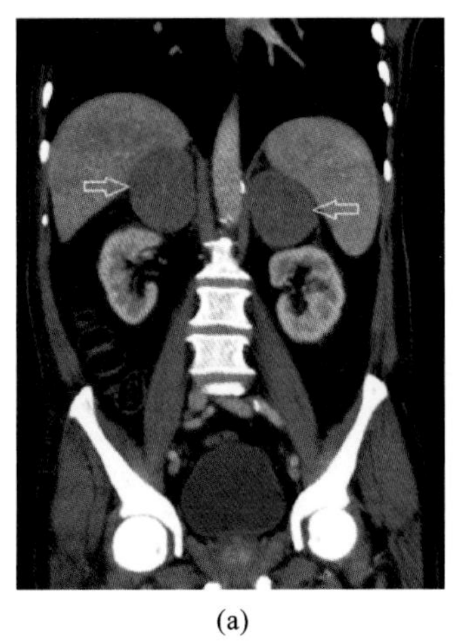

(a)

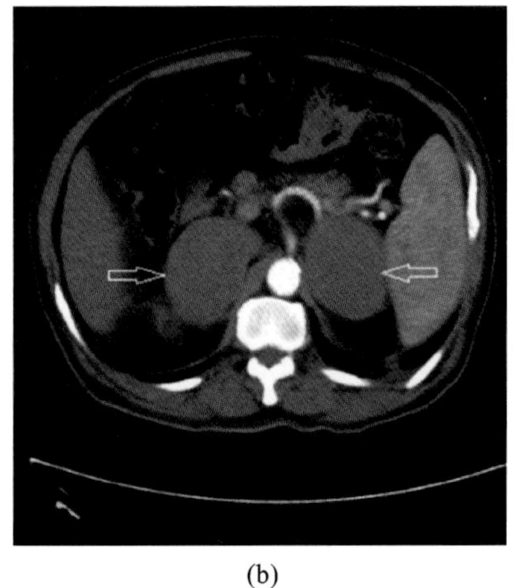

(b)

图 35-7　原发性肾上腺淋巴瘤(Singh A 等,2018)

CT 显示两侧肾上腺淋巴瘤,7.0 cm×6.5 cm×5.5 cm,增强后轻度不均匀强化

低而更具优势。但是,惰性淋巴瘤中仅滤泡性淋巴瘤对^{18}F-FDG 具有一定的摄取活性,小 B 细胞淋巴瘤和边缘区淋巴瘤的摄取活性极低,而 T 细胞淋巴瘤的摄取活性差异较大。因此,PET/CT 在这些类型淋巴瘤中的应用尚有一定局限性。

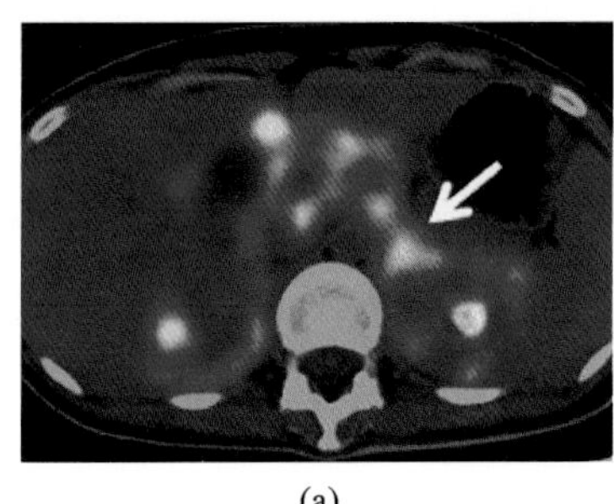

(a)

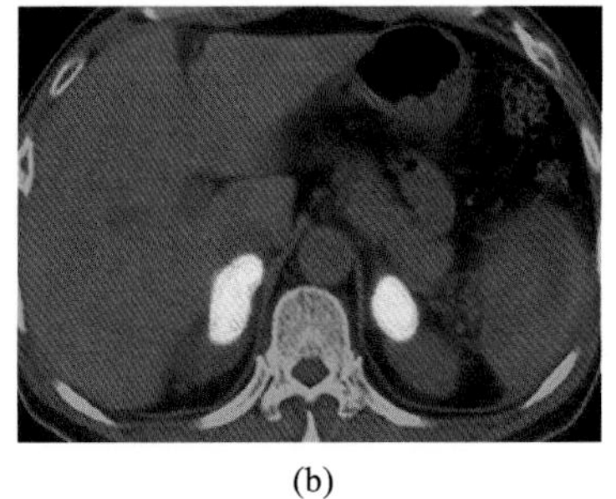

(b)

图 35-8　肾上腺淋巴瘤(Dong A S 等,2014)

(a)左侧原发性肾上腺淋巴瘤;(b)继发性两侧肾上腺淋巴瘤

最近,国际相关指南重点推荐将 PET/CT 用于对^{18}F-FDG 敏感淋巴瘤的常规检查和利用五分量表评估缓解情况(表 35-5),此法也可取代骨髓穿刺活检法检查受累情况。PET/CT 可以在机体没有发生形态结构改变和没有临床症状时显示出机体的异常生物学信息,从而研判肿瘤的发生与发展,并对肿瘤进行分期。但对不敏感的患者不推荐常规使用此方法。

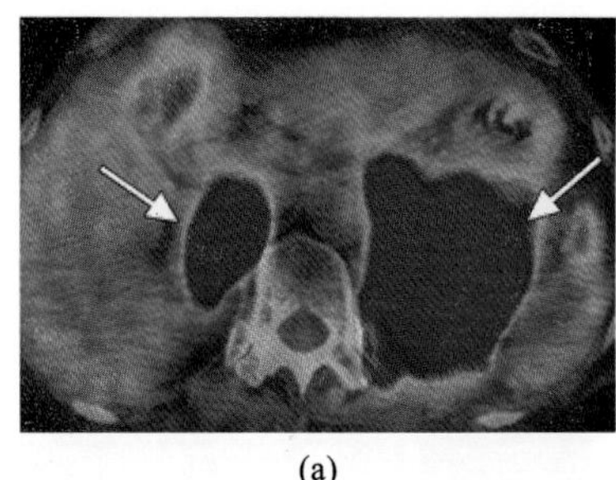

(a)

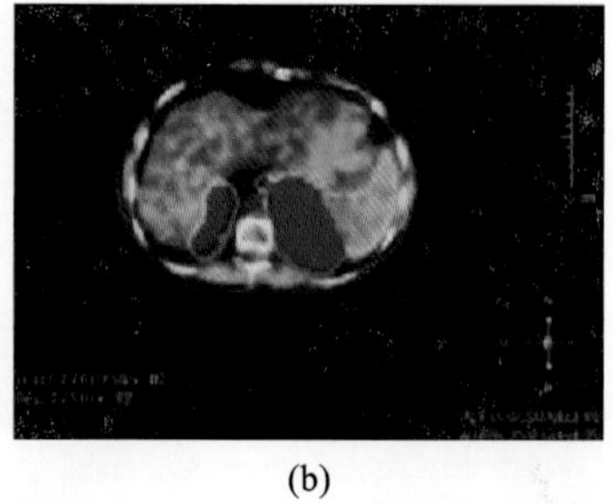

(b)

图 35-9 原发性两侧肾上腺淋巴瘤，PET/CT 显示对^{18}F-FDG 具有高摄取活性（Shin Y R 等，2015 和 Gellert L L，2019）

表 35-5 肾上腺淋巴瘤 PET/CT 评效标准五分量表（Barrington S F 等，2014）

分值	评分标准
1 分	无^{18}F-FDG 摄取
2 分	^{18}F-FDG 摄取不高于纵隔
3 分	^{18}F-FDG 摄取高于纵隔，但不高于肝脏
4 分	^{18}F-FDG 摄取中度高于肝脏
5 分	^{18}F-FDG 摄取明显高于肝脏和/或出现新病灶
X	新病灶^{18}F-FDG 摄取可能与淋巴瘤无关

五分量表评估：1、2 分代表完全代谢缓解（CMR，A 类推荐）。在接受标准治疗的患者中，3 分也可以代表 CMR（A 类推荐）。4、5 分且与基线相比^{18}F-FDG 摄取下降代表部分代谢缓解（PMR）。^{18}F-FDG 摄取增加至 5 分、FDG 摄取没有下降或出现新的与淋巴瘤相关的^{18}F-FDG 摄取病灶，代表治疗失败和/或疾病进展（B 类推荐）。

临床上，需与原发性肾上腺淋巴瘤鉴别的病变包括继发性肾上腺淋巴瘤、无功能肾上腺瘤、肾上腺嗜铬细胞瘤、肾上腺皮质癌、肾上腺结核和肾上腺转移瘤等。由于原发性肾上腺淋巴瘤影像学检查无特殊性，术前易误诊为其他肾上腺恶性肿瘤。当肿瘤直径≤5 cm 时，需与质地均匀、强化较低的肾上腺肿瘤相鉴别。当肿瘤直径≥6 cm 时，需与肾上腺嗜铬细胞瘤、肾上腺皮质癌等常见的原发性肾上腺肿瘤鉴别。

肾上腺是转移癌的好发部位，转移癌较容易发生坏死和囊性变，其形态多不规则，呈圆形或结节状，可单侧或双侧发病，需要结合临床病史与原发性肾上腺淋巴瘤鉴别。当影像学发现肾上腺占位时，应考虑到原发性肾上腺淋巴瘤的可能：①肿瘤局限在肾上腺，而无其他部位的淋巴瘤病灶；②外周血或骨髓内无同型细胞的白血病征象；③无其他内脏器官淋巴性肿块，表浅淋巴结不肿大。值得注意的是，肾上腺结核是我国 Addison 病的常见原因，且常伴有肾上腺外结核，CT 显示肾上腺钙化、增大或肿块对结核性 Addison 病的诊断具有特征性（图 35-10）。

对于影像学诊断有疑问者，可酌情行 B 超或 CT 引导下细针穿刺活检，以明确诊断，必要时可行腹腔镜下肾上腺肿瘤活检来获得适当的组织用于诊断，最终诊断仍有赖于病理组织学及免疫组织化学检查。

六、治疗

（一）手术治疗

目前，原发性肾上腺淋巴瘤尚无明确的治疗指南。如果患者一般情况尚可，无手术禁忌证，均应在初步诊断确立后争取手术切除。首选腹腔镜手术，酌情选择开放性手术（图 35-11）。手

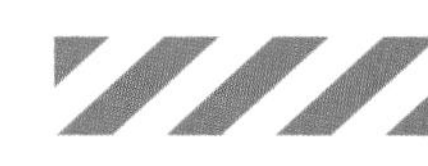

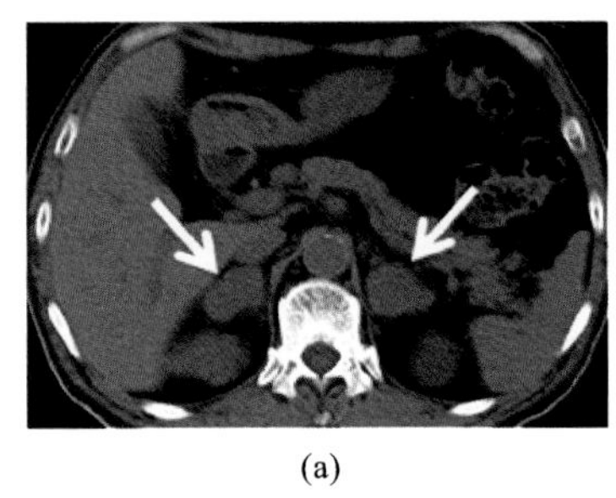

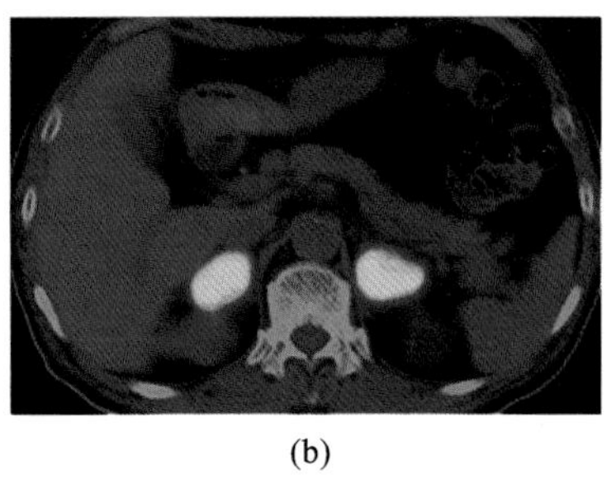

(a)　　(b)

图 35-10　两侧肾上腺结核(Dong A S 等,2014)

(a)CT 显示两侧肾上腺肿块;(b)^{18}F-FDG PET/CT 显示左、右侧肾上腺^{18}F-FDG 的 SUV 分别为 20.9 和 20.1

术应遵循下列原则:①对于包膜完整者,行一期全切除术。游离肿瘤前,须认清肿瘤包膜,确切地沿包膜外的间隙进行解剖。②肿瘤巨大,与周围组织关系复杂者,宜力争一期切除,否则仅行包膜内切除或部分切除。③肿瘤侵犯同侧肾者,应同时行肾切除术;侵犯同侧肝者,应酌情同时行肝部分切除术。④合并下腔静脉癌栓时,在阻断控制下腔静脉血流的前提下,予以仔细分离并切除。⑤行肿瘤部分切除者,术后辅助化疗或靶向治疗后肿瘤缩小,有可能切除者,酌情行二次手术。⑥对于复发肿瘤者,宜尽早再次手术,由于局部解剖结构的改变,其完全切除率较低。因此,术前应充分了解肿瘤浸润范围,以便制订详细的手术方案。术后应辅以 CHOP 化疗方案(即环磷酰胺(C)+阿霉素(H)+长春新碱(O)+强的松(P))或 CHOP 化疗方案+妥昔单抗(包括利妥昔单抗、西妥昔单抗等)或其他靶向治疗药物,其效果优于单一治疗。

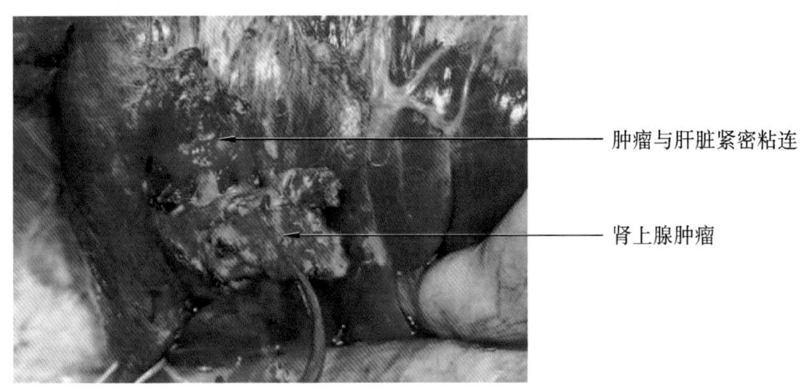

图 35-11　原发性右侧肾上腺淋巴瘤开放性肾上腺切除术的术中所见(Ohkura Y 等,2015)

(二) 化疗

CHOP 化疗方案一直是治疗 NHL 的最佳标准方案,对于晚期中度至高度恶性的淋巴瘤,一般均采用以 CHOP 为主的化疗方案,完全缓解率为 51%～54%,长期无瘤生存率为 49%。CHOP 化疗方案治疗 DLBCL 一般为 6 个疗程,完全缓解后至少加 2 个疗程,此方案能治愈 30%的晚期中度至高度恶性 NHL。

(三) 靶向治疗

随着医药科技的发展,越来越多的靶向药物面世,患者因此有了更多的选择。淋巴瘤通过靶向治疗已成为不多的可能治愈的恶性肿瘤之一。

1. 利妥昔单抗(rituximab,抗 CD20)　自 1997 年起,美国 FDA 批准利妥昔单抗用于临床后,该药成为目前唯一靶向 B 细胞的人鼠嵌合单抗。近年来,利妥昔单抗联合化疗方案可明显改善原发性肾上腺淋巴瘤的预后,已成为一线首选治疗方案。利妥昔单抗可以用于单一疗法,也可与化疗方案联合应用,可以使肿瘤对化疗更加敏感,提高化疗效果。55%的患者在治疗后 4～7 年仍持续缓解,患者总缓解率为 100%,其中 63%完全缓解,37%部分缓解。

2. 硼替佐米(bortezomib) 其是一种蛋白酶体抑制剂。蛋白酶体在细胞周期调控中起重要作用,可促进细胞凋亡,增加肿瘤细胞对化疗和放疗的敏感性,因而成为治疗淋巴瘤的靶点之一,可用于原发性肾上腺淋巴瘤的治疗。

3. 免疫检查点抑制剂 免疫检查点抑制剂是目前最受关注的免疫疗法,因为它适应证很广,在很多实体瘤中,都有不同程度的效果。PD-1 抑制剂和 PD-L1 抑制剂作用原理非常类似,目前上市的 PD-1/PD-L1 类免疫药包括 2 种 PD-1 抗体和 3 种 PD-L1 抗体:①纳武单抗(nivolumab);②帕博利珠单抗(pembrolizumab);③阿特珠单抗(atezolizumab);④阿维鲁单抗(avelumab);⑤德瓦鲁单抗(durvalumab)。临床上可单独应用 PD-1/PD-L1 类单抗药物,但需要进行 PD-L1 表达检测,如果表达率高于 50%,则适合单用;若 PD-L1 表达率≤50%,应联合应用化疗或小分子靶向药物。

4. CAR-T 细胞治疗 近年来,嵌合抗原受体 T 细胞治疗(chimeric antigen receptor T-cell therapy,CAR-T 细胞治疗)是代表肿瘤治疗最新发展趋势的新型免疫疗法,此技术是将靶向识别肿瘤抗原的单链抗体基因、激活的 T 细胞和促进 T 细胞生存的信号分子,通过基因修饰并获得特异的靶向性效应外周 T 细胞,从而将患者的 T 细胞改造成为特异性杀伤肿瘤的药物。在国内外的相关临床试验中,CAR-T 细胞治疗已表现出对特定肿瘤类型的巨大杀伤力和临床疗效。其具有特异的抗肿瘤活性,对淋巴瘤具有明确的疗效,且安全(图 35-12)。文献报道,CAR-T细胞治疗 7 例淋巴瘤患者,总反应率为 71%(5/7),获得了 3~14 个月的缓解期,其中 3 例患者持续治疗 1 年后完全缓解。Schuster S J 报道,CAR-T 细胞治法在复发性或难治性 B 细胞癌患者中获得了极高的疗效,3 年缓解率>70%。因此,CAR-T 细胞治疗可成为 DLBCL 的二线治疗方案,可持久缓解复发或难治性 B 细胞淋巴瘤,并有望用于肾上腺淋巴瘤的治疗。

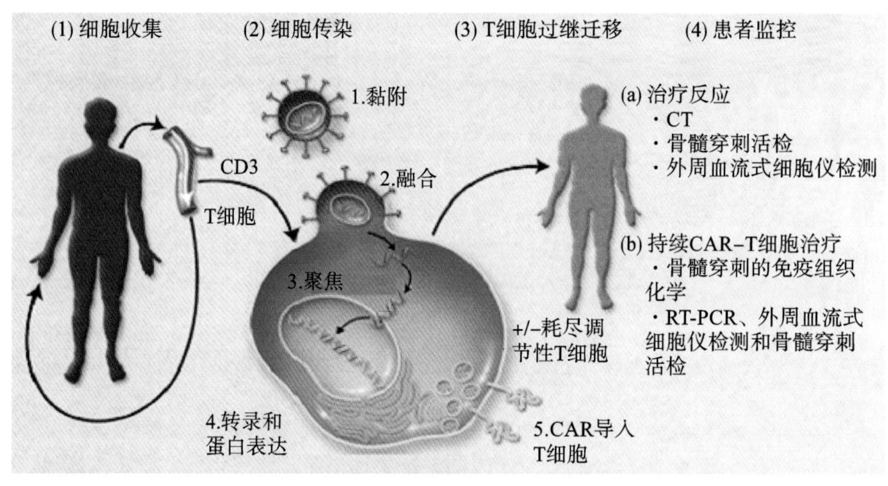

图 35-12 CAR-T 细胞治疗淋巴瘤示意图

Yescarta(KTE-C19,axicabtagene ciloleucel)是一款靶向 CD19 抗原蛋白的 CAR-T 药物,用于复发性或难治性 B 细胞 NHL,包括 DLBCL、高度恶性淋巴瘤和转化型 DLBCL,仅需单次输注。临床研究证实,总缓解率为 82%,完全缓解率达 58%。中位随访 15.4 个月发现,42%的患者持续缓解,40%的患者完全缓解,18 个月总生存率为 52%。值得注意的是,Yescarta 的副作用包括细胞因子释放综合征(CRS,13%)、神经系统毒性(NE,28%)、血细胞计数减少(包括中性粒细胞减少(78%)、贫血(43%)和血小板减少(38%)),以及超敏反应、严重感染等。CRS 和 NE 是可逆的,若发现 CRS,则应早期用药,托珠单抗和糖皮质激素为首选药物。并且,CRS 和 NE 会随着治疗的结束慢慢消退,无复发风险。然而,在现阶段,Yescarta 没有制成足够高性价比药物的潜力。

总之,淋巴瘤的靶向治疗已逐步成为 B 细胞 NHL 的标准治疗方法,尤其 Yescarta 是新一

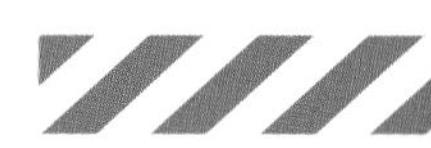

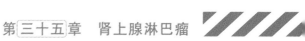

轮癌症治疗革命的一个重要部分，是一项颠覆性技术，必将改变癌症治疗的现状。随着治疗经验的不断积累，期待 CAR-T 细胞治疗继续突破，使治愈率提高到更高水平。

七、预后

原发性肾上腺淋巴瘤是一种高侵袭性肿瘤，肾上腺外扩散提示预后不良。1 年和 2 年总生存率分别为 38.2%和 33.9%；95%的患者生存时间为 7～12 个月，中位生存时间为 9 个月；术后 5 年生存率仅为 20%。高龄、瘤体较大、肾上腺皮质功能不全、乳酸脱氢酶(LDH)水平偏高、出现毗邻器官侵犯或远处转移者，预后极差；尤其中枢神经系统侵袭影响患者的长期生存，中位生存时间仅为 1～4 个月。2017 年 Laurent C 等报道 2 年总生存率和无瘤生存率分别为61.6%和 49.9%，其生存率差异可能与应用利妥昔单抗治疗有关。2019 年，Gellert L L 总结英文文献发现，大多数肾上腺淋巴瘤患者在 1 年内死亡。

继发性肾上腺淋巴瘤提示肿瘤进展已到Ⅲ期或Ⅳ期者预后差(表 35-6 和表 35-7)。预后因素包括较晚的 Ann Arbor 分期、较高的国际预后指数(international prognostic index，IPI)(WHO 2008)、肿块直径>7.5 cm，其中 IPI 在 DLBCL 和非特征性外周 T 细胞淋巴瘤(PTCL-NOS)中具有价值。

表 35-6 NHL 患者的 IPI*

指标	0 分	1 分
年龄/岁	≤60	>60
一般状况	0 或 1	2～4
Ann Arbor 分期	Ⅰ或Ⅱ	Ⅲ或Ⅳ
结外侵犯部位	少于 2 个部位	不少于 2 个部位
LDH 水平	正常	异常

注：* 每项指标预后不良因素计数为 1 分，总和即为 IPI。

表 35-7 不同 IPI 的 NHL 患者风险分组、完全缓解率和 5 年生存率

IPI/分	风险分组	完全缓解率(CR)	5 年无病生存率(DFS)	5 年总生存率(OS)
0～1	低危	87%	70%	73%
2	低-中危	67%	50%	51%
3	中-高危	55%	49%	43%
4～5	高危	44%	40%	26%

随着对 DLBCL 认识的深入和新型治疗药物的出现，越来越多新型 DLBCL 预后指标的涌现，有利于丰富和完善 DLBCL 的预后评分系统，有利于更好地为患者提供精确的诊断和个体化治疗。

改良国际预后指数(revised international prognostic index，R-IPI)在保持原有 IPI 的 5 个参数不变的前提下，将原有 4 个危险分组简化为 3 个：①预后非常好组(0 分)；②预后好组(1～2 分)；③预后差组(3～5 分)。3 个分组的 4 年总生存率分别为 94%、79%和 55%，在利妥昔单抗治疗和 CAR-T 细胞治疗时代，R-IPI 对于 DLBCL 的预后起到了较好的评估作用。

美国国立综合癌症网络(National Comprehensive Cancer Network，NCCN)国际预后指数(NCCN-IPI)：2000—2010 年，1138 例 DLBCL 患者免疫化疗的资料表明，在原有 IPI 的 5 个参数的基础上，整合了年龄、LDH 水平两个指标，进行了进一步的细分，提出了NCCN-IPI，将所有患者分为 4 个危险分组：①低危组(0～1 分)；②低-中危组(2～3 分)；③中-高危组(4～5 分)；④高危组(6～8 分)。与 IPI 比较，低危组和高危组 5 年总生存率分别为 96% vs 33%和 90% vs

54%，明显优于IPI。因此，在利妥昔单抗一线治疗中，NCCN-IPI可作为判断DLBCL患者预后的有效标准，但其临床价值尚需进一步验证。

总之，DLBCL的预后评分系统在综合考虑多种因素的情况下，尚需要进一步改进和完善。

八、随访

应定期随访，及时发现有无肿瘤残余、局部复发、新发病灶或转移病灶，以便及时早期处理、早期干预，这样患者就有治愈的机会。通常，距离治疗结束时间越近，复发风险越大。因此，随访时间为治疗后1～2年，每3个月一次；第3～4年，每6个月一次；5年及以后为每年一次（表35-8）。一般将CT检查作为常规检查方法。当体格检查、实验室检查或腹部超声、CT检查发现有明确或可疑的复发或转移病灶时，可进行^{18}F-FDG PET/CT检查，以确定是复发病灶还是转移病灶。治疗后病情缓解患者复发时，尤其是转化为侵袭性更强的类型时，可使用^{18}F-FDG PET/CT进行评估。

表35-8 原发性肾上腺淋巴瘤术后和辅助治疗后的随访方案

检查项目	检查间隔时间/月			
	1年	2年	3～4年	5年以后
全身体格检查 实验室检查（血常规、肝功能、肾功能、ESR、LDH） 循环肿瘤细胞（CTC）检测 腹部超声检查 腹部CT ^{18}F-FDG PET/CT（可疑复发或转移）	3	3	6	12

（曾　进　陈　忠）

参考文献

[1] de Sousa Lages A, Bastos M, Oliveira P, et al. Diffuse large B-cell lymphoma of the adrenal gland: a rare cause of primary adrenal insufficiency[J]. BMJ Case Rep, 2016, 2016: bcr2016214920.

[2] Rashidi A, Fisher S I. Primary adrenal lymphoma: a systematic review[J]. Ann Hematol, 2013, 92(12): 1583-1593.

[3] 莱斯利·索宾，玛丽·高斯伯德罗维兹，克里斯坦·维特金德. 恶性肿瘤TNM分期(第7版)[M]. 周清华，孙燕，译. 天津：天津科技翻译出版公司，2012.

[4] Nakazawa S, Uemura M, Ujike T, et al. Primary adrenal lymphoma: three case reports and review of Japanese cases[J]. Int Cancer Conf J, 2018, 7(4): 159.

[5] Raoofziaee M, Yarmohamadi A, Ahmadnia H. Primary bilateral non-Hodgkin's lymphoma of the adrenal gland[J]. Indian J Urol, 2018, 34(4): 300-302.

[6] Hata Y, Ishizawa S, Nishida N. Sudden unexpected death with primary adrenal lymphoma[J]. Leg Med (Tokyo), 2018, 35: 25-28.

[7] Viswanathan V, Middleton M L. Primary adrenal lymphoma: a case report[J]. J Clin Nucl Med, 2001, 26(9): 787-788.

[8] Nakatsuka S, Hongyo T, Syaifudin M, et al. Mutations of p53, c-*kit*, K-*ras*, and β-catenin

gene in non-Hodgkin's lymphoma of adrenal gland[J]. Jpn J Cancer Res,2002,93(3):267-274.

[9] Schocket L S,Syed N A,Fine S L. Primary adrenal lymphoma with choroidal metastases [J]. Am J Ophthalmol,2002,134(5):775-776.

[10] Kasaliwal R,Goroshi M,Khadilkar K,et al. Primary adrenal lymphoma:a single-center experience[J]. Endocr Pract,2015,21(7):719-724.

[11] Kacem K,Zriba S,Lakhal R B,et al. Primary adrenal lymphoma[J]. Turk J Haematol,2014,31(2):188-191.

[12] Aziz S A, Laway B A, Rangreze I, et al. Primary adrenal lymphoma: differential involvement with varying adrenal function[J]. Indian J Endocrinol Metab,2011,15(3):220-223.

[13] Wang Q, Cao X Y, Jiang J, et al. Bilateral primary adrenal lymphoma accompanying hypertension[J]. Urology,2012,79(2):e27-e28.

[14] Doroudinia A, Bakhshayesh Karam M, Ranjbar M, et al. Mantle cell lymphoma presenting as bilateral adrenal huge masses [J]. BMJ Case Rep, 2018, 2018:bcr2017223247.

[15] 那彦群,叶章群,孙颖浩,等. 2014 版中国泌尿外科疾病诊断治疗指南手册[M]. 北京:人民卫生出版社,2013.

[16] 朱颖,杨艳,张学军. 原发性双侧肾上腺淋巴瘤 1 例报道[J]. 中华全科医学,2017,15(1):179-181.

[17] Holm J,Breum L,Stenfeldt K,et al. Bilateral primary adrenal lymphoma presenting with adrenal insufficiency[J]. Case Rep Endocrinol,2012,2012:638298.

[18] Baba S, Abe K, Isoda T, et al. Impact of FDG-PET/CT in the management of lymphoma[J]. Ann Nucl Med,2011,25(10):701-716.

[19] Barrington S F,Mikhaeel N G,Kostakoglu L,et al. Role of imaging in the staging and response assessment of lymphoma: consensus of the International Conference on Malignant Lymphomas Imaging Working Group[J]. J Clin Oncol, 2014, 32(27):3048-3058.

[20] Dong A S,Cui Y,Wang Y,et al. ^{18}F-FDG PET/CT of adrenal lesions[J]. AJR,2014,203(2):245-252.

[21] Altinmakas E,Üçışık-Keser F E,Medeiros L J,et al. CT and ^{18}F-FDG-PET-CT findings in secondary adrenal lymphoma with pathologic correlation[J]. Acad Radiol,2019,26(6):e108-e114.

[22] Ohkura Y,Shindoh J,Haruta S,et al. Primary adrenal lymphoma possibly associated with Epstein-Barr virus reactivation due to immunosupp-ression under methotrexate therapy[J]. Medicine(Baltimore),2015,94(31):e1270.

[23] Zeltsman M, Dozier J, McGee E, et al. CAR T-cell therapy for lung cancer and malignant pleural mesothelioma[J]. Transl Res,2017,187:1-10.

[24] Shin Y R,Kim K A. Imaging features of various adrenal neoplastic lesions on radiologic and nuclear medicine imaging[J]. AJR,2015,205(3):554-563.

[25] Fassnacht M,Arlt W,Bancos I,et al. Management of adrenal incidentalomas:european society of endocrinology clinical practice guideline in collaboration with the european network for the study of adrenal tumors[J]. Eur J Endocrinol,2016,175(2):G1-G34.

[26] Neelapu S S,Locke F L,Bartlett N L,et al. Axicabtagene ciloleucel CAR T-cell therapy in refractory large B-cell lymphoma[J]. N Engl J Med,2017,377(26):2531-2544.

[27] Neelapu S S,Locke F L,Go W Y,et al. CAR T-cell therapy in large B-cell lymphoma[J]. N Engl J Med,2018,378(11):1065.

[28] Laurent C,Casasnovas O,Martin L,et al. Adrenal lymphoma:presentation,management and prognosis[J]. QJM,2017,110(2):103-109.

[29] Zhou Z,Sehn L H,Rademaker A W,et al. An enhanced international prognostic index (NCCN-IPI) for patients wian diffuse large B-cell lymphoma treated in the rituximab era[J]. Blood,2014,123(6):837-842.

[30] Singh A, Udupa K, Madhyastha S P, et al. Bilateral primary adrenal lymphoma successfully treated with non-CHOP chemotherapy regimen[J]. BMJ Case Rep,2018,2018:bcr2017223078.

[31] Schuster S J, Svoboda J, Chong E A, et al. Chimeric antigen receptor T cells in refractory B-cell lymphomas[J]. N Engl J Med,2017,377(26):2545-2554.

[32] Ogasawara T,Ebata N,Hamasaki J,et al. BCL2,BCL6,and MYC-positive intravascular large B-cell lymphoma presenting with bilateral adrenal gland lesions[J]. Rinsho Ketsueki,2019,60(6):570-576.

[33] Hassan M,Mandal A K,Sidhu J S,et al. Gastric diffuse large B-cell lymphoma with bilateral adrenal metastasis[J]. BMJ Case Rep,2019,12(7):e229758.

[34] 曾进,陈忠. 现代泌尿肿瘤学[M]. 北京:人民卫生出版社,2023.

第三十六章

肾上腺血管周上皮样细胞瘤

一、发病情况

血管周上皮样细胞瘤(perivascular epithelioid cell tumor,PEComa)又称血管外皮细胞瘤(hemangiopericytoma),起源于间叶组织的原始间质细胞,是由毛细血管壁血管周上皮样细胞衍生而来的软组织肿瘤。1942 年,Stout 和 Murray 根据其组织学形态首次报道该肿瘤,Bonettid 于 1991 年根据其组织学形态及免疫表型对其进行命名。2002 年,WHO 将 PEComa 正式定义为组织学和免疫组织化学具有血管周上皮样细胞特征的间叶性肿瘤(mesenchymal tumor),2013 年,WHO 软组织肿瘤分类将 PEComa 归属于恶性肿瘤范畴。该肿瘤可发生于人体的多个部位,常发生于女性生殖器官(如子宫和卵巢),其次是肾、肺、肝、胰、胆总管、空肠、直肠、膀胱、前列腺、乳腺、骨、软组织和纵隔。常见的转移部位是肺(21.6%)、肝(17.6%)、腹膜(10.8%)和淋巴结(9.5%),肾上腺转移仅占 2.7%(表 36-1)。Shankar V(2018)总结英文文献发现,PEComa 发病年龄为 15~97 岁,平均年龄 46 岁;80%~90%的病例为女性。

表 36-1　74 例恶性血管周上皮样细胞瘤转移部位(Tirumani S H 等,2014)

转移部位	发生例数	发生率/(%)
肺	16	21.6
肝	13	17.6
腹膜	8	10.8
淋巴结	7	9.5
肌肉	7	9.5
骨	5	6.8
皮下组织	5	6.8
肠系膜	4	5.4
胸膜	2	2.7
肾上腺	2	2.7
胰腺	1	1.4
肾	1	1.4
乳腺	1	1.4
甲状腺	1	1.4
硬脑膜	1	1.4

原发性肾上腺血管周上皮样细胞瘤(adrenal perivascular epithelioid cell tumor)极其罕见(图 36-1),临床仅见个案报道。继发性肾上腺血管周上皮样细胞瘤仅见 2 例报道。

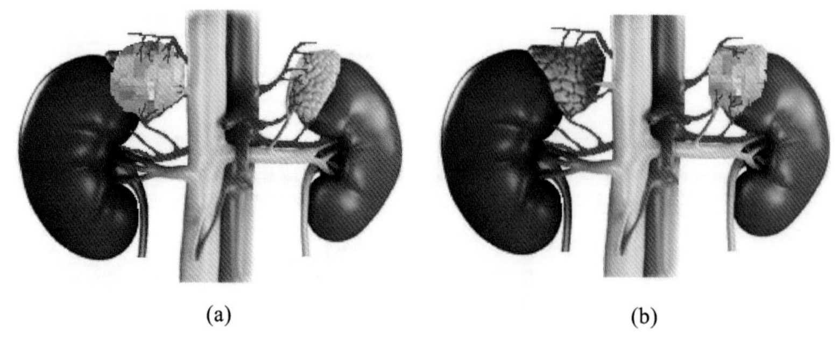

(a) (b)

图 36-1 原发性肾上腺血管周上皮样细胞瘤示意图

二、分子生物学

目前,发病机制还不十分清楚。据文献报道,大多数 PEComa 病例甚至全部 PEComa 病例存在染色体畸变,其频率由高到低依次为 19－、16p－、17p－、1p－、18p－、X＋、12q＋、3q＋、5＋、2q＋(Shankar V 等,2018)。近来研究发现,Cathepsin K(1q21.3)基因的翻译产物为前组织蛋白酶原 K。大多数 PEComa 病例存在 Cathepsin K 基因表达,16p 染色体的丢失,TSC1(9q34.13)、TSC2(16p13.3)基因突变和/或杂合性丢失,以及 TFE3(Xp11.23)基因易位或基因重排与 PEComa 有关。基因突变促使 mTOR 信号通路激活,从而导致 PEComa 的发生和进展。

三、病理和 TNM 分期

(一) 病理

血管周上皮样细胞瘤分为三类:良性、恶性潜能(交界性)和恶性,大多数病例属于良性。根据病理改变,恶性血管周上皮样细胞瘤分为侵袭性和低分化的恶性血管周上皮样细胞瘤。由于病例数较少,目前尚未制订恶性血管周上皮样细胞瘤的具体诊断标准。根据魏斯(Weiss)诊断标准系统,组织学诊断的 9 项标准如下:①核高分级;②核分裂指数≥6/50 HP;③非典型核分裂;④透明细胞占比≤25%;⑤肿瘤细胞呈弥漫性分布比例＞1/3;⑥肿瘤坏死;⑦静脉侵犯;⑧窦样结构浸润;⑨包膜浸润。每符合一项标准计 1 分,总分不低于 3 分则为恶性。梭形细胞、核分裂数目、核分裂象、血管或包膜侵犯以及坏死等是典型的病理组织学恶性指标。2012 年,Bleeker J S 等根据病理组织学特征提出血管周上皮样细胞瘤风险因素分类标准(表 36-2)。

表 36-2 血管周上皮样细胞瘤高风险特征和分类(Bleeker J S 等,2012)

高风险特征	分　类
(1) 肿瘤直径＞5 cm	"良性": 少于 2 个高风险特征且肿瘤直径＜5 cm
(2) 浸润性生长 (3) 核高分级和高细胞密度 (4) 核分裂指数＞1/50HP	"不确定恶性潜能": 肿瘤直径≥5 cm,无其他高风险特征; 仅有多形性核/多核巨细胞
(5) 坏死 (6) 血管浸润	"恶性": 2 个或以上高风险特征

大体观察可见,肿瘤呈实性、灰色、不规则,边界不清。剖面呈结节状,局部为微黄色,可见广泛坏死和出血、囊性变和黏液样改变(图 36-2)。镜下观察可见,肿瘤的特点为有内皮衬里的

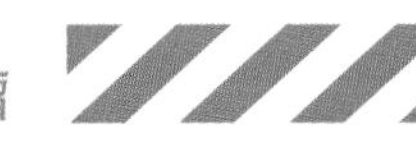

管腔和血管芽周围绕以不规则增生而密集的周细胞，其细胞核呈梭形。有的病例可见血管分叉如鹿角样。网状纤维环绕着毛细血管的内皮，在网状纤维染色的切片中，可见肿瘤细胞被局限在内皮周围网状纤维环的四周，因而网状纤维染色对该肿瘤的诊断往往有相当高的价值。

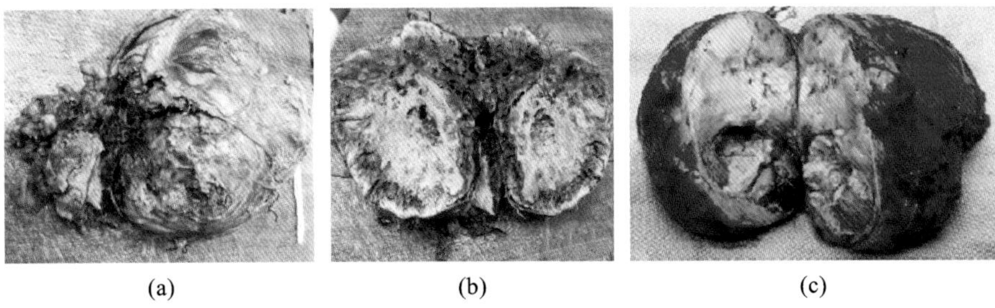

(a) (b) (c)

图 36-2 肾上腺恶性血管周上皮样细胞瘤(Pant L 等,2015 和 Kwazneski Ii D 等,2016)

(a)(b)右侧肾上腺恶性血管周上皮样细胞瘤大体标本和剖面，大小约 18 cm×18 cm×11 cm；(c)右侧肾上腺恶性血管周上皮样细胞瘤合并血管平滑肌脂肪瘤大体标本和剖面，大小约 14.5 cm×12 cm×7.0 cm，切面可见坏死

免疫组织化学：HMB-45、melan-A、vimentin 和 SMA 阳性(图 36-3)，S-100 和 desmin 局灶性阳性。

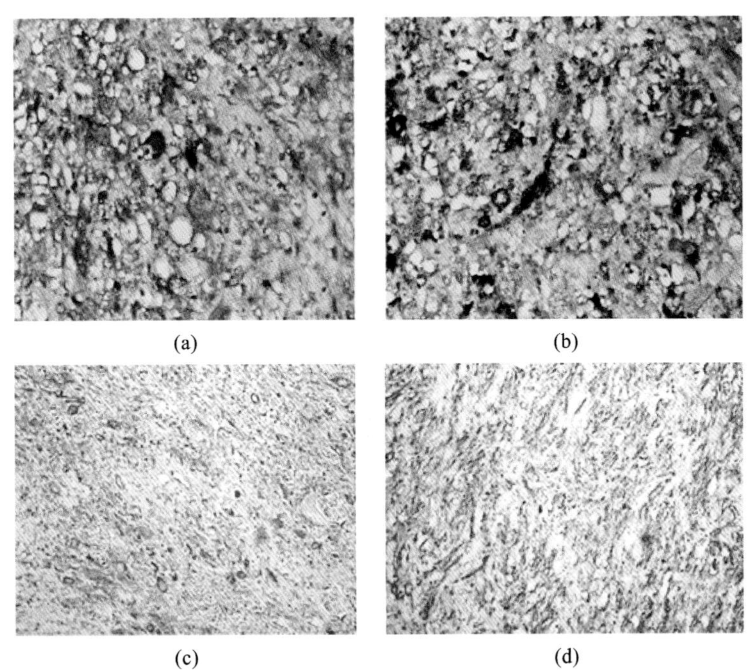

(a) (b) (c) (d)

图 36-3 原发性肾上腺血管周上皮样细胞瘤免疫组织化学(Pant L 等,2015)

(a)HMB-45 阳性(×40)；(b)melan-A 阳性(×40)；(c)vimentin 阳性；(d)SMA 阳性

(二) TNM 分期

目前，原发性肾上腺恶性血管周上皮样细胞瘤尚无独立的 TNM 分期，临床上采用 UICC 肾上腺皮质肿瘤的 TNM 分期原则(表 36-3 和表 36-4、图 36-4)。

表 36-3 原发性肾上腺恶性血管周上皮样细胞瘤 TNM 分期

TNM 分期	具体描述
Tx	无法对原发性肿瘤做出评估
T0	未发现原发性肿瘤
T1	肿瘤直径≤5 cm，局限于肾上腺内

续表

TNM 分期	具体描述
T2	肿瘤直径>5 cm，局限于肾上腺内
T3	无论肿瘤大小，伴有肾上腺外局部浸润，但未侵犯邻近器官*
T4	无论肿瘤大小，肿瘤侵犯邻近器官*
Nx	无法对区域淋巴结转移做出评估
N0	无区域淋巴结转移
N1	有区域淋巴结转移
Mx	无法对远处转移做出评估
M0	无远处转移
M1	有远处转移

注：* 邻近器官包括肾、横膈膜、下腔静脉和肝。

表 36-4 原发性肾上腺恶性血管周上皮样细胞瘤临床分期

临床分期	T	N	M
Ⅰ期	T1	N0	M0
Ⅱ期	T2	N0	M0
Ⅲ期	T1～2	N1	M0
	T3	N0	M0
Ⅳ期	T3	N1	M0
	T4	N0～1、Nx	M0
	T0～4、Tx	N0～1、Nx	M1

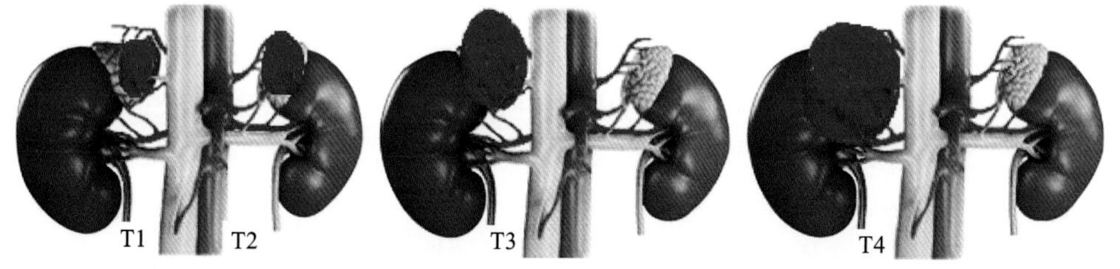

图 36-4 肾上腺恶性血管周上皮样细胞瘤 TNM 分期示意图

四、诊断和治疗

本病缺乏特异性临床症状，影像学检查可发现肾上腺占位性病变，但难以定性诊断（图 36-5 和图 36-6），最终的确诊需依靠病理和免疫组织化学检查。

根治性肾上腺切除术是目前公认最直接有效的治疗手段，首选腹腔镜手术，酌情选择开放性手术。肾上腺恶性血管周上皮样细胞瘤术后可辅助放疗和化疗，但疗效并不确定。研究证实，靶向治疗药物 mTORC1 抑制剂，如雷帕霉素（rapamycin）、依维莫司（everolimus），可能对恶性血管周上皮样细胞瘤的某些病例有效甚至使之达到完全缓解，临床已用于肾上腺恶性血管周上皮样细胞瘤的治疗。

五、预后

良性血管周上皮样细胞瘤预后较好；恶性血管周上皮样细胞瘤预后不良，预后与肿瘤细胞

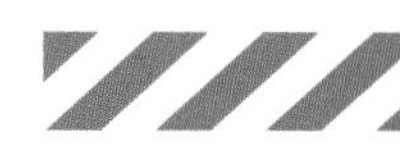

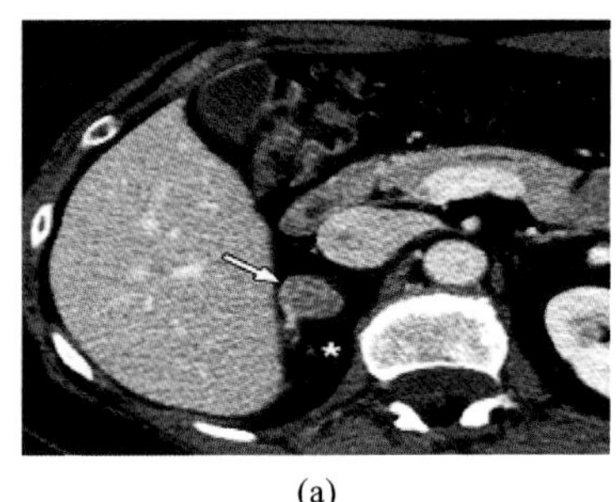
(a)

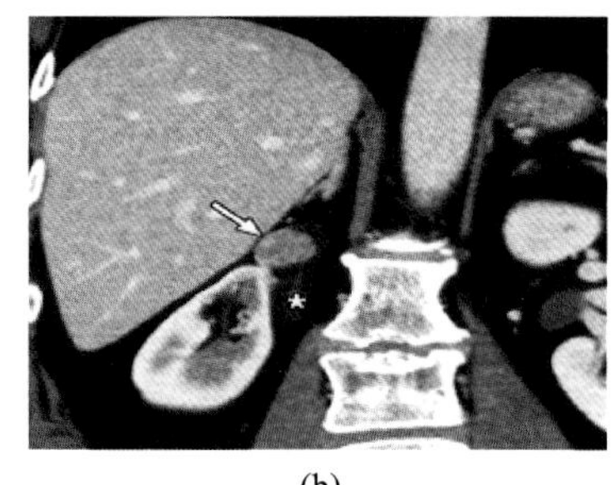
(b)

图 36-5 右侧肾上腺恶性血管周上皮样细胞瘤合并血管平滑肌脂肪瘤 CT 图像(Tirumani S H 等,2014)

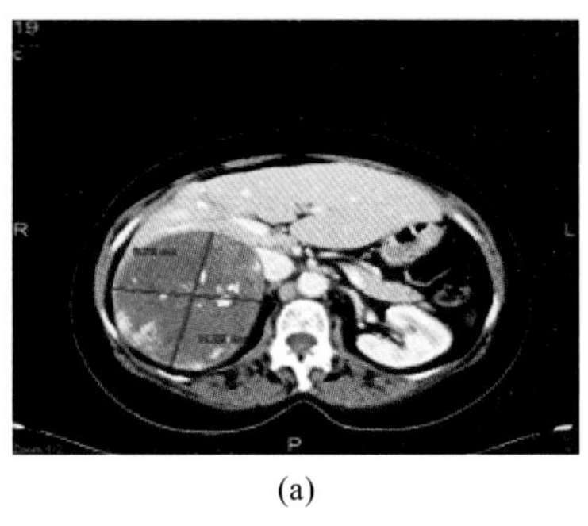
(a)

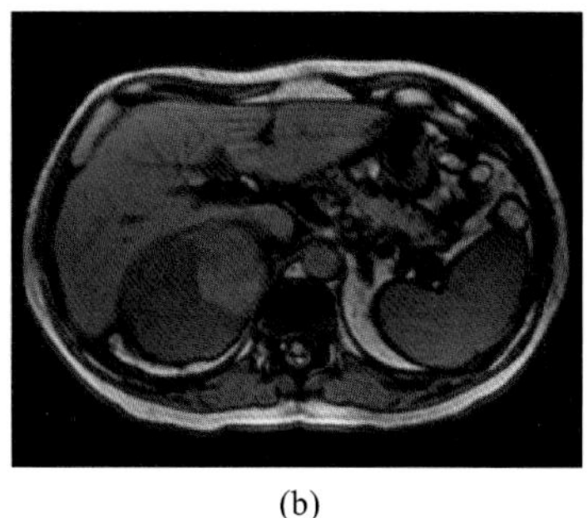
(b)

图 36-6 右侧肾上腺恶性血管周上皮样细胞瘤合并血管平滑肌脂肪瘤(Kwazneski Ii D 等,2016)

(a)CT 显示右侧肾上腺肿块大小约 11.3 cm×9.7 cm;(b)MRI 图像

核分裂指数、浸润性生长及凝固性细胞坏死(coagulative cell necrosis)的关系较为密切。恶性血管周上皮样细胞瘤死亡率为 50%,常由肺部转移所致。Dickson M A 等(2013)报道的 5 例血管周上皮样细胞瘤中,1 例肾上腺血管周上皮样细胞瘤患者存活 3 年后因转移而死亡。

六、随访

血管周上皮样细胞瘤具有多向分化、进展性生长的潜在恶性生物学特征,术后容易复发或远处转移。Bleeker J S 总结文献报道发现,恶性血管周上皮样细胞瘤术后复发率高达 70%(根据 Bleeker J S 标准)。因此,肾上腺血管周上皮样细胞瘤术后长期密切随访尤为重要。一般,术后 1 年内每 3 个月复查一次,第 2 年每 6 个月复查一次,之后每年复查一次。随访内容包括体格检查、B 超/CT 和 CTC 检测。当体格检查、B 超或 CT 检查发现有明确或可疑的复发或转移病灶时,可进行^{18}F-FDG PET/CT 检查,以确定是复发病灶还是转移病灶。

(曾 进 魏 敏)

参考文献

[1] 袁平成,郭刚,马鑫,等.肾上腺血管周上皮样细胞瘤 1 例报告并文献复习[J].临床泌尿外科杂志,2015,30(7):617-620.

[2] Tirumani S H, Shinagare A B, Hargreaves J, et al. Imaging features of primary and metastatic malignant perivascular epithelioid cell tumors[J]. AJR, 2014, 202(2): 252-258.

[3] Zarineh A, Silverman J F. Adrenal perivascular epithelioid cell tumor: a case report with discussion of differential diagnoses[J]. Arch Pathol Lab Med, 2011, 135(4): 499-502.

[4] Malinowska I, Kwiatkowski D J, Weiss S, et al. Perivascular epithelioid cell tumors

(PEComas) harboring TFE3 gene rearrangements lack the TSC2 alterations characteristic of conventional PEComas: further evidence for a biologic distinction[J]. Am J Surg Pathol, 2012, 36(5): 783-784.

[5] Thway K, Fisher C. PEComa: Morphology and genetics of a complex tumor family[J]. Ann Diagn Pathol, 2015, 19(5): 359-368.

[6] Lau S K. Malignant PEComa of the adrenal gland[J]. Pathol Res Pract, 2012, 208(2): 113-117.

[7] Pant L, Kalita D, Chopra R, et al. Malignant perivascular epithelioid cell tumors (PEComa) of the adrenal gland: report of a rare case posing disgnostic challenge with the role of immunohistochemistry in the diagnosis[J]. Endocr Pathol, 2015, 26(2): 129-134.

[8] Zarineh A, Silverman J F. Adrenal perivascular epithelioid cell tumor: a case report with discussion of differential diagnoses[J]. Arch Pathol Lab Med, 2011, 135(4): 499-502.

[9] Kwazneski Ii D, Merrill M, Young J, et al. Angiomyolipoma and malignant PEComa: discussion of two rare adrenal tumors[J]. Case Rep Oncol Med, 2016, 2016: 5204092.

[10] Martignoni G, Pea M, Zampini C, et al. PEComas of the kidney and of the genitourinary tract[J]. Semin Diagn Pathol, 2015, 32(2): 140-159.

[11] Bleeker J S, Quevedo J F, Folpe A L. "Malignant" perivascular epithelioid cell neoplasm: risk stratification and treatment strategies[J]. Sarcoma, 2012, 2012: 541626.

[12] Gennatas C, Michalaki V, Kairi P V, et al. Successful treatment with the mTOR inhibitor everolimus in a patient with Perivascular epithelioid cell tumor[J]. World J Surg Oncol, 2012, 10: 181.

[13] Dickson M A, Schwartz G K, Antonescu C R, et al. Extrarenal perivascular epithelioid cell tumors (PEComas) respond to mTOR inhibition: clinical and molecular correlates [J]. Int J Cancer, 2013, 132(7): 1711-1717.

[14] Cihan Y B, Kut E, Koç A. Recurrence of retroperitoneal localized perivascular epithelioid cell tumor two years after initial diagnosis: case report[J]. Sao Paulo Med J, 2019, 137(2): 206-208.

[15] 曾进,陈忠. 现代泌尿肿瘤学 [M]. 北京:人民卫生出版社,2023.

第三十七章 肾上腺转移瘤

一、流行病学和病因

肾上腺是多种癌症的好发转移部位，肾上腺转移瘤（adrenal metastatic neoplasm）较原发性肾上腺皮质癌多见，约占肾上腺肿瘤的3%，且多为双侧（图37-1）。肾上腺血供丰富，可以极大程度地接收到可能含有癌细胞的血液，故肾上腺在恶性肿瘤血行转移的好发部位中居第四位，仅次于肺、肝、骨骼组织。临床发现，肾上腺转移瘤的发病率为26%～50%。尸检发现，肾上腺转移瘤发现率为27%～36%。2017年，Tomasini P等总结一系列尸检文献报道发现，肾上腺是常见的转移部位，约占27%，尤其是乳腺癌和肺癌，这两种肿瘤中分别有53.9%和35.6%的病例发生肾上腺转移。文献报道，原发性肿瘤中恶性黑色素瘤（60%）、乳腺癌（58%）、肾细胞癌（45%）、肝癌（42.7%）、肺癌（36%）会发生肾上腺转移（图37-2），其中肺癌因肺部有充分的毛细血管网，可以极大程度地播散癌细胞，特别是小细胞未分化肺癌；其他的原发性恶性肿瘤发生肾上腺转移概率由高到低依次为对侧肾上腺、膀胱、结肠、食管、胆囊、胆管、胃、胰腺、甲状腺、前列腺、胃、卵巢和子宫、腹膜后恶性肿瘤，恶性纤维组织细胞瘤和非霍奇金淋巴瘤等。2000年，Fassina A S等报道了26例肾上腺转移瘤，其中肺癌肾上腺转移15例，高达57.7%（表37-1）。2020年，Gellert L L认为，临床上，肾上腺转移瘤常见的原发性恶性肿瘤是乳腺、肺、肾、胃、胰腺、卵巢和结肠的恶性肿瘤。

表37-1 26例肾上腺转移瘤的来源和病理类型（Fassina A S等，2000）

原发性恶性肿瘤部位	病理类型	病例数（占比/（%））
肺	肺癌	15（57%）
肾	肾细胞癌	2（8%）
肝	肝小细胞癌	2（8%）
食管	食管癌	2（8%）
结肠	结肠腺癌	1（4%）
乳腺	乳腺癌	1（4%）
不明		3（11%）
总计		26（100%）

临床上，肾上腺转移瘤常为单侧，双侧转移者仅占肾上腺转移瘤的4.1%，而尸检发现的常为双侧。单侧转移时，左侧的发病率高于右侧。

肾上腺转移瘤患者年龄为35～73岁，平均年龄57岁。男性比女性多见，男性占65%，女性占35%。

原发性恶性肿瘤多分化不良，肝、肾恶性肿瘤可直接侵犯肾上腺。大多数以血行转移为主，

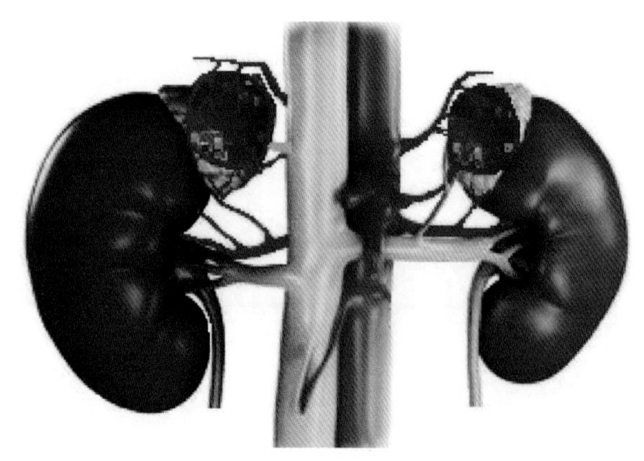

图 37-1　两侧肾上腺转移瘤示意图

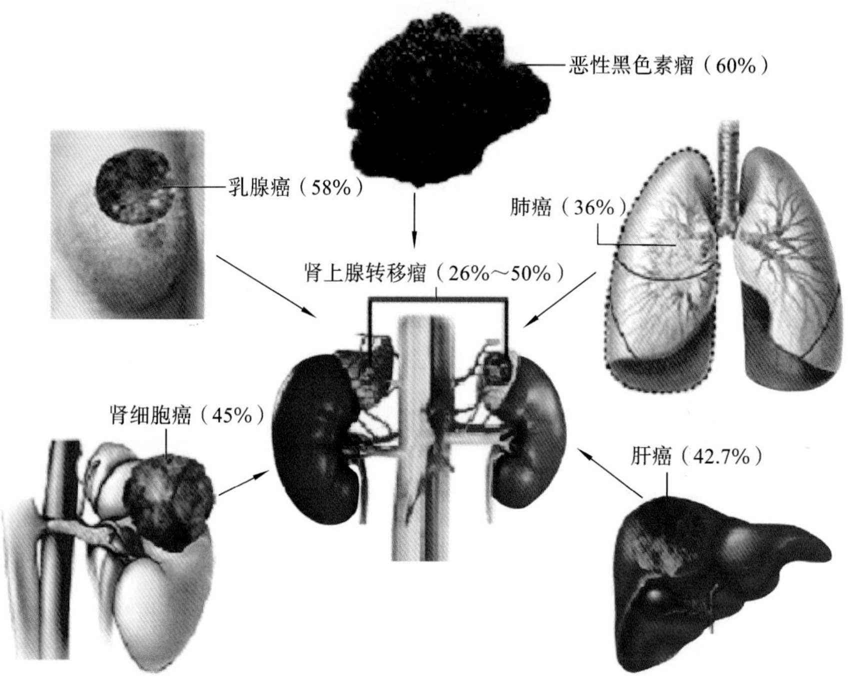

图 37-2　肾上腺转移瘤示意图

79.6%的病例伴有其他脏器或淋巴结转移。从发现原发性肿瘤到肾上腺转移，平均时间为 9.5 个月。随着^{18}F-FDG PET/CT 的广泛应用，肾上腺转移瘤检出率明显增高。值得注意的是，临床上常发现恶性肿瘤患者肾上腺有肿块存在，但不一定是转移病灶，有可能是并存的肾上腺良性肿瘤。

转移途径：①肾肿瘤，尤其是肾上极肿瘤的直接侵犯，或通过肾上极和肾上腺之间的小血管丛扩散转移；②癌栓由肾静脉或下腔静脉逆行蔓延至肾上腺静脉，最终达肾上腺；③区域淋巴结扩散转移；④主要途径为血行转移，肿瘤细胞经全身血液循环播散。如原发性肝癌肾上腺转移途径以血行转移为主，也可经淋巴结转移或局部转移(直接侵犯和通过肾周间隙转移)。然而，肿瘤细胞能否发展为临床影像学可检测到的转移病灶则取决于肿瘤细胞的特征和它们着床的环境。

寡转移的概念出现于 1995 年，发生有限部位和数量转移的恶性肿瘤称为寡转移瘤(oligometastatic tumor)。寡转移是肿瘤生物侵袭性的一种相对惰性的中间状态，是原发性肿瘤与广泛性转移之间的过渡阶段，由脉管中的微转移肿瘤细胞种植于特异性的靶器官所造成。寡转移瘤数目有限(1～5 个)且具有特异性的转移器官。寡转移的状态反映体内肿瘤细胞生物

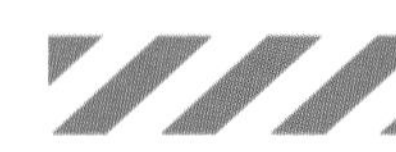

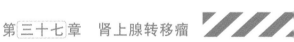

学行为并不活跃。此外，从寡转移的概念延伸出了一些其他概念，如寡复发、同时性寡转移和异时性寡转移等。寡转移常发生于肺、脑和肾上腺，其次是肝、脾和骨，如肺小细胞未分化癌寡转移常发生于肾上腺。通常，肾上腺转移瘤多发生在原发性肿瘤确诊后 1 年之内，转移最初发生在肾上腺髓质，而后累及皮质。一般认为，全身转移病灶数目≤5 个的晚期肿瘤患者可以在较长时间内保持病情稳定，不会发生广泛转移。

近来研究证实，转移瘤具有高度异质性，其适应能力主要依靠基因表达和相关细胞因子调节，而不是致癌基因突变。96％的转移瘤驱动基因突变是克隆性的，高达 80％的肿瘤抑制基因通过不同的突变机制发生双等位失活。

二、病理特征

肾上腺转移瘤大体形态与原发性肿瘤相似，酷似肾上腺皮质癌。肾上腺转移瘤一般边界清晰，呈圆形、椭圆形或不规则形，为灰白色、棕色或黑色。肿瘤直径和平均直径见表 37-2，可有薄的被膜。Pardo Aranda F 等(2017)报道，肾上腺转移瘤直径为 3～10 cm，平均 5.9 cm，91％的病例肿瘤平均直径为 4 cm(Ramsingh J 等，2019)。肿瘤切面颜色为黄色、黄褐色；质地较松脆，较大的转移瘤内局部可有出血和坏死(图 37-3 和图 37-4)。

表 37-2　肾上腺良性肿瘤、皮质癌和转移瘤的大小

项　目	肾上腺良性肿瘤	肾上腺皮质癌	肾上腺转移瘤	
			Fassina A S 等，2000	Pardo Aranda F 等，2017
平均直径/cm	2.75	9	7.5	5.9
直径范围/cm	0.8～4.5	4～18	7～9.5	3～10

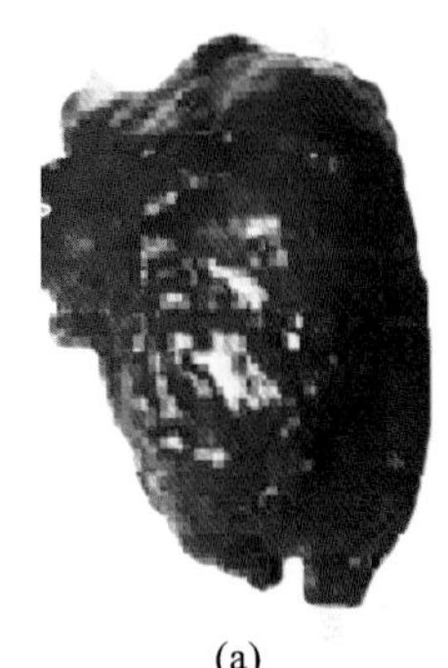
(a)

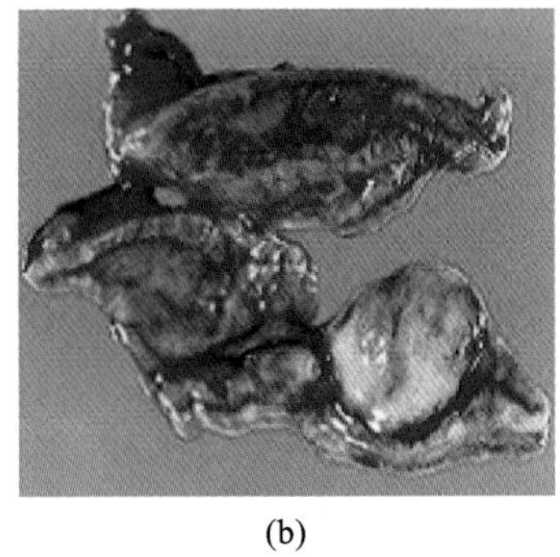
(b)

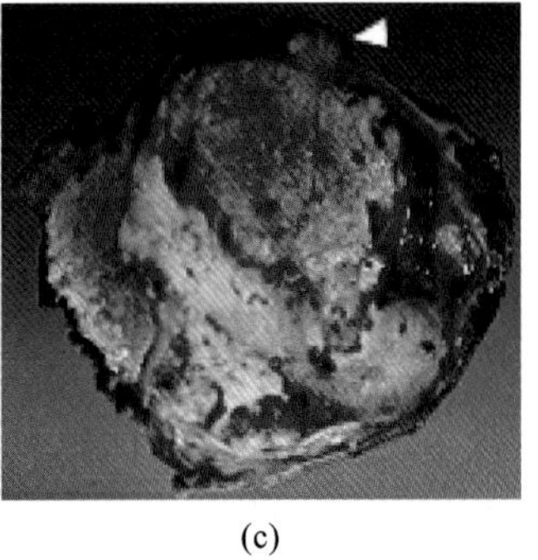
(c)

图 37-3　一侧单个肾上腺转移瘤大体标本和切面(Taffurelli G 等，2017 和 Gellert L L，2019)

(a)肝癌肾上腺转移瘤；(b)肺癌肾上腺转移瘤；(c)卵巢癌肾上腺转移瘤

镜下组织学形态与原发性肿瘤的组织学形态一致：瘤细胞呈腺样浸润性生长，体积大，细胞质丰富，红染，核大浓染，有异形可见核分裂象，间质纤维组织增生，大量炎症细胞浸润。如肺癌肾上腺转移瘤镜下可见瘤细胞体积大，细胞质丰富，核浓染，典型透明细胞成分伴肺泡结构(图 37-5)。肉瘤样癌肾上腺转移瘤肉瘤样成分区域核分裂象常见，可见癌组织区域与肉瘤样成分区域相互移行过渡。

免疫组织化学：p53、Ki-67、vimentin、EMA、desmin、SMA、inhibin、melan-A、Syn、CD10、CD20 阳性，92％的病例肿瘤细胞中有 50％的 p504s 阳性。值得注意的是，免疫组织化学特征与原发性肿瘤相同，如肾细胞癌肾上腺转移瘤 CD10 阳性(图 37-6)。

三、临床表现

由于肾上腺位置隐蔽，瘤体较小时，95％的肾上腺转移瘤患者无特殊症状，故早期不易被发

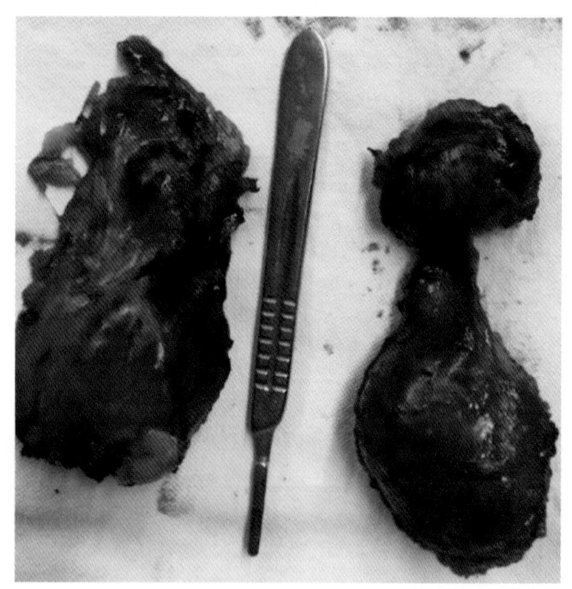

图 37-4 两侧肾上腺转移瘤切除大体标本(Nouralizadeh A 等,2017)

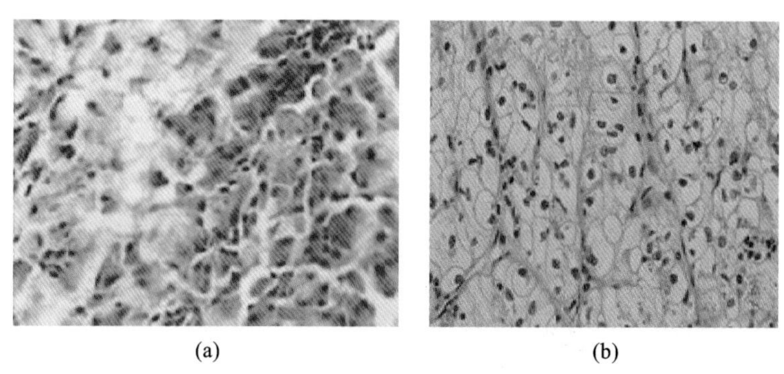

(a) (b)

图 37-5 肺癌肾上腺转移瘤组织学形态

(a)瘤细胞体积大,细胞质丰富,核浓染;(b)典型透明细胞成分伴肺泡结构

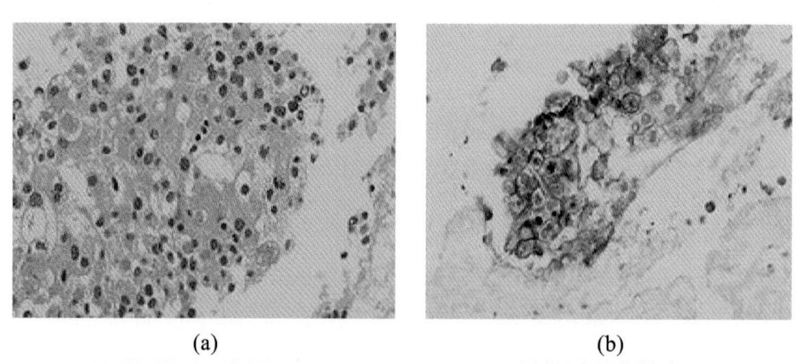

(a) (b)

图 37-6 肾细胞癌肾上腺转移瘤(Hijioka S 等,2011)

(a)典型的嗜酸性细胞,染色明显(HE 染色,×400);(b)免疫组织化学 CD10 阳性,×400

现。少数病例因肿瘤体积较大时,压迫周围组织或脏器,局部浸润或腹膜后出血而出现腰背痛,可出现消瘦、血尿。最突出的特点是所有肾上腺转移瘤患者均无肾上腺皮质和髓质功能亢进或低下等异常表现。极少数情况下,当两侧肾上腺广泛转移,肿瘤侵犯使肾上腺皮质破坏 80%以上时,可出现肾上腺皮质功能不全的症状。肾上腺转移瘤常合并其他脏器的转移,故可能出现相应脏器受累的临床表现。

四、诊断

由于肾上腺转移瘤常无明显的临床症状，故影像学检查对肾上腺转移瘤的诊断具有重要意义。

1. B超检查 B超对肾上腺肿块的定位诊断具有很高的准确性，可检出直径＞1.0 cm的肿瘤，敏感性和特异性分别为83.8%和99.9%。肾上腺转移瘤呈圆形、椭圆形或不规则形，大小相差悬殊。超声图像表现以低回声为主者占95.9%，强回声、等回声及近无回声者共占4.1%。直径＜3 cm者多为均质低回声，直径≥3 cm者为不均匀强弱不等回声，边界较清晰，肿瘤中心坏死部分可出现无回声区。彩色多普勒血流显像(CDFI)显示，大多数病例肿瘤内部及周边血供不丰富，少数病例可探及点状血流信号，为低速高阻动脉血流。可以从病灶大小、有无包膜和血流情况等征象来诊断和鉴别诊断肾上腺肿瘤，彩色多普勒超声诊断肾上腺转移瘤的准确率为70%～92.31%。超声内镜检查术(endoscopic ultrasonography，EUS)近年来获得迅速发展，在T和N分期中优于CT检查，是T分期、判别肿瘤浸润深度和淋巴结有无转移的最好影像技术，可准确探测肿瘤周围5 cm范围结构，提供详细精确的浸润深度分期，也能显现局域淋巴结(图37-7)。造影增强超声内镜检查术(contrast-enhanced endoscopic ultrasonography，CE-EUS)可显示肿瘤的血管供应(图37-8)，行EUS引导细针穿刺抽吸术，借助细胞病理学可对病变进行准确定性。

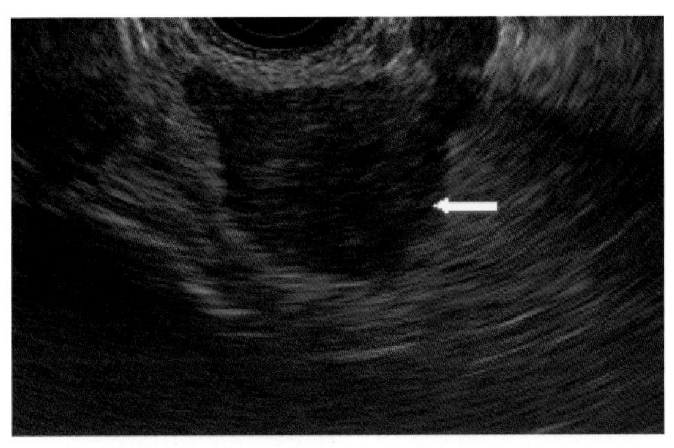

图37-7 左侧肾上腺转移瘤：CE-EUS显示左侧肾上腺肿块，边界清晰、低回声和不均匀

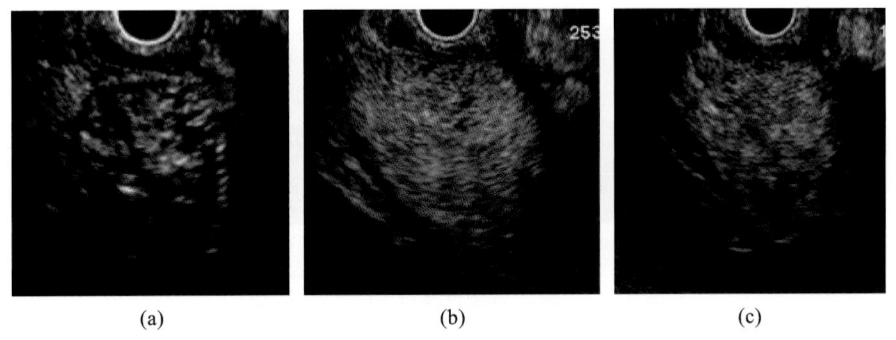

(a) (b) (c)

图37-8 左侧肾上腺转移瘤(Hijioka S等，2011)

(a)CE-EUS显示网状血流信号；(b)血管丰富；(c)肿瘤内血流信号

2. CT检查 CT检查可发现直径＞0.5 cm的肿瘤，且可观察毗邻器官及淋巴结有无转移，有利于判断肿瘤的分期。单侧或双侧肿瘤呈圆形、类圆形或不规则形，大小悬殊。较小的转移瘤密度均匀，罕见钙化。大的肿瘤直径＞10 cm，密度不均匀，并可有钙化，可见中心坏死。增强后小的肿瘤强化均匀，大的肿瘤强化不均匀，其强化与原发性肿瘤强化表现类似，动态扫描显示10～15 min造影剂廓清率＜50%。一般情况下，CT检查时可根据肿瘤大小、有无包膜和增强后强化情况等征象来诊断和鉴别肾上腺转移瘤，准确率为 80%～84.6%（图 37-9 和图 37-10）。直接侵犯肾上腺者可见肾、胃、胰腺、肝及腹膜后肿瘤征象。通常，肿瘤较大且形态不规则，边界不清，毛糙和分叶被认为是肾上腺转移瘤的 CT 检查特征。

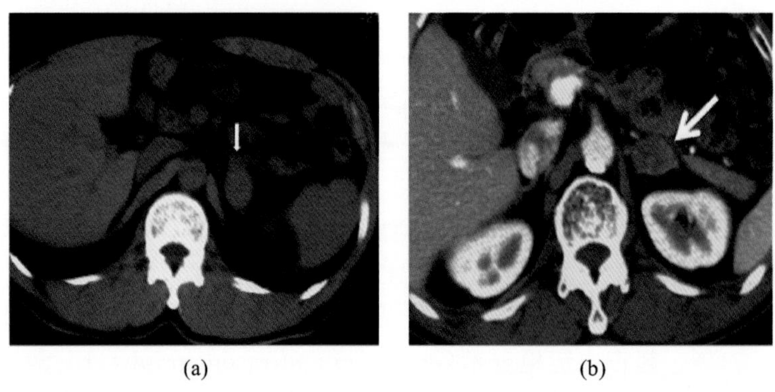

(a) (b)

图 37-9 肝细胞癌左侧肾上腺转移，CT 显示不均匀强化（Dong A S 等，2014）

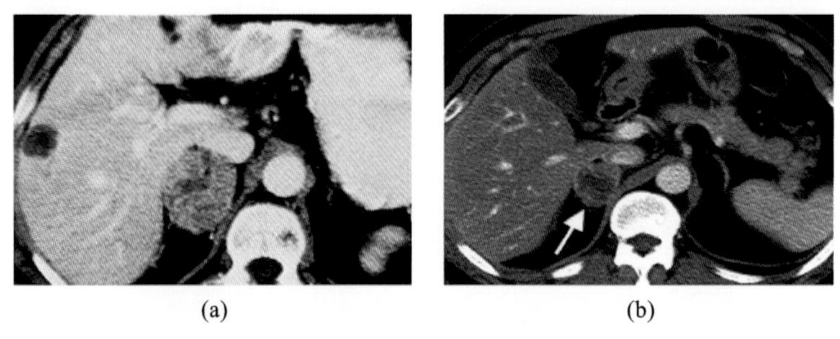

(a) (b)

图 37-10 肺癌右侧肾上腺转移，CT 显示不均匀强化（Shin Y R 等，2015）

3. MRI 检查 肾上腺肿瘤形态不规则，T1WI 低信号，T2WI 高信号，大多呈不均匀或不规则形态（图 37-11）。

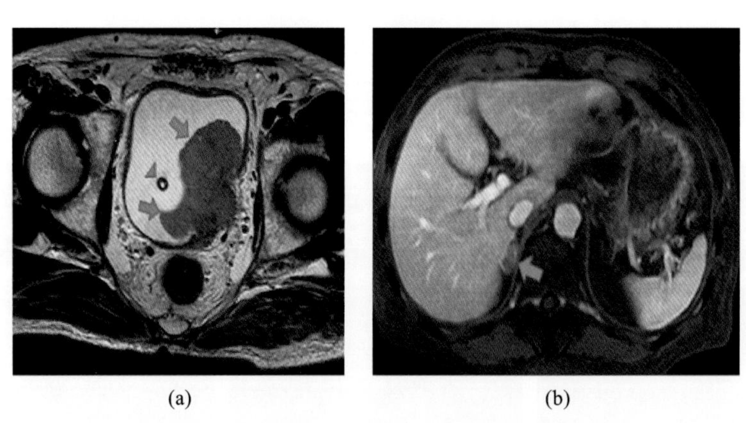

(a) (b)

图 37-11 膀胱小细胞癌（Taga M 等，2013）

(a)MRI 图像；(b)根治性膀胱切除术后 7 个月，MRI 显示右侧肾上腺转移

根据临床病史、原发性肿瘤的病理特点，结合影像学表现，临床多可对肾上腺转移瘤做出明确诊断。MRI 检查是发现和诊断本病的重要方法之一，但本病定性诊断常比较困难。

4. ^{18}F-FDG PET/CT ^{18}F-FDG PET/CT 是一种可靠的无创性检查手段，对诊断肾上腺转移瘤有较高的临床价值，以肾上腺肿瘤病灶 SUVmax 与正常肝组织 SUVmax 的比值>1 为标准，可较好地诊断出肾上腺转移瘤的良、恶性。可精确地确定肿瘤的部位，包括原发性肿瘤、区域淋巴结转移和远处转移病灶，对肾上腺转移瘤的诊断具有较高的敏感性及准确性，敏感性和特异性分别为 93%～100%和 90%～94%,定性诊断准确率为 92%～96%(Lemons J M 等,2015)。Yun 等对 41 例分别患肺癌、甲状腺癌、结肠癌、恶性淋巴瘤的患者行 PET/CT 检查,结果显示,PET/CT 检查对肾上腺转移瘤的诊断准确率达 96%、敏感性为 100%、特异性为 94%。该检查对肾上腺肿瘤的良、恶性鉴别及临床分期具有重要的应用价值(图 37-12 和图 37-13)。而且,PET/CT 检查可提高恶性肿瘤寡转移的发现率和诊断准确率,同时可发现第二原发癌,尚有监测转移病灶进展和指导治疗的临床价值。

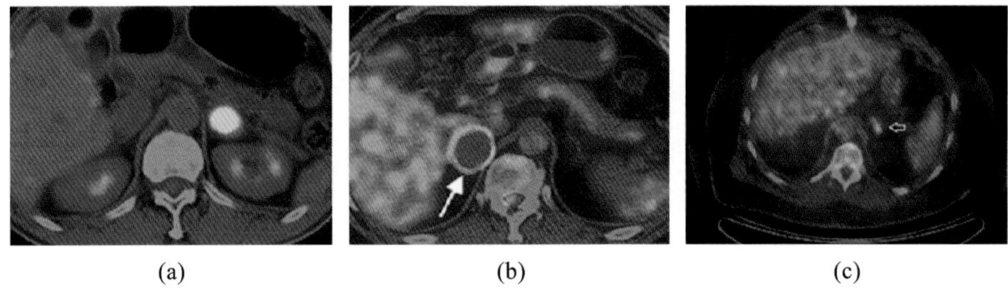

(a)　　(b)　　(c)

图 37-12　肾上腺转移瘤(Dong A S 等,2014,Shin Y R 等,2015 和 Lemons J M,2015)

(a)左侧肾上腺转移瘤,^{18}F-FDG PET/CT 显示 FDG 摄取增加,SUV=6.9;(b)肺癌右侧肾上腺转移,FDG 高摄取;(c)左侧肾上腺转移瘤,SUV=5.9

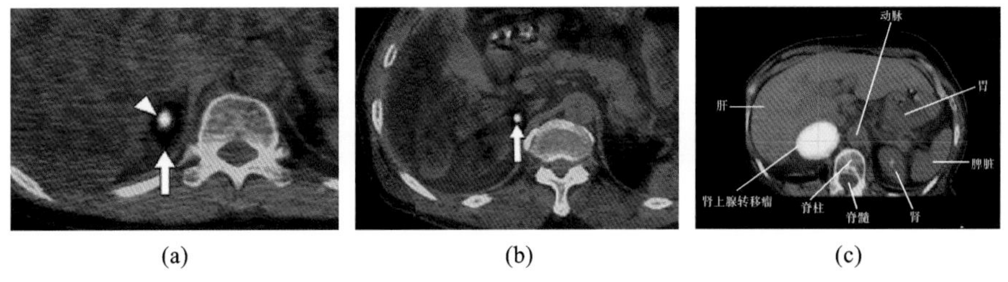

(a)　　(b)　　(c)

图 37-13　肺癌右侧肾上腺转移瘤(Park S Y 等,2014 和 Gellert L L,2019)

肿瘤直径≥1 cm,^{18}F-FDG PET/CT 显示 FDG 高摄取

5. 肾上腺穿刺活检　对于部分不典型肾上腺转移瘤病例,影像学诊断有困难时,必要时可酌情行超声内镜引导细针穿刺抽吸术(EUS-guided fine needle aspiration,EUS-FNA)或 CT 定位细针穿刺活检,有利于明确占位性病变的性质和原发性肿瘤的来源,有助于良性和恶性肾上腺肿瘤的诊断和鉴别诊断,其敏感性分别为 93.7%和 100%,特异性分别为 96.3%和 100%,诊断准确率分别为 97.6%和 97.7%(表 37-3 和图 37-14 至图 37-17)。然而,3%～13%的穿刺活检患者可能会出现并发症,如肾上腺血肿、腹痛、血尿、胰腺炎、气胸、腹膜后脓肿和针道肿瘤细胞播散等,故临床上应谨慎选择。

表 37-3　119 例肾上腺肿瘤 FNA 活检(Fassina A S 等,2000)

诊　断	FNA 活检	手　术	注　释
肾上腺良性肿瘤	54	28	可能恶性
肾上腺皮质癌	5	4	—
肾上腺转移瘤	26	4	—
无特异性恶性细胞	10	6	—
嗜铬细胞瘤	11	10	—
副神经节瘤	1	1	—
肾上腺淋巴瘤	1	1	皮质瘤
诊断不明	11	1	—
总计	119	55	

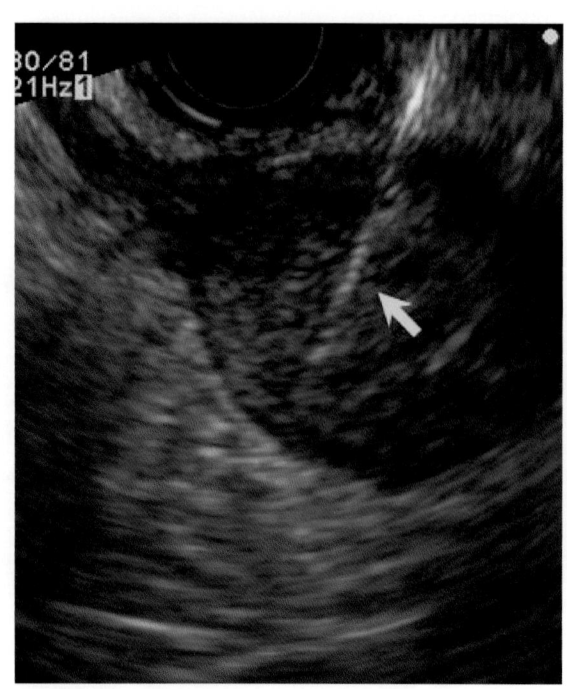

图 37-14　肾细胞癌左侧肾上腺转移瘤(Hijioka S 等,2011)

EUS-FNA 活检,箭头示穿刺细针位于肿瘤内,术后病理检查为肾细胞癌左侧肾上腺转移

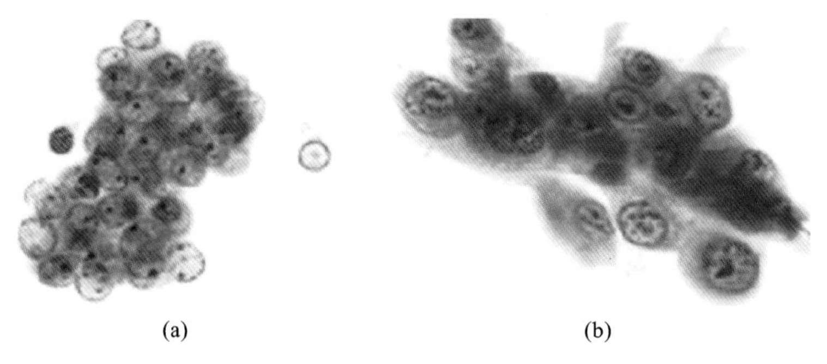

(a)　(b)

图 37-15　左侧肾上腺转移瘤(×60)

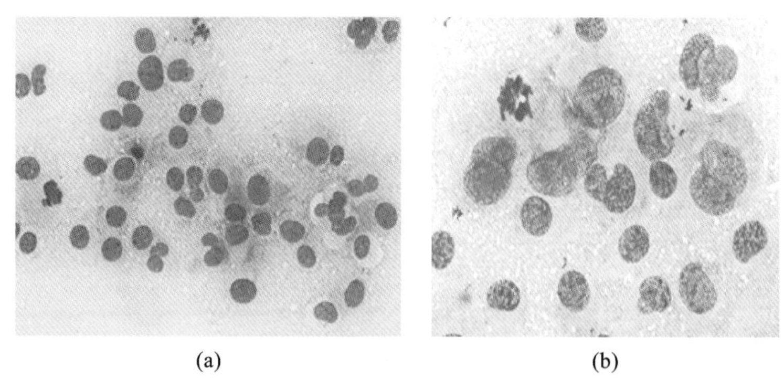

(a)　(b)

图 37-16　肾上腺皮质癌和肾上腺转移瘤(Fassina A S 等,2000)

(a)肾上腺皮质癌;(b)肾上腺转移瘤

五、鉴别诊断

临床上,原发性肾上腺皮质癌与肾上腺转移瘤较难区分。CT、MRI 和超声成像(USG)诊断均容易发现双侧或单侧肾上腺肿块,但从形态上无法区别肾上腺转移瘤与原发性肾上腺皮质

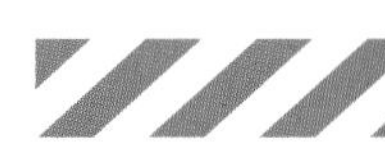

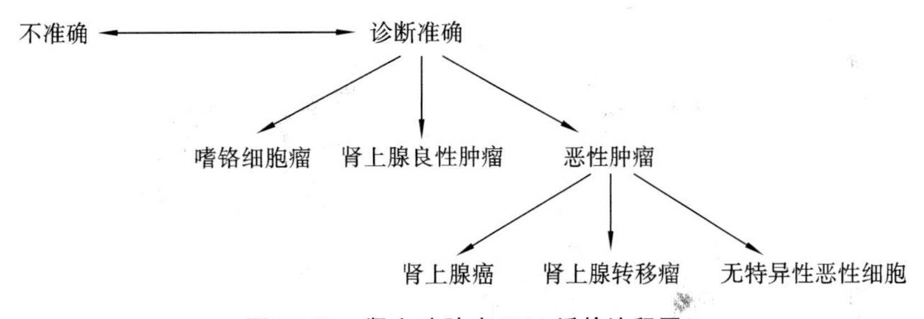

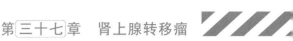

图 37-17 肾上腺肿瘤 FNA 活检流程图

癌或瘤，其诊断在很大程度上需要参考临床资料：①双侧肾上腺肿块并有明确原发性肿瘤和/或其他部位转移病灶时，可诊断为肾上腺转移瘤。②有双侧肾上腺肿块，但无原发性肿瘤，应与其他双侧肾上腺肿块如肾上腺结核或嗜铬细胞瘤等相鉴别。③单侧肾上腺肿块，无论有无原发性肿瘤，其鉴别诊断均较困难，MRI 检查虽有助于与无功能性腺瘤相鉴别，但仍不能与其他无功能性肿瘤如神经节细胞瘤等鉴别。④对于未找到原发病灶病例，如果肾上腺肿瘤是双侧性的，则转移瘤应放在首位考虑。⑤值得注意的是，中老年患者肾上腺肿块须排除肾上腺转移瘤；与肾上腺淋巴瘤和腺瘤不同之处是，肾上腺转移瘤造影剂廓清速率较慢。⑥原发性肾上腺皮质癌免疫组织化学：melan-A 和 inhibin 阳性，cytokeratin 阴性或局灶性阳性；此外，Syn 和 calretinin 阳性。应用免疫组织化学方法检测肿瘤组织内 A103 和 inhibin-α 两种蛋白发现，它们仅在肾上腺组织内呈阳性表达，可以据此排除转移瘤。以放射性同位素标记的胆固醇进行肾上腺造影检查，除极少数的肾细胞癌外，大多数肾上腺转移瘤很少能吸收利用这种标记的胆固醇，这有助于鉴别肾上腺原发性肿瘤与肾上腺转移瘤。

六、治疗

肾上腺转移瘤并不罕见，它的处理应根据原发性肿瘤的情况而定。目前认为手术切除仍是最有效的治疗方法，但确诊时大多数病例已失去手术机会。有手术指征时在切除原发性病灶后，应争取完整切除同时或异时发生的肾上腺转移瘤。手术适应证如下：①原发性肿瘤得到稳定的控制；②转移瘤部位单一；③患者全身情况较好且能耐受手术。

一般情况下，临床上对转移瘤局限在肾上腺包膜内、肾上腺外未发现远处器官转移或远处淋巴结转移的孤立性肾上腺转移瘤，切除原发性肿瘤后，应尽可能施行肾上腺转移瘤手术，酌情选择开放性或腹腔镜肾上腺转移瘤切除术＋区域淋巴结清扫术。若转移瘤侵犯同侧肾脏，对侧肾功能好，则应同时行同侧肾切除术。双侧肾上腺发生同时性转移瘤者可行一侧肾上腺全切除术，另一侧做肾上腺部分切除术，以保留肾上腺生理功能。行双侧肾上腺全切除术者，术后行激素替代治疗。

与肝癌同时发生的同侧肾上腺转移瘤者，在行肝肿瘤切除术时，宜同时行肾上腺转移瘤切除术（图 37-18）。2017 年，Nouralizadeh A 等认为，对于肾细胞癌同时发生的两侧肾上腺转移瘤者，施行腹腔镜根治性肾切除术的同时，可酌情切除两侧肾上腺转移瘤。

值得注意的是，虽然肾上腺转移瘤很少出现突破肾上腺包膜的情况，但肾上腺转移瘤的手术难度远大于肾上腺原发性肿瘤，因为病灶和周围粘连极为严重，术中一旦出现转移瘤破裂，则会增大术后肿瘤复发和播散性转移或腹膜种植转移的可能。

术后辅助治疗可选择放疗、化疗和/或分子靶向治疗。对于原发性肿瘤无法完整切除或有多处转移者，则应针对原发性肿瘤病理类型施行放疗、化疗、分子靶向治疗或免疫靶向治疗。对于肿瘤较大、一般情况不能耐受手术的患者，可选择介入栓塞肾上腺转移瘤的供应血管，并向瘤体内注入化疗药物。通常，肾上腺转移瘤对放疗、化疗效果欠佳。射频消融术是一种治疗肾上腺转移瘤较好的方法，对于无法切除或不适合手术、肿瘤局部残留或复发的病例，可将其作为晚

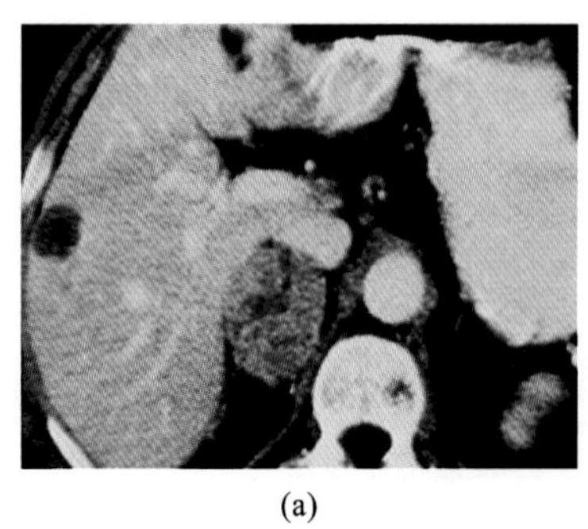

(a)

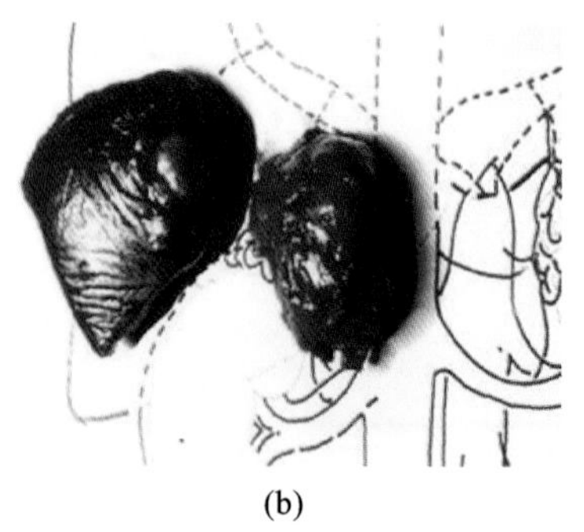

(b)

图 37-18　肝癌同时发生肾上腺转移瘤(Taffurelli G 等,2017)

(a)与肝癌同时发生的右侧肾上腺转移瘤;(b)同时施行开放性肝肿瘤切除术和肾上腺转移瘤切除术

期肿瘤综合性治疗的一部分,有效率为 73%,其治疗效果值得期待。

七、预后

一般,孤立性肾上腺转移瘤选择恰当的手术适应证后,施行手术治疗可延长患者生存时间,改善总生存率。肾上腺转移瘤手术切除的预后相关因素主要包括以下内容:①原发性肿瘤的性质;②原发性肿瘤全身转移情况;③原发性肿瘤与其他部位转移病灶的控制情况;④原发性肿瘤治疗与肾上腺转移瘤的时间间隔;⑤肾上腺转移瘤切除术的手术时机、转移瘤切缘是否残留肿瘤细胞;⑥患者年龄以及术后是否能够达到无瘤生存。通常情况下,肾上腺转移瘤的大小与预后无明显相关性。但孤立性肾上腺转移瘤患者的预后与肿瘤大小有关,肿瘤直径<4.5 cm、肿瘤直径≥4.5 cm 的患者 3 年生存率分别为 58%和 29%,5 年生存率分别为 40%和 22%。切缘无癌细胞患者,生存时间为 1~67 个月,中位生存时间为 18~24 个月,约 1/3 患者生存时间可达到 5 年;不能施行手术的患者生存时间为 5~28 个月,中位生存时间为 13~14 个月。

Pardo Aranda F 等(2017)报道,肾上腺转移瘤患者术后 2 年无瘤生存率为 60%,5 年总生存率为 30%,中位生存时间为 41.5 个月(范围为 0~98 个月)。Gellert L L(2019)指出:①肾上腺转移瘤患者术后中位生存时间在 1 年以内;②孤立性肾上腺转移瘤患者通过手术切除可延长总生存时间。Tomasini P 等(2017)报道了 40 例选择性肾上腺寡转移瘤病例,中位无进展生存时间(progression-free survival,PFS)为 7.4 个月,异时(27.5%)和同时(72.5%)发生的寡转移瘤患者的中位 PFS 分别为 10.8 个月和 4.5 个月,中位总生存时间(overall survival,OS)为22.8 个月(图 37-19);腹腔镜(75%)和开放性(25%)肾上腺切除术病例 OS 分别为 24.4 个月和 11.2 个月。寡转移瘤直径≤6 cm 和直径>6 cm 的中位 PFS 分别为 8.9 个月和 6 个月,中位 OS 分别为 23.6 个月和 24.4 个月,两者无显著差异。肺癌、肾细胞癌和其他恶性肿瘤引起的肾上腺寡转移瘤的中位 PFS 分别为 8.4 个月、7.4 个月和 6 个月,中位 OS 分别为 23.6 个月、28.6 个月和 23.7 个月。

此外,肾上腺寡转移瘤手术时是否存在残余肿瘤、术后是否进行辅助化疗与患者的生存率有密切的关系。R0(完整切除,无残余肿瘤)者:中位 PFS 和 OS 分别为 8.4 个月和 23.7 个月。R1、R2(R1:镜下残余肿瘤,镜下见切缘有癌细胞。R2:肉眼可见残余肿瘤)者:中位 PFS 和 OS 分别为 12.2 个月和 18.6 个月。Rx(无法评估有无残余肿瘤)者:中位 PFS 和 OS 分别为 5.2 个月和 24.4 个月。进行辅助化疗和未进行辅助化疗者中位 PFS 分别为 6.9 个月和 6 个月;中位 OS 分别为 10.2 个月和 30 个月。由此可见,手术可明显提高选择性肾上腺寡转移瘤患者的生存率,但手术联合化疗对肾上腺转移瘤的治疗效果尚难肯定。

八、随访

术后应长期随访。通常,术后 1 年内每 3 个月复查一次,第 2 年每 6 个月复查一次,之后每

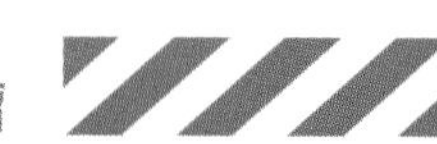

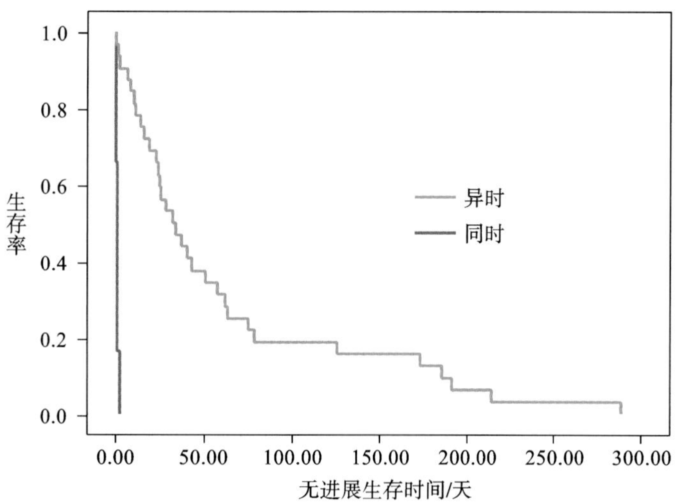

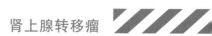

图 37-19 40 例选择性同时和异时肾上腺寡转移瘤病例的无进展生存率生存曲线(Tomasini P 等,2017)

年复查一次。随访内容包括体格检查、B 超、CT 或 MRI 和 CTC 检测,酌情进行 ^{18}F-FDG PET/CT 检查,以确定肾上腺是否有新的转移瘤或其他部位转移病灶的存在。

(曾 进 魏 敏)

参考文献

[1] 梁月有,戴宇平,曹明欣,等. 肾上腺转移癌 21 例临床分析[J]. 癌症,2006,25(10):1275-1278.

[2] Shoji S,Usui Y,Nakano M,et al. Surgical management of metastatic adrenal tumors: decision-making factors in imaging[J]. Oncol Letters,2010,1(6):967-971.

[3] Lay W K,Zincker H,Lohse C M,et al. Contralateral adrenal metastasis of renal cell carcinoma:treatment,outcome and a review[J]. BJU Int,2003,91(9):775-779.

[4] Shinozaki K,Yoshimitsu K,Honda H,et al. Metastatic adrenal tumor from clear-cell renal cell carcinoma:a pitfall of chemical shift MR imaging[J]. Abdom Imaging,2001,26(4):439-442.

[5] Shin Y R,Kim K A. Imaging features of various adrenal neoplastic lesions on radiologic and nuclear medicine imaging[J]. AJR,2015,205(3):554-563.

[6] Wale D J,Wong K K,Viglianti B L,et al. Contemporary imaging of incidentally discovered adrenal masses[J]. Biomed Pharmacother,2011,87:256-262.

[7] Taga M,Ito H,Kusukawa N,et al. Surgical treatment of adrenal gland metastasis originating from small cell carcinoma of the urinary bladder[J]. Case Rep Urol,2013,2013:982787.

[8] Tonyali S,Haberal H B,Yazici S,et al. Survival following laparoscopic adrenalectomy for solitary metastasis of lung cancer[J]. Int Urol and Nephrol,2016,48(11):1803-1809.

[9] Hijioka S,Sawaki A,Mizuno N,et al. Contrast-enhanced endoscopic ultrasonography (CE-EUS) findings in adrenal metastasis from renal cell carcinoma[J]. J Med Ultrason (2001),2011,38(2):89-92.

[10] Weyhe D,Belyaev O,Skawran S,et al. A case of port-site recurrence after laparoscopic adrenalectomy for solitary adrenal metastasis[J]. Surg Laparosc Endosc Percutan Tech,

2007,17(3):218-220.

[11] Duh Q Y. Laparoscopic adrenalectomy for isolated adrenal metastasis:the right thing to do and the right way to do it[J]. Ann Surg Oncol,2007,14(12):3288-3289.

[12] Maker A V, Carr R. Techniques to perform a laparoscopic right adrenalectomy for metastases abutting the liver, renal vein, and posterior vena cava[J]. Surg Endosc, 2016,30(3):1226.

[13] Solaini L, Ministrini S, Tomasoni M, et al. Adrenalectomy for metastasis: long-term results and predictors of survival[J]. Endocrine,2015,50(1):187-192.

[14] Dong A S,Cui Y,Wang Y,et al. 18F-FDG PET/CT of adrenal lesions[J]. AJR,2014, 203(2):245-252.

[15] Park S Y,Park B K,Kim C K. The value of adding 18F-FDG PET/CT to adenal CT for characterizing adrenal metastasis(≥10 mm) in oncologic patients[J]. AJR,2014,202 (2):W153-W160.

[16] Fassina A S,Borsato S,Fedeli U. Fine needle aspiration cytology(FNAC) of adrenal masses[J]. Cytopathology,2000,11(5):302-311.

[17] Tirabassi G, Kola B, Ferretti M, et al. Fine-needle aspiration cytology of adrenal masses:a re-assessment with histological confirmation[J]. J Endocrinol Invest,2012,35 (6):590-594.

[18] 伍楚君,邱敏,马潞林. 肾上腺转移癌的诊治进展[J]. 北京大学学报(医学版),2015,47 (4):728-731.

[19] Weichelbaum R R,Hellman S. Oligometastases revisited[J]. Nat Rev Clin Oncol,2011, 8(6):378-382.

[20] Vazquez B J,Richards M L,Lohse C M,et al. Adrenalectomy improves outcomes of selected patients with metastatic carcinoma[J]. World J Surg,2012,36(6):1400-1405.

[21] van den Broek J,Geenen R,Heijnen L,et al. Adrenal incidentalomas during diagnostic work-up of colorectal cancer patients: what is the risk of metastases? [J]. Ann Surg Oncol,2018,25(7):1986-1991.

[22] Jalón-Monzón A, Castanedo-Álvarez D, Hevia-Suárez M A, et al. Results of adrenalectomy in lung cancer metastases[J]. Actas Urol Esp(Engl Ed),2018,42(9): 600-605.

[23] Pardo Aranda F,Larrañaga Blanc I,Rivero Déniz J,et al. Surgical treatment of lung cancer with synchronous adrenal metastases:adrenalectomy first[J]. Cir Esp,2017,95 (2):97-101.

[24] Taffurelli G,Ricci C,Casadei R,et al. Open adrenalectomy in the era of laparoscopic surgery:a review[J]. Updates Surg,2017,69(2):135-143.

[25] Nouralizadeh A, Afyouni A, Shakiba B, et al. Simultaneous bilateral laparoscopic adrenalectomy for adrenal metastases of renal cell carcinoma: a case report[J]. J Endourol Case Rep,2017,13(1):142-145.

[26] Tomasini P,Garcia M E,Greillier L,et al. Adrenal surgery for oligometastatic tumors improves survival in selected cases[J]. J Visceral Surg,2017,154(2):87-91.

[27] Khanal S,Singh Y P,Bhandari A,et al. Malignant phyllodes tumor with metastases to lung,adrenal and brain:a rare case report[J]. Ann Med Surg(Lond),2018,36:113-117.

[28] Nguyen M C,Shah M H,Liebner D A,et al. The adrenal gland as a sanctuary site of

metastases after pembrolizumab treatment:a case series[J]. J Natl Compr Canc Netw, 2018,16(11):1279-1283.

[29] Mazzella A, Loi M, Mansuet-Lupo A, et al. Clinical characteristics, molecular phenotyping,and management of isolated adrenal metastases from Lung cancer[J]. Clin Lung Cancer,2019,20(6):405-411.

[30] Ramsingh J, O'Dwyer P, Watson C. Survival outcomes following adrenalectomy for isolated metastases to the adrenal gland[J]. Eur J Surg Oncol,2019,45(4):631-634.

第三十八章

肾上腺肉瘤

第一节 概　　述

一、流行病学和病理分类

软组织肿瘤是人体分布最广泛的肿瘤，而软组织肉瘤是指一大类具有间充质细胞分化特征、异质性强的间叶组织来源的异构恶性肿瘤，可发生于任何年龄人群，男性略多于女性，几乎可发生于身体任何部位。男性泌尿生殖系统肉瘤包括肾上腺、肾、肾盂、输尿管、膀胱、尿道、前列腺、睾丸、阴囊等部位的肉瘤。肉瘤年发病率为(1.28～1.72)/10万，占成人全部恶性肿瘤的0.73%～0.81%，占15岁以下儿童全部恶性肿瘤的6.5%，其病死人数占所有癌症相关病死人数的2%。

软组织肉瘤是起源于黏液、纤维、脂肪、平滑肌、滑膜、横纹肌、间皮、组织细胞、血管和淋巴管等结缔组织的恶性肿瘤，包括起源于神经外胚层的神经组织肿瘤。根据分化特征，软组织肉瘤可以分为几十种亚型。

原发性肾上腺肉瘤(primary adrenal sarcoma)是起源于肾上腺间叶非上皮组织的罕见恶性肿瘤，肾上腺肉瘤亚型包括肾上腺平滑肌肉瘤、肾上腺脂肪肉瘤、肾上腺血管肉瘤、肾上腺恶性纤维组织细胞瘤(多形性未分化肉瘤)、肾上腺横纹肌样肉瘤、肾上腺 Ewing 肉瘤、肾上腺 Kaposi 肉瘤、肾上腺神经纤维肉瘤和原发性肾上腺滑膜肉瘤等(图38-1)。

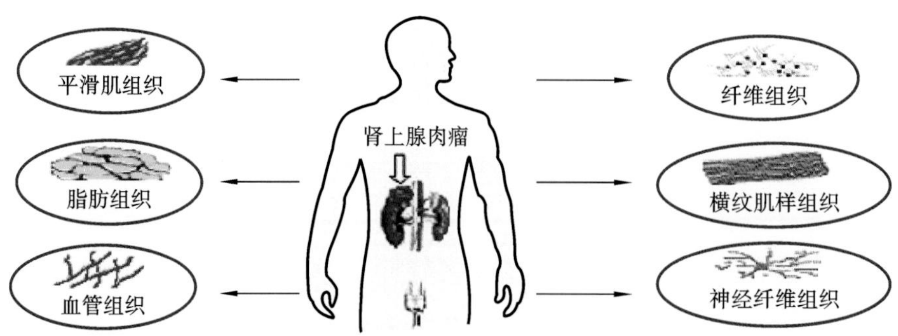

图 38-1　原发性肾上腺肉瘤起源示意图

二、分子生物学

软组织肉瘤不是单一因素所致，临床发病与环境因素、遗传因素、分子因素相关。Terri 等

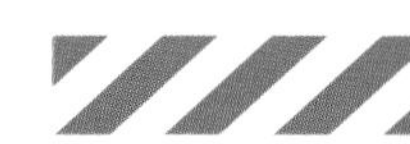

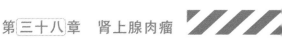

报道，环境污染，如长期接触有害化学原料、感染、放疗和外伤可能与软组织肉瘤的发生有关，但无充分证据。目前，肾上腺肉瘤的致病原因和发病机制尚不清楚。

软组织肉瘤的分子遗传学改变大致分为三类，包括癌基因突变、染色体易位及重组、基因扩增或缺失。肿瘤基因突变主要包括两大类型：①具有家系遗传特征的基因突变，罕见；②散发性基因突变，常见。肾上腺肉瘤发病率较低，相关的基因突变异常缺少大规模的研究，但同大多数恶性肿瘤一样，肾上腺肉瘤的发生可能涉及多个癌基因激活和/或抑癌基因的失活及 DNA 重排。文献报道，人类恶性肿瘤中 50%以上有 p53 基因的突变，p53 基因突变、缺失与肉瘤的形成有关。研究结果表明，近一半的肉瘤患者存在公认的致病性单基因和多基因变异。近年来，人们在肉瘤患者中发现了新的基因变异，其中常见的突变基因为 KIT 和 PDGFRA，其次为 p53、ATM、ATR、BRCA2、ERCC2，此外还有 PTEN 纯合子缺失以及 KIAA1549-BRAF 基因融合，一部分肉瘤中存在特异性的基因扩增，如高分化脂肪肉瘤及去分化脂肪肉瘤中发生的 HDM2（MDM2）和 CDK4 特异性扩增。其他基因组改变包括 CDKN2A A68fs * 51、SUFU E283fs * 3 和 MAP3K1 N325fs * 3 移码插入/缺失等，这提示多基因变异或叠加与肉瘤的发生相关。

所有类型肉瘤的致瘤性基因变异（已知、预期、预测）与更早的肉瘤发病年龄有关。携带基因突变患者的中位确诊年龄低于无突变患者（43 岁与 50 岁），而携带高风险基因突变的肉瘤患者确诊年龄可能更小。

三、临床分期

目前，肾上腺肉瘤没有独立的临床分期系统。主要根据肿瘤的大小、有无区域淋巴结转移、能否完整切除或有无肿瘤残留，以及有无远处器官转移等情况对该类肿瘤进行临床分期，临床分期参考原发性肾上腺肉瘤样癌 TNM 分期（表 38-1、表 38-2 和图 38-2）和肾透明细胞肉瘤临床分期（表 38-3）。

表 38-1 原发性肾上腺肉瘤样癌 TNM 分期

TNM 分期	具体描述
Tx	无法对原发性肿瘤做出评估
T0	未发现原发性肿瘤
T1	肿瘤直径≤5 cm，局限于肾上腺内
T2	肿瘤直径>5 cm，局限于肾上腺内
T3	无论肿瘤大小，伴有肾上腺外局部浸润，但未侵犯邻近器官*
T4	无论肿瘤大小，肿瘤侵犯邻近器官*
Nx	无法对区域淋巴结转移做出评估
N0	无区域淋巴结转移
N1	有区域淋巴结转移
Mx	无法对远处转移做出评估
M0	无远处转移
M1	有远处转移

注：* 邻近器官包括肾、横膈膜、下腔静脉和肝。

表 38-2 原发性肾上腺肉瘤样癌临床分期

临床分期	T	N	M
Ⅰ期	T1	N0	M0
Ⅱ期	T2	N0	M0

续表

临床分期	T	N	M
Ⅲ期	T1～2	N1	M0
	T3	N0	M0
Ⅳ期	T3	N1	M0
	T4	N0～1	M0
	T1～4	N0～1	M1

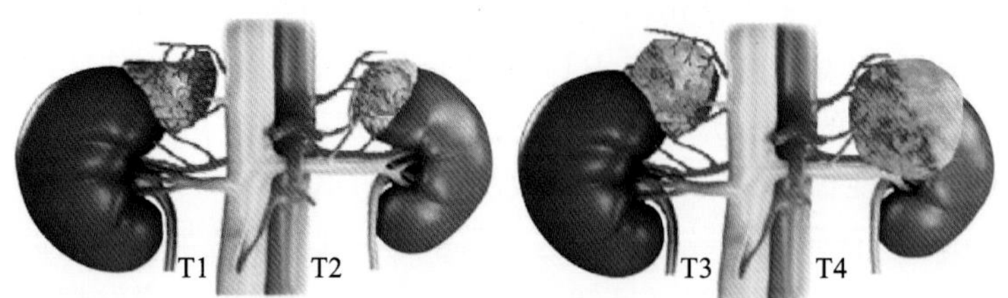

图 38-2　肾上腺肉瘤 T 分期

表 38-3　肾上腺肉瘤临床分期(参考肾透明细胞肉瘤临床分期)

分　期	依　据
Ⅰ期	肿瘤局限于肾上腺,肾上腺被膜完整,能完整切除(无残留)
Ⅱ期	肿瘤扩散至肾上腺周围组织,血管内有癌栓,术前或术中肿瘤被穿刺或肾上腺被膜破裂,但肿瘤能完整切除
Ⅲ期	腹腔内或腹膜后有非血源性残留
Ⅳ期	主动脉旁淋巴结转移 弥漫性腹膜后或腹腔播散(术前或术中) 腹膜有肿瘤种植 镜检或肉眼可见肿瘤残瘤 局部侵及重要脏器,未能完整切除 血源性肿瘤转移,如肺、骨、肝、脑转移
Ⅴ期	双侧肿瘤应按上述标准对每一侧进行分期

四、转移

临床上,肾上腺肉瘤发生转移者临床分期多为Ⅳ期,其转移途径如下:①血行转移:肾上腺间质的结缔组织少,但血管较丰富,肉瘤易侵入邻近血管随血流转移,经血行播散是主要转移途径,常通过血液循环转移到肺、骨、肝、脑等处,其中最常见的转移部位是肺。②淋巴结转移:癌细胞很容易侵入淋巴管,被淋巴液带到淋巴结。在早期较少见,多为区域淋巴结转移;晚期淋巴结转移较为多见,高级别或恶性程度高者多见。③直接浸润:肉瘤可直接侵犯毗邻器官,如肝、肾、脾、横膈膜以及肾静脉或下腔静脉等(图 38-3)。

五、外科治疗

正确的外科手术是治疗肾上腺肉瘤最有效的方法,也是肾上腺肉瘤唯一的治疗措施。手术需遵循的原则如下:①"无瘤操作"原则,手术的目的不仅是完整切除肿瘤,而且要求获取安全外科边缘(R0 切除,显微镜下无肿瘤残留)。②肿瘤侵犯同侧肾者,应同时行肾切除术;侵犯同侧

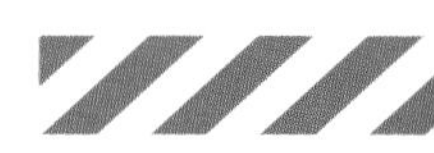

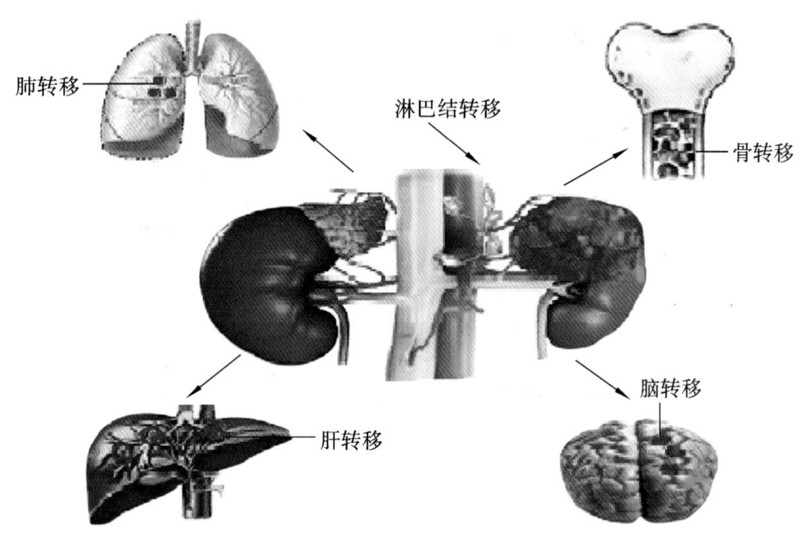

图 38-3 肾上腺肉瘤常见转移部位示意图

肝者，应酌情同时行肝部分切除术。③与大血管解剖关系密切的肿瘤或合并下腔静脉癌栓时，在阻断(控制)血流的前提下，予以仔细分离并切除。尤其是右侧肾上腺肉瘤，阻断(控制)下腔静脉，便于损伤时行血管修补术或人造血管移植术。④预计一期手术难以达到根治性切除而对化放疗相对敏感的肿瘤，应进行术前放化疗和介入治疗等使肿瘤体积缩小、坏死和形成明显的假包膜，从而为手术获得安全外科边缘创造条件。⑤对于局部复发的肉瘤，无论是否合并远处转移，局部复发病灶均可以考虑手术切除。对于能够手术切除的局部复发病灶，应努力争取再次完整切除。

以下原因可导致无法完整切除肾上腺肉瘤：①肿瘤体积巨大、周围解剖结构复杂及基底部浸润性生长者；②多源性或分叶状肿瘤遗留微小肿瘤病灶，虽然要求尽可能清除全部的瘤旁脂肪组织，但并不能保证未遗留微小病灶；③手术操作引起的肿瘤种植转移；④肉眼完整切除的肿瘤，切缘病理检查呈阳性；⑤只能达到肉眼完整切除，难以保证百分之百切除癌变肿瘤，常不可避免地将部分正常细胞同时切除，不但影响手术效果，患者往往还需要进行二次手术。上述原因使得原发性肾上腺肉瘤术后复发率极高，对于外科无法完整切除、反复复发的肾上腺肉瘤开放性手术患者，智能手术刀(intelligent knife，iKnife)是首选(图 38-4)，它具有准确率高、能即时辨别出组织是否癌变的特点。文献报道，该手术刀与一台冰箱大小的质谱仪相连，可对手术产生的烟雾采样并进行实时的质谱分析。这种智能手术刀诊断的准确率为 100%，与传统的开放性手术后诊断需要半小时相比，智能手术刀的诊断时间只有 3 s。这种智能手术刀可应用于多种癌症手术，它几乎能提供实时信息，同时将失血降至最低，提高手术完整切除的准确率，降低肿瘤复发率，从而提高患者的生存率。

对于局部复发病灶的病例，应力争再次手术以获得完整切除。对于病理组织学为高级别的肾上腺肉瘤病例，复发间期短，肿瘤进展迅速和局部多灶性，应谨慎选择二次手术。

对于转移瘤，手术治疗仍然是最主要的治疗方法，肾上腺肉瘤最常见的远处转移器官是肺，是否能够完整切除转移病灶对患者的生存时间至关重要。孤立病灶可一次性手术切除，多发转移病灶可切除者经化疗病情稳定后可再接受手术治疗。对化疗、放疗较敏感的多发转移病灶经化疗、放疗控制病情后，应施行姑息性转移病灶切除术。目前，局部转移病灶广泛手术切除＋辅助放疗是病理组织学为高级别的肾上腺肉瘤标准治疗模式，放疗的效果取决于肾上腺肉瘤的病理类型和肿瘤负荷量。

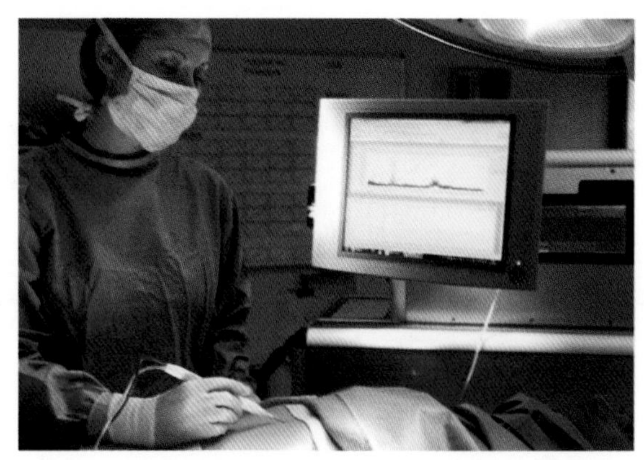

图 38-4 智能手术刀和质谱分析仪(Wong S,2013)

六、分子靶向治疗

分子靶向治疗的基础是对肉瘤组织进行全基因检测,寻找突变基因和靶向治疗药物,是一种新型的肿瘤治疗方式,但目前尚无肾上腺肉瘤的分子靶向治疗指南。研究发现,癌症全基因组检测和大数据分析,可帮助约 82%的患者找到相应的靶点并匹配靶向药物,从而制订个体化精准治疗方案。作为针对基因靶点生效的特效药物,针对已经明确的致癌靶点,分子靶向药物能够特异性地作用于引起肿瘤生长的基因或作用于相关的信号通路,使肿瘤细胞特异性死亡而不波及正常细胞组织,因而有较好的疗效,且不良反应远小于传统的化疗和放疗。因此,临床上分子靶向治疗有望作为肾上腺肉瘤术后、原发病灶晚期无法手术切除或转移性肾上腺肉瘤的一线治疗方法。

1. 帕唑帕尼(pazopanib) 帕唑帕尼是目前唯一取得美国 FDA 认可用于治疗软组织肉瘤的分子靶向药物,靶点为 VEGFR、PDGFR 和 KIT。治疗方案为 800 mg,口服,1 次/天,治疗既往化疗失败、除脂肪肉瘤和胃肠道间质瘤以外的晚期软组织肉瘤,可用于晚期肾上腺肉瘤患者的治疗,其副作用远小于化疗对人体的伤害。

2. 伊马替尼(imatinib) 该药是恶性肿瘤分子靶向治疗最早也是最成功的范例,是酪氨酸激酶抑制剂,其靶点为 VEGFR、PDGFR 和 KIT。该药可应用于纤维肉瘤、脂肪肉瘤、平滑肌肉瘤、血管肉瘤、恶性纤维组织细胞瘤、Ewing 肉瘤。

3. 索拉非尼(sorafenib) 索拉非尼是一种小分子激酶抑制剂,对 BRAF、KIT、VEGFR1/2/3、PDGFR-β 和 RAF 等信号通路均有一定作用,并能抑制 KIAA1549-BRAF 的活性和激活 mTOR 信号通路。因此,索拉非尼联合替西罗莫司可共同抑制 BRAF 和 mTOR 信号通路,有可能克服组织对 BRAF 单一靶向治疗的耐受,对晚期血管肉瘤有一定效果。治疗方案为每天口服 2 次 200 mg 索拉非尼,第 1、8 和 15 天静脉注射 20 mg 替西罗莫司,每 21 天静脉注射一次 10 mg/kg 贝伐单抗。

4. 舒尼替尼 舒尼替尼是一种多靶点小分子酪氨酸激酶抑制剂,显示出治疗多种软组织肿瘤的潜力,也可用于血管肉瘤的治疗,有效靶点为 VEGFR1/2/3,PDGFR-α 和 PDGFR-β、KIT,FLT3 和 RET。

5. 帕博利珠单抗(pembrolizumab) 帕博利珠单抗(PD-1 免疫抑制剂)具有 12 个适应证,是目前全球适应证最广的免疫检查点抑制剂。该药适用于高微卫星不稳定性(MSI-H)实体瘤或错配修复缺陷(dMMR)不可手术切除或转移性癌症患者,其中包括肉瘤,有望用于肾上腺肉瘤的治疗。

除上述靶向药物外,其他类型的靶向药物对特定类型的肉瘤亚型也有效。

目前,分子靶向治疗肿瘤的效果在很大程度上取决于靶区定位的准确程度。到目前为止,

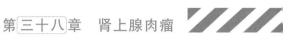

在大多数的成人软组织肉瘤中并没有发现能够得到普遍认可的癌基因突变。而且，针对肾上腺肉瘤可供选择的分子靶向药物十分有限，未来需要更多新药被开发。随着新的分子靶向药物的不断涌现、化疗与其他治疗手段的联合应用以及逆转肿瘤细胞耐药机制研究等方面的进展，肾上腺肉瘤的综合治疗水平一定会提高到一个新的高度。

七、预后

肾上腺肉瘤预后差，预后取决于初诊时肿瘤 TNM 分期、组织学分级、初治方法的规范性以及治疗后是否复发、转移和肿瘤进展。手术完整切除肿瘤和病理组织学分级是影响预后的主要因素，肉眼肿瘤残留或镜下切缘阳性无疑增加了局部复发的风险，姑息性减瘤术虽然可以明确病理诊断、减少肿瘤负荷、暂时缓解部分临床症状，但不能延长总生存时间。

八、随访

对大多数患者来说，在第一次手术时应做到根治性切除，保证切缘阴性是提高术后生存率的关键。随访复查时既要重视是否局部复发，又要注意肺及其他远处转移是否发生。积极随访易于早期发现复发或转移，为再次手术切除提供有利条件。临床上对于复发或转移的患者，应根据不同的部位选择相应的影像学检查。高级别肾上腺肉瘤患者术后全身体格检查、B 超或 CT 检查应前 3 年每 3～6 个月进行一次，第 3～4 年每 6 个月随访一次，5 年后每年随访一次；低级别肾上腺肉瘤患者术后前 5 年内每 4～6 个月随访一次，之后每年随访一次。胸部影像学检查每 6～12 个月进行一次，同位素全身骨扫描和 ^{18}F-FDG PET/CT 可作为选择性检查。

第二节　肾上腺平滑肌肉瘤

一、流行病学

发生于泌尿系统的原发性平滑肌肉瘤以肾、膀胱较为多见，原发于肾上腺的平滑肌肉瘤(adrenal leiomyosarcoma)非常罕见(图 38-5)，占成人腹膜后软组织恶性肿瘤的 0.1%～0.2%。肿瘤来源尚不确定，目前认为多来自肾上腺内部丰富的血管(尤以大静脉为主)平滑肌肌层。

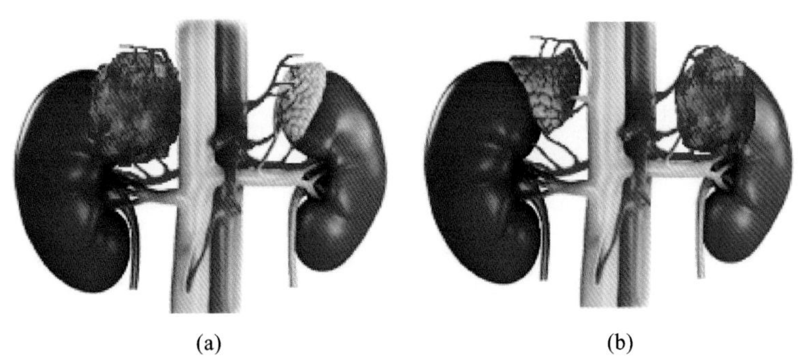

图 38-5　肾上腺平滑肌肉瘤示意图

本病发病年龄为 28～75 岁，多见于老年人。男性和女性发病率比例为 3∶1，左、右侧发生率无明显差异。

二、病因和分子生物学

本病病因尚不明确，可能和环境因素、遗传因素、饮食因素以及孕期的情绪、营养等有一定的相关性。2019 年 Gellert L L 总结英文文献指出，本病的发生可能与 EBV 感染或 HIV 感染有关。

p53 抑癌基因突变是与人类肿瘤有关的最常见的基因异常，肾上腺平滑肌肉瘤常见的基因改变有 13q14-21 丢失和 5p14-pter 获得，Rb-cyclin D 蛋白和 Rb-1 基因常发生异常表达。

三、病理组织学

肾上腺平滑肌肉瘤直径为 3～25 cm，平均直径为 11～25 cm（图 38-6）。肿瘤切面质地均匀，呈灰白色或灰红色，较硬，编织状，部分区域呈鱼肉样改变，局部区域可见出血、坏死组织。显微镜下见瘤细胞为梭形，呈束条状交错排列，胞质血管丰富；核多形性，核仁明显，核分裂象易见，并可观察到肿瘤细胞坏死（图 38-7(a)）。

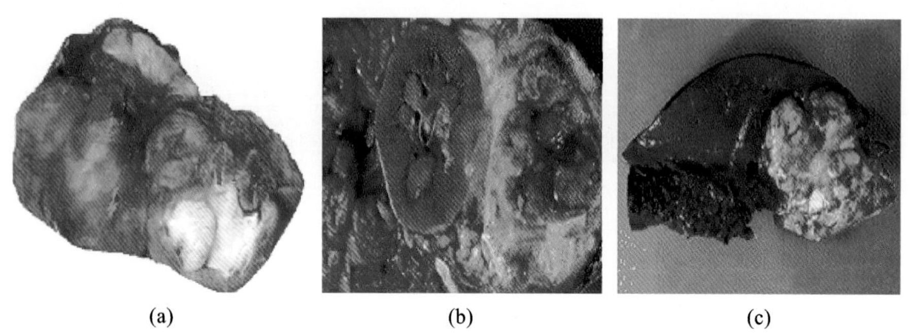

(a) (b) (c)

图 38-6　肾上腺平滑肌肉瘤（Mencoboni M 等，2008 和 Gellert L L，2019）

(a)手术切除标本；(b)肉瘤侵犯肾脏；(c)肉瘤侵犯肝右叶

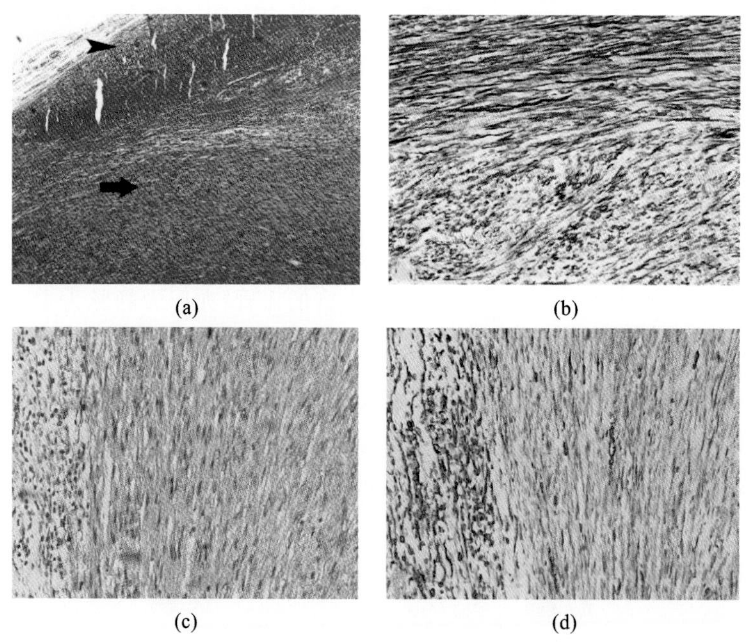

(a) (b) (c) (d)

图 38-7　肾上腺平滑肌肉瘤（Gellert L L，2019）

(a)HE 图像，×40；(b)SMA 阳性，×200；(c)desmin 阳性，×200；(d)vimentin 阳性，×200

免疫组织化学：大多数病例 SMA、desmin 和 vimentin 阳性，keratin、EMA、CD34 和 S-100 局灶性阳性，免疫功能低下者 desmin 常较少表达（图 38-7(b)～(d)）。

组织形态学和免疫组织化学评估不仅能确定肿瘤的类型，而且能够预测肿瘤的生物学行为。肿瘤的细胞核分裂象、细胞多形性、有无包膜和脉管浸润、有无坏死和周围脏器的侵犯等都可影响肿瘤的分级，从而影响患者的预后。

四、临床表现和诊断

肾上腺为腹膜后脏器，临床表现缺乏特异性，早期肿瘤较小无临床表现，常于体检时行影像学检查偶然发现。当肿瘤较大时，临床表现为患侧上腹或腰肋部疼痛或腹部肿块，通常无肾上腺内分泌紊乱的症状。

影像学检查无特异性。B 超检查显示肾上腺区强回声肿块，多为圆形或类圆形，表面欠规则，血流较丰富(图 38-8)。CT 平扫显示肾上腺区可见较大的囊实性或实性肿块，形态不规则，边缘与周围界限清晰或分界不清，肿块密度不均匀；增强扫描有轻或中度强化。MRI 显示肾上腺区肿块影，T1WI 呈低信号，T2WI 呈高信号，增强扫描的病灶呈渐进性明显不均匀强化(图 38-9)。^{18}F-FDG PET/CT 可准确定位(图 38-10)，但明确病灶来源于什么组织结构则非常困难。

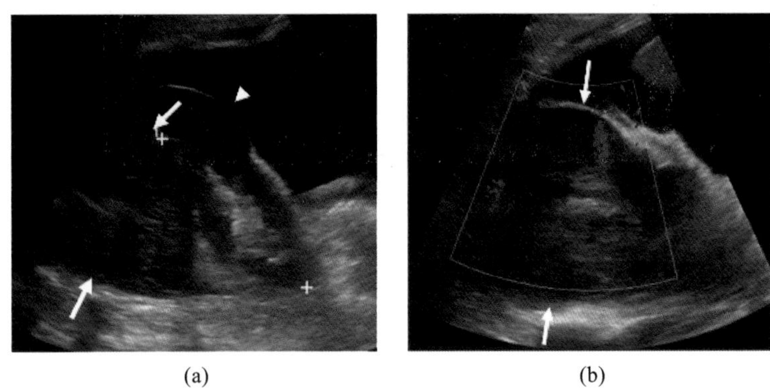

(a) (b)

图 38-8 右侧肾上腺平滑肌肉瘤超声图像(Karaosmanoglu A D 等,2010)

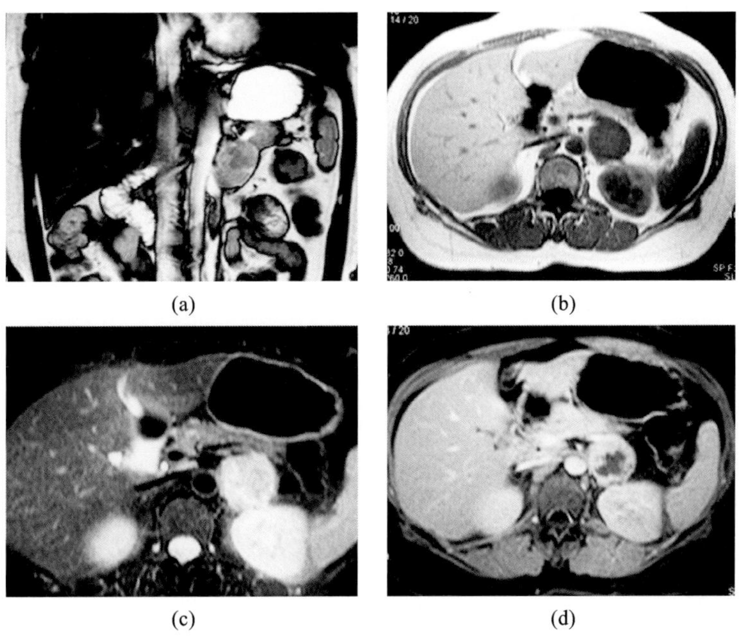

(a) (b) (c) (d)

图 38-9 MRI 显示左侧肾上腺平滑肌肉瘤(3 cm)：T1WI 呈低信号，T2WI 呈高信号，肿瘤中心可见液化、坏死(Lee C W 等,2006)

本病须与腹膜后平滑肌肉瘤、平滑肌肉瘤肾上腺转移瘤、肾上腺横纹肌样肉瘤和肾上腺恶性纤维组织细胞瘤相鉴别(Gellert L L,2019)。本病的确诊有赖于术后病理和免疫组织化学检查。免疫组织化学检查不仅能确认肿瘤的类型，而且能评估肿瘤的生物学侵袭性。

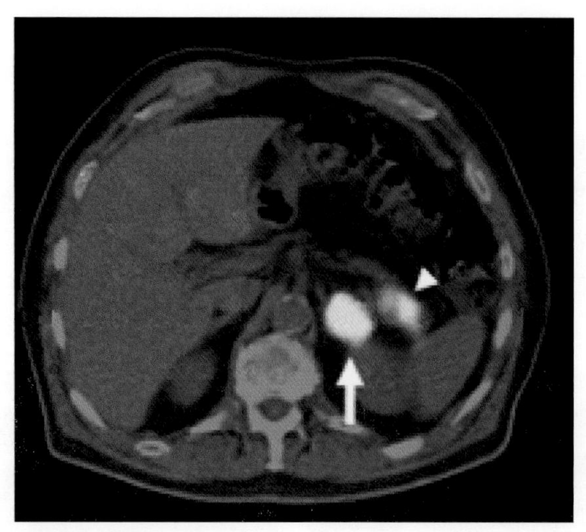

图 38-10 左侧肾上腺平滑肌肉瘤^{18}F-FDG PET/CT 图像:FDG 摄取增加(Van Laarhoven H W M 等,2009)

五、治疗

本病的治疗以根治性肾上腺切除术为主,酌情选择腹腔镜手术或开放性手术。术后辅助放疗可能有效,化疗无明显效果。肾上腺平滑肌肉瘤恶性程度较高,极容易复发,晚期可发生血行转移。对于难以切除、切除不彻底或复发转移的患者,可考虑联合应用分子靶向治疗或免疫靶向治疗。

六、预后

肾上腺平滑肌肉瘤恶性程度高,预后差。预后取决于肿瘤的大小、位置,手术切除肿瘤的完整性,肿瘤组织学分级,肿瘤细胞的核分裂象、增生程度、异型性及有无坏死等因素。最为重要的是,术后切缘应在显微镜下呈阴性。肿瘤侵袭包括肾静脉和/或下腔静脉瘤栓形成,邻近器官侵犯和远处转移者预后极差。文献报道,术后随访 21 天即死亡,亦有随访 20 个月未见肿瘤复发者。Gellert L L 认为,免疫功能低下的肾上腺平滑肌肉瘤患者预后可能稍好。

七、随访

术后应长期密切随访。高级别肾上腺平滑肌肉瘤患者术后前 3 年每 3～4 个月随访一次,第 4 年每 6 个月随访一次,5 年后每年随访一次;低级别肾上腺平滑肌肉瘤患者术后前 3～5 年每 4～6 个月随访一次,之后每年随访一次。随访内容包括体格检查、B 超、CT 或 MRI 以及 CTC 检测,酌情进行^{18}F-FDG PET/CT 检查。

第三节 肾上腺脂肪肉瘤

一、发病情况

脂肪肉瘤是起源于原始间叶组织的恶性肿瘤,存在脂肪组织的部位皆有可能发生脂肪肉

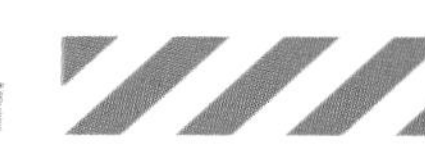

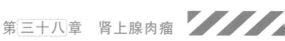

瘤，脂肪肉瘤是肉瘤中较常见的一种，腹膜后脂肪肉瘤占原发性腹膜后软组织肉瘤的 26.3%～41%。肾上腺脂肪肉瘤（adrenal liposarcoma）罕见，约占腹膜后脂肪肉瘤的 14%，起源于脂肪细胞和向脂肪细胞分化的不同阶段的间叶细胞（图 38-11）。文献报道，腹膜后脂肪肉瘤发病年龄为 31～72 岁，平均 52.35 岁。男性占 68.4%，女性占 31.6%。

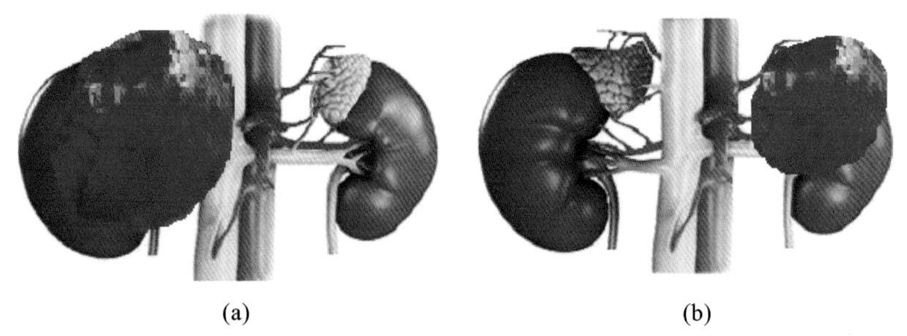

(a) (b)

图 38-11 肾上腺脂肪肉瘤示意图

肾上腺脂肪肉瘤以单侧多见，双侧罕见，发病年龄为 55～75 岁，男性略多于女性。

二、病理

一般情况下，脂肪肉瘤分为五种组织学类型：①高分化型（well-differentiated）；②去分化型（dedifferentiated）；③黏液/圆形细胞型（myxoid/round cell）；④多形性（pleomorphic）；⑤混合型（mixed）。根据细胞和分子生物学特征，脂肪肉瘤分为三大类：①高分化/去分化型；②黏液/圆形细胞型；③多形性。圆形细胞型脂肪肉瘤和黏液型脂肪肉瘤有相同的染色体易位，目前认为两者是同一病理类型的不同分化阶段，即圆形细胞型脂肪肉瘤属于去分化型脂肪肉瘤。

肾上腺脂肪肉瘤由脂肪组织组成。肉眼所见，肿瘤体积巨大，呈结节状或分叶状，表面常有一层假包膜，质地致密，与周围组织界限较清晰。平均直径约为 12.5 cm，最大可达 40 cm。肿瘤切面呈黄色或淡黄色，有油腻感，易碎，有时可呈鱼肉状或黏液样，局部可见坏死、出血或囊性变（图 38-12）。

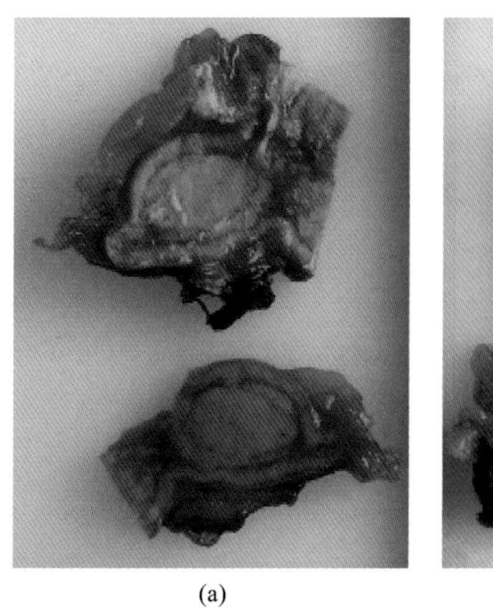

(a)

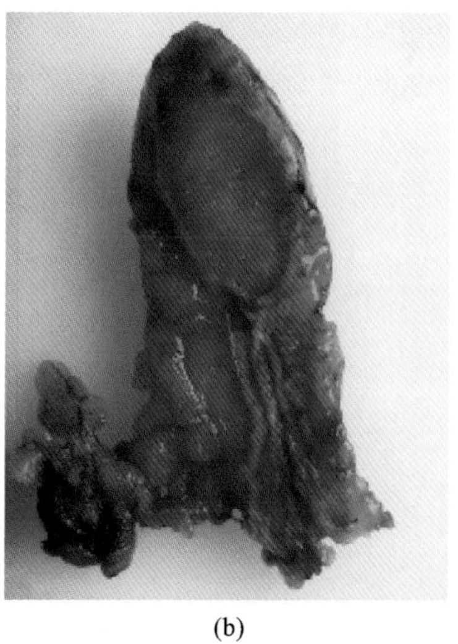

(b)

图 38-12 左侧肾上腺脂肪肉瘤（Val-Bernal J F 等，2013）

三、分子生物学

染色体存在 12q13-15 区域扩增，该区域包括几种导致脂肪肉瘤发生的基因，如高分化型脂肪肉瘤及去分化型脂肪肉瘤存在 HDM2(MDM2)或 CDK4 特异性扩增(图 38-13),尚有 SAS、CHOP、HMGA2 基因扩增,其中最恒定的扩增子是 MDM2 基因,基因除可致肿瘤发生外,还可作用于 p53 基因导致肿瘤发生。其他较常见的扩增区域还有 12q21-22、1q21-23 等,其中 1q 21-23区域有 COSA 基因的存在,此基因在肿瘤发生中起重要的作用。定位于 9 号染色体上的 p16 缺失或失活与 p53 共同参与了脂肪肉瘤的发生和发展。

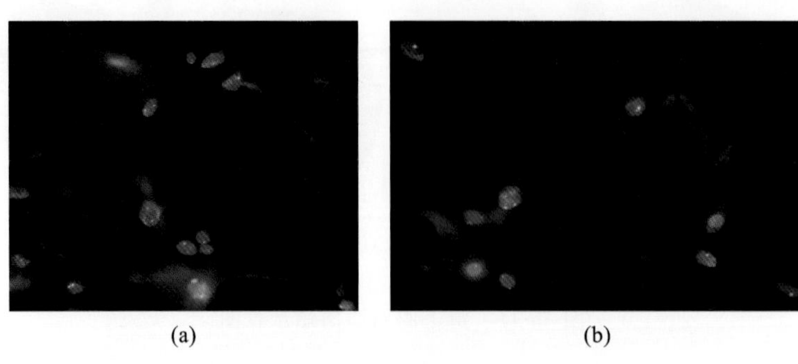

(a) (b)

图 38-13 左侧肾上腺高分化型脂肪肉瘤 MDM2(12q15)扩增

近来研究发现,大多数(95%以上)黏液/圆形细胞型脂肪肉瘤存在 t(12;16)(q13;p11)染色体易位,使 CHOP(12q13)和 TLS(16p11)产生 TLS-CHOP 融合基因,并形成 FUS-DDIT3 融合基因,这与肿瘤的发生关系密切,是黏液/圆形细胞型脂肪肉瘤特征性的分子遗传学特征。少数黏液/圆形细胞型脂肪肉瘤病例还存在 t(12;22)(q13;q12)染色体易位,形成 EWS-CHOP 融合基因,其功能和 TLS-CHOP 融合基因类似。分子遗传学研究发现,在这些肉瘤中除了 8 号染色体的三倍体外,很少出现其他非随机性染色体改变。

四、临床特征和影像学检查

脂肪肉瘤恶性程度较低,生长缓慢,有时可保持静止状态达数月或数年。肾上腺脂肪肉瘤呈隐匿性生长,在肿瘤发展初期,大多数患者早期临床症状不明显,根本无法察觉肿瘤的存在。当肿瘤体积足够大呈膨胀性生长时,往往表现为无痛性腹部肿块或于影像学检查时偶然发现。通常情况下,临床偶然发现率为 0.6%～4%。在被发现前,肿瘤可长得很大,发现时往往已处于晚期。随着肿瘤的增大,肿瘤明显压迫、推挤毗邻器官时才出现相应症状,如压迫肾或使输尿管移位及受压可引起肾积水。偶有因肿瘤自发性破裂、出血而导致急腹症和休克者。

B 超能够确定肿瘤的部位、数目、大小、囊性或实性及其与大血管和毗邻脏器的关系。CT 或^{18}F-FDG PET/CT 在诊断脂肪肉瘤方面具有较高的定位、定性价值,能客观地显示脂肪肉瘤的部位、范围,有无液化、坏死(图 38-14、图 38-15)、囊性变及钙化等,并能显示肿瘤与周围脏器的关系及大血管受压与移位的情况。MRI 检查对肿瘤侵犯下腔静脉或腹主动脉等结构有诊断意义。对于怀疑血管受侵者,MRI 或数字减影血管造影(DSA)均能显示血管受侵的部位、范围。倘若影像学检查未能确定诊断,可酌情考虑选择超声或 CT 引导下经皮细针抽吸活检,有助于明确诊断,但经皮细针抽吸活检有可能致脂肪肉瘤种植转移。因此,最终确诊仍然有赖于术后病理诊断和免疫组织化学检查。

五、治疗

肾上腺脂肪肉瘤早期诊断困难,目前治疗效果不理想。根治性肾上腺切除术＋区域淋巴结清扫术仍是目前治疗肾上腺脂肪肉瘤的主要方法,应完整切除肿瘤达到肉眼切除干净的水平,对于侵犯脏器者,应将累及脏器一并切除。对于肿瘤较大无法完整切除的患者,应尽量争取行姑息性肿瘤切除术。姑息性肿瘤切除术目的在于缓解症状,解除器官压迫梗阻,维护器官功能,

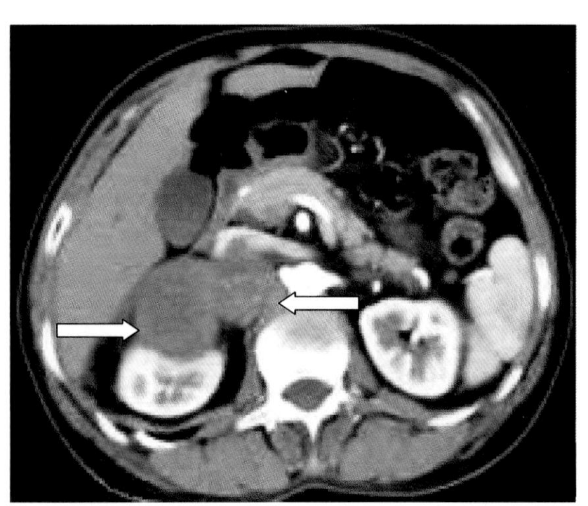

图 38-14 右侧肾上腺脂肪肉瘤并腹膜后淋巴结转移

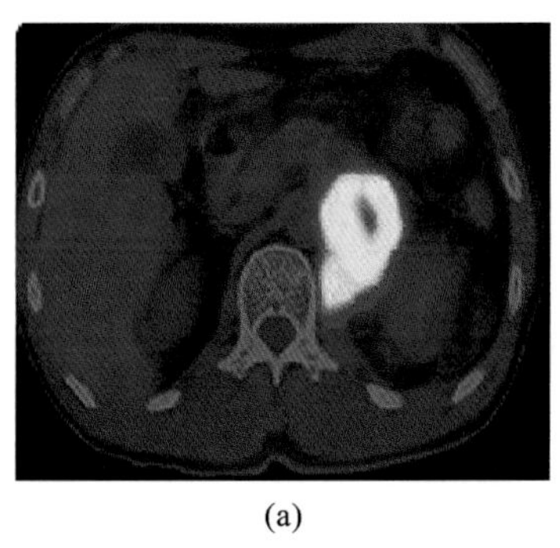

(a)

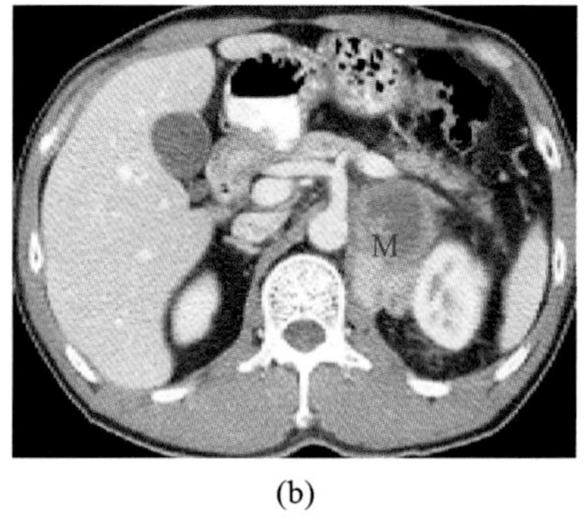

(b)

图 38-15 左侧肾上腺脂肪肉瘤(Yoon M 等,2010)

(a)^{18}F-FDG PET/CT 显示 FDG 的 SUV=28.3;(b)CT 显示左侧肾上腺肿块,脂肪密度低,类似肾上腺皮质癌

延长生存时间及改善生活质量。肾上腺脂肪肉瘤术后易发生肿瘤局部复发,对于复发者,仍可考虑再次行手术治疗。一般情况下,应根据复发肿瘤的生长速度和患者的一般情况进行综合评估:①肿瘤生长缓慢、一般情况良好者,即使复发肿瘤巨大、浸润范围较广,也应积极再次手术;②复发肿瘤不能完整切除者,尽量行囊内切除或分块切除以降低肿瘤负荷,延长患者的生存时间和改善生活质量;③贫血、低蛋白血症、电解质紊乱、一般情况较差者,不宜再次手术。

分子靶向治疗是特异性非常高的个性化治疗手段,肾上腺脂肪肉瘤应根据相应的基因检测结果,选择合适的分子靶向治疗药物或免疫靶向治疗,以避免盲目或过度治疗。

六、预后

脂肪肉瘤恶性程度相对较低,5 年生存率可达 35%～40%,40%～50%的脂肪肉瘤可发生肺转移。由于肾上腺脂肪肉瘤的组织病理特征且手术难以将其完整切除,其术后复发率极高,复发的特点为原位、多次复发,复发率随时间的推移而升高,复发间隔时间随复发次数增加而缩短,但很少发生远处转移。患者的预后与 TNM 分期、分级、组织学类型及邻近脏器受累情况密切相关;分化程度越低,预后越差。

七、随访

应长期密切随访。随访内容包括体格检查、B 超、CT 或 MRI 以及 CTC 检测,酌情进行^{18}F-

FDG PET/CT 检查。高级别肾上腺脂肪肉瘤患者术后前 3 年每 3～4 个月随访一次，第 4 年每 6 个月随访一次，5 年后每年随访一次；低级别肾上腺脂肪肉瘤患者术后前 3～5 年每 4～6 个月随访一次，之后每年随访一次。

第四节　肾上腺血管肉瘤

一、发病情况

血管肉瘤（angiosarcoma）又称恶性淋巴管肉瘤（lymphangiosarcoma）、恶性血管内皮瘤（malignant angioendothelioma）、恶性血管内皮细胞瘤（malignant hemangioendothelioma），起源于血管或淋巴管内皮细胞。常发生于皮肤、骨、乳腺、心脏、肾、肺、肝、脾、甲状腺和其他内脏，发病率为 1/2000～1/1000。该肉瘤属于上皮细胞恶性肿瘤，是血管内皮细胞或向血管内皮细胞方向分化的间叶细胞发生的恶性肿瘤。血管肉瘤是所有软组织肿瘤中罕见的类型之一，占所有肉瘤的比例不足 1%。血管肉瘤对血管和软组织具有高度侵袭性，是恶性度极高的致死性肿瘤。

肾上腺血管肉瘤（adrenal angiosarcoma）类似于软组织血管肉瘤，1988 年，Kareti 等报道了首例肾上腺血管肉瘤。迄今为止，文献报道的原发性肾上腺血管肉瘤病例数少于 45 例。2017 年 Takizawa K 等报道，大多数肾上腺血管肉瘤来自其他部位的转移，即为继发性肾上腺血管肉瘤。

原发性肾上腺血管肉瘤非常罕见（图 38-16），病理类型多为上皮样血管肉瘤（epithelioid angiosarcoma），其是血管肉瘤中的一种特殊类型，约占 88%；其余的为非特殊类型，少数原发性肾上腺血管肉瘤病例可同时伴有肾上腺皮质腺瘤、嗜铬细胞瘤（PHEO）、神经母细胞瘤或神经节细胞瘤。

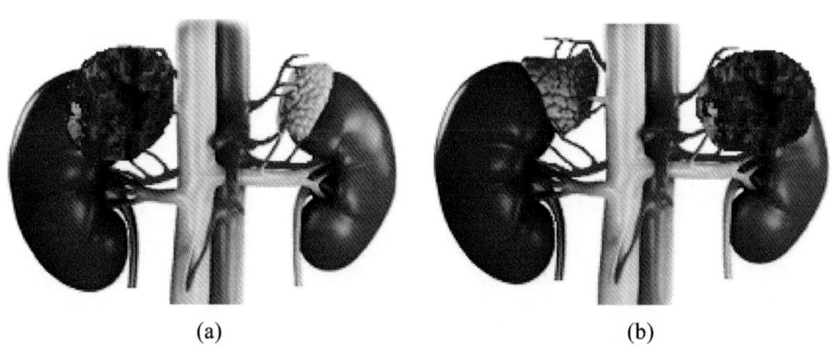

图 38-16　原发性肾上腺血管肉瘤示意图

原发性肾上腺血管肉瘤可发生于所有年龄段人群，但在儿童中极为罕见。发病年龄为 34～85 岁，平均年龄 60 岁，无性别差异。Cornejo K M 等（2015）报道 4 例肾上腺血管肉瘤均为左侧，男性 1 例，女性 3 例；发病年龄为 53～75 岁，平均年龄 69.3 岁。2017 年，Takizawa K 等总结 4 例肾上腺血管肉瘤-肾上腺皮质腺瘤碰撞瘤，男性 3 例，女性 1 例，平均年龄 56 岁。

肿瘤一般为单发、单侧，双侧者极为罕见。

二、发病原因和分子生物学

肾上腺血管肉瘤的致病原因尚不清楚。现普遍认为其与慢性淋巴水肿、促蛋白合成类固醇类治疗、二氧化钍及家族性血管发育异常有关，职业因素及环境因素与本病的发展有密切关系，如直接暴露于砷化合物可能是肾上腺血管肉瘤发生的重要致病因素。内分泌器官发生的肿瘤具有丰富的血管成分，肿瘤病灶长期出血，肿瘤细胞分泌 VEGF，最终引起血管内皮增生可能是导致肾上腺血管肉瘤发生的另一个重要致病原因。少数病例与受到辐射有关。

目前，发病机制仍不明确，对血管肉瘤的分子遗传学研究甚少。研究发现，血管肉瘤的细胞遗传学改变十分复杂和局限，但不同部位的血管肉瘤具有相似的染色体异常，最常见的基因改变有 5pter-p11、8p12-qter 和 20pter-q12 获得，4p 和 7pter-p15 丢失，22q13-qter 和 Y 缺失。文献报道，原发性肾上腺血管肉瘤尚存在 MYC(8q24.21)基因扩增(图 38-17 和图 38-18)、p53 基因突变和 MIB-1(18q11.2)基因异常表达。

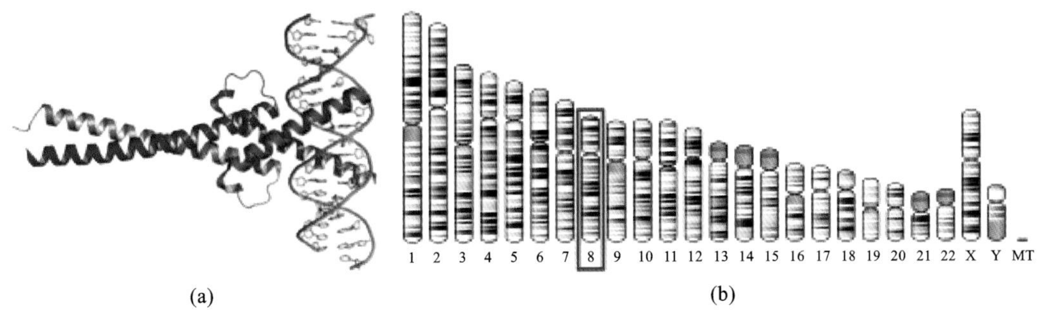

图 38-17 MYC 定位于染色体 8q24.21

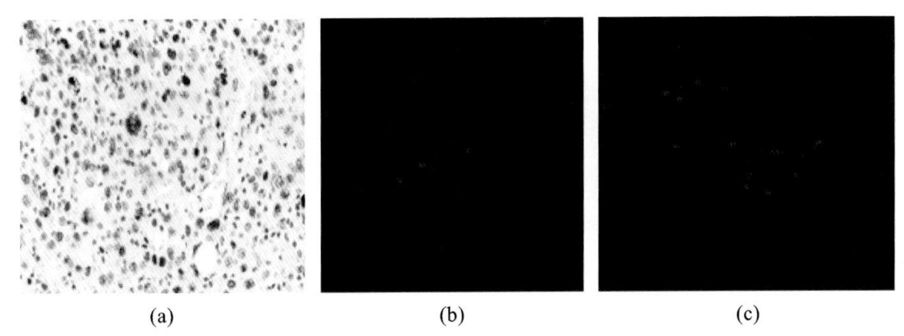

图 38-18 原发性肾上腺血管肉瘤(Cornejo K M 等，2015)

(a)瘤组织中 MYC 核表达，×200；(b)(c)FISH 显示 MYC 基因扩增

三、病理组织学

大体形态上，肿瘤直径为 3～16 cm，大多数为 6～10 cm，平均 11.5 cm。肿瘤边界不清，呈浸润性生长，呈圆形或类椭圆形，囊实性(以实性为主)。切面呈棕褐色-粉红色至黄色，伴出血且常为多结节性，其内可见片状液性坏死(图 38-19)。

肾上腺上皮样血管肉瘤是血管肉瘤的一种亚型，组织学上主要表现为上皮分化，其主要成分或全部成分为大的圆形“上皮样”内皮细胞，细胞质丰富、嗜双染或嗜酸性。扩张的吻合血管间隙与片状生长之间的过渡区有分化的内皮细胞，细胞核呈圆形或椭圆形，核大而明显，可见核分裂象，出血和坏死明显。p53 和 MIB-1 标记指数：血管肉瘤成分约占 90%，腺瘤成分占比不足 1%(图 38-20)。超微结构显示，可见柱状微管化小体和胞质内腔隙形成，瘤细胞明显异形，核分裂象多见，出血和坏死明显。

免疫组织化学：①血管肉瘤：EGG、CD31、CD34、FLI1 阳性，D2-40 偶然阳性。②上皮样血管肉瘤：细胞Ⅷ因子相关抗原、CD31、CD34、Ulex europaeus(荆豆凝集素)、keratin 和 B72.3 阳性。文献报道，对 CD31、D2-40、细胞Ⅷ因子相关抗原和 CD34 这四种标志物进行免疫组织化学染色可确定肾上腺血管肉瘤的诊断，92%的肾上腺血管肉瘤表达其中至少 1 种标志物，88%的肾上腺血管肉瘤表达 2 种或 2 种以上标志物，但均不具有特异性。CD31 则有相对高的特异性

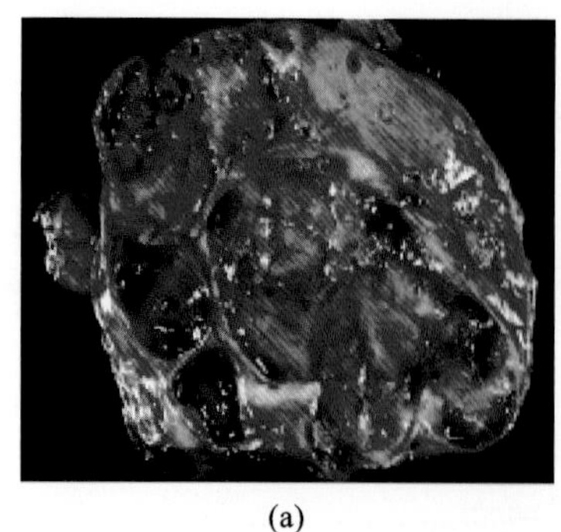

(a)

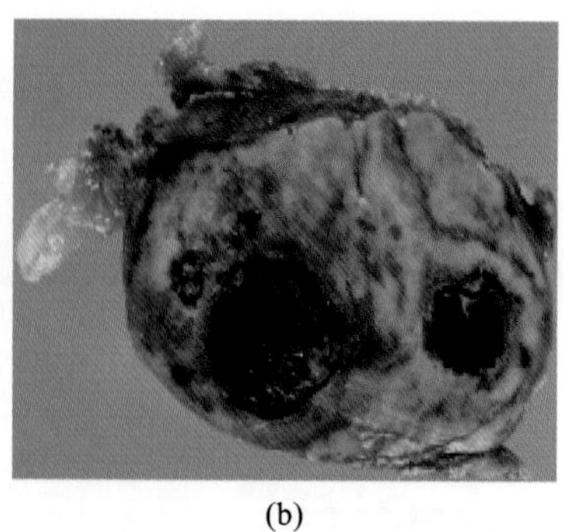

(b)

图 38-19 原发性肾上腺血管肉瘤(Cornejo K M 等,2015 和 Takizawa K 等,2017)

(a)切面呈棕褐色-粉红色至黄色,可见出血和坏死;(b)肿瘤大小约 3.4 cm×3.4 cm×1.5 cm,边界清楚,切面呈黄色,局部可见出血

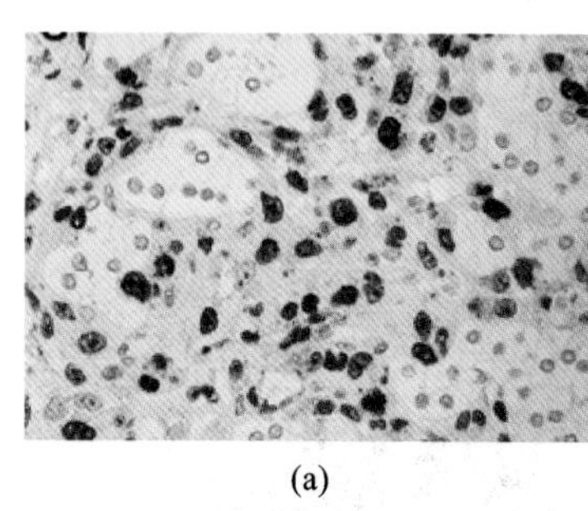

(a)

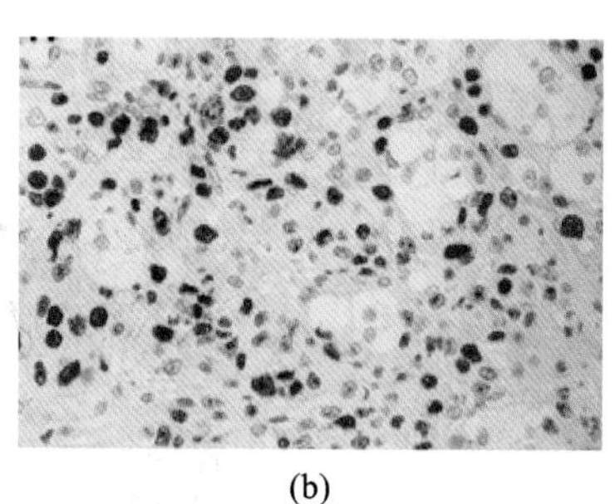

(b)

图 38-20 p53 和 MIB-1 标记指数:血管肉瘤成分约占 90%,腺瘤成分占比不足 1%(Hayashi T 等,2014)

和敏感性,在所有类型的肾上腺血管肉瘤病例中,90%~100%的病例 CD31 阳性(图 38-21 和图 38-22)。

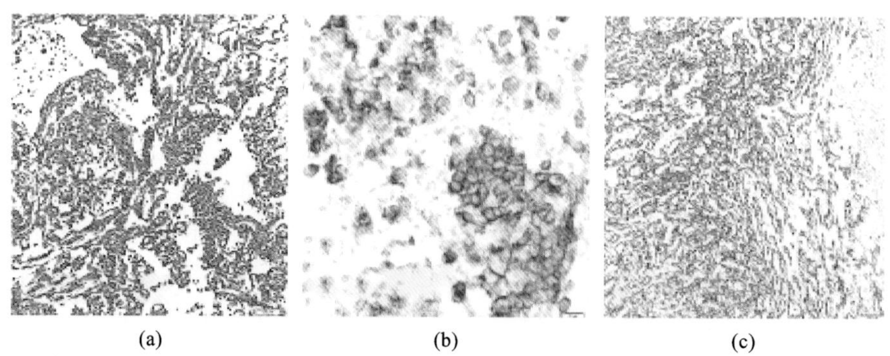

(a) (b) (c)

图 38-21 原发性肾上腺血管肉瘤免疫组织化学 1(Babinska A 等,2014)

(a)CD31 阳性,×10;(b)CD34 阳性,×40;(c)vimentin 阳性,×10

四、临床表现和诊断

少数患者无临床症状或被偶然发现,73%的患者表现为发热、厌食、乏力、消瘦、体重减轻、腹部肿块,伴或不伴脊肋部疼痛、上腹部慢性疼痛。肿瘤无内分泌功能,无肾上腺内分泌紊乱的临床症状。

肾上腺血管肉瘤具有高度侵袭性,约 20%的病例出现局部复发,约 50%的病例可能在诊断后 1 年内死于肿瘤转移。肿瘤常在早期经血液循环转移至骨、肝、肺和胸膜等处,或经淋巴途径

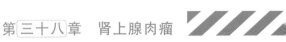

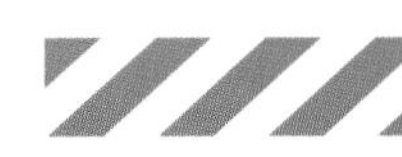

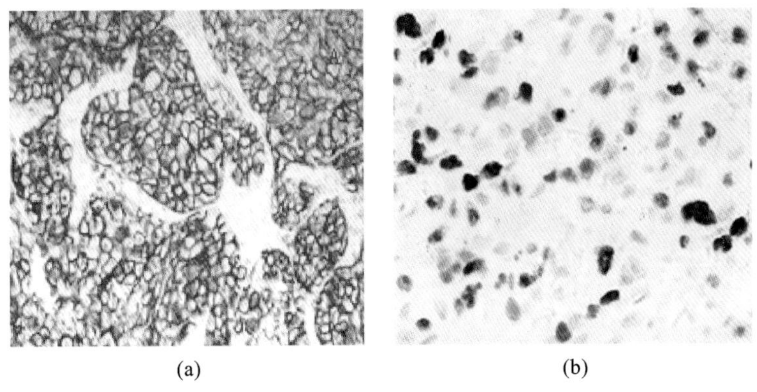

图 38-22 原发性肾上腺血管肉瘤免疫组织化学 2(Saeger W,2015 和 Yang F 等,2018)

(a)CD31 阳性,×300;(b)Ki-67 指数>20%

转移至引流区淋巴结。

影像学检查进行鉴别诊断较困难。CT 平扫示肿块边缘不规则,密度不均匀,可伴有片状坏死,偶见钙化,增强后肿瘤强化不均匀,周边强化明显,可见正常肾上腺受压变形,贴附于肿瘤边缘;肿瘤压迫毗邻脏器者可见受侵改变(图 38-23)。MRI 和 ^{18}F-FDG PET/CT 对于肾上腺血管肉瘤的诊断具有重要的参考价值(图 38-24 和图 38-25)。

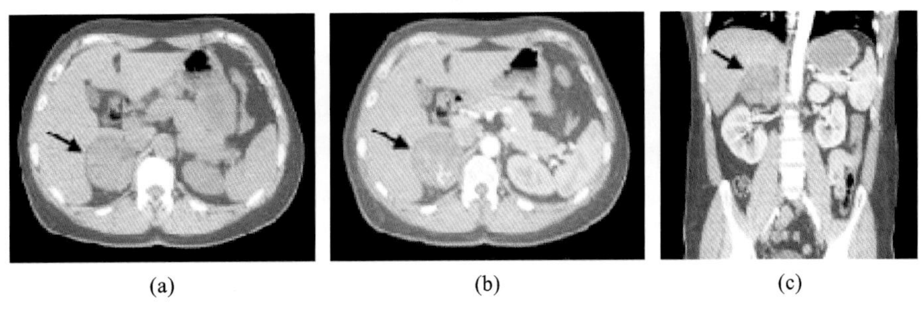

图 38-23 右侧原发性肾上腺血管肉瘤:CT 显示右侧肾上腺不均匀肿块,直径约 6.4 cm,增强后肿瘤边缘可见强化征象

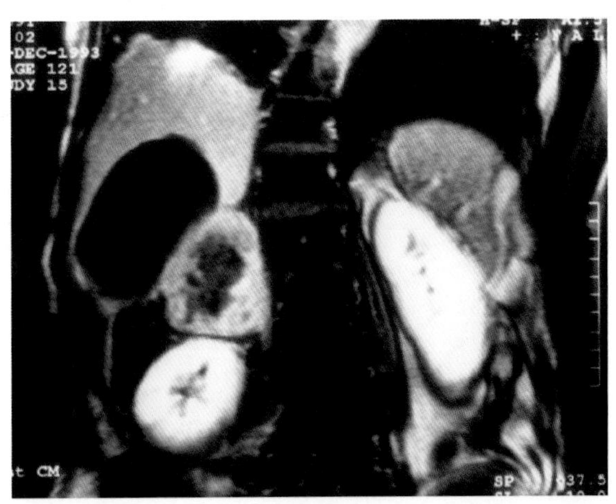

图 38-24 原发性肾上腺血管肉瘤 MRI 图像:T1WI 显示肿瘤周围明显强化、中心坏死,毗邻囊肿见出血征象(Otal P 等,1999)

临床上,本病需与肾上腺血管肉瘤、肾上腺恶性纤维组织细胞瘤、肾上腺 Kaposi 肉瘤、肾上腺转移瘤、肾上腺皮质癌出血性梗死等相鉴别,病理组织学和细胞超微结构检查有助于诊断,免

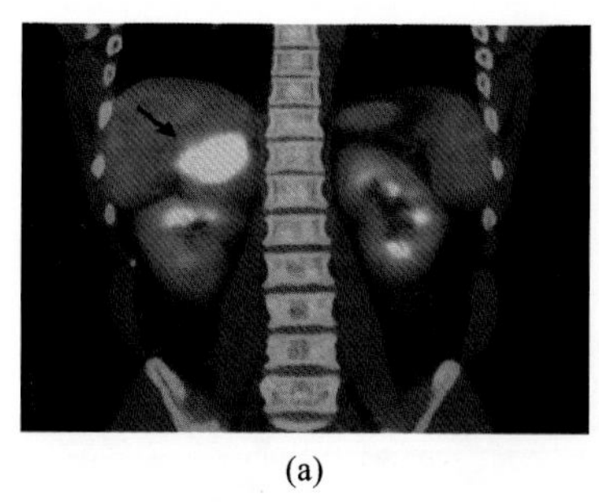

(a)

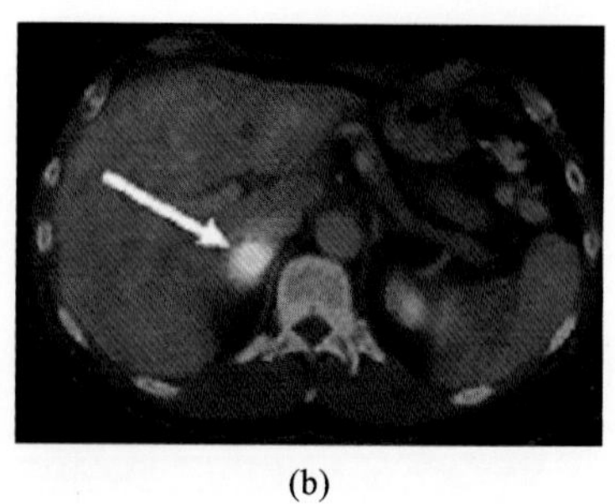

(b)

图 38-25 原发性右侧肾上腺上皮样血管肉瘤(Lepoutre-Lussey C 等,2012 和 Thorsten D 等,2012)

(a)^{18}F-FDG PET/CT 显示右侧肾上腺不规则肿块,FDG 的 SUV=9.7;(b)^{18}F-FDG PET/CT 显示右侧肾上腺肿块,FDG 的 SUV=9.4

疫组织化学检查中 CD31 和 CD34 等血管分化标志物弥漫性阳性有助于明确诊断。

五、治疗

目前,没有针对本病的规范治疗指南。一般认为,多种治疗方法联用优于单一治疗方法。首选根治性肾上腺切除术+区域淋巴结清扫术,术后一般要进行辅助放疗。局部切除不彻底或有远处转移者术后可辅助化疗,但迄今为止没有标准的化疗方案。而且,对化疗是否有效尚不确定。纳米粒子技术靶向和定位给药、黏膜吸收给药、蛋白多肽控释等具有不可替代的优越性。随着肿瘤分子靶向药物的不断研发和临床应用,肾上腺血管肉瘤的治疗进入一个新时代。第二代基因测序技术的应用,有利于制订个体化精准医疗方案,从而选择最合适的靶向药物,这为肾上腺血管肉瘤有效的治疗带来了新的希望。

六、预后

原发性肾上腺血管肉瘤的预后较差,6 个月、1 年和 2 年生存率分别为 67%、22%和 0。2015 年,Cornejo K M 等报道 4 例本病患者,生存时间为 3～19 个月,平均 10.8 个月。2017 年 Takizawa K 等报道,本病患者 5 年生存率为 24%～31%,53%的患者中位生存时间为 11 个月。

通常,肾上腺血管肉瘤的侵袭性强、恶性程度高,术后复发率和转移率高。49%的病例早期即可发生转移,20%出现局部复发。

影响预后的因素包括年龄、肿瘤大小、TNM 分期、病理组织学分级、治疗模式、Ki-67 指数以及能否完整切除肿瘤等,其中肿瘤体积大、Ki-67 指数>10%,高 TNM 分期和高分级是预后不良的重要因素。研究显示,肿瘤直径<5 cm 者预后较好,肿瘤直径>5 cm 者预后差。一般来说,T1 者预后良好,T2 者预后较差。2017 年 Takizawa K 等报道 1 例肾上腺血管肉瘤-肾上腺皮质腺瘤碰撞瘤患者,于肾上腺切除术后 6 个月因肿瘤转移死亡。选择合适的分子靶向药物进行个体化精准治疗有可能改善肾上腺血管肉瘤患者的预后。

七、随访

术后应长期密切随访。随访内容包括体格检查、B 超、CT 或 MRI 以及 CTC 检测,酌情进行^{18}F-FDG PET/CT 检查。高级别肾上腺血管肉瘤患者术后前 3 年每 3～4 个月随访一次,第 4 年每 6 个月随访一次,第 5 年及以后每年随访一次;低级别肾上腺血管肉瘤患者术后前 3～5 年每 4～6 个月随访一次,之后每年随访一次。

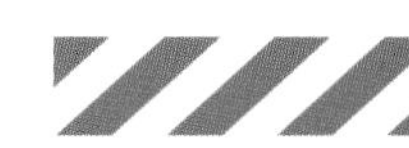

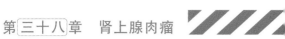

第五节 肾上腺恶性纤维组织细胞瘤（多形性未分化肉瘤）

一、发病情况

恶性纤维组织细胞瘤（malignant fibrohistiocytoma，MFH），又称恶性组织细胞瘤（malignant histiocytoma）、恶性纤维黄色瘤、纤维黄色肉瘤、编织状或成纤维细胞型恶性纤维组织细胞瘤。该肿瘤是来源于组织中的组织细胞或成纤维细胞和组织细胞分化的原始间叶细胞的一种特殊类型的少见恶性肿瘤。1964 年由 O'Brian 和 Stout 首次报道，当时称之为恶性纤维黄色瘤。1967 年 Stout 和 Latters 首先将这一类肿瘤命名为 MFH，定义为兼有成纤维细胞和组织细胞分化的多形性梭形细胞的恶性肿瘤。该肿瘤病程发展缓慢，病变多为单发，偶可多发，并有家族性报道，1978 年 Weiss 正式将其命名为 MFH。

关于 MFH 组织学起源的争论已经进行了近半个世纪。目前，关于 MFH 组织学起源的讨论主要集中在组织细胞起源学说、成纤维细胞起源学说和原始间充质细胞起源学说。随着科学技术的进步，人们对 MFH 有了进一步的认识。研究发现，MFH 和很多未分化的肿瘤有着相似的结构，并发现 MFH 和其他软组织肿瘤有很多共同点，因此人们更加倾向于认为 MFH 来源于未分化的软组织（未分化肉瘤或多形性未分化肉瘤（pleomorphic undifferentiated sarcoma））。2013 年 WHO 肿瘤分类（第 4 版）中，新增未分化/未能分类肿瘤。因为部分软组织肉瘤无明确的分化方向或目前技术水平不能确定肿瘤的分化方向，所以 WHO 将这类异质性肿瘤统称为未分化软组织肉瘤（undifferentiated soft tissue sarcoma）。MFH 被未分化肉瘤所替代，并且被划入新增加的未分化/未能分类肿瘤类别中。所以，MFH 可视为多形性未分化肉瘤或未分化肉瘤的同义词，约占所有软组织肉瘤的 20%。

MFH 可发生于全身任何部位，腹膜后亦见报道。发病年龄为 37～86 岁，中位年龄为 62 岁。男女均可发生，男性略多于女性，常见于中年男性。

原发性肾上腺 MFH（primary malignant fibrohistiocytoma of the adrenal gland，图 38-26）极其罕见，是一种分化方向不明的多形性未分化肉瘤，恶性程度极高、生长速度快、进展迅速，容易侵犯毗邻器官和发生远处转移，临床仅见个案报道。转移性肾上腺 MFH 稍多见，多为双侧。

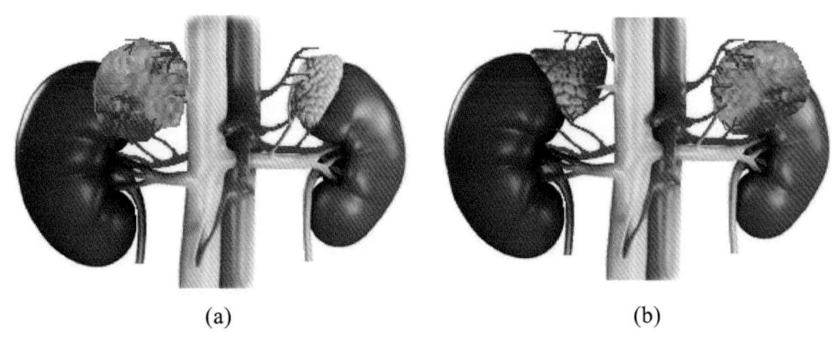

(a) (b)

图 38-26 原发性肾上腺 MFH

二、病理分类

MFH 主要分为五个病理组织学类型：①席纹状-多形性；②黏液性；③巨细胞性；④炎症性；⑤血管瘤样。2002 年 WHO 软组织肿瘤病理组织学分类将 MFH 分为三个组织学亚型：①多形性 MFH/高级别多形性未分化肉瘤；②巨细胞性 MFH/伴巨细胞的多形性未分化肉瘤；③炎症性 MFH/伴明显炎症反应的多形性未分化肉瘤。

大体观察，肿瘤为实性或囊实性，呈圆形或类圆形，直径为 5～8 cm，包膜完整，切面呈淡黄色或灰黄色(图 38-27)，稍脆。镜下见肿瘤组织主要由成纤维细胞、组织细胞和多核巨细胞组成，有较明显的异型性。肿瘤细胞呈梭形或圆形，多形性明显，由成纤维细胞形成的胶原纤维束呈轮辐状排列；常有编席状结构和间质慢性炎症细胞浸润。核大深染，呈泡状、圆形、椭圆形或纺锤形，核分裂象常见，并可见病理性核分裂象(图 38-28)。

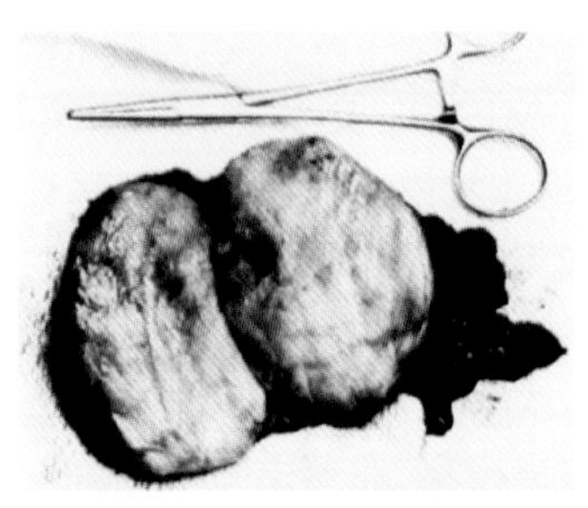

图 38-27　原发性右侧肾上腺 MFH 手术切除标本，约 8.0 cm×6.0 cm×5.0 cm，临床分期为Ⅱ期、T2N0M0G2(Faragher I G 等，1988)

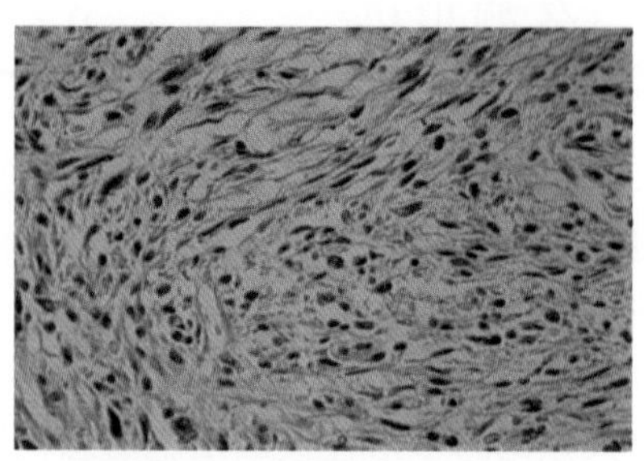

图 38-28　原发性左侧肾上腺 MFH 组织学特征，HE 染色，×400(Pekic S 等，2004)

免疫组织化学：vimentin、AAT、AACT、CD68 阳性和 p53 阳性表达对 MFH 有一定的诊断价值(图 38-29)。

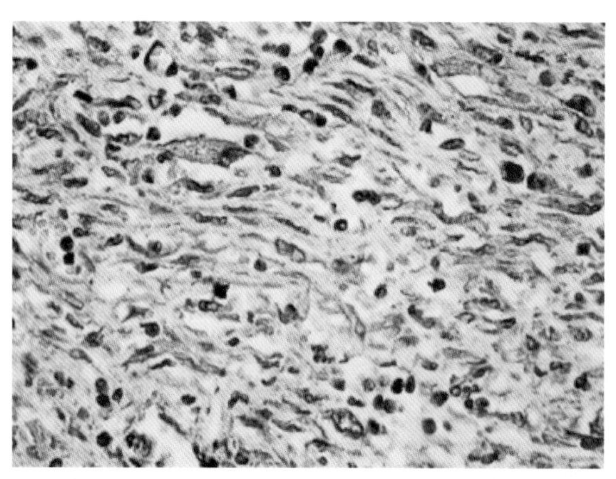

图 38-29　原发性左侧肾上腺 MFH 免疫组织化学：vimentin 强阳性，×400(Pekic S 等，2004)

三、分子生物学

目前，MFH 基因遗传学研究结果多样，染色体核型高度复杂化，有明显的肿瘤异质性，染色体大部分为三倍体或四倍体。癌症基因组图谱数据显示 MFH 常有 2p24-pter 和 2q32qter 丢失，染色体 11、13、16、7pl5-pter、7q32 和 1p31 多余。全基因组测序证实，在 MFH 发生和发展过程中有多基因变异的参与，如 CDK4 基因(12q13-14)、DDIT3 基因(12q13.3)等原癌基因可能参与了 MFH 的发生，抑癌基因 p53(17p13.1)变异、Rbl(13q14.2)基因变异(突变或删除)和 CDKN2A(9p21.3)纯合性缺失在 MFH 的发生和恶性侵袭中起关键作用，MDM2(12q15)基因扩增与肿瘤侵袭和转移密切相关(图 38-30)。此外，原癌基因 H-Ras(11p15.1-15.3)突变致癌的机制及其与其他基因遗传学的改变，如与 p53 基因的关系尚须进一步阐明。在 MFH 的发生和恶性进展中可能还有其他未知的原癌基因或抑癌基因的参与，有待深入研究证实。迄今为止，尚未见原发性肾上腺 MFH 基因遗传学研究的报道。

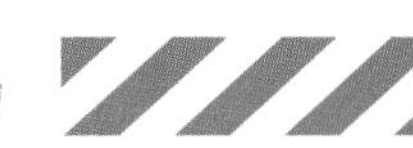

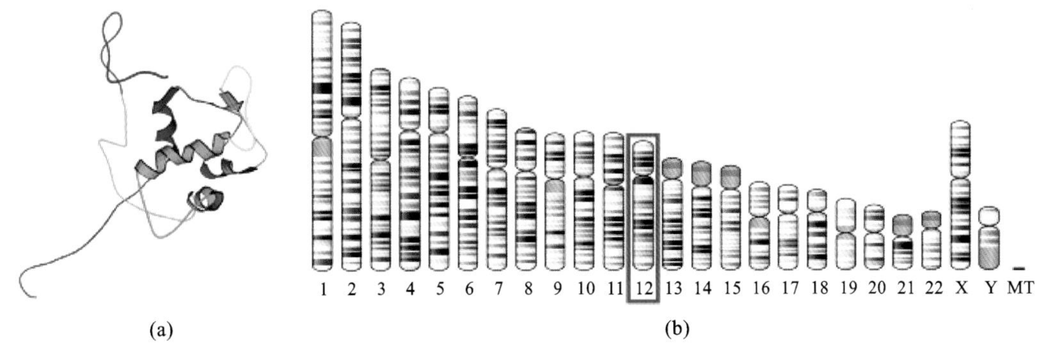

图 38-30 MDM2 基因结构，定位于染色体 12q15

四、临床表现和诊断

临床表现无特异性，多于影像学检查时偶然发现。临床可表现为腹部不适或疼痛、乏力、腹部肿块。约 5% 的患者在就诊时已有转移，大多转移至肺。

超声显示肾上腺区实性低回声肿块，内回声不均，边界清晰，外形欠规整。CT 和 MRI 可进一步明确病变的部位、大小、形态以及与毗邻结构的关系，CT 和 MRI 虽然有助于诊断，但无特异性，仅能提示肾上腺实性占位(图 38-31)。肿瘤一般较大，信号不均匀，中央坏死较少见。肿瘤成分不同时，其信号也不同，T1WI 呈低或等信号，T2WI 呈等信号(以纤维成分为主时)或高信号(以组织细胞成分为主时)。在某些情况下，MFH 可以定位于腹膜后区，但是位于肾上腺区还是位于肾上腺外，根据影像学进行诊断有难度。^{18}F-FDG PET/CT 可显示两侧肾上腺 FDG 异常摄取，对原发性肾上腺 MFH 和恶性 MFH 肾上腺转移瘤的诊断有一定的价值。

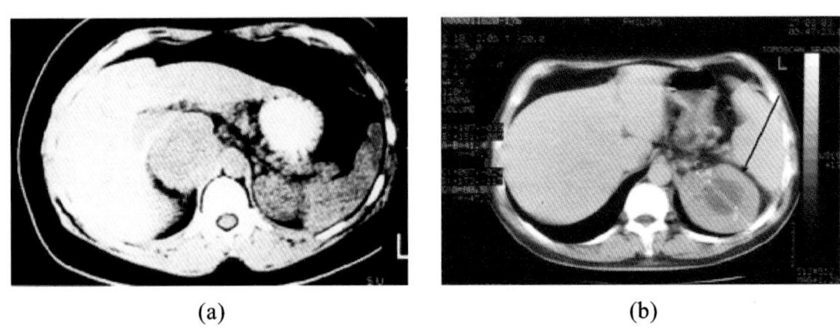

图 38-31 原发性肾上腺 MFH(Faragher I G 等，1988 和 Pekic S 等，2004)

(a)CT 显示右侧肾上腺肿瘤，约 8.0 cm×6.0 cm×5.0 cm；(b)CT 显示左侧肾上腺肿瘤，8.1 cm×6.75 cm

鉴别诊断：原发性肾上腺 MFH 需与腹膜后脂肪肉瘤、肾上腺平滑肌肉瘤、肾上腺神经鞘瘤、副神经节瘤、肾上腺淋巴瘤、肾上腺皮质癌以及肾上腺转移瘤相鉴别，最终确定诊断有赖于术后病理检查和免疫组织化学检查。

五、治疗

原发性肾上腺 MFH 的治疗关键在于早期发现、及时治疗，首选腹腔镜手术，行根治性肾上腺切除术＋区域淋巴结清扫术，酌情选择开放性手术。术后辅助化疗或分子靶向药物治疗可提高生存率，在初期治疗时宜先进行二代基因测序，以明确基因突变类型，预先确定可行的靶向治疗药物，以指导治疗方案的制订和调整，以便制订更精确的治疗方案。

六、预后

肾上腺 MFH 预后与肿瘤的 TNM 分期、组织学分级密切相关。肾上腺 MFH 为高度恶性肿瘤，侵袭性强，术后容易复发和发生远处转移，预后不良。常有较高的区域淋巴结转移率，一旦出现，预后极差。

影响是否长期生存的因素有组织学亚型、肿瘤大小、肿瘤分级、有无深部病变、有无局部复发和是否完整切除达到切缘阴性。手术切除不充分或未行手术者预后差。

通常，原发性腹膜后 MFH 预后不佳，5 年生存率仅为 15%～20%，尤其是腹膜后炎症性 MFH 预后更加不良。

七、随访

应定期密切随访。高级别肾上腺 MFH 患者术后 3 年内每 3～4 个月随访一次，第 4 年每 6 个月随访一次，5 年及以后每年随访一次；低级别肾上腺 MFH 患者术后 5 年内每 4～6 个月随访一次，之后每年随访一次。随访内容包括体格检查、B 超、CT 或 MRI 以及 CTC 检测，酌情进行^{18}F-FDG PET/CT 复查对比，以评估疗效。

第六节　肾上腺横纹肌样肉瘤

一、发病情况

横纹肌样肉瘤(rhabdomyosarcoma，RMS)由 Stout 在 1946 年首先报道并命名，是发生于胚胎间叶组织的恶性肿瘤。根据其组织学和遗传学特点，2013 年 WHO 将其分为四个不同的病理亚型：①胚胎型(ERMS)；②腺泡型(ARMS)；③多形型(PRMS)；④梭形细胞/硬化型。在诊断为横纹肌样肉瘤的病例中，ERMS 较为常见，约占 60%；ARMS 更具侵袭性，约占 20%；其余分型共占约 20%。横纹肌样肉瘤的年发病率为 0.4414/10 万，男女发病率比例为 3∶2。

目前认为，软组织肉瘤在一个肿瘤中可以存在不同的组织起源，提示肿瘤的异质性和不同分化途径，因此肉瘤被认为是起源于一群多潜能、未分化的原始细胞。软组织肉瘤具有广泛的形态范围，说明起源于间叶组织的肿瘤具有复杂性。横纹肌样肉瘤源自未分化的间质细胞或专有的胚胎肌肉组织区，这可解释为什么在儿童时期横纹肌样肉瘤发病率较高，甚至在无横纹肌的解剖区域出现肿瘤。Charytonowicz E 等(2009)认为横纹肌样肉瘤源自非肌肉细胞，包括间质干细胞。理论上横纹肌样肉瘤可发生于人体任何部位，包括肾上腺。

原发性肾上腺横纹肌样肉瘤(图 38-32)极其罕见，仅见个案报道。横纹肌样肉瘤多直接侵犯周围组织和毗邻器官，并以血行转移为主，亦可发生淋巴结转移。转移部位以肺、中枢神经系统为多见，其次为淋巴结、骨、肝和骨髓。

二、分子生物学

肾上腺横纹肌样肉瘤的发病原因尚不清楚，但不排除遗传因素。染色体异常和分子通路的改变往往是横纹肌样肉瘤发病的主要原因，在肿瘤的发生过程中，大多伴有染色体数目和结构的变化，如同源染色体 2、7、8、11、12、13、17 的获得非常普遍，9、14 和 X 染色体数目的减少也很普遍。此外，还包括多种染色体的畸变如 1q36、1q21、12q13-21、9p22、6、4q、10q、15q 染色体的获得和 3p、6p、lq、5q 染色体的缺失。

大多数 ERMS 病例(94%)存在 11 号染色体短(11p15.5)杂合性丢失(LOH)，这被认为是

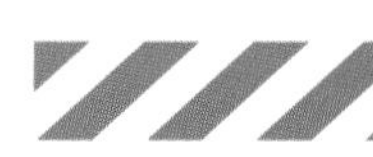

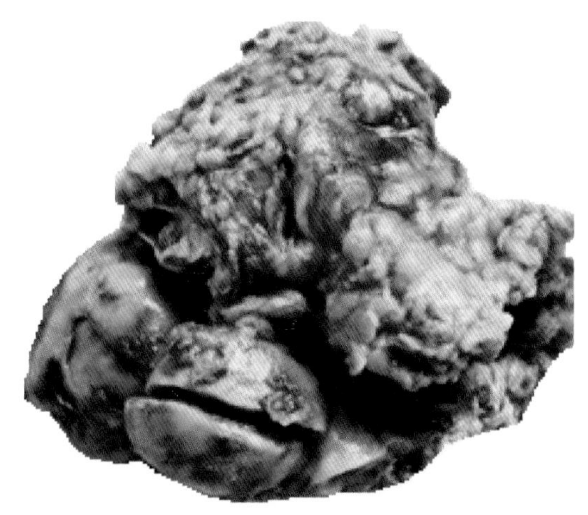

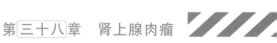

图 38-32 原发性肾上腺横纹肌样肉瘤(Katayama A 等,2011)

ERMS 的特征,提示抑癌活性的丧失。细胞遗传学和分子生物学研究发现,80%的 ARMS 病例具有特征性 t(2;13)(q35;q14)染色体易位(60%～70%)和 t(1;13)(p36;q14)染色体易位(10%),两种易位分别形成相应的 PAX3-FKHR(PAX3-FOXO1)融合基因和 PAX7-FKHR(PAX7-FOXO1)融合基因。研究表明,PAX3-FOXO1 融合基因可干预野生型 PAX3 的功能,促进细胞增殖和转化,抑制细胞分化和凋亡,从而促进肿瘤的发生。而且,MYCN 异常是横纹肌样肉瘤发生的特点,MYCV 与 PAX-FOXO1 融合基因在肿瘤发生中起协同作用,协同增强致癌活性。研究发现,横纹肌样肉瘤的发生、发展与多基因作用有关。

新近研究显示,在梭形细胞型病例中出现了两种变异型:t(2;2)(p23;q36)易位形成 PAX3-NCOA1 融合基因,t(X;2)(q13;q36)易位形成 PAX3-FOXO4 融合基因。除上述特异性的染色体易位外,约 20%的横纹肌样肉瘤中未检测到特异性的染色体改变。在横纹肌样肉瘤病例中还存在其他常见的遗传学改变,包括已知和未知的多个基因的扩增和 LOH,且不同的病理亚型的变化也不尽相同。目前认为,染色体易位、LOH 及抑癌基因失活、癌基因的扩增通过改变 PAX3/PAX7-FKHR、IGF-2 信号系统及 IL-4 通路等信号转导通路,导致相应蛋白质的改变,从而导致横纹肌样肉瘤的发生、进展和侵袭。

三、临床表现和诊断

临床表现无特异性,影像学检查有助于肾上腺横纹肌样肉瘤的诊断(图 38-33 和图 38-34),但不具有特异性。肿瘤结构、细胞形态都有一定的特征,B 超或 CT 引导下细针穿刺活检和免疫组织化学染色有助于诊断和鉴别诊断(图 38-35 和图 38-36)。

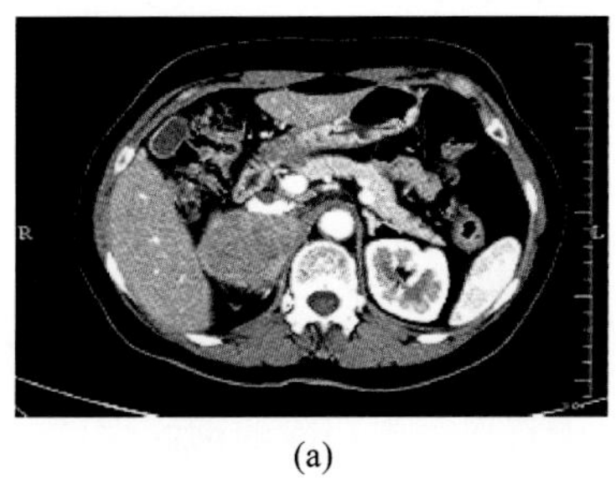

(a)

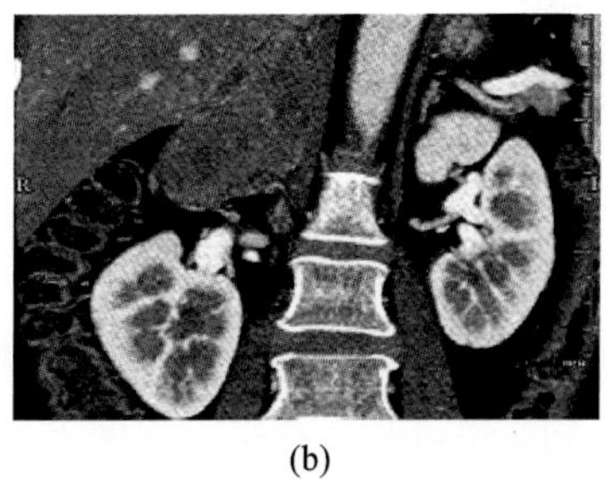

(b)

图 38-33 右侧原发性肾上腺多形型横纹肌样肉瘤 CT 图像:右侧肾上腺肿瘤,大小 6.0 cm×4.0 cm,侵犯肝右叶(Wang C J 等,2013)

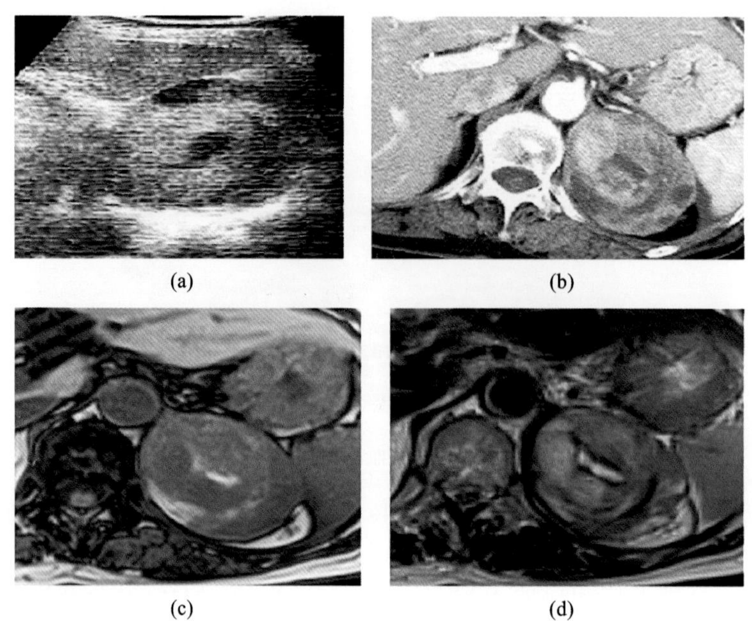

图 38-34 左侧原发性肾上腺横纹肌样肉瘤影像学图像,直径约 7.0 cm(Katayama A 等,2011)

(a)超声(US);(b)增强 CT(CE-CT);(c)MRI-T1;(d)MRI-T2

四、治疗

临床上应根据肾上腺横纹肌样肉瘤的病理亚型、临床分期制订治疗方案。首选根治性肾上腺切除术+区域淋巴结清扫术,侵犯毗邻器官者应连同毗邻器官全部整块切除,尽可能完整切除肿瘤或仅有镜下残留,术中监测切缘状态并进行广泛切除。巨大肿瘤可先化疗,使肿瘤缩小后再进行手术。如第一次手术仅做肿瘤部分切除,可经 3～6 个月化疗后,再行二次手术。肾上腺横纹肌样肉瘤没有标准的治疗方案,放疗、化疗方案可参考软组织肉瘤方案。但原发性肾上腺横纹肌样肉瘤对放疗、化疗反应很差,在最佳条件下的有效率仍令人失望。靶向治疗或许能成为未来治疗肾上腺横纹肌样肉瘤的新方向。与传统的细胞毒化疗相比,分子靶向治疗具有特异性强、选择性强、相对低毒副作用的特点,显示出了一定的优越性。文献报道,软组织肉瘤的靶点为 VEGTR、PDGFR、KIT,靶向药物帕唑帕尼(pazopanib)是一种可干扰顽固肿瘤存活和生长所需的新血管生成的新型口服制剂。随着肿瘤基因检测已知和未知驱动基因突变的广泛使用,针对性个体化靶向药物治疗与传统细胞毒化疗的有机结合,必将在肾上腺横纹肌样肉瘤的治疗中发挥积极作用。

五、预后

横纹肌样肉瘤预后较差,绝大部分患者在确定诊断后的数月内死于肿瘤恶性进展。然而,不同类型横纹肌样肉瘤的组织学特点、遗传学特点、肿瘤发生的部位及其与毗邻器官的关系、发病年龄和预后不同。患者预后在很大程度上取决于首次手术切除的彻底性(能否达到安全外科边缘)、组织类型、TNM 分期和组织学分级,术后有无肿瘤残留、局部复发或转移及其发生的时间、转移部位和转移病灶的数量以及化疗、放疗或分子靶向治疗能否再次获得缓解。2011 年,Katayama A 等报道 1 例左侧肾上腺横纹肌样肉瘤患者,术后 2 年未见局部复发或转移。2013 年,Yi X P 等报道 1 例右侧肾上腺横纹肌样肉瘤患者,随访 22 个月无局部复发或转移,取得良

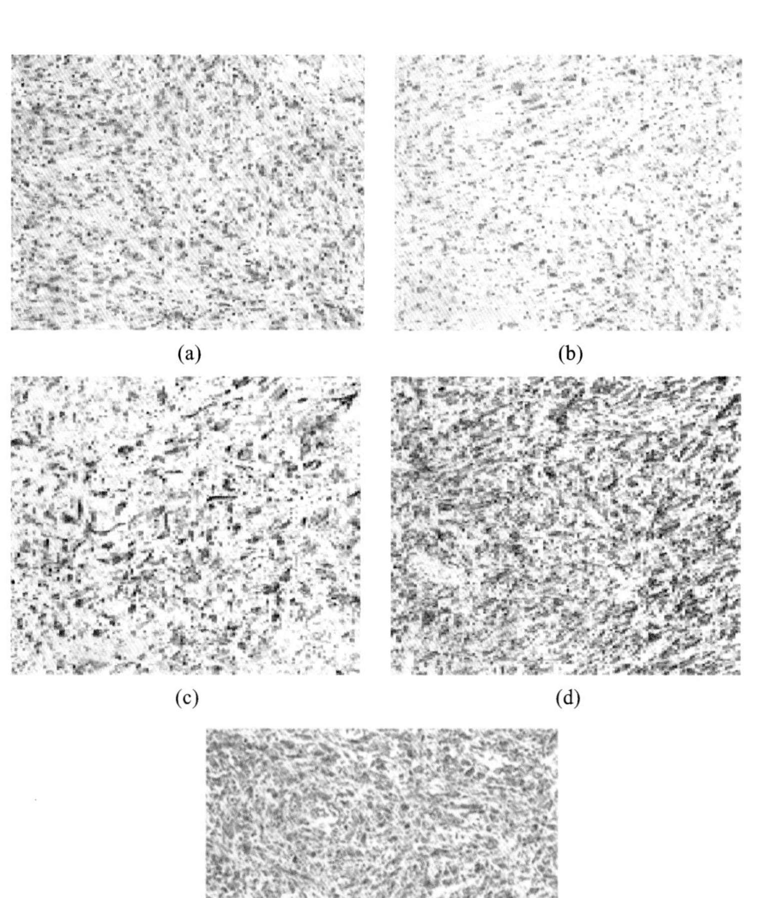

图 38-35　右侧肾上腺多形型横纹肌样肉瘤(Wang C J 等,2013)

(a)梭形细胞呈束状排列;(b)～(e)免疫组织化学示 MyoD1、desmin、CD56 和 vimentin 阳性,×200

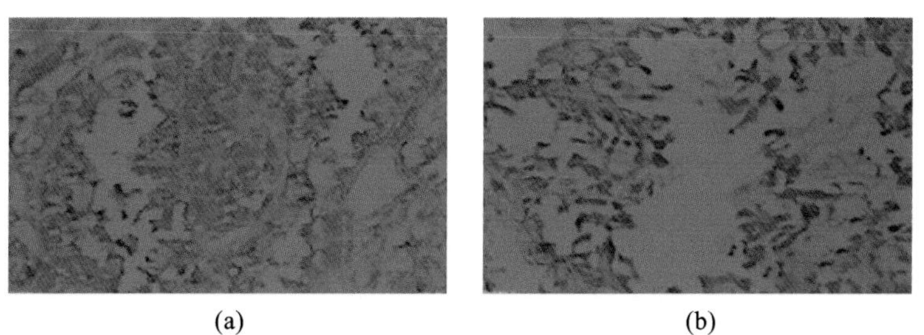

图 38-36　右侧肾上腺横纹肌样肉瘤免疫组织化学(Yi X P 等,2013)

(a)actin(α-sarcomeric),×200;(b)vimentin 阳性,×200

好效果的原因可能与肉瘤的低 TNM 分期、低组织学分级有关。

六、随访

术后需定期随访。随访内容包括体格检查、B 超、CT 或 MRI 以及 CTC 检测,酌情进行 ^{18}F-FDG PET/CT 检查。高级别肾上腺横纹肌样肉瘤患者术后前 3 年每 3～4 个月随访一次,第 4 年每 6 个月随访一次,5 年及以后每年随访一次;低级别肾上腺横纹肌样肉瘤患者术后 5 年内每 4～6 个月随访一次,之后每年随访一次。

第七节 肾上腺 Ewing 肉瘤

一、流行病学

Ewing 于 1921 年首先描述了原始神经外胚层肿瘤家族(ES/PNET),包括 Ewing 肉瘤(Ewing sarcoma,ES)和原始神经外胚层肿瘤(primitive neuroectodermal tumor,PNET),这一肿瘤家族是一类神经嵴衍生的罕见的高度恶性原始肿瘤,主要由原始神经上皮产生,并且具有不同程度的分化潜能。Ewing 肉瘤指缺乏神经内胚层分化证据的肿瘤,PNET 属于有神经内胚层分化特点的肿瘤。

原发性肾上腺 Ewing 肉瘤(primary Ewing sarcoma of the adrenal gland,图 38-37)在临床上极其罕见,仅见个案报道,迄今为止报道病例数不到 30 例。

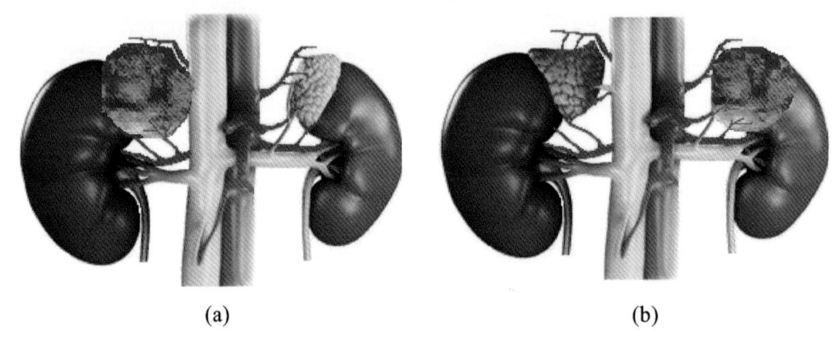

图 38-37 原发性肾上腺 Ewing 肉瘤示意图

本病发病年龄为 4~63 岁,青少年多见。诊断时平均年龄为 23.4 岁。女性明显多于男性,女性与男性发病率比例为 2.375∶1(Eddaoualline H 等,2018)。

二、分子生物学

研究发现,Ewing 肉瘤 t(11;22)基因易位,位于染色体 22q12.2 的 EWSR1 基因重排(图 38-38和图 38-39),并具有特征性染色体易位,即 t(11;22)(q24;q12)、t(21;22)(q22;q12)、t(7;22)(p22;q12)易位和 CD99 基因弥漫性表达。染色体的相互易位导致 22 号染色体上的 EWS 基因与 11 号染色体上的 FLI1 基因的 5、6 或 8 外显子,ERG 或其他基因的重排,形成了一个具有更强转录活性的 EWS-FLI1 融合基因和 EWS-ERG 融合基因,其产物可与 c-myc 癌基因的启动子结合,从而激活 c-myc 基因,增加 c-myc 癌基因的表达,从而促使肿瘤发生。2019 年 Gellert L L 报道,85%的肾上腺 Ewing 肉瘤病例存在 t(11;22)(q24;q12)染色体易位,形成 EWS-FLI1 融合基因。约 5%的 Ewing 肉瘤病例中出现 t(21;22)(q22;q12)染色体易位,形成 EWS-ERG 融合基因;EWSR1 融合基因也会出现其他的 ETS 家族成员(如 ERG、ETV);但 FUS-ERG 或 EWS-FEV 融合基因罕见,发生率<1%。此外,Ewing 肉瘤还存在 t(17;22)(q12;q12)、t(2;22)(q33;q12)、t(16;21)(p11;q22)的易位,形成 EWS-ETV1、EWS-ETV4(E1AF)等融合基因。分子遗传学研究显示,Ewing 肉瘤还可出现一些其他染色体畸变,包括 2、8、12、1q 染色体的获得和 16q、9p 染色体的缺失。近年来研究发现,NKX2.2(20p11.22)基因被认为是 Ewing 肉瘤最佳标志物,敏感性和特异性分别为 80%和 84%。近年来,在 Ewing 肉瘤发现 CIC-DUX4 融合基因、BCOR-CCNB3 融合基因、BCOR-MAML3 融合基因等,它们分别成为独立的组织学类型。

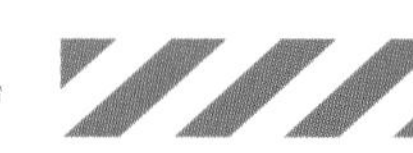

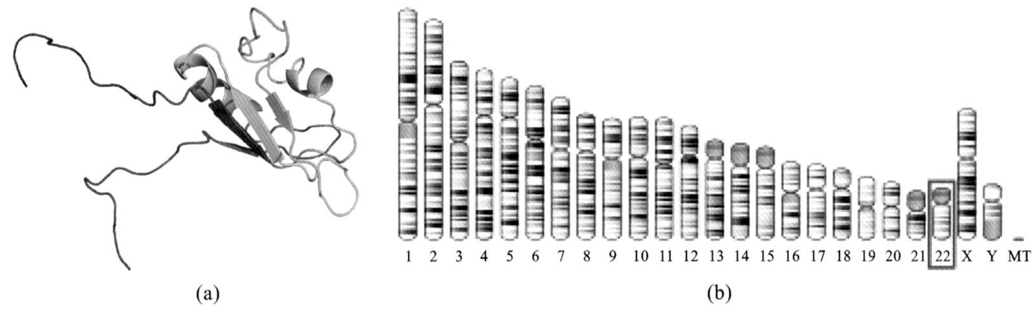

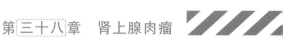

(a) (b)

图 38-38 EWSR1 基因定位于 22q12.2

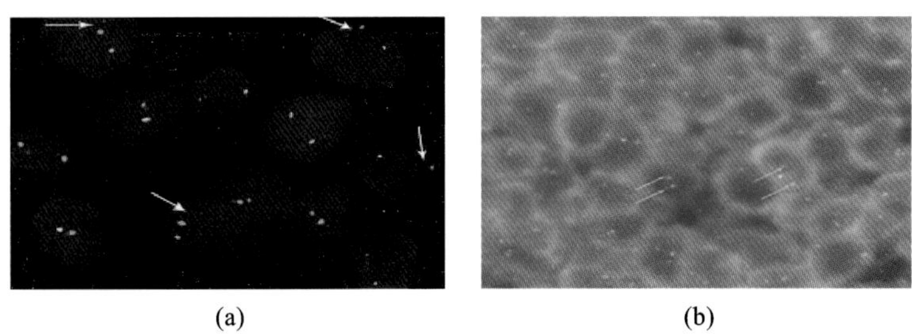

(a) (b)

图 38-39 荧光原位杂交(FISH)检测:EWSR1 基因重排(Zahir M N 等,2013 和 Eddaoualine H 等,2018)

三、病理组织学

大体观察,肿瘤较大,最大约 21.3 cm。肿瘤呈圆形或类圆形、分叶状或不规则,呈浸润性生长,无完整包膜。切面呈灰白、灰黄色相间,实性、鱼肉样,可见大结节,常有出血和坏死(图 38-40)。镜下见肿瘤由微小的碎片组织构成,呈束状或片状排列。单一的小圆形细胞为主要结构,细胞质丰富,核仁不明显,缺乏菊形团结构。

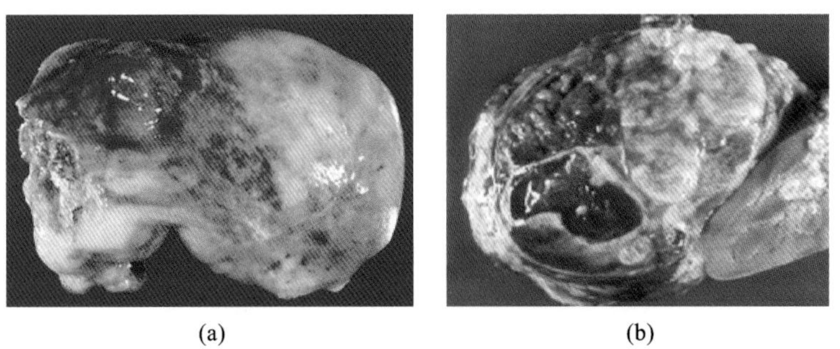

(a) (b)

图 38-40 原发性肾上腺 Ewing 肉瘤切除标本和切面(Kim M S 等,2006 和 Abi-Raad R 等,2013)

免疫组织化学:NKX2.2 阳性,CD99 弥漫强阳性(图 38-41),FLI1 和 ERG 阳性,30%伴局灶性细胞角蛋白(cytokeratin)阳性,Ki-67 指数阳性率可达 70%。NKX2.2 和 CD99 对诊断 Ewing 肉瘤有高度特异性,NKX2.2 被认为是最好的标志物,敏感性和特异性分别为 80% 和 84%。

四、临床表现和诊断

临床表现无特异性,可出现腰腹部疼痛、脊肋部疼痛、腹部肿块或肉眼血尿。影像学检查有助于诊断(图 38-42 至图 38-44),诊断有疑问时,可酌情施行 B 超或 CT 引导下细针穿刺活检和免疫组织化学检查。

肾上腺 Ewing 肉瘤恶性程度高,转移迅速,肿瘤早期即存在微转移病灶,就诊时 25%~

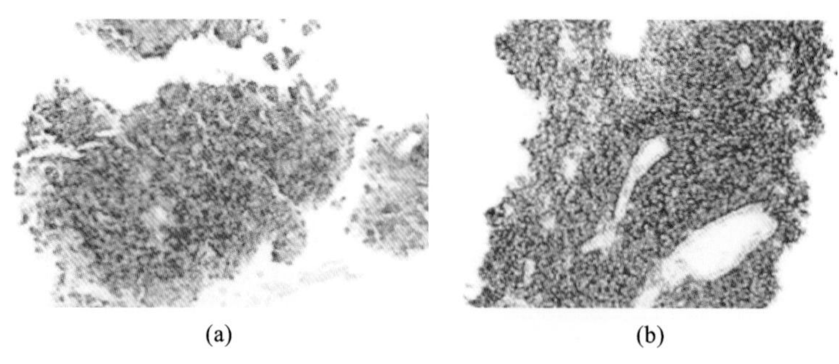

(a) (b)

图 38-41 肾上腺 Ewing 肉瘤免疫组织化学(Zahir M N 等,2013)

(a)CD99 膜过度表达;(b)CD99 弥漫强阳性,具有高度特异性

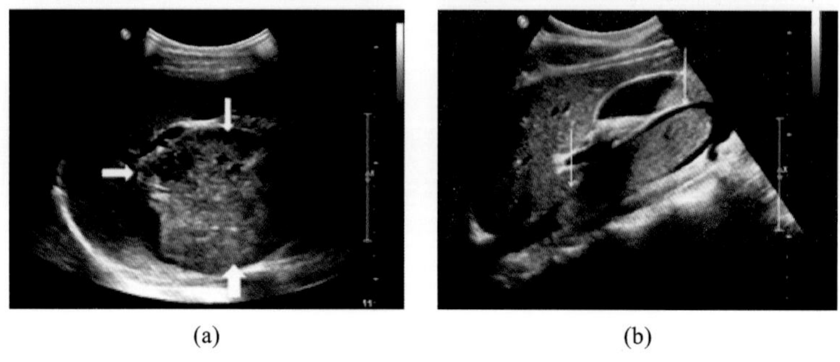

(a) (b)

图 38-42 原发性左侧肾上腺 Ewing 肉瘤 B 超

(a)左侧肾上腺区实质性肿块,邻近脾、胰尾受到推移;(b)肝内下腔静脉癌栓,呈椭圆形

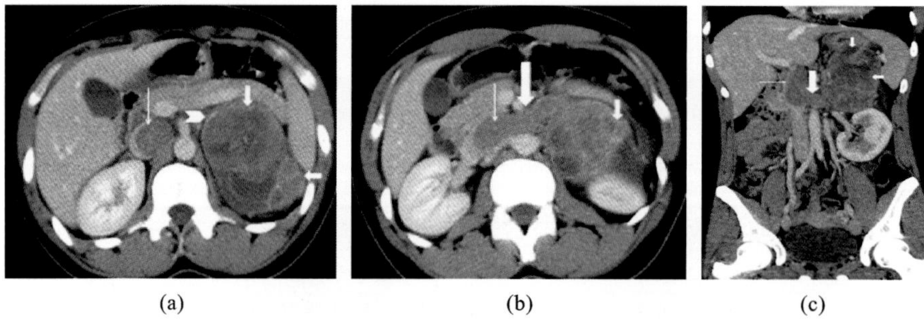

(a) (b) (c)

图 38-43 原发性左侧肾上腺 Ewing 肉瘤(Saboo S S 等,2012)

CT 显示左侧肾上腺巨大的肿块,肾静脉和下腔静脉癌栓形成;增强后不均匀强化,可见出血和坏死

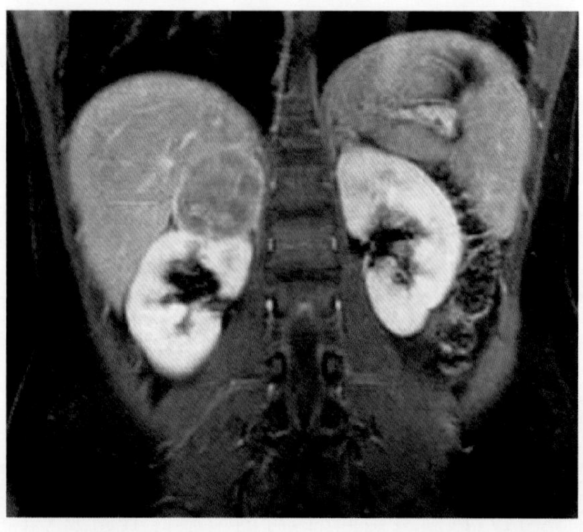

图 38-44 原发性右侧肾上腺 Ewing 肉瘤(Stephenson J 等,2011)

MRI 显示右侧肾上腺肿块,直径约 5 cm,术后病理诊断为 Ewing 肉瘤

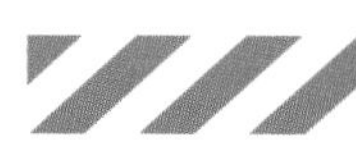

50%的患者已经发生远处转移。转移常见的部位为肺、淋巴结、肝、骨、脑、肾静脉和下腔静脉(图 38-45)。

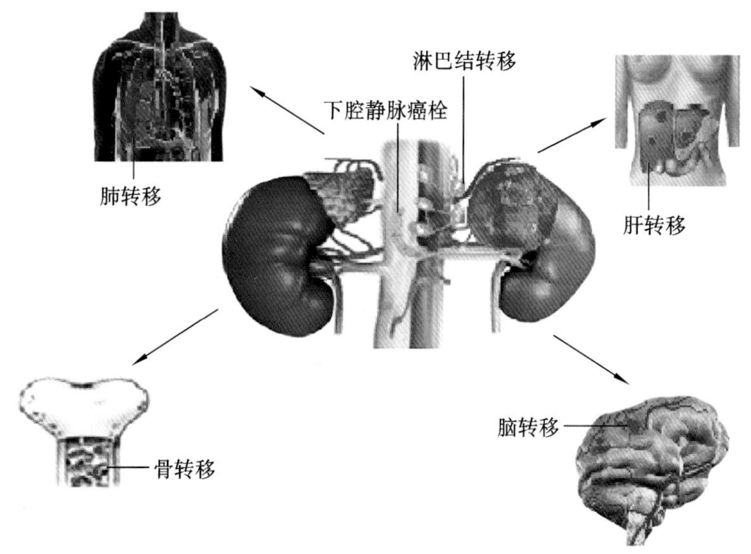

图 38-45　原发性肾上腺 Ewing 肉瘤转移示意图

鉴别诊断:①肾上腺神经母细胞瘤:嗜铬粒蛋白(chromogranin)阳性,CD99 阴性,基因测序无 Ewing/PNET 易位。②肾上腺淋巴瘤或继发性肾上腺髓样肉瘤:CD45 或 CD43 阳性,基因测序无 Ewing/PNET 易位(Gellert L L,2019)。

五、治疗

宜手术治疗,首选腹腔镜肿瘤切除术,同时切除受累毗邻器官。个别病例由于肿瘤巨大、浸润性生长且坏死广泛,手术往往难以达到预期目的,仅能施行姑息性手术切除。手术治疗、新辅助化疗和放疗可显著提高非转移 Ewing 肉瘤患者的生存率。然而,Ewing 肉瘤患者复发或转移者目前尚无标准的治疗方案。自发现 Ewing 肉瘤患者普遍存在染色体易位、EWS-FLI1 融合基因形成以来,针对 Ewing 肉瘤发病的分子机制及药物靶向研究相继取得了很大的进展(表 38-4 和图 38-46)。通过手术、化疗和/或放疗联合药物靶向治疗耐受性良好,此联合疗法对难治型恶性 Ewing 肉瘤有效,有可能成为治愈肾上腺 Ewing 肉瘤的有效途径。

表 38-4　Ewing 肉瘤的基因靶点和靶向药物(Ahmed A A 等,2013)

靶　点	靶向药物
IGFR-1	小分子抑制剂(林西替尼、BMS-554417) 单克隆抗体(IMC-A12、R1507)
mTOR	纳巴霉素、雷帕霉素、Ridaforolimus
VEGF	贝伐单抗、舒尼替尼、西地尼布
多激酶	索拉非尼、伊马替尼
Hedgehog 通路	ZIO-101
EWS-FLI1	YK-4-279
PARP1	BMN673 奥拉帕尼
Dual(P13K 和 mTOR)	BEZ235

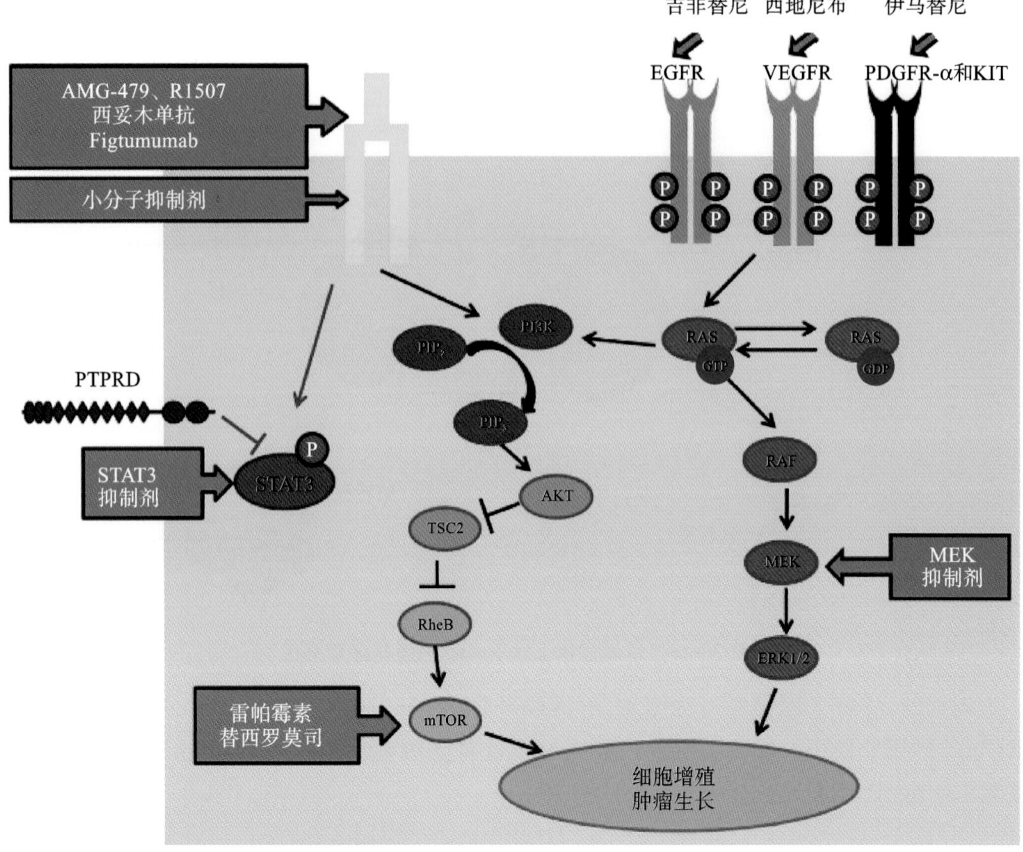

图 38-46　Ewing 肉瘤的基因靶点和靶向药物机制示意图(Jiang Y Y 等,2015)

六、预后

原发性肾上腺 Ewing 肉瘤的特点是病史较短、病势凶险、肿瘤具有浸润性、进展极快,早期即可发生广泛转移,死亡率高,预后很差,中位无进展生存时间为 16 个月。初诊时即有转移、肿瘤巨大、坏死广泛和初期化疗效果不佳的患者,预后不良,有转移且未接受治疗者生存时间仅为 6 个月。手术联合化疗、放疗及分子靶向药物或靶向免疫治疗等综合治疗可以提高患者生存率。

七、随访

术后容易局部复发和远处转移,应长期随访。随访内容包括体格检查、B 超、CT 或 MRI 以及 CTC 检测,酌情进行^{18}F-FDG PET/CT 检查。高级别肾上腺 Ewing 肉瘤患者术后前 3 年每 3～4 个月随访一次,第 4 年每 6 个月随访一次,5 年及以后每年随访一次;低级别肾上腺 Ewing 肉瘤患者术后前 5 年内每 4～6 个月随访一次,之后每年随访一次。

第八节　肾上腺 Kaposi 肉瘤

一、流行病学

Kaposi 肉瘤(Kaposi sarcoma)又称多发性特发性出血性肉瘤,是一种多中心起源的由血管

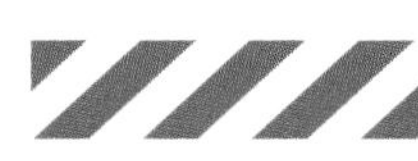

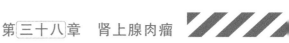

和梭形细胞混合组成的恶性肿瘤,1872 年由 Kaposi 首次报道。目前认为,与 Kaposi 肉瘤发生密切相关的因素为人类疱疹病毒 8 型(HHV-8)感染,该病毒也称 Kaposi 肉瘤相关疱疹病毒,HHV-8 感染可能是所有亚型的诱导因素。关于 Kaposi 肉瘤的病因学研究相继提出了地理因素、民族因素、气候因素、性别因素、遗传因素、创伤与职业因素、感染因素等假说,但都没有得到充分的证实。现在普遍认为是机体免疫功能损害的情况下,病毒感染或激活潜在的致瘤病毒从而引起 Kaposi 肉瘤的发生。Kaposi 肉瘤是 AIDS 患者中最为常见的肿瘤,在 AIDS 患者和其他免疫抑制人群中,Kaposi 肉瘤发病率分别为美国正常人群发病率的 200000 倍和 600 倍;AIDS 患者中同性恋或两性恋者发病率为血友病人群的 20 倍。

肾上腺 Kaposi 肉瘤(图 38-47)非常罕见,是一种特发性的低级别恶性血管瘤,具有高度退化发育的血管肉瘤样形态。

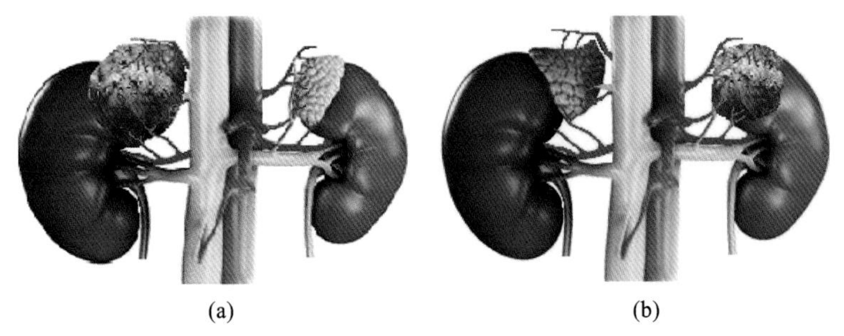

(a) (b)

图 38-47 肾上腺 Kaposi 肉瘤示意图

二、分子生物学

p53 基因突变、p53 mRNA 的异常表达在 Kaposi 肉瘤的进展过程中发挥了重要作用。文献报道,p53 蛋白在血管瘤样型中表达弱,在梭形细胞型中表达强,差异有显著性($P<0.01$);p53 mRNA 在血管瘤样型中的表达高于梭形细胞型,两者差异有显著性($P<0.01$),p53 基因突变的表达在肿瘤进展的病例中更为常见。

三、病理组织学

Kaposi 肉瘤分为四型:①慢性或经典型;②非洲地方型;③医源性免疫抑制型;④艾滋病(AIDS)相关型。根据 Kaposi 肉瘤组织中血管成分和梭形细胞的比例可将其分为血管瘤样型、梭形细胞型和混合型。

肾上腺 Kaposi 肉瘤大体标本肉眼观察,肿瘤直径为 8~10 cm,边界清楚,实性;切面呈棕褐色,可见出血、囊性变。组织学检查显示肾上腺肿瘤由多形性、结节状梭形细胞和上皮样细胞组成。梭形细胞区显示梭形细胞呈立方体,相互交错呈束状或片状排列,偶见裂隙状血管间隙、玻璃样小体和淋巴浆细胞性浸润。可见有丝分裂象(12/10 HP),肿瘤结节内有许多血管腔,大小不一,血管外可见红细胞,偶见裂隙状血管间隙和淋巴浆细胞性浸润,细胞质内可见嗜酸粒细胞玻璃样变小体(图 38-48)。上皮细胞区显示大多为多形性、非典型的上皮细胞,片状排列;可见较大的不规则血管间隙和凝固状坏死;上皮细胞的细胞质丰富,核大呈泡状染色,有明显的嗜酸颗粒;可见有丝分裂象(20~30/10 HP),细胞质内腔有红细胞,细胞质内亦可见局灶性嗜酸性粒细胞玻璃样变小体(图 38-49)。

免疫组织化学:CD31、CD34 和 D2-40 强阳性(图 38-50),p53 强阳性,HHV-8 强阳性(图 38-51)。

四、临床表现和诊断

肾上腺 Kaposi 肉瘤多无特异性临床症状,多于影像学检查时偶然发现。不少于 90%的肾

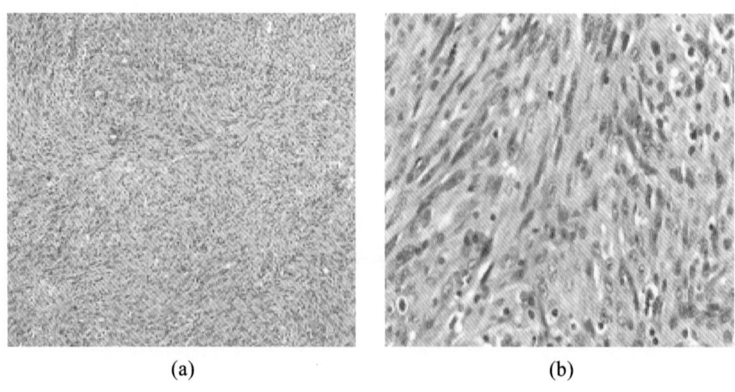

(a) (b)

图 38-48 肾上腺 Kaposi 肉瘤梭形细胞(Huwait H 等,2011)

(a)梭形细胞呈束状排列,偶见裂隙状血管间隙和淋巴浆细胞性浸润,HE 染色,×10;(b)梭形细胞呈片状,偶见玻璃样变小体和裂隙状血管间隙,HE 染色,×40

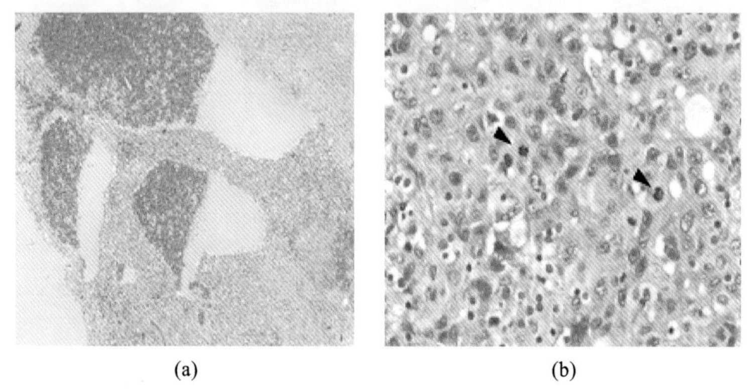

(a) (b)

图 38-49 肾上腺 Kaposi 肉瘤

(a)上皮细胞区可见较大的不规则血管间隙和片状上皮细胞,HE 染色,×10;(b)梭形细胞区显示较大的上皮细胞,细胞质丰富,可见较多有丝分裂象,HE 染色,×40

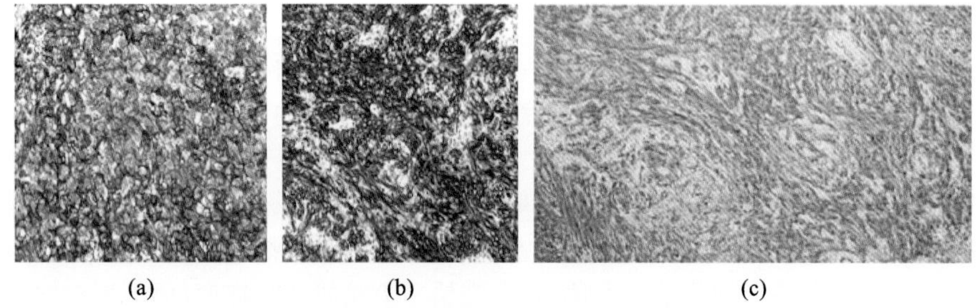

(a) (b) (c)

图 38-50 肾上腺 Kaposi 肉瘤免疫组织化学 1(Huwait H 等,2011 和 Celik Z E 等,2016)

(a)CD31 强阳性,×20;(b)D2-40 强阳性,×20;(c)CD34 弥漫性阳性,×100

上腺组织被感染或肿瘤破坏时,会引起肾上腺功能不全,这往往是 AIDS 患者进入晚期的表现。影像学检查表现为肾上腺区非特异性实性肿物,合并或不合并液化坏死(图 38-52 至图 38-54),但缺乏特异性。^{18}F-FDG PET/CT 在肾上腺恶性肿瘤诊断中具有重要价值,敏感性高于 CT 和 MRI。最终确诊有赖于病理和免疫组织化学检查,本病主要与肾上腺恶性黑色素瘤和肾上腺血管肉瘤相鉴别。

五、治疗

目前尚无针对肾上腺 Kaposi 肉瘤的治疗指南,临床需制订个体化的全身和/或局部治疗方

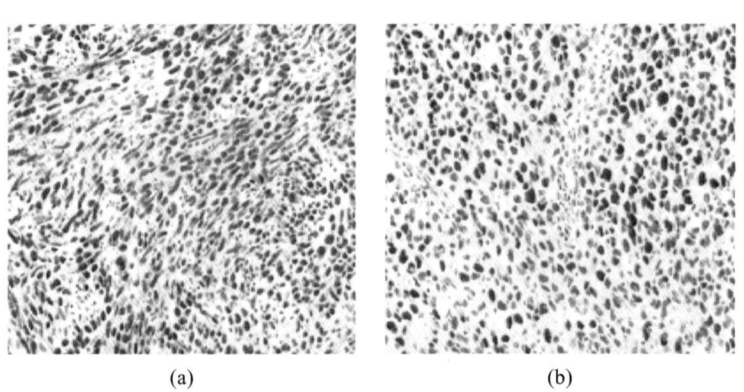
(a)　　(b)

图 38-51　肾上腺 Kaposi 肉瘤免疫组织化学 2(Huwait H 等,2011)

(a)梭形细胞和上皮细胞 HHV-8 阳性,×20;(b)上皮细胞 HHV-8 阳性,×20

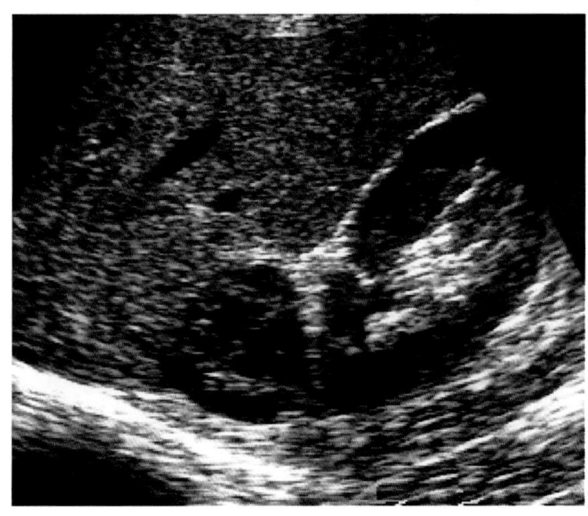

图 38-52　右侧肾上腺 Kaposi 肉瘤超声图像

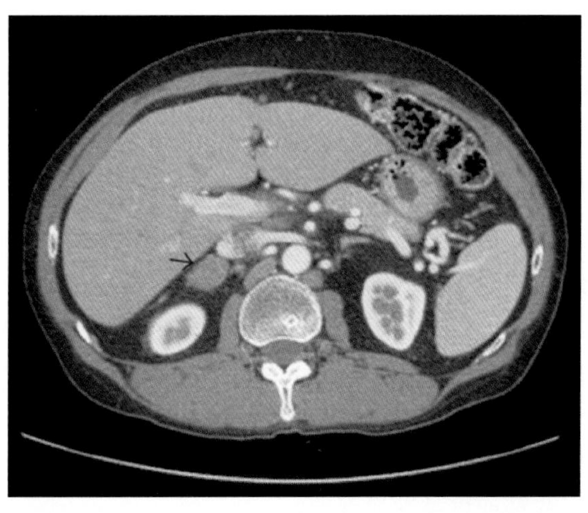

图 38-53　右侧肾上腺 Kaposi 肉瘤 CT 图像:右侧肾上腺椭圆形肿块,10 cm×7.0 cm×3.0 cm,软组织密度影(Huwait H 等,2011)

案,治疗的关键在于早期发现、及时治疗。肾上腺 Kaposi 肉瘤首选腹腔镜手术,施行根治性肾上腺切除术+区域淋巴结清扫术,术后辅助治疗包括应用生物因子(如 inhibin-α)、放疗和化疗。许多单一药物对 Kaposi 肉瘤有效,包括长春新碱、长春花碱、博来霉素、阿霉素和表阿霉素,联合用药效果更好。靶向治疗常用药物有西罗莫司、依维莫司,其他还有贝伐单抗、沙利度胺、伊

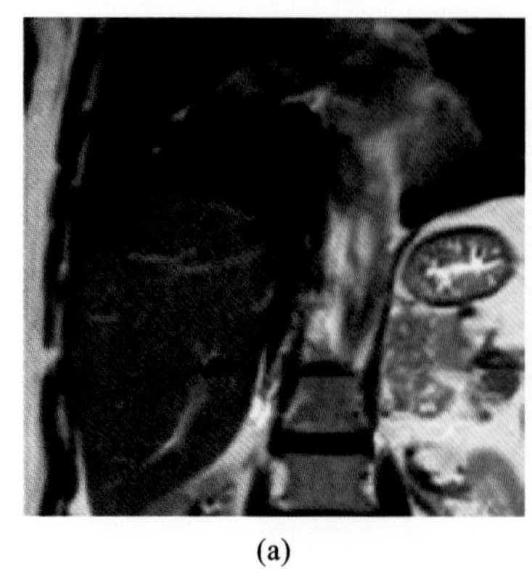
(a)

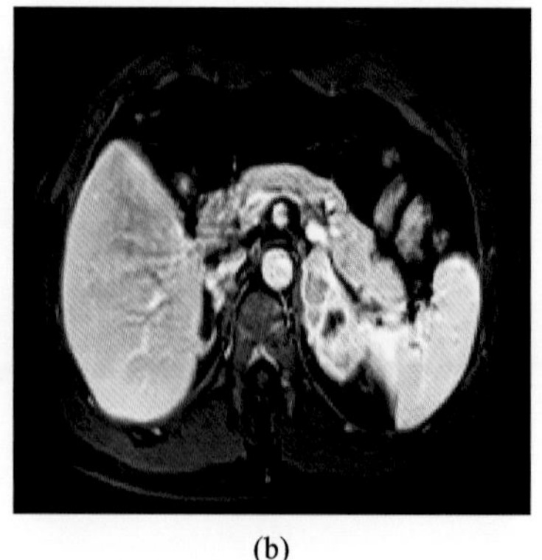
(b)

图 38-54　左侧肾上腺 Kaposi 肉瘤 MRI 图像(Celik Z E 等,2016)

(a)T2WI 高信号伴囊性改变;(b)T1WI 显示增强后肿瘤弥漫性、不均匀强化

马替尼和美罗华(利妥昔单抗注射液)等,根据分子靶点检测选择相应的靶向药物。

六、预后

肾上腺 Kaposi 肉瘤预后较差,5 年生存率较低。早期常出现局部复发和远处转移,肿瘤直径>5 cm 被认为是影响预后的重要因素。

七、随访

术后应长期随访。随访内容包括体格检查、B 超、CT 或 MRI 以及 CTC 检测,酌情进行^{18}F-FDG PET/CT 检查。高级别肾上腺 Kaposi 肉瘤患者术后前 3 年每 3～4 个月随访一次,第 4 年每 6 个月随访一次,5 年及以后每年随访一次;低级别肾上腺 Kaposi 肉瘤患者术后前 5 年内每 4～6 个月随访一次,之后每年随访一次。

第九节　肾上腺神经纤维肉瘤

一、流行病学

神经纤维肉瘤(恶性神经鞘瘤)是较少见的一种肿瘤,占所有恶性肿瘤的 5%～10%。25%～30%的患者有家族史,本病属于常染色体显性遗传病,由畸变显性基因引起的神经外胚叶异常所致。来源于周围神经的低分化梭形细胞肉瘤,多发生于成人和老人。肢体躯干为其好发部位,其次为深部软组织、消化道、肝、胰腺、肾、脑、心脏和腹膜后等。肿瘤生长缓慢,一般在 5 年以上。可为原发恶性,也可由良性恶变而来,具有多发性及较高侵袭性的特点。目前认为,任何起源于外周神经或显示神经鞘分化的恶性肿瘤,除起源于神经外膜或外周神经血管系统的肿瘤外,大约 50%的病例与神经纤维瘤病Ⅰ型(NF-1)有关。神经纤维肉瘤中约 2/3 的肿瘤起源于 NF-1 和丛状神经,其次的好发部位是外周神经。

大部分发生于 30～60 岁的成人,有 NF-1 病史的患者(40～44 岁)比散发患者(28～36 岁)平均年轻 10 岁,儿童和青少年少发,6 岁以前更少发。女性患者发病率稍高于男性。

原发性肾上腺神经纤维肉瘤(adrenal neurofibrosarcoma)又称肾上腺恶性神经鞘瘤(malignant neurilemmoma 或 juxta-adrenal maglignant Schwannoma),为低分化梭形细胞肉瘤,起源于肾上腺神经施万细胞,临床极其罕见(图 38-55),临床上亦可见转移性肾上腺神经纤维肉瘤(继发性)。肾上腺神经纤维肉瘤的发生常与神经纤维瘤病有关。

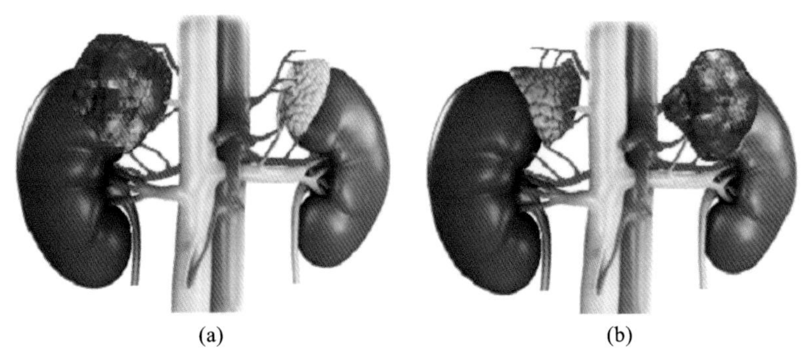

(a) (b)

图 38-55 原发性肾上腺神经纤维肉瘤示意图

二、分子生物学

与 NF1 有关的患者中，NF-1 两个等位基因(17q11.2)都发生缺失，提示该基因在神经纤维肉瘤的发生中起作用，在散发神经纤维肉瘤病例中也有 NF-1 位点的改变。现有证据表明，肿瘤恶性进展与控制细胞周期调节基因的改变相关。最明显的就是 p53(17p13.1)基因，在神经纤维肉瘤中发现 p53 基因缺失，PGA(11q13)基因拷贝。另外，在神经纤维瘤向神经纤维肉瘤进展过程中，50%的神经纤维肉瘤病例细胞周期抑制因子 p16(9p21.3)的编码基因 CDKN2A(9p21.3)出现纯合性缺失(图 38-56)，但在良性神经纤维瘤中则没有发现。由此可见，在神经纤维肉瘤的恶性进展中还有其他未知的癌基因或抑癌基因的参与，尚有待进一步研究证实。

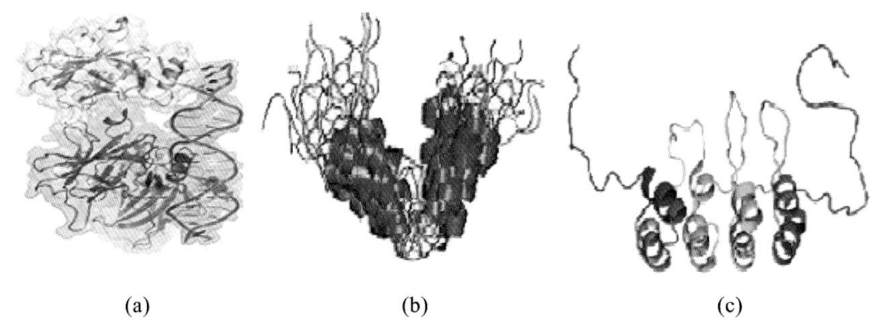

(a) (b) (c)

图 38-56 p53、p16 和 CDKN2A 基因结构

(a)p53;(b)p16;(c)CDKN2A

三、病理组织学

肉眼外观，肿瘤由恶性神经鞘细胞和神经膜细胞组成，包膜常不完整，大都有肿瘤细胞浸润；切面呈黄白色，局部可见出血和坏死(图 38-57(a))。镜下见恶性施万细胞呈梭形，浸润性生长，呈簇状排列，有时呈羽毛状，偶尔为栅栏状或网状结构，伴有出血和坏死灶。梭形细胞呈结节状或轮辐状(whorled appearance)，细胞核呈卵圆形或梭形，核大深染，有些为多边形，大小不一，有明显异型性，有时见巨核或多核，有丝分裂象多见，并可见淋巴结转移(图 38-57(b)、(c))。

免疫组织化学：大部分肿瘤细胞 p53 阳性，S-100 和 vimentin 阳性(图 38-58)。

四、临床表现、影像学检查和鉴别诊断

(一) 临床表现

临床表现无特异性，多于影像学检查时偶然发现。部分病例表现为无症状的腰、腹部肿块，多在体检时发现，少数患者以患侧腰背痛就诊。瘤体较大时，可能出现局部压迫症状。

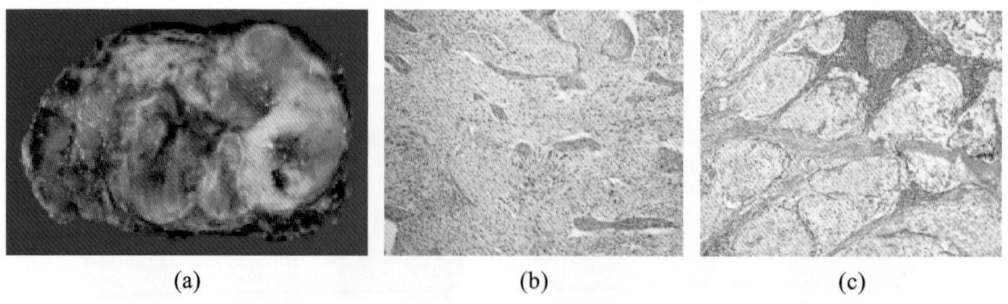

(a) (b) (c)

图 38-57　原发性肾上腺神经纤维肉瘤

(a)切面呈黄白色;肿瘤直径约 7.5 cm×5.0 cm×5.0 cm,重约 111 g;(b)组织学特征:肿瘤由梭形细胞组成,呈簇状排列;梭形细胞呈结节状或轮辐状,HE 染色,×200;(c)淋巴结转移

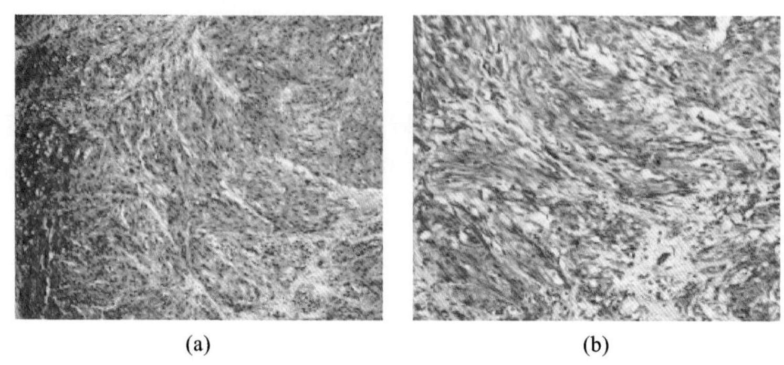

(a) (b)

图 38-58　原发性肾上腺神经纤维肉瘤免疫组织化学(Shin Y S 等,2013)

(a)S-100 阳性,×200;(b)vimentin 阳性,×200

原发性肾上腺神经纤维肉瘤发生率极低,肿瘤进展缓慢,常见的转移部位是肺、肝和骨,淋巴结转移少见。

（二）影像学检查

腹膜后解剖结构复杂,影像学检查(如 B 超、CT 和 MRI 检查)可发现腹膜后占位性病变,但影像学缺乏特异性。瘤体较大时,KUB＋IVU 常提示肿瘤挤压征象。超声对腹膜后肿物的定位诊断准确率较高,重复性好,是影像学诊断的初步检查方法。CT 显示肿瘤边界多不清楚,密度不均匀,中央有出血、坏死,增强扫描有不均匀强化(图 38-59)。MRI 显示 T1WI 表现为低信号,T2WI 表现为等信号或高信号(图 38-60)。

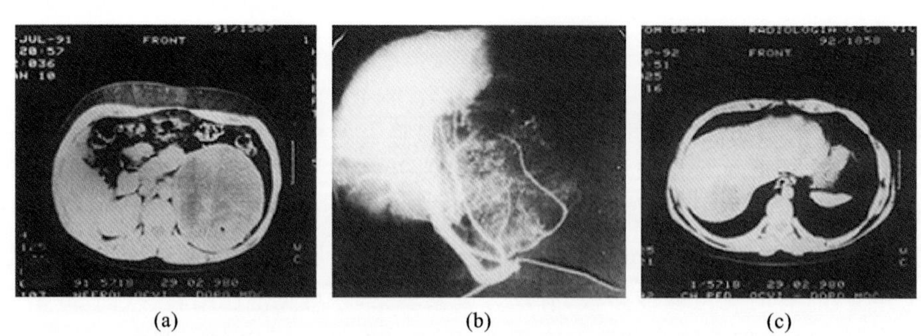

(a) (b) (c)

图 38-59　左侧肾上腺神经纤维肉瘤 CT 图像(Fabbro M A 等,1997)

(a)CT 显示左侧肾上腺区肿块,约 12 cm×9.0 cm;(b)血管造影显示肿瘤血管分别来自主动脉、脾动脉和左侧胃动脉;(c)CT 显示肝转移

影像学检查只能提供定位诊断。同时,由于肿瘤的异质性和继发性出血、坏死等改变,肾上腺神经纤维肉瘤术前诊断较困难,往往难以做出准确的定性诊断。^{18}F-FDG PET/CT 对肾上腺神经纤维肉瘤的定位诊断和定性诊断均有一定的帮助(图 38-61),敏感性为 93%～100%,特异

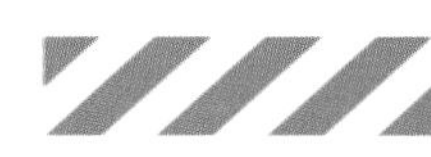

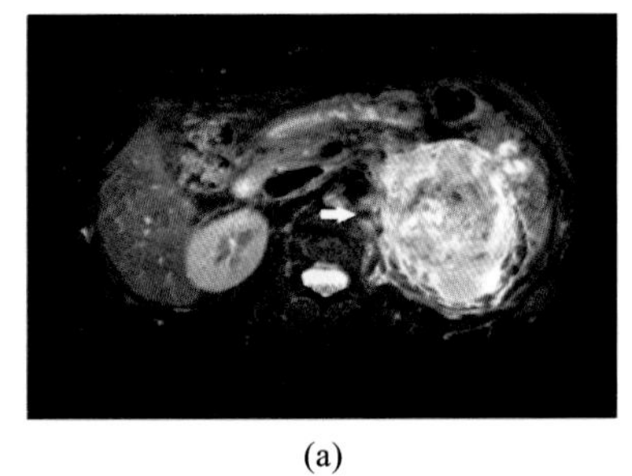
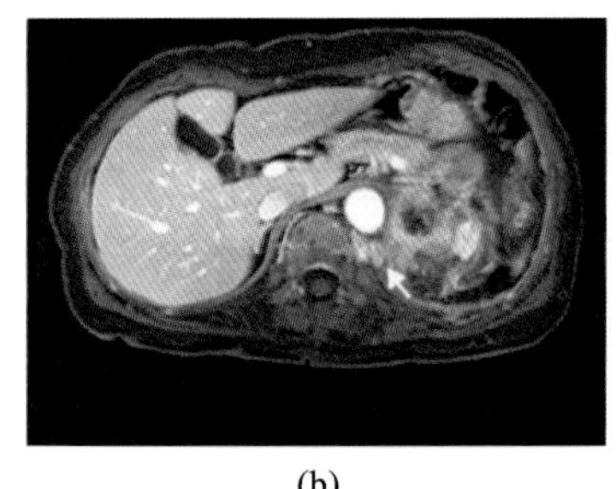

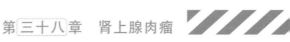

(a)　　(b)

图 38-60　左侧肾上腺神经纤维肉瘤 MRI 图像(Shin Y S 等,2013)

(a)MRI 显示左侧肾上腺巨大肿块,大小约 7.5 cm×5.0 cm×5.0 cm;(b)主动脉旁淋巴结转移

性为 80%～100%。术前诊断有疑问时,可酌情进行 B 超或 CT 定位下的 FNAC,以帮助诊断和鉴别诊断。

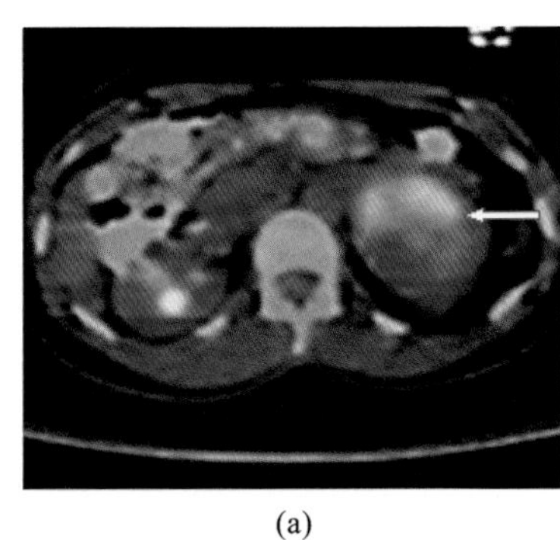
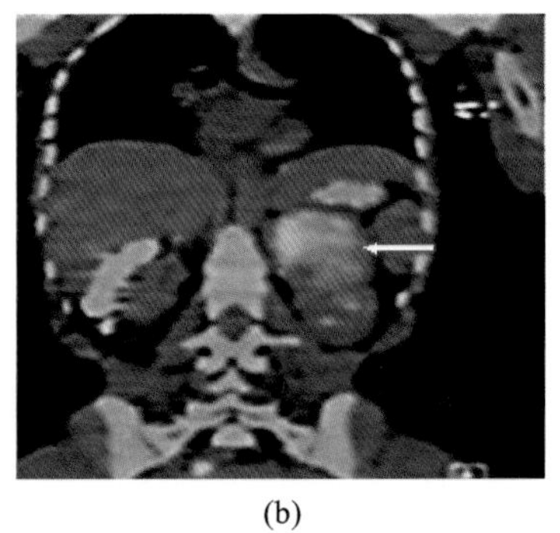

(a)　　(b)

图 38-61　左侧肾上腺神经纤维肉瘤[18] F-FDG PET/CT:左侧肾上腺肿瘤 FDG 异常摄取,SUV=9.5,提示为恶性肿瘤;肿瘤约 9.5 cm×6.5 cm(Adas M 等,2013)

（三）鉴别诊断

在病理检查中,需结合临床表现,如果脱离临床表现,仅从病理学形态上诊断,则易与肾上腺其他肿瘤相混淆。通常,应与下列肾上腺恶性肿瘤相鉴别。

(1) 肾上腺纤维肉瘤:常无包膜,较少出血和坏死。肿瘤细胞核两端稍尖,细胞质和间质内胶原纤维较多。

(2) 肾上腺平滑肌肉瘤:瘤细胞内含有肌原纤维,被磷钨酸苏木精(PTAH)染成紫蓝色,三色染色时着红色。

(3) 尚需与肾上腺嗜铬细胞瘤等其他肿瘤相鉴别。

一般,根据病理学形态和免疫组织化学检查,并结合临床病史、体征易与肾上腺纤维肉瘤、肾上腺平滑肌肉瘤和其他肾上腺肿瘤进行鉴别。

五、治疗

原发性肾上腺神经纤维肉瘤以手术治疗为主,术前明确诊断者,应施行根治性肾上腺肿瘤切除术+区域淋巴结清扫术。首选腹腔镜手术,手术时尽量将肿瘤和周围粘连组织完整切除,以避免术后复发。术后可酌情辅助放疗及化疗,但效果不肯定。

对于不能手术切除或发生远处转移的患者,分子靶向药物治疗有可能提高生存率。如帕唑帕尼(pazopanib)是一种新型口服血管生成抑制剂,靶向作用于血管内皮生长因子受体(VEGFR),通过抑制对肿瘤供血的新血管生成而起作用。口服 600～800 mg,每天 1 次,不和食物一起服用(至少在进餐前 1 h 或后 2 h)。中度肝损伤者,口服 200 mg,每天 1 次;严重肝损伤患者不宜使用。此外,既往 6 个月内有咯血、脑内出血,或有临床意义胃肠道出血史的患者不宜使用。

术后有较高的局部复发率，再次手术难度较大，因肿瘤常与毗邻器官粘连，若勉强分离粘连而保留器官，往往导致肿瘤残余而引起肿瘤复发。因此，术前应考虑到腹膜后广泛粘连的可能，必要时可酌情将受累的毗邻器官一并切除。

六、预后

肾上腺神经纤维肉瘤无法早期手术切除者，预后较差，术后预后与是否并发神经纤维瘤有关。Ghosh B C 等(1973)报道，合并神经纤维瘤的恶性神经纤维肉瘤患者 5 年生存率为 30%，不合并神经纤维瘤者为 75%。Ducatman B S 等(1986)报道，不合并神经纤维瘤者 5 年和 10 年的生存率分别为 53%和 34%。

七、随访

术后应长期随访。高级别肾上腺神经纤维肉瘤患者术后前 3 年每 3～4 个月随访一次，第 4 年每 6 个月随访一次，5 年及以后每年随访一次；低级别肾上腺神经纤维肉瘤患者术后前 5 年内每 4～6 个月随访一次，之后每年随访一次。随访内容包括体格检查、B 超、CT 或 MRI 以及 CTC 检测，酌情进行^{18}F-FDG PET/CT 检查。

第十节　原发性肾上腺滑膜肉瘤

一、流行病学

滑膜肉瘤(synovial sarcoma)是一种较罕见的软组织恶性肿瘤，占软组织恶性肿瘤的 7%～8%，占全部肉瘤病例的 8%～10%。85%～95%发生于大关节，5%～15%发生于头颈部、纵隔、腹壁和腹膜后，身体任何部位都可受累。原发于腹膜后的滑膜肉瘤罕见，占所有滑膜肉瘤的 0.8%～8.3%，占所有腹膜后肿瘤的 1%。

滑膜肉瘤可发生于任何年龄段，平均发病年龄为 35 岁，但多见于青年人。中位发病年龄为 30 岁，男性发病稍多于女性，男女比例为 1.2∶1。腹膜后滑膜肉瘤发病年龄为 13～52 岁。

滑膜肉瘤的组织学发生机制目前尚不清楚，特定的起源细胞尚未被证实。一般认为，该肿瘤可能起源于具有向滑膜组织分化潜能的间叶细胞，其具有向上皮细胞及间叶细胞双向分化的特点和不同的分化程度。目前的研究认为，其可能来源于成肌细胞、神经或原始间充质细胞。

原发性肾上腺滑膜肉瘤(primary adrenal synovial sarcoma)极其罕见(图 38-62)，国内外文献仅见 2 例个案报道。

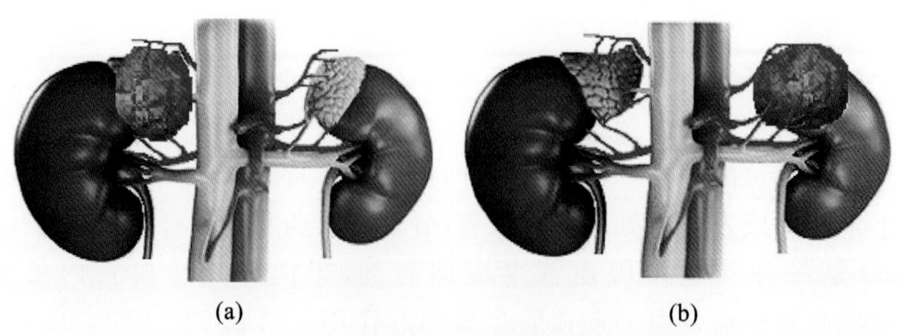

图 38-62　原发性肾上腺滑膜肉瘤示意图

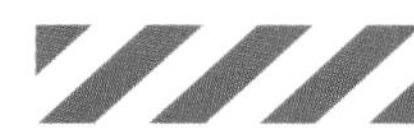

二、病理组织学

滑膜肉瘤分为三种类型：①双向型：具有上皮样细胞和梭形细胞，最多见。②单向型：有梭形细胞，无上皮样细胞。③低分化型：细胞向不成熟方向分化，可以由双向型或单向型发展而来。

大体外观：肿瘤呈褐色或淡灰红色，边界不清，无包膜；切面呈灰白色，局部可见出血和坏死，囊实性。镜下见肿瘤由密集散在的梭形细胞构成，呈纤维肉瘤样花纹。上皮细胞具有真正的上皮细胞的分化特点。

免疫组织化学：TLE-1 和 vimentin 强阳性，EMA、BCL-2、CD68、CD99 和 Lyso 阳性，S-100 局灶性阳性(30%)，细胞角蛋白 AE1/AE3 弥漫性表达(图 38-63 和图 38-64)，Ki-67 指数可高达 40%。

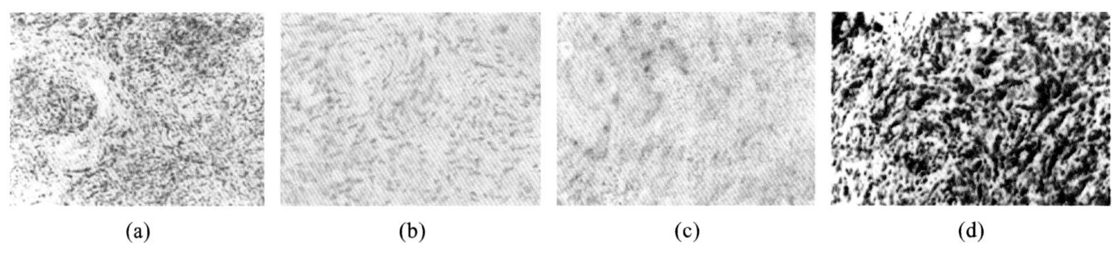

(a)　(b)　(c)　(d)

图 38-63　原发性肾上腺滑膜肉瘤免疫组织化学(凌丽芳等，2018)

(a)Bcl-2(++)；(b)CKPAN(−)；(c)EMA(部分+)；(d)vimentin(+++)，×100

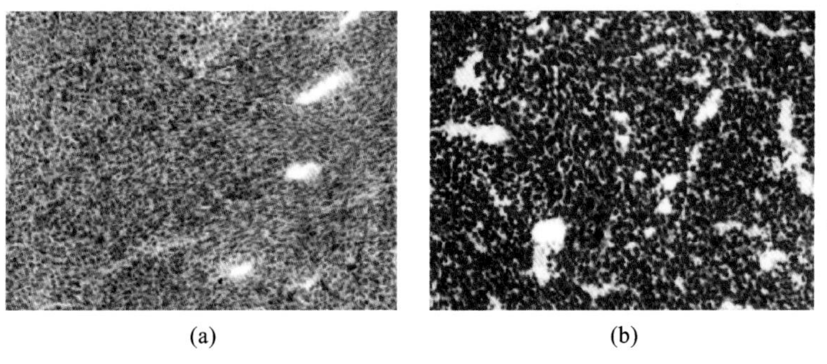

(a)　(b)

图 38-64　滑膜肉瘤免疫组织化学(Mastoraki A 等，2019)

(a)TLE-1 强阳性；(b)细胞角蛋白 AE1/AE3 弥漫性表达，×200

三、分子生物学

分子遗传学研究发现，滑膜肉瘤中存在一些染色体畸变，如 2、6q、7、8q、12q、17q、18q、21q 等染色体的获得和 1p31-35，3p、6q、16、17p 等染色体的缺失，其中 8q、12q 染色体的获得与 13q21-q31、13p 染色体的缺失是常见的染色体畸变。文献报道，滑膜肉瘤具有特征性染色体易位，在肿瘤生长中发挥至关重要的作用。90%以上病例以 t(X;18)(p11.2;q11.2)染色体易位为特点，涉及 SS18(18 号染色体)、SSX1、SSX2 或 SSX4(染色体 X)，此特征性染色体易位导致 18 号染色体的 SYT 基因和 X 染色体的 SYT 基因与 SSX1、SSX2 或 SSX4 基因发生融合。SS18-SSX1 融合基因阳性病例约占 2/3，SS18-SSX2 融合基因阳性病例约占 1/3，SSX18-SSX4 融合基因阳性罕见(图 38-65)。SYT-SSX 融合基因可通过 Wnt/β-catenin、PCG 和 ERK 等信号通路促进滑膜肉瘤细胞发生和进展。另外，TGF-β1、Smad、Snail 和 Slug 通过 EMT 途径参与滑膜肉瘤的发生和进展。此外，滑膜肉瘤的发病还涉及许多基因改变，如 Twist1、Bmi1 基因等可能均与滑膜肉瘤的发病机制有关。研究发现，尚存在 t(X;20)(p11;q13)染色体易位，形成

SS18L1-SSX1融合基因(图38-66),该融合基因可以明确证实滑膜肉瘤的诊断。

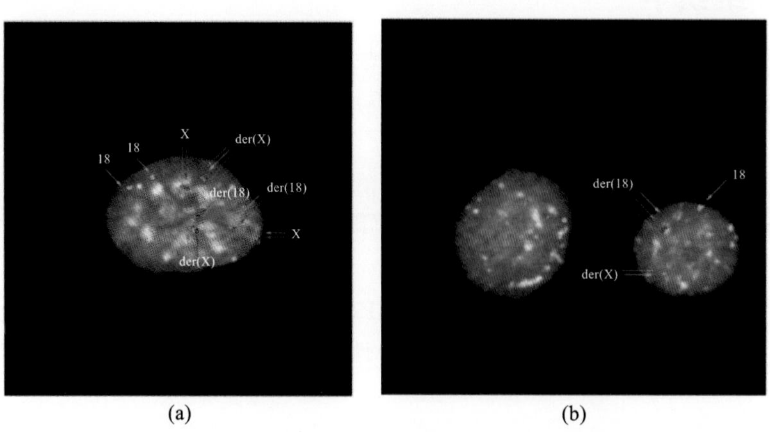

图38-65　滑膜肉瘤FISH检测(Surace C等,2004)

(a)SS18-SSX1融合基因;(b)SS18-SSX2融合基因

SSX1-红色,SSX2-紫罗兰色,SS18-绿色

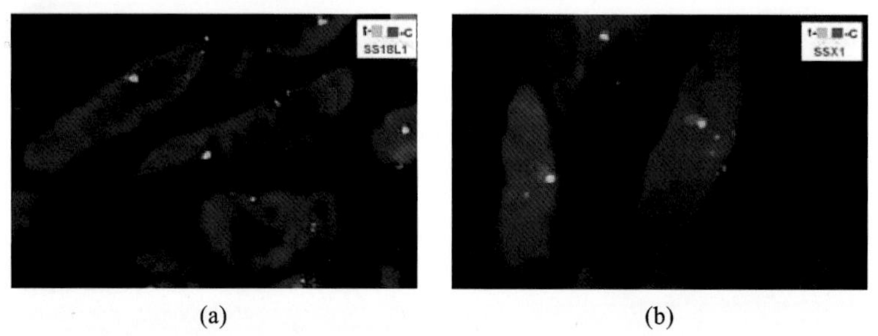

图38-66　低分化滑膜肉瘤FISH检测:SS18L1-SSX1融合基因(Kao Y C等,2017)

四、临床表现和诊断

起病隐匿,临床上早期通常无特殊不适症状,多为偶然发现。肿瘤较大时,腹部可触及肿块。约40%的病例可发生局部淋巴结和/或远处转移,一般转移至肺和骨。

CT和MRI显示肾上腺区类圆形肿块,无明显钙化或液化坏死征象,鉴别肿瘤的良、恶性较困难(图38-67至图38-69)。^{18}F-FDG PET/CT检查能提高恶性肿瘤的检出率和定位的准确性,有助于发现邻近血管侵犯、骨转移和其他部位的转移。FDG高摄取常提示肿瘤恶性程度高、侵袭性强。然而,最终诊断主要依据病理形态学、免疫表型以及滑膜肉瘤特异性SS18-SSX融合基因改变。用荧光原位杂交或RT-PCR等细胞遗传学及分子生物学方法检测SS18-SSX融合基因及其表达产物,是目前诊断滑膜肉瘤的金标准。

五、治疗

(一)手术

原发性肾上腺滑膜肉瘤病例极其罕见。保留足够切缘的广泛根治性手术切除包括区域性淋巴结清扫术,是肾上腺滑膜肉瘤的标准治疗模式,酌情选择开放性手术或腹腔镜手术。对于复发患者,仍以手术治疗为主。术后可辅助放疗及化疗。

(二)分子靶向治疗

目前在肿瘤领域,异常的信号通路和有潜力的治疗靶点不断被发现,分子靶向药物越来越多,并在晚期滑膜肉瘤病例中显示出良好的效果。晚期滑膜肉瘤患者给予舒尼替尼或阿帕替尼

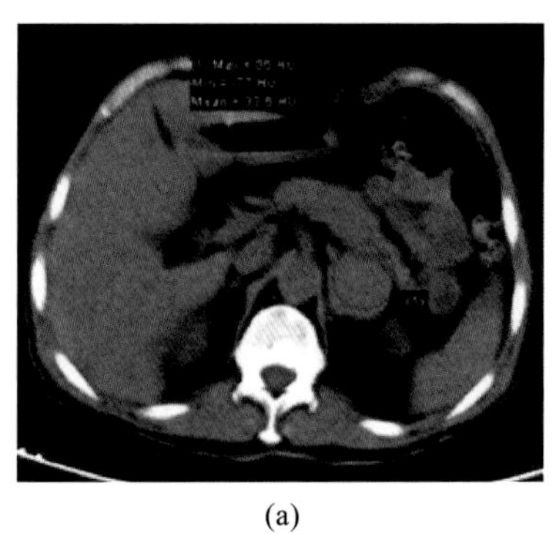

(a)

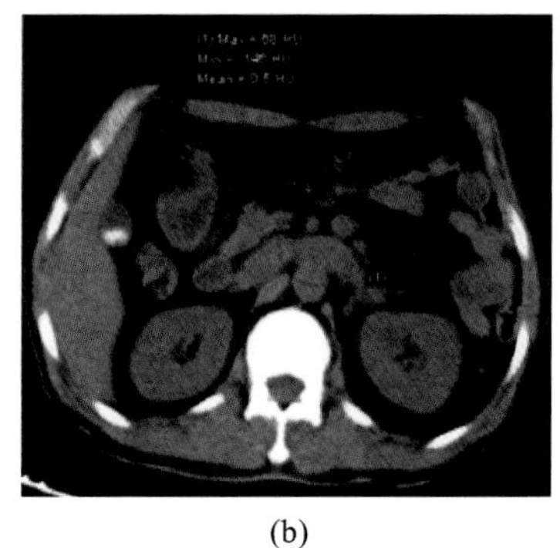

(b)

图 38-67　左侧原发性肾上腺滑膜肉瘤 CT 影像,病变累及左侧肾静脉和下腔静脉(凌丽芳等,2018)

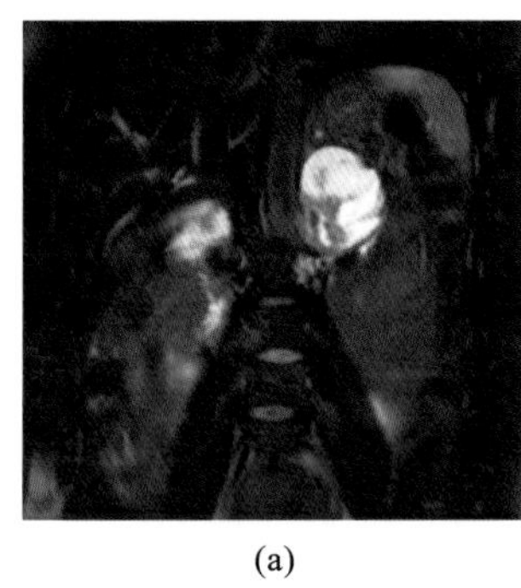

(a)

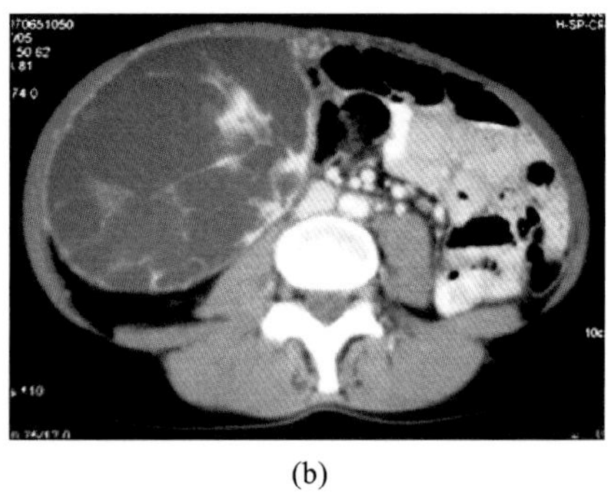

(b)

图 38-68　左侧原发性肾上腺滑膜肉瘤 MRI 和 CT 图像,肿瘤约 9.5 cm×7.0 cm×6.0 cm,可见出血和强化(Just P A 等,2010)

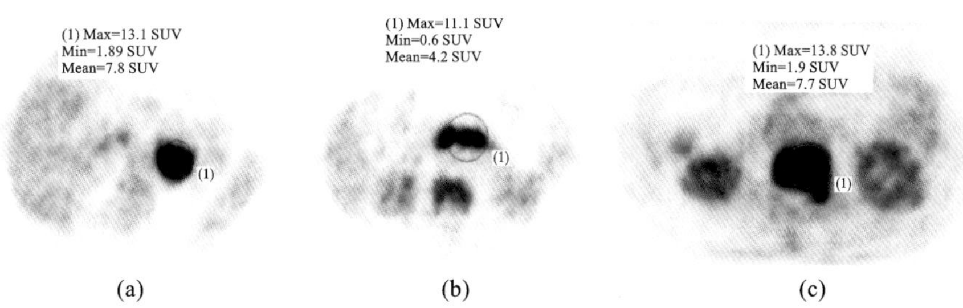

(a)　(b)　(c)

图 38-69　左侧原发性肾上腺滑膜肉瘤^{18}F-FDG PET/CT 图像(凌丽芳等,2018)

(a)左侧肾上腺滑膜肉瘤,FDG 高摄取;(b)病变累及左肾静脉和下腔静脉;(c)腰椎骨质破坏

治疗效果较好,不良反应可控。然而,为了找到合适的靶点,应进行基因测序、靶向基因检测鉴定出明确的靶向基因改变,用以指导临床靶向药物治疗选择,以便制订个体化精准治疗方案。

六、预后

滑膜肉瘤浸润性强,恶性程度较高,发展迅速,预后较差。5 年生存率仅为 20%～29%,术后复发率达 50%。

研究发现,SS18-SSX2 融合基因滑膜肉瘤患者较 SS18-SSX1 融合基因滑膜肉瘤患者无转移生存率高,预后较好。此外,DNA 拷贝数的改变与滑膜肉瘤的预后存在一定相关性,当 DNA 拷贝数变少且简单时,患者预后往往较好;DNA 拷贝数复杂且多变时,患者预后较差。

原发性肾上腺滑膜肉瘤无法早期手术切除或手术切除不彻底者,预后较差。2010 年 Just P A 等报道 1 例 39 岁患者,于最初诊断后 30 个月死亡。2018 年凌丽芳等报道 1 例 63 岁患者,于最初诊断后 12 个月因病情恶化死亡。

七、随访

术后应长期随访。术后前3年每3～4个月随访一次，第4年每6个月随访一次，5年及以后每年随访一次。随访内容包括体格检查、B超、CT或MRI以及CTC检测，酌情进行^{18}F-FDG PET/CT检查，以便早期发现是否有转移。

（曾　进　袁敬东）

参考文献

[1] 中国抗癌协会肉瘤专业委员会，中国临床肿瘤学会. 软组织肉瘤诊治中国专家共识(2015年版)[J]. 中华肿瘤杂志，2016，38(4)：310-320.

[2] 莱斯利・索宾，玛丽・高斯伯德罗维兹，克里斯坦・维特金德. 恶性肿瘤TNM分期(第7版)[M]. 周清华，孙燕，译. 天津：天津科技翻译出版公司，2012.

[3] Lee C W，Tsang Y M，Liu K L. Primary adrenal leiomyosarcoma[J]. Abdom Imaging，2006，31(1)：123-124.

[4] Samsel R，Cichocki A，Roszkowska-Purska K，et al. Leiomyosarcoma of the adrenal gland-two cases report[J]. Pol Merkur Lekarski，2018，45(269)：189-191.

[5] Doppalapudi S K，Shah T，Fitzhugh V A，et al. Primary adrenal leiomyosarcoma with inferior vena cava extension in a 70-year-old man[J]. BMJ Case Rep，2019，12(3)：e227670.

[6] Van Laarhoven H W M，Vinken M，Mus R，et al. The diagnostic hurdle of an elderly male with bone pain：how ^{18}F-FDG-PET led to diagnosis of a leiomyosarcoma of the adrenal gland[J]. Anticancer Res，2009，29(2)：469-472.

[7] Yoon M，Kim S. Retroperitoneal pleomorphic liposarcoma mimicking adrenal cancer in ^{18}F-FDG PET/CT[J]. Nucl Med Mol Imaging，2010，44(3)：230-231.

[8] Val-Bernal J F，Azueta A，Ortiz-Rivas L A，et al. Incidental lopoma-like hibernoma arising from the adrenal gland：a well-differentiated loposarcoma mimicker[J]. Pathol Res Pract，2013，209(12)：812-816.

[9] Na J C，Choi K H，Yang S C，et al. Surgical experience with retroperitoneal liposarcoma in a single Korean tertiary medical center[J]. Korean J Urol，2012，53(5)：310-316.

[10] Yang F，Yang Y S，Yu J J，et al. Primary epithelioid angiosarcoma of the adrenal gland：aggressive histological features and clinical behavior[J]. Int J Clin Exp Pathol，2018，11(5)：2721-2727.

[11] Cornejo K M，Hutchinson L，Cyr M S，et al. MYC analysis by fluorescent in situ hybridization and immunohistochemistry in primary adrenal angiosarcoma(PAA)：a series of four cases[J]. Endocr Pathol，2015，26(4)：334-341.

[12] Takizawa K，Kohashi K，Negishi T，et al. A exceptional collision tumor of primary adrenal angiosarcoma and non-functioning adrenocortical adenoma[J]. Pathol Res Pract，2017，213(6)：702-705.

[13] Hayashi T，Gucer H，Mete O. A mimic of sarcomatoid adrenal cortical carcinoma：epithelioid angiosarcoma occurring in adrenal cortical adenoma[J]. Endocr Pathol，2014，25(4)：404-409.

[14] Lepoutre-Lussey C，Rousseau A，Al Ghuzlan A，et al. Primary adrenal angiosarcoma and

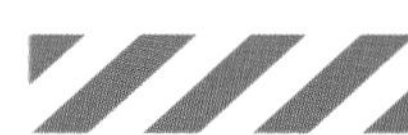

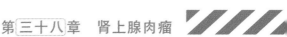

functioning adrenocortical adenoma: an exceptional combined tumor [J]. Eur J Endocrinol, 2012, 166(1): 131-135.

[15] Derlin T, Clauditz T S, Habermann C R. Adrenal epithelioid angiosarcoma metastatic to the epicardium: diagnosis by ^{18}F-FDG PET/CT [J]. Clin Nucl Med, 2012, 37(9): 914-915.

[16] Fuletra J G, Ristau B T, Milestone B, et al. Angiosarcoma of the adrenal gland treated using a multimodal approach[J]. Urol Case Report, 2016, 10: 38-41.

[17] Kedzierski L, Hawrot-Kawecka A, Holecki M, et al. Angiosarcoma of the adrenal gland [J]. Pol Arch Med Wewn, 2013, 123(9): 502-503.

[18] Hendry S, Forrest C. Epithelioid angiosarcoma arising in an adrenal cortical adenoma: a case report and review of the literature[J]. Int J Surg Pathol, 2014, 22(8): 744-748.

[19] Cornejo K M, Hutchinson L, Cyr M S, et al. MYC analysis by fluorescent in situ hybridization and immunohistochemistry in primary adrenal angiosarcoma (PAA): a series of four cases[J]. Endocr Pathol, 2015, 26(4): 334-341.

[20] Grajales-Cruz A, Baco-Viera F, Rivé-Mora E, et al. Primary adrenal angiosarcoma: a rare and potentially misdiagnosed tumor[J]. Cancer Control, 2017, 24(2): 198-201.

[21] Mencoboni M, Bergaglio M, Truini M, et al. Primary adrenal leiomyosarcoma: a case report and literature review[J]. Clin Med Oncol, 2008, 2: 353-356.

[22] Babinska A, Peksa R, Swiątkowska-Stodulska R, et al. The collection of five interesting cases of adrenal tumors from one medical center[J]. World J Surg Oncol, 2014, 12: 377.

[23] Saeger W. Neues aus der tumorpathologie der nebenniere[J]. Der Pathol, 2015, 36(3): 301-309.

[24] Huwait H, Meneghetti A, Nielsen T O. Kaposi sarcoma of the adrenal gland resembling epithelioid angiosarcoma: a case report[J]. Sarcoma, 2011, 2011: 898257.

[25] Rosenberg A E. WHO classification of soft tissue and bone, fourth edition: summary and commentary[J]. Curr Opin Oncol, 2013, 25(5): 571-573.

[26] Faragher I G, Bennett T M, Cass A J. Primary malignant fibrous histiocytoma of the retroperitoneum[J]. Aust N Z J Surg, 1988, 58(11): 915-917.

[27] Pekic S, Damjanovic S, Djurovic M, et al. Retroperitoneal malignant fibrous histiocytoma minicking pheochromocytoma[J]. Endocrine, 2004, 24(1): 99-103.

[28] Ichihara K, Takahashi S, Takahashi A, et al. Malignant fibrous histiocytoma of the retroperitoneum-review of clinical course and histopathology[J]. Hinyokika Kiyo, 2006, 52(10): 761-764.

[29] Kobayashi E, Kawai A, Seki K, et al. Bilateral adrenal gland metastasis from malignant fibrous histiocytoma: value of [F-18]FDG PET-CT for diagnosis of occult metastases [J]. Ann Nucl Med, 2006, 20(10): 695-698.

[30] Wang C J, Li J, Qin J. Primary pleomorphic rhabdomyosarcoma of the adrenal gland in an adult: a case report[J]. Oncol Letter, 2013, 7(1): 137-139.

[31] Charytonowicz E, Cordon-Cardo C, Matushansky I, et al. Alveolar rhabdomyosarcoma: is the cell of origin a mesenchymal stem cell? [J]. Cancer Lett, 2009, 279(2): 126-136.

[32] Yi X P, Long X Y, Xiao D S, et al. Rhabdomyosarcoma in adrenal region of a child with hypertension and fever: a case report and literature review[J]. J Pediatr Surg, 2013, 48(3): e5-e8.

[33] Katayama A, Otsuka F, Takeda M, et al. Rhabdomyosarcoma discovered in the adrenal region of an elderly hypertensive patient[J]. Hypertens Res, 2011, 34(6): 784-786.

[34] Soydan L, Demir A A, Sayman E, et al. Adrenal mass of unusual etiology: Ewing sarcoma in a young man[J]. Radiol Case Rep, 2017, 31, 12(4): 838-844.

[35] Saboo S S, Krajewski K M, Jagannathan J P, et al. IVC tumor thrombus: an advanced case of rare extraosseous Ewing sarcoma of the adrenal gland[J]. Urology, 2012, 79(2): e77-e78.

[36] Kim M S, Kim B, Park C S, et al. Radiologic findings of peripheral primitive neuroectodermal tumor arising in the retroperitoneum [J]. AJR, 2006, 186 (4): 1125-1132.

[37] Stephenson J, Gow K W, Meehan J. Ewing sarcoma/primitive neuroectodermal tumor arising from the adrenal gland in an adolescent[J]. Pediatr Blood Cancer, 2011, 57(4): 691-692.

[38] Zahir M N, Ansari T Z, Moatter T, et al. Ewing's sarcoma arising fromthe adrenal gland in a young male: a case report[J]. BMC Res Notes, 2013, 6: 533.

[39] Eddaoualine H, Mazouz K, Rafiq B, et al. Ewing sarcoma of the adrenal gland: a case report and review of the literature[J]. J Med Case Rep, 2018, 12(1): 69.

[40] Yamamoto T, Takasu K, Emoto Y, et al. Latent adrenal Ewing sarcoma family of tumors: a case report[J]. Legal Med, 2013, 15(2): 96-98.

[41] Soydan L, Demir A A, Sayman E, et al. Adrenal mass of unusual etiology: Ewing sarcoma in a young man[J]. Radiol Case Rep, 2017, 12(4): 838-844.

[42] Abi-Raad R, Manetti G J, Colberg J W, et al. Ewing sarcoma/primitive neuroectodermal tumor arising in the adrenal gland[J]. Pathol Int, 2013, 63(5): 283-286.

[43] Jiang Y Y, Ludwig J, Janku F. Targeted therapies for advanced Ewing sarcoma family of tumors[J]. Cancer Treat Rev, 2015, 41(5): 391-400.

[44] Ahmed A A, Samuel G, Fulbright J M. Ewing's sarcoma family of tumors: targeting molecular pathways and the race for a cure[J]. Pediatric Cancer, 2013, 4: 217-225.

[45] Celik Z E, Celik M, Sen E, et al. Incidentally detected Kaposi sarcoma of adrenal gland with anaplastic features in an HIV negative Patient [J]. Case Rep Pathol, 2016, 2016: 1280201.

[46] Lothe R A, Saeter G, Danielsen H E, et al. Genetic alterations in a malignant Schwannoma from a patient with neurofibromatosis(NF1)[J]. Pathol Res Pract, 1993, 189(4): 465-474.

[47] Ghosh B C, Ghosh L, Huvos A G, et al. Malignant schwannoma: a clinicopathologic study[J]. Cancer, 1973, 31(1): 184-190.

[48] Shin Y S, Kim H J, Kim M K. Juxta-adrenal malignant schwannoma with lymph node metastases[J]. Can Urol Assoc J, 2013, 7(9-10): E657-E659.

[49] Ducatman B S, Scheithaller B W, Piepgras D G, et al. Malignant peripheral nerve sheath tumors. A clinicopathologic study of 120 cases[J]. Cancer, 1986, 57(10): 2006-2021.

[50] Moazam F, Rogers B M, Talbert J L. Retroperitoneal malignant schwannoma: a case report[J]. J Pediatric Surg, 1983, 18(2): 189-192.

[51] Ball J H, Sonnendecker E W, Sevitz H, et al. Retroperitoneal malignant schwannoma. A case report[J]. S Afr Meal J, 1987, 71(1): 49-52.

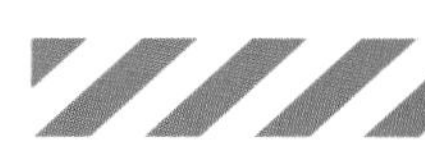

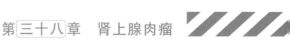

[52] Okada K, Hasegawa T, Trajino T, et al. Clinical relevance of pathological grades of malignant peripheral nerve sheath tumor: a multi-insti-tution TMTS study of 56 cases in Northern Japan[J]. Ann Surg Oncol, 2007, 14(2): 597-604.

[53] Adas M, Ozulker F, Adas G, et al. A rare adrenal incidentaloma: adrenal schwannoma [J]. Case Rep Gastroenterol, 2013, 7(3): 420-427.

[54] Just P A, Tissier F, Silvera S, et al. Unexpected diagnosis for an adrenal tumor: synovial sarcoma[J]. Ann Diagn Pathol, 2010, 14(1): 56-59.

[55] Surace C, Panagopoulos I, Pålsson E, et al. A novel FISH assay for SS18 - SSX fusion type in synovial sarcoma[J]. Lab Invest, 2004, 84(9): 1185-1192.

[56] Storlazzi C T, Mertens F, Mandahl N, et al. A novel fusion gene, *SS18L1/SSX1*, in synovial sarcoma[J]. Genes Chromosomes Cancer, 2003, 37(2): 195-200.

[57] Kao Y C, Sung Y S, Zhang L, et al. BCOR upregulation in a poorly differentiated synovial sarcoma with *SS18L1-SSX1* fusion—A pathologic and molecular pitfall[J]. Genes Chromosomes Cancer, 2017, 56(4): 296-302.

[58] Mastoraki A, Schizas D, Papanikolaou I S, et al. Management of primary retroperitoneal synovial sarcoma: a case report and review of literature[J]. World J Gastroint Surg, 2019, 11(1): 27-33.

[59] Fabbro M A, Costa L, D'Agostino S, et al. Juxta-adrenal malignant schwannoma[J]. Pediatr Surg Int, 1997, 12(7): 532-534.

[60] 凌丽芳，吴建伟，吕毛估，等. 原发性肾上腺滑膜肉瘤 1 例[J]. 临床肿瘤学杂志，2018，23(8)：766-768.

第三十九章 肾上腺神经内分泌癌

一、发病情况

神经内分泌肿瘤(neuroendocrine tumor)是一类能够将胺的前体摄取,脱去其羧基使之变为活性胺,从而合成和分泌胺及多肽类激素的恶性异质性肿瘤。神经内分泌癌是一种生物学行为不定的肿瘤,恶性程度高,可发生于全身许多器官和组织。通常以内分泌器官相对多见,如垂体、肾上腺等,非内分泌器官的神经内分泌肿瘤以肺、胃肠道和胰腺相对多见。基因分析示,约90%病例存在 t(11;22)(q24;q12)和 t(21;22)(q22;q12)移位,此为该类肿瘤的特征。

男女皆可发生神经内分泌癌,女性、男性发病率分别为 52%、48%,中位年龄 63 岁,平均年龄 62 岁。

原发性肾上腺神经内分泌癌(primary neuroendocrine carcinoma of the adrenal gland)极其罕见,英文文献仅见 3 例个案报道(Ogawa K 等,2019),且以肾上腺小细胞神经内分泌癌较为多见,是肾上腺癌中恶性程度高的一种异质性肿瘤,可能起源于肾上腺髓质肽能神经元和神经内分泌细胞,这些神经内分泌细胞具有共同的生物化学特征,不仅可来源于神经嵴外胚层,也可来源于内胚层和中胚层的全能干细胞。在致癌因素的作用下,全能干细胞发生恶性转化,从而形成神经内分泌癌。

原发性肾上腺神经内分泌癌好发于中老年人,男性与女性发病率相似。

二、病理组织学

2010 年 WHO 肾上腺肿瘤病理学分类标准将神经内分泌肿瘤分为四型:①神经内分泌肿瘤 G1 类癌,属于高分化肿瘤;②G2 神经内分泌癌(小细胞或大细胞癌),属于中度分化或低分化肿瘤;③混合性神经内分泌癌,神经内分泌癌可与其他肿瘤并发,如尿路上皮癌、腺癌和鳞状细胞癌;④部位特异性和功能特异性神经内分泌肿瘤,根据肿瘤发生的部位和该类肿瘤是否有功能,可进一步分为功能性神经内分泌肿瘤和无功能性神经内分泌肿瘤。G2 神经内分泌癌较神经内分泌肿瘤 G1 类癌更为少见,恶性程度高,早期常侵犯周围组织和发生远处转移,常见的转移部位依次为肝、骨、肺和脑(图 39-1)。

神经内分泌癌为分化不良的高级别恶性肿瘤。肿瘤由小、中等或大细胞组成,偶有与神经内分泌瘤相似的器官样结构,弥漫表达神经内分泌分化标志物(弥漫表达突触生长蛋白(Syn),局部表达 chromogranin),具有明显核非典型性改变,多灶性坏死,核分裂象多见(>20/10 HP)。

根据核分裂象计数和 Ki-67 指数的高低,可将该类肿瘤分为三个组织学级别:①低级别(G1):核分裂象计数<2/10 HP 和 Ki-67 指数<3%。②中级别(G2):核分裂象计数为(2~20)/10 HP 和/或 Ki-67 指数为 3%~20%。③高级别(G3):核分裂象计数>20/10 HP 和 Ki-67指数>20%(表 39-1)。

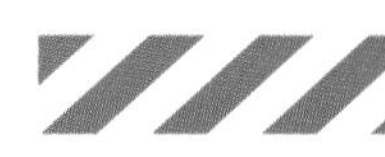

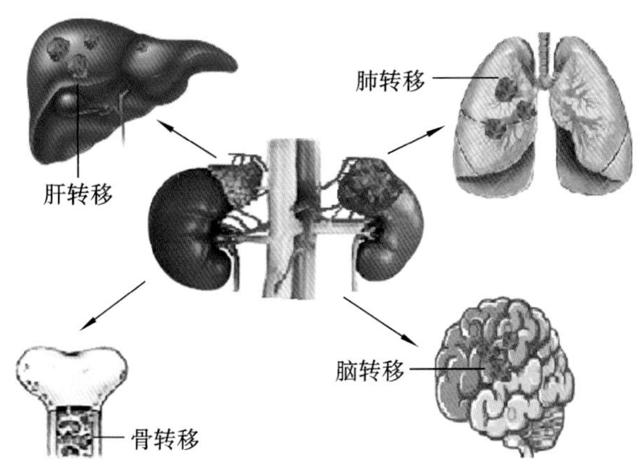

图 39-1 原发性肾上腺神经内分泌癌及其转移示意图

表 39-1 神经内分泌癌组织学分级

分　级	核分裂象计数/10 HP		Ki-67 指数
Gx	不能做出评估分级		
G1	<2	和	<3%
G2	2～20	和/或	3%～20%
G3	>20	和	>20%

大体外观，肾上腺神经内分泌癌呈圆形或类圆形，有包膜，肿物表面局部被覆肾上腺组织。切面呈灰白色、鱼肉状，可见出血、坏死(图 39-2)。镜下见肿瘤边界相对清楚，纤维性假包膜周围见少许肾上腺组织。细胞多为中等大小，圆形、类圆形或棱形，常呈梁状、岛状、栅栏状、带状或菊形团样排列。肿瘤细胞的形态较一致、血窦丰富、间质少。核呈异型性，核细胞质内可见神经分泌颗粒和超微结构，这对诊断肾上腺神经内分泌癌具有决定性意义。

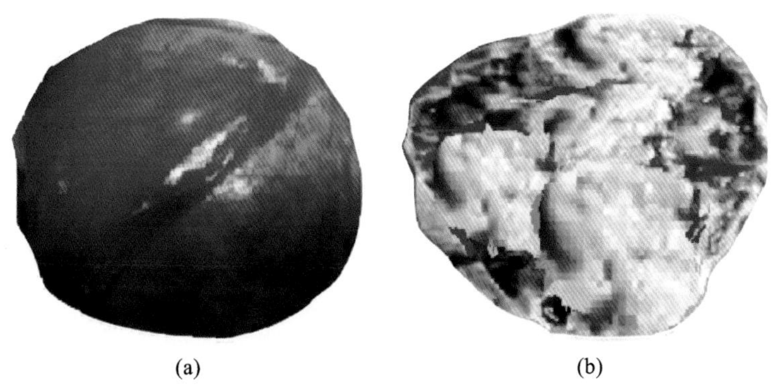

图 39-2 原发性肾上腺神经内分泌癌大体标本和切面示意图

免疫组织化学：肿瘤细胞免疫标志物突触素、神经特异性烯醇化酶(NSE)、vimentin、嗜铬粒蛋白 A(CgA)、EMA、PCK、CD56 阳性，CD99 强阳性，其中 NSE、CgA 和 Syn 比较具有临床意义。尽管这些标志物的敏感性较高，但其特异性均较差。对于形态学表现似神经内分泌肿瘤而 CgA 和 Syn 均阴性的肿瘤，CD56 和/或 NSE 的表达对其诊断有一定的参考价值。

三、TNM 分期

目前，尚无肾上腺神经内分泌癌统一的 TNM 分期标准。临床上主要根据肿瘤的大小、淋巴结转移以及身体远处器官组织转移情况对该类肿瘤进行临床分期，参考肾上腺皮质肿瘤 TNM 分期(图 39-3、表 39-2 和表 39-3)。

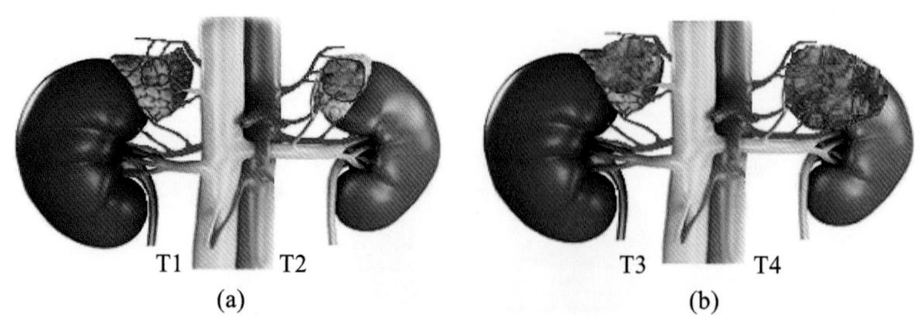

图 39-3 肾上腺神经内分泌癌 T 分期

表 39-2 肾上腺神经内分泌癌 TNM 分期

TNM 分期	具体描述
Tx	无法对原发性肿瘤做出评估
T0	未发现原发性肿瘤
T1	肿瘤直径≤5 cm,局限于肾上腺内
T2	肿瘤直径>5 cm,局限于肾上腺内
T3	无论肿瘤大小,伴有肾上腺外局部浸润,但未侵犯邻近器官*
T4	无论肿瘤大小,肿瘤侵犯邻近器官*
Nx	无法对区域淋巴结转移做出评估
N0	无区域淋巴结转移
N1	有区域淋巴结转移
Mx	无法对远处转移做出评估
M0	无远处转移
M1	有远处转移

注:* 邻近器官包括肾、横膈膜、下腔静脉和肝。

表 39-3 肾上腺神经内分泌癌临床分期

临床分期	T	N	M
Ⅰ期	T1	N0	M0
Ⅱ期	T2	N0	M0
Ⅲ期	T1～2	N1	M0
	T3	N0	M0
Ⅳ期	T3	N1	M0
	T4	N0～1	M0
	T1～4	N0～1	M1

四、临床表现和诊断

临床表现不典型,缺乏特异性。多于影像学检查时偶然发现,当肿瘤较大时主要以腰腹部胀痛为首发症状。

影像学检查缺乏特异性。B超显示肾上腺区类圆形肿块,内部回声不均匀(图 39-4)。CT显示肾上腺区类圆形或椭圆形肿块,增强后不强化或轻度不均匀强化,实性部分可见粗大的肿瘤血管(图 39-5)。MRI 显示占位性病变内部信号不均,T1WI 呈等或低混杂信号,T2WI 呈等或高混杂信号。^{18}F-FDG PET/CT 有助于诊断(图 39-6)。最终确定诊断依靠病理和免疫组织

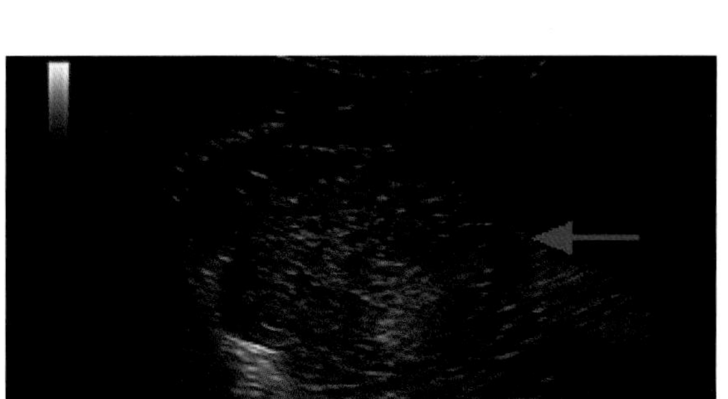

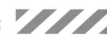

图 39-4 右侧肾上腺神经小细胞内分泌癌:B 超显示右侧肾上腺肿块回声不均匀

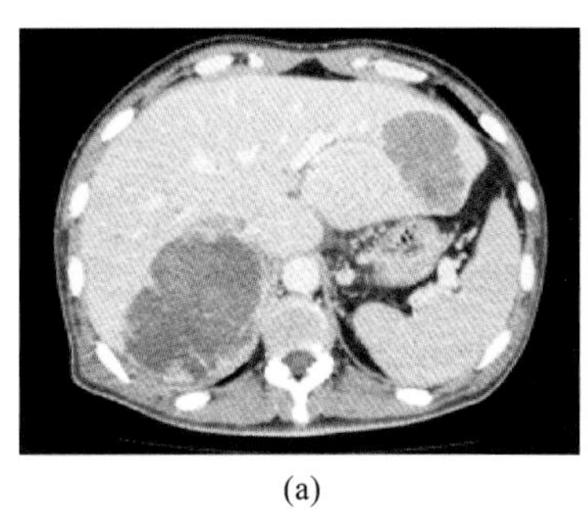

(a)

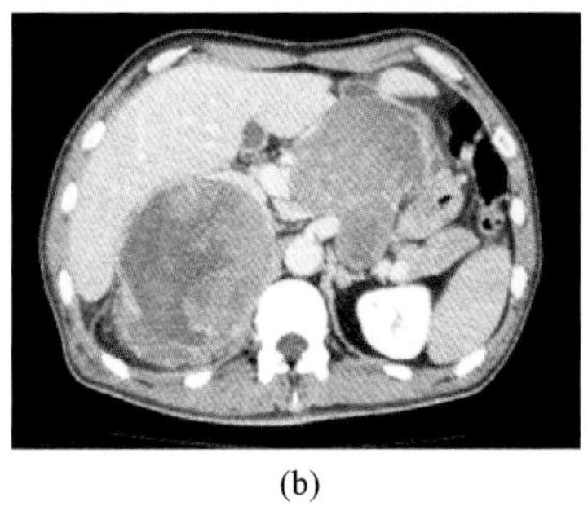

(b)

图 39-5 右侧肾上腺神经内分泌癌 CT 图像(Ochiai T 等,2010)

(a)肿瘤直径约 12 cm,下腔静脉受压;(b)多发性淋巴结转移、肝转移

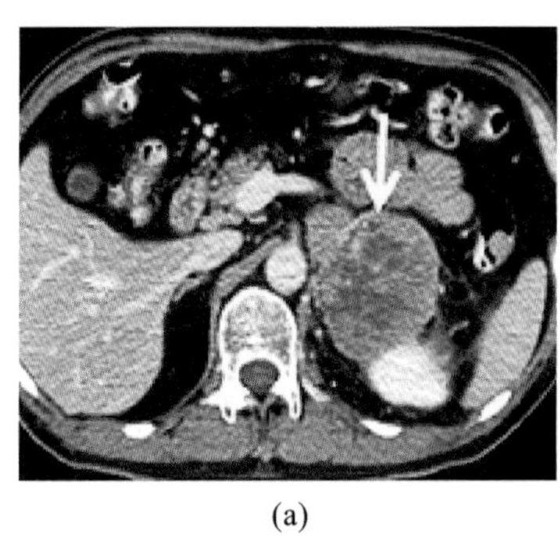

(a)

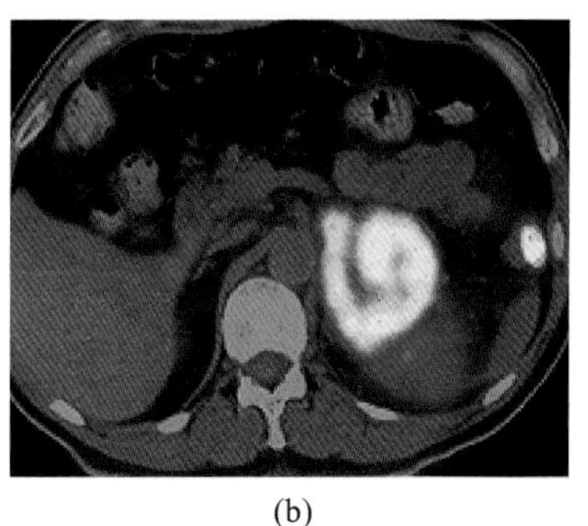

(b)

图 39-6 左侧肾上腺小细胞癌:CT 显示左侧肾上腺肿块不均匀强化;^{18}F-FDG PET/CT 显示左侧肾上腺肿块 FDG 高摄取,SUV=8.3(Dong A S 等,2014)

化学检查,但需排除肾上腺转移癌,尤其是要与继发性肾上腺转移小细胞癌相鉴别。

五、治疗

早期诊断和治疗是提高其疗效的关键,手术是唯一治愈性治疗措施。若患者一般情况允许,首选腹腔镜手术,术后选择性辅以放疗、化疗、生物免疫治疗或分子靶向药物治疗。手术无法切除或发生远处转移的晚期肿瘤患者没有单一的治疗标准,主要依靠分子靶向药物治疗,如贝伐单抗、舒尼替尼、依维莫司等,多种药物联合应用常可以取得较好的疗效,第三代 CRISPR-Cas9 基因编辑技术辅助 CAR-T 细胞免疫治疗为肾上腺神经内分泌癌患者带来了新的希望。

六、预后

该肿瘤分化程度低、恶性程度高,侵袭性强、早期易出现转移,预后极差,2 年生存率<20%。肿瘤类型、细胞分化程度、TNM 分期和诊断时的年龄(≤30 岁、31~60 岁、>60 岁)是影响神经内分泌癌患者生存时间的主要因素：所有 TNM 分期中，年龄小者生存状况较好，年龄越大生存状况越差；分级越高预后越差，高级别神经内分泌癌患者生存时间约 10 个月。近年来研究发现，神经内分泌癌的预后与 p53 和 RB1 基因缺失有关。

七、随访

应终身密切随访。随访内容包括体格检查、B 超、CT 或 MRI 以及 CTC 检测，酌情进行 ^{18}F-FDG PET/CT 检查。一般而言，治疗后 1 年内每 3～6 个月随访一次，随访内容包括询问病史、体格检查、CgA 检测和影像学检查，以便早期发现局部复发和转移。

（曾 进 董 锐）

参考文献

[1] 莱斯利・索宾，玛丽・高斯伯德罗维兹，克里斯坦・维特金德. 恶性肿瘤 TNM 分期（第 7 版）[M]. 周清华，孙燕，译. 天津：天津科技翻译出版公司，2012.

[2] Ogawa K, Shimizu Y, Uketa S, et al. Primary small cell neuroendocrine carcinoma of adrenal gland[J]. Int Cancer Conf J, 2019, 8(3): 122-125.

[3] Saege W. Neues aus der Tumorpathologie der Nebenniere[J]. Pathologe, 2015, 36(3): 301-309.

[4] Dong A S, Cui Y, Wang Y, et al. ^{18}F-FDG PET/CT of adrenal lesions[J]. AJR, 2014, 203(2): 245-252.

[5] Ochiai T, Komiyama S, Ikoma H, et al. A case report of metastatic neuroendocrine carcinoma of the right adrenal gland successfully treated with chemotherapy and surgery[J]. Int J Clin Oncol, 2010, 15(4): 423-427.

[6] Dong A, Zuo C, Wang Y. FDG PET/CT imaging of extrapulmonary small cell carcinoma of the adrenal gland[J]. Clin Nucl Med, 2013, 38(11): e407-e410.

[7] Chung C. Management of neuroendocrine tumors[J]. Am J Health Syst Pharm, 2016, 73(21): 1729-1744.

[8] Rickman D S, Beltran H, Demichelis F, et al. Biology and evolution of poorly differentiated neuroendocrine tumors[J]. Nat Med, 2017, 23(6): 1-10.

第四十章

肾上腺浆细胞瘤（髓外浆细胞瘤）

一、发病情况

髓外浆细胞瘤（extramedullary plasmacytoma，EMP）又称原发性软组织浆细胞瘤，1905 年由 Schridde 首次报道并描述。髓外浆细胞瘤指发生于骨骼、骨髓之外部位的浆细胞瘤，不伴有多发性或孤立性骨髓浆细胞构成的软组织恶性肿瘤，是恶性单克隆浆细胞病变中较为罕见的一种，占所有浆细胞肿瘤的 3%。浆细胞在全身分布广泛，因此本病可发生于骨髓以外的任何器官，主要以头颈部常见，亦可见于中枢神经系统、眼结膜、甲状腺、乳腺、纵隔、肺、肝、脾、胰腺、胃肠道、肾上腺、膀胱、尿道、睾丸等。

髓外浆细胞瘤的发病年龄与多发性骨髓瘤近似，中位发病年龄为 55～60 岁，男性患者多于女性，男性约占 2/3。

肾上腺浆细胞瘤（adrenal gland plasmacytoma）又称为肾上腺髓外浆细胞瘤（adrenal extramedullary plasmacytoma，图 40-1），是一种异常浆细胞单克隆细胞增殖性疾病，起源于骨髓外的一种原发性和全身性的极其罕见恶性肿瘤。肾上腺浆细胞瘤非常罕见，临床仅见个案报道，迄今为止少于 20 例（Gellert L L，2019）。右侧多于左侧，单侧多于双侧。发病年龄为 26～77 岁，男性多于女性，男女比例为 2.5∶1，发病率随年龄的增长而增高。

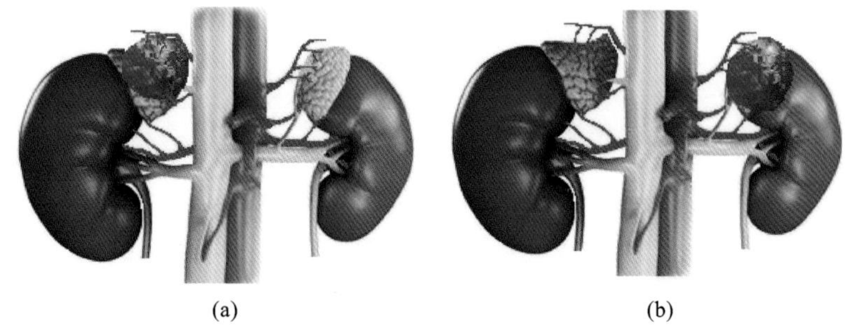

图 40-1　肾上腺浆细胞瘤示意图

二、肿瘤分类

浆细胞瘤是一种原发性和全身性的恶性肿瘤，来源于 B 细胞，具有向浆细胞分化的性质，目前认为浆细胞是一种高度成熟的 B 细胞。在 Kiel 和 REAL 分类中，浆细胞瘤被归入非霍奇金淋巴瘤。根据原发部位，浆细胞瘤分为下列三种类型：①多发性骨髓瘤（multiple myeloma，MM；图 40-2）；②孤立性骨浆细胞瘤（solitary plasmacytoma of bone）；③髓外浆细胞瘤。2008 年 WHO 在造血与淋巴细胞肿瘤分类中，将髓外浆细胞瘤与孤立性骨浆细胞瘤合称为浆细胞瘤（plasmacytoma），即浆细胞瘤下分孤立性骨浆细胞瘤和髓外浆细胞瘤两个变异型。

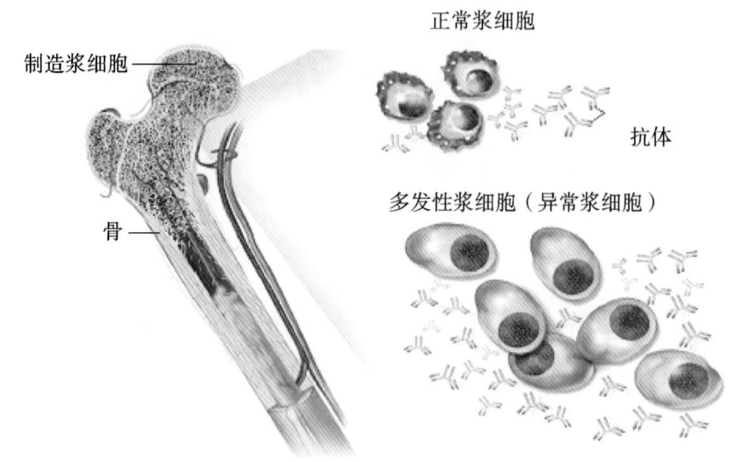

图 40-2 多发性骨髓瘤起源示意图（National Cancer Institute，2014）

三、分子生物学

目前，病因尚不明确。现仅知一些易感因素，如高剂量的电离辐射，慢性抗原性物质刺激和病毒感染，家族遗传因素也有报道。

髓外浆细胞瘤在遗传学上表现出与多发性骨髓瘤相似的性质。研究证实，髓外浆细胞瘤患者存在 3、5、7、9、11、15 和 19 号染色体的多倍性；8、13、14 号染色体的丢失较常见，其中 13 号染色体单体或部分缺失（13q14）占新就诊患者的 15%～40%。1 号染色体的结构异常最常见（15%），其次为 11 号（10%）和 14 号（10%）。常见的基因易位有 t(11;14)(q13;q32)、t(4;14)(p16.3;q32)、t(14;16)(q32;q23)、t(6;14)(p21;q32)，其中 t(11;14)(q13;q32)易位最常见，造成 Bcl-1(11q13)基因的重排和 cyclin D1(11q13.3)基因与 IgH(14q32.2)基因融合，导致 cyclin D1（图 40-3）的过表达，使得肿瘤具有较强的侵袭性。常见染色体 1p 短臂、染色体 14q 短臂缺失以及染色体 19p 短臂和 1q 缺失，25%的患者存在 17q13 的 p53 等位基因的缺失，少数病例存在 Ig 重链的基因重排。在浆细胞瘤的进展中，IL-6 是主要的生长因子，7 号染色体的缺失被认为与耐药表型的产生有关。有学者认为，髓外浆细胞瘤可能是多发性骨髓瘤的早期表现，而非一种独立于多发性骨髓瘤之外的肿瘤。

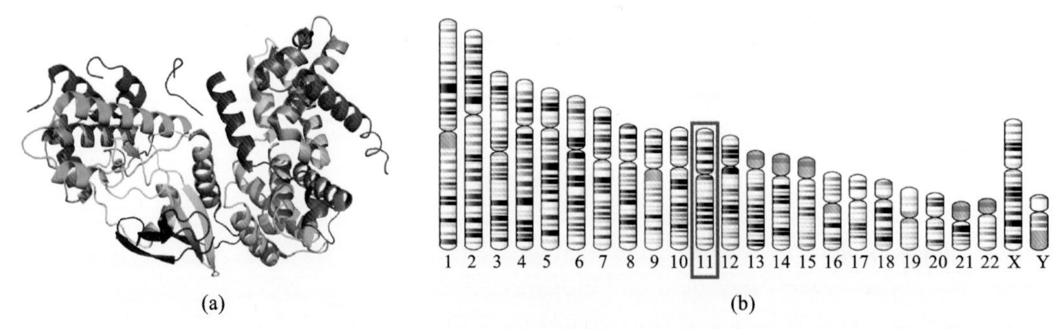

图 40-3 cyclin D1 基因定位于 11q13.3

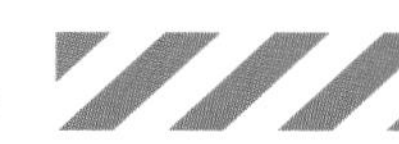

四、病理组织学和分级

(一) 病理组织学

大体观察,肿瘤呈红色,质软,直径为 4.0～10 cm;切面常有出血、囊性变及坏死(图 40-4)。镜下见肿瘤细胞形态与浆细胞相似,细胞质嗜碱性,细胞质丰富,色深染,核多为圆形或卵圆形,可有双核或多核,核分裂象多见,部分细胞核内可见明显核仁。肿瘤细胞内可见核内包涵体(Dutcher 小体)或细胞质内晶体,并可见淋巴管浸润(图 40-5)。

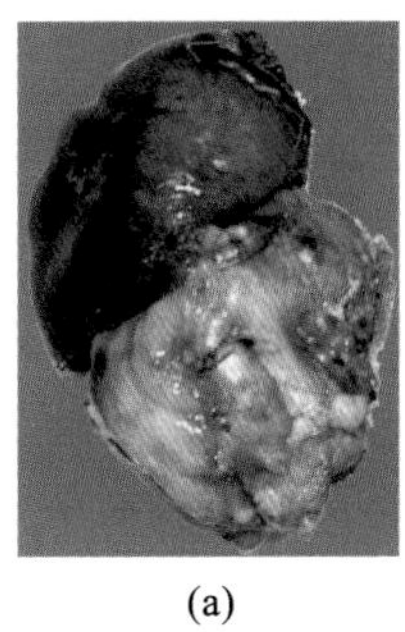

(a)

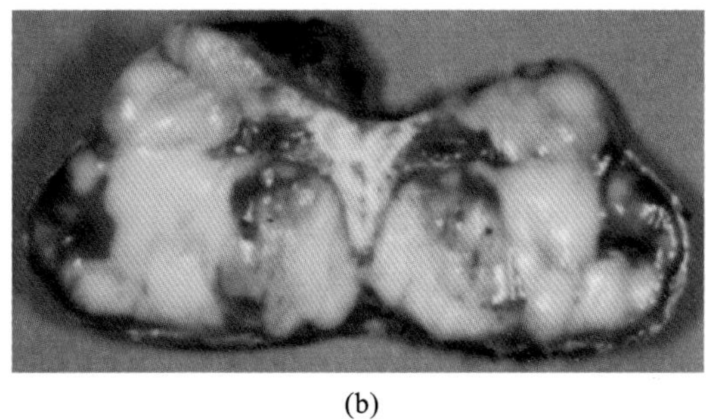

(b)

图 40-4　右侧肾上腺浆细胞瘤切除标本(Fujikata S 等,2002 和 Kahara T 等,2001)

(a)肿瘤约 10 cm×8.0 cm×4.0 cm;(b)肿瘤约 4.0 cm×4.0 cm×2.0 cm

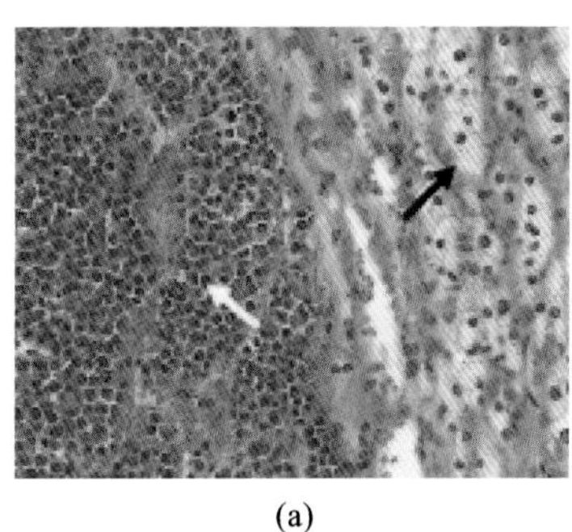

(a)

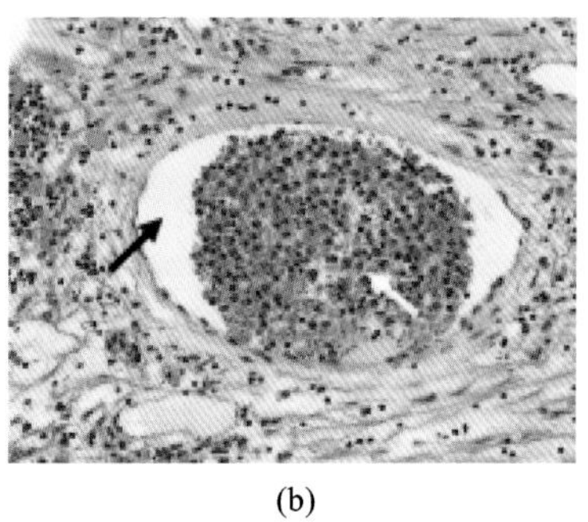

(b)

图 40-5　肾上腺浆细胞瘤病理组织学图像(Townend P J 等,2017)

(a)细胞质丰富,肾上腺皮质正常,HE 染色,×400;(b)淋巴管浸润,血管内可见浆细胞,HE 染色,×200

(二) 细胞学分级

Bartal 等根据骨髓活检中浆细胞分化程度,将髓外浆细胞瘤分为低度、中度、高度恶性三级,即Ⅰ、Ⅱ、Ⅲ级,并认为该分级方法对判断多发性骨髓瘤预后有参考价值。分级标准如下。

Ⅰ级(低度恶性):肿瘤细胞与正常浆细胞十分相似,难以区分,具有偏位的细胞核,染色质呈车轮状,可见核周空晕,细胞质嗜碱性,偶见核分裂象。

Ⅱ级(中度恶性):50%肿瘤细胞的细胞核大,核仁明显,细胞质丰富,嗜碱性,可见核周空晕,核质不同步成熟。

Ⅲ级(高度恶性):肿瘤细胞似浆母细胞,细胞核巨大,有明显的中位核仁,细胞质稀少,核周空晕不明显或缺如。

(三) 免疫表型

髓外浆细胞瘤为来源于 B 细胞单克隆性增生的肿瘤,免疫组织化学染色示 κ(kappa)或 λ(lambda)轻链阳性;其中 κ 重链以 IgG、IgM 阳性多见,而 IgA、IgD、IgE 阳性较少见(图 40-6)。肿瘤细胞 CD45、CD138 阳性,CD38 常阳性(图 40-7 和图 40-8)。少数病例 CK、EMA 阳性,所有病例 CD19、CD20 阴性。

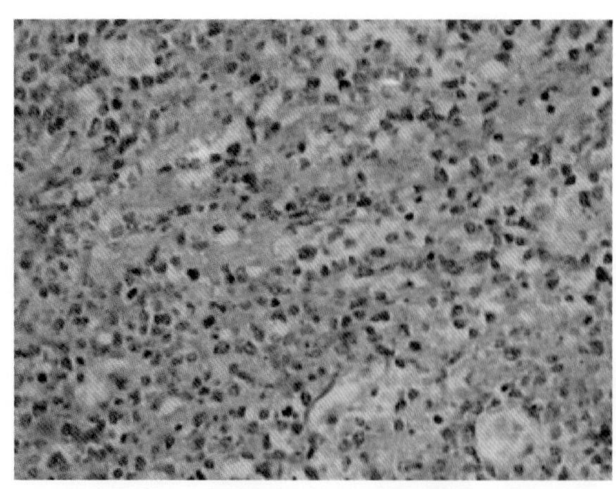

图 40-6　两侧肾上腺浆细胞瘤：IgG-lambda 阳性，×200(Li Y 等，2007)

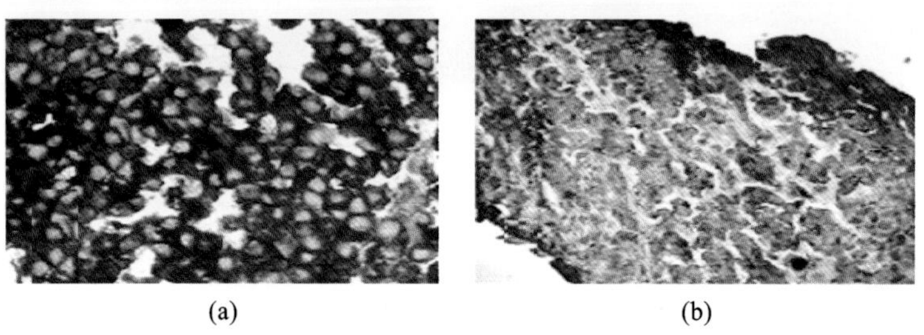

(a)　(b)

图 40-7　右侧肾上腺浆细胞瘤免疫组织化学(穿刺标本)(Gellert L L，2019)

(a)浆细胞 kappa 轻链强阳性，免疫过氧化物酶染色，×400；(b)浆细胞 CD38 强阳性，免疫过氧化物酶染色，×400

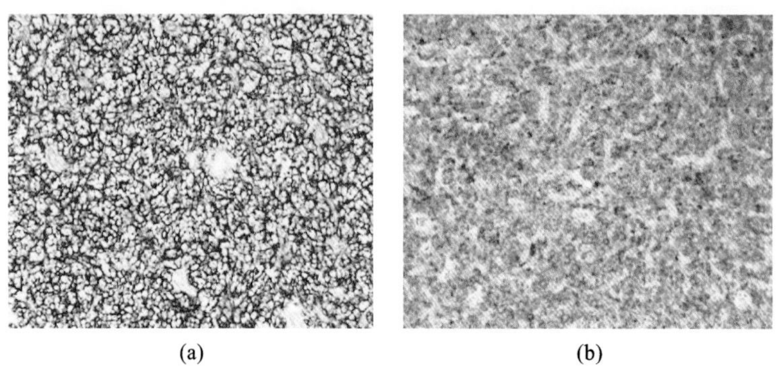

(a)　(b)

图 40-8　肾上腺浆细胞瘤(Rogers C G 等，2004)

(a)浆细胞 CD138 阳性，×10；(b)浆细胞免疫球蛋白 λ 轻链表达阳性，×10

五、临床分期

Ⅰ期：局限于肾上腺。Ⅱ期：肾上腺周围组织浸润，区域淋巴结转移。Ⅲ期：远处转移。

六、临床表现和诊断

肾上腺浆细胞瘤患者无特异性临床表现，大多数于影像学检查时偶然发现。肿块较大时，可表现为腰腹部肿块或肿块压迫症状，体重下降等。血、尿生化检查无异常，全身骨骼系统正常，骨髓检查示浆细胞占比<5%。B超、CT、MRI 和 ^{18}F-FDG PET/CT 有助于诊断(图 40-9 至图 40-11)，但不具有特征性，确定诊断主要依靠病理和免疫组织化学检查。

髓外浆细胞瘤的五条诊断标准如下：①穿刺活检显示浆细胞单克隆增殖组织结构；②骨髓浆细胞浸润比例不足 5%；③全身骨骼系统的临床及影像学检查正常或其他组织无浆细胞瘤累

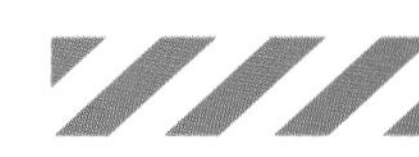

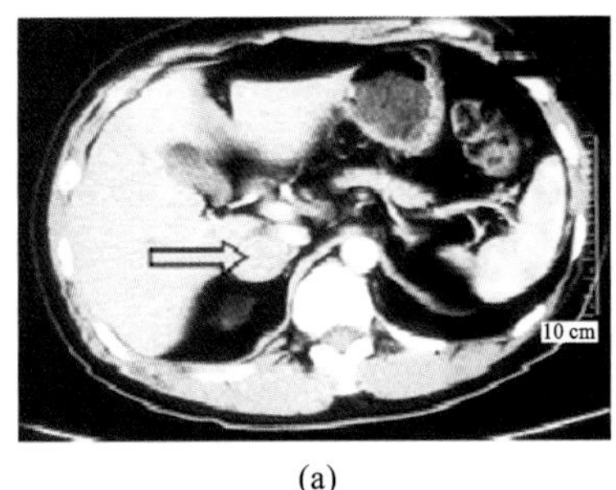

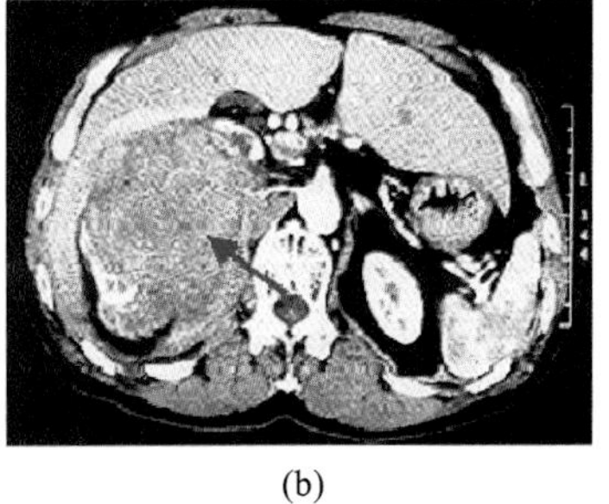

(a)　　(b)

图 40-9　右侧肾上腺浆细胞瘤(Cao D H 等,2014 和 Fujikata S 等,2002)

(a)CT 显示肿瘤约 2.8 cm×3.1 cm×4.5 cm;(b)CT 显示肿瘤约 10 cm×8.0 cm×4.0 cm,增强后不均匀强化

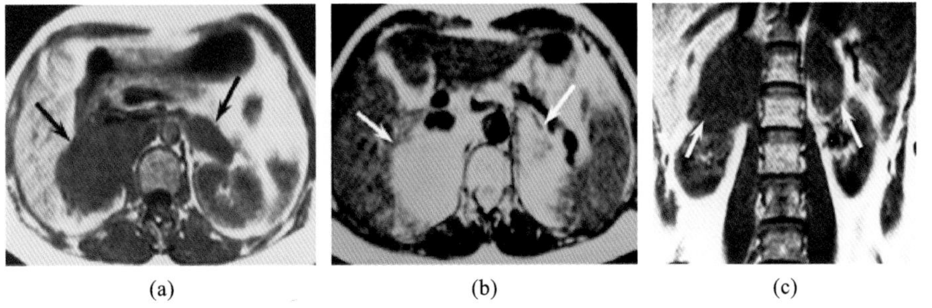

(a)　　(b)　　(c)

图 40-10　两侧肾上腺浆细胞瘤:MRI 显示 T1 和 T2 加权像不均匀信号,右侧、左侧肿瘤分别为 5.0 cm×6.0 cm×7.0 cm 和 3.0 cm×4.0 cm×4.0 cm(Li Y 等,2007)

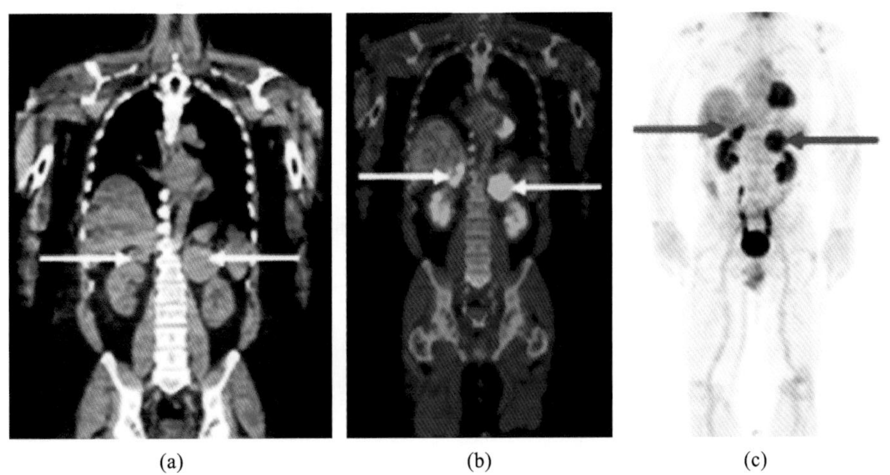

(a)　　(b)　　(c)

图 40-11　两侧肾上腺浆细胞瘤:CT 图像,左侧肿瘤约 9.0 cm,右侧肿瘤约 5.5 cm;[18]F-FDG PET/CT 显示 FDG 高摄取(Townend P J 等,2017)

及的证据;④没有浆细胞瘤造成的高钙血症;⑤血清 M 蛋白缺乏或低下。同时满足以上五点才能确定诊断。

远处转移主要发生在初次诊断后的 2～3 年,转移部位多为区域淋巴结、肝(图 40-12)。

肾上腺浆细胞瘤罕见,症状不典型,常漏诊,易被误诊为其他的肾上腺肿瘤。因此,临床医生需要提高认识,对肾上腺浆细胞瘤做出早期识别。鉴别诊断主要包括肾上腺嗜铬细胞瘤和肾上腺转移瘤:①肾上腺嗜铬细胞瘤:突触素、嗜铬粒蛋白 A(chromogranin A,CgA)阳性。②肾上腺转移瘤:细胞角蛋白(cytokeratin,CK)阳性,两者 CD45 和 CD138 均阴性。此外,还须与腹膜后浆细胞瘤相鉴别(图 40-13),[18]F-FDG PET/CT 有助于定位诊断(图 40-14)。最终确定诊断需依赖病理组织学和免疫组织化学检查。

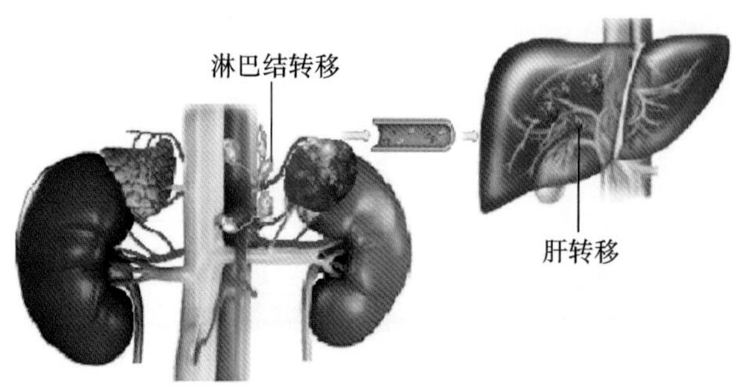

图 40-12　左侧肾上腺浆细胞瘤区域淋巴结、肝转移示意图

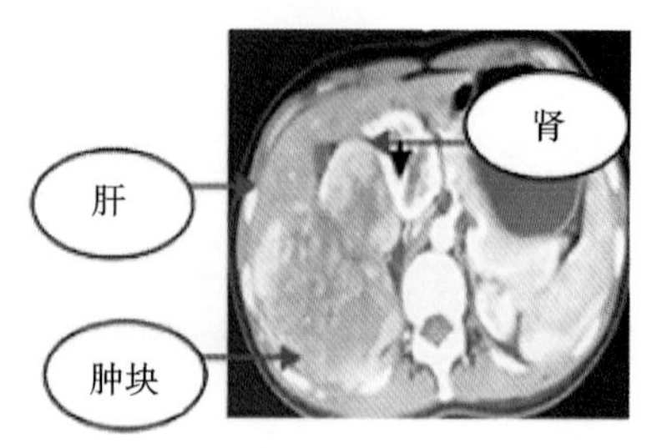

图 40-13　腹膜后浆细胞瘤，肿瘤大小约 16 cm×10 cm×10 cm，位于右肾上极和肝的下缘（Wang J 等，2018）

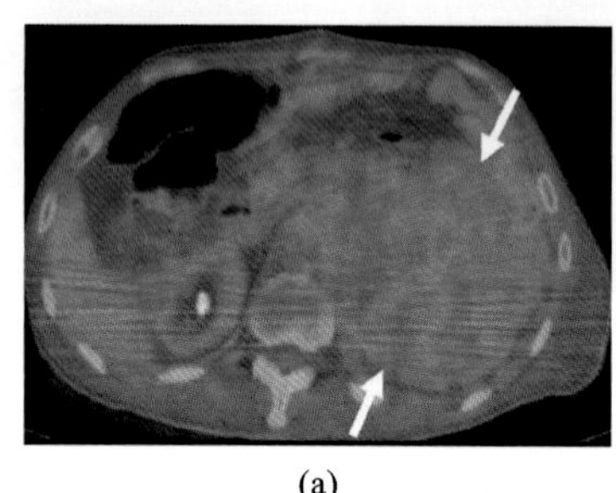

(a)

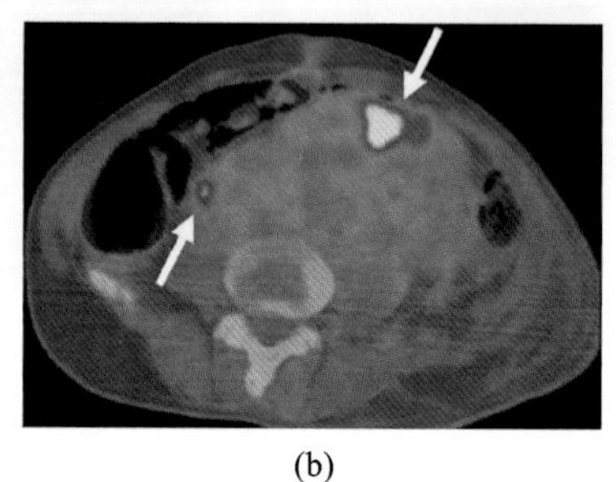

(b)

图 40-14　腹膜后浆细胞瘤，PET/CT 显示肿瘤巨大，约 30 cm，位于左侧肾门，FDG 高摄取（Oh D 等，2007）

七、治疗

髓外浆细胞瘤发病率低，目前尚无统一的治疗标准。手术是主要的治疗手段，首选腹腔镜根治性肾上腺切除术＋淋巴结清扫术，巨大肾上腺浆细胞瘤应酌情选择开放性手术，术后辅助局部放疗（40～50 Gy，4～6 周）。巨大或两侧肾上腺浆细胞瘤手术不能切除者首选放疗，髓外浆细胞瘤对放疗敏感，单纯放疗有效率可达 90%～97%，5 年总生存率达 57%～61%。对放疗无效、复发、发生远处转移、肿瘤分化程度低和局部侵袭范围大的患者可考虑化疗。酌情选择分子靶向药物如硼替佐米（bortezomib）、卡非佐米（carfilzomib），尤其是肿瘤继续进展的患者。研究发现，三代 CAR-T 细胞治疗明显表现出对多发性骨髓瘤细胞更强的靶向性和杀伤力，为肾上腺浆细胞瘤患者带来了治愈的希望（图 40-15）。

八、预后

肾上腺浆细胞瘤患者预后较好，巨大髓外浆细胞瘤易发生扩散，预后相对较差。预后与下列因素有关：①浆细胞瘤病理类型；②肿瘤分期；③免疫球蛋白（抗体）水平；④某些基因改变；⑤肾功能；⑥对最初治疗的反应或肿瘤是否复发。中位生存时间为 68 个月，5 年生存率为 53%～75%。局部复发率约为 30%，远处转移率约为 40%，17%～33%的病例进展为浆细胞多发性骨髓瘤。

九、随访

术后应终身密切随访（图 40-16）。一般而言，治疗后 1 年内每 3～6 个月随访一次，随访内容包括询问病史、体格检查、影像学检查以及 CTC 检测，酌情进行 ^{18}F-FDG PET/CT 检查。第 2 年每 6 个月复查一次，之后每年复查一次。

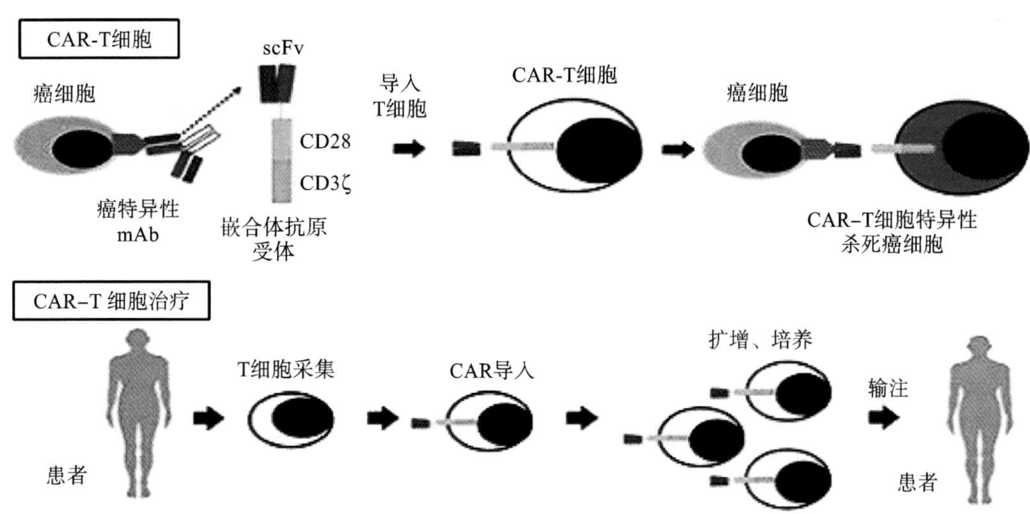

图 40-15 CAR-T 细胞治疗多发性骨髓瘤的新型治疗靶点示意图

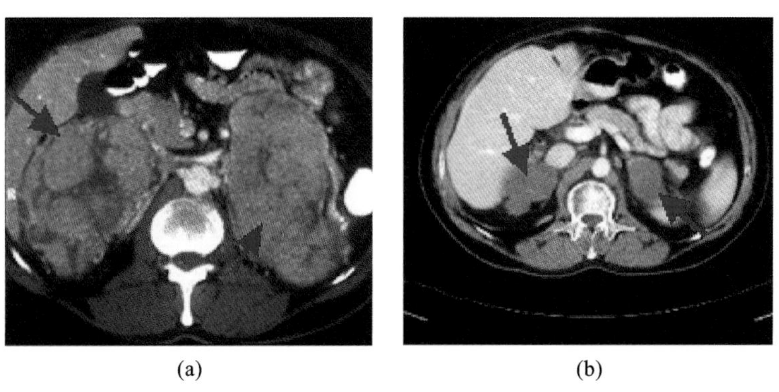

图 40-16 两侧肾上腺浆细胞瘤(Gellert L L,2019)

(a)CT 显示肿瘤约 13 cm×8.0 cm,不均匀强化,肿瘤周围可见明显的血管,瘤内局部可见坏死;(b)治疗后 47 个月随访,CT 显示两侧肾上腺肿瘤明显缩小,右侧、左侧分别为 5.2 cm×4.0 cm×5.7 cm、4.5 cm×5.0 cm×3.5 cm,可见纤维化所致钙化

(曾 进 董 锐)

参考文献

[1] Cao D H, Li L, Liu L R, et al. Solitary extramedullary plasmacytoma of the adrenal gland: a rare case report with review of the literature[J]. Int J Clin Exp Pathol, 2014, 7(12): 9072-9075.

[2] Grogan T M, Van Camp B, Kyle R A, et al. Plasma cell neoplasma[M]// Jaffe E S, Harris N L, Stein H, et al. World Health Organization classification of tumours: pathology and genetics of tumors of haematopoietic and lymphoid tissues. Lyon: IARC press, 2001.

[3] Fujikata S, Tanji N, Aoki K, et al. Extramedullary plasmacytoma arising from an adrenal gland[J]. Urology, 2002, 60(3): 514.

[4] Strojan P, Soba E, Lamovec J, et al. Extramedullary plasmacytomas: clinical and histopathologic study[J]. Int J Radiat Oncol Biol Phys, 2002, 53(3): 692-701.

[5] Soutar R, Lucraft H, Jackson G, et al. Guidelines on the diagnosis and management of solitary plasmacytoma of bone and solitary extramedullary plasmacytoma[J]. Clin Oncol (R Coll Radiol), 2004, 16(6): 405-413.

[6] Li Y, Guo Y K, Yang Z G, et al. Extramedullary plasmacytoma involving the bilateral adrenal glands on MR imaging[J]. Korean J Radiol, 2007, 8(3): 246-248.

[7] Ooi G C, Chim J C, Au W Y, et al. Radiologic manifestations of primary solitary extramedullary and multiple solitary plasmacytomas[J]. AJR, 2006, 186(3): 821-827.

[8] Kahara T, Nagai Y, Yamashita H, et al. Extramedullary plasmacytoma in the adrenal incidentaloma[J]. Clin Endocrinol(Oxf), 2001, 55(2): 267-270.

[9] Rogers C G, Pinto P A, Weir E G. Extraosseous(extramedullary) plasmacytoma of the adrenal gland[J]. Arch Pathol Lab Med, 2004, 128(7): e86-e88.

[10] Cao D H, Hu Y C, Li L I, et al. Retroperitoneal laparoscopic management of a solitary extramedullary plasmacytoma associated with human immunodeficiency virus infection: a case report[J]. Oncol Lett, 2016, 11(1): 767-769.

[11] Asahi H, Iwasa Y, Komatsu K, et al. A case of plasmacytoma involving adrenal gland [J]. Hinyokika Kiyo, 2001, 47(9): 629-631.

[12] Tan J, Lade S, Harrison S, et al. Complete remission of localized gastric plasmacytoma following defilitive radiotherapy[J]. J Med Imaging Radiat Oncol, 2012, 56(3): 328-331.

[13] Antonopoulou M, Perelstein A. Adrenal incidentalomas with supraphysiologic response to ACTH stimulus: a case report[J]. Case Rep Endocrinol, 2012, 2012: 503290.

[14] Köse M, Buraniqi E, Akpinar T S, et al. Relapse of multiple myeloma presenting as extramedullary plasmacytomas in multiple organs [J]. Case Rep Hematol, 2015, 2015: 452305.

[15] Ahmed M, Al-Ghamdi A, Al-Omari M, et al. Autologous bone marrow transplanation for extramedullary plasmacytoma presenting as adrenal incidentaloma[J]. Ann Saudi Med, 2009, 29(3): 219-222.

[16] Antona F B, Cabria S B, Antona L B, et al. Plasmocitoma extramedular de localización suprarrenal[J]. Cir Esp, 2011, 89(10): 690-691.

[17] Townend P J, Kraus G, Coyle L, et al. Bilateral extramedullary adrenal plasmacytoma: case report and review of the literature[J]. Int J Endocr Oncol, 2017, 4(2): 67-73.

[18] Wang J, Li J, Zhang F L, et al. Retroperitoneal extramedullary plasmacytoma: a case report and review of the literature[J]. Medicine(Baltimore), 2018, 97(46): e13281.

[19] Oh D, Kim C Y, Park B K, et al. Primary extramedullary plasmacytoma in retroperitoneum: CT and integrated PET/CT findings[J]. Europ J Radiol Extra, 2007, 62(2): 57-61.

[20] Hosen N, Matsunaga Y, Hasegawa K, et al. The activated conformation of integrin β_7 is a novel multiple myeloma-specific target for CAR T cell therapy[J]. Nat Med, 2017, 23 (12): 1436-1443.

第四十一章
肾上腺恶性黑色素瘤

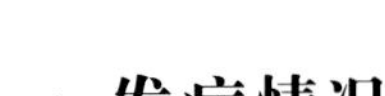

一、发病情况

恶性黑色素瘤(malignant melanoma)是起源于胚胎期神经嵴的恶性肿瘤,其恶性程度极高,占全部恶性肿瘤的1%～2%。可发生于皮肤、黏膜、眼、消化道、生殖系统等部位。文献报道,世界各地的恶性黑色素瘤年发病率低于2/10万。恶性黑色素瘤发病率随人种、地域、种族的不同而有所差异,白种人的发病率远较黑种人高,如澳大利亚昆士兰州年发病率达17/10万。我国虽属恶性黑色素瘤的低发区,但近年来发病率呈不断上升的趋势,年发病率为(0.5～0.8)/10万。

肾上腺恶性黑色素瘤以转移性肿瘤较为常见。1855年,Addison最早报道恶性黑色素瘤肾上腺转移。尸检病例中,皮肤或其他器官恶性黑色素瘤中有46.8%～50%转移至肾上腺;生存患者中发病率为1%～2.7%。

原发性肾上腺恶性黑色素瘤(primary malignant melanoma of adrenal gland,图41-1)由Kniseley和Baggentoss于1946年首次报道,临床非常罕见,迄今为止报道例数不足20例。发病年龄为24～78岁,平均年龄49岁,男、女发病率无差异。研究发现,免疫功能低下是恶性黑色素瘤发生的重要原因之一,故临床上老年人恶性黑色素瘤的发病率相对较高。

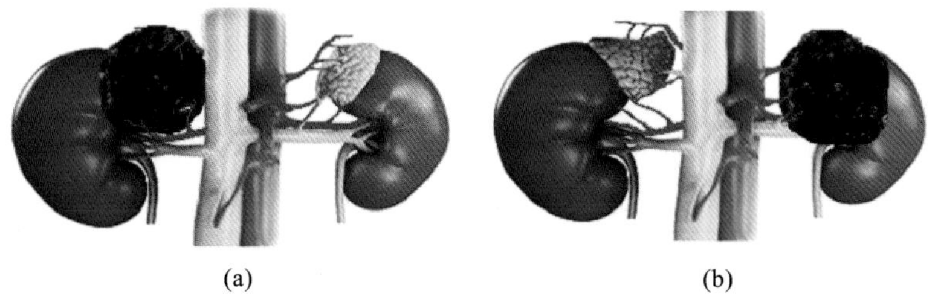

图41-1 原发性肾上腺恶性黑色素瘤示意图

二、分子生物学

许多基因突变均牵涉恶性黑色素瘤的发生和进展,包括CDKN2A(9p21.3)、CDK4(12q14.1)、RB1(8q11.23)、PTEN/MMAC1(19q23.31)和ras基因等,在散发性和遗传性恶性黑色素瘤的发生中尤为重要,其中CDKN2A和CDK4基因是目前已经明确的恶性黑色素瘤的两个易感基因(图41-2),其突变可能导致恶性黑色素瘤发病风险增加。文献报道,在原发性恶性黑色素瘤中,POT1(7q31.33)、PREX2(8q13.2)、ERBB4(2q34)、ATR(2p13.3)、BRAF(7q34)、KIT(4q12)和p53(17q13.1)等基因常发生突变。研究证实,携带POT1基因特异突变的人极有可能发生恶性黑色素瘤。而且,失活POT1基因的突变有可能不仅是引起恶性黑色素瘤的基础，也是引起其他癌症的基础。突变基因 PREX2 是恶性黑色素瘤发生的重要遗传改变，恶性黑色素瘤细胞的生长依赖于 ERBB4 基因变异的存在，ERBB4 基因是恶性黑色素瘤发生突变最频繁的基因，ATR 基因突变可以通过调节免疫微环境促进恶性黑色素瘤的生长。研究证实，BRAF 是恶性黑色素瘤的重要驱动基因(图 41-3)，BRAF 蛋白质第 600 位氨基酸(BRAF V600E)突变在恶性黑色素瘤 BRAF 基因突变中所占的比例为 60%～80%。BRAF 是 MAPK 信号通路的中间分子，而 BRAF 信号的增强可能会增强端粒酶逆转录酶(TERT，5p15.33)启动子区域的 ETS 转录因子活性。值得注意的是，恶性黑色素瘤原发病灶和转移病灶之间、不同转移病灶之间的 BRAF 突变可能存在异质性，不一致率高达 15%～26%。此外，与 BRAFi 获得性耐药相关基因变异还有 NF1 基因缺失、RCA1 基因突变以及 COT1 基因过度表达等。

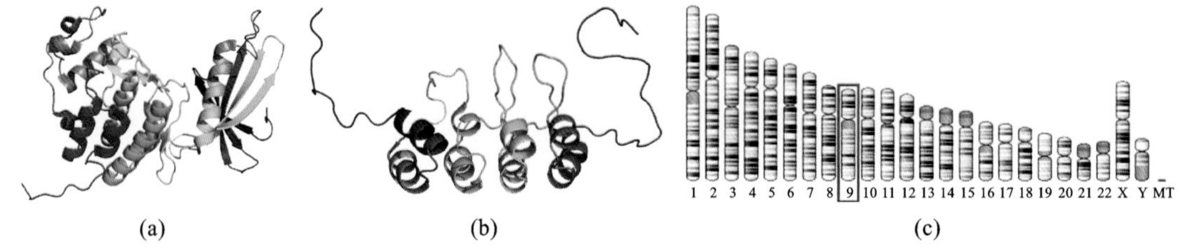

图 41-2　CDK4 和 CDKN2A 基因

(a)CDK4 基因结构；(b)CDKN2A 基因结构；(c)CDKN2A 定位于 9p21.3

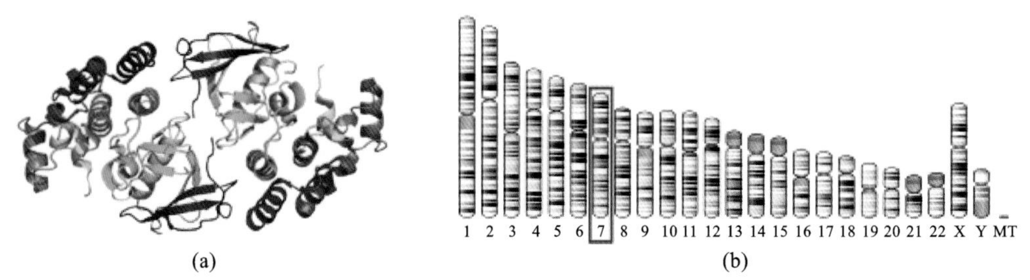

图 41-3　BRAF 基因定位于 7q34

近年来研究发现，TERT 启动子变异发生频率高于 BRAF 基因突变频率。而且，编码端粒酶组件之一的基因启动子区域序列上存在着遗传变异，表明该调控区域的遗传变异能够驱动肾上腺恶性黑色素瘤的发生和进展。文献报道，基因启动子区域的突变可形成新的转录因子结合位点，与 EST 转录因子结合后，会使 TERT 表达量增加。此外，TERT 启动子区域有一种胚系突变，胚系突变同样也会产生一个 ETS 转录因子结合位点。TERT 表达的改变与启动肿瘤发生的致癌基因联合起来，足以加速肾上腺恶性黑色素瘤的进展和转移，其过程可能与多种蛋白质的异常表达有关(图 41-4)。

肾上腺内黑色素极少，其黑色素母细胞一般被认为是由神经嵴组织移行于肾上腺上皮的“基底细胞”分化而成。某些环境和遗传因素可能增高患病风险。

三、病理组织学

大体观察，肿瘤直径为 8～17 cm，平均 10 cm，个别恶性病例肿瘤直径可达 20 cm；肿瘤呈实性或囊实性，包膜完整，表面光滑。切面呈黑色，可见坏死灶，瘤体内有大量咖啡色液体和坏死组织(图 41-5(a))。光镜下肿瘤由多种形态和非典型的细胞构成，肿瘤细胞具有明显异型性，体积较大，细胞质丰富，核分裂象易见，但以细胞质内含有黑色素颗粒为其特点(图 41-5(b)(c))。

免疫组织化学：S-100、HMB-45 和 melan-A 阳性，细胞增殖核抗原 Ki-67 指数 40%～50%

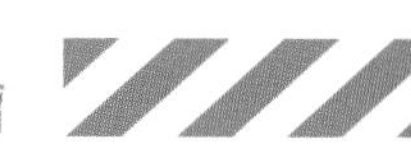

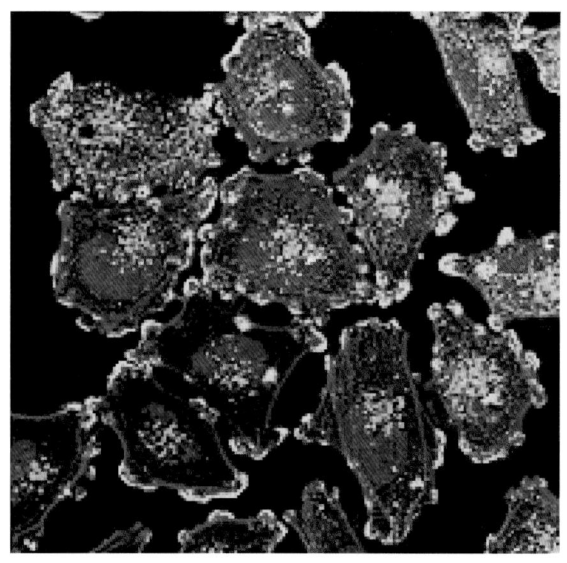

图 41-4　恶性黑色素瘤细胞运动的分子基础

黄色为富含肾上腺素的多胞体，蓝色为细胞核，红色为肌动蛋白，绿色为肌动蛋白调节物

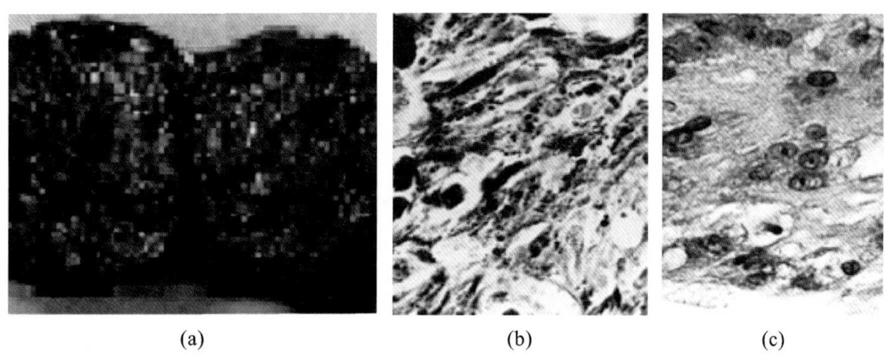

(a)　(b)　(c)

图 41-5　左侧原发性肾上腺恶性黑色素瘤(Amérigo J 等，2000)

(a)原发性肾上腺恶性黑色素瘤标本切面；(b)(c)HE 染色图像，×400

阳性，其中黑色素相关抗原 HMB-45 是恶性黑色素瘤的特异性抗原，其阳性有助于原发性肾上腺恶性黑色素瘤的诊断(图 41-6)。

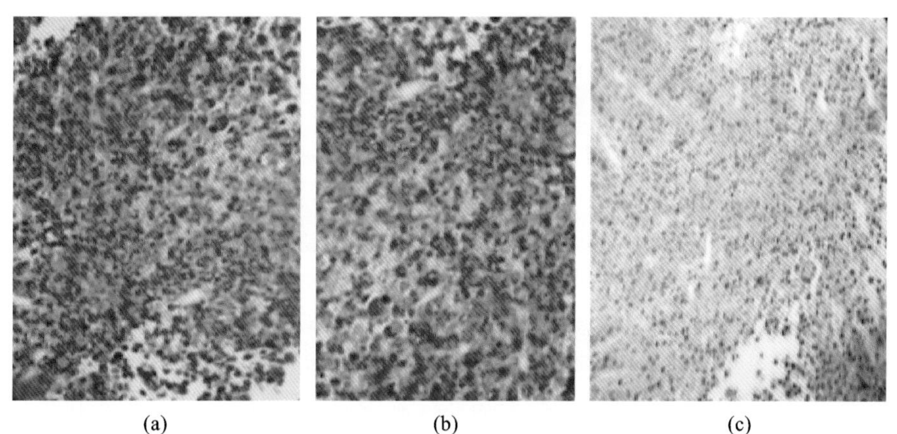

(a)　(b)　(c)

图 41-6　原发性肾上腺恶性黑色素瘤免疫组织化学(Hassan U 等，2018)

(a)melan-A 阳性；(b)HMB-45 阳性；(c)S-100 阳性

四、肿瘤分期

根据原发病灶的范围、淋巴结转移的情况和影像学检查有无远处转移等结果对原发性肾上腺恶性黑色素瘤进行临床分期。

Ⅰ期：无区域淋巴结转移。

Ⅱ期：伴有区域淋巴结转移(图 41-7)。

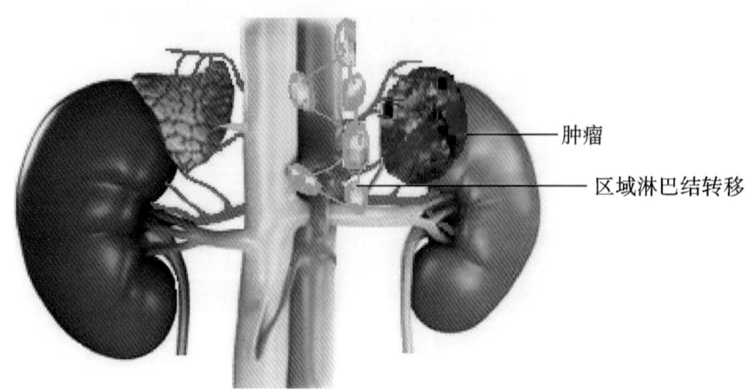

图 41-7　原发性左侧肾上腺恶性黑色素瘤区域淋巴结转移(Ⅱ期)示意图

Ⅲ期：有远处转移。

五、临床表现和诊断

肾上腺解剖位置深，早期无明显特异性临床症状，缺乏体征。原发性肾上腺恶性黑色素瘤无内分泌功能，多于影像学检查时偶然发现。随着肿瘤的进展，肿瘤压迫毗邻器官可引起疼痛、胃肠道紊乱症状。不常见的症状有消瘦、虚弱、乏力、厌食和体重减轻，与多种恶性肿瘤晚期症状相似。一般无肾上腺皮质功能低下的临床表现，皮质醇水平正常。

B 超、CT、MRI 和^{18}F-FDG PET/CT 可显示肾上腺占位性病变，但影像学检查无特异性，无法区分原发和转移，故影像学检查难以定性(图 41-8 至图 41-11)。但^{18}F-FDG PET/CT 能更全面地反映临床分期，可排除原发于皮肤及其他脏器的肿瘤转移。

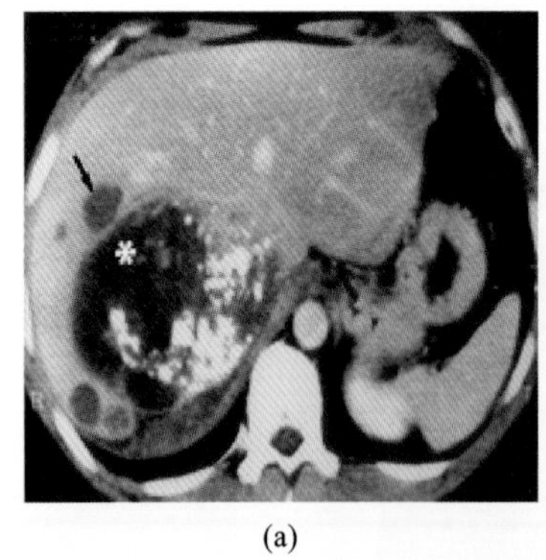

(a)

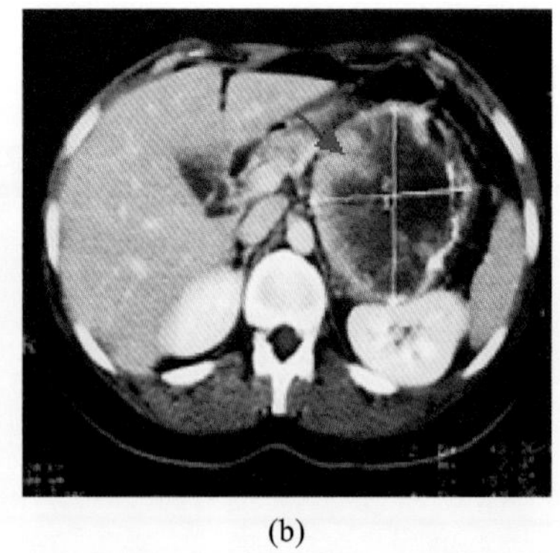

(b)

图 41-8　原发性肾上腺恶性黑色素瘤(Otal P 等，1999 和 Amérigo J 等，2000)

(a)CT 显示右侧肾上腺肿瘤内坏死、钙化(＊)，伴有肝转移；(b)CT 显示左侧肾上腺肿瘤内坏死，边缘可见钙化

诊断本病时应充分结合其临床表现、影像学检查、病理检查资料，彻底排除其他部位恶性黑色素瘤肾上腺转移，临床上参考下列标准进行诊断：①仅累及一侧肾上腺；②无恶性黑色素瘤或色素沉着病变的病史；③无内分泌异常的证据；④具有典型的恶性黑色素瘤免疫组织化学特征。

原发性肾上腺恶性黑色素瘤应主要与无功能性肾上腺皮质黑色腺瘤、静止性色素性嗜铬细

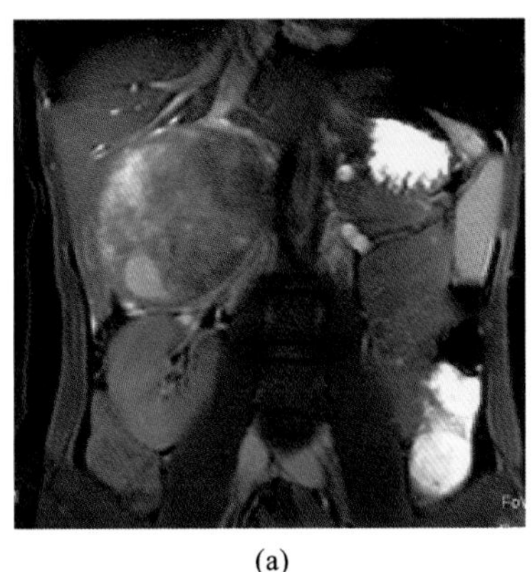

(a)

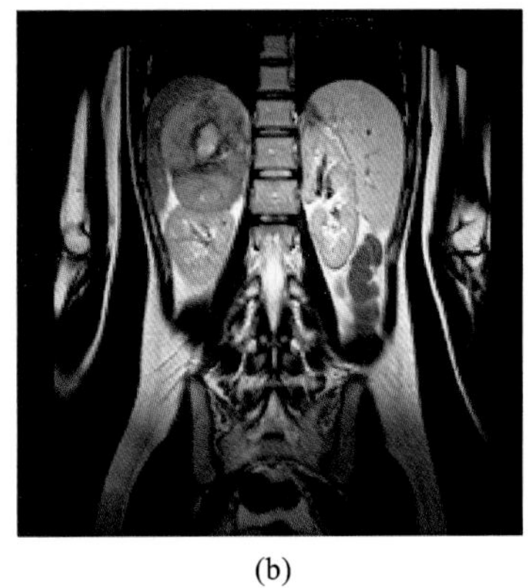

(b)

图 41-9　原发性右侧肾上腺恶性黑色素瘤 MRI 图像(Bastide S 等,2006 和 Adam A 等,2010)

(a)显示下腔静脉完全被肿瘤推移;(b)T2 加权像显示右侧肾上腺肿瘤大小约 9.1 cm×7.3 cm

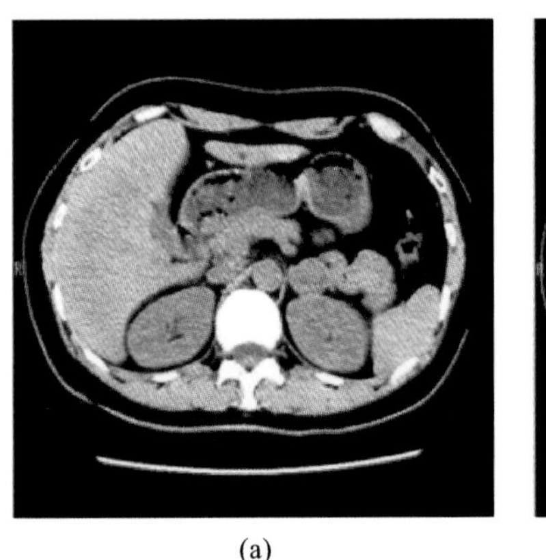

(a)

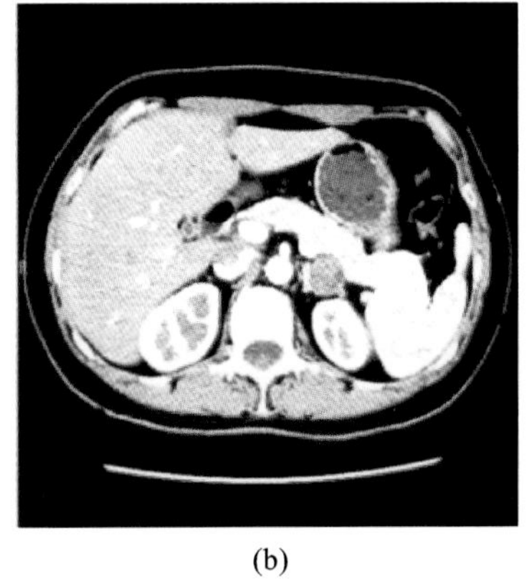

(b)

图 41-10　恶性黑色素瘤左侧肾上腺转移,转移瘤大小约 2.1 cm×2.3 cm×2.4 cm(He T 等,2016)

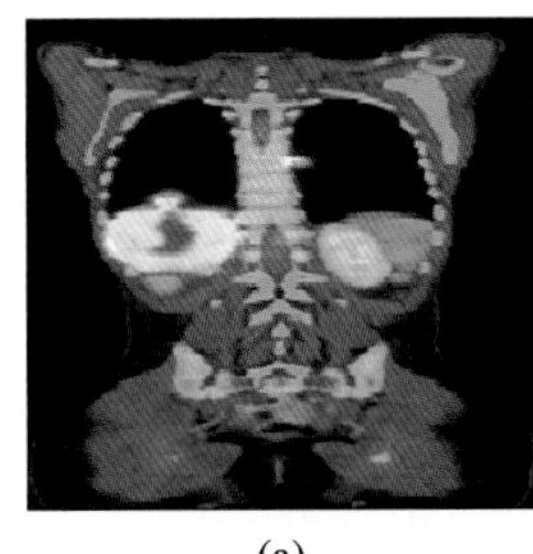

(a)

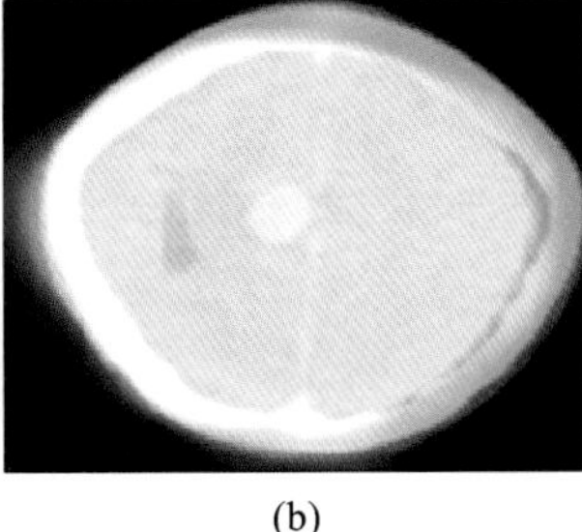

(b)

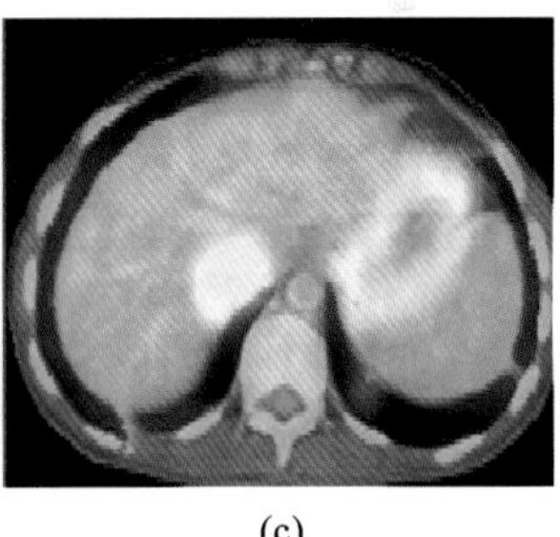

(c)

图 41-11　原发性右侧肾上腺恶性黑色素瘤(Adam A 等,2010)

(a)^{18}F-FDG PET/CT 显示右侧肾上腺 FDG 高摄取、中心可见坏死,两侧肺转移;(b)^{18}F-FDG PET/CT 显示脑额叶转移;(c)肝转移,大小约 3.1 cm×4.0 cm

胞瘤和继发性肾上腺恶性黑色素瘤(恶性黑色素瘤肾上腺转移)相鉴别,最终确定诊断主要依靠 B 超或 CT 引导下穿刺组织学检查、术后病理组织学诊断和免疫组织化学检查。

六、治疗

(一) 手术治疗

原发性肾上腺恶性黑色素瘤宜选择完整切除肿瘤手术,首选腹腔镜根治性肾上腺切除术+区域淋巴结清扫术(图 41-12)。对于继发性肾上腺恶性黑色素瘤,以非手术治疗为主,下列情况可考虑手术:①转移病灶发现早、病灶单一或范围局限于肾上腺,有根治性切除的机会,完整切

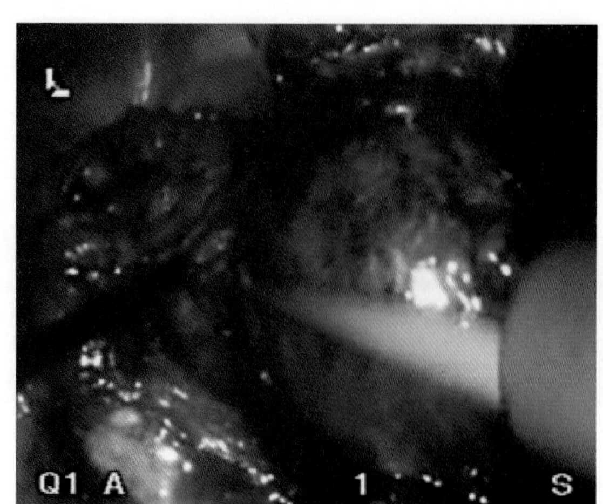

图 41-12 原发性左侧肾上腺恶性黑色素瘤腹腔镜根治性肾上腺切除术(Liatsikos E N 等,2006)

除转移病灶能延长患者生存时间;②合并有出血者,可行姑息性手术。

首选腹腔镜根治性肿瘤切除术,酌情选择开放性手术,局部复发率与是否为开放性手术无明显相关性。临床上无论是原发性还是继发性患者,术后均应辅助化疗和/或免疫靶向治疗、分子靶向治疗,尤其是局部复发、手术未能完整切除肿瘤或发生远处转移的晚期患者。

(二) 靶向治疗

恶性黑色素瘤是一种异质性很强的肿瘤,生物学行为差异大,晚期病例行传统化疗的有效率低,常规免疫治疗毒性大,且不能改善总生存状况。近年来,恶性黑色素瘤的临床治疗取得了明显的突破性进展,主要包括免疫靶向治疗及分子靶向治疗,这些治疗方法有望用于肾上腺恶性黑色素瘤的治疗。所有患者治疗前都应做基因检测,目前成熟的靶点是 BRAF、KIT 和 NRAS 基因。

1. 免疫靶向治疗

(1) 抗 CTLA-4 单抗:靶点为细胞毒性 T 细胞相关抗原 4。

伊匹单抗(ipilimumab)和替西木单抗(tremelimumab)为抗 CTLA-4 单抗,可以阻断 CTLA-4 与 B7 的结合,启动机体特异性抗肿瘤免疫反应。通过阻断这种抑制效应使 T 细胞功能恢复从而攻击癌细胞,免疫系统被有效重启后可使残余肿瘤病灶的进展在较长时间内得以被抑制,并可长期控制恶性黑色素瘤转移患者的病情,3 年生存率可达 15%。治疗方案以 3 个月为一个疗程,分四次注射给药,对于一些患者,可根据情况给予再次治疗和/或维持治疗。对于Ⅲ期和Ⅳ期不能手术的恶性黑色素瘤患者,伊匹单抗有较好的效果,目前推荐伊匹单抗的剂量为 3 mg/kg 体重,90 min 内滴注完毕,每 3 周重复,连续 4 个周期。伊匹单抗治疗恶性黑色素瘤 5 年无复发生存率为 40.8%,5 年总生存率为 65.4%。若患者接受 10 mg/kg 体重伊匹单抗治疗,则无复发生存率、总生存率、无远处转移生存率更高。目前,美国 NCCN 已将伊匹单抗列为恶性黑色素瘤的标准治疗药物。

(2) PD-1/PD-L1 类免疫药物:免疫检查点抑制剂,作用机制是通过阻断 PD-1 和 PD-L1 之间的相互作用,活化 T 细胞,利用患者自身的免疫系统来杀死癌细胞。PD-1/PD-L1 抑制剂包括 2 种 PD-1 抗体和 3 种 PD-L1 抗体:① 纳武单抗(nivolumab);② 帕博利珠单抗(pembrolizumab);③阿特珠单抗(atezolizumab);④阿维鲁单抗(avelumab);⑤德瓦鲁单抗(durvalumab)。其中帕博利珠单抗和纳武单抗辅助治疗优于伊匹单抗的标准治疗,其无复发生存率较伊匹单抗高,且副作用更少,为不可切除或转移性恶性黑色素瘤患者一线治疗失败的标准治疗手段,但在初次使用 PD-1/PD-L1 抑制剂时应慎重使用类固醇药品。临床上单独应用

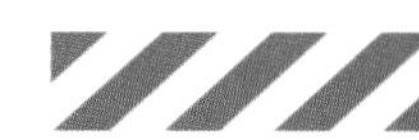

PD-1/PD-L1 类免疫药物时需要进行 PD-L1 表达检测，如果高于 50%，则适合单用；若 PD-L1 表达低于 50%，则应联合应用化疗或小分子靶向药物。文献报道，纳武单抗联合伊匹单抗可显著抑制恶性黑色素瘤脑部转移病灶；目前，PD-1/PD-L1 类免疫药物单药和抗 CTLA-4 单抗的联合治疗已经成为晚期 BRAF 野生型恶性黑色素瘤的标准一线治疗方案，KIT 基因突变者宜同时应用伊马替尼治疗。晚期恶性黑色素瘤患者经过 PD-1 抑制剂治疗后，可使肿瘤缩小甚至消失，5 年总生存率实现了超过 2 倍的提升，达到了 34%，而传统治疗只有 12%～16%。尤其是在经治和初治的恶性黑色素瘤患者中，帕博利珠单抗治疗的 5 年总生存率为 34%，其中初治患者 5 年总生存率高达 41%。而且，一旦出现肿瘤进展，可以再次应用帕博利珠单抗，绝大多数患者依然有效。

帕博利珠单抗方案：200 mg，静脉注射，每 3 周一次，持续 1 年。

2. 分子靶向治疗 BRAF V600E、KIT 基因在恶性黑色素瘤中突变率较高，BRAF 基因突变中 90%为 V600E 突变，故可将其作为治疗的靶点，且不同的人种差异巨大，治疗上可能存在有优势人群。

(1) BRAF 抑制剂：包括维莫非尼（vemurafenib）和达拉非尼（dabrafenib）。对于携带 BRAF V600E 突变者，应用特异性 BRAF V600E 抑制剂治疗，能够使绝大多数患者出现完全或部分缓解。维莫非尼于 2011 年用于晚期恶性黑色素瘤的治疗。对于携带 BRAF V600E 突变的转移性恶性黑色素瘤患者，维莫非尼显示出卓越的疗效，超过 50%的患者出现客观缓解。晚期实体瘤患者对达拉非尼耐受性良好，BRAF V600E 突变的转移性恶性黑色素瘤和脑转移患者应用达拉非尼疗效显著。

(2) MEK 抑制剂：考比替尼（cobimetinib）和曲美替尼（trametinib）是一种口服小分子 MEK 抑制剂，可选择性地阻断 MEK 蛋白质的活性，从而阻断其下游的信号转导通路。对于恶性黑色素瘤有显著的临床效果，但 BRAF 突变状态对 MEK 抑制剂疗效有重要的影响。

BRAF 抑制剂和 MEK 抑制剂联合应用能够延缓耐药的发生，并降低毒性反应，显著延长无进展生存时间。文献报道，达拉非尼联合曲美替尼治疗 BRAF 突变的Ⅲ期恶性黑色素瘤，可显著降低患者的术后复发风险。

(3) KIT 抑制剂：伊马替尼(imatinib)是针对 KIT 突变的小分子靶向药物，有较高的反应率，疾病控制率＞70%。

(4) 抗血管生成治疗：化疗联合贝伐单抗或贝伐单抗联合 mTOR 抑制剂、舒尼替尼、索拉非尼等，给恶性黑色素瘤的治疗带来了新的希望。根据目前的资料，替莫唑胺在治疗转移性恶性黑色素瘤方面的效果与当前的标准化治疗药物氮烯唑胺具有可比性。替莫唑胺作为口服制剂使用更方便，且穿透血脑屏障的效果也更好。

3. CRISPR-Cas9 基因编辑技术辅助 CAR-T 细胞治疗前景 CAR-T（chimeric antigen receptor T）细胞治疗是一种全新的治疗恶性肿瘤的策略，在肿瘤治疗中取得令人瞩目的进展。实体瘤的免疫抑制微环境使 CAR-T 细胞很难被激活扩增，CAR-T 细胞治疗面临较为复杂的因素，治疗效果并不理想，根源在于不同类型实体瘤具有不同的免疫抑制机制，CAR-T 细胞难以进入肿瘤组织而发挥抗肿瘤作用。

目前，该方法是从正常第三方体内(同种异体)或患者体内分离提取正常的 T 细胞，再通过磁珠分选、精确的基因编辑人工改造 T 细胞，在体外大量培养后生成肿瘤特异性 CAR-T 细胞，其输入肿瘤患者体内后能够特异性地杀伤或杀死肿瘤细胞，有效清除微小残留恶性黑色素细胞。因此，CAR-T 细胞治疗可防止术后肿瘤局部复发和转移，适用于无法进行手术、化疗、放疗的晚期恶性黑色素瘤患者或化疗、放疗失败的恶性黑色素瘤患者，能够明显延长患者的生存时间。此疗法具有精准靶向、杀伤性精准和活跃性持久的特点。实体瘤的 CAR-T 细胞治疗现处于临床试验初级阶段，显示出了一定的疗效。随着 CRISPR-Cas9 基因编辑技术辅助三代 CAR-T

细胞治疗实体瘤基础和临床研究的深入探索，其有望用于肾上腺恶性黑色素瘤的治疗，有望取得良好的效果。目前正在开发的SUPRA-CAR系统，即通用型CAR-T系统疗法能靶向多种肿瘤抗原，有完全治愈癌症的潜力，可以成为对抗实体瘤的一线药物。

4. 人类内源性逆转录病毒K 近年来研究发现，人类内源性逆转录病毒K(human endogenous retroviruses-K，HERV-K)虽在多种实体瘤表面均有表达，但在正常细胞组织无表达，是目前治疗恶性黑色素瘤最为理想的靶点，但HERV-K特异性相对较差。

目前，国内外学者正积极寻找恶性黑色素瘤的特异性抗原，对免疫相关基因进行预测，分析肿瘤的免疫微环境，分析免疫微环境调节通路等综合信息，为精准肿瘤免疫治疗的临床决策提供更多的支持数据，将为恶性黑色素瘤患者带来福祉。基于靶向治疗和免疫治疗临床有效性形式的不同，联合应用靶向治疗和免疫治疗或许能实现互补，但尚需进一步临床研究验证。

七、预后

原发性肾上腺恶性黑色素瘤具有高度侵袭性，早期便可发生淋巴和血行转移，预后极差。患者生存时间非常有限，2年生存率约为39%，大多数患者在2年内死亡，个别病例生存时间达46个月。

继发性肾上腺恶性黑色素瘤总体预后极差，5年总生存率为5%～15%，完整切除转移病灶能延长患者的平均生存时间，可达20.7～25.7个月。早期发现肾上腺转移病灶，合理选择手术+个体化精准治疗，可明显改善患者的预后。

八、随访

应密切终身随访。一般而言，治疗后应每3～6个月随访一次，随访内容包括询问病史、体格检查和影像学检查，酌情选择B超、CT和/或MRI以及CTC检测，远处转移者可选择 ^{18}F-FDG PET/CT检查。

(曾 进 董 锐)

参考文献

[1] Xu B，Hong Y Z，Jin M S，et al. Primary adrenal malignant melanoma：a case report and review of literature[J]. Medicine(Baltimore)，2017，96(51)：e8956.

[2] Bostanci O，Kartal K，Battal M. Liver metastases of unknown primary：malignant melanoma[J]. Case Reports Hepatol，2014，2014：131708.

[3] Bastide C，Arroua F，Carcenac A，et al. Primary malignant melanoma of the adrenal gland[J]. Int J Urol，2006，13(5)：608-610.

[4] Hassan U，Hussain M，Salahudin H，et al. Primary malignant melanoma of adrenal gland[J]. JIMDC，2018，7(2)：154-156.

[5] Otal P，Escourrou C，Mazerolles C，et al. Imaging features of uncommon adrenal masses with histopathologic correlation[J]. Radiographics，1999，19(3)：569-581.

[6] Wilson R W，Moran C A. Primary melanoma of the lung：a clinicopathologic and immunohistochemical study of eight cases[J]. Am J Surg Pathol，1997，21(10)：1196-1202.

[7] Zalatnai A，Szende B，Tóth M，et al. Primary malignant melanoma of adrenal gland in a 41-yr-old woman[J]. Endocr Pathol，2003，14(1)：101-105.

[8] Granero L E，Al-Lawati T，Bobin J Y. Primary melanoma of the adrenal gland，a

continuous dilemma: report of a case[J]. Surg Today, 2004, 34(6): 554-556.

[9] Amérigo J, Roig J, Pulido F, et al. Primary malignant melanoma of the adrenal gland[J]. Surgery, 2000, 127(1): 107-111.

[10] Barmpari M E, Savvidis C, Dede A D, et al. Adrenal malignant melanoma masquerading as a pheochromocytoma in a patient with a history of a multifocal papillary and medullary thyroid carcinoma[J]. Hormones(Athens), 2016, 15(2): 283-290.

[11] González-Sáez L, Pita-Fernández S, Lorenzo-Patiño M J, et al. Primary melanoma of the adrenal gland: a case report and review of the literature[J]. J Med Case Rep, 2011, 5: 273.

[12] Collinson F J, Lam T K, Bruijn W M J, et al. Long-term survival and occasional regression of distant melanoma metastases after adrenal metastasectomy[J]. Ann Surg Oncol, 2008, 15(6): 1741-1749.

[13] Avgerinos D V, Nazarian M, Scherr D S, et al. Primary adrenal melanoma with inferior vena caval thrombus[J]. Ann Thorac Surg, 2012, 94(6): 2108-2110.

[14] 黄钟明，李汉忠，肖河，等. 恶性黑色素瘤肾上腺转移三例[J]. 中华医学杂志, 2010, 90(16): 1123-1125.

[15] He T, Liu J J, Li Y F, et al. Left adrenal gland metastasis of breast invasive ductal carcinoma: a case report[J]. Mole Clin Oncol, 2016, 4(5): 859-862.

[16] Adam A, Engelbrecht M, van Heerden I. A fatal case of an adrenal gland melanoma with a mysterious primary lesion[J]. Int J Urol, 2010, 6: 2.

[17] Emanuel P O, Mannion M, Phelps R G. Complete regression of primary malignant melanoma[J]. Am J Dermatopathol, 2008, 30(2): 178-181.

[18] Liatsikos E N, Papathanassiou Z, Voudoukis T, et al. Case report: laparoscopic adrenalectomy in a patient with primary adrenal malignant melanoma[J]. J Endourol, 2006, 20(2): 123-126.

[19] Caulley L, Balch C M, Ross M I, et al. Management of sentinel-node metastasis in melanoma[J]. N Engl J Med, 2018, 378(1): 85-88.

[20] Eggermont A M M, Chiarion-Sileni V, Grobn J J, et al. Prolonged survival in stage Ⅲ melanoma with Ipilimumab adjuvant therapy[J]. N Engl J Med, 2016, 375(19): 1845-1855.

[21] Wolchok J D, Chiarion-Sileni V, Gonzalez R, et al. Overall survival with combined nivolumab and ipilimumab in advanced melanoma[J]. N Engl J Med, 2017, 377(14): 1345-1356.

[22] 穆伟，李娜，王皓毅. 基因编辑在T细胞治疗中的应用[J]. 生命科学, 2018, 30(9): 939-949.

[23] Cho J H, Collins J J, Wong W W. Universal chimeric antigen receptors for multiplexed and logical control of T cell responses[J]. Cell, 2018, 173(6): 1426-1438.

[24] 方敏，姜锡男，钟思文，等. 肾上腺原发性恶性黑色素瘤一例报告[J]. 中华泌尿外科杂志, 2018, 39(9): 708.

第四十二章 肾上腺原始神经外胚叶瘤

一、发病情况

1918年，Stout首次报道原始神经外胚叶瘤，1973年Hart和Earle将其定义为非特异性小圆细胞瘤伴原始神经外胚叶瘤(PNET)；1979年Askin等将来源于胸、肺部的PNET命名为Askin瘤，其是一种特殊部位的PNET。1993年版WHO中枢神经系统肿瘤的组织学分类中，首次将原始神经外胚叶瘤列入其中，并归入神经上皮源性胚胎性肿瘤之列。2000年和2007年WHO新分类将其归属于神经系统胚胎类肿瘤，组织学分级为Ⅳ级，生物学行为为高度恶性。现根据发生部位不同将原始神经外胚叶瘤分为两种类型：中枢性和外周性，起源于外周神经系统的称为外周性原始神经外胚叶瘤。原始神经外胚叶瘤多发生于躯干和四肢，尤其是椎旁区、胸壁、肢体和腹膜后，也可见于实质性脏器，如肾上腺、肾、胰、肺、纵隔、睾丸、精索、膀胱、前列腺和直肠等部位。

原始神经外胚叶瘤可发生于任何年龄，好发于青年人及青少年(平均年龄18岁)，发病高峰为15岁，罕见较高年龄和幼龄发病者。

肾上腺原始小细胞瘤(primitive small round cell tumor of the adrenal gland)起源于肾上腺髓质，是具有原始神经外胚层分化特征的高度恶性的小细胞瘤，是一种非常罕见的起源于中枢和交感神经系统以外，被认为是由神经嵴细胞分化而来的小圆细胞恶性肿瘤，其中包括肾上腺原始神经外胚叶瘤(primitive neuroectodermal tumor of the adrenal gland)。

肾上腺原始神经外胚叶瘤(图42-1)非常罕见，同属于PNET/Ewing家族性肿瘤范畴，有多向分化的潜能，高度侵袭性生长，具有独特的病理组织学和细胞基因特征。Koufopoulos N等(2019)统计英文文献发现，报道的肾上腺原始神经外胚叶瘤仅有36例，发病年龄为2～63岁，平均年龄24岁。女性稍多于男性，女性与男性之比约为1.25∶1。两侧均可发病，左侧稍多于右侧。

二、分子生物学

基因分析发现，肾上腺原始小圆细胞瘤基因突变为染色体12长臂和染色体22、t(12;22)(q13;q12)易位(图42-2)。肾上腺原始神经外胚叶瘤与肾上腺Ewing肉瘤形态结构相似，80%～90%的患者存在特异性的EWSR1-FLI1基因融合特征(图42-3)，即t(11;22)(q24;q12)特征性染色体易位形成EWS(22q12.2)-FLI1(11q24.3)融合基因，约10%病例存在t(21;22)(q22;12)易位形成EWS-ERG融合基因；少数病例可形成EWS-E1AF、EWS-ETS或EWS-FEV融合

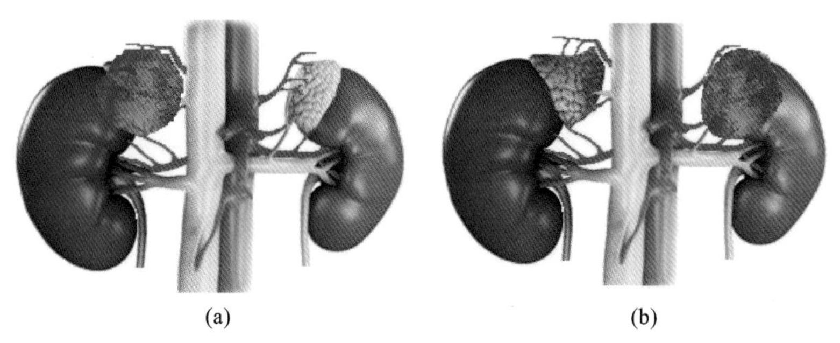

(a)　　(b)

图 42-1　肾上腺原始神经外胚叶瘤示意图

基因。肾上腺原始神经外胚叶瘤尚存在 MIC2(Xp22.33 和 Yp11.2)基因突变。

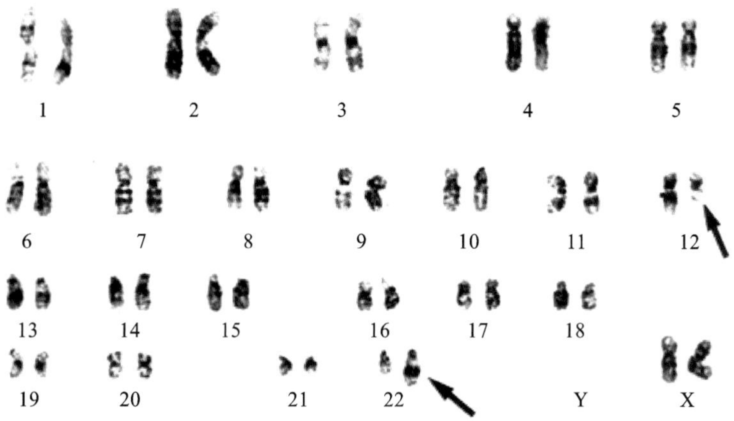

图 42-2　肾上腺原始小圆细胞瘤基因图像(Lam K Y 等,2001)

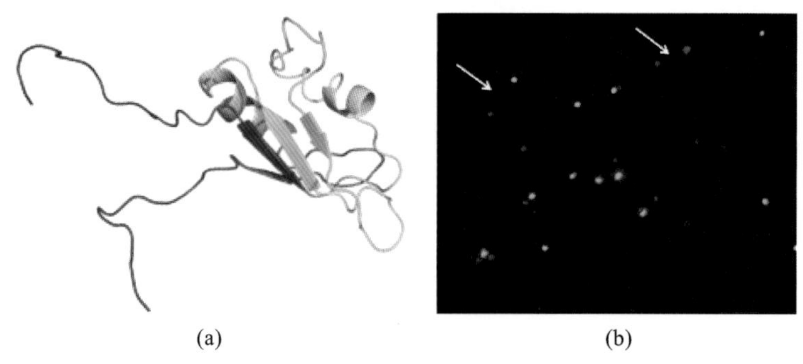

(a)　　(b)

图 42-3　肾上腺原始神经外胚叶瘤(Zhang L 等,2016)

(a)EWSR1 基因结构;(b)荧光原位杂交(FISH)检测示染色体 22q12.2 基因重排,EWSR1-FLI1 融合基因

三、病理组织学

大体外观,肾上腺原始神经外胚叶瘤直径为 3～24 cm,平均 15 cm。肿瘤呈圆形或类圆形,实性或囊实性,有包膜,肿瘤表面局部被覆肾上腺组织。切面呈灰黄色、鱼肉状,可见出血、坏死和囊性变(图 42-4)。显微镜下(图 42-5)见肿瘤细胞呈原始小圆细胞状,形态一致、细胞质少;核深染、呈圆形或类圆形,可见核分裂象;细胞呈片状或巢状排列,可见到具有特征性的由小圆细胞构成的 Homer-Wright 菊形团结构,提示肿瘤向神经分化。原始小圆细胞瘤肿瘤细胞附近可见到灶状或片状坏死、囊性变以及肿瘤细胞浸润血管,并可见血管中的肿瘤远离原发性肿瘤。电子显微镜下观察可见原始单一、相互交叉的立方形细胞,核均匀分散、偶见核仁深染,基底膜增厚;有些肿瘤细胞显示一些密集的核心颗粒变异,细胞质中含有线粒体和核糖体(图 42-6)。

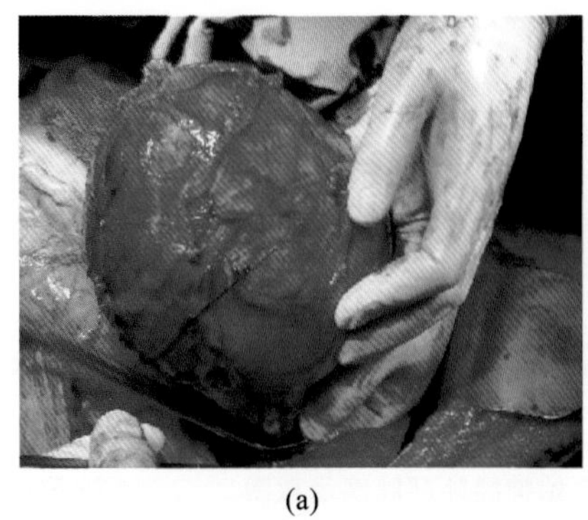

(a)

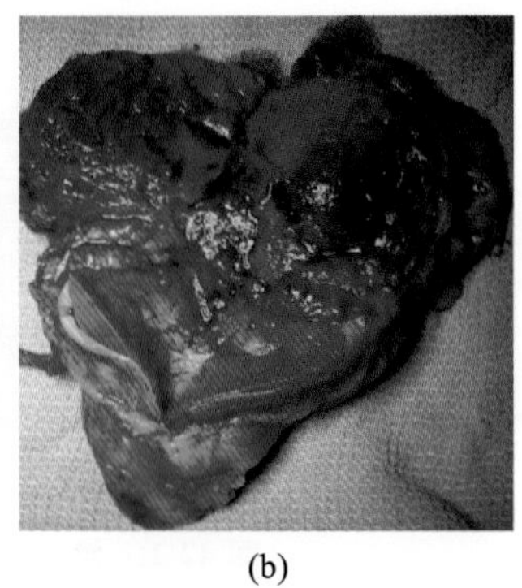

(b)

图 42-4　肾上腺原始神经外胚叶瘤手术标本和剖面(Phukan C 等,2013)

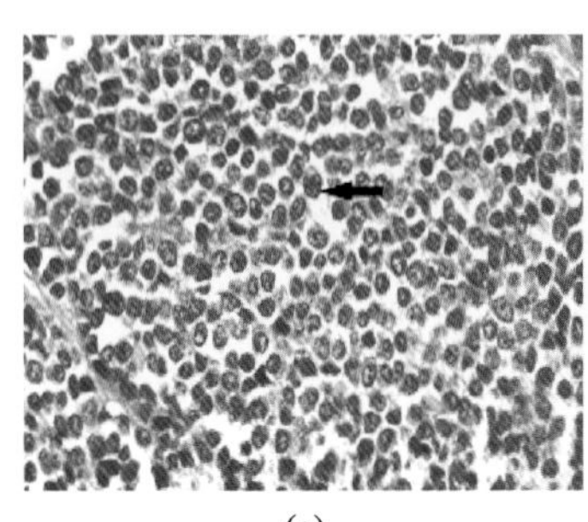

(a)

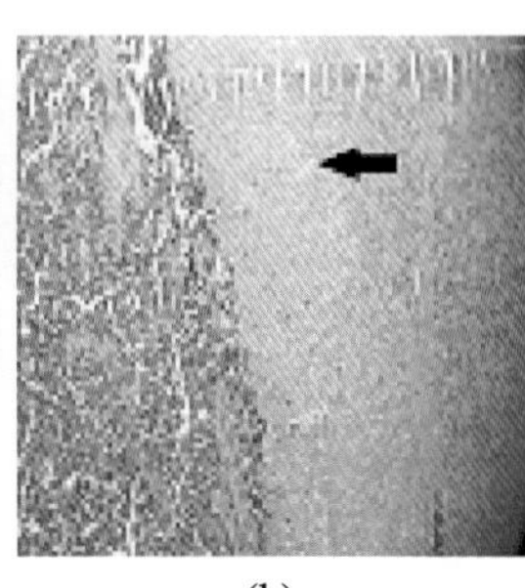

(b)

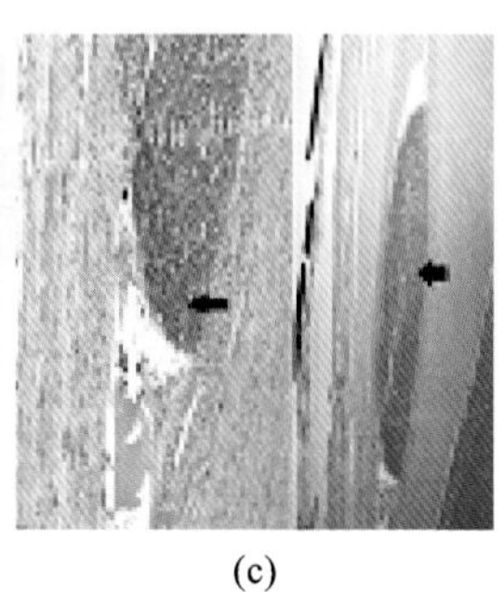

(c)

图 42-5　肾上腺原始神经外胚叶瘤组织学特征(Dutta D 等,2013)

(a)特征性 Homer-Wright 菊形团;(b)肿瘤细胞浸润血管;(c)血管中的肿瘤细胞远离原发性肿瘤

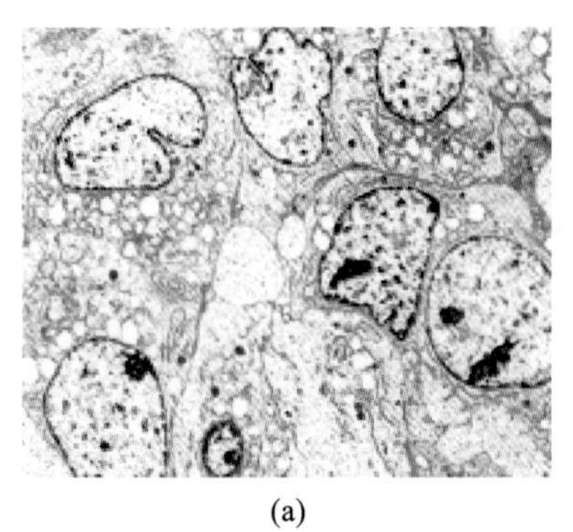

(a)

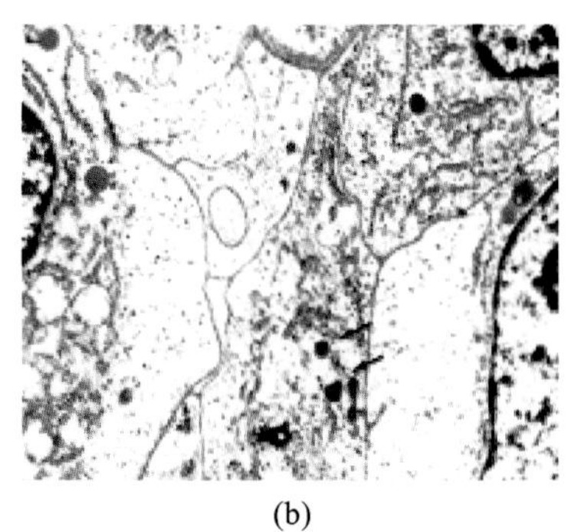

(b)

图 42-6　电子显微镜下超微结构图像(Lam K Y 等,2001)

Homer-Wright 菊形团和核心颗粒是肾上腺原始神经外胚叶瘤的特征。

常规 HE 染色切片诊断肾上腺原始神经外胚叶瘤非常困难,尤其是分化差的肿瘤;并且,很难与其他类型的小细胞肾上腺恶性肿瘤相鉴别,必须依靠免疫组织化学才能明确诊断。免疫组织化学显示 P30/32MIC2 阳性、vimentin(85.7%)、NSE(57.1%)、Syn(71.4%)、S-100(71.4%)、Ki-67(30%～90%)和 CD99(85.7%)阳性,其中 P30/32MIC2 和 CD99(MIC2 基因的产物)是诊断肾上腺原始神经外胚叶瘤较重要和可靠的指标(图 42-7),具有相对较高的特异性和敏感性(95%)。

随着分子生物学技术的发展,目前已将基因检测作为肾上腺原始神经外胚叶瘤的诊断金标准,85%～90%的病例可检测到 EWS-FLI1 和 EWS-ERG 融合基因的表达,由此从根本上解决了肾上腺原始神经外胚叶瘤的诊断问题(图 42-8)。

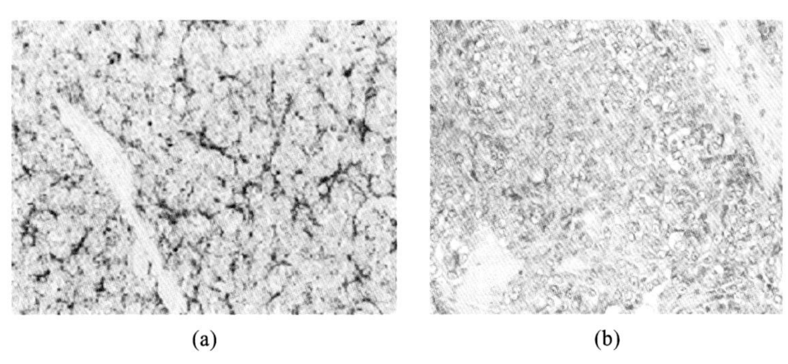

(a)　　(b)

图 42-7　肾上腺原始神经外胚叶瘤(Matsuoka Y 等,1999 和 Komatsu S 等,2006)

(a)MIC2 基因阳性,×200;(b)CD99 阳性,×200

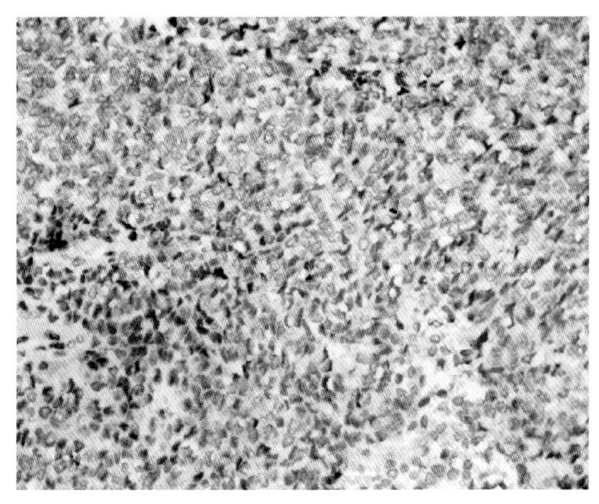

图 42-8　肾上腺原始神经外胚叶瘤:FLI1 阳性(至少 50%细胞),×40(Phukan C 等,2013)

四、临床分期

目前,肾上腺原始神经外胚叶瘤没有独立的临床分期系统。主要根据肿瘤的大小、区域淋巴结转移情况、能否完整切除或是否有肿瘤残留以及有无远处转移等情况对该类肿瘤进行临床分期,其 TNM 分期参考原发性肾上腺肉瘤样癌 TNM 分期(表 42-1、表 42-2 和图 42-9)。大部分病例为Ⅲ～Ⅳ期,其中约 1/2 为Ⅳ期(与淋巴结转移有关)。

表 42-1　肾上腺原始神经外胚叶瘤 TNM 分期

TNM 分期	具体描述
Tx	无法对原发性肿瘤做出评估
T0	未发现原发性肿瘤
T1	肿瘤直径≤5 cm,局限于肾上腺内
T2	肿瘤直径>5 cm,局限于肾上腺内
T3	无论肿瘤大小,伴有肾上腺外局部浸润,但未侵犯邻近器官*
T4	无论肿瘤大小,肿瘤侵犯邻近器官*
Nx	无法对区域淋巴结转移做出评估
N0	无区域淋巴结转移
N1	有区域淋巴结转移
Mx	无法对远处转移做出评估

续表

TNM 分期	具体描述
M0	无远处转移
M1	有远处转移

注：* 邻近器官包括肾、横膈膜、下腔静脉和肝。

表 42-2　肾上腺原始神经外胚叶瘤临床分期

临床分期	T	N	M
Ⅰ期	T1	N0	M0
Ⅱ期	T2	N0	M0
Ⅲ期	T1～2	N1	M0
	T3	N0	M0
Ⅳ期	T3	N1	M0
	T4	N0～1	M0
	T1～4	N0～1	M1

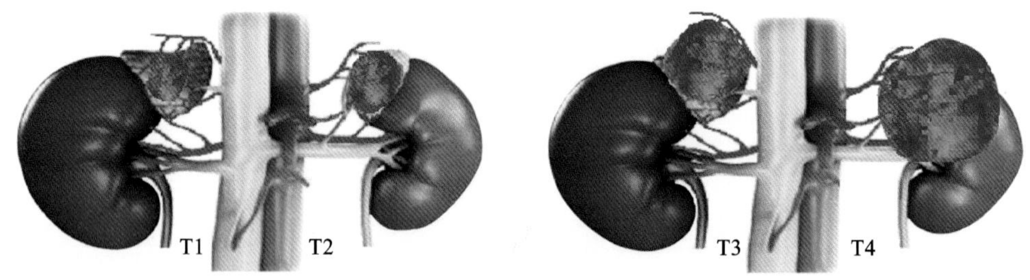

图 42-9　肾上腺原始神经外胚叶瘤 T 分期

五、临床表现和诊断

临床表现没有特异性，肿块较大时才出现症状，可有腹痛、腹围增大、腰背部饱满、扪及肿块和胃肠道症状。晚期常有贫血、发热、消瘦等症状。一般情况下，就诊时肿瘤均已较大或处于晚期，54.55%的患者存在毗邻脏器侵犯及血管侵犯。

肾上腺相关内分泌检测阴性。

该肿瘤是具有高度侵袭性的恶性肿瘤，生长迅速，可出现局部转移和远处转移（图 42-10）。转移多为局部浸润、区域淋巴结转移（42.9%），血行转移主要发生于肝、骨、肺和下腔静脉（14.3%）。

影像学检查缺乏特异性，CT、MRI 和 CTA 对于显示肿瘤的大小、范围、血供、内部结构和毗邻组织的关系有一定的价值，有助于制订治疗方案，并可评价治疗效果及预后（图 42-11 至图 42-14）。增强 CT 常表现为肿瘤不均匀强化，90%的病例伴液化和坏死，至少 54.55%的病例存在毗邻脏器侵犯及血管侵犯（包括腔静脉瘤栓）。弥散加权磁共振成像（DW-MRI）、^{123}I-MIBG 和^{18}F-FDG PET/CT 对该肿瘤的判断存在局限性，但通过高分辨率 DW-MRI 表观扩散系数图可判断肿瘤浸润深度、壁外血管侵犯与否、环周切缘情况及肿瘤位置。此外，进行临床风险度分层是肾上腺原始神经外胚叶瘤分层治疗不可或缺的一部分。^{123}I-MIBG 和^{18}F-FDG PET/CT 为肿瘤提供了一个可靠的无创检查手段，不但可用于肾上腺肿瘤诊断，还可用于良恶性疾病的鉴别诊断、局部淋巴结以及全身转移病灶的发现（图 42-15），并且，对肿瘤治疗（如放疗、化疗和靶向治疗）前后疗效监测等都有十分重要的临床价值。

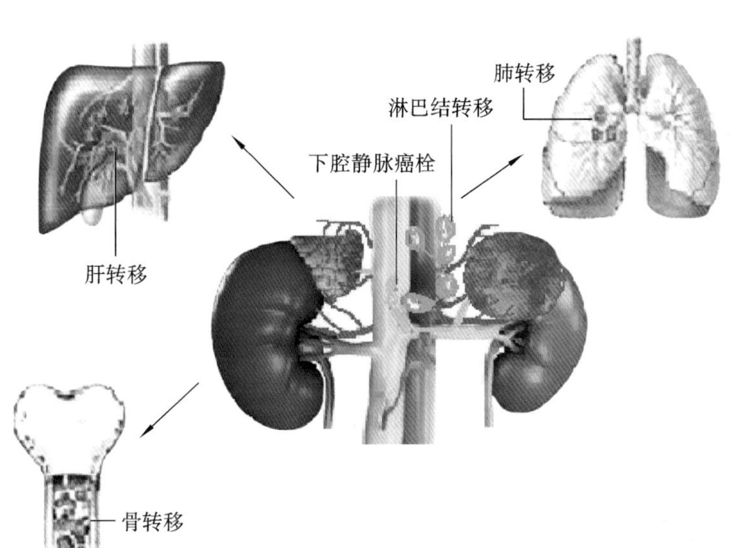

图 42-10　肾上腺原始神经外胚叶瘤转移部位示意图

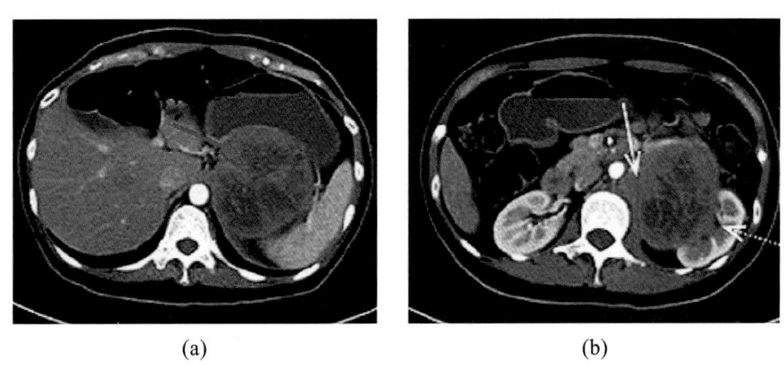

(a)　(b)

图 42-11　左侧肾上腺原始神经外胚叶瘤 CT 图像：肿瘤呈囊实性改变，增强后不均匀强化，肿瘤侵犯膈肌和左侧肾脏（Tsang Y P 等，2014）

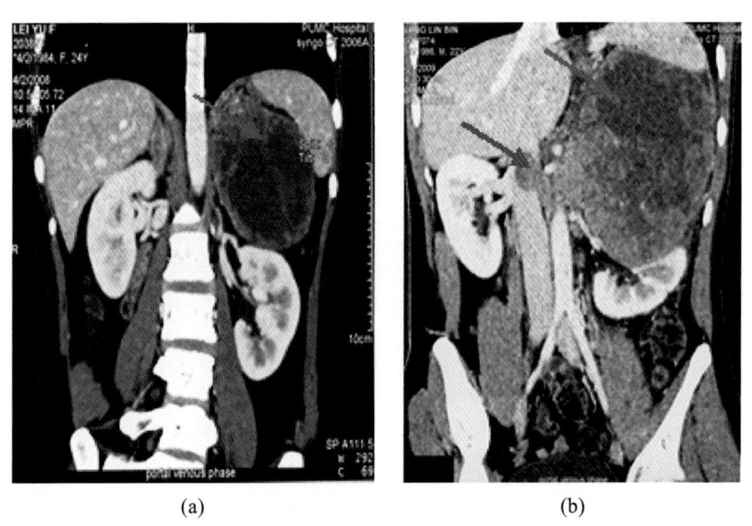

(a)　(b)

图 42-12　左侧肾上腺原始神经外胚叶瘤 CT 图像：肿瘤呈囊实性改变，可见液性坏死，增强后不均匀强化，肾静脉、下腔静脉癌栓形成（Zhang Y S 等，2010）

临床上常将本病误诊为嗜铬细胞瘤和肾上腺皮质癌，本病在病理上较难与肾上腺 Ewing 肉瘤和肾上腺神经母细胞瘤等相鉴别。此外，本病尚需与其他类型的肾上腺小圆细胞瘤相鉴

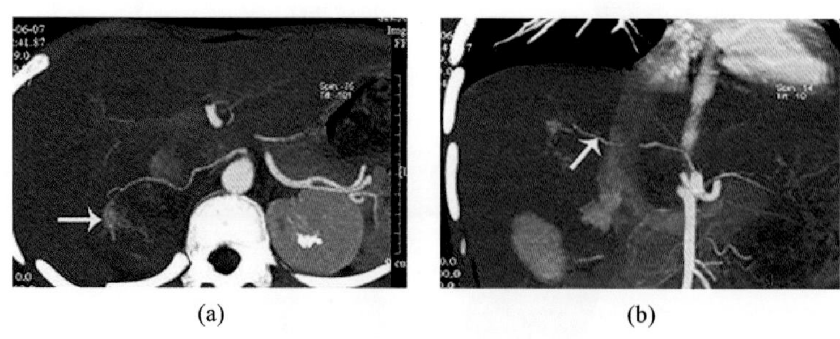

图 42-13　右侧肾上腺原始神经外胚叶瘤 CTA 图像(Zhang Y 等,2017)

(a)肿瘤新生血管;(b)肿瘤血供来自腹主动脉

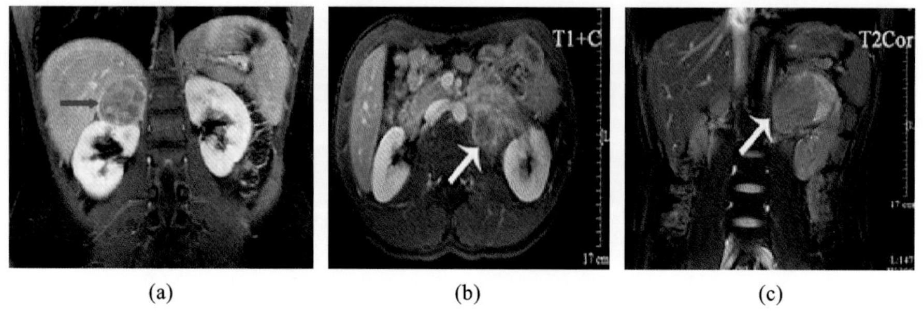

图 42-14　右侧肾上腺原始神经外胚叶瘤 MRI 图像:T1 呈等信号,T2 呈不均匀高信号,增强扫描呈花环状或蜂窝状强化(Stephenson J 等,2011 和 Zhang Y 等,2017)

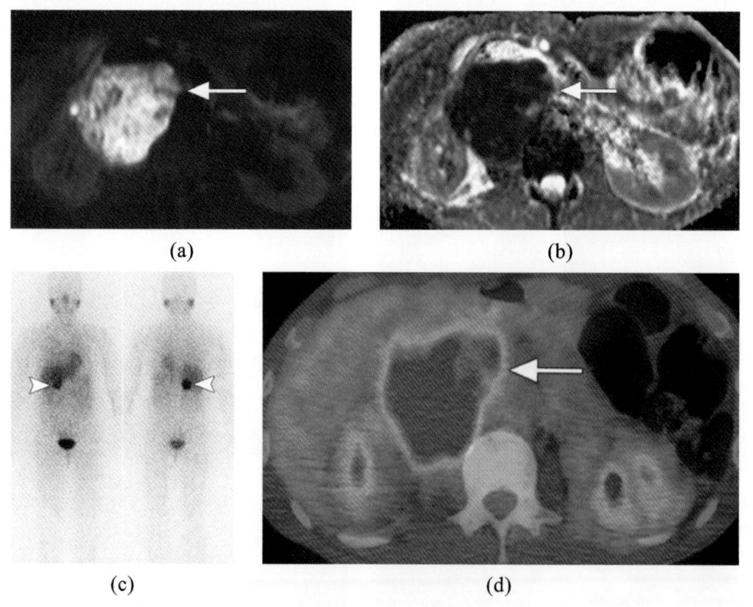

图 42-15　右侧肾上腺原始神经外胚叶瘤(Shin Y R 等,2015)

(a)DW 图像显示高信号;(b)表观扩散系数图显示局部扩散;(c)^{123}I-MIBG 显示右侧肾上腺局部高摄取;(d)^{18}F-FDG PET/CT 显示 FDG 高摄取

别,如未分化小细胞癌肾上腺转移、肾上腺小细胞神经内分泌癌、无色素的小细胞肾上腺恶性黑色素瘤、肾上腺横纹肌样瘤、小细胞非霍奇金肾上腺淋巴瘤等。术前确诊困难者,可酌情考虑行 B 超或 CT 引导下细针穿刺活检。病理组织学检查是诊断和鉴别诊断的最重要的手段,但需要结合免疫组织化学、电子显微镜以及基因检测以明确诊断。

六、治疗

合理、科学的综合治疗方案有可能提高疗效，改善预后。手术是早期局限性肾上腺原始神经外胚叶瘤的治疗方法，首选腹腔镜根治性肾上腺切除术。手术原则是尽可能切除可见病灶，包括区域淋巴结清扫术。伴下腔静脉癌栓者，宜同时行下腔静脉切开癌栓取出术；毗邻器官受侵犯者，应将受累器官一并切除。对于复发者，必要时可行二次手术。术后和晚期患者可以辅助联合化疗，一般不施行单独放疗。

目前，临床上对本病的认识仍然不足，缺乏有效的分子靶向治疗药物。分子靶向治疗药物的出现给本病治疗带来了新的希望，根据基因检测，可酌情选择相应的分子靶向药物治疗，部分病例应用贝伐单抗有效，但其疗效仍需进一步临床研究的验证，细胞免疫治疗尚有待探索。

七、预后

患者预后主要与 TNM 分期、肿瘤大小、是否发生转移以及诱导化疗后肿瘤坏死的程度有关。

原始神经外胚叶瘤对放疗、化疗不敏感，预后很差。一般认为，初诊时无转移的病例预后相对较好，复发和发生远处转移的病例预后较差。平均存活时间为 2 年，5 年生存率为 20%～30%。

肾上腺原始神经外胚叶瘤恶性程度高、进展迅速，患者就诊时已发生转移者预后较差，2 年生存率＜20%。5 年生存率较低，生存时间没有超过 5 年者。

八、随访

肾上腺原始神经外胚叶瘤侵袭性强，手术后易复发和转移，应长期密切随访。随访内容包括询问病史、体格检查和影像学检查以及 CTC 检测，酌情进行^{18}F-FDG PET/CT 检查。一般而言，治疗后第 1 年每 3 个月复查一次，第 2 年每 6 个月复查一次，之后每年复查一次。

（曾　进　董　锐）

参考文献

[1] Pirani J F, Woolums C S, Dishop M K, et al. Primitive neuroectodermal tumor of the adrenal gland[J]. J Urol, 2000, 163(6): 1855-1856.

[2] Lam K Y, Lo C Y, Shek T W, et al. Primitive small round cell tumour of the adrenal gland presenting with fever of unknown origin and t(12; 22)(q13; q12) cytogenetic finding[J]. J Clin Pathol, 2001, 54(12): 966-969.

[3] Phukan C, Nirmal T J, Kumar R M, et al. Peripheral primitive neuroectodermal tumor of the adrenal gland: a rare entity[J]. Indian J Urol, 2013, 29(4): 357-359.

[4] Tsang Y P, Lang B H, Tam S C, et al. Primitive neuroectodermal adrenal gland tumour [J]. Hong Kong Med J, 2014, 20(5): 444-446.

[5] Matsuoka Y, Fujii Y, Akashi T, et al. Primitive neuroectodermal tumour of the adrenal gland[J]. BJU Int, 1999, 83(4): 515-516.

[6] Zhang Y S, Li H Z. Primitive neuroectodermal tumors of adrenal gland[J]. Jpn J Clin Oncol, 2010, 40(8): 800-804.

[7] Komatsu S, Watanabe R, Natto M, et al. Primitive neuroectodermal tumor of the adrenal gland[J]. Int J Urol, 2006, 13(5): 606-607.

[8] Dutta D,Shivaprasad K S,Das R N,et al. Primitive neuroectodermal tumor of adrenal: clinical presentation and outcomes[J]. J Cancer Res Ther,2013,9(4):709-711.

[9] Zhang Y,Cai P,Chen M,et al. Imaging findings of adrenal primitive neuroectodermal tumors:a series of seven cases[J]. Clin Translat Oncol,2017,19(5):641-649.

[10] Sasaki T,Onishi T,Yabana T,et al. Ewing's sarcoma/primitive neuroectodermal tumor arising from the adrenal gland:a case report and literature review[J]. Tumori,2013,99(3):e104-e106.

[11] Abi-Raad R,Manetti G J,Colberg J W,et al. Ewing sarcoma/primitive neuroectodermal tumor arising in the adrenal gland[J]. Pathol Int,2013,63(5):283-286.

[12] Kim M S, Kim B, Park C S, et al. Radiologic findings of peripheral primitive neuroectodermal tumor arising in the retroperitoneum [J]. AJR, 2006, 186 (4): 1125-1132.

[13] Yoon J H,Kim H,Lee J W,et al. Ewing sarcoma/peripheral primitive neuroectodermal tumor in the adrenal gland of an adolescent:a case report and review of the literature [J]. J Pediatr Hematol Oncol,2014,36(7):e456-e459.

[14] Stephenson J,Gow K W,Meehan J,et al. Ewing sarcoma/primitive neuroectodermal tumor arising from the adrenal gland in an adolescent[J]. Pediatr Blood Cancer,2011, 57(4):691-692.

[15] Zhang L,Yao M,Hisaoka M,et al. Primary Ewing sarcoma/primitive neuroectodermal tumor in the adrenal gland[J]. APMIS,2016,124(7):624-629.

[16] Shin Y R,Kim K A. Imaging features of various adrenal neoplastic lesions on radiologic and nuclear medicine imaging[J]. AJR,2015,205(3):554-563.

[17] Guo H,Chen S Q,Liu S K,et al. Rare adrenal gland incidentaloma:an unusual Ewing's sarcoma family of tumor presentation and literature review[J]. BMC Urol,2017,17(1): 24.

[18] Soydan L,Demir A A,Sayman E,et al. Adrenal mass of unusual etiology: Ewing sarcoma in a young man[J]. Radiol Case Rep,2017,12(4):838-844.

[19] Goudarzipour K, Farahmandi F, Mohammadi A, et al. Ewing sarcoma/periphepal primitive neuroectodermal tumor in the adrenal gland of a child[J]. Iran J Kidney Dis, 2018,12(3):190-192.

[20] Koufopoulos N, Kokkali S, Manatakis D, et al. Primary peripheral neuroectodermal tumor(PNET)of the adrenal gland:a rare entity[J]. J BUON,2019,24(2):770-778.

第四十三章

肾上腺性索-间质瘤

一、定义和流行病学

性索-间质瘤(sex cord stromal tumor)是具有性索-间质分化潜力的肿瘤。根据肿瘤发生的部位,性索-间质瘤分为卵巢性索-间质瘤和卵巢外性索-间质瘤。1914 年由 Werdt 首次报道,当时命名为粒层细胞瘤(granulosa cell tumor,GCT),1972 年 Telerman 将本瘤更名为混合性生殖细胞-性索间质瘤。卵巢性索-间质瘤属于低度恶性肿瘤,占所有卵巢癌的 2%~5%,约占性索-间质瘤的 40%。性索-间质瘤多为偶然发现,美国发病率约 0.99/100000,发展中国家为(0.4~1.7)/100000。本病发生于绝经后妇女,发病年龄为 50~54 岁。

腹膜后是原发性卵巢外性索-间质瘤最少见的发生部位。原发性肾上腺性索-间质瘤(primary sex cord stromal tumor of the adrenal gland,图 43-1)非常罕见,均发生于绝经后妇女。肿瘤起源于肾上腺,常伴有性索-间质分化(sex cord-stromal differentiation)。目前,肾上腺性索-间质瘤的肿瘤组织起源尚不清楚。

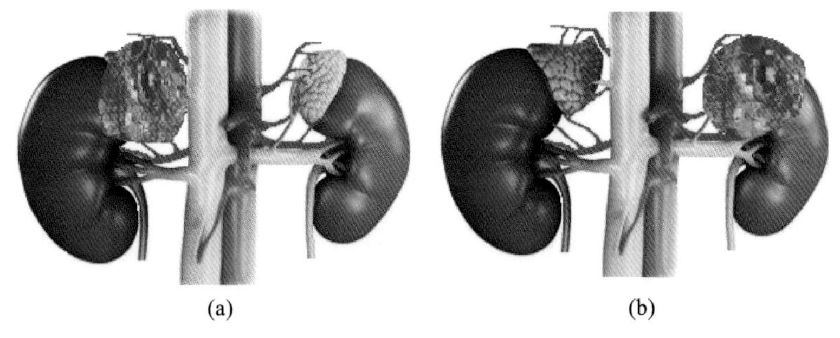

图 43-1 原发性肾上腺性索-间质瘤示意图

二、分子生物学

遗传学和分子生物学研究发现,肾上腺性索-间质瘤病例中 11 号和 17 号染色体基因异常较为常见。95%~97%成人性索-间质瘤存在独特的体细胞突变,即定位于 3q22.3 区域的 FOXL2 基因突变(图 43-2 和图 43-3),其是人类体内的"变性基因",其突变可能影响 FOXL2 的转录,从而引起先天性小眼症(blepharophimosis-ptosis-epicanthus inversus syndrome,BPES)的表型,且 FOXL2 基因检测可作为判断性索-间质瘤患者预后和肿瘤进展的标志物。研究表明,在一些没有找到突变的 BPES 家系中可能存在基因调控序列的异常。肾上腺性索-间质瘤尚存在染色体数目和结构的异常,研究发现部分病例存在 DNA 复制错误的基因缺陷,某些癌基因和抑癌基因与肿瘤的发生有密切的关系。

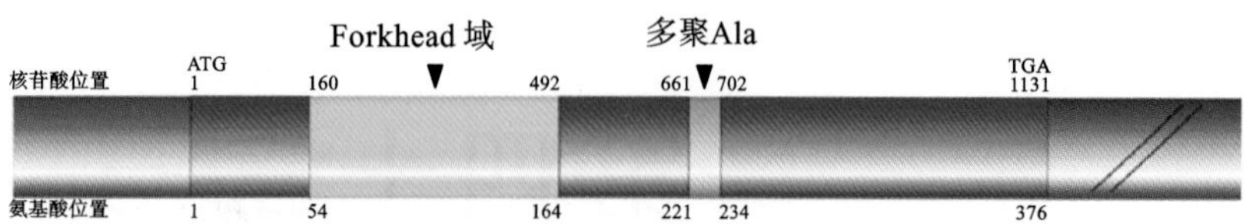

图 43-2　FOXL2 基因和蛋白质图解视图(Verdin H 等,2012)

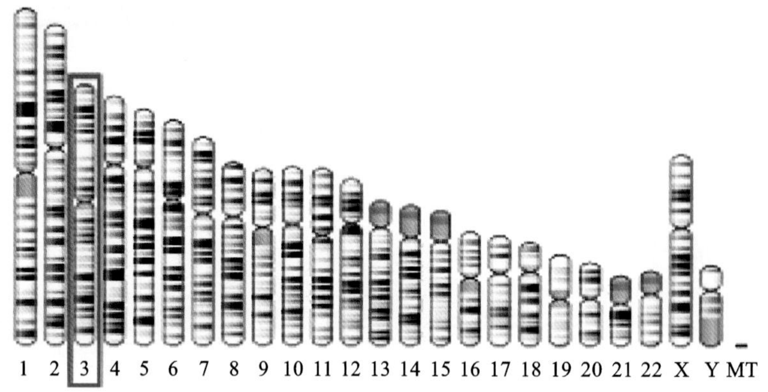

图 43-3　FOXL2 基因定位于染色体 3q22.3

三、病理组织学

原发性肾上腺性索-间质瘤根据病理组织学特征可分为三种类型:性索-间质瘤、混合性性索-间质瘤和生殖细胞-性索-间质瘤,肿瘤由粒层细胞、睾丸间质细胞(Leydig cell)、支持细胞(Sertoli cell)和成纤维细胞构成,表现为单一性成分和混合性成分。2011 年,WHO 将性索-间质瘤分为粒层细胞瘤(granulosa cell tumor)、Leydig 细胞瘤、Sertoli 细胞瘤和卵泡膜-纤维瘤组肿瘤(tumor of the thecoma-fibroma group)。2017 年,WHO 将性索-间质瘤分为粒层细胞瘤和 Leydig 细胞瘤。

大体观察,肿瘤直径可达 9 cm,肿瘤呈结节状或分叶状,包膜完整,界限清楚,较光滑,呈实性或囊实性,粒层细胞瘤偶呈囊性;切面呈浅黄色或褐色,质软,大的肿瘤局部可见局灶性出血(图 43-4)。少数病例肿瘤可完全为囊性,单房性,亦可为多房性。

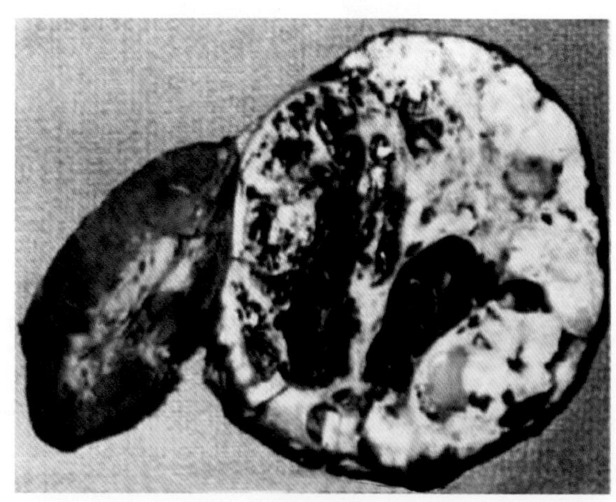

图 43-4　左侧肾上腺性索-间质瘤大体标本切面(Orselli R C 等,1973)

镜下见细胞大小较一致,呈片状、索状、小梁状和网状排列。大部分细胞为圆形,片状排列的肿瘤细胞中有微小滤泡;大多数肿瘤细胞核小或中等、染色暗淡或模糊、杂乱排列,个别细胞

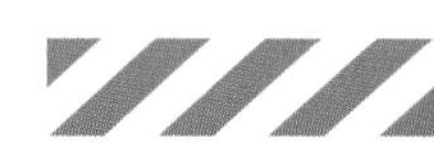

缺乏细胞质和/或细胞核。部分肿瘤细胞核膜显示有明显皱褶变形和核沟(nuclear grooves and indentation)为该肿瘤的特点，微小滤泡以小滤泡透明基底膜样物质为特征，数个微小滤泡粘连在一起组成瘤细胞巢。部分区域呈现嗜酸性玻璃样变 Call-Exner 小体(图 43-5)。此外，少数病例肾上腺 Leydig 细胞瘤的细胞质中可见 Leydig 细胞特异性 Reinke 晶体(图 43-6)。

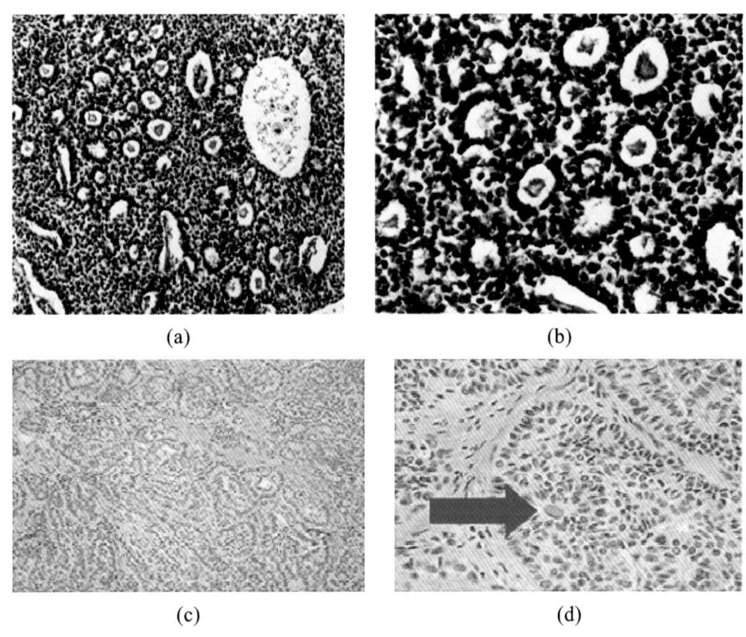

图 43-5 原发性肾上腺性索-间质瘤组织学(Orselli R C 等，1973 和 Cheng J Y 等，2015)

(a)(b)数个微小滤泡粘连在一起组成瘤细胞巢，部分区域呈现 Call-Exner 小体；(c)肿瘤细胞呈片状、索状、小梁状和网状排列；(d)可见 Call-Exner 小体

免疫组织化学：性索成分 vimentin、melan-A、CK 和 inhibin-α 强阳性(图 43-7 和图 43-8)，其中以 inhibin-α 的敏感性及特异性较高。

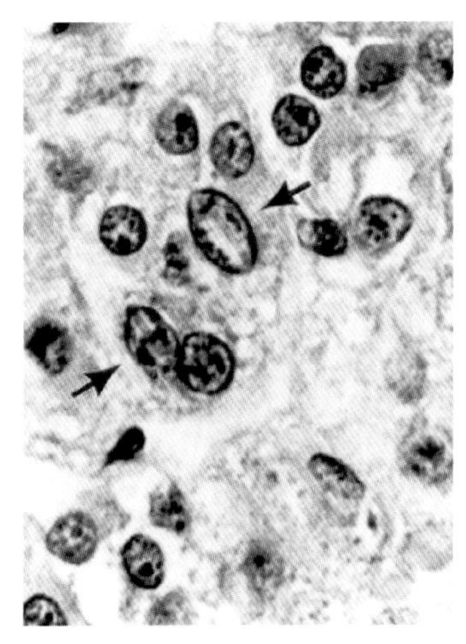

图 43-6 肾上腺 Leydig 细胞瘤：特异性 Reinke 晶体，×1000(Pollock W J 等，1986)

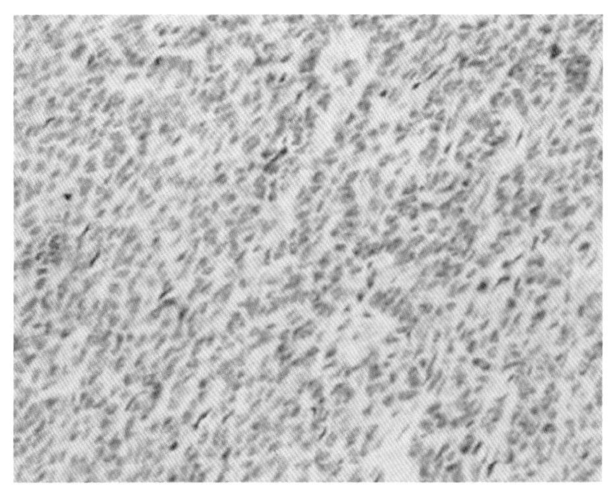

图 43-7 原发性腹膜后卵巢外粒层细胞瘤：melan-A 阳性(Neeli S I 等，2010)

四、TNM 分期

目前，原发性肾上腺性索-间质瘤没有独立的 TNM 分期，可参考 UICC 制定的肾上腺皮质肿瘤 TNM 分期系统(图 43-9、表 43-1 和表 43-2)。区域淋巴结为肾门淋巴结、主动脉旁淋巴结

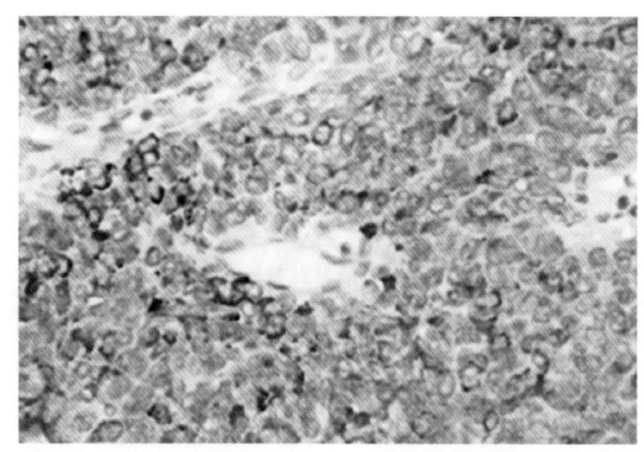

图 43-8　原发性腹膜后粒层细胞瘤:inhibin-α 强阳性,×400(Vasu P P 等,2016)

和下腔静脉旁淋巴结。单侧或双侧肾上腺性索-间质瘤不影响 N 分期。

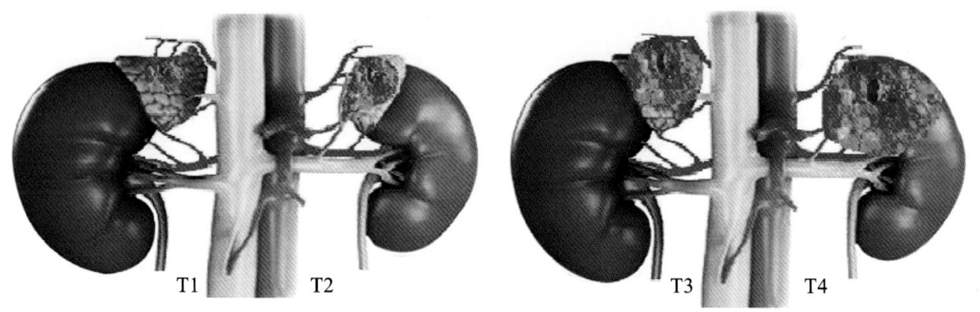

图 43-9　肾上腺性索-间质瘤 T 分期

表 43-1　肾上腺性索-间质瘤 TNM 分期

TNM 分期	具体描述
Tx	无法对原发性肿瘤做出评估
T0	未发现原发性肿瘤
T1	肿瘤直径≤5 cm,局限于肾上腺内
T2	肿瘤直径>5 cm,局限于肾上腺内
T3	无论肿瘤大小,伴有肾上腺外局部浸润,但未侵犯邻近器官*
T4	无论肿瘤大小,肿瘤侵犯邻近器官*
Nx	无法对区域淋巴结转移做出评估
N0	无区域淋巴结转移
N1	有区域淋巴结转移
Mx	无法对远处转移做出评估
M0	无远处转移
M1	有远处转移

注:* 邻近器官包括肾、横膈膜、下腔静脉和肝。

表 43-2　肾上腺性索-间质瘤临床分期

临床分期	T	N	M
Ⅰ期	T1	N0	M0
Ⅱ期	T2	N0	M0

续表

临床分期	T	N	M
Ⅲ期	T1～2	N1	M0
	T3	N0	M0
Ⅳ期	T3	N1	M0
	T4	N0～1	M0
	T1～4	N0～1	M1

五、临床表现和诊断

临床上无特殊症状，多于影像学检查时偶然发现，肿瘤较大时可出现腰腹部肿块。肾上腺Leydig细胞瘤可出现男性化征象，血清睾酮水平升高和尿17-酮水平正常或轻度升高。女性表现为停经、多毛、乳房萎缩、阴蒂肥大及声音嘶哑。肾上腺粒层细胞瘤可有不规则子宫出血或顽固性高血压。

该瘤具有潜在的浸润性，就诊时约10%患者发生远处转移。

B超、MRI和CT仅能显示肾上腺区占位性病变，但无特异性(图43-10)。MIBG显示高摄取(图43-11)。诊断有疑问时，可酌情进行B超或CT引导下细针穿刺活检，最终确定诊断需依赖术后病理和免疫组织化学检查，诊断必须排除原发性卵巢肿瘤。

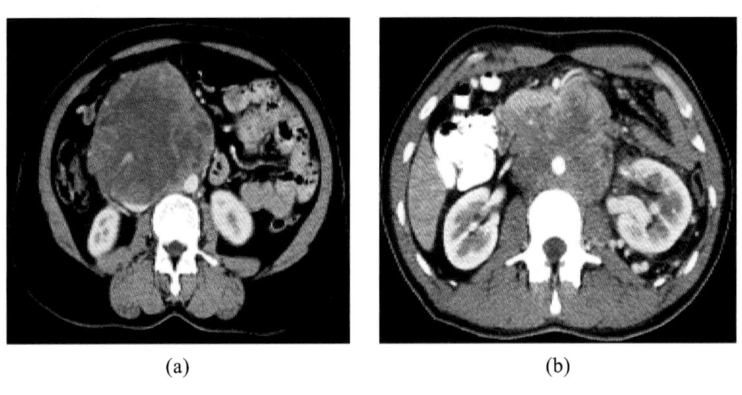

(a) (b)

图43-10 肾上腺性索-间质瘤CT图像

(a)右侧肾上腺肿块，大小约20 cm×15 cm，下腔静脉受到推移；(b)左侧肾上腺区实性、不均匀肿块，大小约11.0 cm×8.0 cm×12 cm

六、治疗

以手术治疗为主，首选腹腔镜肾上腺肿瘤根治性切除术，酌情行开放性手术，同时行区域淋巴结清扫术。毗邻器官受侵犯者应将受累器官一并切除，术后应辅助化疗或分子靶向治疗。肿瘤难以切除或发生远处转移患者，选择性应用化疗、免疫治疗或分子靶向治疗等综合性治疗措施，以延长患者的生存时间。

七、预后

由于原发性肾上腺性索-间质瘤极其罕见，所以各种成分对患者预后的影响较难确定。但预后与肿瘤分期、分级有关，术后无瘤生存率约为90%。肿瘤较大、核分裂象较多、瘤细胞具有异型性者预后较差。

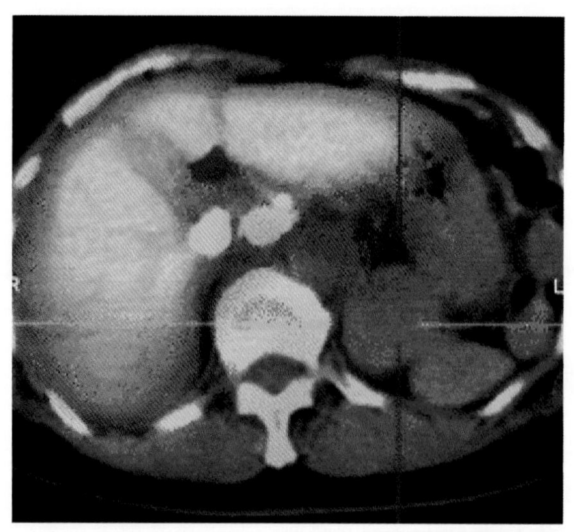

图 43-11　左侧原发性肾上腺性索-间质瘤 MIBG 图像：肿瘤大小约 4.3 cm×3.2 cm，边界清晰（Cheng J Y 等，2015）

八、随访

应长期密切随访。一般情况下，治疗后第 1 年每 2～3 个月复查一次；第 2 年每 6 个月复查一次，之后每年复查一次。随访内容包括询问病史、体格检查和影像学检查以及 CTC 检测，酌情进行^{18}F-FDG PET/CT 检查。

（曾　进　潘　炜）

参考文献

[1] Körner M, Waser B, Reubi J C. High expression of neuropeptide Y receptors in tumors of the human adrenal gland and extra-adrenal paraganglia[J]. Clin Cancer Res, 2004, 10(24): 8426-8433.

[2] Lam A K. Update on adrenal tumours in 2017 World Health Organization (WHO) of endocrine tumours[J]. Endocr Pathol, 2017, 28(3): 213-227.

[3] Vasiloff J, Chideckel E W, Boyd C B, et al. Testosterone-secreting adrenal adenoma containing crystalloids characteristic of Leydig cells[J]. Am J Med, 1985, 79(6): 772-776.

[4] Shah S P, Köbel M, Senz J, et al. Mutation of FOXL2 in granulosa-cell tumors of the ovary[J]. N Engl J Med, 2009, 360(26): 2719-2729.

[5] Verdin H, De Baere E. FOXL2 impairment in human disease[J]. Horm Res Paediatr, 2012, 77(1): 2-11.

[6] 莱斯利·索宾，玛丽·高斯伯德罗维兹，克里斯坦·维特金德. 恶性肿瘤 TNM 分期(第 7 版)[M]. 周清华，孙燕，译. 天津：天津科技翻译出版公司，2012.

[7] Hameed A, Coleman R L. Fine-needle aspiration cytology of primary granulosa cell tumor of the adrenal gland: a case report[J]. Diagn Cytopathol, 2000, 22(2): 107-109.

[8] Cheng J Y, Gill A J, Kumar S K. Granulosa cell tumour of the adrenal[J]. Pathology, 2015, 47(5): 487-489.

[9] Pollock W J, McConnell C F, Hilton C, et al. Virilizing Leydig cell adenoma of adrenal gland[J]. Am J Surg Pathol, 1986, 10(11): 816-822.

[10] Hilton C W, Pollock W J. Virilization due to a Leydig cell adrenal adenoma[J]. South Med J, 1988, 81(7): 924-925.

[11] Orselli R C, Bassler T J. Theca granulosa cell tumor arising in adrenal[J]. Cancer, 1973, 31(2): 474-477.

[12] Gelfand I M, Haddad N G. Gonadal and adrenal tumors[M]// Pescovitz O H, Walvoord E C. When Puberty is precocious. Contemporary endocrinology. Clifton: Humana Press, 2007.

[13] Stikkelbroeck N M, Otten B J, Pasic A, et al. High prevalence of testicular adrenal rest tumors, impaired spermatogenesis, and Leydig cell failure in adolescent and adult males with congenital adrenal hyperplasia[J]. J Clin Endocrinol Metab, 2001, 86(12): 5721-5728.

[14] Marino F E, Risbridger G, Gold E. The inhibin/activin signalling pathway in human gonadal and adrenal cancers[J]. Mol Hum Repord, 2014, 20(12): 1223-1237.

[15] Kim S H, Park H J, Linton J A, et al. Extraovarian granulosa cell tumor[J]. Yonsei Med J, 2001, 42(3): 360-363.

[16] Paul P C, Chakraborty J, Chakrabarti S, et al. Extraovarian granulosa cell tumor[J]. Indian J Pathol Microbiol, 2009, 52(2): 231-233.

[17] Vasu P P, Leelamma J P, Mohammed B A, et al. Primary granulose cell tumor of retroperitoneal origin: a rare presentation with emphasis on cytomorphology[J]. J Cytol, 2016, 33(1): 52-54.

[18] Sakkas E G, Bucella D, De Wind A R, et al. Atypical presentation and localization of granulosa cell tumor-a case report and review of literature[J]. Open J Obstet Gynecol, 2012, 2(2): 161-163.

第四十四章

肾上腺生殖细胞肿瘤

一、发病情况

依据肿瘤的组织来源，生殖细胞肿瘤可分为以下几类：①畸胎瘤：主要有成熟畸胎瘤(mature teratoma)和未成熟畸胎瘤(immature teratoma)。②卵黄囊瘤(yolk sac tumor)。③精原细胞瘤。④其他：包括胚胎癌、绒毛膜上皮癌、胚细胞瘤、性腺母细胞瘤(gonadoblastoma)等。生殖细胞肿瘤除了可以原发于卵巢和睾丸外，还可以发生在性腺外，且多位于中线附近，如松果体、骶尾椎、纵隔、腹膜后等部位。2017 年 Nair V G 等报道，原发性性腺外生殖细胞肿瘤占所有生殖细胞肿瘤的 1%～5%；腹膜后是最少见的发生部位，约占性腺外生殖细胞肿瘤的 4%，以畸胎瘤常见。

原发性肾上腺畸胎瘤(primary adrenal teratoma)是罕见的生殖细胞来源肿瘤(图 44-1)，约占所有原发性腹膜后畸胎瘤的 4%，占所有肾上腺肿瘤的 0.13%。肾上腺恶性畸胎瘤极其罕见，国内外均仅见个案报道。肾上腺畸胎瘤中 90%是良性成熟畸胎瘤，但有潜在恶变的倾向，恶变率为 3%～6%，且多于密切随访中影像学检查时意外发现。文献报道，原发性肾上腺畸胎瘤的恶变倾向随年龄增长而呈上升趋势。Sato F 等(2010)报道，儿童肾上腺畸胎瘤恶变率为 6.8%，成人肾上腺畸胎瘤恶变率高达 25.8%。2016 年，Chen L 等报道 1 例肾上腺混合性生殖细胞肿瘤由未分化胚细胞瘤和胚胎癌组成。肾上腺卵黄囊瘤和精原细胞瘤极其罕见。

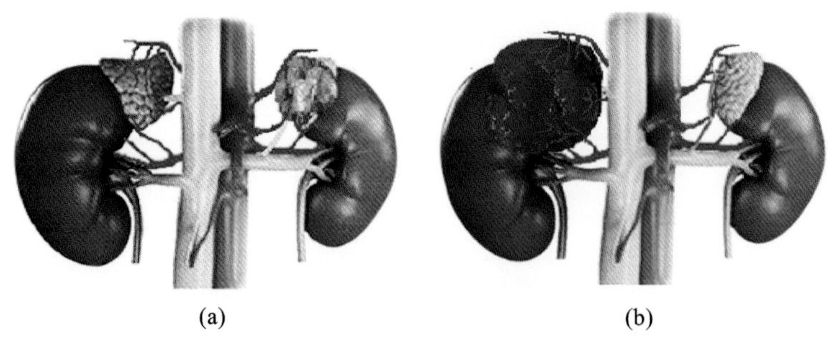

(a) (b)

图 44-1 左侧原发性肾上腺畸胎瘤示意图

(a)肾上腺良性畸胎瘤；(b)肾上腺恶性畸胎瘤

两侧肾上腺均可发生畸胎瘤，大多数为单侧，左侧约占 66.67%，右侧约占 33.33%。2018 年 Zhou L 等统计文献发现，本病发病年龄为 16～61 岁，多见于青少年，平均年龄为 33.06 岁。文献报道，60 岁以上罕见，仅报道 3 例，发病年龄为 61～62 岁，均发生于左侧。男女均可发生，女性发病率明显高于男性，16 岁以上的病例中女性发病率约占 72.22%。婴幼儿和儿童罕见，发病年龄为 0～8 岁。

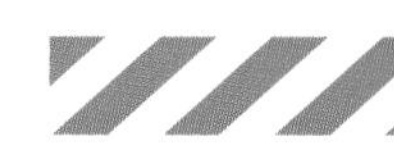

二、病因

畸胎瘤起源于生殖细胞，源于性腺或原始胚胎残留的全能细胞。在人体胚胎发育过程中，有一种具有多向发展潜力的多能细胞。正常情况下，此多能细胞发展和分化成各胚层的成熟细胞。如果在胚胎不同时期，某些多能细胞从整体上分离或脱落下来，细胞基因发生突变，分化异常，则可发生胚胎异常错位。一般情况下，此种分离或脱落若发生于胚胎早期（第4周至第6周），则形成畸胎；若发生于胚胎后期，则形成具有内胚层、中胚层和外胚层三个胚层的异常分化组织衍生物所导致的异位性肿瘤，其中以外胚层最多，内胚层最少。Kuo E J 等（2017）报道，小儿畸胎瘤存在罕见的等臂染色体（isochromosome）12p 异常或其他的 12p 扩增。

三、病理组织学

根据肿瘤分化的程度，肾上腺畸胎瘤分为两种类型：①成熟畸胎瘤，其生物学特征为良性，由已分化的组织构成，81.3%为囊性；②未成熟畸胎瘤，即恶性畸胎瘤，指在分化成熟的组织中含有分化不成熟的胚胎组织，多为神经胶质或神经管样结构，其生物学特征为恶性，呈浸润性生长。

大体外观，肿瘤大小不一，为囊性、实性或囊实性，直径一般为 2.4～22.5 cm，平均直径约 9.0 cm，直径最大者达 38 cm；肿瘤呈圆形或卵圆形，包膜完整，边缘清楚，易与肾上腺组织分离。切面呈灰褐色、灰白色或黄红色，可见多个囊腔（图 44-2），囊腔内可见黏冻样分泌物，局部区域呈实性，可见钙化；个别成熟畸胎瘤病例完全呈囊性（图 44-3）。肿瘤内皮肤、毛发、牙齿、脑、神经为其主要内容物，其次为脂肪及软骨等，周围有少量肾上腺组织。镜下见肿瘤由鳞状上皮及角化物、纤毛、柱状上皮及小黏液腺平滑肌组织、脂肪组织、脉络膜、神经、脑组织、血管及纤维组成，可混合有成熟和不成熟神经胶质组织（图 44-4）。肿瘤壁由纤维结缔组织构成，部分囊壁外侧有正常肾上腺组织，大囊内衬上皮几乎全部脱落，内衬厚层异物性肉芽组织；小囊内衬复鳞状上皮，并见毛囊及大量皮脂腺，囊壁外纤维脂肪组织中有淋巴细胞浸润。

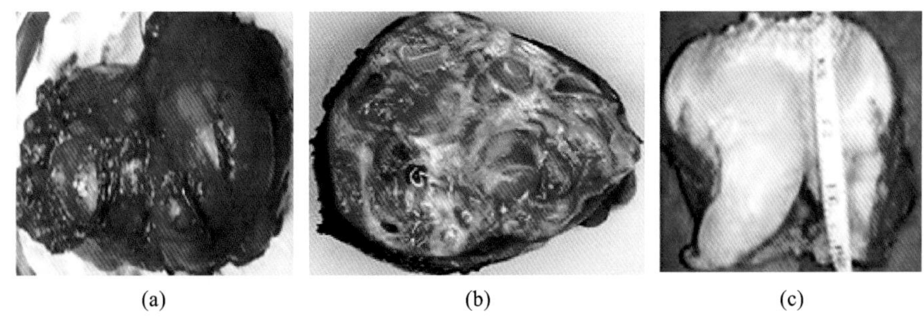

(a)　　(b)　　(c)

图 44-2　左侧肾上腺畸胎瘤手术切除标本和剖面（Li H P 等，2015，Bhatti A 等，2013 和 Ratkal J M 等，2015）

(a)肿瘤大小约 6.0 cm×7.0 cm×11 cm，囊实性；(b)肿瘤大小约 9.0 cm×9.0 cm×10 cm，囊实性，可见多个囊腔；(c)肿瘤大小约 10 cm×5.0 cm×6.0 cm，实性，局部可见钙化

四、临床表现和诊断

此肿瘤一般无功能性，肿瘤小、生长缓慢，无典型的临床症状和体征，大多数于影像学检查时偶然发现。肿瘤较大时压迫毗邻器官或者合并感染，可出现腰背痛或腹痛（63.6%）；若肿瘤破裂，则可引起急腹症。

所有患者均应检测血清甲胎蛋白（AFP）和人绒毛膜促性腺激素（HCG）水平，这对诊断和预后判断有指导作用。临床上并非所有肾上腺畸胎瘤患者 AFP 及 HCG 水平均升高，只有当

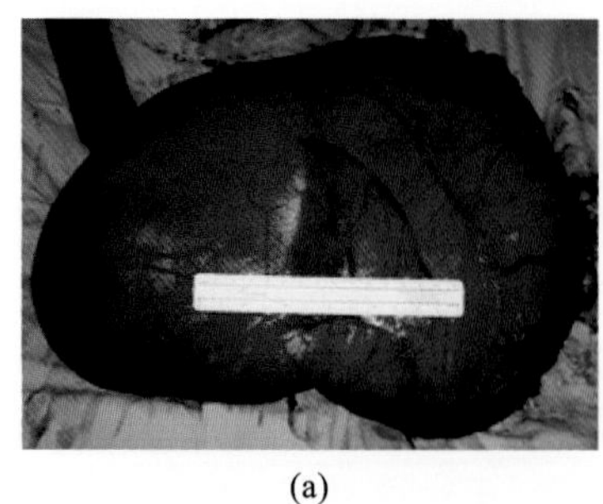

(a)

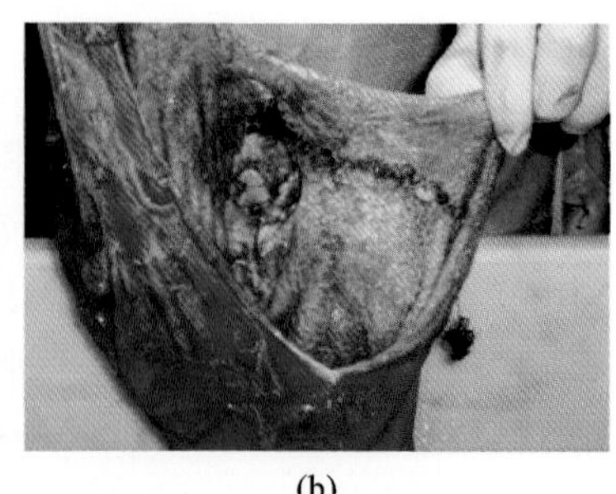

(b)

图 44-3　巨大右侧肾上腺畸胎瘤手术切除标本和剖面，肿瘤完全呈囊性，大小约 38 cm×30 cm×30 cm(Polo J L 等，2004)

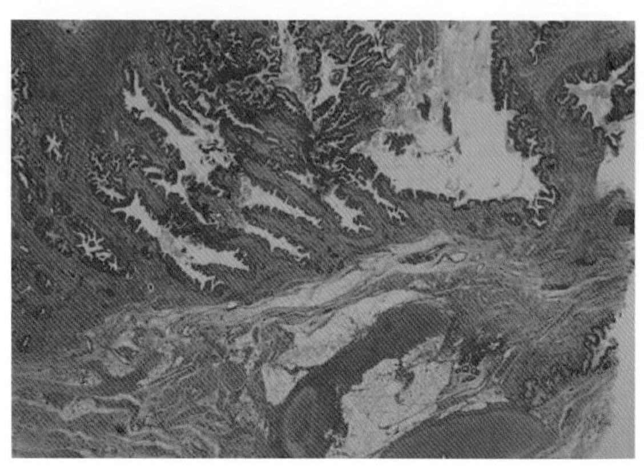

图 44-4　肾上腺畸胎瘤组织学特征(Ciftci I 等，2013)

平滑肌、软骨、脂肪结构，混合有成熟和不成熟神经胶质组织，显示腺状结构壁，HE 染色，×100

畸胎瘤中含卵黄囊瘤、胚胎癌或绒毛膜癌成分时上述指标才升高。AFP 及 HCG 阳性常提示畸胎瘤为恶性，恶性畸胎瘤中 92%的患者 AFP 水平增高；而良性畸胎瘤中也有 4%的患者有 AFP 水平异常，良性畸胎瘤中 AFP 水平增高者术后复发率明显增高。

影像学检查：能客观地反映肿瘤的位置、形状和毗邻关系，但不能定性。

腹部平片显示肾上腺区钙化骨化成分(62%)，呈蛋壳样，约有 1/2 的病例可显示富有特征性的骨或牙齿结构；肾上腺恶性畸胎瘤患者中，75%可显示钙化灶。静脉尿路造影(IVU)显示患侧肾脏上极受压移位(图 44-5)，但对肾上腺畸胎瘤定性诊断价值不大。

B 超、CT 和 MRI 能客观地反映肿瘤的位置、形状和毗邻关系，其定位准确率分别为 91.6%、96.9%和 92.9%。

B 超显示肾上腺区圆形或类圆形肿块，为实性、囊实性和混杂信号，包膜完整、增厚，边界清晰，内部回声不均匀，可见分隔、强光团、不规则回声暗区等，多无明显血流信号，难以对肿瘤性质进行定性(图 44-6)。

CT 则表现为以水样密度、脂肪密度或实性密度为主的混合密度肿块，边界清晰、含有脂肪成分的肿块是成熟畸胎瘤的特征。钙化是肾上腺畸胎瘤的特征性 CT 表现(72.7%～75%)，多表现为斑点、弧形或蛋壳样钙化。增强扫描示实质部分轻度强化，肿块包膜及分隔强化明显，囊性部分无强化(图 44-7 和图 44-8)。改变体位扫描时，肿瘤内容物可随重力而改变位置，根据此特点有助于做出诊断。但当病变仅表现为囊性而无脂肪或钙化组织特征时，CT 表现可无特殊性。63.6%的患者肿瘤呈结节状伴囊性变，增强后肿瘤实质部分或包膜及分隔轻度强化或明显强化，但囊性部分无强化。若囊肿破裂，则更难确认，容易误诊。当肿瘤定位于肾上腺，密度不均匀且伴有脂肪和钙化灶时，应考虑肾上腺畸胎瘤的可能。

MRI 可准确定位，在评估肿瘤与周围脏器的解剖关系，判断有无局部肿瘤扩散，判断肿瘤

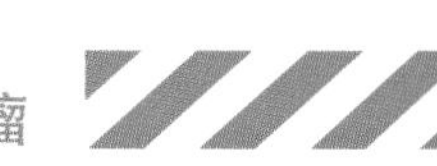

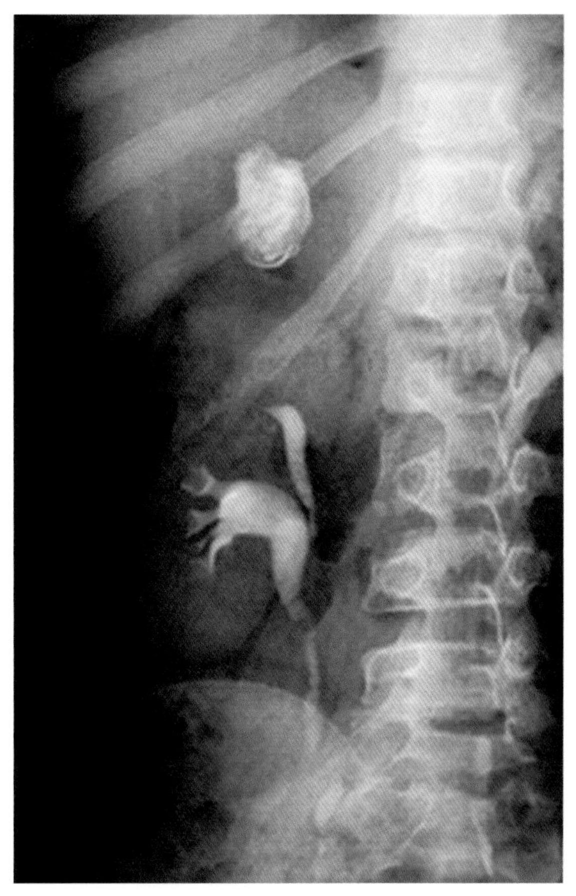

图 44-5　右侧肾上腺畸胎瘤 IVU 图像(Castillo O A 等,2006)

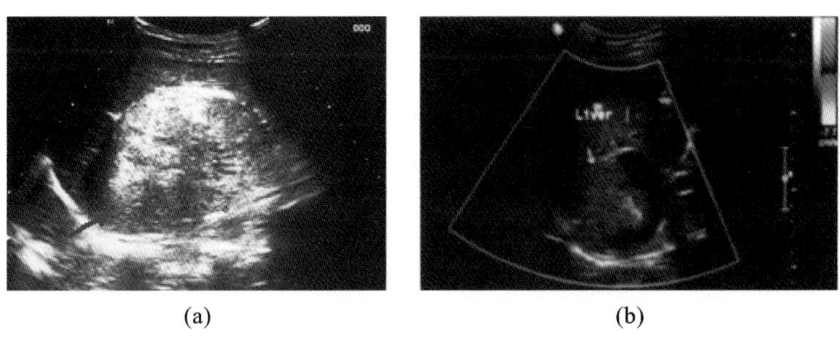

(a)　(b)

图 44-6　肾上腺畸胎瘤 B 超图像(Li S Q 等,2015 和王文刚等,2012)

(a)左侧肾上腺囊实性肿瘤;(b)右侧肾上腺囊实性肿瘤,大小约 7.1 cm×7.2 cm,内未见明显血流信号

的良恶性及分级,分辨脂肪、液体、软组织等成分方面更具优势。MRI 可显示肾上腺区肿块实性或囊性成分,不均匀钙化,并可表现为以脂肪信号为主的混杂信号(图 44-9)。T1WI 显示低信号,T2WI 显示明显高信号,囊壁较厚。较大的肿瘤可见毗邻脏器推移征象(图 44-10)。

肾上腺畸胎瘤少见,术前常被误诊为其他肾上腺肿瘤。本病应与肾上腺皮质癌、肾上腺髓性脂肪瘤、肾上腺脂肪瘤、肾上腺血管平滑肌脂肪瘤和腹膜后畸胎瘤相鉴别。对于肾上腺成熟畸胎瘤,通过 B 超、CT 和 MRI 检查一般不难诊断,诊断有疑问者,可酌情行 B 超或 CT 引导下细针穿刺活检,病理检查是确诊的根本依据,诊断时必须排除原发性睾丸生殖细胞肿瘤。

肾上腺混合性生殖细胞肿瘤和恶性畸胎瘤进展较迅速,最主要的转移途径是淋巴结转移,早期即可发生潜在的淋巴结转移,肿瘤细胞侵入淋巴管随淋巴引流到达局部淋巴结。Chen L 等(2016)报道 1 例 59 岁女性右侧肾上腺混合性生殖细胞肿瘤患者,术后 3 个月发现右锁骨上

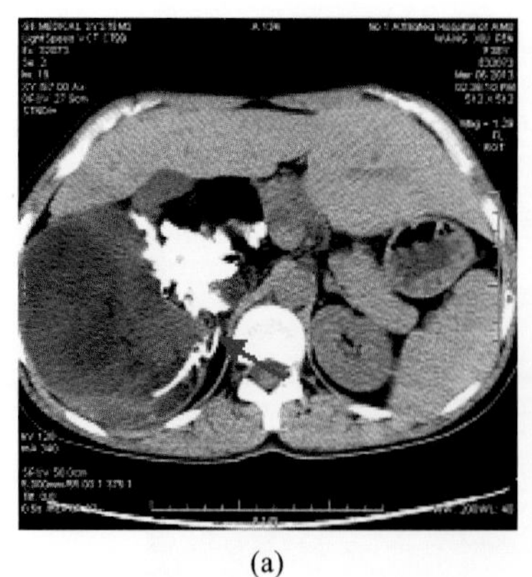
(a)

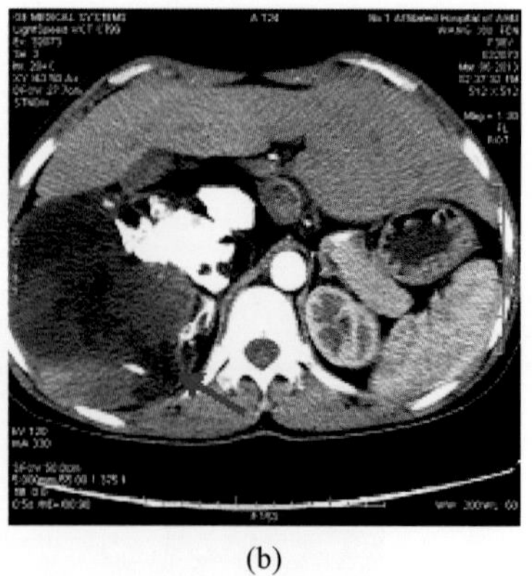
(b)

图 44-7　右侧肾上腺畸胎瘤(Tang D D 等,2014)

CT 显示肿瘤包膜完整,囊性肿瘤位于右侧肝叶和右肾之间,钙化和脂肪混合性密度,肿瘤部分强化,肝和右肾明显受压推移

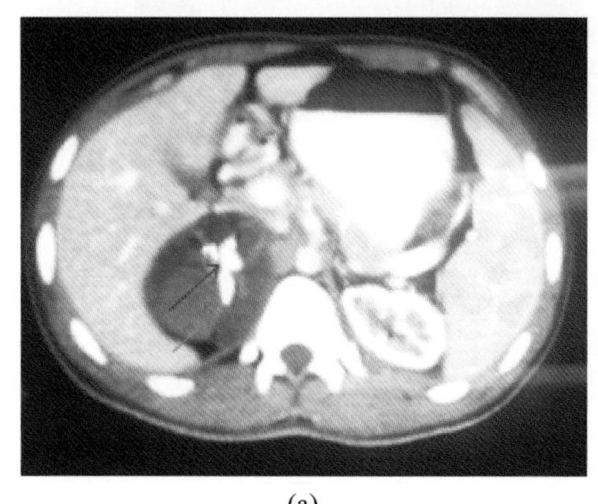
(a)

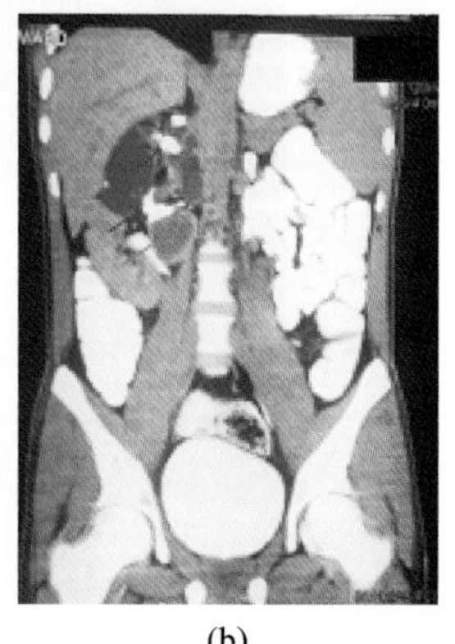
(b)

图 44-8　右侧肾上腺畸胎瘤(Nadeem M 等,2015)

CT 显示囊性肿块实性成分和钙化

(a)轴向面;(b)冠状面

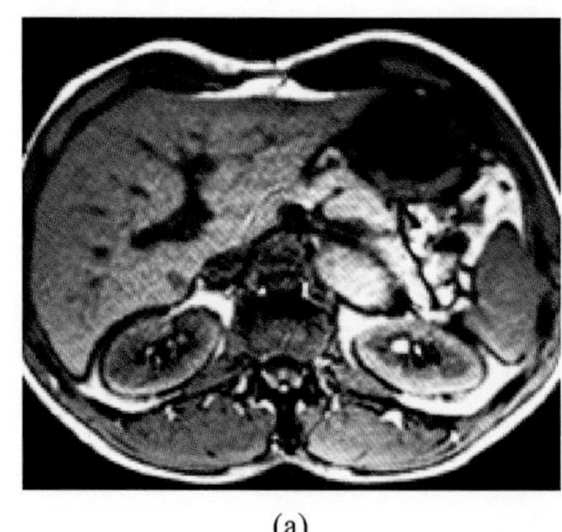
(a)

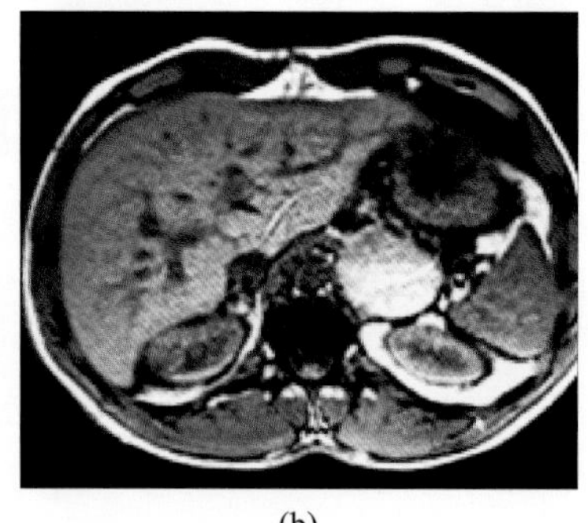
(b)

图 44-9　左侧肾上腺畸胎瘤 MRI 图像(Okulu E 等,2014)

肿瘤大小约 8 cm×7 cm×6 cm,呈实性和囊性

淋巴结转移,胸部 CT 显示右侧胸腔积液及纵隔淋巴结和肺门淋巴结转移,于术后 6 个月死亡(图 44-11)。

五、治疗

目前,对于肾上腺畸胎瘤,尚无标准的治疗指南,唯一有效的治疗方法是手术彻底切除肿

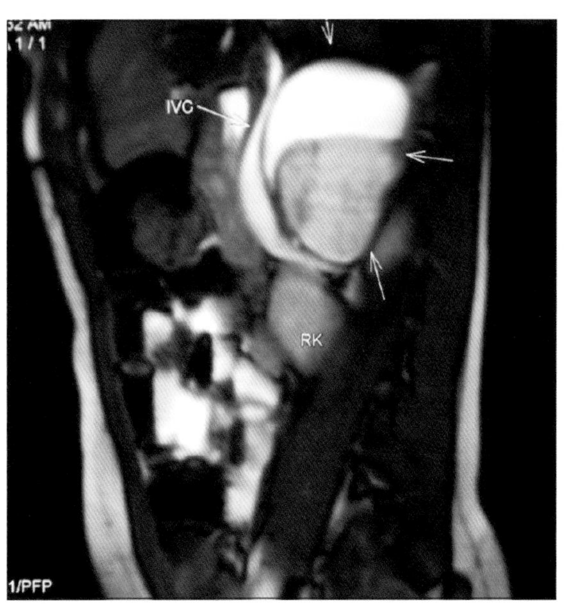

图 44-10　右侧肾上腺畸胎瘤(Narla S L 等,2016)

MRI 显示右侧肾上腺囊性肿块,推移下腔静脉,增强后无强化

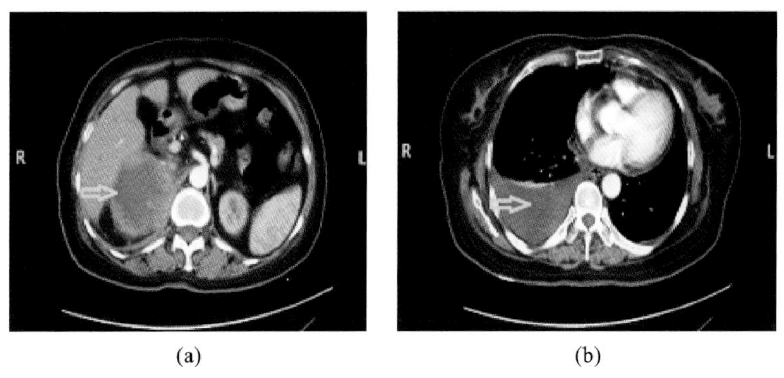

(a)　　　　(b)

图 44-11　右侧肾上腺混合性生殖细胞肿瘤(Chen L 等,2016)

(a)CT 显示肿瘤中心坏死,周围实质不均匀强化;(b)右侧胸腔积液

瘤。应根据具体情况尽早手术,首选腹腔镜肾上腺肿瘤切除术,巨大肿瘤酌情选择开放性手术,手术要点是完整切除肿瘤(图 44-12)。肾上腺恶性畸胎瘤和肾上腺混合性生殖细胞肿瘤,由于肿瘤包膜与周围组织关系密切常难以分离,除切除肿瘤外应同时切除受累的毗邻脏器,并同时行区域淋巴结清扫术。肾上腺恶性畸胎瘤和肾上腺混合性生殖细胞肿瘤术后需辅以化疗或酌情选择相应的分子靶向治疗。

六、预后

肾上腺畸胎瘤手术切除后预后良好。肿瘤完整切除者,5 年生存率达 100%。一般情况下,成熟畸胎瘤手术切除预后良好,未成熟畸胎瘤术后易复发。肾上腺恶性畸胎瘤和肾上腺混合性生殖细胞肿瘤预后较差。肾上腺良性畸胎瘤术后复发率为 12.3%,复发性肾上腺畸胎瘤中 71%为恶性,复发后仍应接受手术治疗。

七、随访

术后应密切终身随访,尤其是在肾上腺混合性生殖细胞肿瘤或恶性畸胎瘤患者经过有效的治疗后,规律的定期复查有助于早期发现肿瘤复发或延迟转移。随访内容包括体格检查、影像

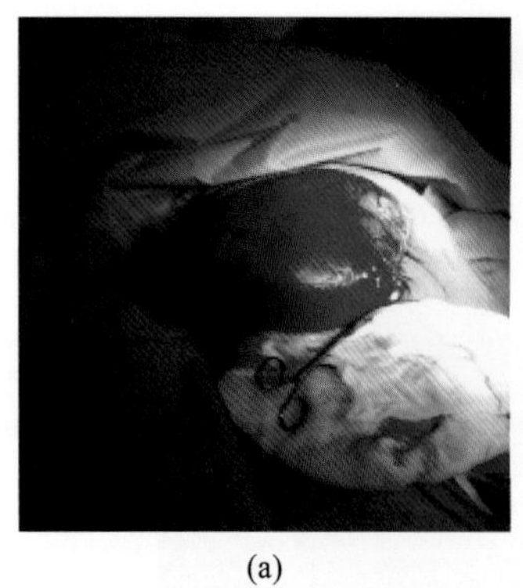
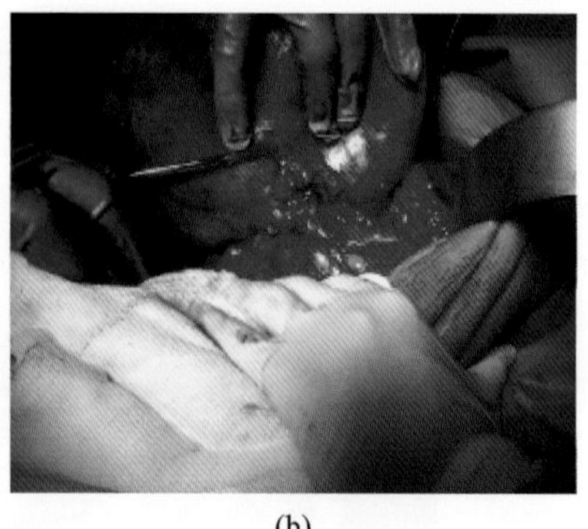

(a) (b)

图 44-12 左侧肾上腺畸胎瘤开放性手术和切除标本，肿瘤大小约 23 cm×20 cm ×12 cm(Sasi W 等，2014)

学检查以及肿瘤标志物(AFP、HCG)的测定(表 44-1)。

表 44-1 肾上腺生殖细胞肿瘤的随访方案

检查项目	检查时间间隔/月		
	1～2 年	3～5 年	6～10 年
全身体格检查 实验室检查：血常规、肾功能、AFP 测定、HCG 测定以及 CTC 检测 胸部 X 线检查 腹部 B 超检查	3	6	12
腹部 CT(B 超检查不能确定时)	3	6	12
^{18}F-PDG PET/CT，仅限于肾上腺恶性畸胎瘤或混合性生殖细胞肿瘤(腹部 CT 检查疑有转移时)	3	12	12

(曾 进 潘 炜)

参考文献

[1] Nair V G，Kiran H S，Shanthala P R. Pure primary extragonadal retroperitoneal yolk sac tumour in a young child：a case report[J]. J Clin Diagn Res，2017，11(5)：ED9-ED11.

[2] Zhou L，Pan X，He T，et al. Primary adrenal teratoma：a case series and review of the literature[J]. Mol Clin Oncol，2018，9(4)：437-442.

[3] Chen L，Fang L，Liu Z Q，et al. Giant adrenal germ cell tumour in a 59-year-old woman [J]. Can Urol Assoc J，2016，10(5-6)：E201-E203.

[4] Polo J L，Villarejo P J，Molina M，et al. Giant mature cystic teratoma of the adrenal region[J]. AJR，2004，183(3)：837-838.

[5] James J，Dhillon G S，Blewett C J，et al. A large adrenal teratoma in a neonate[J]. Am Surg，2009，75(4)：347-349.

[6] Gatcombe H G，Assikis V，Kooby D，et al. Primary retroperitoneal teratomas：a review of the literature[J]. J Surg Oncol，2004，86(2)：107-113.

[7] Rais-Bahrami S，Varkarakis I M，Lujan G，et al. Primary retroperitoneal teratoma

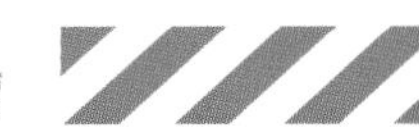

presenting as an adrenal tumor in an adult[J]. Urology,2007,69(1):185. e1-e2.

[8] Sato F,Mimata H,Mori K. Primary retroperitoneal mature cystic teratoma presenting as an adrenal tumor in an adult[J]. Int J Urol,2010,17(9):817.

[9] Misiak P,Piskorz L,Jabłoński S,et al. Isolated retroperitoneal mixed germ cell tumours presenting as acute abdomen-case report[J]. Contemp Oncol(Pozn),2013,17(1):94-96.

[10] Ciftci I,Cihan T,Koksal Y,et al. Giant mature adrenal cystic teratoma in an infant[J]. Acta Inform Med,2013,21(2):140-141.

[11] Khong P L,Lam K Y,Ooi C G C,et al. Mature teratomas of the adrenal gland:imaging features[J]. Abdom Imaging,2002,27(3):347-350.

[12] Tang D D,Zhang X S,Hao Z Y,et al. A giant primary retroperitoneal mature cystic teratoma in right adrenal region in a 39-year-old female[J]. Int J Clin Exp Med,2014,7(6):1611-1613.

[13] Li S Q,Li H Z,Ji Z G,et al. Primary adrenal teratoma:clinical characteristics and retroperitoneal laparoscopic resection in five adults[J]. Oncol Lett,2015,10(5):2865-2870.

[14] 王文刚,杨翠英,张彤迪.肾上腺畸胎瘤超声表现1例[J].中华超声影像学杂志,2012,21(11):981.

[15] Bhatti A,Al-Hindi H,Azzam A,et al. Mature(benign)cystic retroperitoneal teratoma involving the left adrenal gland in a 22-year-old male:a case report and literature review [J]. Case Rep Oncol Med,2013,2013:610280.

[16] Bedri S,Erfanian K,Schwaitzberg S,et al. Mature cystic teratoma involving adrenal gland[J]. Endocr Pathol,2002,13(1):59-64.

[17] Williams B H,Yantis L D,Craig S L,et al. Adrenal teratoma in four domestic ferrets (mustela putorius furo)[J]. Vet Pathol,2001,38(3):328-331.

[18] Nadeem M,Ather M H,Sulaiman M N,et al. "Looks can be deceiving": adrenal teratoma causing diagnostic difficulty[J]. Case Rep Urol,2015,2015:232591.

[19] Taori K,Rathod J,Deshmukh A,et al. Primary extragonadal retroperitoneal teratoma in an adult[J]. Br J Radiol,2006,79(946):e120-e122.

[20] Gershenson D M,Del Junco G,Copeland L J,et al. Mixed germ cell tumors of the ovary [J]. Obstet Gynecol,1984,64(2):200-206.

[21] Pectasides D,Aravantinos G,Visvikis A,et al. Platinum-based chemotherapy of primary extragonadal germ cell tumours:the Hellenic Cooperative Oncology Group experience [J]. Oncology,1999,57(1):1-9.

[22] Frazier A L,Hale J P,Rodriguez-Galindo C,et al. Revised risk classification for pediatric extracranial germ cell tumours based on 25 years of clinical trial data from the United Kingdom and United States[J]. J Clin Oncol,2015,33(2):195-201.

[23] Deb M,Mohanty S,Ananthamurthy A,et al. Atypical extragonadal germ cell tumors [J]. J Indian Assoc Pediatr Surg,2012,17(1):9-15.

[24] Pawar N P,Mahajan S V,Chaudhari R A,et al. Extragonadal GCT:a rare case report of sacrococcygeal pure yolk sac tumor[J]. Indian J Pathol Microbiol,2013,56(3):329-331.

[25] Okulu E,Ener K,Aldemir M,et al. Primary mature cystic teratoma mimicking an adrenal mass in an adult male Patient[J]. Korean J Urol,2014,55(2):148-151.

[26] Castillo O A,Vitagliano G,Villeta M,et al. Laparoscopic resection of adrenal teratoma

[J]. JSLS,2006,10(4):522-524.

[27] Niu M,Liu A L,Zhao Y,et al. Malignant transformation of a mature teratoma of the adrenal gland:a rare case report and literature review[J]. Medicine(Baltimore),2017,96(45):e8333.

[28] Li H P,Zhao T,Wei Q,et al. Laparoscopic resection of a huge mature cystic teratoma of the right adrenal gland through retroperitoneal approach:a case report and literature review[J]. World J Surg Oncol,2015,13:318.

[29] Kataoka M,Fukushima H,Nakanishi Y,et al. Retroperitoneal teratoma in an adult:a potential pitfall in the differential diagnosis of adrenal myelolipoma[J]. Case Rep Urol,2016,2016:5141769.

[30] McMillan A,Horwich A. Malignant teratoma presenting with an adrenal mass[J]. Clin Radiol,1987,38(3):327-328.

[31] Narla S L,Jacob S,Kurian A,et al. Primary mature cystic teratoma with carcinoid mimicking an adrenal tumor:report of a rare association and review of literature[J]. Indian J Pathol Microbiol,2016,59(2):200-202.

[32] Giordano R,Giraudo G,Forno D,et al. A case of primary retroperitoneal teratoma presenting as an adrenal incidentaloma[J]. J Endocrinol Invest,2011,34(8):645-646.

[33] Sasi W,Ricchetti G A,Parvanta L,et al. Giant mature primary retroperitoneal teratoma in a young aduit:report of a rare case and literature review[J]. Case Rep Surg,2014,2014:930538.

[34] Kuo E J,Sisk A E,Yang Z M,et al. Adrenal teratoma:a case series and review of the literature[J]. Endocr Pathol,2017,28(2):152-158.

第四十五章 妊娠合并肾上腺肿瘤

一、发病情况

相对于其他肾上腺性疾病，文献报道的妊娠期间发生或发现的肾上腺肿瘤，即妊娠合并肾上腺肿瘤(adrenal tumor in pregnancy)病例并不多见，这种情况不难理解。妊娠期是女性特殊生理时期。由于妊娠期间不同时期孕妇生理或病理状态的改变，如妊娠本身可能引起孕妇出现体重增加、躯体肿胀、高血压、头痛、全身乏力等表现，这些变化或多或少会掩盖肾上腺病变的临床表现，且孕妇不能接受CT等重要检查项目，故妊娠合并肾上腺肿瘤更具有隐蔽性。因此，在妊娠期间识别罕见的、有功能性的肾上腺肿瘤比较困难。

妊娠期间发生的肾上腺肿瘤有三种情况：①妊娠前很清楚地知道没有肾上腺疾病，而在妊娠期间发生的肾上腺肿瘤；②妊娠前就存在，但在妊娠期间才发现的肾上腺占位；③妊娠前已经诊断有肾上腺疾病并进行了治疗，但妊娠期间问题仍存在。妊娠期间发现的肾上腺肿瘤中最常见的是嗜铬细胞瘤，其在足月孕女中的患病率为1/54000～1/50000，妊娠期间发现的其他肾上腺肿瘤更为少见，如肾上腺腺瘤、肾上腺腺癌等。为了增加疾病的检出率，需要警惕妊娠期间也有患肾上腺肿瘤的可能，并加强检查，特别是针对有功能性(激素分泌活性)的肾上腺肿瘤(图45-1)。

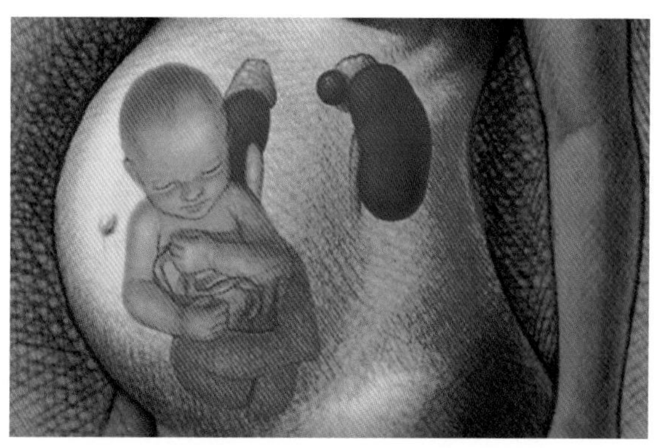

图45-1　妊娠合并左侧肾上腺肿瘤示意图(Linos D等，2005)

二、妊娠合并嗜铬细胞瘤

嗜铬细胞瘤为分泌儿茶酚胺的内分泌肿瘤，起源于一侧或双侧的肾上腺髓质、交感神经节或其他部位的嗜铬组织。典型表现是高血压，常伴有阵发性出汗、头痛、心悸等表现。高血压患者中有0.1%～0.6%为嗜铬细胞瘤引起，但由于缺乏特异性的临床症状及体征，即使由非常有临床经验的医生进行诊断也非常困难。在妊娠期间发生嗜铬细胞瘤非常少见，发生率约为0.007%。目前报道的妊娠合并嗜铬细胞瘤早期诊断常被延误或错过，主要原因是妊娠高血压或子痫、先兆子痫比嗜铬细胞瘤更为常见，嗜铬细胞瘤容易被忽视，但其也会严重影响孕产妇及胎儿生命安全，如果不能确诊，孕产妇及胎儿的死亡率高达50%左右；相反，若早期诊断并进行积极治疗，孕产妇和胎儿的死亡率可分别低于5%和低于15%。

（一）病理生理

研究表明，女性妊娠期雌激素达到最高水平可能会作为起始因素诱导肾上腺肿瘤发生或增长。与一般人群相似，大多数妊娠合并嗜铬细胞瘤为散发性和单侧，10%为恶性、双侧或家族性（多发性内分泌肿瘤Ⅱ型、希佩尔-林道（von Hippel-Lindau）病和神经纤维瘤病）。

1. 妊娠期儿茶酚胺的作用 作为血管活性物质的儿茶酚胺（肾上腺素及去甲肾上腺素）执行许多心血管系统生理功能，生理情况下分泌的儿茶酚胺量对生命活动是有益的，但过量分泌可能会打破心血管系统生理功能的动态平衡并危害机体器官功能。作为激素及神经递质，其血浆浓度反映了整个机体交感肾上腺髓质的功能。交感肾上腺系统兴奋性不同，则血浆儿茶酚胺的浓度不同，进而出现不同的临床表现。

正常健康孕妇血及尿中儿茶酚胺浓度正常或轻微升高，即使在先兆子痫孕妇血中，儿茶酚胺浓度也仅有轻微升高。母体儿茶酚胺几乎不能通过胎盘屏障，即使在嗜铬细胞瘤孕妇的胎儿脐带血中，儿茶酚胺浓度也低于母亲循环血液的10%。去甲肾上腺素通过胎盘细胞转运使儿茶酚胺类物质在细胞内被摄取，胎盘作为一个保护屏障，其细胞本身含有单胺氧化酶和儿茶酚胺-O-甲基转移酶等儿茶酚胺代谢酶，过多的儿茶酚胺将通过胎盘被灭活。胎儿自身儿茶酚胺基础分泌率很高，有利于胎儿顺利通过产道，但因其本身对儿茶酚胺的清除率也高，所以循环血液中浓度非常低。

2. 妊娠期儿茶酚胺升高对胎儿及母亲的影响 嗜铬细胞瘤分泌大量儿茶酚胺，使患者全身小血管痉挛、血压升高、心率增快、心律失常，妊娠可加重上述变化，使患者出现严重的高血压甚至高血压危象。儿茶酚胺升高对孕妇的主要影响为严重而持续的高血压及潜在心血管疾病。心血管疾病风险包括以下内容：与血压有关的高血压危象、晕厥及休克；与心脏有关的冠心病、心肌病及心律失常；与中枢神经系统有关的脑血管意外，还有肺水肿、主动脉夹层、原因不明的围产期心肌病等。妊娠期间由于用力活动、腹部触诊、分娩、麻醉及使用镇痛药等，引起致命性高血压危象、休克、心律失常、心力衰竭及心肌梗死等危急情况时，孕产妇死亡率可高达50%，及时诊断并给予正确的治疗可使孕产妇死亡率低于5%。

虽然母体儿茶酚胺几乎不能通过胎盘屏障，但大量儿茶酚胺可使子宫胎盘的血管产生强烈收缩，导致胎盘缺血、胎盘早剥和胎儿宫内发育迟缓、胎儿宫内缺氧，最终导致胎儿死亡率增高。

（二）临床表现

妊娠合并嗜铬细胞瘤临床表现多样，与非妊娠患者相似，高血压为其突出表现，由于症状易与妊娠相关高血压混淆，临床上容易被忽视。妊娠子宫可压迫肿瘤，孕妇在仰卧位时更容易发生高血压，导致反常的仰卧高血压，在正常体位或坐位，血压可以正常。无症状的嗜铬细胞瘤可能在妊娠时出现症状，原因包括腹压升高、妊娠子宫的机械作用、子宫收缩、肿瘤出血、分娩时的压力，甚至剧烈的胎儿运动。

大多数患者无阵发性高血压、头痛、出汗、心悸等典型嗜铬细胞瘤症状，即使有上述症状也比非妊娠患者轻；绝大多数患者在分娩前有症状，与妊娠有关的恶心、高血压等症状及体征与嗜铬细胞瘤症状及体征相似，容易忽视肿瘤的诊断；一部分有症状者在晚期可发生与心肺衰竭相关的急性高血压危象；也有部分患者未能及时确诊，而是在尸检时才被发现。

对妊娠期间有高血压表现者应进行详细的病史询问及体格检查，部分嗜铬细胞瘤具有遗传性，因此应该详细询问家族史。有下列症状和体征者应高度怀疑嗜铬细胞瘤：①阵发性高血压；②妊娠高血压一般在妊娠20周后迅速发展并加重，常伴踝部水肿、蛋白尿及尿酸升高，而嗜铬

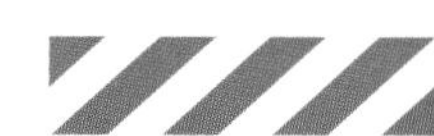

细胞瘤在任何阶段均可加重，不伴上述表现；③妊娠高血压时出现不明原因的体位性低血压；④有咖啡牛奶斑(café-au-lait-spot)、皮肤色斑及皮肤纤维瘤。

（三）诊断

早期诊断和适当治疗有助于大多数妊娠合并肾上腺肿瘤患者和胎儿存活，未确诊的嗜铬细胞瘤孕妇死亡率为17%～48%。当在产前期诊断出肿瘤时，产妇死亡率为2%～4%；产时或分娩后诊断出肿瘤时，产妇死亡率为14%～25%；分娩前诊断出肿瘤时，胎儿死亡率为11%～15%。在延迟诊断中，胎儿死亡率达到惊人的26%～54%。妊娠合并嗜铬细胞瘤早期诊断最关键的是首诊的产科医生对妊娠高血压的准确识别，对于怀疑嗜铬细胞瘤的高血压患者，应到内分泌科排除或确诊，一旦确诊，应立即给予合理治疗以保障孕产妇及胎儿安全。

1. 定性诊断 明确有儿茶酚胺或其代谢产物水平增高。

病史及体征提示有患嗜铬细胞瘤可能的患者，应立即开始血或尿儿茶酚胺或其代谢产物的化学检查以明确或排除诊断。除了发生嗜铬细胞瘤危象等紧急情况外，化学检查前应停止应用任何降压药物、有荧光反应的物质及三环类抗抑郁药以排除药物干扰，同时避免精神紧张、过度刺激等影响而出现假阳性结果。

虽然女性的身体在妊娠期发生了许多生物化学变化，妊娠导致部分激素水平升高，但大多数激素水平与未妊娠期相同(表45-1)。儿茶酚胺水平在妊娠期保持正常，但在嗜铬细胞瘤存在时会升高。因此，儿茶酚胺的水平可以被准确地测量而不必考虑妊娠造成的影响。

表45-1 妊娠期及非妊娠期尿中游离儿茶酚胺及皮质醇水平

指标	妊娠期正常值	非妊娠期正常值
肾上腺素/(μg/24 h)	0.5～20	0.5～20
去甲肾上腺素/(μg/24 h)	10～70	10～70
3-甲氧基肾上腺素/(μg/24 h)	<1.3	<1.3
香草扁桃酸/(μg/24 h)	<6.5	<6.5
多巴胺/(nmol/24 h)	300～3900	300～3900
醛固酮	4～10倍增加	1～21 ng/dl
肾素	升高	?
血清皮质醇	?	am 7～25 μg/dl pm 2～14 μg/dl
尿游离皮质醇	68～252 μg/dl	24～108 μg/24 h

由于肿瘤细胞可以持续合成儿茶酚胺，并可持续、间断或不规律地分泌入血液，因此，母亲血及尿中儿茶酚胺或尿中3-甲氧基肾上腺素水平升高。血或尿中儿茶酚胺及3-甲氧基肾上腺素具有非常高的敏感性，可以帮助确诊或排除肿瘤。目前研究显示，血浆游离肾上腺素水平升高对诊断肿瘤的敏感性为95%～100%，可用于肿瘤患者的筛选。

为了诊断嗜铬细胞瘤，应该获得24 h的尿标本，检测尿中游离儿茶酚胺(肾上腺素、去甲肾上腺素和多巴胺)的水平，以及间羟肾上腺素(M)和香草扁桃酸(VMA)的分解产物。虽然尿M(67%～91%)或VMA(28%～56%)的敏感性低，但尿M(83%～100%)和VMA(98%～100%)的特异性都很好。阳性患者尿儿茶酚胺(肾上腺素、去甲肾上腺素和多巴胺)水平至少是正常范围上限的2倍，如果在两个不同的时间获得正常水平的尿儿茶酚胺，则可以排除功能性嗜铬细胞瘤的诊断。

由于采样不合格、应用药物及交感神经兴奋性增高等影响，血浆游离肾上腺素及尿儿茶酚胺代谢产物的特异性不高，假阳性结果达10%～15%。因此采集标本时最好平卧休息20 min，

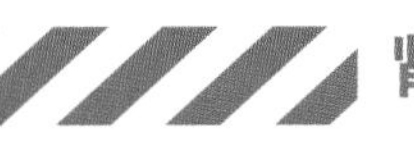

消除交感神经兴奋性增高等其他因素影响，但是大多数情况难以避免，最好进行多次完整检测以识别假阳性结果。

胰高血糖素刺激试验诊断的准确性低，具有一定的风险；可乐定抑制试验可使血浆中肾上腺素水平轻度升高，但因为有严重副作用，所以孕妇均应禁止进行药理试验。

2. 定位诊断(图 45-2) 妊娠期间对肿瘤进行影像学定位诊断必须在确定的生物化学诊断基础上进行。腹部超声由于迅速、经济、易被接受，因而被临床广泛采用。由于B超对小肿瘤的敏感性低，故B超检查正常亦不能排除嗜铬细胞瘤的诊断。MRI是孕妇的首选，其能产生高质量的图像，且不会使胎儿受到辐射或造影剂的影响。嗜铬细胞瘤在T2加权图像上通常显示为明亮信号，从而可以区分嗜铬细胞瘤与无症状或偶发性肾上腺腺瘤。

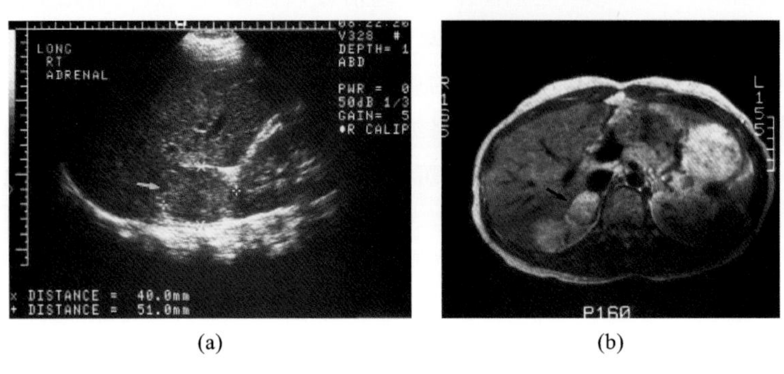

(a) (b)

图 45-2 妊娠合并嗜铬细胞瘤(Harrington J L 等,1999)

(a)B超显示右侧肾上腺肿瘤，大小约6.0 cm×5.0 cm×4.0 cm；(b)MRI显示右侧肾上腺肿瘤，大小约2.5 cm×1.8 cm×2.0 cm

电离辐射和造影剂对胎儿都有致畸作用，因此，在妊娠期间禁止进行CT和血管造影检查。^{131}I-间碘苄胍(^{131}I-MIBG)能被嗜铬细胞瘤特异性摄取，但不能被正常嗜铬组织摄取，有助于肿瘤显影，临床上常采用^{131}I-MIBG检查，但由于^{131}I分子量小，能通过胎盘，妊娠者禁止进行此项检查。

3. 鉴别诊断 妊娠合并嗜铬细胞瘤对母婴危害大，误诊可导致严重后果，因此医生应对妊娠期间发现的高血压进行仔细鉴别诊断。二者鉴别如下：妊娠合并嗜铬细胞瘤的高血压可以在妊娠期间的任何时期或妊娠前出现，可表现为发作性高血压伴三联征（心悸、多汗及头痛），可有低血压发作，较少出现蛋白尿，分娩后仍有发作或持续高血压；妊娠高血压发生在妊娠20周以后，多为持续性血压升高，而头痛、心悸症状不明显，多伴有蛋白尿、下肢水肿，分娩后血压可恢复正常。临床上对怀疑者，应仔细询问病史并及早行儿茶酚胺及其代谢产物检测，以及B超、MRI等对孕妇较为安全的影像学定位检查。

（四）治疗

药物长期控制嗜铬细胞瘤高血压是困难的，手术切除是治疗嗜铬细胞瘤的唯一方法。近30年来，由于术前准备充分及α受体阻滞剂的临床应用，嗜铬细胞瘤外科手术死亡率已低于3%。然而必须权衡手术对胎儿和母亲造成的风险与高血压造成的风险。

1. 肿瘤切除术前准备 无论是否选择手术，在手术干预前必须优化药物治疗。药物治疗应首选α受体阻滞剂（通常是苯氧苄胺），然后选择β受体阻滞剂（如普萘洛尔）。术前应用α受体阻滞剂有两方面好处：①尽可能稳定血压、心率及血容量；②减轻儿茶酚胺对心脏的毒性作用。因此，所有确诊嗜铬细胞瘤的患者包括孕妇均应给予α受体阻滞剂治疗，阻止儿茶酚胺的释放对身体的影响。提前应用α受体阻滞剂可使孕产妇及胎儿死亡率明显降低。妊娠患者降压的目标目前尚有争议，因为血压过低可能会影响胎盘循环。目前建议血压应低于140/90 mmHg，最好降到130/85 mmHg以下，保证术前血流动力学稳定。患者还应接受静脉输液，以

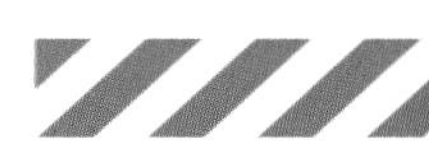

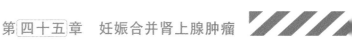

保持足够的血容量和降低低血压的风险。

为了获得较好的稳定的血流动力学，目前普遍认为术前给药时间最好为10～14天。常用的α受体阻滞剂分别为酚苄明和多沙唑嗪。酚苄明为非选择性α受体阻滞剂，起始剂量为10 mg，2次/天，每2～3天增加20 mg，最终剂量达1 mg/(kg·d)；一般情况下，使用这个剂量治疗，可使阵发性高血压消失、血压恢复正常，其突出的副作用是体位性低血压、心动过速及鼻塞。酚苄明主要缺点是作用时间长，肿瘤切除后易产生术后低血压，酚苄明能通过胎盘，有1%的酚苄明进入母乳，使新生儿出现低血压及呼吸抑制，因此产后最初几天应监测新生儿生命体征。

作为酚苄明的替代品，多沙唑嗪为选择性α_1受体阻滞剂，无α_2受体阻滞作用，因此无明显心动过速发生。与酚苄明相比，多沙唑嗪作用持续时间较短，术后低血压发生的概率低。常用剂量从2 mg/d开始逐渐加量到16 mg/d，最高可达32 mg/d。为了预防及控制心律失常，应该在α受体阻滞剂应用基础上开始使用β受体阻滞剂，避免高血压危象的发生。常用药物有普萘洛尔40 mg，3次/天及阿替洛尔25～50 mg，1次/天。

还可以用于术前准备的药物有具有α及β受体阻滞作用的拉贝洛尔和钙通道阻滞剂。口服拉贝洛尔的β受体阻滞作用是α受体阻滞作用的3倍。相对来说，拉贝洛尔阻断α受体的作用较弱，因此不单独应用于外科手术的术前准备。钙通道阻滞剂因无体位性低血压等副作用，故常用作α受体阻滞剂的辅助治疗手段。

2. 妊娠合并嗜铬细胞瘤危象的治疗 妊娠合并嗜铬细胞瘤危象非常危险，必须及时处理，处理措施如下：①静脉使用酚苄明，但临床上广泛应用酚妥拉明及硝普钠替代，虽然硝普钠注射速度<1 μg/(kg·h)被认为是安全的，但仍可能导致胎儿氰化物中毒。硫酸镁能抑制儿茶酚胺的释放，引起血管扩张，并能降低α受体的儿茶酚胺敏感性，对妊娠期严重高血压患者静脉注射硫酸镁可以取得较好的效果，因此也是一个很好的选择，然而目前没有证据证明镁剂比α受体阻滞剂效果好。②快速静脉注射短效钙通道阻滞剂尼卡地平。伴快速心律失常者，可静脉注射短效β受体阻滞剂艾司洛尔。必须注意的是，患者在术前准备期(2周)内应增加盐及液体的摄入量，以减少术后低血压的发生。

3. 肿瘤切除的最佳时间及最佳分娩方式 虽然大多数功能性肾上腺肿瘤应该尽早去除，但因涉及胎儿，故需要综合考虑，选择最佳的治疗时机及方法。妊娠早期接受嗜铬细胞瘤手术易发生流产，因而妊娠早期的手术切除是有争议的。妊娠晚期手术有诱发分娩的高风险，故在这个阶段通常会将手术推迟到分娩时或产后。

肾上腺切除术的最安全时期是妊娠中期，这个时期手术致畸率较低，胎儿发病率和死亡率较低，并且不太可能诱发早产。在妊娠24周之内，肾上腺切除术造成胎儿死亡的概率为44%；如果在妊娠24周后进行切除，则概率为22%。但如果母亲和胎儿的病情恶化，或处于急需纠正高血压的状态，则仍可在妊娠24周内进行手术。延迟手术会增加中风、心肌梗死或肿瘤出血的风险。

目前没有确切的资料推荐最佳的分娩方式，早期研究显示经阴道分娩比剖宫产导致孕产妇死亡的概率更高，即使是外科手术前经药物治疗病情控制非常好的患者，经阴道分娩的风险也很高，因此分娩方式首选剖宫产术。在妊娠24周前经外科手术切除肿瘤的患者，也可经阴道分娩。禁止同时进行经阴道分娩和肾上腺切除术，因为这种做法导致孕产妇死亡的概率为31%；不幸的是，19%的孕产妇死亡风险与计划的剖宫产有关。若在妊娠晚期发现嗜铬细胞瘤，可以延迟手术，直到胎儿成熟并做好行剖宫产术的准备，在此期间仍需保守治疗，控制血压，并进行严密随访观察。

4. 妊娠合并嗜铬细胞瘤的术式选择 嗜铬细胞瘤可通过开放性手术或腹腔镜手术切除，而不干扰妊娠子宫，但剖宫产术会增高自然流产的风险。无论采用何种方法，患者都必须小心摆好体位，为外科医生提供便利，同时避免妊娠子宫压迫下腔静脉(IVC)以保证静脉回心血量也是非常重要的。右侧肾上腺肿瘤切除术的左侧卧位和使用反向 Trendelenburg 体位（垂头仰卧位）切除腺体可最大限度地减少 IVC 压迫。

外科手术首选腹腔镜肾上腺肿瘤切除术，此术式并发症发生率低（低于 8%），风险小，具有减少术中血流动力学不稳定、缩短住院时间、减轻术后疼痛等优点。需要注意腹腔镜手术过程中二氧化碳（CO_2）气腹对胎儿的未知影响，套管针放置期间子宫损伤的可能，腹压增大导致的早产和胎儿酸中毒。鉴于数千名孕妇已经安全地接受了腹腔镜胆囊切除术，妊娠期间的腹腔镜肾上腺切除术同样应该是安全有效的。文献报道，2 名记录良好的孕妇肾上腺肿瘤切除术显示腹腔镜手术期间无母体低血压、缺氧、呼气末二氧化碳分压增高或胎心率降低。妊娠期间使用腹腔镜检查可减少胎儿抑郁症的发生，减少麻醉剂的使用，降低母体伤口并发症的发生率，减少术后产妇通气不足的发生，以及更快地恢复母亲的全面饮食，从而减少胎儿营养问题。

（五）预后

随着诊疗技术的不断进步，孕产妇和胎儿死亡率明显降低，预后明显改善，但影响预后最关键、最重要的仍是对妊娠高血压怀疑嗜铬细胞瘤患者的早期识别、早期治疗。据报道，在 20 世纪 70 年代，妊娠合并嗜铬细胞瘤孕妇和胎儿的死亡率分别为 12%～18% 和 40%～50%，但如果在分娩前没有诊断出嗜铬细胞瘤，则死亡率分别上升到 48% 和 54%。到 20 世纪 90 年代末，孕产妇的总死亡率降至 4%，胎儿死亡率降至 11%。产前诊断水平的提高与孕产妇死亡率降低有关，但胎儿死亡率仍然较高，为 11%～15%。有极少的报道称，妊娠合并恶性嗜铬细胞瘤患者于分娩 1 年后死于肿瘤转移。

尽管手术切除了肿瘤，抑制了过多儿茶酚胺的分泌，但是从长远来看，术后仍有近 50% 患者的高血压一直持续存在。随访过程中肾上腺肿瘤复发率估计为 14%，肾上腺以外肿瘤复发率为 30%。外科手术后高儿茶酚胺血症可持续数天，术后 10 天以后复查血、尿儿茶酚胺及其代谢产物是否恢复正常，之后所有患者均应每年随访一次，持续至少 10 年，肾上腺以外或家族性嗜铬细胞瘤患者应终身随访。约 1/3 的嗜铬细胞瘤患者具有遗传倾向，因此对于具有遗传性嗜铬细胞瘤家族史的育龄妇女应进行遗传学筛查。

三、妊娠合并皮质醇症

皮质醇症是由于肾上腺皮质分泌过量皮质醇而引起的一种综合征。由于过量皮质醇对垂体卵巢轴的抑制作用，导致 70%～85% 的皮质醇症患者有排卵障碍，出现闭经或月经稀发，因而难以妊娠，所以未治疗的妊娠合并皮质醇症的病例非常罕见。1953 年 Hunt 等报道了第一例妊娠合并皮质醇症患者，近年来妊娠合并皮质醇症的报道逐渐增多，有的文献报道的妊娠合并皮质醇症超过 100 例，其中多胎妊娠者大约占 10%，平均诊断孕周为 18 周。

（一）病因

皮质醇症的病因，在孕妇和非孕妇之间有显著性差异。在非妊娠合并皮质醇症患者中，肾上腺腺瘤占 15%，垂体依赖性皮质醇症（库欣病）占 80%；而在妊娠合并皮质醇症患者中，肾上腺腺瘤占 40%～50%。Lindsay 等报道 136 例妊娠合并皮质醇症的研究中，肾上腺腺瘤占 41.2%（56 例），库欣病占 29.4%（40 例），肾上腺皮质癌占 8.8%（12 例），其他（包括异位 ACTH 综合征、非 ACTH 依赖性肾上腺增生等）占 20.6%（28 例）。究其原因，目前没有明确的解释，可能是因为肾上腺腺瘤患者排卵功能受影响较少。此外，在妊娠合并肾上腺腺瘤或肾上腺结节性增生的标本中发现有黄体生成素（LH）/β-人绒毛膜促性腺激素（β-HCG）或雌二醇（E2）受体的存在，有学者推测可能是因为妊娠期患者肾上腺产生了“异常过量的”受体表达，这

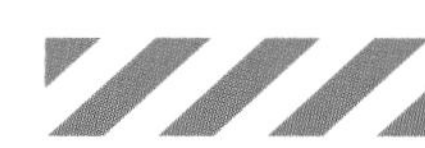

些受体与胎盘分泌的某些激素结合，诱导皮质醇的过量分泌，导致皮质醇增多症。

（二）妊娠期皮质醇水平升高对胎儿及母亲的影响

肾上腺肿瘤患者比库欣病患者更易发生并发症。约 70%的妊娠合并皮质醇症患者发生严重的并发症，最常见的是高血压、糖尿病或糖代谢异常。有文献报道，妊娠合并皮质醇症患者高血压发生率为 60%～80%、子痫前期的发生率为 10%～14%、妊娠期糖尿病或糖耐量减低的发生率为 25%～30%。此外，子痫前期和子痫似乎更常见。其他报道的并发症包括感染、骨质疏松性骨折、充血性心力衰竭、伤口愈合不良、虚弱无力、精神障碍等。

虽然 Pricolo 与 Lim 等于 1990 年报道妊娠合并皮质醇症患者，可以经保守治疗后顺产活婴，但皮质醇症可以导致糖尿病、高血压病、心力衰竭以及先兆子痫等，而且由于母体所并发的疾病及高皮质醇水平对胎盘的影响，围产儿并发症包括自发性流产、早产、生长受限等。早期流产及胚胎停育的发生率为 5%，医疗性流产发生率为 4%，死产率为 6%。新生儿死亡主要原因为早产、窒息和感染。尽管母体皮质醇水平很高，但由于通过胎盘的皮质醇很少，所以很少发生新生儿肾上腺功能低下。

（三）临床表现

皮质醇症的临床表现在孕妇和非孕妇中没有特异性，容易与一些正常的妊娠期生理情况或妊娠期糖尿病等引起的症状混淆，都存在体重增加（向心性肥胖）、高血压、水肿、多毛、明显的紫纹（较妊娠纹色深而宽大，通常宽于 1 cm，除了下腹部和大腿根部，还可出现在腋下、胸部（图 45-3））。在妊娠 26 周以前漏诊的皮质醇症，多是因为这些症状被误认为由妊娠引起；另外，这些症状也可能由另一些妊娠合并症，如妊娠期糖尿病、子痫前期等造成，因此延误了皮质醇症的诊断。同时，皮质醇症的筛查方法不属于产科检查的常规，因此识别妊娠合并皮质醇症相对困难，在患者出现明显的特异性症状，如体重明显增加、出现明显的紫纹、情绪不稳定、水肿、高血压、糖耐量异常等时，需进行皮质醇症的相关检查。

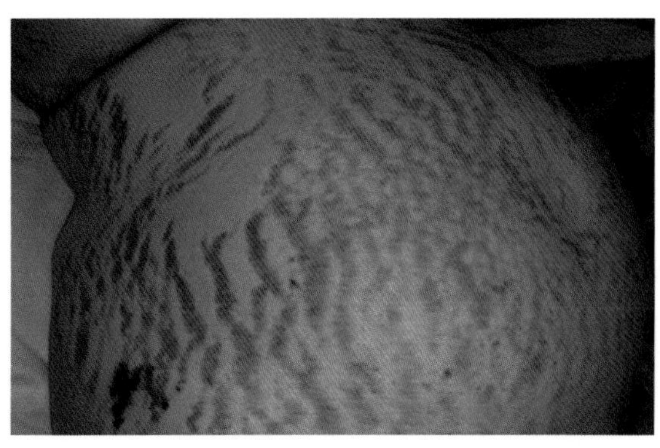

图 45-3　色深而宽大的紫纹（Eschler D C 等，2015）

（四）诊断

妊娠合并肾上腺腺瘤导致的皮质醇症在临床非常罕见，诊断困难。但皮质醇症特异的临床表现，如水牛背、远端肢体变细无力、腹部粗大火焰状紫纹等，在妊娠时亦可发生，可帮助诊断。当孕妇出现高血压、皮肤瘀斑和肌肉萎缩三联征时应该考虑皮质醇症的可能。诊断皮质醇症首先应确定是否存在肾上腺皮质功能亢进（定性诊断），当确诊为皮质醇症后，需进一步明确病因及原发病变的部位（病因及定位诊断）。妊娠期血浆皮质醇、促肾上腺皮质激素及促肾上腺皮质激素释放激素的增加，增加了诊断妊娠合并皮质醇症的难度。

1. 定性诊断　对于出现明显症状的孕妇，首先应筛查皮质醇水平，确定是否存在皮质醇增多。一般人群皮质醇症的筛查试验在于检测皮质醇水平是否升高、血浆皮质醇是否失去昼夜节律及小剂量地塞米松抑制试验(low dose dexamethasone suppression test,LDDST)能否抑制皮质醇水平的升高。妊娠期由于胎盘分泌促肾上腺皮质激素(ACTH)和促肾上腺皮质激素释放激素(CRH),刺激下丘脑-垂体-肾上腺轴,产生皮质醇,所以妊娠期存在生理性的皮质醇升高,从妊娠中期开始,并在妊娠后期达到峰值,血浆皮质醇浓度可以较非妊娠期水平高 2～3 倍。然而由于妊娠合并皮质醇症发生率低,所以尚无妊娠合并皮质醇症的明确实验室诊断标准。因此仅依据血浆皮质醇水平升高不能诊断该病。目前诊断皮质醇症的主要方法包括 24 h 尿游离皮质醇(urinary free cortisol,UFC)水平测定、LDDST 等,多种方法联用可以使诊断更加准确。

(1) 24 h 尿游离皮质醇(24 h UFC)水平测定:被认为是最好的筛查试验,反映了血浆中游离皮质醇的水平,但判定结果时应考虑到妊娠的时间。妊娠合并高皮质醇血症没有明确的诊断标准,一般认为尿中游离皮质醇和血浆皮质醇水平(68～252 μg/dl)至少是非妊娠状态(11～83 μg/dl)的 3 倍才可以诊断。有报道显示,妊娠患者 24 h UFC 水平为正常值的 8 倍以上时,基本不会诊断为妊娠合并皮质醇症。

(2) LDDST:地塞米松(dexamethasone,DXM)是人工合成的糖皮质激素,正常情况下,它可以明显抑制 ACTH 的释放。因为妊娠期间总血浆皮质醇水平升高,故在这种雌激素过量状态下地塞米松抑制试验的结果并不准确。在妊娠期间,地塞米松的抑制作用,及孕妇中该试验的诊断阈值尚不清楚,若使用一般人群的标准,则会导致假阳性率增高,因此 LDDST 在妊娠期的应用有限。

(3) 血浆皮质醇浓度测定:妊娠期间,肝脏产生皮质类固醇结合球蛋白(CBG)的量增加了 2～3 倍,在妊娠后期达到最高水平,并一直持续到分娩。因此检测到的血浆皮质醇水平是增高的。实际上妊娠期间血液中游离皮质醇的浓度也增高,其中的原因还不清楚。与非妊娠合并皮质醇症一样,单独测定清晨血浆皮质醇浓度对诊断意义不大。妊娠期间血浆皮质醇的昼夜节律通常存在,但在皮质醇症中会减弱。Nolten 等(1980)与 Sammou 等报道,由于正常妊娠时血浆皮质醇的昼夜节律仍然存在,而血浆皮质醇昼夜节律的消失,这对诊断妊娠合并皮质醇症有意义。

2. 病因及定位诊断 筛查试验后,需进一步寻找原因及原发病变的部位。

(1) 测定血浆 ACTH 浓度:皮质醇水平升高抑制了正常 ACTH 的分泌,测定血浆 ACTH 浓度是确定皮质醇症病因的第一步,可以用来鉴别皮质醇症是 ACTH 依赖性还是非 ACTH 依赖性的。一般人群的皮质醇症患者中,肾上腺功能异常患者的 ACTH 水平显著降低(低于 10 ng/L),库欣病患者的 ACTH 水平则正常或升高。妊娠合并由肾上腺肿瘤引起的皮质醇症患者并不一定存在血浆 ACTH 的降低,用于一般人群的 ACTH 的诊断阈值并不适用于妊娠患者。

(2) 大剂量地塞米松抑制试验(high dose dexamethasone suppression test,HDDST):在大多数情况下,皮质醇抑制超过 50%提示库欣病,而肾上腺疾病和异位 ACTH 综合征(ectopic adrenocorticotropic hormone syndrome,EAS)患者的皮质醇分泌功能不受抑制。妊娠期 EAS 发生率很低,HDDST 有助于区分垂体依赖性皮质醇症和肾上腺疾病。

(3) 促肾上腺皮质激素释放激素(CRH)刺激试验:垂体瘤分泌促肾上腺皮质激素的功能受 CRH 刺激后有反应,而肾上腺肿瘤和大多数异位 ACTH 综合征则没有,故此试验可以用来鉴别垂体瘤及肾上腺肿瘤。

(4) 影像学检查:首选肾上腺 B 超,其可以发现大多数肾上腺肿瘤,B 超无创且对胎儿影响很小。肿瘤较小时应考虑进一步做 MRI(由于担心电离辐射,妊娠期不提倡使用 CT)。垂体 MRI 可以应用于所有 ACTH 依赖性的患者,胸部或腹部的 MRI 则可以应用于异位 ACTH 综合征患者。有文献报道,当垂体肿瘤直径大于 6 mm 时,结合 CRH 刺激试验、地塞米松抑制试

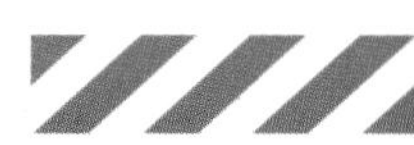

验及垂体 MRI 可以确诊垂体依赖性皮质醇症。由于 MRI 存在潜在的致畸性，故不能用于妊娠早期，MRI 在妊娠 32 周以后是相对安全的。但在妊娠 12～32 周，是否进行 MRI 检查则需要评估其利弊。有报道显示，增强 MRI 的敏感性高于普通 MRI，但造影剂钆为 C 类药，不能用于孕妇。

（五）治疗

妊娠合并皮质醇症很少见，在产科中容易被医生忽视。在临床工作中应注意临床症状，尽可能寻找原因，并与内外科医生密切合作，确定由何种原因导致皮质醇症。该病很少自行缓解，故应根据病因、病情严重程度、孕周等选择最佳的治疗方案，尽早治疗。一般来讲，外科治疗为首选，在妊娠晚期可以选择药物治疗。

1. 手术治疗

(1) 肾上腺腺瘤：妊娠期发现肾上腺腺瘤并非终止妊娠的绝对指征。有文献报道，妊娠期间手术组并发症的发生率明显低于非手术组。妊娠早期胎儿尚未成熟，易受外用药的干扰，而妊娠晚期接受其他手术容易导致早产，因此手术的时机应选择妊娠中期，即妊娠的第 12～29 周。但也有文献报道，外科手术干预时机取决于高皮质醇血症的严重程度和胎儿的胎龄，由于极端高皮质醇血症对胎儿存在有害影响，故在妊娠 12 周就应立即进行切除。如果肾上腺切除术推迟到分娩后，由于母亲组织愈合不良和伤口有破裂的可能，故经阴道分娩优于剖宫产。

目前腹腔镜下手术摘除腺瘤是比较好的手术方式，术中尽可能保留腺瘤外其他正常肾上腺组织，复发者很少见。双侧肾上腺增生者宜行肾上腺部分切除术，以防止术后永久性糖皮质激素缺乏。多数患者术后会出现一过性的垂体-肾上腺皮质功能减退，必要时可补充糖皮质激素至垂体-肾上腺皮质功能恢复正常。妊娠合并皮质醇症患者术后新生儿生存率达 87%。

(2) 肾上腺皮质瘤：参见本章有关肾上腺皮质瘤治疗内容。

(3) 垂体性库欣病：经鼻腔蝶窦显微外科单纯切除垂体瘤，尽可能保留正常垂体组织是治疗本病的首选方法。普通人群的治愈率达 80%以上。多数患者术后会出现一过性的垂体-肾上腺皮质功能减退，必要时可补充糖皮质激素至垂体-肾上腺皮质功能恢复正常。若垂体瘤切除术后效果不满意或患者因某种原因不能做垂体瘤切除手术而病情较重者，必要时可做肾上腺切除术。

(4) 异位 ACTH 综合征：尽早发现原发性肿瘤，按病情决定是否需要终止妊娠，并选择手术、放疗或化疗。若为恶性肿瘤，病灶不能完全根除，则使用阻滞肾上腺皮质激素合成的药物控制病情。

2. 放疗 垂体放疗是重要的辅助治疗，^{60}Co 或直线加速器均有一定的效果，但在孕妇中很少使用。

3. 药物治疗 治疗药物包括抑制肾上腺皮质醇合成和调控 ACTH 释放的药物，前者包括甲吡酮、酮康唑、米托坦、氨鲁米特等，后者包括赛庚啶、溴隐亭等。药物治疗适用于轻症不愿手术者或作为手术、放疗后的辅助治疗。妊娠期较常使用甲吡酮和酮康唑，现有文献没有发现致畸的报道。甲吡酮不影响孕妇的肝功能和胎儿的发育，但可能加重高血压、诱发子痫前期。虽然酮康唑也没有发现致畸的报道，但美国 FDA 将其划定为 C 类药，应用时需谨慎。氨鲁米特可使胎儿男性化，米托坦有致畸性，因而在妊娠期禁用。

（六）预后

妊娠合并皮质醇症中大约 70%的病例出现并发症，但经及时诊断与处理后，孕产妇死亡率并不高。母体皮质醇水平对胎儿 ACTH 的抑制而导致新生儿肾上腺功能不全的情况并不常见，也没有迹象表明会增高胎儿先天性畸形的风险。妊娠合并皮质醇症若得不到有效的治疗，可能会增加孕产妇并发症发生率，并发症包括糖尿病、高血压、心力衰竭和子痫前期等，并影响围产儿的安危，包括发生早产、自然流产、死胎、围产儿死亡以及胎儿生长受限等；如果治疗后24 h UFC降低至正常妊娠值，则可以改善妊娠结局。

妊娠合并皮质醇症对胎儿的风险取决于糖皮质激素对胎儿和母体胎盘的直接影响。胎儿本身相对来说是不受糖皮质激素影响的，然而，由于自然流产、死产和早产儿过早死亡，胎儿死亡率可高达25％～40％。

四、妊娠合并原发性醛固酮增多症(primary aldosteronism，PA)

（一）妊娠期肾素-血管紧张素-醛固酮系统(renin-angiotensin-aldosterone system，RAAS)

在正常妊娠过程中，醛固酮和肾素水平均会增高，到妊娠8周时，醛固酮水平增高了4倍，并且在分娩时持续上升至正常水平的10倍。由于胎盘产生孕激素，在整个妊娠过程中母体孕激素水平是增加的，黄体酮是远端小管中醛固酮的竞争性抑制剂，醛固酮水平上升产生的生理作用在妊娠期得到了缓冲。醛固酮的增加与黄体酮的增加是一致的，并且在整个妊娠期间稳步增加，在妊娠后期达到平稳。与非妊娠状态相比，孕妇血浆肾素活性(PRA)亦增加，在妊娠的8周增加了近4倍，在妊娠后期增加7倍。主要原因为肾素底物(血管紧张素原)的增加一直持续到妊娠20周。妊娠期间血浆醛固酮平均增加3～8倍，在妊娠期间尿醛固酮含量也增加，但尿液中钠和钾的分泌仍保持恒定。

在RAAS中存在不同的上调机制。前列腺素合成的增加和胎盘动静脉分流导致全身性血管阻力降低，这种状况可以启动RAAS的激活。如同雌激素直接刺激肾素释放，卵巢和母体子宫蜕膜也可产生非肾源性肾素，这可能是早期肾素增加的原因之一。雌激素的直接作用和雌激素刺激肝脏CBG的增加有助于PRA的增加，促进血管紧张素Ⅱ水平的增高，最终增加肾上腺醛固酮的产生。此外，在妊娠期间，有肾上腺外来源的脱氧皮质酮(DOC)产生，其也是一种强有力的盐皮质激素，由黄体酮产生，在妊娠期间含量显著增加。尽管妊娠期肾素和醛固酮水平在生理上正常升高，但健康孕妇仍保持正常血压和正常血钾水平，这可能与孕激素的抗盐皮质激素作用和妊娠期全身血管阻力的降低有关。

（二）病因

在非妊娠人群中，大约2/3的PA病例是由双侧肾上腺增生引起的，1/3是由醛固酮生成腺瘤引起的。在超过50％的病例中，血钾水平正常。肾上腺皮质癌、异位醛固酮产生、单侧肾上腺增生、家族性醛固酮增多症是PA的罕见病因。

妊娠合并PA并不常见，文献报道的仅有数十例。同妊娠合并皮质醇症一样，妊娠合并PA最常由肾上腺腺瘤引起，非常少的报道病例由家族性醛固酮增多症Ⅰ型、糖皮质激素治疗性醛固酮增多症或特发性醛固酮增多症引起。

近年来研究发现，LH或HCG受体在醛固酮腺瘤(APA)中起作用。Morris L F等在从切除的分泌醛固酮的肾上腺皮质癌组织中，观察到LH/HCG受体的表达增加，导致孕妇醛固酮水平升高。在另一个由APA引起的妊娠合并PA病例中，Albiger N M等报道了在体内HCG刺激后醛固酮分泌的增加。因此，在妊娠合并PA的某些情况下，妊娠期间发生的HCG升高可能通过LH/HCG受体刺激醛固酮分泌和/或肿瘤发生。研究发现，妊娠合并醛固酮肿瘤存在CTNNB1(3p22.1)基因突变(图45-4和图45-5)，提示CTNNB1基因突变与妊娠合并醛固酮肿瘤的发生具有相关性。

（三）临床表现及诊断

PA在女性中比在男性中更常见，通常在患者30～50岁时明确诊断。最近的研究表明，在非妊娠患者的所有高血压病例中，PA可能占10％以上，其中糖尿病或阻塞性睡眠呼吸暂停所

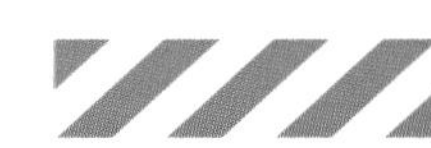

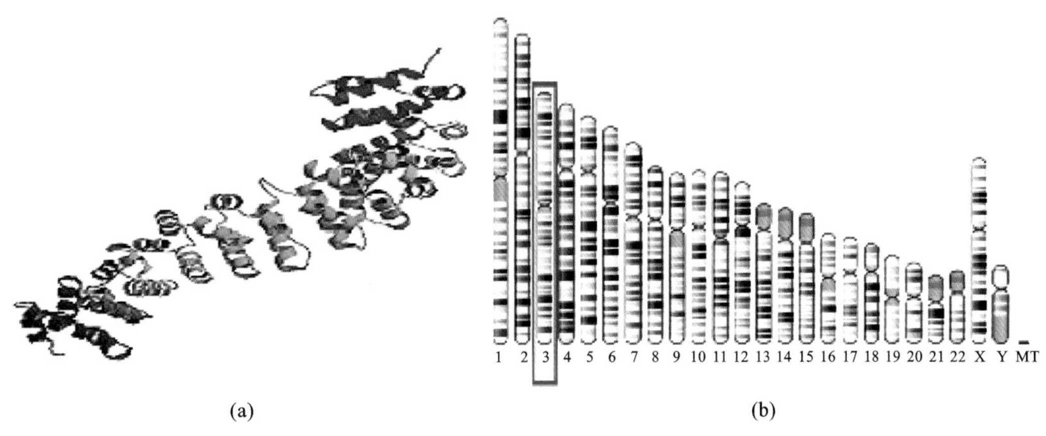

图 45-4 CTNNB1 基因结构,基因定位于 3p22.1

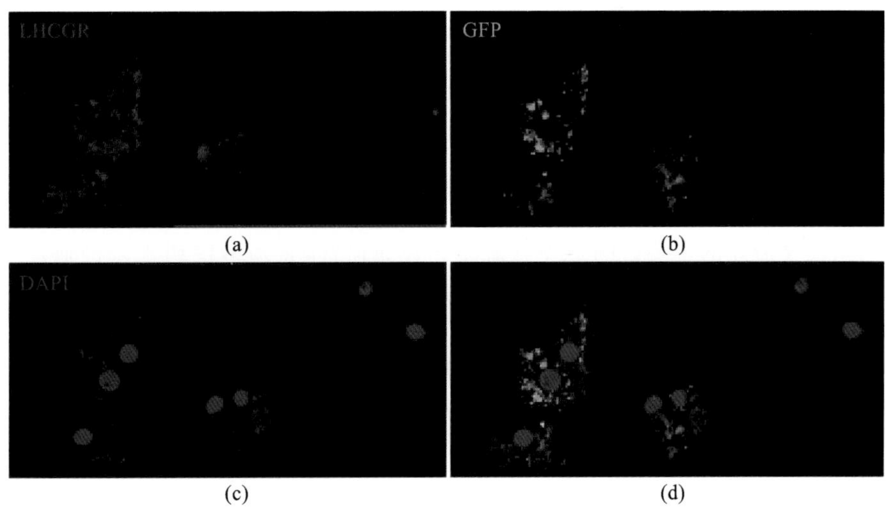

图 45-5 妊娠合并醛固酮肿瘤 CTNNB1 基因突变(Teo A E 等,2015)

LHCGR,人促黄体生成素,绒毛膜促性腺激素受体;GFP,绿色荧光蛋白;DAPI,4',6-二脒基-2-苯基吲哚

致高血压和耐药高血压(服用 3 种降压药物仍不能控制或需要 4 种降压药物控制)的发生率更高。虽然在不同的机构诊断标准有差异,但在非孕妇中,血浆醛固酮/肾素浓度比值大于 20 ng/dl∶ng/(ml·h),血浆醛固酮浓度(PAC)大于 10 ng/dl,通常作为诊断的阈值。

由于妊娠对患者自身肾素及醛固酮等激素的水平有一定影响,故在妊娠期间检测醛固酮水平对诊断的作用有限。有关妊娠合并醛固酮肿瘤生物化学诊断的相关文献很少。当试图评估醛固酮水平时,应该纠正低钾血症,因为低血钾会抑制醛固酮的分泌。必须检测尿钾水平以确认钾消耗。可以检查血浆肾素水平,但妊娠期间它通常升高。虽然几乎所有孕妇都会有"生理性"醛固酮增多症,但如果低血钾和低于正常值(通常较非孕妇高)的肾素水平同时出现,则应该考虑进行醛固酮肿瘤影像学检查。

考虑到妊娠期间肾素和醛固酮会有正常生理性增加和妊娠特异性参照范围的缺乏,妊娠合并 PA 的诊断可能难以建立,但还是应建立一个高度怀疑本症的诊断指标。尽管并非所有症状都会出现,但妊娠合并 PA 的可能性特征包括中度至重度高血压、蛋白尿和低钾血症。一些妊娠期间有 PA 症状的女性仍然血压正常,甚至高血压有所改善,这可能是由于黄体酮具有抗盐皮质激素作用。在一份报道中,23 例没有接受手术的妊娠合并 PA 妇女中,血压自发改善者占 14%。此外,在文献报道和回顾的 27 例妊娠合并 PA 病例中,只有 11 例在妊娠期间检测了 PRA 和 PAC。该报道发现所有患者 PAC 均增加,但 PRA 在所有患者中均没有被抑制。由于黄体酮具有抗尿酸作用，妊娠合并 PA 患者血钾可能正常。

有学者推荐，可以通过检测 PRA 和 PAC 进行筛查和诊断妊娠合并 PA。尽管妊娠特异性参考范围尚不清楚，但妊娠期间 PAC 平均增加 8 倍，妊娠 8 周时 PRA 增加了近 4 倍，妊娠 7 周时 PRA 增加 7 倍。虽然高醛固酮和血浆肾素水平不能抑制并不能排除 PA，但对于 PAC 和 PRA 升高的患者来说，考虑到妊娠期间使用血管紧张素转换酶抑制剂可能带来风险，在妊娠期间没有必要进行验证性测试。如果临床怀疑肾上腺肿块，可以酌情进行腹部超声、CT 或 MRI 检查(图 45-6)。

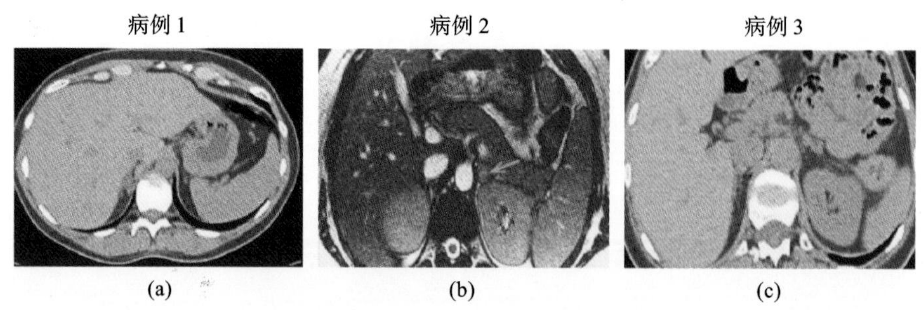

图 45-6　3 例妊娠合并醛固酮肿瘤患者 CT 和 MRI 图像(Teo A E 等，2015)

(a)CT 显示右侧肿瘤直径 1.4 cm；(b)MRI 显示左侧肿瘤直径 1.7 cm；(c)CT 显示右侧肿瘤直径 0.9 cm

（四）治疗

妊娠期间保守治疗的主要目的是控制血压和补充血钾，必须尽快纠正低钾血症，因为其对胎儿能量供应的不利影响将导致胎儿宫内生长受限(IUGR)。对于妊娠合并 PA，首选外科手术，但保守治疗也是可行的选择。如果妊娠合并 PA 患者腹部 MRI 检查发现单侧肿块，且血压不能通过药物控制，则应考虑行单侧肾上腺切除术。如果选择手术，则应在妊娠中期尽早进行手术。在手术切除后，血钾水平和高血压立即改善。

尽管盐皮质激素受体拮抗剂是非妊娠患者的一线治疗药物，但它们在妊娠期间并没有被证明是安全的。如果在妊娠后期发现了腺瘤，建议进行保守治疗，使用补钾和降压药物，如甲基多巴、β 受体阻滞剂、钙通道阻滞剂或肼苯哒嗪。螺内酯和血管紧张素转换酶(ACE)抑制剂在妊娠期是禁止使用的。螺内酯可以通过胎盘，动物实验发现其可以导致雄性大鼠雌性化，是美国 FDA 分类中的 C 类药。然而，在一份病例报道中，高剂量的螺内酯用于治疗一例妇女妊娠期间巴特综合征，其生出的 2 名男性胎儿出生时没有女性化迹象，其中年龄最大的小儿已经进入了正常的青春期。ACE 抑制剂可引起羊水过少和新生儿肾功能衰竭。依普利酮(eplerenone)是一种选择性更高的醛固酮受体拮抗剂，对雄激素受体只有低至螺内酯 0.1%的结合亲和力，其妊娠危险因素为 B 类，有文献报道已成功用于控制妊娠合并 PA 的高血压、低钾血症和 Gitelman 综合征。

（五）预后

对 29 例妊娠合并 PA 患者进行回顾性分析发现，产妇发病率和死亡率均有提高。85%的女性血压超过 140/90 mmHg，超过一半的女性患有蛋白尿。并发症包括早产(50%)，宫内胎儿死亡和胎盘早剥。6 例没有低肾素血症(肾素浓度<1.0 ng/(ml·h))的 PA 患者，妊娠过程更为复杂，伴有胎盘早剥、早产、胎儿宫内生长受限，因此研究人员建议没有极低肾素水平和/或伴有蛋白尿的女性 PA 患者，应该积极管理和密切监测并发症。在另一篇综述中，在 PA 患者中发现的子痫前期、胎盘早剥、胎儿宫内生长受限和剖宫产率与妊娠高血压患者基本相似。

五、妊娠合并肾上腺皮质癌

肾上腺皮质癌(adrenocortical carcinoma)是一种罕见的癌症，一般在人群中发病率略低于百万分之一，预后很差，5 年生存率大约为 30%。超过半数的肾上腺皮质癌分泌激素，常见的有

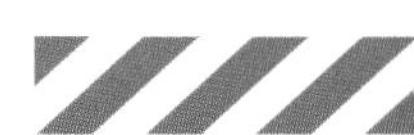

糖皮质激素和雄激素。肾上腺皮质癌在女性中的发病率高于男性,高发年龄呈双峰分布,第一峰出现在儿童时期,第二峰出现在40～50岁。妊娠合并肾上腺皮质癌仅有极少的病例报道,一方面与该疾病的罕见程度有关,另一方面,与高糖皮质激素血症和高雄激素血症妇女的生育率下降有关。在妊娠期间诊断出肾上腺皮质癌后,胎儿结局多不好,包括早产、宫内发育迟缓、死产和宫内死亡。通常情况下,多在分娩后得出诊断。

(一)临床特征

肾上腺皮质癌是发生于肾上腺皮质的恶性肿瘤,恶性程度高,侵袭性强,预后差。妊娠合并肾上腺皮质癌发病率很低,截至目前,全世界仅有30余例报道。

妊娠合并肾上腺皮质癌通常伴有异常过量的激素分泌,通常是来自肿瘤的皮质醇升高,或同时伴有雄激素升高。在一项针对12例妊娠合并肾上腺皮质癌患者的研究中,75%的患者出现高血压、糖尿病、肌肉萎缩、体形改变、男性化、抑郁和/或局部肿瘤增大。1例患者出现症状性低血糖,可能是胰岛素样生长因子2(IGF-2)分泌过多所致,然而,并未明确它们之间的关联。2/3的患者出现局部或转移性肿块,除1例患者外,其他患者均在妊娠期或产后进行手术切除。在另1例妊娠合并肾上腺皮质癌的病例中,肿瘤上LH/HCG受体过表达导致过多的盐皮质激素及雄激素分泌,导致部分女婴男性化和外生殖器混淆。

最近一项针对12例妊娠合并肾上腺皮质癌和98例非妊娠合并肾上腺皮质癌的对比研究报道,绝大多数妊娠合并肾上腺皮质癌患者临床症状不典型,主要表现为高血压、糖尿病、乏力、抑郁、痤疮、体重增加(不明显)。与非妊娠合并肾上腺皮质癌相比,妊娠合并肾上腺皮质癌的肿瘤体积更大。66%的妊娠合并肾上腺皮质癌患者在诊断时已有局部或全身转移,而66%的非妊娠合并肾上腺皮质癌患者肿瘤局限于肾上腺内,未有转移。妊娠合并肾上腺皮质癌患者比非妊娠合并肾上腺皮质癌患者的生存率更低,妊娠合并肾上腺皮质癌患者1年生存率为50%,3年生存率为28%,5年生存率为13%,而非妊娠合并肾上腺皮质癌患者5年生存率为35%。由此可见,妊娠可能是导致肾上腺皮质癌病情恶化的危险因素。

(二)影像学检查

肾上腺肿瘤的恶性风险随肿瘤直径的增大而增加。在临床表现上,肾上腺皮质癌通常都是大肿瘤,直径超过6 cm,有时发现侵犯肾上腺静脉和下腔静脉。虽然妊娠期间的影像学检查受到限制,但高度怀疑为肾上腺肿瘤的时候,还是可以接受MRI检查的。在鉴别诊断中,直径超过4 cm的肾上腺肿瘤,除了肾上腺皮质癌以外,还可能为大的腺瘤、髓性脂肪瘤,从其他原发性肿瘤转移而来的肾上腺转移瘤、嗜铬细胞瘤、肾上腺囊肿、神经节细胞瘤,以及其他少见的肾上腺肿瘤(如肉瘤或淋巴瘤)。由于存在出血和坏死,肾上腺皮质癌MRI图像在T1加权相和T2加权相都表现为非均质性肿块,T1加权相的高信号影多表示出血区域,T2加权相的高信号影多表示坏死区域。复查MRI图像,非均质性信号减少常提示患有肾上腺皮质癌的可能性增加。

(三)治疗

关于在妊娠期间诊断为肾上腺皮质癌的治疗方案的数据很少。妊娠合并肾上腺皮质癌患者病情进展快,在诊断时往往已有局部或全身转移,预后差。因此,对此症应尽量早期诊断,早期手术治疗。对于高度怀疑或确诊为妊娠合并肾上腺皮质腺癌的患者,无论处于妊娠何种时期,均需尽早终止妊娠以配合治疗。

米托坦可用于治疗内源性高糖皮质激素血症和肾上腺癌,数据表明,米托坦治疗可能会延长非妊娠合并肾上腺皮质癌患者根治术后无复发生存时间。但在妊娠期间使用米托坦还是有致畸效应和致胎儿流产的风险。少数病例报道显示,在妊娠期间服用米托坦没有影响妊娠过程,且出生的新生儿也没有表现出肾上腺功能异常,然而胎儿面临的风险仍限制了其在妊娠期间的应用。

六、妊娠合并无功能性肾上腺偶发瘤

肾上腺偶发瘤(adrenal incidentaloma)又称肾上腺意外瘤,是指在体格检查或检查非肾上腺疾病时经影像学检查意外发现的直径≥1 cm 的肾上腺占位性病变,多为无功能肿瘤,临床上无明显症状或体征。肾上腺偶发瘤(如腺瘤)通常可以利用 CT(1%～4%)或尸检(5%～17%)等手段发现。妊娠期是女性的一段特殊时期,妊娠期女性作为正常人群,亦有发生肾上腺肿瘤的可能。妊娠期间发现的肾上腺肿块,经相关检查,无明显功能,无法定性,且随诊期间肿瘤的大小比较稳定时,可以在严密观察下,分娩后复查内分泌功能、CT 和/或 MRI,抑或行^{18}F-FDG PET/CT 检查后再进行处理。

Fallo F 等报道一例 36 岁女性妊娠 21 周后,因右上腹疼痛,B 超和 CT 检查显示右侧肾上腺区有一个 2.5 cm×2.1 cm×2.1 cm 实质性新生物(图 45-7),随即进行生化及相关激素检查,没有发现明显异常,患者也没有皮质醇症、低钾、高血压等表现。遂进行严密随访观察,妊娠 34 周时肿块无明显变化,在妊娠 39 周时顺产一个 3.2 kg 的女婴。产后数周病灶大小仍无明显变化,按患者要求在腹腔镜下行右侧肾上腺肿瘤切除术,术后病理检查提示为来源于肾上腺皮质的良性肿瘤。Segal S 等报道一例 32 岁女性妊娠 25 周时因右腰部疼痛,B 超和 CT 检查显示右侧肾上腺区有一个 9.0 cm×10 cm 实质性肿块,内分泌检查正常。妊娠 36 周行右侧肾上腺肿瘤切除术,术后病理检查提示为来源于肾上腺皮质的嗜酸性粒细胞瘤(图 45-8)。

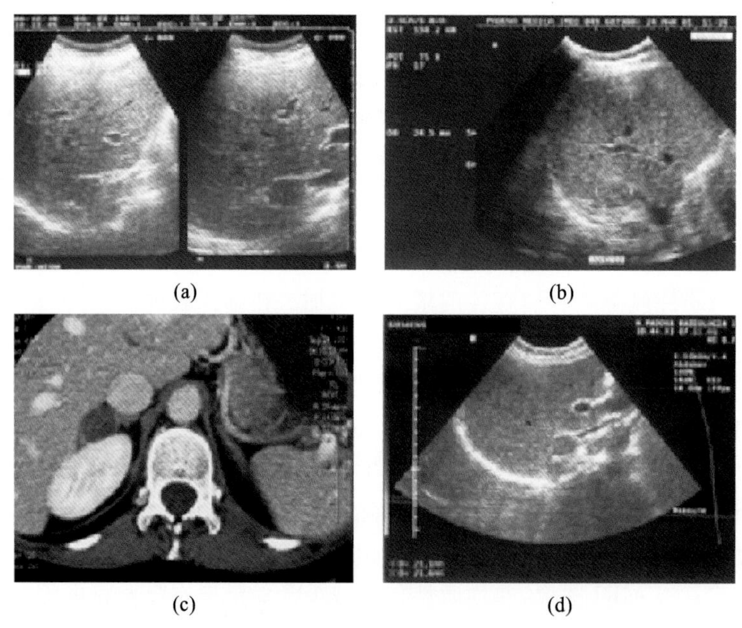

(a) (b) (c) (d)

图 45-7 妊娠合并肾上腺偶发瘤(Fallo F 等,2005)

(a)(b)妊娠 21 周腹部 B 超检查显示右侧肾上腺有一个 2.5 cm×2.1 cm×2.1 cm 肿块;
(c)右侧肾上腺肿瘤切除前 4 周 CT 图像;(d)妊娠 34 周 B 超图像

七、妊娠合并肾上腺肿瘤影像学检查的选择

临床上各种影像学检查已成为许多疾病诊治的重要辅助手段,因此孕妇也可能有意或无意地暴露于各种影像学检查中。需要强调的是,影像学检查(如超声和 MRI)对于肾上腺原发性病变的定位非常重要。通常,妊娠期超声检查是安全的,超声诊断符合率为 80%,超声检查应作为妊娠期影像学检查的首选方式。MRI 诊断符合率可达 100%,可以在妊娠期任何时候安全

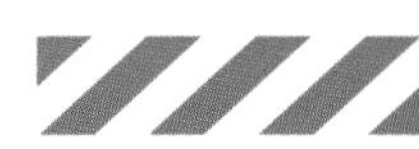

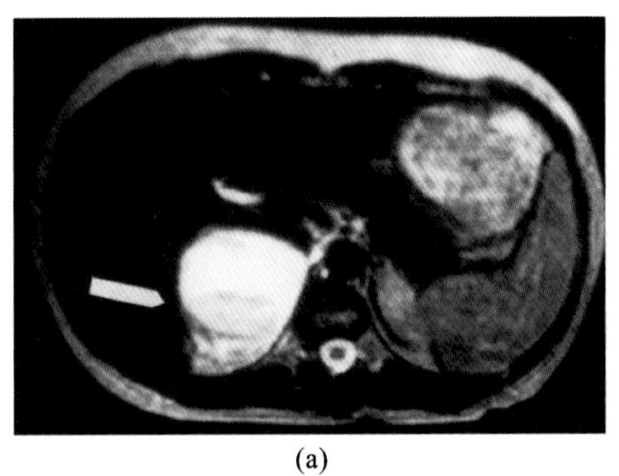

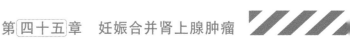

(a)

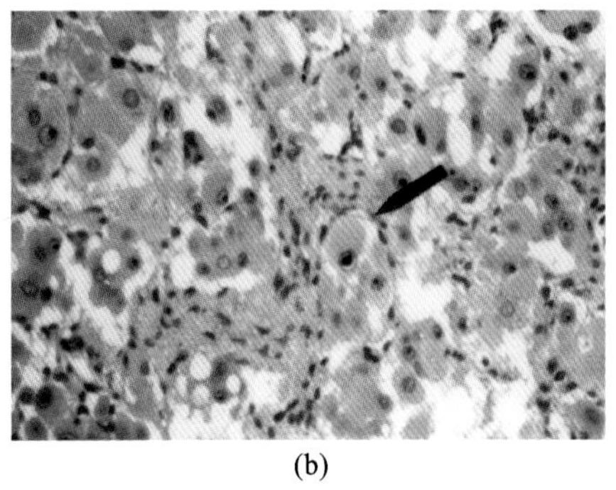

(b)

图 45-8　妊娠合并右侧肾上腺偶发瘤(嗜酸性粒细胞瘤)CT 图像和病理组织学(Segal S 等,2001)

使用,但 MRI 检查中造影剂的使用具有潜在的致畸性,不宜用于妊娠早期(受精后 2～20 周)。临床实践中,妊娠早期行 MRI 检查是因孕妇本身的病情所需,而非胎儿产前诊断,因此只有当 MRI 检查关乎妊娠早期的临床处理决策时,方可选择 MRI 检查。辐射存在致癌风险,胎儿在宫内接受辐射后,无论剂量大小,都有一定的致癌风险,故妊娠期不提倡使用 CT。目前认为,妊娠期间发生的肾上腺肿瘤可能会对母婴造成严重的不良影响,其不良影响已经大大超出了低剂量放射性检查所带来的潜在风险。如果放射性检查直接关系到妊娠患者的进一步诊断和治疗,则临床医生应当毫不犹豫地建议患者接受检查。

(陈　忠　魏　敏)

参考文献

[1] Biggar M A, Lennard T W J. Systematic review of phaeochromocytoma in pregnancy[J]. Br J Surg, 2013, 100(2): 182-190.

[2] Linos D, van Heerden J A. Adrenal glands: diagnostic aspects and surgical therapy [M]//. Lamb M N, Farley D R. Adrenal tumors and pregnancy. Berlin: Springer-Verlag, 2005.

[3] Harrington J L, Farley D R, van Heerden J A, et al. Adrenal tumors and pregnancy[J]. World J Surg, 1999, 23(2): 182-186.

[4] 范铭锦,谢文刚.妊娠合并嗜铬细胞瘤的研究进展[J].中国现代医生,2013,51(3):33-35.

[5] 金小岩,张萌,王吉文.妊娠合并嗜铬细胞瘤的诊断与治疗(附 3 例报告)[J].岭南现代临床外科,2015,15(5):614-616.

[6] Miller C, Bernet V, Elkas J C, et al. Conservative management of extra-adrenal pheochromocytoma during pregnancy[J]. Obstet Gynecol, 2005, 105(5 Pt 2): 1185-1188.

[7] Liu S Z, Song A, Zhou X, et al. Malignant pheochromocytoma with multiple vertebral metastases causing acute incomplete paralysis during pregnancy: literature review with one case report[J]. Medicine(Baltimore), 2017, 96(44): e8535.

[8] E Paula F A, Dos Santos R I Junior, Ferruzzi O A, et al. Laparoscopic approach to pheochromocytoma in pregnancy: case report[J]. Int Braz J Urol, 2018, 44(3): 629-633.

[9] 陈蔚琳,边旭明.妊娠合并库欣综合征的诊治[J].实用妇产科杂志,2008,24(7):400-402.

[10] 董德鑫,肖河,纪志刚,等.妊娠合并肾上腺腺瘤导致库欣综合征的临床诊治[J].临床泌尿外科杂志,2015,30(8):709-711.

[11] 刘兴会,何镭. 妊娠合并皮质醇增多症的诊治[J]. 中国实用妇科与产科杂志,2010,26(6):434-436.

[12] Eschler D C, Kogekar N, Pessah-Pollack R. Management of adrenal tumors in pregnancy[J]. Endocrinol Metab Clin North Am,2015,44(2):381-397.

[13] Monticone S, Auchus R J, Rainey W E. Adrenal disorders in pregnancy[J]. Nat Rev Endocrinol,2012,8(11):668-678.

[14] Morris L F, Park S, Daskivich T, et al. Virilization of a female infant by a maternal adrenocortical carcinoma[J]. Endocr Pract,2011,17(2):e26-e31.

[15] Albiger N M, Sartorato P, Mariniello B, et al. A case of primary aldosteronism in pregnancy: do LH and GNRH receptors have a potential role in regulating aldosterone secretion? [J]. Eur J Endocrinol,2011,164(3):405-412.

[16] Okawa T, Asano K, Hashimoto T, et al. Diagnosis and management of primary aldosteronism in pregnancy: case report and review of the literature[J]. Am J Perinatol, 2002,19(1):31-36.

[17] Ehrlich E N, Lindheimer M D. Effect of administered mineralocorticoids or ACTH in pregnant women. Attenuation of kaliuretic influence of mineralocorticoids during pregnancy[J]. J Clin Invest,1972,51(6):1301-1309.

[18] Messina M, Biffignandi P, Ghigo E, et al. Possible contraindication of spironolactone during pregnancy[J]. J Endocrinol Invest,1979,2(2):222.

[19] Groves T D, Corenblum B. Spironolactone therapy during human pregnancy[J]. Am J Obstet Gynecol,1995,172(5):1655-1656.

[20] Wyckoff J A, Seely E W, Hurwitz S, et al. Glucocorticoid-remediable aldosteronism and pregnancy[J]. Hypertension,2000,35(2):668-672.

[21] Abiven-Lepage G, Coste J, Tissier F, et al. Adrenocortical carcinoma and pregnancy: clinical and biological features and prognosis[J]. Eur J Endocrinol, 2010, 163(5): 793-800.

[22] Allolio B, Fassnacht M. Clinical review: adrenocortical carcinoma: clinical update[J]. J Clin Endocrinol Metab,2006,91(6):2027-2037.

[23] Luton J P, Cerdas S, Billaud L, et al. Clinical features of adrenocortical carcinoma, prognostic factors, and the effect of mitotane therapy[J]. N Engl J Med,1990,322(17): 1195-1201.

[24] 梁越,王冉冉,张静华,等. 国内首例妊娠期肾上腺皮质癌病例并文献复习[J]. 中国医科大学学报,2016,45(3):278-281.

[25] Abdelmannan D, Aron D C. Adrenal disorders in pregnancy[J]. Endocrinol Metab Clin North Am,2011,40(4):779-794.

[26] Caimari F, Valassi E, Garbayo P, et al. Cushing's syndrome and pregnancy outcomes: a systematic review of published cases[J]. Endocrine,2017,55(2):555-563.

[27] Eschler D C, Kogekar N, Pessah-Pollack R. Management of adrenal tumors in pregnancy[J]. Endocrinol Metab Clin North Am,2015,44(2):381-397.

[28] Teo A E, Garg S, Shaikh L H, et al. Pregnancy, primary aldosteronism, and adrenal CTNNB1 mutations[J]. N Engl Med,2015,373(15):1429-1436.

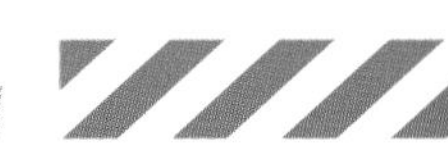

[29] Fallo F，Pezzi V，Sonino N，et al. Adrenal incidentaloma in pregnancy：clinical，molecular and immunohistochemical findings[J]. J Endocrinol Invest，2005，28(5)：459-463.

[30] Segal S，Cytron S，Shenhav S，et al. Adrenocortical oncocytoma in pregnancy[J]. Obstet Gynecol，2001，98(5 Pt 2)：916-918.

[31] 欧阳振波，尹倩，全松. 美国妇产科医师学会关于妊娠期及哺乳期影像学检查安全性指南的解读[J]. 现代妇产科进展，2016，25(9)：712-714.

第四十六章
异位肾上腺组织

一、定义和流行病学

异位肾上腺组织(ectopic adrenal tissue)是指远离肾上腺的肾上腺组织巢，又称为肾上腺异位移植(adrenal gland heterotopia)。从技术上来说，指的是肾上腺组织移位到异常位置，而不是身体其他部位的附属组织，是由肾上腺皮质原始细胞的迁移引起的。

肾上腺组织常异位至纵隔与盆腔之间的腹膜后任何部位，常见的部位为肾上极包膜下、卵巢门、睾丸旁、附睾、精索(沿着精索的走行方向发生)、腹膜后和腹腔，亦可发生于中枢神经系统、消化系统(胃壁、肝、胆囊、胰、阑尾和横结肠等)、胎盘、肺及心包膜等。Alimoradi M 等(2020)综合文献报道指出，异位肾上腺组织发生的部位包括腹腔轴区域(32%)、阔韧带(23%)、睾丸附件(7.5%)、肾上极包膜下(0.1%～6%)，1%的病例存在于腹股沟疝囊，其余部位则为胎盘、肝、肺和颅内。异位肾上腺组织可能伴有附睾畸形，亦可能与肝或肾融合，并被一个共同的囊包围。通常，异位肾上腺组织不伴有肾上腺髓质组织；但腹腔神经节附近的病例，有可能同时存在肾上腺髓质组织。

异位肾上腺组织发生率为3%～10%，常见于儿童，成人较少见(1%)。文献报道，至少50%的新生儿可发现异位肾上腺组织，随着年龄的增长，绝大多数异位肾上腺组织发生萎缩甚至消失，仅有少数病例得以残留(肾上腺残余或副肾上腺组织)。异位肾上腺组织与正常的肾上腺组织一样，可能发生肿瘤样增生、皮质腺瘤或皮质腺癌，发生有功能性或无功能性的异位肾上腺肿瘤。

二、病因

针对异位肾上腺组织的发病机制，公认的解释为胚胎学缺陷。肾上腺皮质是由位于腹膜后壁肠系膜根部与尿生殖嵴之间的间皮细胞群发生分化所致，而形成肾上腺髓质的细胞则由交感神经嵴衍生而来。随着胎儿肾上腺髓质细胞向肾上腺皮质区域迁移，肾上腺组织的碎片，尤其是肾上腺皮质组织的碎片可能被分裂。大多数肾上腺皮质组织的碎片仍停留在正常肾上腺区域，但有些与肾上腺髓质细胞关系密切的肾上腺皮质组织碎片则可能随着生长发育中的性腺迁移，从而发生肾上腺组织异位。

三、病理组织学

异位肾上腺组织结节外观呈圆形或椭圆形，黄色或暗黄色，边界清楚，包膜完整(图 46-1)；直径为1～5 mm，个别病例直径达13 cm。切面可见坏死及出血改变。镜下可见肾上腺各层结构，良恶性常难区分(图 46-2)。

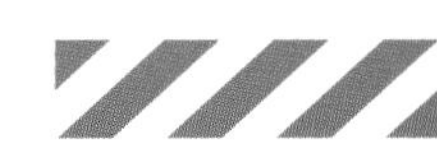

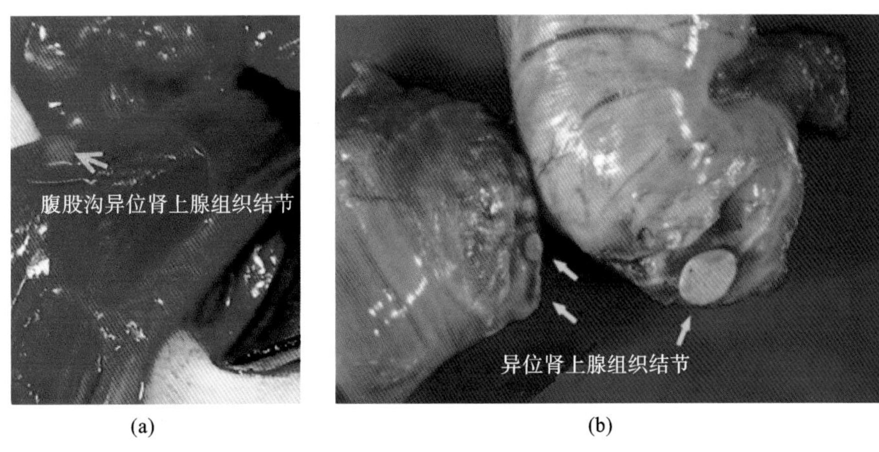

图 46-1　异位肾上腺组织结节术中所见(a)和术后大体标本(b)

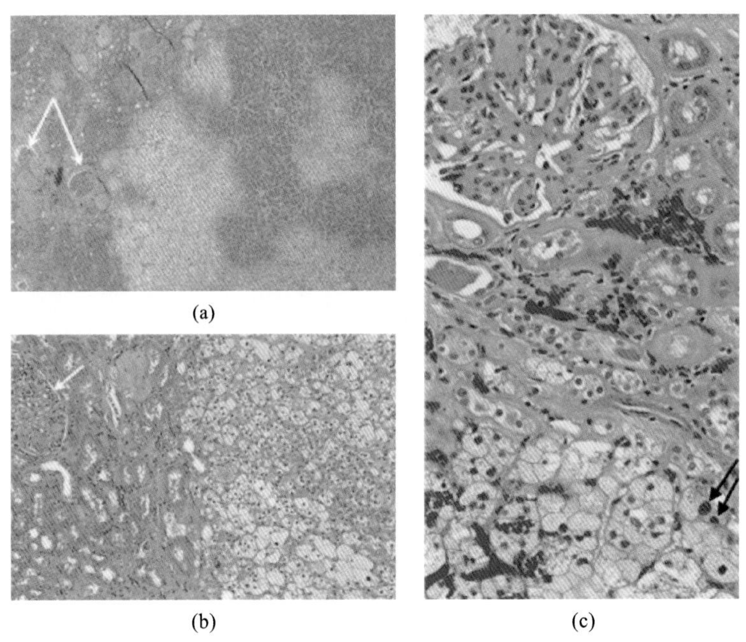

图 46-2　肾脏异位肾上腺皮质组织结节组织学特征

肾实质附近有肾小球(白色箭头),多形性细胞核的肿瘤细胞聚集(黑色箭头)

四、临床表现和诊断

大部分病例无分泌功能,常于影像学检查或手术中偶然发现。在极罕见的情况下,异位肾上腺组织可形成皮质激素分泌肿瘤,导致库欣综合征或康恩综合征而出现相应的临床症状。

影像学检查无特异性征象(图 46-3 至图 46-5),诊断有赖于术后病理组织学和免疫组织化学检查。

五、治疗

由于异位肾上腺组织有发生肿瘤样增生、皮质腺瘤或皮质癌的可能性,故一旦发现,应积极采取手术治疗。尤其在施行腹股沟区域或阴囊、膜后中轴和盆腔等部位手术中,如发现 1～5 mm 直径黄色结节,应疑诊为异位肾上腺组织,应予以完整切除,但无须常规探查。肿瘤较大时,则根据肿瘤的部位,选择适当的手术方式。根据病理组织学检查结果,决定术后的进一步辅助治疗方案。

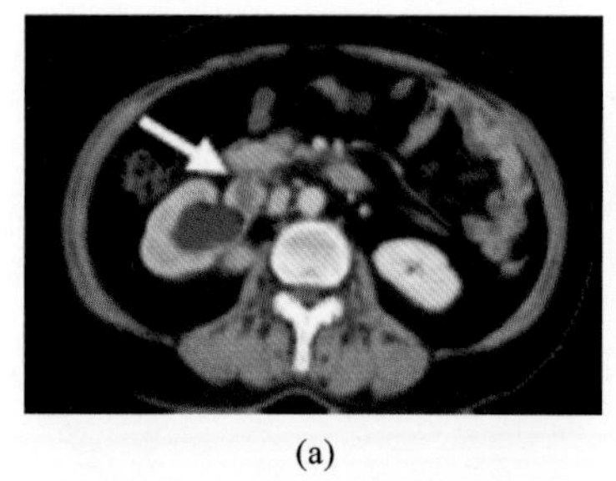
(a)

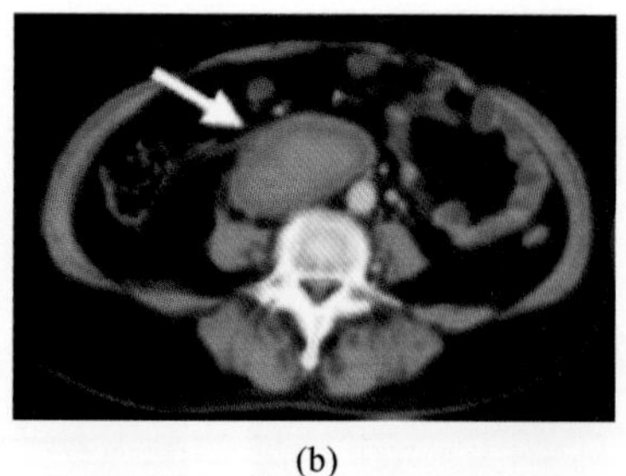
(b)

图 46-3　右肾门旁异位肾上腺腺瘤：增强 CT 显示明显不均匀强化，边缘强化明显

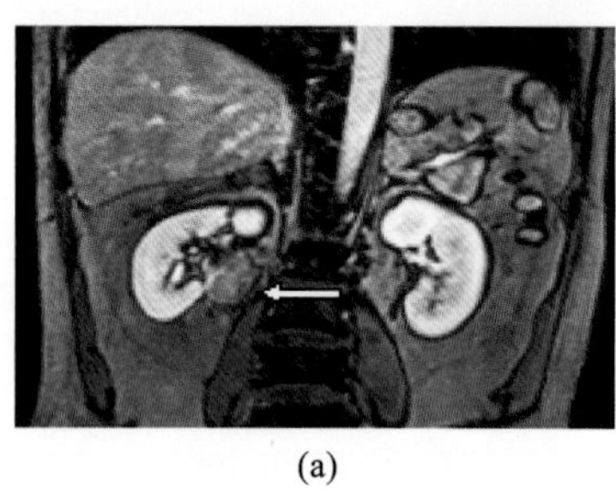
(a)

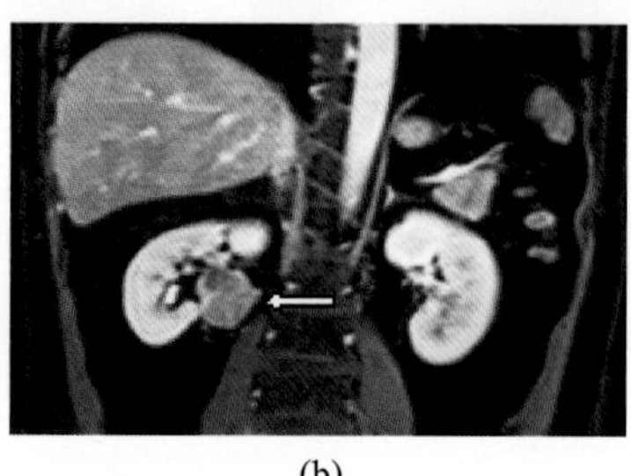
(b)

图 46-4　右肾门旁异位肾上腺腺瘤：MRI 显示 T1WI 等信号，T2WI 稍低信号

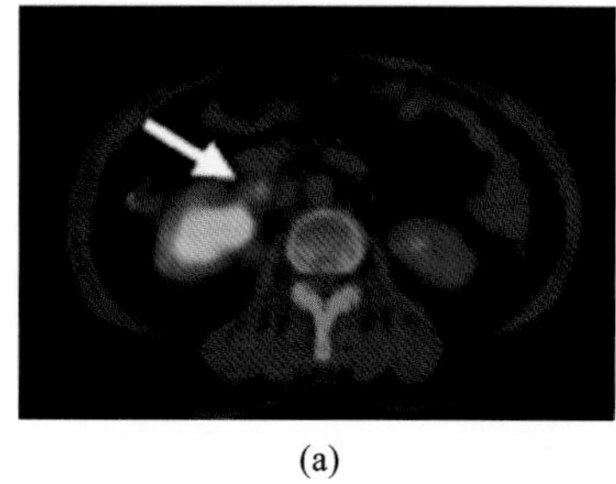
(a)

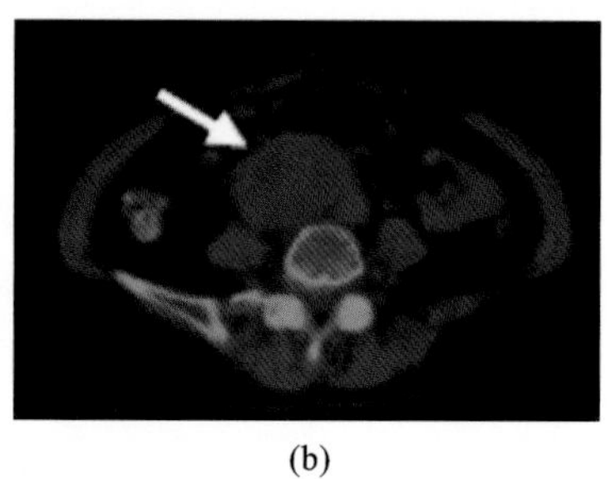
(b)

图 46-5　^{18}F-FDG PET/CT 显示右肾门旁异位肾上腺腺瘤：呈环形不均匀影，葡萄糖代谢增高，其内低密度区放射性摄取减低

六、预后和随访

异位肾上腺组织中结节和皮质腺瘤预后良好，异位肾上腺皮质癌预后较差。术后应长期密切随访，根据肿瘤是良性还是恶性，采取相应的随访策略。

（曾　进　魏　敏）

参考文献

[1] 李涛，何延瑜，陈梓甫. 异位肾上腺组织及其处理[J]. 临床泌尿外科杂志，2006，21(6)：423-425.

[2] 李玲，刘晓建，郑玉民. 右肾门旁异位肾上腺腺瘤伴腹膜后血肿^{18}F-FDG PET/CT 显像 1 例[J]. 中国医学影像学杂志，2019，27(3)：223-224.

[3] Miller C，Raza S J，Davaro E，et al. Adrenal-renal fusion with adrenal cortical adenoma and ectopic adrenal tissue，presenting as suspected renal mass：a case report[J]. Curr Urol，2020，14(3)：163-165.

[4] Ohsugi H，Takizava N，Kinoshita H，et al. Pheochromocytoma arising from an ectopic

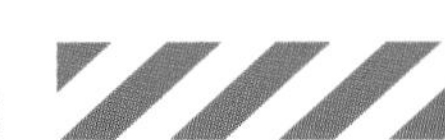

adrenal tissue in multiple endocrine neoplasia type 2A[J]. Endocrinol Diabetes Metab Case Rep,2019:19-0073.

[5] Alimoradi M, El-Helou E, Sabra H, et al. Ectopic adrenal gland in an adult inguinal hernial sac:a case report[J]. Int J Surg Case Rep,2020,72:66-68.

[6] 徐鑫,秦红云,耿凛.肾门部异位肾上腺皮质肿瘤样增生合并血肿形成1例报道并文献复习[J].现代泌尿生殖肿瘤杂志,2019,11(4):219-222.

[7] Marino G, Quartuccio M, Rizzo S, et al. Ectopic adrenal tissue in equine gonade: morphofunctional features[J]. Tur J Vet Sci,2012,36(5):560-565.

[8] Adalbert J R, Pajaro R E. Adrenal ectopy and lipoma of an inguinal hernia sac:a case report & literature review[J]. Int J Surg Case Rep,2021,78:356-358.

第三篇

肾上腺肿瘤微创活检和消融治疗篇

第四十七章
肾上腺穿刺活检

肾上腺是一对腹膜后器官，相对位置较深，周围有肝、脾、胰、肾等多个重要器官，同时肾上腺疾病，特别是占位性疾病的类型繁多，有些病变通过影像学及相关的实验室检查仍难以确定性质，必须进行组织活检，方可明确诊断，才可能避免不必要的手术。故肾上腺穿刺活检是对肾上腺病变进行病理检查的重要手段之一，在临床上得到广泛应用。

肾上腺位置特殊，对其进行穿刺活检多需要在CT、超声或MRI的引导下，通过皮肤进行穿刺，获取肾上腺病变组织，对小的取样标本予以细致的细胞学分类，从而使该项检查费用降低。目前使用的穿刺活检设备多为一次性使用的活检枪，穿刺针为22G，外径仅为0.7 mm，穿刺过程中对组织的损伤极小，可以取出长约1.5 cm的组织，标本结构完整，能够满足病理诊断的要求。

在选择活检前，应在适当的时间停止使用抗凝剂。虽然没有可靠的科学数据支撑，但目前公认的指南和共识建议，在安全的情况下，应该在术前5天停用阿司匹林和氯吡格雷(波立维)。肝素应停用4～6 h，低分子肝素(LMWH)应停用8～12 h，视生物半衰期而定。华法林应在术前5～7天停用，患者可暂用低分子肝素，直至活检完成。华法林可以在活检次日重新应用。在某些特殊情况下，例如，患者使用机械心脏瓣膜或有危险的冠状动脉支架，突然终止抗凝治疗可能比较危险，甚至有可能带来比继续进行抗凝治疗更高的风险，抗凝治疗的围手术期管理可能需要改变，最好是咨询相应专科医生。

第一节　超声引导肾上腺穿刺活检

目前，超声引导下的穿刺活检仍是获取肾上腺病理的首选方法之一。超声可以实时监控穿刺路径和显示血流信号，但易受肠气和肺组织的影响，空间结构显示的直观性不如CT等影像学检查。但是对于小体积的肾上腺肿瘤，由于周围组织脏器的阻挡，经体表的超声引导会受到一定的限制，而超声内镜则在这方面具有独特的优势。

在超声的指导下，首先要考虑是使用徒手操作穿刺，还是穿刺支架引导下进行融合引导穿刺。虽然徒手操作穿刺可以避免肋骨的干扰，有更大的成像窗口和更多的入针点选择，但对于没有超声经验的操作者来说，针对更深层的病变，如肾上腺肿块，通过穿刺支架引导可能比徒手操作更为精确。为了优化针尖的可视化，采用分辨率更高的设备和特定的辅助技术是非常重要的。

超声以其操作简便灵活、费用低廉及能够进行实时检测等优势，为许多学者所青睐。超声的优势如下：①实时性。超声检查可以多角度、多方位连续动态扫描，实时监测针尖到达的组织层次，随时调整进针角度和深度。②损伤小。肾上腺为腹膜后器官，在B超的引导下，可以选择经后腹腔入路，此入路几乎可直达病灶，能有效避免对肝、脾、肠道等腹腔脏器的损伤。③出血少。彩色多普勒超声可以显示肿瘤内的血流状况，避开血供丰富的区域进行穿刺，以显著降低损伤血管的概率。④可重复取标本。病理结果不理想时，本方法可以重复进行，直至取得良好的病理标本。⑤易于推广。本方法借鉴经皮肾镜手术的穿刺模式，具有B超引导下行经皮肾镜手术经验的泌尿外科医生都可以试行，而且不需要添置专门设备，便于在基层医院开展。⑥避免放射性损伤。采用超声引导，可以有效避免CT引导的辐射损伤。⑦费用低。相对而言，采用超声引导穿刺的费用较CT和MRI低，所取到的组织标本也能够满足病理诊断的要求。

但超声引导穿刺也有一定的不足：①肾上腺是腹膜后器官，不论是经腹腔还是经后腹腔，都会被周围组织脏器阻挡而无法穿刺，只有当肿瘤体积明显增大，对周围组织脏器产生推挤作用时，才可能使用超声引导穿刺；②尽管可以通过彩色多普勒超声避开血流丰富的区域穿刺，但是仍存在出血的风险，特别是对于肾上腺皮质癌、嗜铬细胞瘤等，还需要慎重评估。

为了提高超声的分辨率，Martinez M等报道，肾上腺超声内镜引导细针穿刺抽吸术（EUS-guided fine needle aspiration，EUS-FNA）活检，如经十二指肠超声引导下右侧肾上腺穿刺活检，所采用的穿刺针为19G、22G或25G，长8 cm。EUS-FNA为双侧肾上腺活检提供了一个更为微创、准确和安全的肾上腺采样方法。EUS-FNA对任意一侧肾上腺恶性肿瘤诊断的敏感性、特异性、阳性预测值和阴性预测值分别为86%、97%、96%和89%，无严重不良事件发生。Eloubeidi M A等报道的一组左侧经胃途径、右侧经十二指肠途径行超声内镜引导下肾上腺穿刺活检术的病例，平均肿瘤大小为25 mm×17 mm，穿刺诊断成功率为100%，且无明显并发症。但超声内镜需要在麻醉下进行，并且要有专门的设备和丰富的操作经验，目前在国内医院尚未普遍开展。

第二节　CT引导肾上腺穿刺活检

CT平扫或增强检查是一种广泛应用的技术，可使肾上腺占位、穿刺针的行走路径，以及肾脏和结肠等附近关键解剖结构的位置可视化，这些因素使CT成为肾上腺穿刺活检的首选影像学引导方式。

CT引导穿刺的优点如下：①结构清晰。CT可以显示肿瘤与邻近组织器官的空间立体结构，同时测量进针部位、角度及深度，初步确定穿刺方案。②CT可直接显示穿刺针全貌，此操作方法简便，成功率高。③图像不受体内气体的干扰。④图像真实客观，不受操作者技术水平的影响。⑤增强CT可准确判断病灶的血供来源及分布。CT引导肾上腺穿刺活检在文献中有很多报道，技术成功率和并发症发生率分别为80%～96%和3%～13.6%。

大多数肾上腺肿瘤可通过后路手术进入，患者取俯卧位。然而，一些研究者建议对同侧卧位的患者进行后路手术，这项技术可以更好地显示目标肾上腺肿块，减少横膈膜因呼吸造成的偏移，并减少同侧肺的扩张，避免穿刺带来的气胸或肺损伤。Odisio B C等比较了身体同侧卧位和俯卧位对CT引导肾上腺穿刺的影像，认为同侧卧位行肾上腺穿刺更安全（图47-1）。气胸和出血是经皮肾上腺穿刺活检术后常见的并发症。在肾上腺活检术中使用后腹入路时有5%的概率发生气胸，这可能是由于穿刺针穿过了肋膈角和肺实质。同侧卧位入路抬高病灶一侧横膈膜，减小肺容积，从而降低穿刺针在前往肾上腺病灶途中穿过肺的风险。

CT引导穿刺时，先行CT确定病灶部位，选择穿刺点及进针方向。对于体积较小的肿瘤，注意训练患者呼吸，务必使其呼吸幅度在扫描定位过程中保持平稳，以利于定位。也可以采用体外异物定位法：第一次扫描确定穿刺点及进针方向后，在体表预定的穿刺点放置异物（如针帽），再次扫描确定穿刺点有无偏差。随后常规消毒铺巾，在穿刺点及进针路径行局部浸润麻醉，用一次性活检枪快速抽取少许组织送检。由于肾上腺位于腹膜后，在行CT时，肾上腺后部

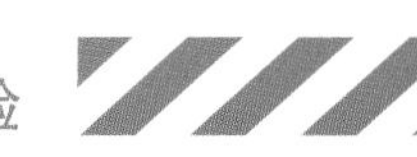

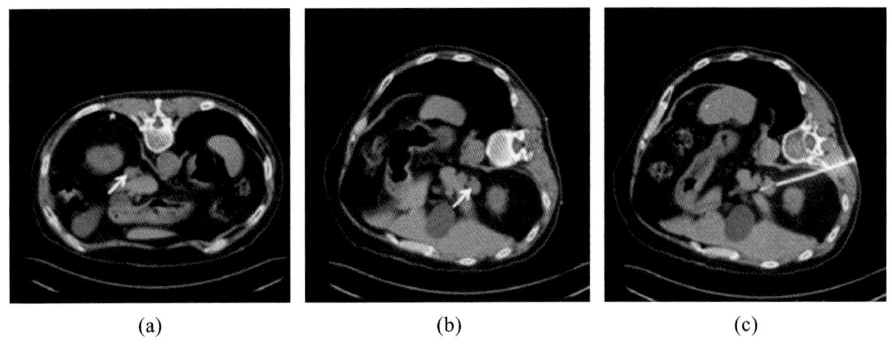

(a) (b) (c)

图 47-1 CT 引导左侧肾上腺穿刺活检(Odisio B C 等,2012)

80 岁男性,有非小细胞肺癌病史,PET/CT 示右侧肾上腺新病变(箭头),体积增大,代谢亢进。(a)(b)分别为在俯卧位和同侧卧位进行活检前 CT 图。此图显示在使用同侧卧位时,成功避免了穿刺针进入肺间质。最后的影像学检查(c)显示使用直线入路成功进入病灶

常为肺组织所围绕,为了避免穿刺针损伤肺组织造成气胸或出血,在穿刺过程中也可能要调整体位,以避开肺组织。

为了减少穿刺并发症,提高穿刺的成功率,Jiao D C 等报道采用 3D 锥形线束 CT(three-dimensional cone beam CT,3D CBCT)实施实时立体定向穿刺引导技术,增高了穿刺活检的准确性和阳性率,肾上腺穿刺活检技术成功率为 100%,并发症发生率低(3.3%)。

第三节 MRI 引导肾上腺穿刺活检

MRI 引导下的治疗需使用特殊治疗器械在开放磁场下进行,费用较高,临床推广有一定困难。

MRI 引导技术提供的高对比度和多平面实时成像技术,理论上可能为 CT 靶向肾上腺病变提供有价值的替代方案。具体表现在以下方面:①穿刺准确性高,MRI 所具有的高对比度能精确鉴别肾上腺肿块,不必像 CT 一样需要静脉注射造影剂。②穿刺安全性高,实时 MRI 中借助血管固有的高强度,很容易鉴别下腔静脉,在右侧肾上腺活检中,当病灶很小并与血管相邻时,可以提高操作人员的信心。③避免胸膜的损伤,MRI 引导穿刺过程中,可以借助实时监测在两个正交平面的 MRI 图像,采用非常小的穿刺角度,避开肋膈角处胸膜,防止气胸的发生(图 47-2)。而 CT 检查受支架位置的限制,有时行肾上腺穿刺活检时没有足够好的穿刺通道供穿刺针使用。④MRI 的最后一个优点是对患者和放射科医生没有辐射。

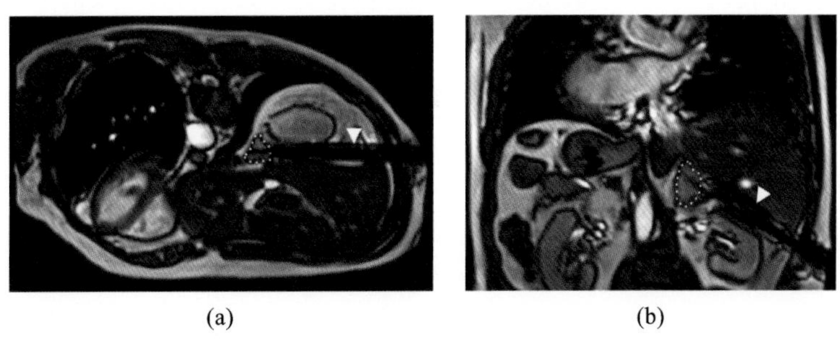

(a) (b)

图 47-2 实时 MRI 引导下肾上腺肿块(周围有虚线部分)穿刺(多层平衡 SSFP 脉冲序列)

轴位倾斜(a)和冠状位倾斜(b)视图相互交叉。值得注意的是,MRI 引导允许双重入路,如图所示,针头在肾和肝之间穿过

然而,MRI 引导穿刺活检也有一定的缺陷:①MRI 引导下的活检比 CT 或超声引导下的活检耗费时间更长,主要是准备阶段所需时间太长,穿刺操作耗费的时间与 CT 或超声是一致的;②MRI 的空间分辨率低于超声和 CT,如果病灶较小,可能导致活检结果不准确;③穿刺针的限制也影响了 MRI 在肾上腺活检中的应用,穿刺针周围的伪影大小取决于朝向主磁场的角度,伪影中可能隐藏有直径<1 cm 的病灶。

Koch G 等回顾性分析了 2009 年 4 月至 2016 年 10 月 24 例 MRI 引导下,采用 16G 的套管针(MRI 同轴穿刺针;Somatex,Teltow,德国)局部麻醉穿刺通道,采用一个能在 MRI 下操作的特制 18G 半自动活检针(Biopsy Handy MRI;Somatex)沿通道进行经皮肾上腺穿刺活检的临床资料。回顾性收集流行病学、病程和病理组织学资料。肿瘤平均直径为 4.3 cm(范围为 1.5～16.0 cm),平均手术时间为 49 min(范围为 24～95 min),平均深度为 9.6 cm(范围为 5.8～13.7 cm)。MRI 引导穿刺活检的敏感性、特异性、阳性预测值、阴性预测值和准确性分别为 95.5%、100%、100%、66.7%和 95.8%。没有立即或延迟的并发症。该作者认为 MRI 对肾上腺肿块的定位是安全、准确的。

(陈　忠　袁敬东)

参考文献

[1] 关晓峰,钟健,王翔,等.CT 联合实时超声引导行经后腹腔穿刺活检术诊断肾上腺淋巴瘤 1 例并文献复习[J].现代泌尿生殖肿瘤杂志,2016,8(5):296-297.

[2] Sharma K V,Venkatesan A M,Swerdlow D,et al. Image-guided adrenal and renal biopsy [J]. Tech Vasc Interv Radiol,2010,13(2):100-109.

[3] Martinez M,LeBlanc J,Al-Haddad M,et al. Role of endoscopic ultrasound fine-needle aspiration evaluating adrenal gland enlargement or mass[J]. World J Nephrol,2014,3(3):92-100.

[4] Eloubeidi M A,Black K R,Tamhane A,et al. A large single-center experience of EUS-guided FNA of the left and right adrenal glands:diagnostic utility and impact on patient management[J]. Gastrointest Endosc,2010,71(4):745-753.

[5] Jiao D C,Xie N,Wu G,et al. C-arm cone-beam computed tomography with stereotactic needle guidance for percutaneous adrenal biopsy: initial experience[J]. Acta Radiol,2017,58(5):617-624.

[6] Jiao D C,Li T F,Han X W,et al. Clinical applications of the C-arm cone-beam CT-based 3D needle guidance system in performing percutaneous transthoracic needle biopsy of pulmonary lesions[J]. Diagn Interv Radiol,2014,20(6):470-474.

[7] Odisio B C, Tam A L, Avritscher R, et al. CT-guided adrenal biopsy: comparison of ipsilateral decubitus versus prone patient positioning for biopsy approach[J]. Eur Radiol,2012,22(6):1233-1239.

[8] Koch G,Garnon J,Tsoumakidou G,et al. Adrenal biopsy under wide-bore MR imaging guidance[J]. J Vasc Interv Radiol,2018,29(2):285-290.

第四十八章

射频消融治疗

射频消融(radiofrequency ablation,RFA)是近年出现的一种新的微创治疗方法,最初用于治疗心脏传导系统疾病,后来应用于实质脏器肿瘤,1990年,Rossi和McGahan等最先报道将RFA应用于动物肝组织的消融,随后他们用这一技术治疗人类的肝肿瘤。

早期RFA采用单电极和双电极,只能产生直径为0.8～1.6 cm的凝固性坏死灶,不能满足临床需要。随着电极针的不断改进,出现了锚状电极和冷电极,这些电极能产生直径大约为5 cm的凝固性坏死灶,使RFA成为适用于临床肿瘤治疗的方法。目前,RFA治疗领域已从最初的肝肿瘤发展到肾、肾上腺、肺、骨、甲状腺、乳腺等的肿瘤。对于直径＞5 cm的肿瘤,最好根据增强CT和三维重建,准确显示肿瘤大小和形状及肿瘤与附近结构的关系,采用适形消融,可获得更为满意的疗效。

一、RFA治疗原理

RFA是一种肿瘤热疗方法,其基本原理是利用热能损毁肿瘤组织,由电极发出射频波使其周围组织中的离子和极性大分子发生振荡撞击而摩擦发热,使肿瘤细胞在有效治疗温度范围并维持一定时间,以杀灭肿瘤细胞。同时,射频热效应能使周围组织的血管凝固,形成一个反应带,使之不能向肿瘤供血而防止肿瘤转移。另外,射频热效应可增强机体的免疫力,从而抑制肿瘤生长。

RFA使用低频长波长的无线电波在肿瘤内产生热量,使用频率小于30 MHz(通常为375～500 kHz)的交流电来产生热量,RFA会引起电极尖端附近组织发生热损伤,一旦温度达到使细胞死亡的阈值(50～60 ℃),则引起热凝固性坏死。当温度不足以引起坏死时,可以导致另一种形式的细胞死亡——凋亡。一次射频可使组织凝固性坏死范围(灭活肿瘤区)达5 cm×5.5 cm×6 cm,是当前世界上较先进的杀伤肿瘤较多而损害机体较轻的“间质治疗”方法之一。

二、肾上腺病变的RFA治疗

RFA为非血管介入治疗技术,具有微创、安全、有效等优势,临床应用广泛,发展迅速,合理利用其优势并与其他治疗方法结合,将使其成为肿瘤的有效治疗手段。肾上腺在肾周脂肪间隙内被脂肪组织包围,后者可以作为隔热层,防止对邻近器官或重要血管造成热损伤,因而RFA适合用于肾上腺肿瘤的治疗。然而,RFA的治疗时间受病灶大小的影响。此外,有效的消融可能会干扰被消融区域内的热损失,这主要是由血液循环介导的。一般认为,治疗肾上腺肿瘤的电极头温度超过50 ℃,治疗时间8～10 min,即足够造成肿瘤组织坏死。

1. 患者的选择与准备

(1) 实验室检查:术前测定常规指标,包括血、尿常规,生化指标,出凝血时间等。肾上腺功能测定,包括治疗前后检测尿17-酮类固醇、尿17-羟皮质类固醇、血浆皮质醇、血浆醛固酮等。

（2）影像学评估：根据CT和MRI影像来评估肿瘤的大小、位置和肿瘤与邻近血管、脏器的关系，规划穿刺路径。与任何影像学引导的手术一样，RFA也会有出血的风险。治疗前要确定和考虑任何靠近肾上腺的重要血管结构，包括下腔静脉、主动脉、肾动脉和腰椎侧支血管。此外，病变本身的血管增生也可能导致出血。如果原发性肿瘤（随后转移病灶）为高血管性，如肝细胞癌或肾细胞癌，肾上腺动脉栓塞结合消融治疗可有效预防出血性并发症，增强抗肿瘤作用。

（3）术前用药：既往文献中RFA治疗肾上腺肿瘤发生高血压危象的概率约为4.9%，这是由于邻近肿瘤病灶区域的正常肾上腺组织受到热效应造成细胞死亡和溶解时，其内释放的儿茶酚胺可以通过肾上腺静脉进入体循环。在RFA过程中，肾上腺静脉处于开放状态，故儿茶酚胺很容易释放到全身血液中，而在肾上腺切除术中，由于肾上腺静脉常规结扎，很少发生高血压危象。对于高血压危象的预防，目前尚无统一的共识。有些研究者建议RFA术前给患者服用α和β受体阻滞剂，以防止高血压危象的发生，但除了嗜铬细胞瘤的治疗外，其他类型肾上腺肿瘤患者行RFA术前没有例行服用α和β受体阻滞剂的要求。

2. 肾上腺RFA治疗禁忌证 与其他器官经皮消融治疗禁忌证相似。有凝血功能不全的患者应该在消融前进行矫正。一般来说，国际标准化比值（INR）应小于1.5，血小板数应大于50000/μL。应仔细评估入路，以确保有安全的入路，特别是没有肠管等非目标损伤的风险。

3. 肾上腺肿瘤RFA治疗操作

（1）术前准备：术前禁食12 h，在下肢建立静脉通道，术前30 min予以吗啡10 mg皮下注射，地西泮10 mg肌内注射，预防疼痛和镇静；术前15 min静注氟比洛芬酯50 mg行超前镇痛，术后8 h可再静注50 mg。

（2）体位：患者取健侧卧位、仰卧位或俯卧位，右侧肾上腺肿瘤一般选择左侧卧位、仰卧位，右腋后线进针或经肝右后叶穿刺进针；左侧肾上腺肿瘤一般选择右侧卧位、俯卧位，左腋后线进针。

（3）麻醉方法：常规消毒铺巾，采用2%利多卡因＋布比卡因（常规配制5%利多卡因10 ml＋布比卡因37.5 mg加入生理盐水稀释至40 ml）在穿刺点及进针路径行局部浸润麻醉，肾上腺肿瘤较大者，术中可给予适量镇静剂，并建立静脉通道，吸氧。常规监测心率、脉率、呼吸频率、血氧饱和度，每5 min测血压一次。

（4）穿刺途径选择：根据CT、MRI等影像资料，采用B超或CT精确定位病灶，选择穿刺点及进针方向与角度。

（5）RFA治疗：选择好穿刺进针点后，消毒穿刺点区域皮肤，铺无菌洞巾，在穿刺点做2～3 mm小切口，在B超引导下穿刺活检后将射频多电极针（10极）穿向病灶。肿瘤直径＞10 cm时，可同时送入2根集束电极；直径＞15 cm时，并列送入3根或多根集束电极。张开集束电极，依次进行射频治疗。射频的能量由小到大行序贯治疗：开始能量为20 W，3 min后升至40 W，以后每隔2 min升高20 W，最高可达90 W。整个过程由计算机能量控制与阻抗控制相结合，随着能量加大和治疗时间的延长，阻抗亦逐渐上升，可高达999 Ω，此时射频治疗机停止工作即完成一次治疗（即一个治疗点）。送入2根或多根电极时依次治疗，确保治疗点覆盖整个肿瘤，尽量避免损伤周围组织和器官。术中监测患者生命体征和疼痛情况，尤其是血压变化情况。治疗完毕对针道进行电凝，以避免出血及转移。

（6）术后禁食禁水4 h，卧床24 h，予以止血、补液、利尿等处理，监测生命体征24 h。术后3～5天如果无明显副作用和并发症，可以出院。

肾上腺病变的RFA治疗实例见图48-1。

三、影像学评估RFA临床疗效

RFA后，对患者进行随访，用增强CT来评价肿瘤是否有坏死，瘤体没有强化、病变区密度

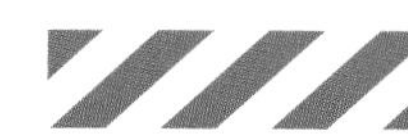

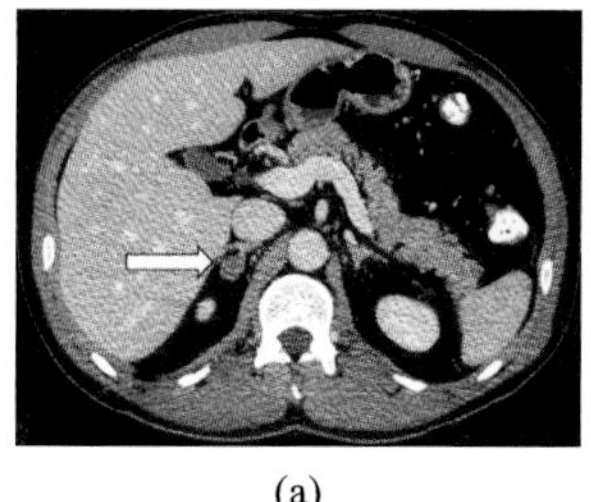
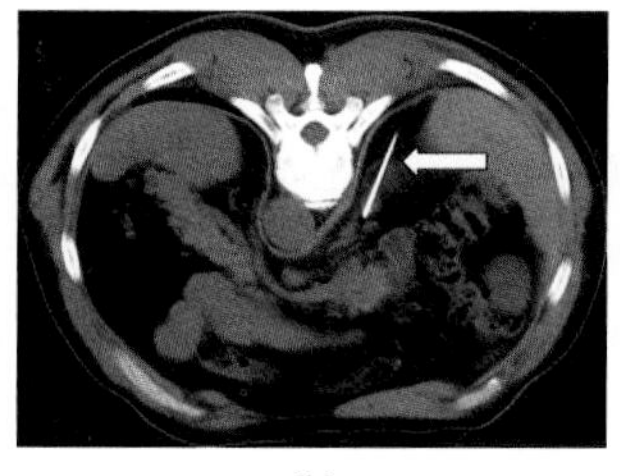
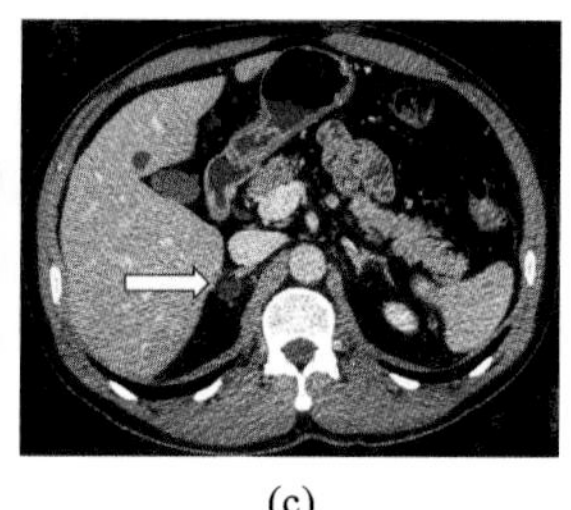

(a) (b) (c)

图 48-1 一例 54 岁女性患有低血钾性高血压 1 年，经生物化学检查证实为原发性醛固酮增多症（Liu S Y W 等，2016）

（a）轴向增强 CT 显示右侧醛固酮腺瘤（APA）（箭头）1.1 cm；（b）轴向 CT 引导下经皮 RFA 伴椎旁入路、俯卧位，箭头示腺瘤 RFA 电极针；（c）相同右侧 APA（箭头）的轴向 RFA 后增强 CT 显示体积减小，无对比度增强

较治疗前降低、出现液化坏死区提示治疗较完全。如果出现残余强化提示残余肿瘤存在。如果肾上腺病变出现新的强化，则提示肿瘤复发。

经过 RFA 治疗，若部分病灶未能达到完全坏死，考虑有以下原因：①肿瘤病灶较大，形态欠规整，RFA 电极针不能完全覆盖肿瘤，且叠加消融不完全；②有些肿瘤病灶紧邻重要脏器或大血管，RFA 电极针不能完全打开而影响疗效；③部分病灶邻近血管，血流带走射频电流产生的热量，减弱了射频对局部肿瘤的杀灭效应。

四、RFA 治疗肾上腺肿瘤的不良反应与并发症

肾上腺消融的几种可能的并发症，包括高血压危象和相邻器官的热损伤。其他潜在的并发症包括出血、感染、肿瘤消融探测束的播种、气胸。如果一侧肾上腺已被切除，或者双侧肾上腺病变都需治疗，有发生肾上腺功能不全的可能。

患者术中或术后短期不良反应或并发症表现如下。

1. 疼痛 在治疗过程中，多数患者会有消融区域的发热感，甚至伴有明显疼痛感，但多可使用镇静剂或镇痛剂控制并完成治疗。

2. 血压波动 患者在治疗过程中有可能出现血压升高，如收缩压为 160～220 mmHg（1 mmHg=0.133 kPa），舒张压为 100～160 mmHg，经舌下含服硝苯地平 10 mg 后可缓解，血压仍未能控制的患者，经静脉注射酚妥拉明 10 mg 后可缓解。

3. 局部出血 有些患者治疗术后例行 CT，可见治疗区域微量出血，但多不影响生命体征，不需做特殊处理。

五、RFA 治疗肾上腺肿瘤的效果

虽然 RFA 也可以用于肾上腺恶性肿瘤，或转移肿瘤的治疗，但其对肾上腺良性病变的治疗效果更好，而且不用关注肿瘤的播散和 RFA 后的复发问题。Nunes T F 等报道 CT 引导下 17 例功能性肾上腺肿瘤 RFA 治疗效果，在术前和术后 6 个月分别检测血液激素指标，并采用 MRI 进行弥散加权成像（DWI）检查，以表观扩散系数（apparent diffusion coefficient，ADC）作为评价经皮 RFA 治疗功能性肾上腺腺瘤反应的参数。结果 16 例达到完全反应，仅 1 例部分反应。

RFA 治疗醛固酮腺瘤（aldosterone-producing adenoma，APA）是一种新兴的方法，具有多方面的益处。首先，对于手术耐受性很差的患者，这是一种理想的治疗方法，因为这是一种微创手术，采用局部麻醉和静脉适度镇静即可完成。此外，RFA 是一种可重复的治疗方法，在高热敏肾上腺皮质细胞中效果良好。肾上腺周围的邻近脂肪也能起到很好的隔热作用，可最大限度地减少散热和对邻近脏器的热损伤。Yang M H 等报道从 2009 年 9 月到 2013 年 9 月，采用经

皮穿刺 RFA 治疗 17 例单侧 APA 患者，并与 18 例同样大小行经腹腔镜肾上腺切除术(LA)的 APA 患者的疗效进行对比。仅有 1 例 RFA 治疗患者术中发生高血压危象，两组均无其他需要处理的并发症。随访 3～6 个月，RFA 组治疗成功率达 100%，LA 组达 94.4%。RFA 组和 LA 组的疗效无统计学差异。但与 LA 组相比，RFA 组具有更低的术后疼痛视觉模拟量值(2.0±1.16和 4.22±1.44，$P<0.001$)，手术时间更短(105±34 min 和 194±58 min，$P<0.001$)。Liu S Y W 等报道了 2004 年至 2012 年期间进行腹腔镜肾上腺切除术或 CT 引导下经皮 RFA 治疗的 63 例 APA 患者(LA 组 27 例，RFA 组 36 例)，也得出两组有同样的临床效果的结论。

国外也有许多学者报道采用这项技术治疗功能性肾上腺肿瘤。Nunes T F 等、Szejnfeld D 等报道经皮 RFA 治疗了 11 例直径为 12～34 mm 的原发性醛固酮增多症，或库欣综合征的肾上腺肿瘤患者，取得了良好的治疗效果，不仅缩短了患者住院时间，减少了并发症，而且患者的激素分泌正常，高血压得到改善，减少了降压药物的服用。

RFA 对于无法手术的肾上腺转移性肿瘤患者，也能起到减瘤、控制症状、缓解疼痛和延长患者生存时间的目的。Hasegawa T 等报道采用 RFA 治疗 35 个转移性肾上腺肿瘤，分别起源于肺癌($n=15$)、肾细胞癌($n=9$)、结直肠癌($n=5$)、肝细胞癌($n=4$)、其他肿瘤($n=2$)。肿瘤的直径为 1.2～8.2 cm(平均 3.3 cm)，其中 12 例(34%)行肾上腺动脉栓塞术结合 RFA 治疗。所有患者共完成 48 次 RFA 治疗手术，患者均未死亡，主要并发症发生率为 8%(4/48)。肾上腺 RFA 后初期肿瘤强化消失者 33 例(94%)；局部肿瘤进展者 8 例(23%)，其中 2 例接受了重复 RFA。1、3、5 年总生存率分别为 75%(95% CI:61%～90%)、34%(95%CI:17%～52%)和 30%(95%CI:13%～48%)，平均生存时间为 26 个月。该作者认为肾上腺 RFA 对控制转移性肾上腺肿瘤是一种可行且有用的方法，有望增高患者生存率。

六、RFA 治疗肾上腺病变存在的问题及展望

对于不愿接受手术的患者来说，RFA 是一种具有低侵袭性的合理选择。尽管 RFA 有很多吸引人的优点，但并不是所有患者都适用。从解剖学的角度来看，RFA 对于靠近主要血管的病变是不可行的，因为它涉及血管损伤和热传导现象。由于缺乏组织学证据排除恶性肿瘤，RFA 用于大体积、具有分泌功能或怀疑恶性肿瘤的肾上腺病灶不太适合。因此，为了患者的安全，建议谨慎选择患者。

目前 RFA 仍有较多问题需要解决，如对不同深度肿瘤的最佳治疗条件尚需进一步探索；射频电极的改进及电极如何排列组合也需大量深入研究；RFA 如何与放疗、化疗及其他治疗方法有机结合，实施治疗的先后顺序，也需进一步的对比研究；以及如何使 RFA 与影像学更好地结合，如何把计算机三维立体定位技术引入 RFA 的治疗中，提高治疗的准确性，减小对重要组织结构破坏的可能等也需进一步研究。

(陈　忠　袁敬东)

参考文献

[1] 王忠敏，陈克敏.影像引导下射频消融治疗的现状与进展[J].介入放射学杂志，2009，18(5):321-323.

[2] 张亮，吴沛宏，范卫君，等.CT 导向下经皮射频消融术治疗肾上腺恶性肿瘤[J].中华放射学杂志，2006，40(9):962-965.

[3] 杜锡林，包国强，马庆久，等.集束电极射频热毁损治疗肾上腺转移癌 37 例[J].现代肿瘤医学，2007，15(1):61-63.

[4] 王忠敏，傅维安，陆志俊，等.CT 引导下经皮射频消融治疗肾上腺转移性肿瘤的初步疗效

[J]. 介入放射学杂志,2009,18(5):340-343.

[5] Liu S Y W,Chu C C M,Tsui T K C,et al. Aldosterone-producing adenoma in primary aldosteronism:CT-guided radiofrequency ablation-long-term results and recurrence rate [J]. Radiology,2016,281(2):625-634.

[6] Hasegawa T,Yamakado K,Nakatsuka A,et al. Unresectable adrenal metastases:clinical outcomes of radiofrequency ablation[J]. Radiology,2015,277(2):584-593.

[7] Nunes T F,Szejnfeld D,Szejnfeld J,et al. Assessment of early treatment response with DWI after CT-guided radiofrequency ablation of functioning adrenal adenomas[J]. AJR, 2016,207(4):804-810.

[8] Nunes T F, Szejnfeld D, Xavier A C W, et al. Percutaneous ablation of functioning adrenal adenoma:a report on 11 cases and a review of the literature[J]. Abdom Imaging, 2013,38(5):1130-1135.

[9] Szejnfeld D, Nunes T F, Giordano E E, et al. Radiofrequency ablation of functioning adrenal adenomas:preliminary clinical and laboratory findings[J]. J Vasc Interv Radiol, 2015,26(10):1459-1464.

[10] Yang M H,Tyan Y S,Huang Y H,et al. Comparison of radiofrequency ablation versus laparoscopic adrenalectomy for benign aldosterone-producing adenoma[J]. Radiol Med, 2016,121(10):811-819.

[11] Yamakado K. Image-guided ablation of adrenal lesions[J]. Semin Intervent Radiol, 2014,31(2):149-156.

[12] Botsa E I,Thanou I L,Papatheodoropoulou A T. Thermal ablation in the management of adrenal metastasis originating from non-small cell lung cancer:a 5-year single-center experience[J]. Chin Med J(Engl),2017,130(17):2027-2032.

[13] Zhou K, Pan J, Yang N, et al. Effectiveness and safety of CT-guided percutaneous radiofrequency ablation of adrenal metastases [J]. Br J Radiol, 2018, 91 (1085):20170607.

第四十九章
微波消融治疗

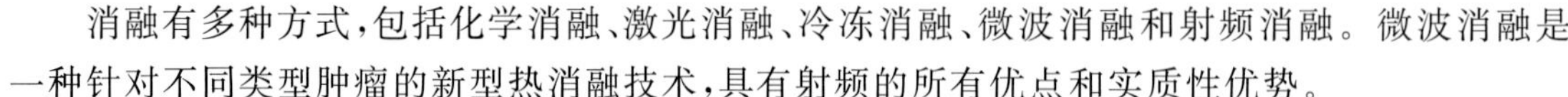

消融有多种方式，包括化学消融、激光消融、冷冻消融、微波消融和射频消融。微波消融是一种针对不同类型肿瘤的新型热消融技术，具有射频的所有优点和实质性优势。

微波消融(microwave ablation)是近年来肿瘤消融领域的最新进展。该技术允许灵活的治疗方法，包括经皮、经腹腔镜和开放的外科手术方式。在影像学引导下定位肿瘤，再采用一个纤细的(14.5G)微波天线直接放置到肿瘤中进行消融治疗。与现有的热消融技术相比，微波消融技术的主要优势在于持续较高的瘤内温度、更大的肿瘤消融体积、更快的消融速度和更好的对流剖面。微波消融在治疗原发性和继发性肝病、原发性和继发性肺恶性肿瘤，以及肾、肾上腺肿瘤和骨转移等方面具有广阔的应用前景。这项技术仍处于起步阶段，目前主要应用于肝、肺、肾，很少应用于骨、胰腺和肾上腺，未来的发展和临床应用将有助于改善癌症患者的预后。

一、微波消融原理

微波消融时微波振荡的频率为 9.2×10^{8} Hz，电荷每秒钟改变 20 亿次(9.2×10^{8} Hz)。辐射中的振荡电荷与水分子的相互作用会导致分子翻转。温度是物质中分子运动速度的量度，水分子的剧烈运动提高了水的温度。因此，电磁微波通过搅动周围组织中的水分子来加热物质，产生摩擦和热量，可以使局部组织温度升高。

微波消融治疗肿瘤的原理如下：在影像技术引导下，将微波天线穿刺进入肿瘤内，肿瘤中的极性分子(糖类、蛋白质等)和带电粒子(钾、钠、氯离子)在微波场作用下可出现激烈的转动和振动而产生热效应，热效应可使肿瘤组织在短时间内达到 70～160 ℃，导致肿瘤组织发生凝固性坏死，起到治疗肿瘤的作用。

在射频消融中，主动组织加热区域仅限于活动电极周围几毫米的范围内，剩余的消融区域通过热传导加热。因为水汽化和焦炭作为电绝缘体，射频消融范围受到组织沸腾和炭化阻抗增加的限制；而微波消融由于微波的电磁特性，烧蚀不受这个限制，因而有更好的对流剖面，能产生更大的主动加热区(天线周围可达 2 cm)，从而在目标区域更多更均匀地杀死细胞。具体而言，与传统的射频消融相比，微波消融的优点表现如下：①温度升高更快，能够在更短的消融时间内达到更高的局部温度，有效产热区范围大，微波消融单针消融范围更大，从而消融速度大大增快，安全性更高；②由于微波受组织血流灌注的影响较小，从而消融区形态更为规则，消融范围和形状可控性强，适合血供丰富肿瘤的治疗；③多根微波电极彼此无干扰且有协同作用，可以同时置入多根微波天线进行组合热场来治疗较大的肿瘤；④微波消融无体内电流回路，在人体内的传输不受组织电阻率和炭化的影响，无须使用负极板。

Kigure T 等为了评价微波辐射对犬肾上腺的加热效果，其用微波对犬肾上腺进行不同强度照射，观察犬肾上腺的热分布及组织学变化。70 W 微波辐照 30 s 就可提供足够高的温度，并在微波电极半径 5 mm 范围内产生凝固。

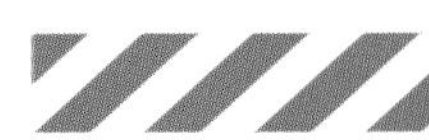

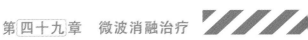

二、肾上腺病变的微波消融治疗

与射频消融一样，微波消融允许灵活的治疗方法，包括经皮、经腹腔镜和开放的手术方式。经皮微波消融术(percutaneous microwave ablation，MWA)通常在患者清醒镇静的情况下进行(例如，通过静脉注射咪达唑仑和芬太尼)，尽管在某些情况下，患者难以耐受治疗过程中的疼痛，可能需要全身麻醉。微波消融与传统的射频消融均为非血管路径的介入治疗范畴，其适应证、禁忌证、术前准备及体位相同，在此不赘述。

微波消融采用微波仪通过低损耗同轴电缆与15G水冷式微波天线相连，天线直径1.9 mm，内部有进水管和出水管各1根，治疗时使用蠕动泵以室温注射用水循环冷却，防止杆温过高(图49-1)。微波仪配有21G测温针，能够在超声引导下置入预定部位，在微波消融过程中实时监测治疗温度。微波仪工作频率为2450 MHz，输出功率可达1～100 W。

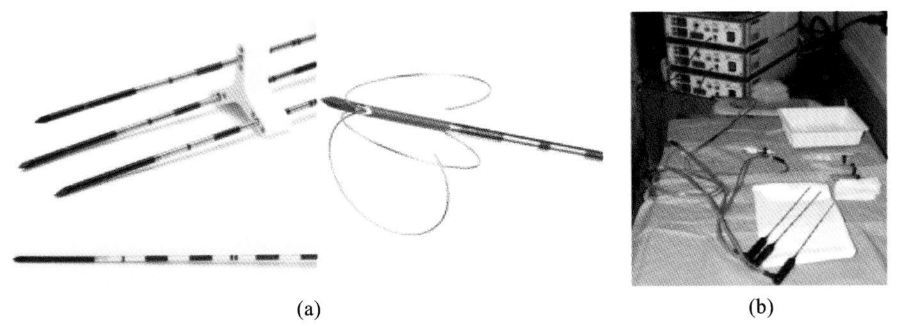

(a)　　(b)

图49-1　微波消融设备(Simon C J等，2005)

(a)照片显示器具可用于经皮肿瘤消融；(b)经皮微波仪，图片显示3个单个微波发生器及连接的3根微波天线

手术操作时，首先在超声或CT引导下精确定位病灶，选择穿刺点及进针方向和角度。左侧肾上腺肿瘤穿刺时取右侧卧位，穿刺路径避开脾。右侧肾上腺肿瘤穿刺时取左侧卧位，穿刺路径由肋间经肝实质至肾上腺。穿刺区域皮肤用碘伏消毒，铺无菌洞巾，用1%利多卡因局麻后切开穿刺点皮肤2 mm，在超声引导下将微波电极置入肾上腺肿瘤内(图49-2)。肿瘤直径≤2 cm者，使用1根微波天线；肿瘤直径>2 cm者，使用2根微波天线，并保持2根天线间距1.2～1.8 cm。在异丙酚联合氯胺酮静脉麻醉后开始微波消融，微波辐射功率40～50 W。微波消融时密切观察血压的变化，如血压超过170 mmHg，则暂停微波辐射，同时静脉推注降压药物，在收缩压降至140 mmHg后重新开始微波辐射。在治疗靠近肠道的肾上腺肿瘤时，需要在肾上腺肿瘤的边缘置入1～2根测温针实时监测治疗温度，当温度达到54 ℃时停止微波辐射，在温度降至45 ℃重新开始微波辐射。为保证肿瘤完全坏死，在微波消融的同时在肿瘤周边近肠道部分缓慢注射无水乙醇5～8 ml。当整个肿瘤被强回声覆盖时停止微波辐射。

三、术后观察及随访

术后观察有无感染、肠穿孔、皮肤烧伤等并发症发生，微波消融后3天内行超声造影或增强CT检查，观察肿瘤的活力，如发现肿瘤残留，可再次行微波消融治疗，如无肿瘤残留，则进入随访期，于术后的第1、3个月行增强CT/MRI检查，之后每3～4个月行增强CT/MRI检查评估疗效。

四、微波消融治疗的并发症

除了常见的穿刺过程中的组织损伤、穿刺及治疗过程中可能导致的出血外，由于微波治疗速度快，局部温度高，与之相关的不良反应和并发症也应密切观察。

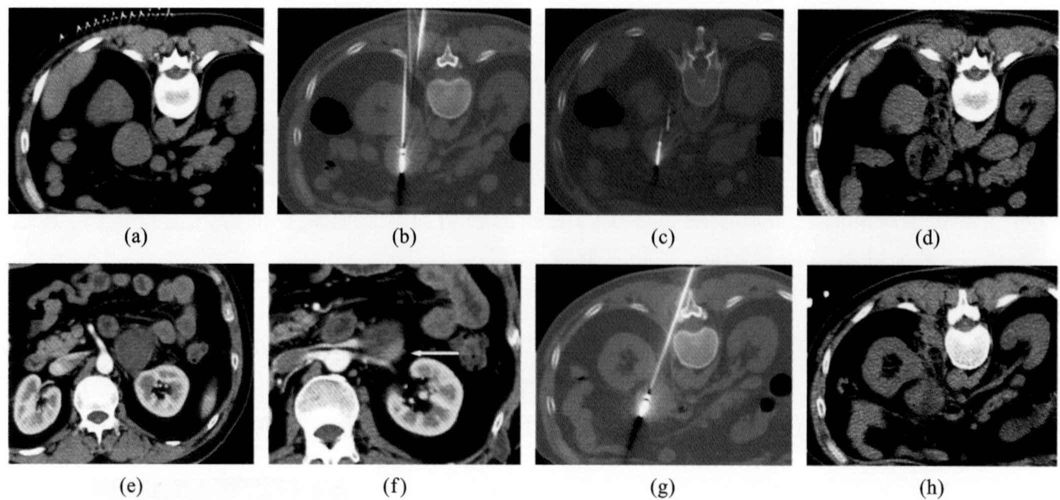

图 49-2　肝细胞癌左侧肾上腺转移经皮微波消融治疗前后 CT 图像(郑爱民等,2013)

(a)肝癌术后 1 年左侧肾上腺区发现 1 个 4.2 cm 转移病灶;(b)(c)将 2 根微波天线准确插入肿瘤内部进行消融治疗;(d)术后即刻 CT 提示病灶 CT 值明显下降,出现汽化、空洞,判断肿瘤坏死率达 100%;(e)(f)术后 1 个月增强 CT 提示病灶下极后外侧残留小块强化区(箭头),判断肿瘤坏死率达 95%;(g)对残存活性病灶进行再次微波消融治疗;(h)再次消融术后即刻 CT 提示靶区密度明显减低

1. 透壁性热损伤　透壁性热损伤导致的肠穿孔是消融邻近肠道肿瘤时的潜在严重并发症,有必要采取措施在保证疗效的同时降低肠穿孔发生的概率。在治疗邻近肠道的肾上腺肿瘤时采用测温的方法来避免损伤肠壁。

2. 高血压危象　高血压危象是治疗肾上腺肿瘤时的潜在危险情况,嗜铬细胞瘤治疗时更容易出现高血压危象。为避免在微波消融过程中出现高血压危象,嗜铬细胞瘤病例在微波消融前预防性口服 α 受体阻滞剂(酚苄明,5 mg/d)1 周。在微波消融时密切监测血压,在收缩压超过 170 mmHg 后暂停微波辐射并使用降压药物抑制血压升高,这一措施能有效避免高血压危象的发生。

五、微波消融治疗肾上腺占位的疗效

作为一种新型的非血管性介入微创治疗方法,微波消融在肾上腺肿瘤治疗上取得了比较理想的效果(图 49-3)。Li X 等评价了 CT 引导下经皮微波消融治疗肾上腺恶性肿瘤的安全性和有效性。其报道 9 例患者,年龄 41～83 岁(平均 54 岁),均为肾上腺癌(共 10 个病灶),接受 CT 引导下经皮水冷微波消融治疗。其中原发性肾上腺皮质癌 1 例,转移癌 8 例(肺癌 4 例,肝细胞癌 2 例,肝内胆管癌 1 例,左胫骨骨肉瘤 1 例)。8 例转移病例中,7 例为单侧转移,1 例为双侧转移。所有病例均经穿刺活检或术后活检病理证实。肿瘤直径为 2.1～6.1 cm(平均 3.8 cm)。平均消融点数为 1.5 个(1～3 个),平均累计消融时间为 7.7 min(4～15 min)。治疗后随访 3～37 个月,平均 11.3 个月。10 个病灶中有 9 个在首次治疗后完全坏死。再次治疗后,剩余的 1 个病灶完全坏死。其中 1 例患者在治疗过程中出现高血压危象。没有患者在治疗部位发生复发性肿瘤。所有患者均有肾上腺外转移性疾病进展。故该作者认为 CT 引导下经皮水冷微波消融治疗肾上腺癌是一种微创、有效的方法。

Ren C 等报道 33 例患者的 35 个肿瘤病灶,在超声引导下进行肾上腺肿瘤经皮穿刺微波消融治疗。记录了其中 7 例共有 8 个具有生物化学活性肿瘤病灶的患者,在消融前后的生物化学标志物检查结果。结果所有案例都取得了技术上的成功。对 31 例肿瘤患者(不包括 2 例因随访丢失)随访行影像学检查,平均随访 24 个月(3～82 个月),5 个肿瘤病灶发生局部进展(local tumor progression,LTP)。对肿瘤大小和 LTP 的亚组分析示,肿瘤直径≤5 cm、肿瘤直径＞5

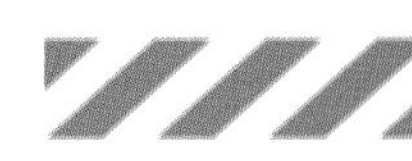

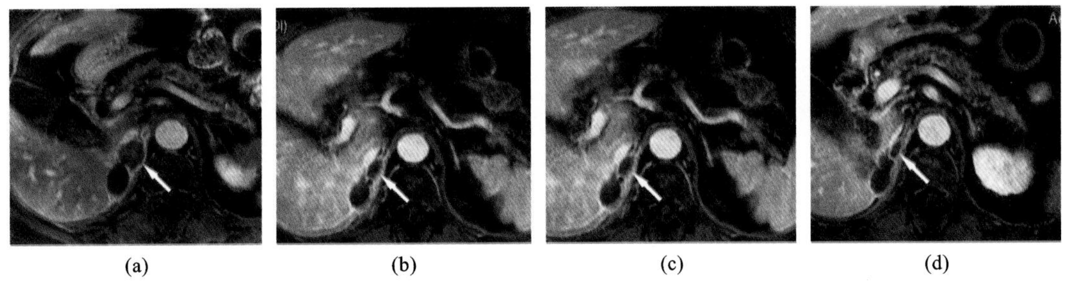

图 49-3 女性,76 岁,肾透明细胞癌右侧肾上腺转移行超声引导下经皮微波消融治疗前后 MRI 图像

(a)治疗前增强 MRI 显示肿瘤血供丰富;(b)治疗后 3 个月 MRI;(c)治疗后 1 年 MRI;(d)治疗后 2 年行增强 MRI 显示消融区无血流灌注

cm 的患者组间有显著性差异($P<0.01$)。在 7 例肾上腺代谢活跃的肿瘤患者中,所有患者均获得技术上的成功,1 例复发性嗜铬细胞瘤患者的肿瘤病灶发生 LTP。所有患者均显示消融后异常生化指标正常化,无重大并发症。作者认为在超声的指导下,经皮微波治疗对于直径≤5 cm 的肾上腺肿瘤具有良好的局部控制效果,并且能够治疗具有临床症状的生物化学活性肿瘤。

(陈 忠 袁敬东)

参考文献

[1] Simon C J, Dupuy D E, Mayo-Smith W W. Microwave ablation: principles and applications[J]. Radiographics,2005,25 Suppl 1:S69-S83.

[2] 倪晓霞,于晓玲,王旸,等. 超声引导经皮微波消融治疗肾上腺肿瘤[J]. 中国医学影像学杂志,2011,19(3):185-189.

[3] 郑爱民,孟令娜,叶欣,等. 微波消融治疗肾上腺转移癌的安全性及近期疗效分析[J]. 医学影像学杂志,2013,23(7):1081-1084.

[4] Kigure T, Harada T, Satoh Y, et al. Microwave ablation of the adrenal gland: experimental study and clinical application[J]. Br J Urol,1996,77(2):215-220.

[5] Li X,Fan W J,Zhang L,et al. CT-guided percutaneous microwave ablation of adrenal malignant carcinoma:preliminary results[J]. Cancer,2011,117(22):5182-5188.

[6] Ren C,Liang P,Yu X L,et al. Percutaneous microwave ablation of adrenal tumours under ultrasound guidance in 33 patients with 35 tumours:a single-centre experience[J]. Int J Hyperthermia,2016,32(5):517-523.

[7] Carrafiello G,Laganà D,Mangini M,et al. Microwave tumors ablation:principles,clinical applications and review of preliminary experiences[J]. Int J Surg,2008,6 Suppl 1:S65-S69.

第五十章 冷冻消融治疗

冷冻消融(cryosurgery ablation)是一种应用冷冻方法消融靶组织的外科医疗技术。相比于以往的射频消融,冷冻消融中患者因不用耐受高温而疼痛较轻。20 世纪 90 年代,随着影像技术以及新的冷冻设备的发展,现代冷冻治疗学逐步建立。液氮冷冻系统和氩氦冷冻系统代表了冷冻治疗的两个重要发展阶段。

一、冷冻消融的原理

氩氦冷冻消融技术简称氩氦刀,是一种微创超低温冷冻消融肿瘤的先进医疗技术,是氩气的冷隔绝技术在医疗领域的结晶。1998 年氩氦刀通过美国 FDA 批准、IEC 及 EMC 认证,自 1999 年氩氦刀被引进中国,已被广泛应用于肺癌、肝癌、脑肿瘤、乳腺癌等实体瘤的治疗。现代冷冻手术用于人类肾上腺组织消融在文献中鲜有报道。Munver R 等于 2003 年报道了冷冻消融在犬类模型中破坏肾上腺组织的安全性和有效性。

氩氦冷冻系统的应用代表了冷冻消融治疗发展的顶峰。这套系统借助特殊的冷冻治疗探针,探针由 3 根长同心管构成,内层管作导管,让处于超低温压缩状态的氩气流向探针顶端;内层管和中层管之间有间隙,用作气态氦从探针顶端回流的途径;外层管和中层管之间的间隙为真空绝缘层,以保证液氩流向探针顶端时不会受热作用而汽化;探针顶端有一“室”,液氩从内层管流向该“室”内后,在此汽化,大量吸收周围组织热量,使周围组织得以冷冻。用这种冷冻探针可对体内深部组织进行控制性冷冻。主动融化是通过应用氦来实现的。冻融交替循环导致细胞内冰晶形成、低渗细胞破坏和微血管血栓形成,以对细胞膜产生机械应力。

冷冻消融的优点是在 CT 或 MRI 的治疗过程中可以看到冰球。这使我们能够监测冷损伤区域,从而避免对邻近器官的损害。冷冻消融引起的治疗过程中的疼痛也比 RFA 更轻。冷冻消融的局限性是微血管血栓形成导致出血的风险增加,以及探头退出时不能凝固组织。

二、肾上腺病变的冷冻消融治疗

氩氦刀冷冻治疗可作为适合体积的肾上腺肿瘤的手术替代治疗。对于晚期较大的原发性或转移性肿瘤,也可作为姑息性治疗,增强综合治疗的效果,减少肿瘤负荷,减轻症状,提高生活质量,延长生存时间。肾上腺冷冻手术可能为局部肾上腺组织的破坏提供一种新的方式,并且在需要保留部分肾上腺组织的情况下也可使用。

手术时多数用局麻,在 B 超、CT、磁共振引导下进行穿刺,实时监测穿刺的全过程。手术方式有经皮穿刺、外科手术直视下穿刺、腔镜下穿刺。在 CT 或 B 超引导下将氩氦刀准确穿刺进入肿瘤体内,然后启动氩气,氩气在刀尖急速膨胀产生制冷作用,在 15 s 内将病变组织冷冻至 −170～−140 ℃。持续 15～20 min,关闭氩气,再启动氦气,氦气在刀尖急速膨胀,急速加热处于超低温状态的病变组织,可使病变组织温度从 −140 ℃上升至 20～40 ℃,从而施行快速热

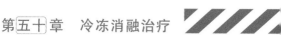

疗。持续 3～5 min，再重复一次以上治疗。此种冷热逆转疗法，对病变组织的摧毁尤为彻底。其降温及升温的速度、时间和温度，摧毁区域的尺寸与形状，可由 B 超或 CT 等实时监测，并由计算机精确设定和控制。更重要的是由于氩氦刀制冷或加热只局限在刀尖端，刀杆不会对穿刺路径上的组织产生冷热伤害。

三、肾上腺肿瘤冷冻消融的疗效及副作用

报道肾上腺肿瘤冷冻消融的文献不多，但从有限的报道来看，肾上腺冷冻消融还是能取得令人满意的效果的。Welch B T 等报道在 2005 年 5 月至 2009 年 10 月间接受肾上腺冷冻消融治疗的成人肾上腺转移瘤患者临床资料，包括 12 例（共进行 13 次手术）单发肾上腺肿瘤的患者。作者分析了手术过程中血流动力学的变化，并与一组未经匹配的接受肾冷冻消融（Wilcoxon 秩和检验）患者的数据进行了比较，同时也对术前是否使用 α 或 β 受体阻滞剂的患者进行亚组的血流动力学比较。研究结果表明，经肾上腺冷冻消融治疗后，肾上腺病灶局部控制达到 11 例。5 例患者在冷冻消融的最后活跃解冻期出现高血压危象，1 例患者在消融后立即出现高血压危象。与肾冷冻消融组相比，肾上腺冷冻消融组的治疗后收缩压、脉压和平均动脉压显著升高。肾上腺冷冻消融的患者中，与术前接受 α 受体阻滞剂的患者相比，没有服用 α 受体阻滞剂患者在冷冻消融过程中收缩压增高更为明显。作者认为肾上腺冷冻消融技术可行，并有很高的肿瘤局部控制率。而患者术前接受 α 受体阻滞剂酚苄明治疗可以降低发生高血压危象的风险。

对肾上腺转移性疾病进行冷冻消融治疗是安全的，局部控制率高。然而，冷冻消融并非没有限制。首先，冷冻消融治疗后没有组织进行病理分析。因此，治疗的成功与否往往依赖于持续的随访。尽管并发症发生率很低，但使用冷冻消融后，出血和侧支组织损伤是这种治疗较常见的风险。

肾上腺的冷冻消融术并发症亦与其他肾上腺肿瘤穿刺消融治疗类似，主要包括出血和局部邻近组织损伤，其中较为特殊和危险的并发症是"冷冻休克"现象，表现为多器官衰竭和严重凝血功能障碍，没有败血症的证据。冷冻休克主要与肝脏冷冻消融有关，在采取这种治疗而死亡的患者中占 18%。相比之下，接受前列腺冷冻消融治疗的患者发生冷冻休克的风险非常低（0.04%）。也有文献报道，在 34 例肾肿瘤和 16 例骨肿瘤的冷冻消融治疗中，均未报道出现冷冻休克或死亡的病例。肾上腺冷冻消融的临床经验是有限的，在一项动物研究中，14 只狗的正常肾上腺冷冻消融没有任何并发症的报道。前文介绍的 Munver R 等报道了 1 例双侧肾上腺增生患者的肾上腺冷冻消融结果，没有明显并发症。

Atwell T D 等报道一例 80 岁男子肾上腺肿瘤冷冻消融治疗中出现恶性高血压事件。Welch B T 报道一老年患者经检查发现左侧肾上腺有直径为 2.5 cm 的肿瘤（图 50-1），2 年前其曾因 3.2 cm 的Ⅱ级肾细胞癌接受左肾部分切除术。患者否认有与儿茶酚胺分泌肿瘤有关的症状。体格检查和实验室研究的结果，包括血清去甲肾上腺素和肾上腺素水平，均在正常范围内。根据病史、体格检查结果和实验室检查结果，左侧肾上腺肿瘤可能为非嗜铬细胞瘤，而为肾细胞癌的转移。经与患者沟通，决定采取冷冻消融治疗。患者采用全身麻醉，在 CT 引导下，手术采用 Endocare Cryocare 手术系统，它通过一个节段绝缘探针传递氩气，可以同时操作多达 8 个单独的冷冻件，在左侧肾上腺置入 2 根冷冻探针。在最初的 11 min 的冷冻循环之后是被动的 5 min 的解冻（即没有气体循环通过探测器）。在消融的被动解冻期，患者出现轻度高血压（全身血压由 119/70 mmHg 升高至164/85 mmHg）。通过加深全身麻醉水平，即吸入异氟醚的潮末浓度从 0.74%增加到 1.50%，高血压可得到很快控制。在这次被动解冻后，进行了一次平静的 14 min 的最后冻结，在此过程中对冰球进行了仔细的 CT 监测。当消融完成再次进行解冻操作过程中，再次观测到血压急速升高，在 5 min 内，患者的全身血压从 140/81 mmHg 急剧增高到

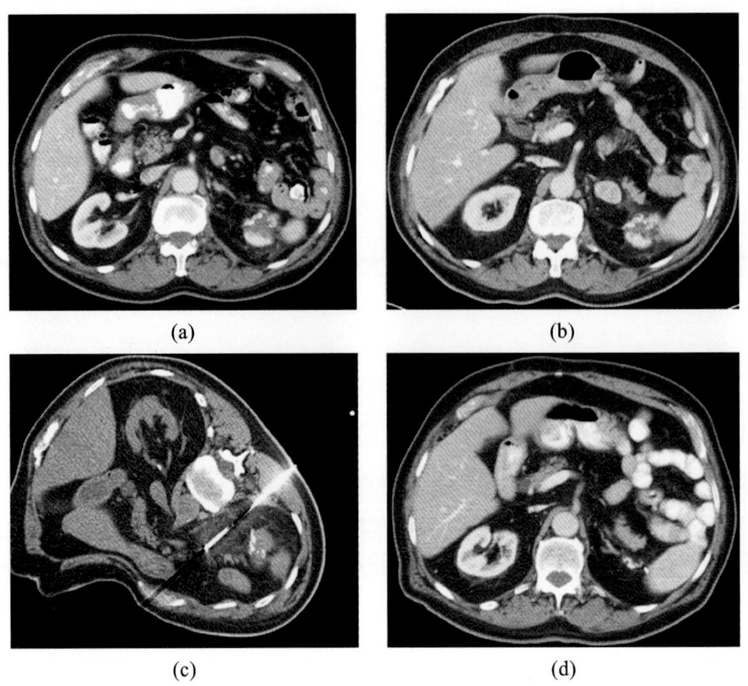

图 50-1　一老年男性行左肾部分切除术，明确为肾细胞癌 Ⅱ 级（Welch B T 等，2011）

(a)增强 CT 显示左侧肾上腺术后 1 年正常；(b)术后 2 年增强 CT 示左侧肾上腺 2.8 cm 肿块，密度与肾细胞转移癌一致；(c)消融过程中未增强的 CT 显示消融过程 10 min 后病灶周围的冰球；(d)消融后 37 个月的冠状位增强 CT 显示左侧肾上腺无残余肿瘤

300/170 mmHg，心率从 56 次/分提高到 128 次/分。迅速给患者增加静脉硝普钠用量，同时合并使用艾司洛尔，高血压危象在 9 min 内得以缓解，血压恢复正常。而后血压保持稳定直至患者出院。

Atwell T D 等报道的高血压危象发生时间与肾上腺射频消融的病例有所不同，后者高血压危象发生在手术加热阶段，而本例高血压发生在主动冷冻消融治疗后的解冻阶段。作者推测发生的原因为，当正常肾上腺髓质组织在随后的细胞溶解中解冻时，细胞内儿茶酚胺释放入血液循环，诱发高血压危象。因此，作者认为，不管肾上腺肿瘤来源是否有嗜铬细胞瘤属性，在进行肾上腺组织或肿瘤冷冻消融围手术期，都要密切观察儿茶酚胺类物质对血压的影响，并给予积极对症处理。

四、肾上腺肿瘤冷冻消融的优势与不足

冷冻手术是一种新兴的技术，为组织破坏提供了微创的选择。然而，目前该技术的应用还很有限，初步效果良好，发病率低，可能在肾上腺良性功能病变的治疗中发挥更大的作用。肾上腺冷冻手术可能为局部肾上腺组织的破坏提供一种新的方式，在需要保留器官的情况下可能是有利的。进一步的研究和长期的随访将最终为肾上腺冷冻手术的应用范围和长期疗效提供有价值的信息。

当然，肾上腺冷冻手术并非没有局限性。如果腺体内的肿瘤没有得到完全治疗，这种方法也可能不太理想。肾上腺血管出血或组织本身出血也是放置冷冻探针的考虑因素。此外，肾上腺髓质意外冻结可导致术中高血压危象的发生。

（陈　忠　袁敬东）

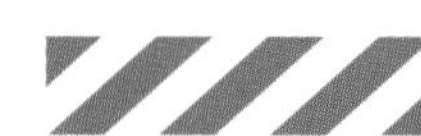

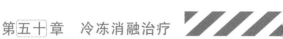

参考文献

[1] Munver R, Del Pizzo J J, Sosa R E. Adrenal-preserving minimally invasive surgery: the role of laparoscopic partial adrenalectomy, cryosurgery, and radiofrequency ablation of the adrenal gland[J]. Curr Urol Rep, 2003, 4(1): 87-92.

[2] Munver R, Sosa R E. Cryosurgery of the adrenal gland[J]. Technol Cancer Res Treat, 2004, 3(2): 181-185.

[3] Welch B T, Atwell T D, Nichols D A, et al. Percutaneous image-guided adrenal cryoablation: procedural considerations and technical success[J]. Radiology, 2011, 258(1): 301-307.

[4] Atwell T D, Wass C T, Charboneau J W, et al. Malignant hypertension during cryoablation of an adrenal gland tumor[J]. J Vasc Interv Radiol, 2006, 17(3): 573-575.

[5] Schulsinger D A, Sosa R E, Perlmutter A A, et al. Acute and chronic interstitial cryotherapy of the adrenal gland as a treatment modality[J]. J Endourol, 1999, 13(4): 299-303.

[6] McBride J F, Atwell T D, Charboneau W J, et al. Minimally invasive treatment of metastatic pheochromocytoma and paraganglioma: efficacy and safety of radiofrequency ablation and cryoablation therapy[J]. J Vasc Interv Radiol, 2011, 22(9): 1263-1270.

第五十一章 化学消融治疗

目前，影像引导下经皮穿刺化学消融（percutaneous chemical ablation，PCA）已经广泛应用于实体瘤的综合治疗、癌痛阻滞镇痛等方面，许多研究证实化学消融具有创伤小、适用范围广、疗效确切、可重复进行、费用少的优点。化学消融中消融剂成分功能各异，其中无水乙醇在肿瘤内均匀扩散，引起胞质快速脱水，导致细胞不可逆的凝固性坏死；碘化油既有示踪功能，又可作为载体，还可对洛铂等化疗药物进行油性包裹以起到缓释剂的作用，使化疗药物得以缓慢释放，使洛铂作用更为持久，使其在肿瘤内维持较长时间高浓度，这些化学消融的治疗方法也可用于肾上腺占位的治疗。

一、化学消融原理

CT 引导下细针穿刺，于肿瘤局部注射无水乙醇或乙酸，利用其细胞毒性作用使肿瘤组织细胞脱水、蛋白质变性，小血管凝固性坏死和血栓形成，导致肿瘤组织发生凝固性坏死，从而达到治疗目的。

乙醇和乙酸是常见的化学消融剂，乙醇很难穿透肿瘤的隔膜并在肿瘤内完全扩散，因此乙醇不适合治疗大肿瘤（直径＞3 cm）；乙酸具有穿透肿瘤隔膜的能力，并且在病灶内的弥漫性优于乙醇，化学消融时的用量更少，因此可以用于体积稍大的肾上腺肿瘤。有文献报道，在小细胞肝癌中，乙酸产生的坏死面积比等量的乙醇大 3～10 倍，而且这两种消融剂引起的组织学改变是相同的。由于乙酸的渗透力大于乙醇，在对较小病灶进行治疗时冰乙酸容易渗透包膜达周围正常组织而导致剧烈疼痛。

二、化学消融适应证及禁忌证

影像学引导下经皮穿刺化学消融具有多个优点。首先，其可直接造成肿瘤细胞坏死、作用区域局限、正常组织损伤小，CT 引导下经皮穿刺治疗肾上腺肿瘤较其他微创治疗方法（如肾上腺肿瘤的腹腔镜切除等）创伤性更小，术中应用的 22G 穿刺针外径仅为 0.7 mm，穿刺过程中不会损伤穿刺路径组织。其次，CT 引导下组织分辨率高、无气体和骨骼干扰引起的伪影，而多层螺旋 CT 所带的 Biopsy 软件，可在治疗区域自动重复扫描、随时进行多方位重建，使 CT 引导操作方法更加简便。但这种治疗方法也有不足之处，表现为在一次治疗中仅能获得较小消融区，与射频消融或微波消融相比，同样体积的肿瘤负荷需要更多的治疗频次。

根据现有的文献报道，化学消融治疗肾上腺肿瘤的适应证如下：①功能性小肾上腺肿瘤；②直径＞4 cm 的无功能性肿瘤；③肾上腺结节状增生；④肾上腺转移瘤；⑤不能切除的巨大肾上腺肿瘤。尤其对直径＜4 cm 的肿瘤更为适宜。

化学消融治疗肾上腺肿瘤的禁忌证：①肝肾功能严重不良；②碘过敏；③有精神障碍；④有高血压危象和心功能不全；⑤伴其他心脑血管疾病；⑥有局部或全身感染。

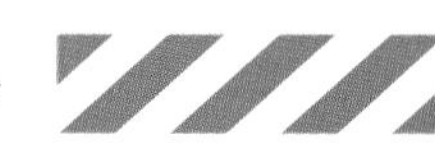

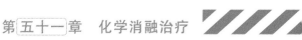

经皮穿刺化学消融治疗肾上腺肿瘤术前应注意：①功能性肾上腺瘤需通过临床实验室检查明确肿瘤的类型，对嗜铬细胞瘤的穿刺治疗要特别警惕，因在嗜铬细胞瘤的治疗中刺激瘤体可以导致激素的分泌而诱发高血压危象，使患者在术中难以耐受血压的起伏波动，特别是术前已有心肌损害及动脉硬化者，治疗的风险则更大。②对于双侧转移性肾上腺肿瘤，直径>5 cm者，经皮穿刺注射消融剂的治疗效果较差，可以采用物理消融，如行影像学引导下经皮穿刺射频消融或微波消融治疗。

三、肾上腺肿瘤的化学消融治疗

1. 患者的术前准备 患者术前应进行全面的检查，并根据其具体情况进行药物治疗，以确保其血压、血钾等保持在相对正常水平；测定患者的出凝血时间、血小板计数等，筛除存在凝血功能障碍的患者；嗜铬细胞瘤患者术前应建立静脉通道、进行心电监护，术前进行扩容，控制血压，以确保患者术中生命体征的稳定。

2. 操作方法 患者取俯卧位，CT 平扫双侧肾上腺区，根据肿瘤最大截面积所在层面，确定穿刺点和最佳进针路径，准确测量进针深度和角度。按照预先测定的角度和深度，在 CT 严密监控下将 22G 细穿刺针逐步穿入肿瘤，确定针尖已到达肿瘤中心区域后，注入适量无水乙醇或乙酸，确定药物在肿瘤中已充分弥散后，拔除穿刺针(图 51-1)。术中根据血压、心率调整注药的速度，并同时静脉注射 α、β 受体阻滞剂，降低血压，减缓心率，防止高血压危象和心律失常。

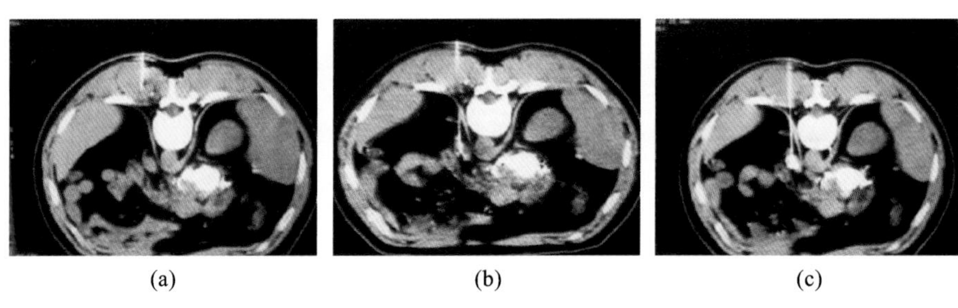

(a) (b) (c)

图 51-1 化学消融治疗肾上腺肿瘤(吴斌等,2015)

(a)左侧肾上腺结节样转移瘤，在 CT 定位下行化学消融，以 22G 细穿刺针按照预先测量的进针角度和深度进针，采用步进式穿刺方法分步穿刺病灶；(b)在 CT 严密监控下将 22G 细穿刺针穿入肿瘤中心区后，行 CT 确认针尖位置后，缓慢注入消融剂；(c)缓慢推注消融剂，感觉推注阻力增大时，再次行 CT，显示消融剂完全覆盖病灶

无水乙醇在较小的病灶中可以达到比较均匀的分布，但由于较大的瘤体内存在纤维分隔使无水乙醇不能得到充分的弥散，影响治疗效果，因此治疗时应保持无水乙醇在瘤体内的压力，病灶穿刺成功、注入无水乙醇后即插入针芯，并使针滞留在病灶内 10 min 以上，以利于无水乙醇的充分渗透，并防止无水乙醇经穿刺针道外渗。乙酸具有很强的溶脂作用和直接凝固蛋白质作用，渗透力大于无水乙醇，多用于直径>3 cm 的瘤体。术中可以用 CT 监测瘤内高密度消融剂的弥散情况、有无注入血管或瘤体外组织，无水乙醇具有良好的示踪性，在 CT 图像上表现为均匀的低密度区，测量为负值；冰乙酸的示踪性略差，应用等量的水溶性造影剂稀释可以提高乙酸的示踪性。

3. 操作中应注意的问题 ①术前进行 CT，以确定最佳穿刺层面及路径，避免邻近重要脏器的损伤。②多采用 22G 的细穿刺针穿刺，以减少不必要的损伤。③同一位置最好只穿刺 1 次，因为反复穿刺可能刺激肿瘤，导致血压升高等改变，对于恶性肿瘤来说，可能增加肿瘤复发的危险性。④根据肿瘤大小估算适当的无水乙醇或乙酸的量。无水乙酸的剂量通常使用如下公式进行估算：$V=[4/3\pi(R+0.5)\times3]\times1/3$，其中 V 为所需用量(ml)，R 为肿瘤的半径(cm)。

无水乙醇的量可以稍多一些。此外加入少量的消融剂(占药物体积的3%～5%),有利于在CT监测下对肿瘤内乙醇或乙酸弥散情况进行观察。⑤治疗过程中,应缓慢注射,并严密观察患者的情况。当患者出现严重的疼痛或高血压危象、心律失常时,即使还没达到足够的剂量,也应停止注射,立即进行相应的处理。⑥如患者无明显异常,CT确定乙醇或乙酸在肿瘤中已充分弥散后,应将穿刺针缓慢拔出,以防止药剂经穿刺道流出。

4. 治疗过程的不良反应 主要表现为手术过程中及术后疼痛,无其他严重并发症。术中的疼痛可以用2～3 ml 1%利多卡因缓慢注射入腹膜组织以减轻疼痛,若疼痛不能缓解,可加用肌内注射盐酸哌替啶(50 mg)。

四、化学消融术后处理

术后患者休息片刻后送回病房,并常规行止痛、抗感染治疗,针对心率、血压改变进行对症处理。行心电、血压、血氧监护12 h。

术后第2天,复查血常规、尿常规、尿pH。1周后复查血液生化值。患者出院后嘱在家每日早、晚测血压并记录。术后1、3、6个月随访CT,并复查主要生化指标。

五、肾上腺肿瘤化学消融治疗效果

关于肾上腺肿瘤化学消融治疗的文献报道不多,但多数文献认为对于一些相对较小的肾上腺实体瘤,采用该方法可取得较好的临床效果。Xiao Y Y等报道37例患者46个肾上腺肿瘤病灶进行CT引导下经皮化学消融治疗。肿瘤直径为(4.2±2.0) cm。直径>3 cm病灶注射乙酸,直径<3 cm病灶注射乙醇。其中11例为无功能性腺瘤,6例为皮质类固醇腺瘤(1例为双侧病变),9例为醛固酮瘤(2例为双侧病变),20例为转移病灶(6例为双侧转移病灶)。术后2年内肿瘤体积逐渐减小。对于原发性肿瘤,治疗24个月后完全缓解率(CR)为92.3%(24/26),部分缓解率(PR)为7.7%(2/26),但对于转移病灶,治疗24个月后CR为30%(6/20),PR为70%(14/20)。库欣综合征5例(6个肿瘤)患者术后3个月皮质类固醇激素水平处于正常范围。7例(9个肿瘤)原发性醛固酮增多症患者在术后第1个月开始口服降压药物以维持正常血压,1个月后剂量逐渐下降。无严重并发症发生。作者认为,小的良性肿瘤(直径<3 cm)完全可以通过1～3次经皮乙醇注射治疗治愈。对于直径>3 cm的较大病变,注射乙酸后肿瘤逐渐消退。对于恶性病变,注射乙酸可以控制或延迟恶性肿瘤的进展。对于功能性肿瘤,CT引导的化学消融可在术后3个月将激素水平降低到正常水平。但对于功能性醛固酮瘤,由于长期高血压引起小动脉硬化,患者术后血压可能不会明显下降。但作者也承认,对于大的原发性或转移性肿瘤(直径>5 cm),化学消融不是一个很好的选择,而采用热消融措施,如射频消融会更好。

六、肾上腺肿瘤化学消融存在的问题

(1) 虽然多数学者采用$V=[4/3\pi(R+0.5)\times 3]\times 1/3$公式进行注射剂量的估算,但该估算法对患者来说是否为最有效,还需要提供大样本的研究结果。

(2) 可能因为肿瘤坏死组织及治疗药物经穿刺针道流出周围组织,大多数患者在治疗过程中和治疗后会出现中度肋腹部疼痛。Liang H L等提出,药物注射完毕2～3 min再缓慢拔除穿刺针,可防止药剂经穿刺针道流出。而肿瘤坏死所致疼痛强度是否与注射速度有关,目前还没有肯定的结论。

(3) CT引导下从背部进针的治疗途径是安全有效的,但存在发生气胸的危险。虽然通过CT设置进针角度可尽量避免气胸的发生,但是可能会影响部分患者的疗效。国内有学者使用

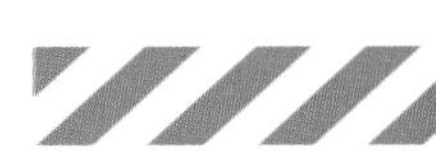

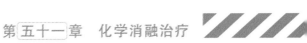

腹部加垫的方法，使患者后弓，且在大口吸气呼气后屏气时进针，取得了良好的效果，有效避免了气胸的发生。

（陈 忠 袁敬东）

参考文献

[1] 肖越勇，王英，廖正银．CT 导向下经皮细针穿刺化学消融术治疗肾上腺肿瘤[J]．中华放射学杂志，2004，38(4)：393-396.

[2] 徐学勤，陈克敏．CT 导引下化学消融治疗肾上腺肿瘤[J]．介入放射学杂志，2005，14(2)：213-215.

[3] 吴斌，王群锁，徐大伟，等．CT 引导下经皮穿刺化学消融术治疗肾上腺转移瘤的疗效分析[J]．现代泌尿生殖肿瘤杂志，2015，7(1)：9-14.

[4] 周义成，徐曼云，陈军，等．肾上腺肿瘤经皮乙酸化学灭活[J]．放射学实践，2001，16(1)：2-5.

[5] 明建中，萧汉新，沈比先，等．乙酸化学灭活在肾上腺肿瘤灭活中的临床应用[J]．肿瘤学杂志，2003，9(4)：212-214.

[6] Xiao Y Y，Tian J L，Li J K，et al. CT-guided percutaneous chemical ablation of adrenal neoplasms[J]. AJR，2008，190(1)：105-110.

[7] Liang H L，Yang C F，Pan H B，et al. Small hepatocellular carcinoma：safety and efficacy of single high-dose percutaneous acetic acid injection for treatment[J]. Radiology，2000，214(3)：769-774.

[8] Minowada S，Fujimura T，Takahashi N，et al. Computed tomography-guided percutaneous acetic acid injection therapy for functioning adrenocortical adenoma[J]. J Clin Endocrinol Metab，2003，88(12)：5814-5817.